皮肤科疾病临床诊疗学

（上）

王丽昆等◎主编

吉林科学技术出版社

图书在版编目（CIP）数据

　　皮肤科疾病临床诊疗学/ 王丽昆等主编. -- 长春：
吉林科学技术出版社，2016.9
　　ISBN 978-7-5578-1066-5

　　Ⅰ. ①皮… Ⅱ. ①王… Ⅲ. ①皮肤病—诊疗Ⅳ.
①R751

中国版本图书馆CIP数据核字(2016) 第167783号

皮肤科疾病临床诊疗学

Pifuke jibing linchuang zhenliaoxue

主　　编	王丽昆　乌云塔娜　王　雪　周海燕　许　芸
副主编	张　丽　邵良民　张　洁　陈　薇
出 版 人	李　梁
责任编辑	张　凌　张　卓
封面设计	长春创意广告图文制作有限责任公司
制　　版	长春创意广告图文制作有限责任公司
开　　本	787mm×1092mm　1/16
字　　数	813千字
印　　张	33.5
版　　次	2016年9月第1版
印　　次	2017年6月第1版第2次印刷

出　　版	吉林科学技术出版社
发　　行	吉林科学技术出版社
地　　址	长春市人民大街4646号
邮　　编	130021
发行部电话/传真	0431-85635177　85651759　85651628
	85652585　85635176
储运部电话	0431-86059116
编辑部电话	0431-86037565
网　　址	www.jlstp.net
印　　刷	虎彩印艺股份有限公司

书　　号	ISBN 978-7-5578-1066-5
定　　价	130.00元

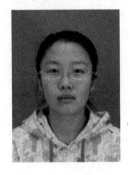

王丽昆

　　1980年出生。华北理工大学皮肤性病学医生，主治医师，医学硕士。毕业于华北煤炭医学院，从事皮肤临床工作10余年，对各种常见皮肤性病的诊断治疗积累了丰富的经验，尤其擅长对红斑鳞屑性皮肤病，病毒性皮肤病，皮肤附属器疾病等的治疗。在国家核心医学杂志发表论文数篇，以第一作者发表核心论文3篇。

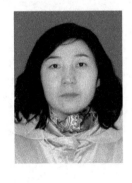

乌云塔娜

　　1972年出生。蒙古族，内蒙古兴安盟科右前旗人。现就职于内蒙古民族大学附属医院蒙医皮肤科，副主任医师。2012年获得医学硕士学位，目前在读内蒙古民族大学博士研究生。擅长蒙西医结合治疗各种顽固性皮肤病及性病，从事多年蒙医皮肤病学的教学工作。曾在国家级期刊及省级期刊发表过论文多篇。

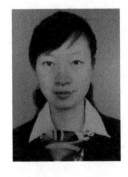

王　雪

　　1976年出生。湖北医药学院附属人民医院皮肤科，副主任医师，医学美容主诊医师。毕业于西南医科大学，医学硕士。任湖北省十堰市中西医结合学会皮肤性病专业委员会委员。从事皮肤性病临床教学及科研工作17年，对皮肤病、性病常见病、疑难病拥有丰富的临床诊治经验。参与完成省级科研项目2项，市级课题5项，主持市级课题1项，发表国家级论文10余篇。研究方向为损容性皮肤病的美容治疗。

编　委　会

前　言

　　随着社会不断的进步，皮肤病学的发展也日新月异，尤其是在分子生物学和医学免疫学等相关学科不断进步的基础上，其研究收到了非常大的促进，先进成果如雨后春笋般涌现。同时，皮肤病的发病率近几年也不断上升，逐渐成为临床工作的热门病种之一，为了普及皮肤疾病的专业知识，进一步促进皮肤疾病的诊断与防治工作，编者根据自身多年的临床经验，并参考大量文献编写这部皮肤科临床实用著作。

　　本书共分两篇，第一篇详细论述了皮肤的解剖、功能和基本病理、常见症状和体征、实验室检查、基本治疗方法的临床应用；第二篇重点论述了皮肤科各科常见疾病及性病，并总结了皮肤科常见疾病的护理和预防。内容丰富，紧扣临床，简明实用，取材新颖，适用于广大医护工作者及相关教学人员。

　　由于写作时间和篇幅有限，难免有纰漏和不足之处，恳请广大读者给予批评和指正，以便再版时修正。

编　者

2016 年 9 月

前 言

目 录

第一篇 基础篇

第二篇　疾病篇

第一篇

基础篇

第一章 皮肤的解剖、功能和基本病理

第一节 皮肤的解剖学

皮肤似一件无缝的紧身衣覆盖身体表面，在口、鼻、眼、肛门、外生殖器及尿道口等处与黏膜相移行，是人体最大的器官。成人的皮肤面积 $1.5 \sim 2m^2$，新生儿约 $0.21m^2$。皮肤的平均厚度为 $0.5 \sim 4mm$（不包括皮下脂肪组织），眼睑部最薄，掌（跖）最厚，其重量占体重的 16%。

皮肤表面有很多纤细的皮沟（grooves）将皮肤划分为细长略隆起的皮嵴（ridges），其中有很多凹陷的斑点即为汗孔的开口。一些较深的皮沟将皮肤表面划分成三角形或菱形的皮野（skin field）。皮嵴以指端屈面最为明显，呈涡纹状，形成指纹，其形态终身不变。在法医方面可用于鉴别人体，在遗传病研究中也有价值。

皮肤颜色因人种、年龄、性别及部位不同而有差异，人体肛门周围、外阴部及乳晕部皮肤颜色较深。

掌（跖），唇红、乳头、龟头及阴蒂等处无毛发，称无毛皮肤，有较丰富的被囊神经末梢。其他部位有长短不一毛发，称有毛皮肤，被囊神经末梢较少。硬毛粗硬有髓质，色深；毳毛细软无髓质，色淡。指（趾）伸侧末端有坚实的指（趾）甲。

皮肤的腺体有大、小汗腺和皮脂腺。人体有 200 万 ~ 500 万个小汗腺，几乎遍布全身，以画部及掌（跖）部最多；成人期顶泌汗腺（大汗腺）见于腋、乳晕、脐、生殖器和肛门等处。除掌（跖）与指（趾）屈面外，皮脂腺也分布于全身，但头皮、前额、鼻翼、躯干中部、腋窝、外阴部等处异常丰富，因此称为皮脂溢出区。大部分皮脂腺开口于毛囊，与毛囊、毛发共同构成毛 – 皮脂单位（pilosebaceous unit）。眼睑（睑板腺）、唇红及颊黏膜、包皮、乳晕等处皮脂腺直接开口于皮肤，称为游离皮脂腺。

（王丽昆）

第二节　皮肤的组织学

皮肤由表皮、真皮和皮下组织构成，并与其下组织相连。

一、表皮

表皮（epidermis）由外胚层分化而来，属于复层鳞状上皮（stratified squamous epithelium）。表皮主要由两类细胞组成，即角质形成细胞（keratinocytes）和树枝状细胞（dendritic cell）。

（一）角质形成细胞

其特点为可产生角蛋白（keratin），胞内含有张力原纤维（tonofibril），有桥粒结构。因最终形成角蛋白，故称角质形成细胞，是表皮的主要细胞，占表皮细胞的80%以上。由深层至浅层，角质形成细胞又分为5层，即基底层、棘层、颗粒层、透明层和角质层。

1. 基底层　基底层（basal cell layer）位于角质形成细胞最下层，呈矮柱状或立方状，共长轴与表皮下基底膜垂直。胞质内游离核糖体较丰富，苏木精－伊红（HE）染色呈嗜碱性。核卵圆形、偏下，核仁明显。基底细胞常含有黑素颗粒，呈帽状分布于核上方。基底细胞具有活跃的增殖能力，核分裂象常见，产生新的角质形成细胞向表层演变。因此，该层又称生发层。

表皮下基底膜带（subepidermal basement membrane zone，BMZ），基底细胞与真皮交界而呈波浪状，是由向真皮伸入的表皮脚和向表皮突入的真皮乳头互相镶嵌而成的。用过碘酸－雪夫染色（PAS染色），该处可见0.5~1.0μm厚的紫红染色带，提示含有中性黏多糖。在HE染色中很难辨认，此带称表皮下基底膜带。在电子显微镜（简称电镜）下，此带可分4层：①胞膜层（plasmamembrane），由基底细胞的胞质膜组成。②透明层（lamina lucida），宽20~40nm，其中含有板层素、大疱性类天疱疮抗原等。③基板层（basal lamina），宽30~60cm，是上皮细胞的产物，含Ⅳ型胶原的较致密的细丝状或颗粒状物质，电子束不能透过，故亦称致密层（lamina densa）。④网状层（reticularlamina），是成纤维细胞的产物，由Ⅶ型（亦为获得性大疱表皮松解症抗原）、Ⅰ型和Ⅲ型胶原构成的网状纤维交织形成。基底膜带的功能除使表皮、真皮紧密连接外，还有渗透屏障作用。表皮内没有血管，营养物质交换可通过此膜进行。

一般情况下，基底膜带不能通过相对分子质是>40 000的大分子。只有当损伤时，炎症细胞、肿瘤细胞及大分子物质可通过基底膜带进入表皮。基底膜带结构异常或破坏可导致表皮、真皮分离，形成表皮下大疱。

基底细胞与相邻的基底细胞或棘细胞之间通过桥粒（desmosome）相连接。在电镜下，相邻细胞连接处，细胞膜内侧有板状致密结构，即附着板（attachment plague）。胞质中张力细丝（tonofilament）呈放射状附着于附着板上，并似发夹状折回胞质，起支持和固定作用。附着板处细胞间宽20~30nm的缝隙内有低密度的丝状物，并有较致密的跨膜连接。基底细胞向表面移动时，桥粒会发生相应的解离和重建。

桥粒由两组蛋白质构成，一组是跨膜蛋白，位于桥粒芯（desmosomal core），主要由桥粒芯糖蛋白（desmuglein，Dsg）和桥粒芯胶蛋白（desmocollin，Dsc）构成，形成桥粒间电子透过的细胞间接触区；另一组是胞质内的桥粒斑（desmosomal plaque）蛋白，主要由桥粒斑蛋白（desmoplakin，Dp）和桥粒斑珠蛋白（plakogloubin，PG）构成，是盘状附着板的组成部分。桥粒结构破坏使角质形成细胞间分离，形成表皮内水疱。

基底细胞基底面的膜内侧有一增厚的斑，称为半桥粒（hemidesmosome），其为桥粒结构的一半，半桥粒与基板层间有 7～9nm 基底层下致密板，许多锚细丝（anchoringfilament）由基底穿过。基底层下致密板连接于半桥粒附着斑，把半桥粒与基板层连接起来。在这一半桥粒结构中含有类天疱疮抗原 -1 和抗原 -2（BPAg1 和 BPAg2）、整合素（integrin）等蛋白。这一结构破坏即形成表皮下大疱。网状层中的锚原纤维（anchoringfibril）含Ⅶ、Ⅰ和Ⅲ型胶原纤维，从基板层伸向真皮，与弹力纤维紧密连接，使表皮和真皮的结合非常牢固。

表皮基底细胞的分裂周期约19d，正常情况下约30%的基底层细胞处于核分裂期，部分基底细胞可停于 DNA 合成前期而不进入分裂周期，只有当表皮受到刺激时才回复至分裂周期。新生基底细胞进入棘细胞层，然后到颗粒层的最上层，约需14d，再通过角质层脱落又需14d，共为28d，这即为表皮细胞的更替时间（tum over time）。

2. 棘细胞层　棘细胞层（prickle cell layer）位于基底细胞层上方，一般由4～10层细胞组成。细胞为多边形，核圆、较大，细胞间有许多短小的胞质突起似棘状，因此称棘细胞。越向表面细胞趋向扁平，分化越好。相邻棘细胞的突起以桥粒相连，胞质内有较多张力细丝，成束分布，附着于桥粒上。浅部的棘细胞胞质内散在分布直径为 100～300nm 的包膜颗粒，称角质小体或 Odland 小体。

3. 颗粒层　颗粒层（stratum granulosum）位于棘细胞层上方，由3～5层梭形细胞组成。其特征是细胞内可见不规则的透明角质颗粒（keratohyahne granules），在 HE 染色中呈强嗜碱性。胞质内板层颗粒增多，且迁移至细胞边缘，渐与胞膜融合，以胞吐方式释放酸性黏多糖和疏水磷脂，形成多层膜状结构，增强细胞间的粘连，阻止下层细胞间隙内的组织液外渗。

4. 透明层　透明层（stratum lucidum）仅见于掌（跖）部表皮，位于颗粒层上方。为几层扁平细胞，核与细胞器均已消失，呈嗜酸性。胞质中透明角质层颗粒液化成角母蛋白（eleidin）与张力细丝融合在一起，有防止组织液外渗的屏障作用。

5. 角质层　角质层（stratum corneum）由数层至十数层扁平角质细胞组成，核及细胞器均已消失，HE 染成伊红色。胞质中充满由张力细丝和匀质状物质结合而成的角蛋白（keratin）。细胞膜增厚、皱褶，邻近细胞边缘相互重叠，胞间充满板层颗粒释放的脂类物质。角质层的形成与脱落保持均衡状态。角质层细胞虽已角化死亡，但对皮肤具有重要的保护作用。

（二）树枝状细胞

细胞的形态相似，按其功能和结构不同可分4类。

1. 黑素细胞　黑素细胞（melanocyte）有合成黑素的功能。在胚胎期从神经嵴发生，移至皮肤，分散在基底层细胞间（约占 1/10）、毛发和真皮结缔组织中，HE 染色很难辨认。因硝酸银染色呈阳性，多巴（3、4 - 二羟苯丙氨酸）反应阳性。黑素细胞有细长树枝状突起，一个黑素细胞通过树状突起可与大约 36 个角质形成细胞接触，形成表皮黑素单位（epidermal melanin unit）。电镜下，胞核圆形，因无张力细丝而胞质清亮，无桥粒。能合成黑素的膜性细胞器称为黑素小体（melanosome）。黑素小体内富含酪氨酸酶，能使酪氨酸转化为黑素（melanin）。充满黑素的黑素小体又称黑素颗粒，其成熟后移入黑素细胞的突起中，通过胞吐方式释放，邻近角朊细胞以吞噬方式将黑素颗粒摄入胞内。日照可促进黑素细胞生成。黑素能吸收紫外线，使角朊细胞、朗格汉斯细胞等免受辐射的损伤。

2. 朗格汉斯细胞　朗格汉斯细胞（Langerhans cell）来源于骨髓，HE 染色表现为透明细胞，氯化金染色显示树枝状突起。ATP 酶染色阳性，DOPA 反应阴性。细胞表面有 C3 受体，IgG 和 IgE 的 Fc 受体，具有 II 类主要组织相容性复合体抗原（MHc - II）及 CD4、CD45、S - 100 等抗原。正常皮肤内朗格汉斯细胞是唯一能与 CD1a 结合的细胞。电镜下，胞核有深切迹，胞质清亮，无张力细丝、黑素小体和桥粒结构，有特征性的 Birbeck 颗粒，其剖面呈杆状或网球拍状。目前认为 Birbeck 颗粒是由朗格汉斯细胞吞噬外来抗原时，胞膜内陷形成的。它主要分布于表皮中上部，亦存在于真皮、口腔黏膜、食管、淋巴结、胸腺及脾脏等处，数量占表皮细胞的 3% ~ 5%。主要功能为摄取、处理和传递抗原给皮肤或局部淋巴结内的 T 淋巴细胞（简称 T 细胞），参与免疫反应，故又称表皮内的巨噬细胞；并且对体内的突变细胞及肿瘤抗原进行免疫监视，使机体保持稳定的内环境。局部或全身应用皮质类固醇激素和紫外线照射可使朗格汉斯细胞减少，功能受损。

3. 麦克尔细胞　麦克尔细胞（Merkel cell）的来源有认为来自神经嵴，另有认为是变异的角质形成细胞。它具有短指状突起，分布于毛囊附近的表皮基底层细胞之间。麦克尔细胞与角质形成细胞间有桥粒相连，核不规则，胞质中有许多电子密度高的有包膜颗粒，直径 50 ~ 100μm，多集中在靠近神经末梢一侧，推测其可能是一种感觉细胞，感受触觉或其他机械性刺激。

4. 未定型细胞　未定型细胞（indeterminate cell）位于表皮最下层，仅能通过电镜识别，来源及功能尚不明了。

二、真皮

真皮（dermis）从中胚层分化而来，由胶原纤维、网状纤维、弹力纤维、细胞和基质组成。真皮浅层为乳头层，较薄，形成乳头状隆起突向表皮，其有丰富的毛细血管、毛细淋巴管及游离的神经末梢、触觉小体等。真皮深层为网状层，浅深层相互移行，无明显界限。网状层内除有较大的血管、淋巴管、神经外，还有肌肉和皮肤附属器等结构。真皮除物质交换，参与代谢外，还有感觉、抗拉力等保护作用。

（一）胶原纤维

胶原纤维（collagen fibers）为真皮结缔组织的主要成分。在乳头层，胶原纤维较细，排列疏松，方向不一。而网状层的胶原纤维较粗，相互交织成网。其成分为 I 和 III 型胶原蛋白，HE 染色呈浅红色。胶原纤维由胶原原纤维（fibrils）和微原纤维（microfibrils）组成，后者平行排列形成节段性横纹。胶原纤维韧性大，抗拉力强，但无弹性。

（二）网状纤维

网状纤维（reticular fibers）的纤维细小，有较多分枝，交织成网。主要由 III 型胶原蛋白构成，表面有较多的酸性黏多糖，分布于乳头层、皮肤附属器、血管、神经周围及基底膜带的网板层等处。HE 染色中不能分辨，用银染呈黑色，又称嗜银纤维。电镜下，纤维上可见横纹。

（三）弹力纤维

弹力纤维（elsatic fibers）比胶原纤维细，折光性强，由弹力蛋白（elastin）和微原纤维（microfibril）构成。分布于真皮和皮下组织中，使皮肤具有弹性，对皮肤附属器和神经末梢起支架作用。HE染色很难识别，用醛品红染色可为紫色。

（四）细胞

真皮内常驻细胞有成纤维细胞、吞噬细胞、肥大细胞、真皮树枝状细胞、朗格汉斯细胞，还有黑素细胞和来自血液的细胞。成纤维细胞可产生纤维和基质。

（五）基质

基质（ground substance）是无定形匀质状物质，充填于上述纤维和细胞间。主要成分为蛋白多糖（proteoglycans），它以透明质酸长链的支架，通过连接蛋白结合许多蛋白质分子形成支链，这些支链又与许多硫酸软骨素等多糖形成侧链，使基质形成分子筛主体构型，具有许多微孔隙，有利于水、电解质、营养成分和代谢产物的交换，而较大分子物质，如细菌等被限制在局部，有利吞噬细胞消灭。

三、皮下组织

皮下组织（subcutancous tissue）位于真皮下方，其间无明显的分界。主要由疏松结缔组织和脂肪小叶构成。皮下组织内含有汗腺、毛根、血管、淋巴管和神经等。

由表皮衍生的皮肤附属器（cutaneous appendages）包括毛发，皮脂腺，大、小汗腺和指（趾）甲等，由外胚层分化而来。

1. 毛发 由角化的表皮细胞构成杆状物，可分长毛、短毛和毳毛3种。

毛发（hair）露出皮面的部分称毛干。在毛囊内的部分称毛根（hair root）。毛根末端膨大呈球状，称毛球（hair bulb）。位于毛球向内凹入部分为毛乳头（papilla），它含结缔组织、血管和神经末梢，为毛球提供营养。毛母质是围绕毛乳头周围的上皮细胞团块，是毛根和内根鞘的发源地。

毛发的横断面可分3层；中心为毛髓质（medulla），是毛的主轴，由2~3层皱缩的立方形角化细胞构成，毛发末端及毳毛无髓质；其外为毛皮质（cortex），由几层梭形角化细胞构成，胞质中含有黑素颗粒及较多纵行纤维，有抗拉力作用；最外层为毛小皮（cuticle），为一层鳞状角化上皮细胞，排列成叠瓦状，游离缘向表面。

毛囊由表皮下陷而成，由内、外根鞘和结缔组织鞘三部分组成：①内根鞘自内向外分为鞘小皮、赫胥黎层（Huxley layer）和亨利层（Henle layer），鞘小皮与毛小皮互相锯齿状交叉镶嵌，使毛发固着在皮肤内；②外根鞘由数层细胞组成，含有糖原，胞质透明；③结缔组织鞘内层为玻璃膜，相当于表皮的基底膜。中层为较致密的结缔组织，外层为疏松结缔组织，与真皮结缔组织无明显分界线。

自毛囊口至皮脂腺开口部称漏斗部，皮脂腺开口部至立毛肌附着部称为峡部，立毛肌附着处以下称为下部。立毛肌附着的毛囊壁肥厚称毛隆起。

毛发的生长分生长期和休止期相互交替，退化期为这两期的过渡期。不同部位的毛发各期长短不一，头发生长期平均为2~6年，休止期约4个月，退行期为数周，且头发的生长是不同步的。头发有10万根以上，90%处于生长期。正常人每日可脱落50~100根头发，同时有等量头发再生，生长速度每天 0.27～0.4mm。毛发与表皮呈钝角，有一束平滑肌连接毛囊和真皮乳头，称为立毛肌。它受交感神经支配，收缩时使毛竖起，形成"鸡皮疙瘩"。毛发生长受神经及内分泌控制和调节，肾上腺皮质激素增多，可引起多毛；睾酮能使躯干、四肢、颈部和阴部毛发生长；甲状腺素缺乏使毛发干燥，甲状腺素过剩时毛发细软。

2. 皮脂腺　皮脂腺（debaceous gland）位于毛囊与立毛肌之间，立毛肌收缩可促进皮脂的分泌。皮脂腺由腺泡和导管构成，导管为复层鳞状上皮，大多开口于毛囊漏斗部，主要分布在颊黏膜，唇红部，妇女乳晕，大、小阴唇，眼睑，包皮内侧等。皮脂腺不与毛囊相连，导管直接开口于皮肤表面。腺泡外层是一层较小的幼稚细胞，它不断增殖、分化、成熟，胞质中充满脂滴，形成分泌细胞。皮脂腺是全浆分泌腺。皮脂（sebum）含有角鲨烯和蜡酯，皮脂中的部分三酰甘油（甘油三酯）在毛囊腔中被细菌分解成非酯化脂肪酸（游离脂肪酸）。新生儿期前额部皮脂分泌较多，儿童期分泌减少，青春期又增多，女性 20 岁左右，男性 30～40 岁达高峰。

皮脂腺的发育和分泌受内分泌系统控制，雄激素或长期应用皮质类固醇激素可使皮脂腺肥大、增大、分泌增加，雌激素可降低皮脂腺的活性。摄入过多的糖和淀粉类食物可使皮脂分泌增多。皮肤表面的皮脂对皮脂腺有一种压力，抑制皮脂腺的分泌。因此，过勤的洗涤，反使皮脂分泌过多。

表皮和毛囊常栖息表皮葡萄球菌、痤疮丙酸杆菌、糠秕孢子菌和蠕形螨，这与皮脂分泌较多的患者产生痤疮有很大的关系。

3. 小汗腺　小汗腺（eccrine gland）为单管状腺体，由分泌部和导管部组成。分泌部盘曲成丝球状，由单层矮柱状细胞组成，分泌部外方围绕一层肌上皮细胞，呈梭形。导管部，即汗管由真皮深部上行，螺旋状上升，直接开口于乳头之间的表皮汗孔，又称外泌汗腺。掌、跖、腋、额部分布较多，背部较少。

4. 顶泌汗腺　顶泌汗腺（apocrine gland）为大管状腺体，分泌部位于皮下脂肪层，腺腔大，由单层立方形上皮细胞构成，分泌时连同细胞部分顶部胞质一起脱落，故它属顶质分泌腺，又称顶泌汗腺。顶泌汗腺导管由 2 层细胞构成，多开口于毛囊的皮脂腺入口上方，少数直接开口于皮肤表面，主要分布在腋窝、乳晕、脐周、肛周、包皮、阴阜和小阴唇。分泌活动主要受性激素影响，青春期分泌旺盛。

5. 指（趾）甲　由多层紧密的角化细胞构成，外露部分称甲板，覆盖甲板周围皮肤称甲皱襞，伸入近端皮肤中的部分称甲根，甲板下皮肤称甲床，甲根下的甲床称甲母质，是甲的生长区。指甲（nail）每日生长约 0.1mm，趾甲生长速度为指甲的 1/3～1/4。

6. 皮肤血管（blood vessels of the skin）　深在性动脉分支穿过肌层形成细动脉，通过皮下脂肪组织和真皮，直达真皮乳头层。途中形成 3 个主要血管丛：①皮下血管丛，位于皮下组织的深部，水平走向，分支营养周围组织，该丛为皮肤内最大的血管丛，分支最多，动脉多而静脉少；②真皮下部血管丛，位于皮下组织上部，营养汗腺、汗管、毛乳头和皮脂腺等；③乳头下血管丛，位于乳头下部，水平走向，营养真皮内皮肤附属器，此处血管较多，具有储血功能。真皮下血管丛与乳头下血管丛之间有垂直走向的血管相连通，形成丰富的吻合支。

指（趾）、耳郭和鼻尖等处皮肤中有较多的动静脉吻合，亦称血管球，有丰富的交感神经分布，有调节体温的作用。

7. 皮肤淋巴管　皮肤淋巴管（lymphatics of the skin）起源于真皮毛细淋巴管，起端为盲端，由一层内皮细胞和少量网状纤维构成。在乳头下层和真皮深部分别汇集成浅、深淋巴管。

8. 皮肤肌肉（muscles of the skin）　皮肤的平滑肌有立毛肌、动静脉肌层、血管球细胞、阴囊内膜、乳晕部肌肉等，而表情肌和颈阔肌属横纹肌。

9. 皮肤神经　皮肤有丰富的感觉神经和运动神经，分别来自脑脊神经和交感神经的节后纤维。皮肤神经支配呈节段性。

感觉神经末梢按结构分3类：①末端变细的游离神经末梢，分布于皮肤浅层和毛囊周围，能感觉痛、温、触和震动感，有多种功能；②末端膨大的游离神经末梢，如麦克尔触盘感受触觉等；③有被囊的神经末梢，种类较多，外面有结缔组织被囊包裹，如触觉小体、环层小体、克劳泽小体和梭形小体等。

皮肤的感觉呈点状分布，可分别找到触点、冷点、热点和痛点，推测不同的感觉可能由不同的神经末梢完成的。如环层小体感觉压觉、克劳泽小体为冷觉、游离神经末梢为痛觉和温觉等。近年来发现在不同性质感觉点下，有同样的游离神经末梢，因而提出多觉型感受器的概念，即多觉型感受器能接受不同性质的刺激，引起不同类型的感觉。也有学者认为皮肤神经（noves of the skin）分布呈网状，同一皮区接受不同神经末梢的分支，相互间通过一定形式联系。当不同刺激作用于该皮区时，神经末梢进行初步分析，产生时空上不同组合的神经冲动，传入中枢，引起不同的感觉。

神经纤维粗细与有无髓鞘可影响神经传导功能，直径为 $1\sim5\mu m$ 有髓细纤维，传导速度为 $5\sim30m/s$，主要传导痛、冷和部分痒觉；直径 $0.2\sim1.5\mu m$ 的无髓细纤维传导速度为 $0.2\sim2m/s$，主要传导温、灼痛和部分痒觉。

皮肤的运动神经由不同的神经和介质所支配，如面神经支配面部横纹肌；肾上腺素能纤维支配立毛肌，血管，血管球和大、小汗腺的肌上皮；胆碱能纤维支配小汗腺分泌细胞等。

（王丽昆）

第三节　皮肤的功能

皮肤除有防护、吸收、分泌、排泄、感觉和调节体温等生理功能外，还参与各种物质的代谢。目前，还发现皮肤是一个重要的免疫器官，除积极参与免疫反应外，还具有免疫监视的功能，使机体有一个稳定的内环境，能更好地适应外环境的各种变化。

一、皮肤的防护作用

皮肤是人体最大的器官，它完整地覆盖于身体表面，一方面防止体内水分、电解质和营养物质的丧失；另一方面可阻抑外界有害的或不需要的物质侵入，可使机体免受机械性、物理性、化学性和生物性等因素的侵袭，达到有效的防护，保持机体内环境的稳定。

1. 机械性损伤的防护　皮肤的屏障主要是角质层，它柔韧而致密，保持完整性，有效地防护机械性损伤。经常摩擦和受压的部位，角质层增厚，甚至形成脱胀，增强对机械性刺激的耐受，如掌、跖部。真皮部位的胶原纤维、弹力纤维和网状纤维交织如网，使皮肤具有一定的弹性和伸展性，抗拉能力增强。皮下脂肪具有软垫、缓冲作用，能抵抗冲击和挤压。

皮肤的创伤通过再生而修复，保持皮肤的完整性，完成抗摩擦、受压、牵拉、冲撞、挤压等机械性损伤的作用。

2. 物理性损害的防护　皮肤角质层含水量少，电阻较大，对低电压电流有一定的阻抗能力。潮湿的皮肤电阻下降，只有干燥皮肤电阻值的 1/3，易受电击伤。皮肤对光线有反射和吸收作用，角质层的角化细胞有反射光线和吸收较短波长紫外线（波长为 180～280nm）的作用。棘细胞和基底细胞可吸收较长波长紫外线（波长为 320～400nm），黑素细胞对紫外线的吸收作用特强。黑素细胞受紫外线照射后可产生更多的黑素，并传递给角质形成细胞，增强皮肤对紫外线照射的防护能力。所以，有色人种对日光照射的耐受性比白种人高。

3. 化学性刺激的防护　皮肤的角质层是防止外来化学物质进入体内的第 1 道防线。角质细胞具有完整的脂质膜，胞质富含角蛋白，细胞间有丰富的酸性糖胺聚糖，能抗弱酸、弱碱的作用。但这种屏障能力是相对的，有些化学物质仍可通过皮肤进入体内，其弥散速度与化学物质的性质、浓度，在角质层的溶解度及角质层的厚度等因素有关，角质层的厚薄与对化学物质的屏障作用成正比。

正常皮肤表面有脂膜，pH 值为 5.5～7.0，偏酸性。但不同部位的皮肤 pH 值亦不同，pH 值自 4.0～9.6 不等。皮肤对酸和碱有一定的缓冲能力，可以防护一些弱酸或弱碱性物质对机体的伤害。

皮肤长期浸泡浸渍、皮肤缺损引起的糜烂或溃疡、药物外用时间较长和用量较大，均能促使化学物质的吸收，甚至引起中毒。

4. 微生物的防御作用　角质层的致密和角质形成细胞间通过桥粒结构互相镶嵌状排列，能机械地防护一些微生物的侵入。角质层的代谢脱落，同时也清除一些微生物的寄居。皮肤表面干燥和弱酸性环境对微生物生长繁殖不利。正常皮肤表面寄居的细菌，如痤疮杆菌和马拉色菌可产生酯酶，进一步将皮脂中的三酰甘油分解成非酯化脂肪酸，对葡萄球菌、链球菌和白假丝酵母（白念珠菌）等有一定的抑制作用。青春期后，皮脂腺分泌某些不饱和脂肪酸，如十一烯酸增多，可抑制真菌的繁殖，所以，白癣到青春期后会自愈。真皮成分组成分子筛结构能将进入的细菌限于局部，有利于白细胞的吞噬消灭。

5. 防止体液过度丢失　致密的角质层，皮肤多层的结构和表面的脂质膜可防止体液过度蒸发。但角质层深层含水量多，浅层含水量少，一些液体可通过浓度梯度的弥散而丢失。成人 24h 内通过皮肤丢失的水分为 240～480ml（不显性出汗）。如角质层全部丧失，水分经皮肤外渗丢失将增加 10 倍或更多。

二、皮肤的吸收作用

皮肤虽有上述的防御功能，但皮肤还是可以通透一些物质。事实上，皮肤具有吸收外界物质的能力，如长期外用糖皮质激素除局部产生萎缩和毛细血管扩张外，还可产生全身性影响。这一吸收功能在皮肤病外用药物治疗作用上有着重要的意义。皮肤的吸收作用主要通过以下 3 条途径：①透过角质层细胞；②角质层细胞间隙和毛囊；③皮脂腺或汗管。如果角质层，甚至全表皮丧失，通过真皮则几乎完全可通透性，吸收更完全。影响皮肤吸收的因素主要如下。

1. 皮肤的结构和部位　由于角质层厚薄不一，不同部位的皮肤吸收能力有很大差异。一般，吸收能力阴囊＞前额＞大腿屈侧＞上臂屈侧＞前臂＞掌（跖）。黏膜无角质层，吸收能力较强。婴儿皮肤角质层较薄，吸收作用较成人强。因此，在外用药时，应多加留意。

皮肤的损伤、糜烂或溃疡等可降低屏障机制，经皮吸收增加。尤其当损伤面积较大时，可因大量吸收而造成严重后果。如硼酸溶液长期大面积湿敷，可因大量吸收而导致患者死亡。

2. 皮肤角质层水合程度　皮肤浸质时可增加吸收，塑料薄膜封包用药比单纯搽药的吸收系数高出 100 倍，这种方法可以提高疗效，但也增加中毒的可能。这与封包后局部温度升高，汗液和水分蒸发减少，角质层含水量增加，使吸收增加有关。因此，封包式湿敷、外用软膏或塑料薄膜封包用药可以增加吸收，提高疗效，但要警惕不良反应的产生。

3. 物质的理化性质　完整的皮肤只吸收很少的水分和微量的气体。水溶性物质，如维生素 C、维生素 B 族、葡萄糖、蔗糖等不易被皮肤吸收，电解质吸收也很少。脂溶性物质如维生素 A、维生素 D、维生素 K、性激素及大部分糖皮质激素可经毛囊、皮脂腺吸收。对油脂类物质吸收也较好，对油脂类吸收的规律一般为羊毛脂＞凡士林＞植物油＞液状石蜡。某些物质，如汞、铅、砷等的化合物可能与皮脂中的脂肪酸结合变成脂溶性，被皮肤吸收。增加皮肤渗透胜的物质如二甲基亚砜、丙二醇、氮酮、乙醚、氯仿等有机溶剂可增加皮肤的吸收作用。表面活性剂能使湿润、乳化和增溶，使物质与皮肤紧密接触，增加吸收率。药物的剂型也影响皮肤的吸收，软膏及硬膏可促进药物吸收，霜剂次之，粉剂和水粉剂很少吸收。物质的相对分子质量与皮肤吸收率之间无明显关系，某些大分子的物质，如汞、葡萄糖等也可透过皮肤吸收。物质浓度与皮肤吸收率成正比，但某些物质，如碳酸浓度高时引起角蛋白凝固，继而使皮肤通透性降低。

4. 外界环境　环境温度升高使皮肤血管扩张、血流加速，加快物质弥散，使皮肤吸收能力增强。环境湿度增大时，角质层水合程度增加，皮肤对水分的吸收增强。

三、皮肤的感觉作用

皮肤的感觉可以分为两类：一类是单一感觉，皮肤内的多种感觉神经末梢将不同的刺激转换成具有一定时空的神经动作电位，沿相应的神经纤维传入中枢，产生不同性质的感觉，如触觉、压觉、痛觉、冷觉和温觉；另一类是复合感觉，即皮肤中不同类型感觉神经末梢共同感受的刺激传入中枢后，由大脑综合分析形成的感觉，如干、湿、光、糙、硬、软等。另外有形体觉、两点辨别觉、定位觉、图形觉等。这些感觉经大脑分析判断，做出有益于机体的反应；有的产生非意识反应，如手触到烫物的回缩反应，免使机体进一步受到伤害。借助皮肤感觉作用，使人类能积极地参与各项生产劳动。

瘙痒是皮肤或黏膜的一种引起搔抓欲望的不愉快的感觉。瘙痒产生的机制尚不完全清楚，有人认为痒与痛由同一神经传导，或痛的阈下刺激产生瘙痒，搔抓至疼痛，可减轻或抑制瘙痒。临床上应用拍打局部来解除瘙痒，也是一个例证。但也有矛盾的情况，某些化学物质如吗啡可使疼痛消失，但可诱发或使瘙痒加剧。中枢神经系统的功能状态对瘙痒有一定的影响，精神安定或转移注意力，可使瘙痒减轻；但焦虑、烦恼或对痒过度注意时，瘙痒加重。

目前已发现许多因素与瘙痒有关，如机械性刺激、电刺激、酸、碱、植物的细刺、动物的纤毛及毒刺、皮肤的微细裂隙、代谢异常（如糖尿病、黄疸等）、变态反应和炎症反应的化学介质（如组胺、蛋白酶、多肽等）均可引起瘙痒。为解除瘙痒感觉，必须避免上述各种刺激。

四、皮肤的分泌和排泄作用

皮肤的分泌和排泄功能主要通过汗腺和皮脂腺完成的。

1. 小汗腺的分泌和排泄　小汗腺周围分布着丰富的节后无髓交感神经纤维，支配小汗腺分泌和排泄活动，神经末梢释放神经介质主要是乙酰胆碱，后者作用于腺体透明细胞分泌出类似血浆的超滤液，再通过导管对 Na^+ 的重吸收，变成低渗性汗液排出体外。在室温下，只有少数小汗腺处于分泌活动状态，无出汗的感觉（又称不显性出汗）。当气温高于30℃时，分泌性小汗腺增多，排汗明显，称为显性出汗。大脑皮质活动，如恐慌、兴奋等可引起掌、趾、额、颈等部位出汗，称为精神性出汗。进食辛辣、热烫食物可使口周、鼻、面、颈、背等处出汗，称为味觉性出汗。

正常情况下，汗液呈酸性（pH为4.5~5.5），大量出汗时，pH可达7.0左右。汗液为无色透明，水分占的99.0%~99.5%，其他为无机物如氯化钠、氯化钾、乳酸和尿素等，与肾脏排泄物部分相似，因此，汗液的分泌和排泄可部分代替肾脏功能。此外，部分药物如灰黄霉素、酮康唑亦可通过汗液分泌，发挥局部抗真菌作用。排出的汗液与皮脂形成乳状脂膜，对皮肤有保护作用。汗液使皮肤表面偏酸性，可抑制某些细菌的生长。通过汗液排泄可有效地散热降温，以维持体温衡定。

2. 顶泌汗腺的分泌和排泄　感情冲动时顶泌汗腺的分泌和排泄有所增加，肾上腺素能类药物能刺激它的分泌，于晨间分泌稍高，夜间较低。顶泌汗腺液中除水外，还有脂肪酸、中性脂肪、胆固醇等。有些人的顶泌汗腺可分泌一些有色物质，呈黄、绿、红或黑色，使局部皮肤或衣服染色，故称为色汗症。顶泌汗腺分泌在许多动物中有性吸引及标记其活动范围的作用，在人类的意义尚不清楚。

3. 皮脂腺的分泌和排泄　皮脂腺是全浆分泌，即整个皮脂腺细胞破裂，胞内物全部排入管腔，然后分布于皮肤表面，形成皮面脂质，润滑皮肤；另一方面脂膜中的非酯化脂肪酸对某些病原微生物生长起抑制作用。皮脂腺分泌直接受内分泌系统的调控，雄激素、长期大量应用糖皮质激素可使皮脂腺增生肥大，分泌活动增加。雌激素可抑制皮脂腺的分泌活动。此外，药物13-顺维A酸等亦可抑制皮脂分泌，用于痤疮等治疗。皮脂腺的分泌活动受人种、年龄、性别、营养、气候及皮肤部位等因素影响。

皮脂腺分泌的产物称皮脂，它含多种脂类混合物，如甘油三酯、蜡酯、角鲨烯、胆固醇酯、胆固醇和非酯化脂肪酸等，其中非酯化脂肪酸是由毛囊中痤疮丙酸杆菌、马拉色菌等微生物所产生的脂酶将三酰甘油分解而成的。禁食可使皮脂分泌减少及皮脂成分改变，其中蜡酯和三酰甘油明显减少。

五、皮肤的体温调节作用

皮肤对体温的调节作用，一是作为外周感受器，向体温调节中枢提供环境温度的信息；二是作为效应器，是物理性体温调节的重要方式，使机体温度保持恒定。皮肤中的温度感受器细胞以点状分布于全身，可分热敏感受器和冷敏感受器，感受环境温度的变化，向下丘脑发送信息，使机体产生的血管扩张或收缩、寒战或出汗等反应。皮肤表面面积很大，成人可达 $2m^2$，为吸收和散发热量提供有利条件。皮肤血管的分布也有利于体温的调节，在真皮乳头下层形成动脉网，皮肤毛细血管异常弯曲，形成丰富的静脉丛，手、足、鼻、唇和耳部等皮肤有丰富的血管球。这些血管结构的特点使皮肤的血流量变动很大，一般情况下，皮肤血流量仅占全身血流量的 8.5%（约 450ml/min），但在热应激或血管完全扩张的情况下，皮肤血流量可增加 10 倍；在冷应激时，交感神经功能加强，血管收缩，皮肤血流暂时中断。皮下脂肪层广泛分布静脉丛，在收缩与完全扩张时血流量可相差 40～100 倍。另外，动脉与静脉丛之间由动静脉吻合相连。在热应激时，动静脉吻合开通，皮肤血流量增加而散热随之增多，有效地调节体温。

体表热量的扩散主要通过皮肤表面的热辐射、空气对流、传导和汗液的蒸发。皮肤含有丰富的小汗腺，汗液蒸发可带走较多热量，每蒸发 1g 水可带走 580cal 热量。在热应激时，大量出汗可达 3～4L/h，散热的量为平时的 10 倍。在外界温度高于或等于皮温时，辐射、传导和对流等方式散热不起作用，则出汗是机体散热的唯一途径。另外，在寒冷环境中，减少出汗和皮下脂肪组织的隔热作用，能减少热量散失，保持恒定的体温。

六、皮肤的代谢作用

（一）糖代谢

皮肤中糖类物质主要为糖原、葡萄糖和黏多糖等。皮肤含葡萄糖的量为 60～81mg%，为血、糖浓度的 2/3，表皮中含量最高。在糖尿病时，皮肤中糖含量更高，易被真菌和细菌感染。人体表皮细胞具有合成糖原的能力，在表皮细胞的滑面内质网中存在合成糖原所需要的酶，主要通过单糖缩合及糖醛途径合成。人体皮肤的糖原含量在胎儿期最高，成人后达低值。它们主要分布于表皮颗粒层及以下的角质形成细胞、外毛根鞘细胞、皮脂腺边缘的基底细胞和汗管的上皮细胞等处。

皮肤中的糖主要是提供能量所需，此外，可作为黏多糖、脂质、糖原、核酸和蛋白质等生物合成的底物。皮肤的葡萄糖分解提供能量通过有氧氧化及无氧糖酵解两条途径。在皮肤中，无氧糖酵解是人体各组织中最快的，这与表皮无血管而气含量相对较低有关。

皮肤内黏多糖属于多糖，以单纯形式，或与多肽、脂肪、其他糖类结合呈复合物形式存在。其性质不稳定，易被水解。在真皮内黏多糖最丰富，角质形成细胞间、基底膜带、毛囊玻璃样膜、小汗腺分泌细胞等亦含较多黏多糖。真皮基质中的黏多糖主要为透明质酸、硫酸软骨素 B 和 C 等，多与蛋白质结合形成蛋白多糖（或称黏蛋白）。后者与胶原纤维静电结合形成网状结构，对真皮及皮下起支持、固定的作用。这些蛋白多糖属多阴离子性巨分子，对水、盐代谢平衡有重要作用。黏多糖的合成及降解主要通过酶催化完成，但某些非酶类物质亦有作用，如氢醌、维生素 B_2（核黄素）、维生素 C（抗坏血酸）等可降解透明质酸。某些内分泌因素亦可影响黏多糖代谢，如甲状腺功能亢进使透明质酸和硫酸软骨素含量在局部皮肤中增加，产生胫前黏液水肿。

（二）蛋白质代谢

表皮蛋白质一般分两种，即纤维性和非纤维性蛋白质。纤维性蛋白质包括角蛋白、胶原蛋白和弹力蛋白等。角蛋白（keratin）是皮肤角质形成细胞和毛发上皮细胞的代谢产物和主要构成成分，至少有 30 种，包括 20 种上皮角蛋白和 10 种毛发角蛋白。皮肤内的胶原蛋白（collagen）主要为 Ⅰ、Ⅲ、Ⅳ、Ⅴ 型。真皮内胶原纤维主要成分为 Ⅰ 型和Ⅲ型胶原蛋白；网状纤维主要为Ⅲ型胶原蛋白，基底膜带主要为Ⅳ型和Ⅴ型胶原蛋白。弹力蛋白（elastin）是真皮结缔组织内弹力纤维的主要结构成分。

皮肤内非纤维性蛋白质常与黏多糖类物质结合成黏蛋白（mucoprotein），主要分布在真皮基质和基底膜带。多种细胞内的核蛋白和细胞外各种酶，均属于非纤维蛋白质。

蛋白质水解酶参与蛋白质的分解，其可能的作用有两个方面：一是参与表皮和真皮细胞内外蛋白质的正常分解代谢，如细胞内蛋白质消化、表皮角化过程中的蛋白质分解和细胞外胶原纤维的降解等；其二是参与某些皮肤病理情况，如炎症中的趋化性肽的释放、血管通透性增高、结构蛋白的降解等。

（三）脂类代谢

皮肤脂类包括脂肪和类脂质（磷脂、糖脂、胆固醇和固醇酯等），前者主要存在于皮下组织，通过 β-氧化降解提供能量；后者是构成生物膜的主要成分。表皮细胞在分化不同阶段，其类脂质组成有明显差异，由基底层到角质层，胆固醇、脂肪酸、神经酰胺含量逐渐增多，而磷脂则逐渐减少。皮肤内的 7-脱氢胆固醇经紫外线照射后合成维生素 D，可防治软骨病、血液脂类代谢异常，如高脂蛋白血症可使脂质在真皮局限性沉积，导致皮肤黄瘤损害。

表皮中最丰富的必需脂肪酸是亚油酸和花生四烯酸，它们主要功能有二：一是参与正常皮肤屏障功能的形成；二是作为一些主要活性物质的前体，如花生四烯酸是合成前列腺素的前体物质。

（四）水和电解质代谢

皮肤是人体内的一个主要贮水库，大部分水分贮存于真皮内。65kg 体重的人，皮肤中含水约 7.5kg。儿童皮肤含水是更高些，一般情况下，女子皮肤含水量略高于男子。皮肤的水分主要贮存于真皮内，皮肤内水分代谢受全身水分代谢活动的影响，如脱水时，皮肤可提供部分水分以补充血容量。

皮肤也是电解质的重要贮存库之一，大部分贮存在皮下组织内，包括钠、氯、钾、钙、镁、磷、铜、锌等。其中，氯和钠是含量较高的成分，主要存在于细胞间液中，对维持渗透压和酸碱平衡起着重要的作用。在某些炎症性皮肤病中，局部 Na^+，Cl^- 及水含量增高，因此，适当限制食盐有利于炎症性皮肤病的康复。

钾、钙、镁主要分布于细胞内，钾是调节细胞内渗透压及酸碱平衡的主要物质，是某些酶的激活剂，且能拮抗 Ca^{2+} 的作用；钙对维持细胞膜的通透性及胞间粘着性有一定作用；镁与某些酶的活性有关；铜在皮肤中的含量很少，但与黑素形成、角蛋白形成起重要的作用。铜缺乏时，可出现角化不全或毛发卷曲。

许多酶含有微量锌，与蛋白质、糖类（碳水化合物）、脂质和核酸代谢有关。锌缺乏时可导致多种物质代谢障碍，如婴儿的肠病性肢端皮炎等。

（五）黑素代谢

人类皮肤可呈红、黄、棕及黑色，主要与黑素有关。黑素小体的数目、大小、形状、分布和降解方式的不同决定种族的肤色及部位的差异。

黑素细胞主要位于表皮的基底层，其树状突起可伸入马尔匹基层，并与角质形成细胞广泛联系。每个黑素细胞可将黑素小体转运至附近的 36 个角质形成细胞。不同部位的皮肤，其表皮黑素单元的活性是不同的。黑素小体被输送至角质形成细胞后，经被膜包裹形成次级溶酶体。黑种人皮肤及黑色、棕色毛发中，黑素小体较大，长 $0.7 \sim 10\mu m$，直径 $0.3\mu m$，在角质形成细胞不聚集，胞核上的帽状结构很少见，不易被酸性水解酶降解，因此色素较深。相反，白种人皮肤黑素小体相对较小，多成群，并与次级溶酶体融合形成黑素小体复合物（melanosomocomplex）。在角质形成细胞核上形成帽状结构，这样易被酸性水解酶降解。黑素细胞具有合成酪氨酸酶的活性，酪氨酸酶进入黑素小体后，可启动黑素的合成和贮存。黑素细胞胞浆中可见一种直径约 $10nm$ 的细丝，这种细丝与黑素细胞的树突及黑素小体的移动和转运有一定关系。

黑素细胞进行黑素合成的场所是黑素小体，按其分化程度可分为四期：Ⅰ期黑素小体含有无定形蛋白及一些微泡；Ⅱ期黑素小体变圆，含有许多黑素细丝和板层状物质，该两期黑素小体均无酪氨酸酶活性；Ⅲ期黑素小体为酪氨酸酶阳性，在板层上有黑素合成，黑素沉积较多使结构模糊不清；Ⅳ期黑素小体已充满黑素，电子密度较高。

黑素分真黑素（eumelanin）和褐黑素（phaeomelanin）。真黑素呈黑褐色，不溶于水，经 5，6 - 二羟吲哚氧化、聚合而成；褐黑素呈黄色或红褐色，溶于碱性溶液，由半胱氨酰 - S 多巴，经一些中间反应而成，含有氮、硫。

七、皮肤免疫系统

免疫学飞速发展，也给皮肤性病学增加了许多新的认识、新的观点和新的检测方法，皮肤在免疫系统中的作用也有了全新的观念。1970 年 Fichtelium 提出皮肤是"初级淋巴组织"，前体淋巴细胞通过皮肤分化成熟为有免疫活性淋巴细胞；1975 年 Streilein 提出"皮肤相关淋巴样组织"，初步提出了皮肤内的角质形成细胞、淋巴细胞、朗格汉斯细胞和血管内皮细胞在皮肤免疫中发挥不同的作用；1986 年 Bos 提出"皮肤免疫系统"（skin iunmune system，SIS）；1993 年 Niokoloff 提出"真皮免疫系统"，进一步补充了 Bos 的观点。现就皮肤免疫系统概述如下。

皮肤免疫系统由两部分组成，即细胞成分及分子成分。

（一）皮肤免疫系统的细胞成分

1. 角质形成细胞　在表皮中，角质形成细胞数量最多，它能表达 MHC - Ⅱ类抗原，在 T 细胞介导的免疫反应中起辅助效应。角质形成细胞能产生许多细胞因子，如白细胞介素 IL - 1、IL - 6、IL - 8、IL - 10、肿瘤坏死因子 α（TNF - α）等参与局部免疫反应。此外，角质形成细胞有吞噬功能，能粗加工抗原物质，有利于朗格汉斯细胞摄取和呈递抗原。最近，发现角质形成细胞分泌 IL - 10 和 IL - 12，在皮肤免疫应答中起很大作用。IL - 12 促进 Th1 细胞发育成熟，而 IL - 10 通过干扰抗原呈递细胞抑制 Th1 细胞发育，角质形成细胞通过选择性分泌 IL - 10 或 IL - 12 使皮肤局部 Th1 或 Th2 细胞占优势。Th1 细胞与 Th2 细胞的平衡失调，导致病理改变如遗传过敏性皮炎（Th2 细胞占优势）或银屑病（Th1 细胞占优势）。

2. 淋巴细胞　在皮肤内的淋巴细胞主要为 $CD4^+$ T 细胞，其次为 $CD8^+$ T 细胞，主要分布于真皮乳头内的毛细血管后小静脉丛周围。T 细胞具有亲表皮特性，且能再循环，可在血循环和皮肤器官间进行交换，传递不同的信息。T 细胞在皮肤中，通过角质形成细胞产生的 IL - 1 等作用，分化成熟，并介导免疫反应。

3. 朗格汉斯细胞　它来源于骨髓的树枝突细胞，分布在表皮基底层上方及附属器上皮，占表皮细胞3%～8%。朗格汉斯细胞表而具有 CDI、HLA－DR 抗原、Fc 受体和 C3b 受体。朗格汉斯细胞除参与角质形成细胞角化过程外，还是参与免疫反应的主要细胞，在表皮内能摄取、处理和呈递抗原，为表皮内主要的抗原呈递细胞。朗格汉斯细胞分泌许多 T 细胞反应过程中所需要的细胞因子，如 IL－I 等，并能控制 T 细胞迁移。此外，它还参与免疫调节、免疫监视、免疫耐受、皮肤移植物排斥反应和接触性变态反应等。

4. 内皮细胞 血管内大分子成分及血细胞与血管壁外物质交换及细胞外渗等均需内皮细胞积极参与。除外，血管内皮细胞还积极参与合成、分泌、炎症、修复和免疫等过程。内皮细胞形成的内皮转移通道在内吞、外排和物质交换中起重要作用。内皮细胞直接与血流接触，可受激素作用而改变功能；与循环抗体、抗原或免疫复合物接触，调节这些物质进入血管外组织，因此，内皮细胞涉及免疫反应的起始阶段。如受某些病毒感染后，内皮细胞可产生 Fc 或 C3b 受体，使免疫复合物黏附而发动免疫反应。细胞因子可诱导内皮细胞活化，后者使白细胞的黏附增加。一般，内皮细胞活化是积极和有益的现象，但在少数情况下，也可引起功能障碍，导致疾病。

另外，内皮细胞还具有很多生物合成等活性，如纤连蛋白、凝血因子、内皮素合成等，内皮细胞功能异常可导致许多合成物质的活性和功能异常，导致疾病。

5. 肥大细胞 真皮乳头血管周围，每平方毫米有 7 000 个肥大细胞，密度较高。肥大细胞表面有 IgEFc 受体，能与 IgE 结合，与 I 型变态反应关系密切。通过免疫和非免疫机制活化肥大细胞，使它产生和释放多种生物活性介质，如血管活性物质、趋化因子、活性酶和结构糖蛋白等，参与机体的生理或病理过程。肥大细胞不仅参与 I 型变态反应，也参与迟发性变态反应。

6. 巨噬细胞 巨噬细胞主要位于真皮浅层，它参与免疫反应，处理、调节和呈递抗原，产生和分泌 IL–1、干扰素（IFN）、各种酶、补体、花生四烯酸及其他产物。巨噬细胞对外来微生物的非特异性和特异性免疫反应和在炎症创伤修复中具有核心作用。

7. 真皮成纤维细胞 真皮成纤维细胞在初级细胞因子刺激下可产生大量次级细胞因子，成纤维细胞还是角质形成细胞生长因子的主要产生细胞之一，在创伤修复及 IL–1 存在情况下产生角质形成细胞生长因子明显增加。紫外线照射后皮肤中大部分 TNF－α 由成纤维细胞产生，因此，成纤维细胞在角质形成细胞分泌细胞因子间的相互作用对维持皮肤免疫系统的自稳状态非常重要。

（二） 皮肤免疫系统的分子

1. 细胞因子 细胞因子是一群具有免疫调节功能的异源性蛋白质总称。表皮内许多细胞因子主要由角质形成细胞产生，其次为朗格汉斯细胞、T 细胞等。细胞因子在细胞分化、增殖和活化等方面起很大作用，不但在局部，而且产生系统性作用，以激素样形式影响全身。

（1） IL–1：除 IL–1 的一般作用外，在皮肤局部可促进角质形成细胞、成纤维细胞增殖，IL–1 使内皮细胞和成纤维细胞产生 IL－1、IL－6、IL－8，使角质形成细胞释放 IL－6、IL－8 等，产生旁分泌和自身分泌的效应。

（2） IL–6：具有刺激表皮增殖作用，与银屑病发病机制关系较密切。

（3） IL–8：具有加强中性粒细胞趋化活性、促进 T 细胞亲表皮性等作用，与银屑病及皮肤 T 细胞淋巴瘤的发病有关。

（4）胸腺生成素：由角质形成细胞产生的胸腺生成素使表皮内的 T 细胞进一步分化成熟。

（5）TNF：角质形成细胞释放 TNF - α 可维持朗格汉斯细胞的生长。

2. 黏附分子　黏附分子（adhesion molecules）是介导细胞与细胞间或细胞与基质间相互接触或结合的一类分子，大多为糖蛋白，少数为糖脂。按结构特点可分为 4 类：整合素家族（integrinfamily）、免疫球蛋白超家族（immunoglobulin super family）、选择素家族（selectin family）和钙黏素家族（cadherin farnily）。在某些病理情况下，内皮细胞的黏附分子表达增高，促使炎性细胞黏附，并游走至病变局部；同时，可使血清中可溶性黏附分子，如可溶性 E - 选择素、P - 选择素等水平升高，这可作为监测某些疾病活动的指标。

3. 免疫球蛋白　皮肤表面和腺体分泌的免疫球蛋白（Ig）与其他部位的表面 Ig 相似，在清除微生物侵入中起很大作用。在病理情况下，皮肤表面可存在 IgG、IgM 和 IgE 等 Ig，其中分泌型 IgA 是较重要的成分，在皮肤局部的特异性防御作用中非常重要。上皮细胞参与合成分泌型 IgA 的分泌片，在皮肤局部免疫中通过阻抑黏附、溶解、调理吞噬、中和等参与抗感染及抗过敏作用。

4. 补体　皮肤中的补体成分通过溶解细胞、免疫吸附、杀菌和过敏毒素及促介质释放等发挥非特异性和特异性免疫作用。

5. 神经肽　皮肤神经末梢受外界有害刺激后释放感觉神经肽，在损伤局部产生风团和红斑反应。神经肽包括降钙素基因相关肽（CGRP）、P 物质（SP）、神经激酶 A 等。CGRP 可使中性粒细胞聚集；SP 有趋化中性粒细胞和巨噬细胞作用，并黏附于内皮细胞，参与免疫反应。SP 还有 T 细胞丝裂原作用，刺激 β 细胞产生 Ig 等。

综上所述，皮肤组织内含有免疫相关细胞，如角质形成细胞、朗格汉斯细胞、淋巴细胞、肥大细胞等，这些细胞分泌多种细胞因子组成网络系统。皮肤为免疫活性细胞的分化、成熟提供良好的微环境，并对免疫反应起调节作用，保持 Th1 细胞与 Th2 细胞的平衡，使机体对外界异物产生适度的免疫反应，也对内部突变细胞进行免疫监视，防止癌肿发生，以达到免疫的自稳性。因此，皮肤应被看作是免疫系统的一个部分，即皮肤免疫系统。

（王丽昆）

第四节　表皮病理

1. 角化过度　角化过度（hyperkeratosis）指表皮角质层比同一部位正常表皮角质层异常增厚的表现。由于角质形成过多所致者，其下方粒层、棘层亦相应增厚，如扁平苔藓；由于角质滞留堆积所致者，则其下的粒层、棘层并不同时增厚，如寻常型鱼鳞病。

2. 角质栓　角质栓（horny plug）是指表皮角质增多，在毛囊口或汗孔形成栓塞状。角质栓见于盘状红斑狼疮、毛发红糠疹、汗孔角化病等。

3. 角化不全　角化不全（parakeratosis）是指在表皮角质层内尚有残留的细胞核，在角化不全区粒层常变薄或消失。角化不全见于银屑病、亚急性皮炎等。

4. 角化不良　角化不良（dyskeratosis）是指表皮内个别细胞提前角化的现象。角化不良分良性角化不良和恶性角化不良，前者常见于毛囊角化病、家族性良性慢性天疱疮等，角化不良细胞以圆体或谷粒细胞形式出现；后者常见于 Bowen 病、鳞状细胞癌等，角化不良细胞以个别姿态出现，呈嗜酸均质化，界限清楚，有时残存固缩核。

5. 粒层增厚　粒层增厚（hypergranulosis）是指粒层厚度增加，常见于伴角化过度的皮肤病，如寻常疣、扁平苔藓等。

6. 粒层减少　粒层减少（hypograoulosis）是指粒层细胞数减少，常伴角化不全，常见于银屑病、寻常型鱼鳞病等。

7. 棘层增厚　棘层增厚（acanthosis）是指棘层厚度增加，通常由于棘层细胞数目增多（如银屑病），也可仅有棘细胞体积增大而细胞数目并未增多的情况（如尖锐湿疣）。

8. 表皮萎缩　表皮萎缩（epidermal atrophy）是指棘层变薄、表皮突变平或消失以致真皮连接处形成平坦线状，见于萎缩性皮肤病、硬皮病等。

9. 乳头瘤样增生　乳头瘤样增生（papillomatosis）是指真皮乳头向上不规则增生，使表皮呈凹凸不平的波浪形，常伴表皮增生，见于黑棘皮病、脂溢性角化病等。

10. 疣状增生　疣状增生（verrucous hyperplasis）是指表皮角化过度、粒层增厚、棘层增厚及乳头瘤样增生4种病变同时存在，见于疣状痣、疣状皮肤结核等。

11. 假上皮瘤样增生　假上皮瘤样增生是指棘层显著增厚，表皮突延长增厚，但细胞分化良好，无异型性，见于着色真菌病、慢性溃疡边缘等。

12. 表皮水肿　表皮水肿包括：

（1）细胞间水肿（intercellular edema）：指棘细胞之间水肿，细胞间隙增宽，间桥拉长，状似海绵，故又称海绵形成（spongiois），见于急性湿疹、皮炎。

（2）细胞内水肿（intracellular edema）：指棘细胞内水肿，细胞肿胀，细胞质色淡，核靠边。水肿严重时，细胞破裂，导致网状变性，见于急性皮炎、湿疹。

13. 表皮网状变性　表皮网状变性（reticular degeneration of epidermis）是指严重的细胞内水肿而使细胞破裂，形成多房性水疱，房的间隔由残留的胞壁构成，呈网状，见于带状疱疹、接触皮炎等。

14. 表皮气球变性　表皮气球变性是指由于细胞内水肿引起表皮细胞极度肿胀以及细胞棘突松解而形成的变化，细胞如气球状，结果形成表皮内水疱，见于带状疱疹等病毒性皮肤病。

15. 棘层松解　棘层松解（acantholsis）是指由于棘细胞间桥的变性，细胞间失去紧密联系而成松解状态，导致表皮内形成裂隙、水疱。棘突松解细胞不但棘突消失，而且细胞周边胞质浓缩，核周胞质水肿呈晕状，核染色质呈均质性，见于天疱疮、水痘、毛囊角化病等。

16. 绒毛　绒毛（villus）是指伸入由棘层松解而形成的裂隙或水疱中的乳头，其上覆盖一层基底细胞，见于毛囊角化病、家族性良性慢性天疱疮等。

17. 基底细胞液化变性　基底细胞液化变性轻者表现为基底细胞空泡化或破坏，细胞排列紊乱；重者基底层消失，见于扁平苔藓、红斑狼疮、皮肤异色病等。

18. 微脓疡　微脓疡（microabscessus）是指表皮内或真皮乳头处有少量细胞聚集。中性粒细胞灶性聚集于乳头上表皮内称Munro微脓疡，见于银屑病；单核细胞和蕈样肉芽肿细胞灶性浸润于棘层内称Pautrier微脓疡，见于蕈样肉芽肿；嗜酸性粒细胞组成的微脓疡见于疱疹样皮炎、大疱性类天疱疮早期。

19. Kogoj海绵状脓疱　Kogoj海绵状脓疱是指位于表皮基底层上部的多房性脓疱，海绵状网眼中有中性粒细胞聚集，见于脓疱型银屑病。

20. 角株 棘细胞呈同心层排列，接近中心区逐渐角化，称为角株（horny pearl），见于 Ⅰ级鳞癌或假癌性增生。

21. 间变 间变（anaplasia）是指瘤细胞转变到未分化的形态，细胞核大，深染，形态不规则，核仁明显，常显不典型核分裂，见于恶性肿瘤。

22. 化生 化生（metaplasia）是指组织由一种类型变为另一种类型，如钙化上皮瘤的骨化，瘢痕中的骨质形成。

23. 核固缩 核固缩（pyknosis）是指胞核皱缩、扭曲、深染、胞质变空，见于烧伤等。

24. 核碎裂 核碎裂（karuorrhexis）是指胞核碎散成小尘粒。中性粒细胞的核碎裂呈嗜碱性颗粒，称核尘（nuclear dust），见于变态反应性皮肤血管炎。

25. 空泡化 空泡化（vacuolation）是指表皮或黏膜上皮细胞胞质变性出现的蛋白质水滴，因标本制作关系消失后留下大小不等的空泡，见于扁平疣等。

26. 色素增多 色素增多（hyperpigmentation）是指表皮基底层及真皮上部黑素颗粒增多，见于 Riehl 黑变病、黄褐斑等。

27. 色素减少 色素减少（hypopigmentation）是指表皮基底层内黑素颗粒减少或缺如，见于白癜风、炎症后色素脱失等。

28. 色素失禁 色素失禁（incontinence of pigment）是指黑素颗粒游离于真皮上部组织间隙中或被吞噬细胞吞噬的现象，由于基底细胞及黑素细胞损伤，黑素从这些细胞中脱落所致。色素失禁见于色素失禁症、扁平苔藓、红斑狼疮等。

29. 炎症细胞外渗 炎症细胞外渗（exocytosis）指真皮内炎性浸润细胞移入表皮，常见于皮炎、湿疹。在蕈样肉芽肿，真皮内 T 淋巴细胞经常有侵入表皮的现象与倾向，此特称之为亲表皮性（epidermotropism）。

30. 胶样小体 胶样小体（colloid body）又名 Civatte 小体，表现为嗜酸性均质性圆形或卵圆形小体，直径约 10μm。可见于表皮下部或真皮上部，其形成与表皮细胞凋亡有关。胶样小体见于扁平苔藓、红斑狼疮等。

31. 表皮颗粒变性 表皮颗粒变性（epidemal granular degenoration）又名表皮松解性角化过度，主要发生于生发层中上部，其特点是：①角化过度；②粒层内出现大而不规则的透明角质颗粒；③表皮细胞胞质皱缩，核周出现空泡化；④细胞境界不清，形成腔隙及表皮松解性疱，见于显性遗传性大疱性鱼鳞病样红皮病等。

（王丽昆）

第五节 真皮病理

1. 真皮水肿 真皮水肿（edema of the dermis）是指真皮结缔组织纤维间隙有液体潴留，纤维本身肿胀、淡染。乳头层常比网状层为明显，见于荨麻疹等炎性皮肤病。

2. 真皮萎缩 真皮萎缩（atrophy of the dermis）是指整个真皮厚度减少，是由于胶原纤维及（或）弹性纤维减少所致。通常伴有毛囊及皮脂腺萎缩或消失，见于斑萎缩、慢性萎缩性肢端皮炎等。

3. 均质化 均质化（homogenization）是指真皮结缔组织的一种无定形均匀一致的变化，

组织染色呈嗜伊红，色淡，见于萎缩性硬化性苔藓、硬皮病等。

4. 玻璃样变或透明变性　玻璃样变或透明变性（hyaline degeneeration）是指在组织内或细胞内出现玻璃样半透明的均质性物质，即所谓透明蛋白。苏木精－伊红染色呈均一淡红色，具折光性，见于瘢痕疙瘩等。

5. 纤维蛋白样变性　纤维蛋白样变性（fibrinoid degoneration）是指纤维蛋白渗透入通常伴有变性改变的胶原组织或沉积于受损的血管壁及其周围，使其呈现有折光的嗜伊红均质的外观，见于红斑狼疮、结节性多动脉炎等。

6. 弹性纤维变性　弹性纤维变性（elastic fiber degeneration）是指弹性纤维断裂、破碎、聚集成团、卷曲、粗细不均，呈嗜碱性变，需做特殊染色显示：弹性纤维变性见于弹性纤维假黄瘤。

7. 淀粉样变性　淀粉样变性（amyloid degenoration）是指真皮乳头内或小血管的基底膜下有淀粉样物质（一种糖蛋白）的沉积。结晶紫染色呈紫红色，苏木精－伊红染色呈均匀一致的淡红色团块，见于皮肤淀粉样沉着症。

8. 胶样变性　胶样变性（colloid degeneration）是指组织内出现均质性嗜伊红性胶样物质，苏木精－伊红染色呈淡红色，见于胶样粟丘疹。

9. 嗜碱性变性　嗜碱性变性（basophilic degeneration）是指真皮浅层出现呈弱碱性无定形纤维团块或颗粒，苏木精－伊红染色呈灰蓝色，系胶原纤维变性所致，见于日光性角化、光化性肉芽肿、红斑狼疮等。

10. 黏液变性　黏液变性（muciparous degeneration）是指真皮纤维束间有黏液物质（主要为糖胺聚糖）聚积，导致胶原纤维束间隙增宽，苏木精－伊红染色呈淡蓝色。黏液变性见于乳液性水肿。

11. 异染性　异染性（metachromasia）是指染色后反映出来的颜色与所用的染料颜色不同的现象。如酸性糖胺聚用甲苯亚蓝染色呈紫色，色素性荨麻疹的肥大细胞颗粒经 Giemsa 染色呈紫红色。

12. 炎症浸润　炎症浸润（inflammatory infltration）可有以下分类：

（1）一般分类：按病程可分为急性、亚急性和慢性炎症；按病理变化可分为变质性炎症、渗出性炎症和增殖性炎症。

（2）按浸润细胞性质分类：按此分类可分为非特异性炎症浸润和肉芽肿性浸润。

（3）按浸润细胞分布分类：按此分类可分为血管周围浸润、弥漫性浸润、片状浸润、袖口状浸润及带状浸润等。

13. 肉芽肿　肉芽肿（granuloma）是指主要由单核细胞、上皮样细胞、浆细胞或多核巨细胞浸润所致的一种慢性增殖性炎症表现，见于皮肤结核、麻风、肉样瘤等。

14. 坏死　坏死（necrosis）是指局部组织或细胞坏死，表现为细胞质的溶解、细胞核的固缩、碎裂和溶解。苏木精－伊红染色显示一片无结构的均质性红染区。另有两种特殊坏死：

（1）干酪性坏死（caseation）：这是一种凝固性坏死，坏死比较彻底，组织结构完全破坏，苏木精－伊红染色呈淡红色，多见于皮肤结核、树胶肿等。

（2）渐进性坏死（necrobiosis）：这是一种不完全性坏死，苏木精－伊红染色呈淡红色，仍可见到正常轮廓，无明显炎症，坏死边缘可见纤维细胞、组织细胞及上皮样细胞，呈栅栏状排列，多见于环状肉芽肿、类脂质渐进性坏死等。

15. 纤维化及硬化　纤维化（fibrosis）指胶原纤维及成纤维细胞增生，排列紊乱，见于创伤愈合形成的瘢痕；硬化（sclerosis）则以胶原纤维增生为主，纤维变粗，苏木精－伊红染色显嗜伊红均质化，见于硬皮病等。

（王丽昆）

第六节　皮下组织病理

1. 脂膜炎　脂膜炎（panniculitis）是指由于炎症反应而引起皮下脂肪组织不同程度的炎症浸润、水肿、液化或变性坏死。脂肪细胞变性坏死后释放出的脂质为组织细胞所吞噬，则形成泡沫细胞，见于 Weber－Christian 病等。

2. 增生性萎缩　增生性萎缩（proliferating atrophy）是指皮下组织由于炎症细胞浸润而使脂肪细胞发生变性、萎缩甚至消失，见于结节性红斑等。

（王丽昆）

参考文献

［1］赵辨. 中国临床皮肤病学. 南京：江苏科学技术出版社，2010.

［2］王光超. 皮肤病及性病. 北京：科学技术出版社，2015.

［3］徐正田. 皮肤性病学. 北京：科学出版社，2016.

［4］张建中. 皮肤性病学. 北京：人民卫生出版社，2015.

［5］刘爱民. 皮肤病中医诊疗思路与病例分析. 北京：人民卫生出版社，2016.

第二章 皮肤症状诊断与实验室检查

第一节 皮肤病症状与体征

症状是患者病后对机体生理机能异常的自身体验和感觉，体征是疾病导致患者体表和内部结构发生的可察觉的改变，两者可单独或同时出现。正确识别和判断皮肤病的症状与体征，对临床诊断的建立非常重要，甚至可发挥主导作用。

一、症状

症状是患者对疾病的主观感觉，如瘙痒、疼痛、感觉麻木、乏力、灼热等。

1. 瘙痒　是多种皮肤病最为常见的自觉症状（包括原发性与继发性、外源性与内源性、局限性与泛发性、阵发性与持续性等），可作为诊断的重要依据，亦可为内脏疾病的一种反应，如单纯而无皮损的瘙痒，常提示胆道梗阻、糖尿病、尿毒症、淋巴瘤、甲状腺功能亢进等，而伴有皮损的瘙痒，则可能为真菌感染、昆虫叮咬和变态反应性皮炎等。

2. 疼痛　为皮肤病不多见的一种自觉症状，依其性质分为灼痛、刺痛、钝痛、锥痛、撕裂痛、扭转痛、酸痛等，其程度和持续时间在不同皮肤病的不同时期而各异，如皮肤晒伤早期表现为灼热感，炎症明显则为灼痛；带状疱疹早期为阵发性刺痛，疼痛时间较短，炎症明显则疼痛为持续性，或为阵发性疼痛，但疼痛时间较久；皮肌炎早期表现为运动后肌肉酸痛，休息后缓解，病情继续发展，酸痛在休息后不能缓解，呈逐渐加重趋势等。仔细了解疼痛的性质、程度、持续时间等，是诊断疼痛性皮肤病的重要依据。

3. 感觉异常　为局部皮肤组织的感知异常，主要有浅感觉减退或丧失、蚁走感、感觉过敏、感觉分离等。如麻风、股外侧皮神经炎等，表现为受累神经支配区域的浅感觉减退和丧失；皮肤神经官能症为感觉非固定性皮肤蚁走感；脊髓空洞症表现为肢体感觉分离；带状疱疹、多发性神经炎等，表现为局部组织感觉过敏，轻微刺激即可引起强烈反应等，而组织坏死则局部浅感觉丧失等。

二、体征

体征是指体检时所发现的异常组织改变，亦即皮肤病的形态学，分为原发性和继发性损害两种，正确识别对皮肤病的诊断十分重要。

1. 原发损害　指皮肤病本身直接引起的组织病理形态的改变。

（1）斑疹：为局限性皮肤颜色的改变，与周围正常皮肤相平，既不隆起亦不凹陷，直径 <1 厘米者称为斑疹，直径 >1 厘米者称为斑片，可呈圆形、椭圆形、环形、不规则形、地图状等多种形态。按其发生的病理及生理基础，有炎症性、充血性、出血性、色素性等多种，如接触性皮炎、猩红热等为炎症性红斑；鲜红斑痣、血管痣为非炎症性红斑；过敏性紫癜为出血性瘀点和瘀斑；黄褐斑、黑变病等为色素性沉着斑；花斑癣、炎症后白斑等为色素性减退斑；白癜风为脱失性白斑等。

(2) 丘疹：为局限性高出皮面的实质性损害，直径 <1 厘米。形态多样（圆形、椭圆形、球形、半球形、锥形、多角形、脐凹形）、质地不一（柔软、坚实、坚硬）、表面粗糙或光滑（绒毛状、棘刺状、覆干燥性鳞屑、紧张光亮）、色泽各异（肤色、黑色、红色、褐色）等。

按丘疹发生的解剖位置不同，分为表皮性（如扁平疣、神经性皮炎）和真皮性（如皮肤淀粉样变、发疹性黄瘤）两种。按丘疹发生的病理生理基础不同，分为上皮增生性（如色素痣、寻常疣）、炎症浸润性（如扁平苔藓、接触性皮炎、湿疹）、代谢异常性（如皮肤淀粉样变、黏液水肿性苔藓）及组织变异性（如假性湿疣、阴茎珍珠样疹、弹性纤维假黄瘤）丘疹等。

介于斑疹与丘疹之间的皮肤损害称为斑丘疹。

(3) 斑块：为表皮和/或真皮直径 >1 厘米平顶的浸润隆起性损害，可由多数丘疹融合而成，如斑块状寻常疣、斑块性扁平苔藓、斑块性黄瘤等。

(4) 结节：为真皮和/或皮下组织内软或硬的实质性块状物，高出皮面或隐于皮下仅可触及，形状多样（圆形、椭圆形、条索状、不规则形）、大小不一（直径一般为 0.5～1 厘米，直径 >1 厘米者称为斑块、肿块或肿瘤）。

按其发生的病理生理基础不同，分为血管性结节（如变应性结节性血管炎、结节性多动脉炎、血管球瘤）、浸润性结节（如孢子丝菌病、肉样瘤）、代谢异常性结节（如结节性黄瘤、皮肤钙质沉着）、肿瘤性结节（如皮肤纤维瘤、脂肪瘤、淋巴瘤）等。

(5) 风团：为真皮浅层短暂局限性平顶隆起的水肿性损害。持续时间一般不超过 24 小时，其形态多样、大小不一，颜色淡红、鲜红或苍白，消退后不留痕迹。由真皮深层及皮下组织水肿形成的巨大性风团，称之为血管性水肿，持续时间常超过 24 小时。

(6) 疱疹及大疱：为高出皮面、内含液体的腔隙性损害，直径小于 0.5 厘米者称为疱疹，直径 >0.5 厘米者称为大疱，疱液为浆液性者称为水疱，疱液为血性者称为血疱。

按腔隙发生的解剖位置不同，分为角层下（如白痱）、棘层内（如单纯疱疹、寻常型天疱疮）、表皮下（如类天疱疮）、基板下（如获得性大疱表皮松解症）等疱疹或大疱，除发生于基板下的水疱，一般表皮内疱疹和水疱消退后不留瘢痕。

介于丘疹和疱疹之间的损害称为丘疱疹。

(7) 脓疱：为含有脓液的疱疹，亦可为含有脓液的大疱，周围常有炎性红晕。

按其发生解剖位置的不同，分为角层下脓疱（如角层下脓疱病）、表皮内脓疱（如脓疱病）和表皮下脓疱（如廉疮）。按其发生原因，分为感染性脓疱（如脓疱疮、脓疱性梅毒疹、牛痘）和非感染性脓疱（如脓疱型银屑病、掌跖脓疱病、坏疽性脓疱病）。

(8) 囊肿：为发生于真皮及皮下组织内具有囊性结构的损害，可隆起皮面或隐于皮内，仅可触及，圆形或椭圆形，触之有弹性或囊性感。囊腔含有液体［如阴茎中线囊肿、指（趾）端黏液囊肿］、半固体（如表皮囊肿、皮脂腺囊肿）及其他成分（如皮肤猪囊尾蚴病）等。若囊腔内容物为脓液，称之为脓肿。

2. 继发性损害 指原发性损害因搔抓或机械性刺激、继发感染、治疗处理和组织修复等出现的继发性改变，但与原发性损害并不能截然分开。

(1) 糜烂：为疱疹或脓疱破裂，或斑疹、丘疹经搔抓等机械性刺激和摩擦导致表皮或黏膜上皮部分缺损，露出的红色湿润面。损害表浅，基底层未完全脱落，愈后不形成瘢痕。

（2）痂：是皮损表面的浆液、脓液、血液、坏死组织、细胞及微生物等混合凝结成的片状或块状物，其厚薄、色泽、性质等依其所含成分而不同，如湿疹、皮炎、带状疱疹等为浆液性痂，脓疱疮、Reiter 病等为脓性痂，过敏性紫癜、白细胞碎裂性血管炎等为血性痂，坏疽性脓皮病和恶性组织细胞增生症为坏死性痂等。

（3）鳞屑：为脱落或即将脱落的表皮角质层碎片，分为生理性鳞屑和病理性鳞屑。生理性鳞屑主要见于老年人，鳞屑菲薄而细小。病理性鳞屑可呈糠秕样、鱼鳞样、云母状、破布样、袜套或手套样等多种形态，以及脂溢性皮炎的鳞屑呈油腻性等。

（4）浸渍：为皮肤长期浸水、潮湿等导致角质层吸收较多水分，使表皮变白、变软甚至起皱，如浸渍足、浸渍性足癣、间擦疹等。

（5）萎缩：为皮肤组织的退行性变所致的表皮、真皮或皮下组织变薄，外观皮肤凹陷、表面光滑亮泽、皮纹消失。若仅表皮变薄表现为皮肤皱缩，若真皮和/或皮下组织变薄则为皮肤凹陷，触摸局部有塌陷感。

（6）抓痕：指因搔抓引起的点状或线形表皮剥脱，可深达真皮乳头层，露出红色基底面，可结血痂。一般表皮缺损不留瘢痕，而真皮缺损可留有瘢痕。

（7）裂隙：亦称皲裂。指皮肤线状楔形裂缝，深达表皮、真皮或皮下组织不等，基底较窄。裂隙仅见于表皮者称为裂纹或皴，好发于面部及手背；深达真皮或皮下组织可有出血，多发生于掌、跖、关节等部位。

（8）溃疡：为真皮和/或皮下组织的皮肤或黏膜缺损，边缘常不规整。多见于损害累及真皮和/或皮下组织的疾病，常由脓疱、脓肿、结节、肿块等破溃而成，其大小、深浅、形状、边缘、基底等依受损程度和原发病而异，愈后留有瘢痕。

（9）瘢痕：为修复真皮和/或深层组织缺损或损伤的新生结缔组织及表皮，表面光滑无毛，失去正常皮肤纹理，无皮脂腺、汗腺开口，形状不规则，与周围正常皮肤分界清楚。明显高起皮面者称肥厚性瘢痕，菲薄凹陷者称为萎缩性瘢痕。

（10）苔藓样变：系由经常搔抓和/或摩擦使角质层及棘细胞层增厚和真皮慢性炎症而形成的肥厚性斑块状损害，表面干燥粗糙，皮嵴突起、皮沟加深增宽，可见多数聚集成片的多角形小丘疹，质较硬，似牛皮样。

（11）毛细血管扩张：为扩张的局限性或泛发性网状、树枝状或直或弯曲的皮下细丝状细小动脉和/或静脉，鲜红或暗红色，压之褪色或不完全褪色，可为局限性或泛发性。

（乌云塔娜）

第二节　皮肤病诊断

诊断是指运用医学基本理论、基本知识，以及通过问诊、体检、化验及特殊检查等基本技能，对患者症状、体征及其发生和发展情况的客观判断。在现代医学中，对疾病的诊断被认为是临床医学的基本问题，同时也是临床思维学的基本问题。

根据诊断界说诊断有狭义和广义之分，狭义诊断是指某些患者所患疾病的具体表现，即患者所出现的症状和异常体征，简称症征；广义诊断除症征外，还包括获取各种症征的方式和手段。

根据临床思维学原理，诊断根据的症征可分为必要症征、充分症征、充要症征、可能症征和否定症征五类。一般说来，皮肤病的诊断需要经过三个阶段。

1. 获取临床资料阶段　此阶段是建立临床诊断的初始阶段，也是皮肤病得以正确诊断的最重要阶段。

（1）询问性调查（问诊）：是指通过和患者或知情人的谈话，听取陈述，以了解疾病的发展和现状，是搜集临床资料的基本手段之一。问诊是以医学知识为依托，临床经验为条件，通过向患者和知情人询问疾病发生、发展过程，获得疾病信息之技能的总和。问诊不仅是获取诊断的根据，而且也是为进一步检查提供线索。因此，在诊疗技术现代化的今天，问诊仍是医者最重要的基本功。

问诊过程中应注意交谈艺术、语言艺术、方法艺术和文字表达艺术相结合，以取得患者的信任与合作，获取详尽、真实而有价值和对诊断有帮助的病史资料，同时也是了解和掌握患者心理状况的主要途径，尤其对于心身疾病患者尤为重要。

（2）体格检查（体检）：是医者运用自己的感官和简单的器械，来观察和了解患者的身体状况，是获取患者体征的重要手段之一。通过对患者进行体格检查，获取主要体征与相关体征、阳性体征与阴性体征、显性体征与隐性体征等临床资料，并辨清体征的性质，为诊断和临床思维提供线索。

体格检查过程中，应注意视、触、叩、听四诊相互结合、互为促进与彼此补充，以获取全面而详尽的临床资料，为疾病的正确诊断提供可靠依据。

（3）辅助检查（临床检验或实验检查）：是指通过对患者的血液、体液、分泌物、排泄物、脱落细胞、活检组织等，进行病原学、病理学、影像学、电生理学、生物化学、免疫学、超声学、基因等检查，以获得病原体、组织病理变化、脏器功能状态、局部脏器图像和物理指标的一种手段，是医者感官的延伸和视野的扩大，有助于克服医者对临床资料认识的表面性和模糊性。

在对患者进行辅助检查时，应坚持先与后、相对与绝对，以及先简单后复杂、先无损伤后有损伤的原则，以最小的代价获取患者最大程度局部与整体的机能状况信息，尽可能满足临床诊断的需要。

2. 分析判断病情、初步诊断阶段　此阶段是将询问性调查、体格检查和实验检查所获得的各种临床资料与信息，进行系统整理和综合分析，使临床获得的资料具有真实性、系统性、完整性和科学性，做出对疾病合乎客观实际的一种初步认识、评价和结论，是疾病得以正确诊断的重要环节，也是医者将获得的各种临床信息形成判断的思维过程。在对疾病做出初步诊断之前，应注意早期诊断原则、综合诊断原则和个体化诊断原则，以及原发病与继发病、功能性与器质性、一元病论与多元病论之间的交叉诊断意义。

在对临床资料与信息进行综合分析过程中，应注意将病史提供的疾病线索与体格检查获取的阳性体征，实验室检查所得静态结果与疾病发生、发展的动态过程，以及局部病变与机体整体机能状态等有机结合起来，达到正确诊断疾病的目的。切勿将某一方面的临床资料或信息，尤其是将实验检查结果孤立或绝对化，同时避免不正确的思维方式和受虚假症征的影响做出错误判断而延误病情。

3. 确立诊断和治疗方案、临床验证阶段　临床初步诊断是在疾病发生发展过程中对其某一阶段病情的判断，具有一定的局限性，而且受临床思维的片面性和主观性影响，又带有一定的臆断成分，需要临床对其进行验证和修正。因此，在初步诊断提出后给予必要的治疗，同时进行客观细致的病情观察、部分实验室检查项目的复查，以及选择必要的特殊检查等，为验证、修正初步诊断和最后确立诊断提供可靠依据。在此阶段中诊断是治疗决策的基础，同时治疗效果也是对临床诊断的验证。

医者通过运用已有的医学知识和临床经验，针对患者的具体情况，综合分析其病因病势，不断提高思维决策能力，确立对疾病的正确诊断，为治疗决策的科学化服务，使患者得到及时、合理、高效和安全的医治，为治疗决策和正确对疾病诊断得到真正意义的验证和发展。

一般说来，皮肤病的诊断思维过程及路线主要包括：解剖结构→生理改变→病理改变→发病机制→致病因素→病情程度→提出假说→验证假说→鉴别诊断→初步诊断→处理措施→修正诊断→确立诊断。虽然诊断思维过程繁琐且有时并非依靠独立思索而形成，尤其循证医学使传统诊断学有了较大的变革，所以正确的临床思维对诊断就显得更为重要，也才能使临床诊断更加完善、准确和可靠。

总之，对皮肤病的诊断过程是运用医学概念和医学判断进行复杂推理的过程，同时也是技能与经验有机结合和相互促进的过程。要求医者具有广博的医学知识、严谨的逻辑思维和客观的认识判断能力，树立科学的医学观，提高对疾病的综合分析能力，善于总结临床经验，防止犯经验主义的错误，提高皮肤病的正确诊断率，避免和减少误诊与漏诊的发生。

（乌云塔娜）

第三节　皮肤病诊断技术与方法

随着医学发展和各学科知识的互相渗透与交叉，皮肤病的临床诊断技术，特别是实验室诊断技术有了飞速发展，为皮肤病的及时准确诊断提供了科学依据。

1. 物理诊断　除病史采集和体格检查外，有时还需要进行以下检查。

（1）影像学诊断：包括 X 线检查、电子计算机断层扫描（CT）、磁共振成像（MRD）、彩色多普勒、超声影像技术、三维超声显像技术、超声介入性诊断技术、激光扫描共聚焦成像技术等，可用于皮肤肿瘤、结缔组织病、川崎病，以及与颅脑损伤有关的一些皮肤病的诊断与鉴别诊断。

（2）电生理学检查：包括心电图、脑电图、脑地形图、脑血流图、肢体血流图、甲皱微循环和肌电图等。

（3）Wood 灯检查：利用 Wood 滤过器（氧化镍）将所有可见光滤过后获得一种紫外线，是一种有助于诊断和治疗的重要检查方法。

1）头癣：小孢子菌属感染引起的白癣和黄癣，在 Wood 灯下发出绿色荧光，必须与脂质、水杨酸等发出的淡蓝色荧光鉴别。受感染的头发外观正常，在 Wood 灯下易被发现并拔出。在暗室时，可用 Wood 灯快速检查密切接触头癣的人群，如学校的学生。

2）其他真菌和细菌感染：红癣在 Wood 灯下发出珊瑚红色荧光，Wood 灯也可用于检查毛癣菌病和花斑癣，花斑癣的皮损和刮取的鳞屑有淡黄色荧光。铜绿假单胞菌（绿脓杆菌）在 Wood 灯下其绿脓菌素发出淡黄绿色荧光。痤疮丙酸杆菌产生卟啉，引起毛囊发出珊瑚红色荧光。

3）卟啉：迟发性皮肤卟啉病患者的尿、粪便、疱液（偶尔）发出荧光。红细胞生成原性卟啉病患者的牙齿、原卟啉病患者的血液均可发出荧光。在一些皮肤恶性肿瘤（尤其是鳞癌）中可观察到亮红色荧光，目前认为是由于原卟啉和粪卟啉引起，也可见于非恶性腿部溃疡。

4）色素性疾病：Wood 灯对判断色素沉着的细微区别有很大帮助，黑色素吸收全波段紫外线，若黑色素减少则折光强，显浅色，而黑色素增加则折光弱，显暗色。Wood 灯可用于检查皮肤中黑色素的深度，检查表皮的色素损害时，如雀斑，照射时可使色素变深，而真皮内色素则无此反应，据此可确定黑色素所在位置。在 Wood 灯下，表皮色素的变化比在可见光下（如白癜风中）明显得多，而真皮色素的变化在 Wood 灯下则较不明显（如蓝痣）。Wood 灯不能用于黑种人。结节性硬化中的叶状白斑在 Wood 灯下明显可见，药物偶尔可发出荧光，如四环素可将牙齿和皮脂染色，米帕林将甲染色。

5）接触性皮炎：Wood 灯可检查出皮肤上或美容用品和工业用品中的荧光接触致敏源。许多光化致敏源，如卤化水杨酰苯胺、呋喃并香豆素、沥青中的成分，可发出荧光。

6）皮肤上的矿物油：即使在冲洗后矿物油仍然存在于毛囊内。

（4）临床常用皮肤病检查方法

1）划痕反应：用划痕棒（为一端圆钝的不锈钢或有机玻璃细长棒）圆钝端适宜用力在皮肤上划痕，3~5 秒后划痕处皮肤出现红色线条，若 1~3 分钟划痕处出现隆起风团样线条，称为皮肤划痕反应阳性。适用于荨麻疹、色素性荨麻疹、皮肤划痕症、过敏性皮炎等变应性皮肤病的诊断。

2）玻片压诊法：选用透明有机玻璃制成的扁平薄片，轻压丘疹、结节或红斑至少 10~20 秒，观察皮疹颜色改变情况，如压迫寻常狼疮和紫癜的皮疹可出现苹果酱色或瘀点、贫血痣可消退等，用于与其他皮肤病的鉴别。

3）醋酸白试验：药液为 3%~5% 醋酸溶液，用棉签蘸少量药液涂于可疑皮损表面后 3~5 分钟，可使尖锐湿疣的疣体和亚临床组织发白，用于与其他疣状损害进行鉴别。

4）刮屑检查：用牙科扁调匙或钝刀片刮去皮损表面的鳞屑，以观察鳞屑下的组织状态，如银屑病刮屑检查可先后出现薄膜现象和点状出血现象等。

5）针刺试验：用无菌针头直接刺入皮内或在皮内注入少量生理盐水，若在 24~48 小时内出现丘疹或小脓疱，则为针刺反应阳性。40%~70% 白塞病患者针刺反应阳性。

6）皮内试验：通过体内注射过敏原，经过一定时间后观察皮肤的反应，根据皮肤反应的情况确定是否对这种过敏原过敏。

7）斑贴试验：斑贴试验主要用于检测接触性过敏原。具体方法是将实际贴在皮肤上观察一段时间后，根据皮肤对接触物的反应判断是否对这种物质过敏。斑贴试验是检测面部及手部等部位过敏原有效的方法之一，有关资料表明，最常见的过敏源是：重铬酸钾、甲醛、硫酸镍、方向混合物等。

8）感觉检查：包括温觉、痛觉及触觉检查。温觉检查采用两支玻璃试管，一管装冷水，另一管装热水（50℃左右），先测试正常皮肤，当患者能感知冷热后，再测试皮损区，以判断皮损区与正常皮肤的温觉差异；痛觉检查为使用大头针分别轻叩正常皮肤和皮损区，以检查被检测处皮损的痛觉程度；触觉检查是使用棉絮条触及正常皮肤和皮损区，以检查被检测处皮损的触觉程度。可用于麻风病、皮神经炎、糖尿病末梢神经炎、带状疱疹和神经梅毒的检查等。

9）毛细血管脆性试验：在肘窝下约 4 厘米处划一直径 5 厘米的圆圈，将血压计袖带平整缚于该处，充气加压后在收缩压与舒张压之间保持 8 分钟，然后解除袖带，5 分钟后观察圆圈内瘀点数，正常男性 <5 点，女性 <10 点，超过者为阳性。用于血管脆性的检查，阳性表示毛细血管脆性增强，见于过敏性紫癜、维生素 C 缺乏症、维生素 P 缺乏、败血症，以及血小板减少性紫癜、血小板无力症等疾病。

10）尼氏征（Nikolsky 征）：牵拉破损的水疱壁、推压两个水疱间外观正常皮肤、推压从未发生皮损的正常皮肤或按压水疱顶部，阳性者可使外观正常皮肤剥离、表皮剥脱、水疱扩大等，主要见于天疱疮和某些大疱性疾病。

11）反射共聚焦显微镜（RCM）：是在显微镜基础上配置激光光源、扫描装置、共轭聚焦装置和检测系统而形成的新型显微镜，是 20 世纪 80 年代发展起来的一项具有划时代意义的高科技新产品，当今最先进的细胞生物学分析仪器。随着计算机技术和光电技术的飞跃发展，使得 RCM 向更精、更快、多维和无损伤性分析的方向发展，成为细胞生物学和生理学、药理学及遗传学等医学领域的新一代研究工具。

RCM 图像是基于细胞器和组织结构自身的折射率不同而得以实现高分辨率，薄剖面或断面能够在散射介质中完成高清晰度和高对比度的光学非侵入性成像，可以方便地观察和研究组织细胞的结构变化。此项技术无需活检切片，即可实时、无创地对皮肤组织在水平方向进行断层扫描（Optical Sectioning，光学切片），将焦点的扫描平面由皮肤最外层—角质层向皮肤的深层进行不同平面的动态扫描取样，然后利用计算机将各个断层扫描所获得的二维平面图像信息进行叠加，获得皮肤组织的三维图像信息，可以方便地观察和研究组织细胞的结构变化，对部分皮肤病无需进行组织病理即可明确诊断。

皮肤三维成像作为最新的皮肤影像学诊断技术，具有划时代意义，其实时、动态、无损伤性三维成像特点，对临床皮肤损害进行诊断、鉴别诊断、评价疗效、判断预后等具有非常重要的价值，在皮肤学科领域具有广阔的应用前景。

12）毛细血管镜检查：是利用毛细血管镜对皮肤毛细血管进行的一种检测方法。一般在患者皮损处和甲周缘进行检测，用一强光源以 45 度角自上而下照射受检部位（受检部位滴加一滴显微镜油），放大倍数 12～60 倍不等。正常情况下毛细血管约为 8～15 个/mm^2，大多数呈卡样；毛细血管袢的长度 0.1～0.25 毫米；正常血流状态多呈线形持续向前运动。由于正常人毛细血管有很大的变异，该检测结果只能作为临床对病情判断的参考依据。

2. 病原学诊断　如支原体、衣原体、淋球菌、真菌与病毒的分离与培养，已在临床广泛用于皮肤病性病的诊断。如分泌物和皮屑直接涂片、染色镜检和培养、电子显微镜、超高倍显微镜、聚合酶链式反应（PCR）的应用，对检测细胞内病毒、细菌、衣原体、支原体、真菌、螺旋体、原虫，以及对遗传病、皮肤肿瘤等提供了实验室诊断依据。

3. 生物化学诊断　如测定心肌酶谱可用于皮肌炎的诊断、血脂检测用于黄瘤病的诊断、核酸内切酶检测用于着色性干皮病的病因诊断等。

4. 免疫学诊断　如抗核抗体（ANA）、抗可溶性核抗原（ENA）抗体谱的检测等，用于结缔组织病的诊断。

其他如血液细胞学分类、细胞质酶、膜酶、细胞核的 DNA 含量、细胞内抗原，以及染色体分类等，使某些皮肤病的诊断进入分子水平。

5. 病理学诊断　组织病理学检查是皮肤病确切诊断技术之一，免疫组化病理学检查使某些自身免疫性皮肤病的分类更为精细成为现实。近年采用分子杂交技术可对某些皮肤病的免疫基因型和免疫表型作出诊断，使皮肤病的组织病理学诊断技术进入分子病理学水平。

6. 基因诊断　可用于遗传病诊断、传染病病原体检测、产前诊断及鉴定亲缘关系等，方法主要有微卫星 DNA 多态标记扫描技术、基因突变检测技术、单核苷酸多态性技术等，对多基因病及药物基因组学的研究具有重要意义。

（乌云塔娜）

第四节　真菌检查

一、标本采集

（1）浅部真菌的标本有皮屑、甲屑、毛、发和痂等：①皮屑取材先以 75% 乙醇溶液消毒病变部位，选取皮损的活动边缘以钝刀刮取表皮皮屑，手癣以虎口处取材，足癣以第 4、第 5 趾间取材可提高阳性率。②甲屑取材前先以酒精拭子清洁病甲，以钝手术刀刮除表层，采取病甲边缘下的较深层的甲屑。③取水疱标本取疱壁组织，脓疱则取脓液。

（2）深部真菌的标本有痰、尿液、粪便、脓液、口腔或阴道分泌物、血液、脑脊液、各种穿刺液和活检组织，标本的采集应在无菌操作下进行。

二、直接涂片检查

此法为最简单而重要的诊断方法。主要用于明确真菌感染是否存在，一般不能确定菌种。取标本置玻片上，加一滴 10% KOH 溶液，盖上盖玻片，在酒精灯上微微加热，待标本溶解，轻轻加压盖玻片使标本透明即可镜检。先在低倍镜下检查有无菌丝或孢子，再用高倍镜证实。

三、真菌培养

真菌培养可提高真菌检出率，并能确定菌种。

标本接种于葡萄糖蛋白胨琼脂（sabouraud agar）上，置室温下培养 1~3 周，以鉴定菌种。必要时可行玻片小培养协助鉴定。

菌种鉴定常根据菌落的形态、结构、颜色、边缘、生长速度、繁殖程度、下沉现象和显微镜下形态等判断。对某些真菌，有时尚需配合其他鉴别培养基和生化反应确定。

（乌云塔娜）

第五节　变应原检测

一、斑贴试验

斑贴试验是用于检测接触过敏原的经典试验，适用于接触性皮炎、职业性皮炎、手部湿疹、化妆品皮炎等。

1. 方法　用市售的成套商品，按说明将受试抗原置于惰性聚乙烯塑料或铝制小室，贴于患者背部，24～48小时后观察结果。亦可根据需要，将受试物依其性质配制成适当浓度的浸液、溶液或软膏进行试验。

2. 结果及意义　受试部位无反应为（－）；皮肤出现痒或轻度发红为（±）；出现单纯红斑、瘙痒为（＋）；出现水肿性红斑、丘疹为（＋＋），出现显著红肿、伴丘疹或水疱为（＋＋＋）。

阳性反应说明患者对受试物过敏，但应排除原发性刺激或其他因素所致的假阳性反应，这种反应一旦将受试物除去，很快消失，而真正的阳性反应则除去受试物24～48小时内往往是增强的而不是减弱。阴性反应表示患者对试验物无敏感性。

3. 注意事项

（1）应注意区分过敏反应及刺激反应。

（2）阴性反应可能与试剂浓度过低、与皮肤接触时间过短等有关。

（3）不宜在皮肤病急性发作期做试验，也不可用高浓度的原发性刺激物做试验。

（4）受试前2周和受试期间服糖皮质激素，受试前3天和受试期间服用抗组胺类药物均可出现假阴性。

二、点刺试验

1. 方法　一般选择前臂屈侧为受试部位，局部清洁消毒后2分钟，皮肤血流恢复正常后按说明书滴加试液和对照（阳性对照为组胺，阴性对照为生理盐水）并进行点刺，5～10分钟后拭去试液，20～30分钟观察试验结果。

2. 结果　皮肤反应强度与组胺相似为阳性（＋＋＋）；较强为（＋＋＋＋）；较弱为（＋＋）或（＋）；与生理盐水相同为（－）。

3. 注意事项

（1）宜在临床表现基本消失时进行。

（2）结果为阴性时，应继续观察3～4日，必要时，3～4周后重复试验。

（3）有过敏性休克史者禁止进行本试验。

（4）应准备肾上腺素注射液，以抢救可能发生的过敏性休克。

（5）受试前2天应停用抗组胺类药物。

（6）妊娠期尽量避免检查。

（乌云塔娜）

第六节　紫外线检测

滤过紫外线检查（Wood灯）是由高压汞灯作为发射光源，通过由含9%镍氧化物的钡硅酸滤片发出320～400nm波长的光波。主要用于诊断色素异常性疾病、皮肤感染和卟啉症。

1. 方法　在暗室内，将患处置于Wood灯下直接照射，观察荧光类型。

2. 结果及意义

（1）色素减退或脱失性损害如白癜风、色素沉着、黄褐斑为明亮的蓝白色斑片。

（2）细菌如假单胞菌属为绿色荧光；红癣为珊瑚红色荧光；痤疮丙酸杆菌为黄白色荧光。

（3）真菌感染如铁锈色小孢子菌、羊毛状小孢子菌和石膏样小孢子菌为亮绿色荧光；

黄癣菌为暗绿色荧光；花斑癣菌为棕色荧光；紫色毛癣菌和断发毛癣菌无荧光。

（4）皮肤迟发性卟啉症患者尿液为明亮的粉红－橙黄色荧光；先天性卟啉症患者牙、尿、骨髓出现红色荧光；而红细胞生成性原卟啉症患者可见强红色荧光。

（5）局部外用药如凡士林、水杨酸、碘酊及角蛋白甚至肥皂的残留物等也可有荧光，应注意鉴别。

（乌云塔娜）

第七节 性病检测

一、淋球菌检查

（一）标本采集

（1）用含无菌生理盐水的棉拭子，伸入男性尿道 2～4cm，轻轻转动取出分泌物。

（2）女性先用无菌的脱脂棉擦去阴道内黏液，用无菌的脱脂棉拭子插入宫颈内 1～2cm 处旋取出分泌物。

（3）患结膜炎的新生儿取结膜分泌物。

（4）全身性淋病时可取关节或关节穿刺液。

（5）前列腺炎患者取前列腺液。

（二）方法

1. 涂片 标本直接涂片 2 张，加热固定后做革兰染色，油镜下检查。

2. 培养 标本接种于血琼脂或巧克力琼脂平板上，置于含 5%～10% 的 CO_2、相对湿度为 80% 以上的环境中，35～37℃ 孵育 24～48 小时后观察结果。挑选可疑菌落作涂片染色镜检。

3. 可用氧化酶试验或糖发酵试验进一步证实。

（三）结果及意义

（1）涂片染色镜检阳性者可见大量多形核细胞，细胞内外可找到成双排列、呈肾形的革兰阴性双球菌。

（2）培养阳性者在平皿上可形成圆形、稍凸、湿润、光滑、透明到灰白色的菌落，直径为 0.5～1.0mm。生化反应符合淋球菌特性。

（3）直接涂片镜检阳性者可初步诊断，但阴性不能排除诊断，培养阳性者可确诊。

（四）注意事项

（1）取材时棉拭子伸入尿道或宫颈口内的深度要足够。

（2）男患者最好在清晨首次排尿或排尿后数小时采集标本进行培养。

（3）涂片时动作轻柔，防止细胞破裂变形，涂片的厚薄与固定及革兰染色时间要合适。

二、衣原体检查

（一）标本采集

（1）男性患者以无菌棉拭子于尿道内 2～4cm 取尿道分泌物，尽可能收集更多细胞。如取尿液标本，为 20~30ml 初射尿液（标本采集前 1 小时尽量不小便），加等量蒸馏水或去离子水，3 000g 离心 15 分钟，小心去上清。

（2）女性患者以无菌棉拭子去除子宫颈处多余的黏液后丢弃，另用一支无菌棉拭子伸入子宫颈内口，滚动 10~30 秒，取出棉拭子时应避免与阴道表面接触。将棉拭子放回试管，并在标签上注明患者姓名和日期，置 2~8℃，不要冷冻。

（二）方法及结果

1. 直接涂片染色法　标本涂片，自然干燥，甲醇固定 5~10 分钟后，用当日配制的吉姆萨溶液染色 1 小时，再用 95% 乙醇淋洗涂片，干燥。油镜下阳性标本可在上皮细胞质内找到 1~3 个或更多个呈蓝色、深蓝色或暗紫色的包涵体。

2. 细胞培养法　将每份标本接种于 3 个培养瓶（为 McCoy 单层细胞管）中，置 37℃ 吸附 2 小时后，用维持液洗涤 2~3 次，最后加生长液，37℃ 培养 3~4 日，取出盖玻片，经吉姆萨染色或直接荧光染色后镜检，查包涵体。阳性标本碘染色包涵体呈棕黑色，吉姆萨染色呈红色。

3. 衣原体抗原检测法（clearview chlamydia，简称 C－C 快速法）　用商品试剂盒检测，方便简单，快速，特异性高。检测前先将试剂和测试卡等室温下复温 30 分钟。加试剂至塑料管刻度处（约 0.6ml），将拭子标本浸入管内混匀，置 80℃ 水浴，10~12 分钟取出，转动拭子并沿管壁挤压，弃去拭子，提取液置室温冷却后盖上管塞。将测试卡置台面，加入 5 滴提取液于检体窗，静置 30 分钟后观察结果。质控窗和结果窗均显示一条蓝带为阳性结果，阴性为结果窗无变化。阳性结果结合临床可确定沙眼衣原体感染，阴性时不能完全排除，可用细胞培养法确定。

4. 免疫荧光法　将标本涂于玻片凹孔或圆圈中，自然干燥，丙酮或无水甲醇固定 5 分钟，漂洗，再干燥。加 30pl 荧光素标记的抗沙眼衣原体单克隆抗体试剂覆盖凹孔，玻片置湿盒中于室温或 37℃ 下作用 15 分钟，去掉多余试剂，用蒸馏水淋洗涂片，自然干燥，加 1 滴封固液，再加盖玻片，置显微镜下检查。阳性标本在高倍镜下可见上皮细胞内的原体颗粒，为单一、针尖大小明亮的绿色荧光，在油镜下为荧光均匀、边缘光滑的圆盘样结构，也可见网状体等其他形态的衣原体颗粒。

三、支原体检查

（一）标本采集

（1）女性患者以无菌棉拭子（女）在宫颈口内 1~2cm 取分泌物。

（2）男性患者以无菌棉拭子（男）于尿道内 2~4cm 取尿道分泌物，尿后 2 小时内不能采集标本。

（二）接种与培养

（1）取材后立即送检，室温保存不得超过 2 小时，2~8℃ 不超过 5 小时，如暂时不能接种，必须置 0℃ 以下冻存。

（2）将拭子样本插入培养瓶中，旋转挤压拭子数次，使样本渗入后弃拭子。

（3）置 35~37℃ 温箱中，解脲支原体培养 24 小时，人型支原体培养 48 小时。

（三）结果及意义

（1）人型支原体培养基由橙黄色变为红色，无明显混浊，可判为阳性，提示有人型支原体生长。

（2）解脲支原体培养基由橙黄色变为红色，无明显混浊，可判为阳性，提示有解脲支原体生长。

四、梅毒螺旋体检查

（一）梅毒螺旋体直接检查

1. 方法　可取病灶组织渗出物、淋巴结穿刺液或组织研磨液用暗视野显微镜检查，也可经镀银染色、吉姆萨染色或墨汁负染色后用普通光学显微镜检查，或用直接免疫荧光技术检查。

2. 结果　梅毒螺旋体菌体细长，两端尖直，在暗视野显微镜下折光性强，沿纵轴旋转伴轻度前后运动。用镀银染色法螺旋体呈棕黑色，用吉姆萨染色法螺旋体呈桃红色，直接免疫荧光检查螺旋体呈绿色荧光，其他种类螺旋体不发光。

（二）非梅毒螺旋体抗原血清试验

1. 性病研究实验室试验（venereal disease researchlaboratory test，VDRL）

（1）玻片定性试验：取灭活（56℃水浴30分钟）的血清0.5ml加入玻片的圆圈中，用1ml注射器装上专用针头加抗原1滴，置旋转器上振动玻片4分钟后立即观察结果。结果：阳性－液体透明，肉眼可见中等或大的聚合物；弱阳性－液体微混，肉眼可见小的块状物；阴性－液体混浊，无块状物。

（2）玻片定量试验：将定性试验呈阳性或弱阳性的待检血清用生理盐水作倍比稀释，按定性试验的方法操作，观察结果，确定效价。一般以呈阳性凝集反应的血清最高稀释倍数作为其效价。

2. 不加热血清反应素试验（unheated serum reagin test，USR）　是一种改良的VDRL试验，即在VDRL抗原试剂中加氯化胆碱以灭活血清，加乙二胺四乙酸以防止抗原变性。本试验敏感性高，操作简便，但特异性差，易出现假阳性。其方法操作及结果同VDRL试验。

3. 快速血浆反应素环状卡片试验（rapid plasma reagin test，RPR）　是一种改良的USR试验，即在USR抗原试剂中加胶体碳，操作简便，其敏感性和特异性同USR试验。

（1）卡片定性试验：取50pl待检血清加入卡片的圆圈内，并涂均匀。用专用滴管针头加入摇匀的抗原1滴，将卡片旋转8分钟后立即观察结果。结果：阳性－卡片圆圈中出现黑色凝聚颗粒和絮片；阴性－无凝聚块出现，仅见均匀的亮灰色。

（2）卡片定量试验：操作方法同VDRL试验。

（三）梅毒螺旋体抗原血清试验

1. 荧光螺旋体抗体吸收试验（fluoreocent treponemal antibody－absorption test，FTA－ABS）　用间接免疫荧光技术检测患者血清中抗梅毒螺旋体IgG抗体。此试验的敏感性与特异性高，应用广泛。

2. 梅毒螺旋体血凝试验（treponema pallidum hemagglutination assay，TPHA） 是以绵羊红细胞为载体，将从感染家兔睾丸中提取到的梅毒螺旋体纯化，并以超声击碎后作为抗原，致敏绵羊红细胞加入稀释的待检血清作间接血凝试验，抗体滴度在 1 ∶ 80 以上者为阳性。本试验敏感性高、快速、简便，易于观察，但特异性不及 FTA – ABS 试验。

3. 梅毒螺旋体明胶颗粒凝集试验（treponema pallidum particle agglutination assay，TPPA） 是将提纯的梅毒螺旋体特异性抗原包被在人工载体明胶粒子上，这种致敏粒子和样品中的梅毒螺旋体抗体进行反应发生凝集，产生粒子凝集反应，由此可以检测出血清和血浆中的梅毒螺旋体抗体，并且可用来测定抗体效价。

（四）临床意义

（1）梅毒螺旋体直接检查适用于早期梅毒皮肤黏膜损害或淋巴结穿刺液的检查，如硬下疳、湿丘疹、扁平湿疣等，其中硬下疳尤为重要，因梅毒血清反应常在硬下疳出现 2 ~ 3 周始呈阳性。

（2）非梅毒螺旋体抗原血清试验为非特异性梅毒血清反应，不是梅毒的特异性反应，但大多数梅毒患者可发生此阳性反应，方法简便，为筛选试验，其敏感性高而特异性低，可出现假阳性或假阴性。

1）结果为阳性时，临床表现符合梅毒，可初步诊断。

2）定量试验是观察疗效，判断复发及再感染的手段。

3）假阴性结果常见于一期梅毒硬下疳出现后的 2 ~ 3 周内，感染梅毒立即治疗或晚期梅毒，二期梅毒的"前带现象"。

4）假阳性结果常见于某些结缔组织并自身免疫性疾病患者、二酯吗啡成瘾者、少数孕妇及老人。

（3）梅毒螺旋体抗原血清试验的抗原是梅毒螺旋体（活的或死的梅毒螺旋体或其成分），检测的是血清中抗梅毒螺旋体抗体，其敏感性及特异性均较高，可用作证实试验阳性结果可明确诊断。即使患者经足够的抗梅毒治疗后，血清亦不阴转或降低，故不适用于疗效观察、复发及再感染的判断。

五、醋酸白（甲苯胺蓝）试验

1. 原理 人类乳头瘤病毒感染的上皮细胞与正常细胞产生的角蛋白不同，能被冰醋酸致白或被甲苯胺蓝染蓝。

2. 方法

（1）5% 冰醋酸试验：首先用棉签清除局部分泌物后，用棉签蘸 5% 冰醋酸液涂在受试损害上及周围正常皮肤黏膜，一般在涂药后 2 ~ 5 分钟损害变为白色，周围正常组织不变色为阳性反应。

（2）1% 甲苯胺蓝试验：首先用棉签清除局部分泌物后，用棉签蘸 1% 甲苯胺蓝溶液涂在受试损害上及周围正常皮肤黏膜上，2 分钟后用脱色剂、蒸馏水各清洗 2 ~ 3 次，若受试损害仍有蓝色，周围正常组织无着色为阳性，见于尖锐湿疣。

（张 丽）

第八节　疥螨、蠕形螨、阴虱检查

一、蠕形螨的检查

1. 挤刮法　选取鼻沟、颊部及颧部等皮损区，用刮刀或手挤压，将挤出物置于玻片上，滴 1 滴生理盐水，盖上盖玻片并轻轻压平，镜检有无蠕形螨。

2. 透明胶带法　将透明胶带贴于上述部位，数小时或过夜后，取下胶带复贴于载玻片上，镜检可见蠕形螨。

二、疥螨的检查

选择指缝或手腕的屈侧等处未经搔抓的丘疱疹、水疱或隧道，用消毒针头挑出隧道盲端灰白色小点置玻片上，或用蘸上矿物油的消毒手术刀轻刮皮疹 6~7 次，取附着物移至玻片上，滴 1 滴生理盐水，镜检可见疥螨或虫卵。

三、阴虱的检查

用剪刀剪下有阴虱和虫卵的阴毛。用 70% 的乙醇或 5%~10% 的甲醛溶液固定后放在玻片上，滴 1 滴 10% KOH 溶液，镜检可见阴虱或虫卵。

（张　丽）

第九节　免疫病理检查

一、适应证

本检查适用于天疱疮、类天疱疮、红斑狼疮、皮肌炎、皮肤血管炎等免疫性皮肤病。

二、标本的选择及取材

标本选择及取材与皮肤组织病理检查基本相同。

三、标本处理

（1）将需要的皮肤标本用手术或钻孔取下后，立即用 OCT（optical cutting temperature）复合物包埋剂包埋固定或将标本用湿润的生理盐水纱布包裹，4℃下保存，24 小时内用 OCT 复合物包埋剂包埋。

（2）OCT 复合物包埋剂包埋的标本，经速冻后在 -22~25℃ 条件下将组织切成厚度为 4~6μm 的薄片，置于玻片上。

四、方法

1. 直接免疫荧光法（direct immunofluorescence，DIF）　将冷冻切片用 0.01mol/L、pH 7.4 的 PBS 清洗 10 分钟，晾干后滴加适当稀释的荧光标记的抗人免疫球蛋白抗体，在 37℃ 湿盒中孵育 30～60 分钟，再用 0.01mol/L、pH 7.1 的 PBS 洗涤 3 次后晾干，用碳酸甘油缓冲液封固，置于荧光显微镜下观察。

2. 间接免疫荧光法（indirect immunofluorescence，IIF）　标本来自正常人皮肤或动物组织（如鼠肝印片）。首先将灭活的适当稀释的患者血清滴于标本上，置于 37℃ 湿盒中 30～60 分钟，再用 0.01mol/L、pH7.4 的 PBS 洗涤 3 次，晾干，后续步骤同直接法。

3. 盐裂皮肤免疫荧光法（salt‑split skin immunofluoroscence）　取患者的皮损或正常人皮肤标本，置于 1mol/L 的 NaCl 溶液中，放在 4℃ 冰箱中用磁力搅拌器低速搅动，每 24 小时换液 1 次。经过 72 小时左右，表皮与真皮分离，OCT 包埋进行 DIF 或 IIF 检查。

五、结果及意义

1. 直接免疫荧光　检查病变组织和细胞中免疫球蛋白或补体的出现及分布，用于诊断、鉴别或辅助诊断免疫性皮肤病。

（1）棘细胞间：天疱疮皮损棘细胞间 IgG、IgA、IgM 或补体 C3 沉积，呈网状。

（2）皮肤基底膜带：①红斑狼疮，基底膜带 90% 以上出现 IgG、补体 C3 沉积，呈颗粒状，这一现象的检查称狼疮带试验（lupus band test，LBT）。如采用患者曝光部位的正常皮肤检查，SLE 的 LBT 阳性率达 80% 以上，而盘状红斑狼疮（DLE）阴性。②类天疱疮，基底膜带 90% 以上 IgG、补体 C3 沉积，呈线状；IgG 沉积于盐裂皮肤表皮侧。③线性 IgA 大疱病，IgA 线状沉积于基底膜带。④获得性大疱性表皮松解症（EBA），IgG 沉积于盐裂皮肤真皮侧。

（3）血管壁：多种皮肤血管炎的皮肤血管壁有 IgM、补体 C3 沉积，皮肌炎的病变肌肉间质血管壁有 IgM、补体 C3 沉积。

2. 间接免疫荧光　检查血清中自身抗体的性质、类型和滴度，用于诊断、鉴别或辅助诊断免疫性皮肤病，观察病情变化和药物疗效。

（1）定性：①血清中自身抗体结合基底膜带，表示存在皮肤基底膜带抗体。IgG 型基底膜带抗体结合盐裂皮肤表皮侧为类天疱疮，结合真皮侧为获得性大疱性表皮松解症。②血清中自身抗体结合表皮棘细胞间，表示存在天疱疮抗体，见于各型天疱疮等。③血清中自身抗体结合小鼠肝细胞核，表示存在抗核抗体，见于 SLE 或硬皮病等。

（2）定量：将阳性血清作倍比稀释，以阳性荧光的最高稀释度为自身抗体的滴度，可用于观察病情的变化，如天疱疮抗体的滴度与天疱疮病情有关。

（3）定型：抗核抗体结合小鼠肝细胞或 Hep‑2 细胞可出现四种核型。①周边型，胞核周围有较明显的荧光带，为抗 DNA 抗体，主要见于 SLE，并提示病情处于较活动期。②均质型，核染色均匀一致，为抗组蛋白抗体，可见于各种结缔组织病。③斑点型，胞核有荧光小点均匀分布，为可溶性核蛋白抗体，主要见于硬皮病，也可见于 SLE。④核仁型，只有核仁荧光，为抗核糖体抗体等，主要见于硬皮病，也可见于 SLE。

（张　丽）

第十节 分子生物学检测技术

一、病原体检测

（一）沙眼衣原体

沙眼衣原体至少可以分为 15 个血清型，引起泌尿生殖道感染的主要为 D ~ K 型。对沙眼衣原体的分离株进行分型研究，有助于监测特定型别的流行动态，也有助于临床上判定治疗失败与再感染。

随着 PCR 技术的发展，应用通用 PCR 扩增沙眼衣原体相对保守的基因区，扩增产物用限制性内切酶处理，作 RFLP 分析，从而区分不同型别。目前国内外用于构建引物的衣原体 DNA 有 715kb 质粒、主要外膜蛋白基因和 165rRNA 基因。PCR 技术不但能检测尿道或宫颈拭子标本，而且可以采用尿标本进行检测。许多研究都已表明，PCR 较培养法和 ELISA 法都要敏感，而且 PCR 对于有症状或无症状人群同样敏感。

（二）非典型分枝杆菌

非典型分枝杆菌生长缓慢或难以培养。随着分子生物学技术应用于临床，人们在通用 PCR 的基础上，构建了对非典型分枝杆菌进行基因分型、鉴定的基因芯片，结合通用 PCR 技术的基因芯片在非典型分枝杆菌的基因型别、物种鉴定上大有作为。

（三）真菌

1. 病原真菌的分型与鉴定 分子生物学技术已广泛应用于病原真菌的分型、鉴定和亲缘关系研究。这些技术主要包括 RAPD、PCR – RFLP、PCR – SSCP、PFGE 和 DNA 序列分析等。目前序列分析最常选用的目的片段是 rDNA 复合体，由于 18srDNA 和 28sDNA 序列相对保守，多用于设计真菌通用引物，而 ITS1 和 ITS2 则多用于设计种特异性引物。日益丰富的网上真菌基因资源可供进行序列分析比较，据此来设计出引物或探针。

2. 深部真菌感染的诊断

（1）PCR：在对医学上重要的病原真菌采用分子生物学方法进行分型、鉴定的基础上，通过对其 18s、28srDNA、ITs 区、细胞色素 P450、142α 脱甲基酶、角鲨烯环氧化酶等目的序列进行分析。结合网上资源，人们分别设计出白念珠菌、烟曲霉、孢子丝菌、皮炎外瓶霉、茄病镰刀菌的 ITS 区种特异性引物用于诊断。

PCR 技术使得侵袭性真菌感染的早期诊断成为可能，而改进的 PCR 技术如多重 PCR、荧光 PCR 乃至基因芯片技术等，在较大程度上增加了该技术的敏感性与特异性，具有较好的应用前景。

（2）原位杂交技术：用于深部真菌的组织病理诊断。根据烟曲霉高度特异的碱性蛋白酶基因片段设计出种特异性探针，应用该探针通过原位杂交技术对可疑曲霉感染的临床标本进行检测，提高了真菌病的诊断水平。

二、皮肤肿瘤的基因诊断和基因治疗

（一）生物芯片技术

1. 基因表达谱芯片　被广泛用于分析肿瘤组织与正常组织基因表达在 mRNA 水平上的差异，不仅为研究肿瘤发生机制提供了强有力的工具，也为肿瘤的早期诊断及预后判断提供了分子依据。

2. 蛋白芯片　原理是将各种蛋白质有序的固定于滴定板、滤膜和载玻片等各种载体上成为检测用的芯片，用标记了特定荧光抗体的蛋白质或其他成分与芯片作用，再利用荧光扫描仪或激光共聚焦扫描技术，测定芯片上各点的荧光强度，通过荧光强度分析蛋白质与蛋白质间的相互作用关系，由此达到测定各种蛋白质功能的目的。

（二）基因工程抗体技术

在皮肤肿瘤的治疗中，基因工程抗体已显示出良好的前景。除了尽可能降低抗体的免疫原性或直接制备人源性抗体之外，在用于皮肤肿瘤治疗的抗体研究中还包括利用不同的技术制备结构各异的抗体分子，这些不同的分子模式在体外实验或在体内研究中也都各自显示出了一定的优势。用细胞融合的杂交瘤技术和转基因动物技术产生的抗体是完整的抗体分子；从噬菌体抗体库中克隆得到的抗体根据抗体库的性质可以是 Fab 片段或单链抗体；通过基因工程技术还可以构建只有可变区的小分子抗体、抗体分子与效应物一同表达的融合蛋白、识别两种不同抗原的双特异性或双功能抗体等。这些方法在恶性黑素瘤、淋巴瘤等皮肤肿瘤的治疗中已有初步尝试，有些已经取得令人瞩目的成效。

（三）蛋白质组技术

二维凝胶电泳（2 - D 凝胶）和质谱技术是蛋白质研究中的传统技术，X 晶体衍射技术等新技术的发展在揭示蛋白质结构，开发新药等方面也将大有作为。已经有文献报道在黑素瘤的治疗药物开发中，运用了蛋白质组研究的思路及 X 晶体衍射技术。

（四）基因敲除、反义核酸及 RNAi 技术

1. 基因敲除　在传统的识别基因功能的方法中，基因敲除一直被认为是最有效方法之一。基因敲除与传统的利用表型改变来筛选突变基因方法相比，缩短了周期，克服了盲目性不能定点突变等缺点，但由于其利用同源重组技术要求的技术条件及费用较高，目前大多限制在小鼠作为模式生物。

2. 反义核酸技术　作为一种阻断或封闭特定基因表达的手段，因其操作简单，易于实施已被广泛应用于基因功能研究。反义核酸技术在皮肤肿瘤的治疗中，研究最多的是恶性黑素瘤，c - myc、bcl - 2 及 PAX 是研究最早的黑素瘤反义核酸靶基因。Orphan 药物公司于 2001 年开始用 bcl - 2 的特异性反义寡核苷酸对恶性黑素瘤进行早期临床试验。2001 年 1 月美国应用 G - 3139 治疗 MM 的患者数已达 47 700 人，效果非常满意。

3. RNAi　是指用人工制备的外源性双链 RNA 在细胞内特异而有效地封闭目的基因表达的 mRNA，从而使该基因产物不能够进一步有效表达，导致有针对性的"基因沉默"。肿瘤是一种多基因遗传病，是多个基因相互作用形成的基因网络调控的结果，单一基因的阻断不

可能完全抑制或逆转肿瘤的生长，而 RNAi 技术克服了上述缺点，它可能在机体内同时特异性阻断多个癌基因，但不会对其他基因产生影响，其在皮肤肿瘤治疗中的应用前景无疑是令人鼓舞的。

（张　丽）

参考文献

[1] 高东明，张莉．皮肤、感觉器官与神经系统．北京：科学出版社，2016．

[2] 魏保生，刘颖主编．皮肤瘙痒．北京：中国医药科技出版社，2016．

[3] 肖激文．实用护理药物学．第 2 版．北京：人民军医出版社，2007．

[4] 李小寒，尚少梅．基础护理学．第 5 版．北京：人民卫生出版社，2014．

[5] 周评．新编临床皮肤性病诊疗学．陕西：西安交通大学出版社，2014．

[6] 乌云塔娜．用蒙药治疗过敏性荨麻疹 200 例疗效观察．中国民族民间医药杂志，2002（5）：277 - 278．

[7] 许芸，李科，李慎秋．面部坏疽性脓皮病 1 例．临床皮肤科杂志．2005，34（10）：681 - 681．

第三章　皮肤病的基本治疗方法

第一节　皮肤病的内用药物疗法

一、抗组胺药物

（一）概述

1. 抗组胺药分类　大部分第一代药物镇静作用较强，可能同时阻断了自主受体；而第二代 H_1 受体拮抗药进入中枢神经系统较少，镇静作用较弱。此外，尚有第三代 H_1 受体拮抗药。

2. 抗组胺药作用机制

（1）抑制血管渗出和减少组织水肿：用于血管神经性水肿、荨麻疹、湿疹等效果较好。

（2）抑制平滑肌收缩：用于支气管哮喘、过敏性胃肠痉挛等效果较差。但这与肾上腺素有一定的协同作用。哌啶及羟嗪类药物兼有抗 5 - 羟色胺的作用，有一定解痉作用。

（3）镇痛麻醉作用：与某些麻醉药结构相似，有些能够止痛，镇痒。2% 的苯海拉明配成油膏或霜剂治疗痒症亦有效。

（4）抗胆碱作用：与东莨菪碱及阿托品相似，有制止分泌、扩张支气管、弛缓胃肠平滑肌作用，有时亦可加速心率，部分患者用后有口干等不良反应。

3. 抗组胺药临床应用

（1）变态反应：Ⅰ型变态反应性疾病，如变态反应性机制引发的荨麻疹、血管性水肿、特应性皮炎、过敏性休克、药疹等。Ⅱ型、Ⅳ型变态反应疗效及确切机制不明。

（2）非变态反应：①由组胺释放剂引起的荨麻疹、血管性水肿、药疹等；②物理性荨麻疹及其他非变态反应原因引起的荨麻疹；③非变态反应性虫咬反应。

（3）止痒：减轻急性接触性皮炎和虫咬皮炎的瘙痒、水肿和灼热感及瘙痒性皮肤病和伴有瘙痒的各种皮肤病的瘙痒症状。止痒确切机制及疗效不明，或为镇静或嗜睡作用，或为抗 5 - 羟色胺等炎症介质作用。全身用药以缓解瘙痒时，其作用有限。

（4）治疗其他疾病：赛庚啶（12mg/d）治疗胆汁瘀积型肝炎的严重瘙痒，改善类癌综合征患者的皮肤潮红和腹泻等症状；曲尼斯特（Tranilast）预防和治疗瘢痕疙瘩和肥大性瘢痕（成年人 60mg/d，儿童酌减），还可治疗肉芽肿性唇炎和皮肤结节病（300mg/d，连服 3 个月）。

（5）晕动症和前庭神经失衡：东莨菪碱和某些第一代 H_1 受体拮抗药是最有效的预防晕动症的药物，如果与麻黄碱或安非他明合用，可增强此作用。最有效的抗组胺药是苯海拉明和异丙嗪。六氢吡啶类（赛克力嗪和美可洛嗪）对晕动症的预防也有重要作用，有人认为可有效预防晕动症的抗组胺制剂，对梅尼埃病也有用。

4. 不良反应 约 25% H₁ 受体拮抗药都有不良反应，但不同个体反应不同。

（1）镇静作用：最常见，嗜睡突出，乙醇胺类和酚噻嗪类镇静作用更明显，其他类型的嗜睡作用较轻，大多数个体在连续投用 H₁ 受体拮抗药数天后镇静作用有所改善；其他有头晕、耳鸣、运动失调、视物模糊、复视。有时中枢神经系统的作用可以是刺激性，主要为神经质、易怒、失眠和发抖。

（2）胃肠道症状：是第二个最常见的不良反应，尤其是乙二胺类抗组胺药。主要表现有食欲减退、恶心、呕吐、上腹部不适、腹泻、便秘，进食时服用可减轻这些表现。

（3）抗胆碱能作用：有黏膜干燥、排尿困难、尿潴留、尿痛、尿频、阳痿，主要见于乙醇胺类、酚噻嗪类和哌嗪类抗组胺药。

（4）其他：不常见的不良反应有头痛、喉头发紧、针刺感和麻木感。静脉用药可出现暂时性低血压。皮肤反应很少见，有湿疹样皮炎、荨麻疹、瘀斑、固定性药疹和光敏性。也可发生急性中毒，尤其是儿童，主要表现有幻觉、共济失调、运动失调、手足徐动症和惊厥，抗胆碱能作用为皮肤发红、皮温升高、脉搏变细。

5. 注意事项

（1）致敏：如被 H₁ 受体拮抗药致敏，再次用药或相关的化合物可产生湿疹样皮炎，有些 H₁ 受体拮抗药外用可引起接触性皮炎。

（2）其他：肝、肾功能障碍者慎用，高空作业、驾驶员、飞行员禁用。老年人服用后发生痴呆或头晕的概率较成年人高。

6. 药物相互作用 当 H₁ 受体拮抗药与具有中枢神经系统抑制作用的乙醇或其他药物联用时，可加重其抑制作用。饮酒或与中枢抑制药合用时，可增强抗组胺药物的作用，故应调整剂量。酚噻嗪类抗组胺药可阻止肾上腺素的血管加压作用。服用单胺氧化酶抑制药的患者，禁用 H₁ 受体拮抗药。本类药物与糖皮质激素同时使用，可降低后者的疗效。

（二）第一代 H₁ 受体拮抗药

1. 作用和用法 所有的 H₁ 受体拮抗药都是稳定的胺类。

第一代 H₁ 受体拮抗药（表3-1）除了抗组胺作用外，还有镇静、抗胆碱能活性、局部麻醉、止吐和抗运动病的作用。有些 H₁ 受体拮抗药（如阿扎他定）可抑制肥大细胞释放炎性介质。

表3-1 常用第一代 H₁ 受体拮抗药

药名	特点	用法
（1）烷基胺类（Alkylamines）氯苯那敏（Chlorpheniramine，扑尔敏）	有的药物可有中枢兴奋作用的倾向	4mg，每日3次；肌内注射，10mg；儿童0.35mg/（kg·d）
（2）乙醇胺类（Ethanolamines）苯海拉明（Benadryl）茶苯海明（Dimenhydrinate）[乘晕宁（Dramamine）]吡苯甲醇胺（Doxylamine）	有较强的镇静作用和抗毒蕈碱样胆碱作用	25~50mg，每日3次；儿童，1~2mg/（kg·d）50mg，每日3次25~50mg，每日2~3次；儿童，2mg/（kg·d）

药名	特点	用法
（3）乙二胺类（Ethylenediamine） 美吡拉敏（Mepyramine，新安替根） 曲吡那敏（tripelenamint）	有中等强度的镇静作用，可引起胃不适和反应过敏	25～50mg，每日3次 25mg，每日3次
（4）哌啶类（Cyproheptadine） 赛庚啶（cyproheptadine）	中度镇静，抗5-羟色胺活性	2～4mg，每日3次
（5）哌嗪类（Piperazine） 羟嗪（Hydroxyzine，安泰乐） 去氯羟嗪（Decloxizine） 美克洛嗪（Meclozine）	具有镇吐作用	25～50mg，每日3次；儿童（>6岁），50～100mg/d 25～50mg，每日3次 25mg，每日1～2次
（6）吩噻嗪类（Phenothiazines） 异丙嗪（Promethazine，非那根）	有明显的抗毒蕈碱样胆碱作用及镇吐作用，可引起镇静和光敏感反应	12.5～50mg，每日3次；肌内注射或静脉注射，每次25～50mg；儿童，0.5～1mg/（kg·d）

2. 药动学　H_1 受体拮抗药口服后通过胃肠吸收，服药后30min可起效，1～2h达最大效果，持续4～6h，有的能持续较长时间。如成年人口服溴苯吡胺、氯苯那敏和羟嗪，作用可超过20h。在儿童中，氯苯那敏的血清半衰期较短，但在老年人中，其半衰期较长。在原发性胆汁性肝硬化患者，羟嗪的半衰期延长，肝病患者中，药动学可能有改变。H_1 受体拮抗药是通过肝细胞色素 P_{450} 系统代谢的。服药后24h内由尿完全排泄。

（三）第二代 H_1 受体拮抗药

1. 此类药物优点　与第一代 H_1 受体拮抗药相比，其优点是：①不易透过血-脑屏障，因其为厌脂活性防止其通过血-脑屏障，它们对 H_1 受体的作用仅限于外周神经。而且对非 H_1 受体的亲和力非常低。不产生或仅产生轻微产生嗜睡作用，对神经系统的影响较小。②口服后很快吸收，非索那定、氯雷他定和西替利嗪胃肠道吸收很好，口服药物后1～2h血药浓度即可达峰值。多在肝内代谢，由肾或消化道排泄。③仅有很小或无抗胆碱能作用。④作用时间较长。阿司咪唑半衰期长达18～20d。与之相比，特非那定的半衰期较短（4.5h）。⑤服用方便，每日1次。由于它们的化学结构互不相同，其药动学和临床效果也不完全相同。

2. 第二代　H_1 受体拮抗药的剂量、不良反应见表3-2。

表3-2　第二代 H_1 受体拮抗药

药物	剂量	起效	禁忌	体重增加	严重不良反应
第二代					
特非那丁 （Terf enadine）	60mg， 2/d	数小时	与咪唑类抗真菌药（酮康唑、伊曲康唑）或大环内酯类抗生素	有	室性心律失常、尖端扭转性心动过速

续 表

药物	剂量	起效	禁忌	体重增加	严重不良反应
阿司咪唑 (Astemizole)	10mg/d	起效慢，数天数小时	空腹服药	明显	同上
西替利嗪 (Cetirizine)	10mg/d	30min	——	有	低镇静性而不是真正的无嗜睡性抗组胺药
阿伐斯汀	8mg	0.5h			
氮草斯汀	4mg	4h			
依巴斯汀	10mg	1h			
非索那定	60mg	2h			——
氯雷他定 (Loratadine)	10mg/d	数小时		有	
地氯雷他定 (desloratadine)	5mg/d	——			——
咪唑斯汀 (Mizolastine，皿治林)	10mg/d	2h			

3. 常用第二代 H_1 受体拮抗药

（1）特非那定（Terfenadine）

1）作用：口服后 2h 达血药浓度高峰，不易透过血-脑屏障，无抗胆碱活性。可用于急慢性荨麻疹、特应性皮炎、虫咬皮炎、湿疹等。也可用于皮肤瘙痒症和肝病性瘙痒（可与考来烯胺合用）。

2）用法：成年人及 12 岁以上儿童用量为 60mg，2/d；6～12 岁每次 30mg，2/d。该药偶有头痛、头晕、倦怠、口干、多汗或胃肠不适，高剂量或同肝细胞色素 P_{450} 酶抑制药，可引起 Q-T 间期延长，导致心律失常，甚至心搏骤停及猝死。动物实验胎儿致畸或死亡，妊娠期和哺乳期妇女禁用，1997 年 4 月 FDA 停止其在美国市场出售。

（2）阿司咪唑（Astemizole）

1）作用：口服一段时间后停药，其抗组胺作用可持续 2～3 周。用于急慢性荨麻疹、皮肤划痕症、特应性皮炎。

2）用法：成年人与 12 岁以上儿童每日每次 10mg；儿童 5mg，1/d，6 岁以下儿童按 0.2mg/（kg·d）给药。宜餐前 1h 或空腹服用。不良反应有长期服用食欲和体重增加。超量服用或与抑制 CYP3A4 同工酶的药物并用偶可引起严重心脏反应，孕妇应避免使用。美国 FDA 已向世界警告，其在美国不再批准使用。

（3）西替利嗪（Certirizine）

1）作用：有直接抑制嗜酸性粒细胞的聚集和功能，并可抑制缓激肽及血小板活性因子的作用，但不引起嗜酸性粒细胞脱颗粒。适应于荨麻疹、特应性皮炎、虫咬皮炎、嗜酸性脓疱性毛囊炎、银屑病。

2）用法：推荐用量为 10mg，1/d，不良反应有轻中度嗜睡、疲乏、注意力不集中，无心脏毒性。

（4）左西替利嗪（Levocetirizine）：为西替利嗪的左旋体，对 H_1 受体的亲和力为西替利嗪的 2 倍。药理作用、适应证及注意事项同西替利嗪。成年人及 6 岁以上儿童，5mg，1/d。

（5）氯雷他定（Loratadine）

1）作用：属高强效和安全的外周 H_1 受体拮抗药，减少肥大细胞释放介质，还可抑制白细胞介素和白三烯的形成。无中枢镇静作用和抗胆碱能等不良反应。对心脏钾通道抑制作用极低，不易导致心脏 Q－T 间期延长，安全性好。适应证为急性或慢性荨麻疹、皮肤划痕症、瘙痒性皮肤病及其他过敏性皮肤病。

2）用法：用量为成年人每日服 10mg，6～12 岁儿童，每日 5mg，6 岁以下儿童每 10kg 体重每日 2mg，一次服用。不良反应有乏力、镇静、头痛和口干，孕妇慎用。

（6）地氯雷他定（Desloratadine）：是氯雷他定的活性产物，药效是氯雷他定的 10 倍，无潜伏心脏毒性。成年人及 12 岁以上儿童，5mg，1/d。

（7）咪唑斯汀（Mizolastine）

1）作用：拮抗 H_1 受体和 5－酯氧合酶的双重活性，从而抑制组胺、缓激肽、白三烯等炎症介质。没有发现严重的心脏毒性作用。适用于慢性荨麻疹、过敏性鼻炎。

2）用法：成年人和 12 岁以上儿童每日 10mg。不良反应轻微，个别患者有头痛、口干、困意、乏力和胃肠功能紊乱。严重肝病和心脏病、心律失常、心电图异常、低血钾时禁用。不宜和唑类抗真菌药或大环内酯类药物同时使用。

（8）非索非那丁（Fexofenadine）

1）作用：是特非那定在体内有活性的代谢产物。无特非那定的心脏毒性作用。可抑制肥大细胞释放组胺。降低上皮细胞间黏附分子的表达浓度依赖性减少和白介素－6 的释放；可显著减少白介素－8、粒细胞－巨噬细胞集落刺激因子和可溶性黏附分子的释放。无镇静作用和抗胆碱作用。用于急性或慢性荨麻疹、过敏性鼻炎。

2）用法：口服 60mg，2～3/d（120～180mg/d）。安全性良好，无延长 Q－T 间期和心律失常的潜在危险。不会与肝药酶抑制药，如唑类抗真菌药和大环内酯类抗生素，发生相互作用。

（9）氮斯汀（Azelastine）：除抗组胺作用外，尚有抑制白三烯合成和释放，抗乙酰胆碱、组胺、5－羟色胺作用。片剂 2mg，成年人及 12 岁以上儿童，2mg，2/d。

（10）依巴斯汀（Ebastine）

1）作用：依巴斯汀属于氯哌斯汀类的 H_1 受体拮抗药，显著抑制红斑和风团，药物进入体内后转化为有药理活性的代谢产物——羟酸代谢物卡巴斯汀，不能穿过血－脑屏障，无中枢镇静作用。用于慢性特发性荨麻疹、过敏性鼻炎。

2）用法：口服，成人用量 10mg，1/d；6～12 岁儿童 5mg，1/d；大剂量 20mg，1/d 是用于较严重过敏性疾病的成年患者。不良反应有头痛、口干和嗜睡，少见的有腹痛、恶心、消化不良、乏力、咽炎、鼻出血、鼻炎和失眠等。对已知有心脏病风险（如 Q－T 间期延长）、低钾血症者慎用。

（11）依匹斯汀（Epinastine）：为 H_1 受体拮抗药，对组胺、白三烯 4、PAF、5－羟色胺有抑制作用。本药难以通过血－脑屏障，故嗜睡症状轻，对 CNS 作用小，也无心脏毒性，其抑制风团和红肿的速度快于西替利嗪，而效果与西替利嗪无显著差异。每片10mg，成年人20mg，1/d。

（四）作用于 H_2 受体抗组胺药

1. 作用机制 H_2 受体阻断药与组胺可逆性竞争 H_2 受体位点。

此类药物与 H_2 受体有较强的亲和力，使组胺不能与该受体相结合，从而对抗组胺的作用。

2. 皮肤科应用 H_2 受体拮抗药与 H_1 受体拮抗药联用治疗人工性荨麻疹、慢性荨麻疹和血管性水肿效果较好，该类药物对全身性疾病、恶性淋巴瘤引起的皮肤瘙痒亦有明显的止痒效果。此外，西咪替丁还有增强细胞免疫功能及抗雄激素样作用，能减少皮脂分泌，可用于治疗带状疱疹、妇女多毛症和痤疮。孕妇及哺乳期妇女慎用。

3. 毒性 H_2 受体阻断药耐受性很好，仅 1%～2% 的病例报道发生不良反应。

（1）中枢神经系统功能失常：老年患者最常见语言不清、谵妄和精神错乱。

（2）内分泌影响：西咪替丁与雄激素受体结合后，引起抗雄激素作用，有报道见男性患者乳房女性化，女性患者发生溢乳等。某些男性患者发生精子数量减少及可复性阳痿，而疗程在8周以下者很少发生这些反应。雷尼替丁、法莫替丁、尼扎替丁似乎不影响内分泌。

（3）肝毒性：西咪替丁会引起胆汁淤积，雷尼替丁引起伴有或不伴黄疸的肝炎，法莫替丁和尼扎替丁引起肝酶试验异常。

（4）孕妇和乳母：因为 H_2 受体拮抗药能通过胎盘，只有当绝对需要时才可以给孕妇用此类药物。

4. 常用 H_2 受体拮抗药 常用 H_2 受体拮抗药用量、用法见表3-3。

表3-3 常用 H_2 受体拮抗药

药物	剂量	用法	抗雄性激素	不良反应及注意事项
西咪替丁（甲氰咪胍）(Cimetidine)	0.2g，4/d	口服	有	头痛、胃肠道反应、肝损害等，孕妇及哺乳期妇女慎用，男性勿长期大量应用
雷尼替丁（Ranitidine）	150mg，2/d	口服	无	孕妇、患儿禁用
法莫替丁（Famotidine）	20mg，2/d	口服	无	孕妇、患儿禁用
尼扎替丁（Nizatidine）	150mg，2/d	口服	无	孕妇、患儿禁用

（1）西咪替丁（Cimetidine，甲氰咪胍）

1）作用：药物能抑制组胺 H_2 受体，抑制胃酸分泌，尚有抑制肥大细胞和嗜碱性粒细胞释放组胺、免疫调节、降低抑制T细胞活性、抗病毒、抗肿瘤、抗雄性激素作用。可用于血管性水肿、免疫疾病中的皮肤瘙痒、急慢性荨麻疹、色素性荨麻疹、系统疾病中的皮肤瘙痒、肥大细胞增多症。也可用于女性雄激素脱发、女性多毛、痤疮、脂溢性皮炎、免疫受损者带状疱疹，嗜酸性筋膜炎，早期皮肤T细胞淋巴瘤。

2）用法：每次200mg，4/d。不良反应有头痛、眩晕、呕吐、腹泻、便秘、血清转氨酶升高及药疹等。孕妇及哺乳妇女慎用。男性长期应用可致阳痿及精子减少。

（2）雷尼替丁（Ranitidine）：用于治疗慢性荨麻疹（300mg，2/d，与 H_1 受体合用）、异位性皮炎、寻常痤疮、银屑病（连服4～6个月）。一般用量为150mg，每日2次。不良反应小，有头痛、腹泻、便秘，在大剂量条件时，亦无抗雄激素作用。

（五）肥大细胞膜保护药

1. 色甘酸钠（Cromoglyn Sodium）

（1）作用：可阻止致敏的肥大细胞释放组胺、白三烯等。从而稳定肥大细胞膜，阻止肥大细胞脱颗粒。但对皮肤肥大细胞的作用可能很小。可用于控制异位性皮炎伴有的呼吸道和肠道症状，对控制肥大细胞所引起的胃肠道症状也是帮助。

（2）用法：为粉末喷雾吸入，每次 20mg，4/d。

2. 酮替芬（Ketotifen） 抗变态反应药物，可抑制肥大细胞和嗜碱性粒细胞释放组胺和慢反应物质，有很强的抗过敏作用。具备稳定肥大细胞膜及组胺 H_1 受体拮抗双重作用。

酮替芬用于治疗哮喘、季节性鼻炎、过敏性结膜炎、食物过敏，也用于治疗慢性、人工、胆碱能性、寒冷性荨麻疹。

稳定或改善系统性硬皮病病情。治疗肥大细胞介导的其他的皮肤病。神经纤维瘤中包含了大量的肥大细胞，酮替芬可减慢神经纤维瘤生长速度，减轻瘤体疼痛或瘙痒。

治疗成年人色素性荨麻疹或肥大细胞增生症（每日 0.05mg/kg）有效。酮替芬对早期进行性弥漫性硬皮病和局限性硬皮病治疗有效，使用剂量均为每日 6mg，连续用药 14～24 个月。

3. 曲尼司特（Tranilast）

（1）作用：又名肉桂氨茴酸（Rizaben）。本品为新型抗变态反应药，通过抑制肥大细胞脱颗粒，阻止组胺和其他化学介质释放，起到抗过敏作用。对 Arthus 反应亦有效。临床应用于治疗支气管哮喘、过敏性鼻炎、荨麻疹、湿疹。亦用于瘢痕疙瘩、局限性硬皮病、肥大细胞增生症、肉芽肿性唇炎。

（2）用法：口服，每次 0.1g，3/d；小儿每日 5mg/kg，分 3 次服用。不良反应有胃肠道反应；偶见皮疹、瘙痒；肝功能损害；膀胱炎，出现尿频、尿痛、血尿。

（六）三环类抗抑郁药

多塞平（Doxepin）有较强的拮抗 H_1 受体和一定的拮抗 H_2 受体的作用，治疗慢性荨麻疹、物理性荨麻疹有较好效果；成年人口服 25mg，3/d，儿童用量酌减；2% 多塞平外用有良好的止痒作用。

（七）5 - 羟色胺拮抗药

多种作用于其他受体（α - 肾上腺素能受体、组胺 H_1 受体等）的药物，对 5 - 羟色胺受体也有部分激动作用。在临床药物中，H_1 受体拮抗药中皆有一定的抗 5 - 羟色胺作用。如抗组胺药物苯塞啶、赛庚啶、桂利嗪、去氯羟嗪、利血平、多塞平，并无专属 5 - 羟色胺拮抗药。其中，H_1 受体拮抗药中以苯噻啶抗 5 - 羟色胺作用较强。此类药物只介绍如下几种，其余见他处介绍。

1. 赛庚啶（Cyproheptadine）和苯噻啶（Pizo - tifen，新度美安）

（1）药理作用：赛庚啶化学结构与酚噻嗪类抗组胺药相似，有强大的 H_1 受体拮抗作用。赛庚啶的作用可由它的 H_1 组胺受体与 5 - 羟色胺受体的类同关系中推测出来。它可阻止组胺、5 - 羟色胺的平滑肌效应，而对组胺刺激引起胃酸分泌无影响；有重要的抗 M 胆碱作用，引起镇静。

（2）适应证：赛庚啶的临床应用主要用来治疗类癌的平滑肌表面和胃部分切除术后倾

倒综合征，成年人常用量 12~16mg/d，分 3~4 次给。对冷性荨麻疹，赛庚啶也是一个很好的药物。

赛庚啶、苯噻啶均有抗 5-HT 作用，选择性阻断 5-HT$_2$ 受体，并可阻断 H$_1$ 受体和具有较弱的抗胆碱作用。均可用于荨麻疹、湿疹、接触性皮炎、皮肤瘙痒和过敏性鼻炎。也可用于预防偏头痛发作，机制尚不清楚。两药不良反应相似。

（3）用法：口服，每次 2~4mg，3/d。儿童每日 0.25mg/kg，分次服用。作为食欲增进药应用时，用药时间不超过 6 个月。

（4）注意事项：可致口干、恶心、乏力、嗜睡。由于兴奋下丘脑摄食中枢，使食欲增加，体重增加。青光眼、前列腺肥大及尿闭患者忌用。驾驶员及高空作者慎用。

（5）制剂：片剂，每片 2mg。

2. 酮色林（Ketanserin，凯坦色林）

（1）药理作用：选择性阻断 5-HT$_2$ 受体，对 5-HT$_2$A 受体作用强；此外，还有较弱的阻断 α 肾上腺素能受体和 H$_1$ 受体作用。酮色林可对抗 5-HT 引起的血管收缩、支气管收缩和血小板聚集。酮色林扩张阻力血管和毛细血管，降低血压，主要是因为阻断 α-肾上腺素能受体。

（2）适应证：酮色林口服主要用于治疗高血压；静脉或肌内注射治疗高血压危象。皮肤科作用与赛庚啶、苯噻啶相同。亦可用于雷诺病及间歇性跛行。

（3）用法：口服，开始剂量每次 20mg，2/d。1 个月后如疗效不满意，可将剂量增至每次 40mg，2/d，剂量超过 40mg 时，降压作用不再增强。肝功能不全时，一次剂量勿超过 20mg。静脉注射的开始剂量为 10mg，最大剂量为 30mg，以 3mg/min 的速度注射。也可静脉滴注，滴速 2~6mg/h。

（4）注意事项：不良反应是镇静、头晕、眩晕、口干、胃肠功能紊乱和体重增加。

（5）制剂：片剂，每片 20mg、40mg。注射液，5mg（1ml）、10mg（2ml）、25mg（5ml）。

3. 昂丹司琼（Ondansetron）

（1）药理作用：选择性阻断 5-HT$_3$ 受体，具有强大的镇吐作用。

（2）适应证：主要用于癌症患者手术和化疗伴发的严重恶心、呕吐、胆汁瘀积性瘙痒。静脉给药有效剂量为 0.1~0.2mg/kg，格拉司琼（Granisetron）具有同样特征。

（3）用法：治疗由化疗和放疗引起的恶心呕吐。剂量一般为 8~32mg，对可引起中度呕吐的化疗和放疗，应在患者接受治疗前，缓慢静脉注射 8mg；或在治疗前 1~2h 口服 8mg，之后间隔 12h 口服 8mg。对可引起严重呕吐的化疗和放疗，可于治疗前缓慢静脉注射本品 8mg，之后间隔 2~4h 再缓慢静脉注射 8mg，共 2 次。对于上述疗法，为避免治疗后 24h 出现恶心呕吐，均应持续让患者服药，每次 8mg，每日 2 次，连服 5d。

（4）注意事项：本品对动物无致畸作用，但对人类无此经验，故应十分谨慎。妊娠期间尤其前 3 个月除非用药的益处大大超过可能引起的危险，否则不宜使用本品。由于本品可经乳汁分泌，故哺乳期妇女服用本品时应停止哺乳。有过敏史或对本品过敏者不得使用。

（5）制剂：注射液每支 4mg（1ml），8mg（2ml）；片剂每片 4mg，8mg。

二、抗白三烯药

1. 概述　抗白三烯药分两种：白三烯受体拮抗药和合成抑制药，作为一种抗炎制剂，对哮喘、过敏性鼻炎、炎症性肠病等疾病有确切的疗效，在皮肤科也早有应用（表3-4）。

表3-4　抗白三烯药

白三烯受体拮抗药	扎鲁司特、孟鲁司特
白三烯合成抑制药	5-脂加氧酶抑制药，5-脂加氧酶活化蛋白抑制药
临床常用药	白三烯受体阻断药，如扎鲁司特、孟鲁司特；5-脂加氧酶抑制药，如齐留通
其他拮抗药	咪唑斯汀、西替利嗪、氯雷他定，均有抑制白三烯生成作用

2. 扎鲁司特（Zafirlukast）

（1）药理作用：选择性与半胱氨酰 LTC_4、LTD_4 和 LTE_4 受体结合而发挥其拮抗作用。

（2）适应证：同孟鲁司特钠，但作用较强。

（3）用法：成年人口服每次20mg，2/d。

（4）注意事项：茶碱或红霉素与扎鲁司特合用，可使扎鲁司特的血药浓度降低30%～40%。而阿司匹林可增加扎鲁司特的血药浓度约45%。用药时应加以注意。扎鲁司特较安全，并易耐受。不良反应为暂时性，为轻度消化道反应、头痛、咽炎等。本品上市后，发现有极少数人出现 Churg-Strauss 综合征。是一种罕见的系统性血管炎，其特征为结节性脉管炎伴有血管外嗜酸性粒细胞浸润、周围血嗜酸性粒细胞增多和哮喘等。一旦综合征发生，应停药，必要时可应用免疫抑制药（如环磷酰胺、甲氨蝶呤等）。

（5）制剂：片剂，20mg。

3. 孟鲁司特钠（Montelukast Sodinm）

（1）药理作用：是半胱氨酰白三烯 D_4 受体（$CysLTD_4R$）拮抗药，从而使炎症介质白三烯 D_4（LTD_4）失去生物活性，内科用于预防和治疗哮喘。

（2）适应证：用于特应性皮炎，慢性荨麻疹、银屑病等。

（3）用法：成年人口服每次10mg，2/d。

（4）注意事项：孟鲁司特钠较完全，易耐受。此药可有轻度胃肠道反应、腹泻、腹部不适、面部潮红、右季肋部触痛、头痛等，程度较轻，一般能自愈。可发生 Churg-Strauss 综合征。不能与影响肝细胞色素 P_{450} 同工酶的药物（如红霉素、伊曲康唑等）合用。

（5）制剂：片剂，10mg。

4. 齐留通（Zileuton，苯噻羟基脲，AA861，ZYFLO）　齐留通是唯一上市的5-脂加氧酶抑制药。本品是抑制5-脂氧合酶，能阻断白三烯的合成。

（1）药理作用：为选择性5-LOX抑制药，通过抑制该酶活性阻断花生四烯酸代谢为 LTB_4，从而发挥其抗过敏和抗炎作用。

（2）适应证：用于治疗特应性皮炎、慢性荨麻疹等。

（3）用法：成年人每次400～600mg，4/d，小儿酌减，疗程4～6周。

（4）注意事项：齐留通不会发生此综合征，本品的主要问题是安全性差。有4%～5%患者发生肝毒性反应。血清转氨酶升高，一般可3倍于正常值，严重者可8倍于正常值。主观症状有怠倦、消化不良、皮肤瘙痒等。此外，要注意齐留通与其他药物的相互作用。如齐留通可减少茶碱的清除50%，使茶碱的血药浓度升高73%。也能使华法林的血药浓度升高，导致凝血酶原时间延长，引起出血。还能增高普萘洛尔的血浓度，引起血压下降、传导抑制、心动过缓等不良反应。齐留通与以上药物合用时，必须把这些药物的剂量调整。齐留通与泼尼松、口服避孕药、地高辛及萘普生合用，没有发现相互作用。

（5）制剂：片剂，200mg、400mg。

三、其他抗变态反应药

1. 钙剂

（1）药理作用：能致密毛细血管及毛细淋巴管壁，以降低其渗透性，作用于交感神经系统可保持血管神经的紧张性而引起血管收缩；皮肤科常用作抗炎、抗过敏及镇静、止痒药。可供选用的有葡萄糖酸钙、氯化钙或戊酮酸钙静注，其中葡萄糖酸钙对组织的刺激性较小，因而应用较多。

（2）适应证：用于湿润性、瘙痒性、过敏性及血液凝集力减低的皮肤病，急性湿疹、荨麻疹、血管性水肿、血清病、紫癜、接触性皮炎、多形红斑、老年性皮肤瘙痒症等均有良好效果。

（3）用法

1）氯化钙（Calcium Chloride）：静脉注射，每次5%注射液20ml，以等量25%葡萄糖注射液稀释后缓慢注入，每分钟不得超过1～2ml。

2）葡萄糖酸钙（Calcium Gluconate）：片剂（0.5g），口服，每次0.5～2.0g，3/d；注射剂（1g/10ml），每次10ml，加等量葡萄糖溶液，缓慢静脉注射，每分钟不超过2ml；或加于5%葡萄糖注射液50～100ml中静脉滴注。对组织的刺激性较小，注射比氯化钙安全，但含钙量较氯化钙低。

3）氯化钙溴化钠注射液（痒苦乐民）：本品每支5ml含氯化钙0.1g，溴化钠0.25g。本品止痒作用比葡萄糖酸钙注射液强。主要用于皮肤瘙痒症。每次5ml，1～2/d，静脉注射。

（4）注意事项：①静脉注射时勿漏出血管外，以免引起组织坏死。②静脉注射速度宜慢。③应用强心药期间禁止注射钙剂。④氯化钙注射过快会使血钙浓度突然增高，导致兴奋心脏、导致心律失常，甚至心搏骤停。⑤静脉注射钙剂时大都有发热感。

2. 硫代硫酸钠　有抗过敏和解毒作用，用于各种过敏性疾病和某些重金属中毒。10%硫代硫酸钠10ml，每日静脉注射1次，缓慢推注。

四、糖皮质激素（Glucorticoids）

肾上腺皮质类固醇激素，即肾上腺皮质释放的类固醇激素。类固醇激素分为三种：①糖类激素，主要以氢化可的松（皮质醇）和可的松（皮质素）为代表，主要作用是调节糖、脂肪和蛋白质代谢。②盐类激素，以醛固酮为代表，主要调节水盐代谢。③性激素，主要分泌去氢异雄酮（DHEA）。其次为少量雄烯二酮和睾酮。通常所指肾上腺皮质激素，不包括后者。临床常用的皮质激素是指糖皮质激素。

（一）糖皮质激素类药物（Corticoslemids）的生理效应

（1）糖代谢。

（2）蛋白质代谢。

（3）脂肪代谢。

（4）水和电解质代谢。

（二）药理作用

1. 抑制免疫作用　使机体的免疫反应受到抑制。小剂量主要抑制细胞免疫，大剂量时则能抑制 B 细胞转化为浆细胞，使抗体生成减少。

2. 抗过敏作用　能抑制 PAF、白三烯、前列腺素、组胺、缓激肽炎性介质的产生，减轻过敏性症状。

3. 抗炎作用　①抑制中性粒细胞向炎症区域的趋化及其吞噬；②抑制前列腺素、血小板激活因子、肿瘤坏死因子和白介素 - 1 等促炎因子的释放；③抑制成纤维细胞 DNA 的合成，减少胶原纤维和间质增生，延缓肉芽组织生成。

4. 抗休克作用　①大剂量糖皮质激素可稳定溶酶体膜，阻止蛋白酶释放及心肌抑制因子的形成，阻断休克的恶性循环；②降低血管对收缩血管物质的敏感性，改善微循环；③防止血小板聚集和微血栓形成，减少 DIC 的发生；④降低心肌耗氧量，改善心功能。

5. 血液与造血系统　糖皮质激素能刺激骨髓造血功能，使红细胞和血红蛋白含量增加，大剂量可使血小板增多并提高纤维蛋白原浓度，缩短凝血时间；促使中性粒细胞数增多。

6. 消化系统　能使胃酸和胃蛋白酶分泌增多，提高食欲，促进消化，大剂量应用可诱发或加重溃疡病。

7. 骨骼　长期大量应用本类药物时可出现骨质疏松。

8. 中枢神经系统　氢化可的松可减少脑中 γ - 氨基丁酸的浓度，提高中枢的兴奋性，可引起欣快、激动、失眠，偶可诱发精神失常，促使癫痫发作。

9. 对垂体 - 肾上腺轴功能（HPA 轴）的影响　糖皮质激素的分泌有昼夜节律变化，每日上午 8 ~ 10 时为分泌高峰，以后逐渐下降，到午夜 12 时最低，这是由 ACTH 昼夜节律所引起，临床用药可随这种节律进行，即长期疗法中对某些慢性病采用隔日一次给药法，将一日或两日的总药量在隔日早晨一次给予，此时正值激素正常分泌高峰，对肾上腺皮质功能的抑制性影响较小。长期应用糖皮质激素，使 HPA 轴受到抑制，甚至引起肾上腺皮质萎缩，此时如突然停药，可引起肾上腺皮质功能不全的症状。

（三）制剂

根据糖皮质激素对下丘脑 - 垂体 - 肾上腺（HPA）轴的作用及抗炎效价，可将全身应用的糖皮质激素分为低效、中效和高效。常用的糖皮质激素制剂见表 3 - 5。

表 3 - 5　常用糖皮质激素剂量的换算、作用、半衰期及效能

药物	等效剂量（mg）	糖皮质激素作用	抗炎效价	钠潴留作用	血浆近似半衰期（min）	生物学半衰期（h）
低效						
氢化可的松	20	1	1.0	>2	90	8 ~ 12
可的松	25	0.8	2	8 ~ 12	30	8 ~ 36
中效						
泼尼松	5	4	3.5	1	60	12 ~ 36
泼尼松龙	5	4	4.0	1	200	12 ~ 36
甲泼尼龙	4	5	5.0	0	180	12 ~ 36
曲安西龙	4	5	5.0	0	300	12 ~ 36

续 表

药物	等效剂量（mg）	糖皮质激素作用	抗炎效价	钠潴留作用	血浆近似半衰期（min）	生物学半衰期（h）
高效						
倍他米松	0.6	25	30.0	0	100~300	36~54
地塞米松	0.75	25	30.0	0	100~300	36~54

（四）用法

糖皮质激素的疗程和剂量应根据疾病种类、病情轻重、治疗效果和个体差异而有所不同，一般将疗程分为几个阶段性。

1. 短、中、长程疗法

（1）短程用药（不超过1个月）：用较大剂量在较短的时间内治疗较严重的、急性、一过性皮肤病，如急性荨麻疹、血管性水肿伴喉头水肿、心脏症状或胃肠道症状等，可选用氢化可的松、地塞米松等。

（2）中程用药（2~3个月）：可分为治疗和减量阶段，适用于病程较长、伴多器官受累，皮损广泛且严重的皮肤病，如某些剥脱性皮炎、皮肤变应性血管炎、急性风湿热等。常选用泼尼松等。

（3）长程用药（6个月以上）：适用于反复发作，累及多器官严重的需长期治疗的皮肤病，如天疱疮、系统性红斑狼疮、皮肌炎、类风湿关节炎、肾病综合征、血小板减少性紫癜等。一般选用泼尼松见表3-6。

糖皮质激素给药方法见表3-7。

表3-6 糖皮质激素长程用药方法

治疗阶段	用量要足，以泼尼松为例，病情轻者用小剂量（20~30mg/d），或中等剂量（40~80mg/d），重者用大剂量（100~200mg/d）。当病情控制后，转入减量阶段
减量阶段	病程较短、症状容易控制者，减药速度可以快一些，每3~5天减1次，每次按20%递减；如病程长、症状难以控制，减药速度宜慢，每7~10天减1次，每次减10%。减量过程中病情反复者应重新加大剂量至病情控制
维持阶段	当糖皮质激素减至很小剂量（如泼尼松5~10mg/d），可维持很长时期（数月至1~2年）。如维持量已很小（如泼尼松5mg/d），可考虑逐渐停药

表3-7 糖皮质激素给药方法

分次给药法	每日剂量平均分3~4次给药，用于各种皮肤病，尤其系统性红斑狼疮和天疱疮，效果最好，但不良作用也最大
一次给药法	每日总药量于早晨6~8时一次给予。常用半衰期短的泼尼松。早晨机体分泌糖皮质激素水平最高，此时给药对HPA轴功能的抑制作用比午后给药小
不等量二次给药法	将一日剂量分两次给药，第一次用全量的3/4，于早晨8时给药，第二次用全量的1/4，于15时30分给药。效果好，不良反应也小
隔日疗法	将两天药量并为1次，于隔日早晨6~8时给予。能更有效地减少不良反应和对HPA轴功能的抑制。只适用半衰期短的泼尼松。半衰期长的难以达到隔日给药的效果

2. 糖皮质激素冲击疗法

（1）作用：糖皮质激素大剂量冲击疗法，能抑制粒细胞聚集和 T 细胞白介素 – 2 受体的表达，并能长期抑制 NK 细胞活性。

（2）适应证：主要用于抢救危重症，如过敏性休克、感染性休克、SLE 伴脑损害或严重肾脏损害，以求迅速控制病情。对常规糖皮质激素治疗效果不佳的皮肤病，如 SLE、皮肌炎、结节性多动脉炎、寻常型天疱疮、大疱性类天疱疮、顽固性坏疽性脓皮病、角层下脓疱病、重症多形红斑、中毒性表皮松解症等，也可采用。

（3）方法：甲泼尼龙琥珀酸钠 0.5 ~ 1g 加入 5% 葡萄糖溶液 150ml 静脉滴注，滴注时间应在 1h 以上，勿与利尿药合用，1/d，连续 3 ~ 5d。也可用地塞米松（150 ~ 300mg/d）静脉滴注。冲击疗法结束后，可直接停药或口服小于原剂量的泼尼松。

（4）测护：一般冲击疗法不良反应较少，但有引起过敏反应、癫痫、急性精神病和心搏骤停的报道，因此应密切进行心脏监护和监测电解质。肾功能不全及电解质紊乱者禁用。

（五）适应证

全身性应用糖皮质激素的皮肤科适应证见表 3 – 8。

表 3 – 8　全身性应用糖皮质激素的皮肤科适应证

1. 常用皮肤病　过敏性休克和血管性水肿、重型药疹、严重的蜜蜂或黄蜂蜇伤
　（1）结缔组织病：红斑狼疮（所有各亚型）、皮肌炎、混合性结缔组织病、复发性多软骨炎、嗜酸性筋膜炎
　（2）免疫性大疱性疾病：天疱疮、类天疱疮（大疱性、瘢痕性和妊娠性）、获得性大疱性表皮松解症、线状 IgA 大疱性皮病
　（3）血管炎：结节性多动脉炎、韦格纳肉芽肿病、超敏性血管炎
　（4）皮炎：慢性光化性皮炎、急性接触性皮炎、异位性皮炎、剥脱性皮炎型药疹
　（5）嗜中性皮肤病：Sweet 综合征、坏疽性脓皮病、贝赫切特综合征
　（6）妊娠疱疹
　（7）淋巴瘤（皮肤 T 细胞和 B 细胞淋巴瘤）
　（8）雄性激素过多症候群（女性）：多毛症、痤疮等
2. 其他皮肤病　泛发性扁平苔藓、结节病、急性重型荨麻疹、血管性水肿、血管瘤、脓疱型银屑病、严重痤疮（特别是囊肿性或聚合性痤疮）、斑秃（特别是全秃和普秃）、Reiter 病、结节性红斑（不常用）、红皮病型或关节病型银屑病
3. 有争议的皮肤病　用于其他类皮肤病，如多形红斑及中毒性表皮坏死松解症

（六）不良反应及其防治

1. 医源性肾上腺皮质功能亢进　一般应用相当于泼尼松 20mg/d，持续时间在 1 个月以上即可出现库欣综合征的临床表现。

2. 诱发和加重感染　长期大剂量应用糖皮质激素可诱发和加重感染。

3. 消化系统并发症　可并发或加重胃、十二指肠溃疡甚至导致穿孔和出血。危险度系数 ≥2 的患者，可考虑给予 H_2 受体拮抗药或质子泵抑制药治疗。

4. 糖皮质激素性肌病　特别是氟化糖皮质激素，如地塞米松，可诱发肌病，主要累及肢体近端肌肉及肩和骨盆肌肉。

5. 代谢异常　检测电解质，脂质，血糖（基线；治疗后早点复查；每年 1 次；如果有

糖尿病、高脂血症等高危因素则应加强监控)。

6. 骨质疏松 长期服用可引起骨质疏松甚至骨折，骨缺血性坏死。骨密度测量（基线；如果早期已做过骨预防可每年 1 次）指导饮食、锻炼和其他措施，补充钙和维生素 D。

7. 精神异常 失眠、神经质、情绪异常、甚至抑郁、狂躁或精神分裂症或有自杀倾向。

8. 心血管系统并发症 钠、水潴留和血脂升高可引起高血压和动脉粥样硬化。

9. 皮肤 可出现痤疮、伤口延迟愈合、膨胀纹、多毛症，局部注射可引起皮下脂肪萎缩。

10. HPA 抑制 早上一次服用，最好隔日一次泼尼松低于 3mg/d 减量时测 8 时血清氢化可的松含量。如果 <10μg/dl，每 1~2 个月重复测量，并保持低剂量泼尼松治疗直到基线氢化可的松量恢复正常。

各种糖皮质激素的不良反应比较见表 3 - 9。

表 3 - 9 各种糖皮质激素的不良反应比较

种类	水钠潴留	排钾	高血压	精神反应	食欲、体重增加	消化性溃疡	紫癜	多毛	满月脸	痤疮	骨质疏松	糖尿病	感染	肾上腺皮质萎缩
可的松	++ ++	++ +	++	++ +	++	+	+++	++	+++	++	+	+++	+++	+++
氢化可的松	++	++	+	+	++	+		+	++	++	+			+++
泼尼松	+	+	+	+	++	+++	+++	++	+++		+++	+++ ++	+++	+++
泼尼松龙	++	+	++	++	++	+++	+++	++	+++		+++	+++ ++	+++	+++
甲泼尼龙	+	+	+	+	+						+++	+++	+++	+++
曲安西龙	-	++		+	-	+++	+++	+++	+++ ++	+++	+++ ++		+++	+++
地塞米松	+	+	+	++ ++	++ ++	++ ++	++	++ ++	++		+	+++	+++	+++
倍他米松	+	++ ++	++ ++		++ ++	++ ++	++							

（七）停药反应

肾上腺每日的生理分泌量约 20mg（约相当每日 5mg 泼尼松）。短期大剂量泼尼松（小于或等于 2 周）不要求逐渐减量，下丘脑 - 垂体 - 肾上腺（HPA）轴功能可迅速恢复。长期治疗的患者，一旦剂量达到每日 7.5mg，减量要缓慢，以让下丘脑 - 垂体 - 肾上腺轴恢复，如每月递减 1.0~2.5mg。

1. 医源性肾上腺皮质功能不全 长期应用的患者，减量过快或突然停药时，可引起肾上腺皮质萎缩和功能不全。这是由于反馈性抑制垂体 - 肾上腺皮质轴所致。

2. 反跳现象 其发生原因可能是患者对激素产生了依赖性或病情尚未完全控制，突然停药或减量过快而致原病复发或恶化。

五、皮肤科常用抗生素

可供系统性应用的抗生素（Antibiotics）很多，常用于：①皮肤或软组织球菌感染性疾病，如脓疱疮、毛囊炎、疖、丹毒、蜂窝织炎；②杆菌感染性疾病，如结核、麻风和非结核性分枝杆菌感染；③性传播疾病，如淋病、梅毒、软下疳和非淋菌性尿道炎；④正常菌群过度生长引起的疾病，如寻常性痤疮。皮肤科常用抗生素的抗菌谱、作用机制、主要适应证和不良反应见表3-10。

表3-10 抗生素在皮肤科的应用简表

	作用机制	常用药物	抗菌谱	适应证	不良反应
青霉素类	抑制细胞壁合成（杀菌）	青霉素 氨苄西林 阿莫西林 苯唑西林（新青霉素Ⅱ） 长效青霉素	G^+ 菌，螺旋体 G^-（淋球菌）、放线菌	原发性或继发性皮肤感染，淋病，梅毒，雅司，炭疽，放线菌病，丹毒，蜂窝织炎	过敏反应
头孢菌素类	抑制细胞壁合成（杀菌）	头孢氨苄（1代） 头孢呋辛（2代） 头孢曲松（3代） 头孢克肟（3代） 头孢吡肟（4代）	G^+ 菌，部分 G^- 菌，螺旋体	原发性或继发性皮肤感染，淋病，梅毒，雅司，炭疽，阿弗他溃疡	过敏反应
氨基糖苷类	阻碍细菌蛋白合成，杀菌药，对静止期细菌亦有较强作用	链霉素	结核杆菌 G^-，G^+	皮肤结核，皮肤腹股沟肉芽肿，放线菌病	第Ⅷ对脑神经损害（耳鸣、耳聋）
		庆大霉素	G^- 杆菌，包括铜绿假单胞菌金黄色葡萄球菌	金黄色葡萄球菌感染，铜绿假单胞菌感染	耳、肾毒性
		妥布霉素	G^- 菌，尤其铜绿假单胞菌		耳、肾毒性
		阿米卡星	同庆大霉素，活性相对高，对铜绿假单胞菌更强		耳、肾毒性
		大观霉素	淋球菌	淋病	罕见，眩晕，发热

续表

	作用机制	常用药物	抗菌谱	适应证	不良反应
大环内酯类	抑制细菌蛋白质合成，抑制白细胞趋化	红霉素 罗红霉素 克拉霉素 阿奇霉素	G^+菌，支原体，衣原体，淋球菌，杜克雷嗜血杆菌	脓皮病，痤疮，支原体、衣原体感染，软下疳，腹股沟肉芽肿，红癣，淋病，前列腺炎	胆汁淤积性黄疸，胃部不适
四环素类	抑制细菌蛋白质合成，抑制中性粒细胞趋化，抑制痤疮杆菌和抗炎	四环素 米诺环素 多西环素	G^+和G^-菌，支原体，衣原体，立克次体，螺旋体，放线菌，海鱼分枝杆菌	痤疮，支原体、衣原体、立克次体感染，放线菌 海鱼分枝杆菌病、莱姆病、酒渣鼻、口周皮炎、大疱性类天疱疮、瘢痕性类天疱疮、掌跖脓疱病、坏疽性脓皮病、嗜酸性脓疱性毛囊炎、颜面播散性粟粒性狼疮、色素性痒疹、结节性脂膜炎、急性苔藓样痘疮样糠疹	光敏，色素沉着，眩晕（米诺环素），致畸（孕妇禁用），抑制儿童骨生长，致黄牙，8岁以下儿童禁用
磺胺类	干扰细菌、叶酸代谢	复方磺胺甲噁唑 柳氮磺胺吡啶	G^+和G^-菌、衣原体，奴卡菌	脓皮病，痤疮，软下疳，奴卡菌感染，角层下脓疱病，白色萎缩，坏疽性脓皮病，关节病型银屑病，疱疹样皮炎，系统性硬皮病	过敏反应、光敏感、肝损害，肾损害，药疹，孕妇禁用
喹诺酮类	抑制细菌DNA螺旋酶	环丙沙星 氧氟沙星 司巴沙星 莫昔沙星	G^+和G^-菌，衣原体，支原体，厌氧菌（莫昔沙星）	脓皮病，衣原体、支原体感染	胃肠不适

六、抗病毒药

（一）病毒生物特征

病毒专性寄生于细胞内，其复制主要依赖于宿主细胞的合成过程。病毒的复制主要包括：①吸附和穿入敏感的宿主细胞；②病毒核酸脱衣壳；③早期合成，调控蛋白的合成，如核酸聚合酶；④RNA或DNA的合成；⑤晚期合成，结构蛋白的合成；⑥病毒颗粒的组装及从细胞中释放。抗病毒药可以作用于这些步骤中的任何一步（图3-1）。

（二）抗病毒药作用机制

（1）阻止病毒吸附于细胞表面的受体，使病毒不能侵入细胞内。

（2）阻止病毒进入细胞内。

（3）抑制病毒生物合成，如阿昔洛韦，竞争DNA多聚酶，抑制病毒DNA的合成。

（4）抑制病毒的释放或增强机体的抗病毒作用，如干扰素等。

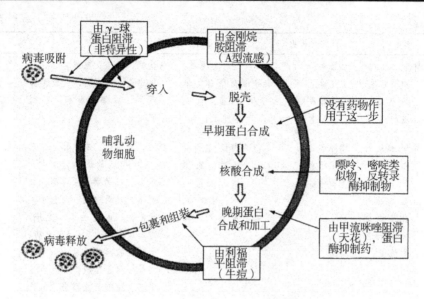

图 3-1　抗病毒药作用的主要部位

（三）常用抗病毒药物

1. 阿昔洛韦（Acyclovir，ACV）　又称无环鸟苷，是无环鸟嘌呤的衍生物。

（1）作用机制：在细胞内鸟苷酸激酶和鸟苷二磷酸激酶作用下，ACV 形成三磷酸 ACV。后者能抑制病毒 DNA 多聚酶的活性，是迄今最强的干扰病毒 DNA 合成的药物。

（2）适应证：主要用于治疗原发性或复发性单纯疱疹病毒（Ⅰ型和Ⅱ型）、水痘-带状疱疹病毒、巨细胞病毒、EB 病毒感染、疱疹样湿疹和单纯疱疹所致的多形红斑，重症多形红斑。

（3）用法

1）口服：单纯疱疹，每次 200mg，5/d，连服 5~10d。带状疱疹，因为 ACV 口服后吸收较慢且不完全，口服后生理利用度只有 10%~20%，因此必须加大剂量至每次 800mg，5/d，才能维持抗带状疱疹病毒所需的血浆浓度。

2）静脉注射：主要用于严重的原发性生殖器疱疹、新生儿单纯疱疹、免疫功能受损者的单纯疱疹和带状疱疹。用量为 2.5~7.5mg/kg，每 8 小时 1 次，静脉滴注时间 1~2h，并充分饮水。

（4）不良反应：暂时性血清肌酐水平升高，肾功能不全者慎用或减量，婴幼儿减量。因可集聚于乳汁中，哺乳期妇女用药时应停止哺乳。因致畸、致突变作用尚未研究清楚，儿童及孕妇应慎用。其水溶性差，高浓度快速滴注或口服大剂量可析出结晶阻塞肾小管、肾小球致肾衰竭，因此应缓慢滴注。

2. 伐昔洛韦（Valaciclovir，VCV）　是阿昔洛韦的 L-缬氨酸酯，为阿昔洛韦的前体药。水溶性好，口服吸收良好，并在体内迅速转化为阿昔洛韦，血中浓度比口服阿昔洛韦高 3~5 倍，从而可提高疗效。适应证同 ACV，常用剂量首次发作生殖器疱疹国内成年人为 0.3g，2/d，饭前服用，疗程为 10d，复发生殖器疱疹疗程 5d。带状疱疹美国 FDA 推荐，1g，3/d，共 7d。伐昔洛韦治疗带状疱疹比 ACV 更理想。治疗带状疱疹在镇痛、止疱、痊愈时间比 ACV 缩短。不良反应有轻度头痛、胃部不适、腹痛和腹泻。

3. 泛昔洛韦（Famciclovir，FCV） 是喷昔洛韦的前体药，口服吸收良好，半衰期长，具有抗 VZV、HSV-Ⅰ和 HSV-Ⅱ和 EB 病毒作用。用法为 500mg，3/d，口服，常用不良反应有恶心、呕吐、腹泻和头痛。

4. 喷昔洛韦（Penciclovir，PCV） 口服吸收困难，局部应用疗效好，FDA 批准外用于生殖器疱疹。

5. 更昔洛韦（Gancilovir，GVV） 抗菌活性比 ACV 强 100 倍，毒性大，有骨髓抑制、精子减少、神经毒性，仅用于免疫缺陷的 CMV 治疗。

6. 膦甲酸钠（Foscarnet sodium，FOS） 用于 HIV 患者的 CMV 视网膜炎，AZV 性脑炎，肾毒性大，经 FDA 批准治疗对 ACV 耐药的抗 HSV 药物。

7. 干扰素（Interferon，IFN）和干扰素诱导药（Interferon Inducers） 具有抗病毒作用，对 DNA 病毒和 RNA 病毒均有抑制作用。此外，还有抗肿瘤及免疫调节作用，用于临床的干扰素有 3 种：①白细胞干扰素（α-干扰素）。②成纤维细胞干扰素（β-干扰素）。③免疫干扰素（γ-干扰素），用量一般为（1~6）×10^9U，肌内注射，每日 1 次或隔日 1 次，疗程按不同病种而定。也可做局部病灶注射或外搽。随着干扰素基因工程的研究成功，除天然产品外，用重组 DNA、DNA 克隆技术生产的高纯度干扰素已供临床应用，例如重组干扰素 α-2b（干扰素）病灶内注射治疗尖锐湿疣、DLE 和基底细胞癌。不良反应可有发热、流感样症状和肾损害。新近有报道，α-干扰素可加重或诱发银屑病。

七、抗真菌药

（一）真菌生物学特征

真菌一般分为霉菌和酵母菌两类。霉菌由菌丝构成，这些菌丝可能有或没有被隔膜隔开，可通过顶端继续生长。酵母菌是单个的真菌细胞，通常是卵圆形或圆形，通过出芽方式复制，很少通过裂殖。

（二）抗真菌药物作用机制

实验测试表明绝大多数抗真菌药物是通过在感染部位达到一定浓度来抑制真菌生长的（抑制真菌的），而少数能破坏生物体（杀菌的）。宿主抵抗力减弱时这一不同点在临床上可能就比较重要了。杀菌药治疗感染所需疗程也比抑制药短。

（三）抗真菌药物分类

主要抗真菌药包括多烯类，唑类（咪唑类和三唑类）和丙烯胺类，还有一组由多种成分构成的药物如灰黄霉素和氟胞嘧啶。这些药物可系统应用的比较少。它们的分类和作用模式总结在表 3-11 中。

表 3-11 主要抗真菌药物的分类和作用模式

类别	药物	作用模式
多烯类	两性霉素 B，制霉菌素，纳曲霉素	与真菌细胞壁中的麦角固醇结合，破坏细胞膜结构
唑类	咪唑类：皮福唑，克霉性，益康唑，酮康唑，咪康唑，硫康唑，噻康唑	通过细胞色素 P_{450} 抑制 C-14 脱甲基固醇，消耗麦角固醇

类别	药物	作用模式
	三唑类：伊曲康唑，氟康唑，Terconazole，优立康唑	
丙烯胺类	特比萘芬，萘替芬	抑制鲨烯环氧化酶，引起角鲨烯堆积
吗啉类	阿莫昔芬（Amorolfine）	抑制14还原酶和7－8－异构酶
多组分的	灰黄霉素	通过干扰细胞内微管抑制核酸合成和细胞有丝分裂
	氟胞嘧啶（5－氟胞嘧啶）	抑制DNA和RNA合成
棘白菌素类	卡泊芬净、米卡芬净、阿尼芬净	属于β－1，3－D－苯聚糖合成抑制药，该酶合成真菌细胞壁，以真菌细胞壁为靶位

（四）常用药物

1. 灰黄霉素（Griseofulvin）

（1）作用：灰黄霉素已基本为伊曲康唑、特比萘芬和氟康唑所代替。是一种窄谱抗真菌药，对皮肤癣菌有抑制作用。主要治疗头癣，该药不宜用于非皮肤癣菌感染。口服吸收后，在皮肤角质层、毛发和指（趾）甲等处保持较高浓度并与角蛋白相结合，阻止皮肤癣菌继续侵入而保护新生的细胞，待病变组织脱落，由新生的组织取代而痊愈。灰黄霉素能与微管蛋白结合，阻抑真菌细胞分裂，干扰真菌DNA的合成而抑制真菌的生长。

（2）用法：成年人治疗皮肤真菌感染，微粒体灰黄霉素500mg/d，超微粒体250～330mg/d，儿童头癣，微粒体灰黄霉素15～20mg/（kg·d），超微粒体则减半。与高脂肪饮食同时服用，可增加其吸收率和数量。不良反应可有胃肠道反应、头晕、光敏性药疹、白细胞减少及肝损害。

2. 两性霉素B（Amphotericin B，Amb）/两性霉素B脂质体（Lipsomal Amb，L－Amb）

（1）作用：本品能与真菌细胞膜的麦角固醇相结合，在膜上形成微孔而改变膜的通透性，引起细胞内容物外漏，导致真菌死亡。此药对多种深部真菌，如隐球菌、白色念珠菌、皮炎芽生菌、着色真菌、荚膜组织胞浆菌等均有强抑制作用，但对皮肤癣菌无效。该药不良反应大，可有寒战、发热、胃肠道反应、眩晕、肾损害和低血钾等。

（2）用法：首次剂量为每日1～5mg，每日增加5mg，最后达治疗量每日0.75～1mg/kg，每日或隔日1次。由于刺激性大，使用时应配成较低浓度（每毫升内的含量应低于0.1mg），缓慢静脉滴注（需4～6h）。L－Amb保持了抗菌活性，减少了肝、肾毒性。起始剂量1mg/（kg·d），逐渐增至3～5mg/（kg·d）。可用于治疗烟曲霉和黄曲霉引起的肺曲霉病。

3. 制霉菌素（Nystatine）

（1）作用：抗菌作用机制与两性霉素B相同。对白色念珠菌和隐球菌有抑制作用。因毒性强，不能注射。口服难吸收，可用于治疗消化道白色念珠菌病。

（2）用法：剂量为成年人每日200万U，分3～4次服用，儿童每日5万～10万U/kg，不良反应可有轻微胃肠道反应。制霉菌素混悬剂（每毫升含10万U）和软膏（每克含10万～20万U）可外用治疗皮肤、黏膜念珠菌。

4. 氟胞嘧啶（Fluorocytosine）

（1）作用：该药能选择性进入真菌细胞内，在胞核嘧啶脱氨酶的作用下转化为 5 - 氟尿嘧啶（5 - FU），干扰真菌核酸合成而发挥抗真菌作用。

（2）用法：常用剂量为每日 50 ~ 150mg/kg，分 3 次口服。主要用于念珠菌病、隐球菌病、着色真菌病。该药与两性霉素 B 联合应用可减少抗药性的发生率。不良反应可有恶心、食欲减退、白细胞及血小板减少和肾损害。可致畸胎，孕妇慎用。

5. 唑类药物 人工合成的广谱抗真菌药，对酵母菌及丝状真菌，如念珠菌、隐球菌、曲霉菌及皮肤癣菌等均有抑制作用。其抑菌机制是通过抑制细胞色素 P_{450} 依赖酶（羊毛甾醇 14 - 去甲基酶）而强力抑制真菌细胞的麦角固醇合成，结果引起麦角固醇缺乏，细胞生长受到抑制，而发挥抑菌作用。临床常用的有以下几种。

（1）克霉唑（Clotrimazole）：广谱抗真菌剂，1% ~ 5% 霜剂、软膏外用治疗皮肤癣菌病和皮肤念珠菌病。

（2）咪康唑（Miconazole）：2% 乳膏、酊剂用于皮肤真菌病及甲真菌病。唑类药物对真菌皆有效，对 G^+ 球菌高度敏感，对炭疽菌有效。

（3）益康唑（Econazole）：为苯乙基咪唑衍生物。对皮肤癣菌、酵母菌、双相型真菌及革兰阳性菌等均有杀菌和抑菌作用。目前主要有 1% 软膏、霜剂、酊剂外用治疗皮肤癣菌病和阴道念珠菌感染。

（4）酮康唑（Ketoconazole）

1）作用：是一种咪唑类广谱抗真菌药，对念珠菌属、新型隐球菌、粗球孢子菌、组织胞浆菌、小孢子菌属、毛癣菌属及絮状表皮癣菌等有抑制使用，其作用机制除干扰麦角固醇的合成外，还能影响真菌细胞的三磷酸甘油酯和磷脂的合成，抑制真菌细胞氧化和氧化酶系统的活性。

2）用法：每日口服 200 ~ 400mg，疗程随不同的疾病而异。不良反应可有恶心、眩晕。肝毒性是最严重的不良反应，发生率 1/53 ~ 1/24，常在治疗后 2 周出现。由于它对肝的毒性，使其在全身应用方面受限。

（5）伊曲康唑（Itraconazole）：是一种三唑类高效广谱抗真菌药，有高度亲脂性、亲角质性的特点。能高度选择性地作用于真菌细胞色素 P_{450} 依赖酶（羊毛甾醇 14 - 去甲基酶），致使 14 - 甲基甾醇聚积，使真菌细胞内的麦角固醇不能合成，导致真菌细胞膜损伤，而使真菌细胞死亡。

伊曲康唑用于治疗皮肤黏膜和内脏真菌感染，有抗皮肤癣菌（毛癣菌、小孢子菌、絮状表皮菌）、酵母菌（新型隐球菌、念珠菌、马拉色菌）、曲霉、孢子丝菌、暗色丝孢霉、着色芽生菌病、组织胞浆菌、巴西副球孢子菌的活性。用法见表 3 - 12。

表 3 - 12 伊曲康唑治疗甲真菌病及皮肤/黏膜真菌感染推荐方案

适应证	治疗（冲击）剂量
甲真菌病	每月服药 1 周（200mg，每日 2 次 ×7d）停药 3 周为 1 个疗程，指甲 2 个疗程，趾甲 3 个疗程
皮肤真菌病（体癣、股癣手癣、足癣）	200mg，每日 1 次 ×7d

适应证	治疗（冲击）剂量
皮肤念珠菌病、马拉色菌毛囊炎、慢性念珠菌性龟头炎、急性或慢性念珠菌性阴道炎	200mg，每日2次×1d 或200mg，每日1次×3d
真菌性角膜炎	200mg，每日1次×21d
口腔念珠菌病	200mg，每日1次×7d 或100mg，每日1次×15d
深部真菌病	孢子丝菌病，200mg/d，3~6个月
	侵袭曲霉感染，200~400mg/d，3~4个月
	系统性念珠菌感染，200mg/d，1个月

注：高度角化区和掌跖部癣需采用200mg×7d。

（6）氟康唑（Fluconazole）：是一种可溶于水的新型三唑类广谱抗真菌药，半衰期长（17~30h），有口服或静脉注射。不经肝脏代谢，90%以上由肾脏排出，易通过血-脑障碍，故对深部真菌及中枢神经系统真菌感染及抢救时，可选用。不良反应有胃肠反应、中毒性皮炎、精神神经症状，但均甚轻微，少数可引起肝炎或肝功能异常。用法见表3-13。

表3-13　氟康唑用法

系统性念珠菌病	肺、泌尿系统感染，100~200mg/d，10~20d
	播散性感染，200~400mg/d，20d以上
咽部念珠菌病	50mg/d，7~14d
支气管、尿道、食管念珠菌病	50mg/d，14~30d
难治黏膜念珠菌病	100mg/d
阴道念珠菌病	单剂量150mg
皮肤浅表真菌感染	150mg，每周1次，或50mg/d，疗程2~4周，足癣3~6周
花斑癣	50mg/d，2~4周，或150mg，每周1次，共4周
甲真菌病	150mg，每周1次或100mg，每周2次；指甲真菌病疗程为20周，趾甲真菌病则为24~40周
隐球菌脑膜炎	用于该病治疗的巩固期，即在两性霉素B或再加上氟胞嘧啶治疗2周后，用氟康唑400mg/d，8周

6. 特比萘芬（terbinafine）　属第二代丙烯胺类抗真菌药，抗菌谱广。对皮肤癣菌、丝状菌（如曲菌、毛霉菌）、双相型真菌（如申克孢子菌）均有活性。其作用机制是抑制真菌细胞膜上麦角固醇合成步骤中所需的角鲨烯环氧化酶而达到杀灭和抑制真菌的双重作用。

该药肝中代谢，不影响细胞色素 P_{450} 依赖酶，故对分泌激素或其他药物代谢无影响。口服吸收好，作用快，且有较高的亲角质细胞浓度。治疗甲癣和角化过度型手癣疗效好，对念珠菌及酵母菌效果差（表3-14）。

表3-14 特比萘芬使用方法

体股癣	250mg，1/d，连服1周
手足癣	250mg，1/d，连服1~2周
甲真菌病	250mg，1/d，指甲真菌病6周，趾甲真菌病12周
儿童头癣	体重<20kg，每日62.5mg；体重20~40kg，每日125mg 体重>40kg，每日250mg，均为一次日服，连用4~8周
深部真菌病	孢子丝菌病每日250mg，3个月以上；着色霉菌病每日250mg，3个月以上；叠瓦癣每日250mg，4；烟曲霉病500mg/d，3个月；对暗色丝孢霉病有效
1%特比萘芬霜	皮肤癣菌病、酵母样菌、念珠菌病、花斑癣

7. 碘化钾（Potassium iodide）

（1）作用：能促进淋巴管型的孢子丝菌病、晚期梅毒的肉芽肿溶解和吸收。可作为孢子丝菌病和皮肤藻菌的首选药，或作为脓癣、芽生菌病、着色真菌病和放线菌的备选药。

（2）用法：成年人用量开始为每日1~2g，逐渐增加至每日3~6g，最高量每日9~12g，分3~4次饭后服用，小儿每日25~50mg/kg，临床治愈后，继续服1~2个月。该药可影响免疫系统，抑制中性粒细胞的趋化和氧自由基的产生，并可使肥大细胞释放肝素，抑制迟发性变态反应故用来治疗血管炎性皮肤病或红斑性皮肤病，如多形红斑、结节性红斑、结节性血管炎、Sweet病、亚急性结节性游走性脂膜炎。不良反应有消化道黏膜刺激症状，碘过敏者表现为重感冒症状。孕妇、甲状腺肿大、疱疹样皮炎者禁用。

八、维生素类

1. 维生素A 能调节人体皮肤的角化过程，当维生素A缺乏时表现皮肤干燥、毛周角化、眼干燥及角膜角化，如蟾皮病。常用维生素A丸2.5万~5万U，3/d，口服。维生素A过量可出现中毒反应，如头痛、恶心、疲乏、毛发脱落、皮肤干燥及脱屑症状加重、肝大和血清转氨酶增高。

2. β-胡萝卜素 是维生素A的前体物质，存在植物、绿叶、萝卜、番茄、南瓜及肉类中，可吸收360~600nm的可见光谱，抑制光激发卟啉所产生的氧自由基，且具有光屏障作用。用于多形性日光疹红细胞生成原卟啉症、DLE、皮肌炎的皮肤损害，成年人150~200mg/d，分3~4次服。

3. 维生素C 具有降低毛细血管通透性，减少渗出的作用。此外还具有增强机体的抗病能力和解毒作用，常用于变态反应性皮肤病、坏血病、过敏性紫癜、色素性紫癜性皮病、色素性皮肤病、黄褐斑、皮肤黑变病、外伤炎症和痤疮后色素沉着，口服0.1~0.3g，3/d。

4. 维生素K 参与凝血因子合成，缺乏时影响凝血过程，导致出血，用于紫癜性皮肤病、皮肤瘙痒症和慢性荨麻疹，口服4g，2~3/d。

5. 维生素B$_1$ 维持心脏、神经、胃肠功能所必需。皮肤科用于麻风所致的神经炎、股外侧皮神经炎、带状疱疹及其后遗神经痛、静脉曲张性溃疡、阿弗他口炎、脂溢性皮炎，口服5~10mg，3/d。

6. 维生素B$_2$ 缺乏见于口角炎、舌炎、唇炎、眼结膜炎和阴囊炎。用于维生素B$_2$缺乏症，皮肤黏膜念珠菌病的辅助治疗，亦用于脱屑性红皮病、寻常痤疮、脂溢性皮炎。剂量

5mg，3/d。

7. 烟酸 烟酸和烟酰胺统称为维生素 PP（维生素 B_3），烟酸需转变为烟酰胺而发挥作用。烟酸缺乏病、皮肤瘙痒症、光敏性皮肤、大疱性类天疱疮、硬皮病、白癜风、多形红斑，口服 50～200mg，3/d。

8. 维生素 B_6 用于脂溢性皮炎、脂溢性脱发、痤疮、酒渣鼻。防止服用异烟肼引起周围神经炎等，口服 10mg，3/d。

9. 泛酸 能促进一切细胞发育，用于白癜风、斑秃、女阴瘙痒、痒疹、白发。口服，10～20mg，3/d。

10. 叶酸 用于口腔溃疡、放射性皮炎、白癜风、银屑病、硬皮病，当使用叶酸拮抗药 MTX 过量时，用亚叶酸钙肌内注射解毒，口服 5～20mg，3/d，肌内注射，15mg，1/d。

11. 维生素 B_{12} 用于带状疱疹、银屑病、扁平苔藓、日光性皮炎、先天性鱼鳞病样红皮病、扁平疣、贝赫切特综合征、麻风反应、过敏性紫癜。成年人 0.025～0.1mg/d，或隔日 0.05～0.2mg，肌内注射。

12. 维生素 B_4 用于免疫抑制药或放疗所致白细胞减少症，尤其急性粒细胞减少症，口服，10～25mg，3/d，肌内注射 20～60mg/d。

13. 芦丁（维生素 P） 降低毛细血管通透性，抑制过敏反应和抗炎作用。用于过敏性紫癜、色素性紫癜性皮病、类银屑病、湿疹、下肢静脉曲张综合征，口服 20～40mg，3/d。

14. 维生素 E

（1）作用：有抗氧化作用，可使维生素 A 不被氧化破坏，还可抑制生物膜中脂质氧化过程而有一定的抗衰老作用。大剂量可抑制胶原酶的活性，用于大疱性表皮松解症的治疗；维生素 E 能改善结缔组织的代谢，可作为皮肌炎、红斑狼疮及硬皮病的辅助治疗药物；该药还可减轻毛细血管的脆性，减少渗出，改善微循环而用于冻疮、多形红斑、紫癜、血管炎及雷诺病。

（2）用法：一般用量 10～20mg，3/d，口服。大剂量为 100～200mg，3/d，口服。不良反应可有轻度恶心，大量长期应用可致血脂升高，妇女可引起月经失调。

九、免疫抑制药

1. 硫唑嘌呤（Azathioprine，AZP）

（1）作用：机制是抑制淋巴细胞的增殖，对 T 淋巴细胞的抑制作用较强，较小剂量即可抑制细胞免疫，抑制 B 细胞的剂量要比抑制 T 细胞的剂量大得多。适应证为天疱疮、大疱性类天疱疮、SLE、皮肌炎、硬皮病、多发性肌炎、贝赫切特综合征、光线性类网织细胞增生症、血管炎、慢性湿疹，其他还有治疗银屑病、多形红斑、暴发性痤疮、复发性多软骨炎、毛发红糠疹、结节病、妊娠疱疹的报道。对慢性肾炎其疗效不及环磷酰胺。

（2）用法：常用剂量每日 1～3mg/kg，分 3 次口服，成年人通常每日 50～150mg，儿童 1～3mg/（kg·d）。用药 12～16 周仍无效者应停药。用药剂量不宜过大，不超过 150mg/d，用药时间不要超过 3～4 年。用药前后监测血象、肝肾功能。不良反应有骨髓抑制、胃肠道反应、AZP 超敏反应、致畸，诱发癌症。

2. 环孢素（Cyclosporin，CyA）

（1）作用：作用机制主要抑制 T 细胞功能，抑制其分泌白介素及 IFN 等，抑制 NK 细胞的杀伤活力。皮肤科用于治疗皮肌炎、多发性肌炎、系统性红斑狼疮、类风湿关节炎、泛发性扁平苔藓、银屑病、特应性皮炎、大疱性类天疱疮、坏疽性脓皮病、寻常型天疱疮。还可用于普秃、雄激素脱发、蕈样肉芽肿、Sezary 综合征、鱼鳞病、Sweet 病、复发性多软骨炎等。

（2）用法：开始剂量为每日 2.5 ~ 3.5mg/kg，分 1 ~ 2 次口服，如用 4 ~ 8 周仍无效，可逐渐增量，直至 5mg/kg，常见不良反应有肝肾毒性、神经系统损害、高血压、牙龈增生、继发感染和致癌。哺乳期妇女应避免使用。

3. 环磷酰胺（Cyclophosphamide, cytoxan, CTX）

（1）作用：CTX 对 B 细胞的作用更显著，但实际上对受抗原刺激进入分裂时的 B 细胞和 T 细胞有相等的作用，对体液免疫和细胞免疫均有抑制作用。CTX 还有抗炎作用，因其干扰细胞的增殖，部分是直接的抗炎作用。CTX 对淋巴细胞作用快，给药后 6 ~ 8h 起作用。主要用于狼疮肾炎、系统性红斑狼疮、狼疮脑病、类风湿关节炎、难治性 DLE 和 SCLE、皮肌炎、多发性肌炎、天疱疮和类天疱疮、特发性血小板减少性紫癜、贝赫切特综合征、恶性淋巴瘤和组织细胞增生症。

（2）用法：口服用量为每日 0.5 ~ 1mg/kg，为减少对膀胱的毒性，应全天大量饮水和清晨服药。静脉注射法，每次 200mg，隔日 1 次，疗效较口服好。冲击法，用 8 ~ 12mg/kg（首次 8mg/kg），加入 10% 葡萄糖水或生理盐水中静脉滴注。每周 1 次，或连用 2d，每 2 周 1 次；也可每次 1 000mg，每 3 ~ 4 周 1 次。冲击法比常规疗法疗效更快，不良反应少。滴注时间均应超过 1h。冲击前静脉缓慢注射昂丹司琼 8mg，可预防恶心呕吐，并大量饮水或补液。定期查血象和肝肾功能。

（3）不良反应：CTX 主要不良反应为骨髓抑制、恶心、呕吐、脱发、出血性膀胱炎、迟发性膀胱纤维化、膀胱癌、肺癌、部分或完全不育，主要是对女性生殖腺的抑制，致畸。一般认为 CTX 总量应 ≤150mg/（kg·d），然而，CTX 积累 > 30 ~ 100g 才会有致癌作用。

4. 甲氨蝶呤（Methotrexate, MTX）

（1）作用：MTX 为叶酸拮抗药，对体液免疫的抑制作用似较对细胞免疫作用为强。MTX 有很强的抗炎作用，其抗炎作用部分是由于抑制细胞增殖的结果，部分是能抑制对组胺等炎症介质的反应。皮肤科适应证为银屑病、Reiter 病、类风湿关节炎、鞘内注射治疗狼疮脑病、毛发红糠疹、鱼鳞病样红皮病、角化棘皮瘤、蕈样肉芽肿、Sezary 病、淋巴瘤样丘疹病、寻常型天疱疮、落叶型天疱疮、皮肌炎、SLE（关节炎、皮疹、发热、浆膜炎）、皮肤型结节性多动脉炎、结节病、急性痘疮样苔藓样糠疹、贝赫切特综合征、Wegener 肉芽肿、荨麻疹。

（2）用法：治疗银屑病有 2 种治疗方案：①分次口服法，每次口服 2.5 ~ 5.0mg，每12 小时 1 次，每周连服 3d。②单次口服法和胃肠道外给药法，每周 1 次口服 7.5 ~ 25mg，或每 7.5 ~ 20mg 一次肌内注射。前者间歇给药比后者每日给药可减少药物毒性。

作为免疫抑制药，可每周口服 10 ~ 15mg，亦可用 15 ~ 20mg 静脉或肌内注射，每周1 次。SLE 关节炎、浆膜炎每周 7.5 ~ 15mg，一次口服；贝赫切特综合征每周 15 ~ 20mg；皮肌炎/多发性肌炎 7.5 ~ 25mg，静脉注射，每 50 天 1 次。治疗结缔组织病起效时间为 4 ~8 周，注射给药起效迅速，常于 1 ~ 2d 见效。

（3）不良反应：主要有胃肠道反应（呕吐）、骨髓抑制、肝毒性，少数可引起慢性纤维化间质性肺炎、肝纤维化和肝癌。总量＞1 500mg 时，肝纤维化率 1/1 000。常用 MTX 24h 内再给甲酰四氢叶酸可对抗 MTX 毒性，但几乎不影响其免疫抑制作用。

5. 霉酚酸酯（Mycophenolate Mofetil，MMF）

（1）作用：为一嘌呤合成抑制药，阻断淋巴细胞鸟嘌呤核苷酸（GMP）的合成，使 DNA 合成受阻，从而抑制 T 淋巴细胞和 B 淋巴细胞的增殖反应，抑制 B 细胞抗体形成和细胞毒 T 细胞的分化。适用于移植的排斥反应、狼疮性肾炎、寻常型天疱疮、大疱性类天疱疮、皮肌炎、银屑病、结节性脂膜炎等。

（2）用法：常用量为每日 1.0～2.0g，单用时每日 1.5～2.0g，大多数患者即有效。不良反应主要有恶心、呕吐、腹泻、白细胞减少、尿频。偶有高血尿酸、高血钾、肌痛和嗜睡。妊娠期、哺乳期禁用。儿童应避免用药。

6. 他克莫司（Tacrolimus）　又名 FK506，是一种强效免疫抑制药，其效力比环孢素强 10～100 倍。

（1）作用：①抑制淋巴细胞增殖。②抑制 Ca^{2+} 依赖性 T 和 B 淋巴细胞的活化。③抑制 T 细胞依赖的 B 细胞产生免疫球蛋白的能力。④预防及治疗器官移植时的免疫排斥反应。⑤对多种实验性自身免疫性疾病具有治疗作用。

用于肝移植、系统性红斑狼疮、银屑病、贝赫切特综合征、坏疽性脓皮病、类风湿关节炎、移植物抗宿主病等。

（2）用法：胶囊，1mg、5mg。注射液，每支 5mg（1ml），用时稀释在 5% 葡萄糖溶液或生理盐水中缓慢静脉滴注。主要不良反应有：①静脉注射 FK506 发生神经毒性，轻者可出现头痛、震颤、失眠、畏光、感觉迟钝等，重者可出现运动不能、缄默症、癫痫发作、脑病等；②可发生急性和慢性肾毒性；③FK506 对胰岛细胞具有毒性作用，可导致高血糖；④大剂量时有生殖系统毒性。

7. 来氟米特（Leflunomide，HWA486，SU101）

（1）作用：①抗炎作用：抑制炎症介质的合成及释放；抑制酪氨酸激酶活性；抑制环氧合酶的产生；抑制一氧化氮（NO）的生成；抑制与血管生成相关的内皮细胞功能；抑制中性粒细胞的趋化。②免疫抑制作用：抑制淋巴细胞的活化、增殖及分化；抑制抗体产生。用于治疗类风湿关节炎、系统性红斑狼疮、大疱性类天疱疮、干燥综合征、银屑病、Wegener 肉芽肿。

（2）用法：一般用量为每日 50～100mg 的负荷量，共 3d，之后给予每日 20mg 的维持量，给药方法为每日 1 次口服。治疗炎症性皮肤病时用 20mg，每日 1 次口服。

（3）不良反应：有乏力、头晕、胃肠道反应（厌食、恶心、呕吐、腹泻）、过敏反应（皮肤瘙痒及皮疹）、可逆性脱发、一过性转氨酶升高和白细胞下降、体重减轻等。

8. 雷公藤总苷

（1）作用：雷公藤总苷（雷公藤多苷）具有较强的抗炎、免疫抑制、免疫调节、抗炎、抗肿瘤、活血化瘀及抗生育等药理作用。能抑制炎症介质释放而发挥抗炎作用。能抑制 T 细胞功能，抑制迟发型变态反应，抑制白介素-1 的分泌，抑制分裂原及抗原刺激的 T 细胞分裂和繁殖等发挥免疫抑制作用。用于治疗 SLE、SCLE、多发性肌炎、皮肌炎、天疱疮、湿疹、带状疱疹及后遗症、银屑病、掌跖脓疱病、贝赫切特综合征、皮肤血管炎、斑秃、脂膜炎、麻风反应等。

（2）用法：每日 1～1.5mg/kg，分 2～3 次口服。对雷公藤总毒性较敏感的靶器官和组织是胃肠道、皮肤黏膜、生殖细胞和骨髓。不良反应有白细胞减少、胃肠道反应、头晕、乏力、精子活力降低、月经量减少及闭经。

十、生物反应调节药

（一）生物反应调节药分类

近年来，将一些修饰机体免疫功能的药物称为生物反应调节药（biological response modifier，BRM）。其作用包括：①增强、调节和恢复机体免疫应答的非特异活性成分，如灭活病毒或细菌、细菌脂多糖等；②干扰素或干扰素诱生剂；③胸腺激素、胸腺因子；④淋巴因子和细胞因子；⑤单克隆抗体及其交联物；⑥重新被激活的免疫活性细胞；⑦肿瘤抗原及其疫苗等。

常用生物反应调节药有胞壁酰二肽、A 型链球菌甘露聚糖、卡介苗、短小棒状杆菌菌苗、香菇多糖、云芝多糖、白云山芝多糖、银耳多糖、猪苓多糖、免疫核糖核酸、胸腺素、丙种球蛋白、植物血凝素、白细胞介素 -2、干扰素、聚肌苷酸 - 聚胞苷酸、替洛隆、左旋咪唑、异丙肌苷、黄芪、刺五加。

（二）生物反应调节药在皮肤科的应用

（1）某些免疫缺陷病，如慢性黏膜皮肤念珠菌病、Wiskott - Aldrich 综合征等。

（2）病毒、细菌、真菌等引起的急性播散性感染，如带状疱疹、麻风、结核、组织胞浆菌病等。

（3）作为恶性肿瘤的辅助治疗。

（4）作为自身免疫性疾病的辅助治疗。

（5）其他，如慢性荨麻疹、异位性皮炎等。

（三）常用药物

1. 转移因子（Tranfer Factor，TF）

（1）药理作用：转移因子是从健康人血或动物脾脏提取的多核苷酸肽，可将细胞免疫活性转移给受体以提高后者的细胞免疫功能。

（2）适应证：用于治疗先天性免疫缺陷病（特别是 Wiskott - Aldrich 综合征为首选药）、带状疱疹、白血病患者的水痘、寻常疣、扁平疣、复发性单纯疱疹、Behcet 综合征、皮肤结核、念珠菌病、麻风、SLE、硬皮病、结节病、异位性皮炎及恶性黑色素瘤等疾病。

（3）用法：皮下注射，隔日或每周 2 次，每次 1～2U，慢性病例每周 1 次，每 3 个月为 1 个疗程，一般注射在淋巴回流较丰富的上臂内侧或腹股沟下端皮下，也可将 TF 直接注射于肿瘤组织内。

（4）不良反应：可有注射处胀痛、全身不适、眩晕、短暂肾功能损害和皮疹等。制剂有注射液、粉针剂，按各厂家说明使用。

2. 胸腺素（Thymosin）

（1）药理作用：胸腺素又称胸腺肽、胸腺多肽，目前试用的主要是由小牛胸腺素纯化而得的胸腺素组分 5、胸腺肽 α - 1、胸腺五肽。胸腺素可使由骨髓产生的干细胞转变成 T 细胞，因而有增强细胞免疫功能作用，而对体液免疫的影响甚微。

（2）适应证：主要用于各种原发性和继发性 T 细胞免疫缺陷病及自身免疫性皮肤病，如 SLE、干燥综合征、Behcet 病、硬皮病、带状疱疹、扁平疣、尖锐湿疣、银屑病和顽固性口腔溃疡。

（3）用法：肌内注射，每次 2～10mg，每日或隔日 1 次。亦有口服制剂。

（4）不良反应：有发热、头晕、皮疹，注射前或停药后再次注射须做皮试。

3. 左旋咪唑（Levamisole，LMS）

（1）药理作用：左旋咪唑为四咪唑（驱虫净）的左旋体，此药可刺激 T 淋巴细胞，提高或恢复机体细胞免疫功能，亦可通过增强和激发 T 细胞的功能而恢复对 B 细胞系统的控制，调节抗体的产生。

（2）适应证：内科用于肿瘤的辅助治疗、类风湿关节炎、支气管哮喘。皮肤科用于带状疱疹、复发性单纯疱疹、寻常疣、跖疣、麻风、SLE、硬皮病、Behcet 综合征、恶性黑色素瘤等。

（3）用法：本药因每日给药可使免疫抑制或粒细胞减少，故每次 50mg，3/d，连服 3d，休息 11d。

（4）不良反应：可有恶心、呕吐和腹泻。偶可引起瘙痒和皮疹，白细胞和血小板减少。

4. 干扰素（lnterferon，IFN）　已用于临床的干扰素有三类，α-干扰素是病毒诱导白细胞产生的干扰素，β-干扰素是病毒诱导成纤维细胞产生的干扰素，γ-干扰素是病毒诱导淋巴样细胞产生的干扰素。目前大都是基因工程 DNA 重组制备的产品。

（1）药理作用：干扰素的药理作用是多方面的，包括抑制病毒繁殖、免疫调节和抗肿瘤效应。通过调动机体细胞免疫功能、促分化、抑制增殖及调控某些致癌基因表达，干扰素对迅速分裂的肿瘤细胞有选择性抑制作用。具体机制还包括防止病毒整合到细胞 DNA 中，阻止肿瘤细胞生长、转移及除去封闭抗体，促进自然杀伤（NK）和巨噬细胞的功能等。

（2）适应证：单纯疱疹、生殖器疱疹、水痘、带状疱疹、巨细胞病毒感染、艾滋病、恶性黑素瘤、淋巴瘤、卡波西肉瘤、基底细胞癌、贝赫切特综合征、尖锐湿疣、寻常疣、DLE。

美国 FDA 已批准 IFN-α-2β 和 IFN-α-n3 用于治疗尖锐湿疣，也批准了用 IFN-α-2β 治疗 AIDS 相关性卡波西肉瘤。

（3）用法

1）IFN 用量一般为：（1～5）×10⁶U，肌内注射或病灶内注射。与抗病毒药联合应用可起"协同作用"和"相加作用"。

2）IFN-α：批准使用的疾病有恶性黑色素瘤、皮肤 T 细胞淋巴瘤、艾滋病相关的卡波西肉瘤。未批准的皮肤科疾病包括表皮皮肤癌、尖锐湿疣、血管瘤。

3）IFN-β：IFN-β 已证明可用于治疗多发性硬化症。它还成功用于某些病毒感染包括生殖器疱疹、泛发性单纯疱疹和尖锐湿疣。

4）IFN-γ：批准使用的有慢性肉芽肿疾病。未获批准使用的包括恶性肿瘤（恶性黑色素瘤、上皮癌）、特应性皮炎、银屑病关节炎、贝赫切特综合征。

（4）不良反应：有发热、流感样症状、肾脏损害、转氨酶和肌酶升高、血小板和粒细胞减少、皮疹加重或诱发银屑病，大剂量应用可致低血压、心律不齐、心动过速，可通过减量、间断给药及对症治疗来处理。

（5）制剂：注射剂，每支 100 万 U、300 万 U、500 万 U。

5. 白细胞介素 -2（Interleukin -2，IL -2）

（1）药理作用：白细胞介素现已发现至少有 13 种，分别由单核 - 巨噬细胞、淋巴细胞及其他多种细胞产生。投放市场的有基因工程方法人工合成的白细胞介素 -2，其与反应细胞的白细胞介素 -2 受体结合后，可诱导 Th 细胞和 Tc 细胞增殖，激活 B 细胞产生抗体，活化巨噬细胞，增加 NK 细胞和淋巴因子活化的杀伤细胞（LAK）的活性，诱导干扰素产生。

（2）适应证：皮肤科目前已用于治疗艾滋病、恶性肿瘤（如晚期恶性黑色瘤）和麻风病。

（3）用法：静脉注射或静脉滴注，每日用药，每 1~2 周为 1 个疗程，疗程间隔 2~6 周；常用量每日皮下注射 20 万~40 万 U/m²，每周连用 4d，4 周为 1 个疗程；静脉滴注，20 万~40 万 U/m²，加入生理盐水 500ml，1/d，每周连用 4d，4 周为 1 个疗程；瘤内注射，10 万~30 万 U，每周 2 次，连用 2 周为 1 个疗程。不良反应有发热、恶心、呕吐、关节痛、皮疹、向心性水肿和症状性高血压。

（4）制剂：注射剂，每支 5 万 U、10 万 U。

6. 肿瘤坏死因子（Tumor Necrosis Factor，TNF）　TNF 是包括角朊细胞和树枝状细胞在内的多种类型细胞所产生的多肽，可导致免疫调节因子的生成，主要用于恶性肿瘤、难治性银屑病（如脓疱性银屑病）。目前使用较多的是重组人肿瘤坏死因子（rH - TNF），剂量为 $4.5 \times 10^5 U/m^2$，5d 为 1 个疗程，TNF 与其他细胞因子（如干扰素、IL -2）或药物联合应用效果更好。

免疫调节药能增强巨噬细胞及免疫活性细胞的功能，并促进体液免疫功能，提高机体免疫功能总体水平及抵御外来病原体的侵袭。

7. 卡介苗（Bacillus Calmette Guerin，BCG）

（1）药理作用：卡介苗系减毒牛型结核杆菌制成的活菌苗，目前我国采用的是冻干皮内卡介苗，0.5mg/ml，有效期为自冻于之日起为 1 年。BCG 能刺激 T 淋巴细胞增殖，继而使巨噬细胞增殖活化，提高巨噬细胞吞噬能力，Rook（1996）报道接种卡介苗有产生肿瘤坏死因子的作用。

（2）适应证：恶性黑素瘤、基底细胞癌、鳞状细胞癌和蕈样肉芽肿。

（3）用法

1）皮肤划痕：每次于划痕处滴 1~2 滴 BCG，每周 1~2 次，10~20 次为 1 个疗程。

2）病灶内注射：多用于黑素瘤，每个瘤结节注射 BCG 悬液 0.05~0.15ml，每次最多注射 4~6 个结节。

3）其他：口服 75~150mg，每周 1~2 次，1 个月后改为每周或隔周 1 次，3 个月后为每个月 1 次，直至 1 年以上。

（4）注意事项：局部注射常有红斑、硬结或发生化脓和溃疡，全身反应可有寒战、恶心、肌痛和关节痛。

（5）制剂：注射剂，每支 0.5mg。

8. 香菇多糖（Lentinan，香菇糖，能治难，瘤停能，LC -33）

（1）药理作用：本品为香菇子实体提取的多糖（高分子葡聚糖），分子量约 50 万。具有免疫调节作用，增强 NK 细胞、T 细胞功能，诱导干扰素血中浓度增高。也具有一定的抗肿瘤作用。

（2）适应证：可用于各种肿瘤及慢性乙型肝炎。提高细胞免疫功能。

（3）用法：口服，成年人每次 12.5mg，每日 2 次；儿童每次 5 ~ 7.5mg，每日 2 次。静脉注射或静脉滴注，每次 2mg，每周 1 次。一般 3 个月为 1 个疗程。

（4）注意事项：不良反应发生率较低，偶见胸闷、休克、皮疹、恶心、呕吐等。停药后即可消失。

（5）制剂：注射剂，每瓶 1mg。

9. 免疫核糖核酸（Immune RNA，免疫核酸，iRNA）

（1）药理作用：免疫核糖核酸（iRNA）亦存在于淋巴细胞中，其分子量（13 500）较转移因子（TF）大，可以用人肿瘤组织免疫的羊或其他动物的脾脏、淋巴结提取（也可从正常人周围血白细胞和脾血白细胞中提取）。它使未致敏的淋巴细胞转变为免疫活性细胞。由于 iRNA 具有一定的特异性，且不受动物种属的影响，又不存在输注免疫活性细胞的配型及排斥问题，所以受到广泛重视。

（2）适应证：临床适应证与转移因子相似。肿瘤和慢性肝炎。

（3）用法：皮下注射，每次 1 ~ 2mg，腋下淋巴结周围注射，每周 2 ~ 3 次，3 个月为 1 个疗程。

（4）制剂：粉针剂，每支 3mg（相当于 1g 白细胞所含的核糖核酸）。注射液，正常人周围血白细胞 iRNA，每支含量 3mg，正常人脾血白细胞 iRNA，每支含量 2mg。

10. 丙种球蛋白（γ - Globulin） 按其来源可分为两种，一为健康人静脉血来源的人血丙种球蛋白（Human Normal Immunoglobulin），另一种为胎盘血来源的丙种球蛋白。胎盘球蛋白因丙种球蛋白含量以及纯度均较低，其用量应相应增大。

（1）药理作用：含有健康人群血清具有的各种抗体，因而有增强机体抵抗力及预防感染的作用。

（2）适应证：主要用于免疫缺陷病及传染性肝炎、麻疹、水痘、腮腺炎、带状疱疹等病毒感染和细菌感染的防治，也可用于哮喘、过敏性鼻炎、湿疹等内源性过敏性疾病。

（3）用法：肌内注射，人血丙种球蛋白，预防麻疹，0.05 ~ 0.15ml/kg；预防甲型肝炎，0.05 ~ 0.1ml/kg。用于内源性过敏性疾病，每次 10ml（含量 10% 者），3 周内注射 2 次。人胎盘球蛋白每次 6 ~ 9ml。

（4）注意事项

1）除专供静脉注射用的制剂外，一般制剂不可静脉注射。

2）注射大量时可见局部疼痛和暂时性体温升高。

（5）制剂：注射剂，每支 0.3g/3ml、0.5g/5ml。

11. 静脉滴注免疫球蛋白（Intravenous Immunoglobulin，IVIg） 1970 年，伴随血浆分离技术的发展出现静脉用免疫球蛋白制剂。IVIg 从 3 000 ~ 50 000 名供者的混合血浆标本中制备，以达到最广谱的抗体，它包含高水平的 IgG（ > 95%），IgA 和 IgM 很少，健康者 IgG 的半衰期为 18 ~ 23d。静脉用免疫球蛋白近年来被广泛地用于多种皮肤病的治疗，并取得良好的疗效。

（1）药理作用：其作用机制与抑制抗体产生、加速抗体代谢、自身抗体的中和作用、中和补体、干扰抗体依赖性细胞介导的细胞毒作用，以及影响 T 细胞活化，恢复 Th_1/Th_2 细胞平衡，抑制细胞黏附、细胞增殖和凋亡的调节，影响糖皮质激素受体敏感性有关。

（2）适应证：①红斑狼疮，狼疮性肾炎；②皮肌炎和多发性肌炎；③天疱疮、大疱性类天疱疮、线状 IgA 大疱皮病；④获得性大疱性表皮松解症；⑤川崎病和 Guillain - Barre 综合征；⑥自身免疫性慢性荨麻疹；⑦中毒性表皮坏死松解症（TEN），能阻滞由 Fas - Fasl 交互作用所引起的角质形成细胞死亡；⑧其他皮肤病，如坏疽性脓皮病和硬化性黏液水肿。

（3）用法：0.4g/（kg·d），静脉滴注，连用 3~5d，必要时 2~4 周重复 1 次。

（4）注意事项

1）IVIg 不良反应及严重程度：轻度，如头痛、恶心、呕吐、腹泻、寒战、发热、发抖、潮红、高血压、低血压、胸闷、呼吸短促。中度，如头痛、斑疹、中性粒细胞减少症、关节炎、静脉炎、血清病、秃发、湿疹、多形红斑、白细胞减少、注射部位坏死。重度，如无菌性脑膜炎、急性肾衰竭、脑梗死、心肌梗死、血液黏滞性过高、血栓形成、血管炎、溶血性贫血、弥散性血管内凝血、过敏反应。

2）不良反应的预防和处理：不良反应发生率为 1%~81%，其差异性由于不同厂商的 IVIg 总蛋白含量及 pH 不同。

不良反应通常在注射内第 1 小时发生，一旦发生即刻停止输注，30min 后以更低的速度输注，但部分患者即使更低速度输注也会发生不良反应。为了避免不良反应的发生可以在输注 IVIg 前口服氢化可的松 50~100mg、抗组胺药、非甾体抗炎药或镇痛药预防性治疗。部分患者在输注后到 7d 内发生头痛，可能与 IVIg 含致热源所致。

极少数患者可发生过敏反应，一旦发生应立即停止输注，并按过敏反应处理。

3）本品只能做静脉注射，不能做肌内注射或其他途径的使用。应严格单独输注，禁止与任何其他药物或液体混合输注。

（5）制剂：粉针剂，0.5g。注射剂：5ml（12%）。

十一、新近生物性免疫制剂

随着分子生物学技术的发展，此类药物日益增多，具有广阔的应用前景，但疗效和不良反应有待进一步观察，且价格昂贵，目前推广尚有困难。

1. 抗淋巴细胞球蛋白（Antilymphocyteglobulin，ALG）　主要有马 ALG 和兔 ALG 两种，ALG 在补体参与下能溶解周围血中的 T 细胞，对 B 细胞只有间接抑制作用，皮肤科用于治疗 SLE、皮肤血管炎等。

由于兔 ALG 不良反应少，故较多应用，兔 ALG 用量为每次 0.5~1mg/kg，每日或隔日肌内注射 1 次。可有过敏反应发生。

2. 阿法赛特（Afacept，Amevive）　是一种抗 T 细胞的重组蛋白，与 T 细胞上的 CD2 分子结合，并刺激 NK 细胞释放颗粒酶 B，与穿孔素结合后作用于活化 T 细胞并使之溶解。皮肤科可用于治疗银屑病，中度至重度慢性斑块型。每次静脉注射或静脉滴注 0.15mg/kg，每周 1 次。可有发热、皮疹等不良反应。

3. 昂他克（Ontak，Demileukin Diftifox）　是重组的一种融合蛋白，由 IL - 2 受体（IL - 2R）的结合区和白喉毒素分子组成，当它与 T 细胞 IL - 2R 结合后，其中的白喉毒素则进入活化的 T 细胞内，使 T 细胞死亡。有报道试用于治疗银屑病，0.5~5μg/（kg·d），每 2 周内连用 3 日，共 6~8 周。可有发热、皮疹等不良反应。

4. 依法利珠（Efaligumab，Xanelin）　是人源化单抗，与 T 细胞表面上的 CD11a 结合，使 T 细胞上的 LFA - 1 不能与抗原呈递细胞上的细胞间黏附分子 - 1（ICAM - 1）及 ICAM - 2 相结合，从而降低 T 细胞的活化能力，T 细胞与 KC 间的作用降低，降低了 KC 的分化和增殖活性。用于慢性中到重度斑块型银屑病治疗，每周 0.3 ~ 0.6mg/kg 静脉滴注或静脉注射。不良反应较少。对其疗效尚待进一步观察。

5. CTLA - 4Ig　是 CTLA - 4 和 Ig 组成的一种融合蛋白。它抑制 T 细胞活化所必需的协同刺激因子，使 T 细胞不能活化。尚可与 B 细胞上的 B7 分子结合，使抗体生成减少。可用于 SLE 和银屑病的治疗。

6. 依木龙（lmuclone，OKTedr4a）　它与 Th 细胞上的 CD4 分子结合而抑制 Th 细胞的活化。治疗银屑病，每次 150 ~ 250mg，隔日 1 次，静脉注射。

7. 抗 IL - 8 单抗（恩博克）　IL - 8 为趋化因子之一，它对 T 细胞和中性粒细胞的趋化作用，可引起局部炎症和角质形成细胞增殖反应。恩博克可降低银屑病皮损内 IL - 8 水平，故有治疗作用。有报道外用其乳膏，2/d，近期治愈率 13.4%，总有效率 48.3%。可有轻度局部刺激。

8. 英利昔单抗（lnfliximab，Remicade）　是抗 TNF - α 的单抗，与 TNF - α 有较高的亲和力，与之结合后，TNF - α 便不能与 T 细胞上的 TNF - α 受体结合，从而阻抑 T 细胞尤其 Th$_1$ 细胞的活化。

（1）适应证：连续性肢端皮炎、银屑病、银屑病性关节炎、贝赫切特综合征、移植物抗宿主病、化脓性汗腺炎、坏疽性脓皮病、结节病、角层下脓疱病、中毒性表皮坏死松解症。

（2）用法和用量：3 ~ 5mg/（kg · d），静脉注射，可增加到 10mg/（kg · d）。在第 1、2、6 周使用，或每个月 1 次，联用 MTX 或其他免疫抑制药物，以减少抗体形成率。

对寻常型和关节型银屑病均有效，有报道在治疗的第 0、第 2 和第 6 周各静脉滴注英利昔 5mg/kg，在治疗第 2 次后，所有患者（8 例关节型，2 例斑块型）的 PASI 值均降低 75% 以上。有人认为英利昔与 MTX 并用其效果更好。在应用英利昔之前先静脉滴注 MTX 5mg，可防止抗 TNF - α 抗体产生。有报道可用于治疗坏疽性脓皮病。目前报道的不良反应较少，但可出现发热、头晕、头痛、皮疹和结核病复发等。

9. 依那昔普（Etanercept，Enbrel）　重组人肿瘤坏死因子 - α 受体融合蛋白，由细胞外肿瘤细胞坏死因子 - α 受体 p75 与免疫球蛋白 GIFc 片段组成。也抑制溶解性和膜结合肿瘤坏死因子 - α。皮肤科用于治疗银屑病、特应性皮炎、溃疡性口炎、贝赫切特综合征、瘢痕性类天疱疮、组织细胞增多症、硬皮病、Wegener 肉芽肿等，每次 25mg，每周 2 次，皮下注射，10 ~ 12 周。不良反应较少，可有发热、头痛、皮疹、上呼吸道感染、肺结核加重或复发等。

10. 阿达木单抗（Adalinmumab）　纯化人重组免疫球蛋白 GI 单克隆抗体，特异性拮抗肿瘤坏死因子 - α（TNF - α）。

（1）适应证：银屑病、银屑病关节炎、类风湿关节炎。

（2）用法和用量：40mg，皮下注射，隔周 1 次。

（3）不良反应：注射部位刺激，上呼吸道感染，皮疹，过敏反应，结核复发，肝功能异常。

十二、其他药物

1. 普鲁卡因（Procaine）

（1）作用：采用普鲁卡因阻断不良刺激的神经传导称为封闭疗法，具有阻断恶性刺激的传导，恢复机体的正常防御和调节功能。

（2）用法及适应证：临床作用为镇静、止痒。可分为静脉封闭（大静封、小静封）、局部静封（皮损周围封闭、神经周围阻滞封闭）、口服封闭疗法。局部封闭适用于局限性神经性皮炎及慢性湿疹等，一般用 0.25%～0.5% 普鲁卡因 10～20ml 注射于病灶皮下，每 2～3 日 1 次，10 次为 1 个疗程。大静脉封闭适用于急性泛发性湿疹、播散性神经性皮炎、银屑病及荨麻疹等。普鲁卡因的用量按 4～8mg/kg 计算，用生理盐水或 5% 葡萄糖溶液配成 0.1% 浓度加维生素 C 1～3g 静脉滴注，1/d，10 次为 1 个疗程。小静脉封闭也可用 0.25% 普鲁卡因溶液 10～20ml 缓慢静脉注射，每日 1 次，共用 10 次，应用封闭疗法前应先做皮试。可用于湿疹、荨麻疹、皮肤瘙痒症、硬皮病、结节性痒疹、银屑病。

（3）不良反应：有头晕、头痛，偶见过敏性休克或惊厥。磺胺药过敏者及心、肝、肾功能不全者禁用。

2. 羟氯喹（Hydroxyohloroquine）和氯喹（Chloroquine） 抗疟药物。

（1）作用：羟氯喹（或氯喹）治疗皮肤病的作用机制：第一，免疫抑制作用，抑制细胞免疫及白细胞趋化性，调节巨噬细胞释放细胞因子，抑制抗核抗体反应；第二，抑制磷脂酶 A_2，减少炎症介质的形成；第三，稳定溶酶体；第四，降低皮肤光敏感性，其在皮肤中形成一复合体，具有抗紫外线作用。

羟氯喹比氯喹安全，但其疗效不如氯喹。氯喹对角质层和有黑素存在的部位有特别亲和力，氯喹排泄慢，在尿中 1 年后尚证实存在。

（2）适应证

1）光敏性皮肤病，如日光性荨麻疹、多形性日光疹、外源性光敏性皮炎、慢性光化性皮肤病、痘疮样水疱病、日光性唇炎。

2）结缔组织病，如亚急性皮肤型红斑狼疮、慢性盘状红斑狼疮、狼疮性脂膜炎、以皮损为主的 SLE、皮肌炎、干燥综合征、Jessner 淋巴细胞浸润、局限性硬皮病。

3）血管性皮肤病或脂膜炎，如网状青斑、结节性红斑、结节性脂膜炎、变应性血管炎。

4）代谢性皮肤病，如迟发性皮肤卟啉病（可增加迟发性皮肤卟啉病患者的卟啉排泄）、黏蛋白沉积症。

5）丘疹红斑鳞屑病，如多形红斑、扁平苔藓（包括口腔扁平苔藓）、玫瑰糠疹、关节型银屑病、光敏相关银屑病、掌跖脓疱病。

6）其他，如结节病、播散性环状肉芽肿、玫瑰糠疹、大疱性表皮松解症、慢性荨麻疹。

7）选用羟氯喹，其安全性较氯喹好。

（3）用法：先给初始剂量（羟氯喹 200mg，每日 2 次，儿童每日 5～6mg/kg，分 2 次服；氯喹 125mg 每日 2 次，儿童每日 2.5～3mg/kg，分 2 次口服），待病情控制后，一般为 4～8 周，改用维持量（羟氯喹，每日 200～400mg，氯喹，每日 125～250mg，均分为 2 次服），羟氯喹总量不宜超过 100g，氯喹不宜超过 62.5g。治疗迟发性皮肤卟啉病，应从小剂量开始（以羟氯喹为例，每次 0.2g，每周用 2 次），以免因快速动员肝卟啉而损害肝脏。光线性皮肤病可在光照强烈的季节用药。

（4）不良反应：毒性作用为视网膜病变，药物沉积于视网膜色素上皮，可引起视力减退，甚至失明。氯喹危险性最大，羟氯喹次之。

色素性视网膜炎、重症肌无力、葡萄糖 - 6 - 磷酸脱氢酶缺乏等均为禁忌。孕妇应用可致小儿畸形，故妊娠期、哺乳期禁用。

服药期间应做好血尿常规、心肝功能检查。其中每半年做 1 次眼科检查。

3. 氨苯砜（Diamino - Diphenyl sulfone，DDS）是治疗麻风病的主要抗菌药物之一。

（1）作用：DDS 可抑制补体的激活和淋巴细胞的转化，而具有抑制免疫的作用，影响 T 细胞免疫。该药还可抑制白细胞趋化因子，抑制溶酶体酶的释放而具有抗炎作用，可干扰和清除 PMN 氧自由基的产生，抑制中性粒细胞游走，对中性粒细胞、嗜酸性粒细胞和淋巴细胞浸润为主的皮病均有效。

（2）适应证：可用于大疱性皮肤病（特别是疱疹样皮炎）、各种皮肤血管炎、白细胞碎裂性血管炎、持久性隆起性红斑、环状肉芽肿、贝赫切特综合征、急性痘疮样苔藓样糠疹、嗜酸性脓疱性毛囊炎、Sweet 综合征、阿弗他口炎、脓疱性银屑病、坏疽性脓皮病、无菌性脓疱性皮肤病，大疱性系统性红斑狼疮、皮肤红斑狼疮和囊肿性痤疮等病。

（3）用法：口服每日 50～150mg。

（4）不良反应：有头痛、嗜睡（加服西咪替丁可减轻这两种不良反应），还有红细胞和白细胞中毒反应，尤其是溶血性贫血和高铁血红蛋白血症。患 G - 6 - PD 缺乏者禁用。

4. 硫酸锌（Zinc Sulfate）　锌制剂包括硫酸锌、葡萄糖酸锌、甘草锌，为人体所必需的微量元素之一，用于锌缺乏者，也具有抗炎，提高细胞免疫力的作用。用于肠病性肢端皮炎、脂溢性皮炎、小腿溃疡、单纯疱疹和寻常痤疮。口服每日 200～400mg，不良反应有恶心、食欲减退、腹痛和腹泻等。

5. 沙利度胺（酞咪哌啶酮，Thalidomide，反应停）

（1）作用机制：①抗炎作用；②免疫调节作用（影响 T 细胞功能）（拮抗乙酰胆碱、组胺及 5 - 羟色胺）；③抗移植的排斥反应；④抑制体液免疫和细胞免疫；⑤止痒，降低痒阈，阻断瘙痒 - 搔抓恶性循环。用于Ⅱ型麻风反应，曾用于治疗妊娠反应，造成大量畸形婴儿，而且，还会扩大皮肤病的范围。

（2）适应证：①麻风反应，如Ⅱ型麻风反应（麻风结节性红斑）；②免疫疾病，如移植物抗宿主病、坏疽性脓皮病；③结缔组织病，如红斑狼疮（DLE、SCLE、SLE）、贝赫切特综合征（DLE、SCLE、SLE）；④变应性皮肤病，如特应性皮炎、结节性痒疹、瘙痒症、贝赫切特综合征、多形性日光疹、光线性痒疹、牛痘样水疱病；⑤大疱病，如家族性天疱疮；⑥其他，如脂膜炎、血管炎、结节病、复发性口疮、糜烂性扁平苔藓、HIV 感染某些并发症。

（3）用法：成年人用量每日 100～300mg，分 4 次口服，后递减至每日 25mg。有致畸作用，孕妇忌用，育龄妇女在用药期间应避孕。

6. 维 A 酸类（Retinoids）　维 A 酸也称维甲酸，是一组与维生素 A 结构相似的化合物。在哺乳动物，维生素 A 的活性成分包括三种主要化合物——视黄醇、视黄醛和视黄酸，维 A

酸是包括视黄醇及其天然和合成衍生物在内的一组化合物。根据其分子中环状终末基团、聚烯侧链和极性终末基团的不同变化，已生产出三代维A酸（表3-15）。维生素A的分子由三部分组成，即环状终末基团、聚烯侧链和极性终末基团。这三个构成部分的不同变化产生了三代维A酸。

表3-15　维A酸分类

第一代维A酸类（非芳族维A酸或天然维A酸）：维A酸（Tretinoin、全反式维A酸、RT-RA）、异维A酸（Isotertinoin、13-顺维甲酸，Roaccutane）、维胺酯（Viatninati）等，它们属维生素A在体内代谢后的衍生物
第二代维A酸类（单芳族维A酸或合成维A酸）：依曲替酯［阿维A酯（Etretinate）、银屑灵（Tigason）］、依曲替酸（Acitretin阿维A，阿维A酸，新银屑病，New Tigason）、维甲酸乙酰胺：Tasmadorm。它们是合成的维A酸的衍生物
第三代维A酸类：芳香维A酸（Arotinoid），芳香维A酸乙酯（Arotinoid ethylester）、甲磺基芳香维A酸（Arotinoid Methylsulfone）、他扎罗汀（Tazarotene）、阿达帕林（Adapalene）、他扎罗汀（bexarotene）、贝沙罗汀（bexarotene，用于治疗皮肤T细胞淋巴瘤、卡波西肉瘤）

（1）作用机制：维A酸有一系列的生物作用。第一，调节上皮细胞和其他细胞的生长和分化。第二，在实验肿瘤形成中抑制肿瘤形成。第三，对恶性细胞生长的抑制作用。第四，影响免疫系统和炎症过程。第五，改变靶细胞之间的黏附。第六，抑脂作用，通过动物皮脂腺模型发现，异维A酸使基底细胞成熟过程延长，而使皮脂腺细胞数目减少，皮脂合成减少。第七，减少表皮黑素。减少黑素体输入表皮细胞，并抑制酪氨酸活性，减少黑素形成。

（2）适应证

1）外用维A酸

FDA批准：寻常痤疮，光老化（皱纹、斑驳状色素沉着、面部粗糙），银屑病（<20%体表面积），皮肤T细胞淋巴瘤（贝沙罗汀），卡波西肉瘤（阿利维A酸）。

未经批准：局限性角化性疾病（毛囊角化病、鱼鳞病、毛发红糠疹），酒渣鼻，色素性疾病（黄褐斑、雀斑样痣、炎症后色素沉着），日光性角化病，萎缩纹，伤口愈合，扁平苔藓（口腔和皮肤），扁平疣，皮质激素所致萎缩，治疗和预防皮肤癌（基底细胞癌、着色性干皮病）。

2）系统性维A酸

FDA批准：银屑病（阿维A），痤疮（异维A酸），皮肤T细胞淋巴瘤（贝沙罗汀）。

未经批准：酒渣鼻及痤疮相关性疾病：如化脓性汗腺炎、面部脓皮病（暴发性酒渣鼻）、头皮穿掘性蜂窝织炎；角化异常性疾病：如鱼鳞病，毛囊角化病，毛发红糠疹；肿瘤的化学预防：如着色性干皮病、痣样基底细胞癌综合征；肿瘤治疗：如上皮癌前病变、基底细胞癌、晚期鳞状细胞癌、角化棘皮瘤；其他各类疾病：如融合性网状乳头状瘤病（Gougerot-Carteaud综合征）、Bazex副肿瘤性肢端角化症、结节病、环状肉芽肿、扁平苔藓、硬化性苔藓、角层下脓疱病。

（3）不良反应

1）皮肤黏膜症状：第一代维A酸对皮肤黏膜的不良反应比第二、第三代重。有皮肤黏膜干燥、掌跖脱皮、皮肤瘙痒、烧灼感、痛性剥脱性唇炎、阴道干燥、甲沟炎、甲分离、脱发等症状。

2）中枢神经系统症状：头痛眩晕、假性脑瘤症状、抑郁症、性格改变。

3）致畸作用：可致先天畸形、自发性流产和畸胎。

4）血脂的影响：三酰甘油升高、胆固醇和低密度脂蛋白的升高。

5）肌肉骨骼影响：骨骼疼痛、骨骺早期闭合、骨质疏松。

6）其他：血清转氨酶升高、疲劳、视物模糊、白内障、高血钙。

（王　雪）

第二节　皮肤病的外用药物疗法

一、外用药物的性能

1. 清洁剂　用于清除皮损处的浆液、脓液、鳞屑、痂皮或残留药物等。常用的有 3% 硼酸溶液、生理盐水、植物油、矿物油和 1 : 8 000 高锰酸钾液等。

2. 保护剂　性质温和无刺激性药物。具有保护皮肤、减少摩擦和防止外来刺激的作用。常用的有氧化锌粉、淀粉、炉甘石洗剂、滑石粉和植物油等。

3. 止痒药　可分为麻醉止痒、清凉止痒、抗变态止痒和糖皮质激素止痒。常用的有 5% 苯唑卡因、1% 盐酸达克罗宁、2% 多塞平、0.5% ~ 1% 薄荷脑、2% 樟脑、1% 麝香草酚及 1% 苯酚等。

4. 抗菌药　具有杀菌或抑菌作用，常用的有 2% 硼酸、0.1% 雷弗奴尔、1% ~ 2% 甲紫、1 : 5 000 高锰酸钾、0.5% ~ 1% 新霉素、2% 莫匹罗星、1% 克林霉素、5% ~ 10% 过氧化苯甲酰等。

5. 抗病毒药　3% ~ 5% 阿昔洛韦和 5% ~ 10% 碘苷（又称疱疹净），主要用于治疗单纯疱疹和带状疱疹，均需多次用药（至少每日 5 次）和于疾病的早期应用，才有效果。10% ~ 40% 足叶草酯主要用于治疗尖锐湿疣和跖疣。足叶草酯毒素（Podophyllotoxin）是足叶草酯的主要活性成分制剂。

6. 抗真菌药

（1）唑类：2% ~ 3% 克霉唑（对红癣亦有效）、1% 益康唑（对某些 G^+ 菌亦有效）、2% 咪康唑（达克宁）、2% 酮康唑（对亚硫酸盐过敏者禁用）和 1% 联苯苄唑（对花斑癣效果尤佳）。

（2）丙烯胺类：如 1% 特比萘芬。

（3）多烯类：如制霉菌素、两性霉素 B。

（4）合成药类：如环丙酮胺（环利软膏）、10% 十一烯酸、5% ~ 10% 水杨酸、6% ~ 12% 苯甲酸、10% ~ 30% 冰醋酸、2.5% 硫化硒（希尔生）等。

1）克霉唑（Clotrimazole）：广谱抗真菌药，1% ~ 5% 霜剂、软膏外用治疗皮肤癣菌病和皮肤念珠菌病。

2）咪康唑（Miconazole）：2% 乳膏、酊剂用于皮肤真菌病及甲真菌病。唑类药物对真菌皆有效，对 G^+ 球菌高度敏感，对炭疽菌有效。

3）益康唑（Econazole）：为苯乙基咪唑衍生物。对皮肤癣菌、酵母菌、双相型真菌及革兰阳性菌等均有杀菌和抑菌作用。目前主要有 1% 软膏、霜剂、酊剂外用治疗皮肤癣菌病和阴道念珠菌感染。

7. 杀虫药　具有杀灭疥螨、虱、蠕形螨等寄生虫并兼有抗菌、止痒作用。常用的有 5% ~ 10% 硫黄、1% 林旦、2% 甲硝唑、25% 苯甲酸苄酯、0.1% 苄氯菊酯和 50% 百部酊等。

8. 角质促成药　促进表皮正常的角质形成，有轻度兴奋和刺激作用，促进局部小血管收缩，减轻炎症渗出和浸润，使表皮恢复正常角化。适用于角化不全的疾病如银屑病。常用的有 2% ~ 5% 焦油类药物、1% ~ 3% 水杨酸、3% ~ 5% 硫黄、0.1% ~ 0.5% 蒽林等。

9. 角质剥脱药　又称角质松解药。能软化和溶解角质、使角质脱落。用于角化过度性皮肤病。常用的有 5% ~ 10% 水杨酸、10% 间苯二酚、20% ~ 40% 尿素、10% 硫黄、5% ~ 10% 乳酸、10% ~ 30% 冰醋酸、0.1% ~ 0.2% 维 A 酸和 5% 尿囊素等。

10. 收敛药　使毛细血管收缩，对蛋白质有凝固沉淀作用，能使渗液减少，促进炎症消退，抑制皮脂和汗腺分泌。常用的有 0.2% ~ 0.5% 醋酸铅、3% ~ 5% 醋酸铝、0.1% ~ 0.3% 硝酸银等，均配成溶液湿敷。2% 明矾液和 5% 甲醛溶液用于多汗症。

11. 腐蚀药　具有腐蚀作用，用于破坏和除去增生的肉芽组织及赘生物。常用的有 30% ~ 50% 三氯醋酸、纯苯酚、硝酸银棒、5% ~ 20% 乳酸等。

12. 细胞毒制剂　外用能抑制皮肤肿瘤细胞分裂和繁殖及弱免疫抑制作用。

（1）足叶草酯（Podophyllin）：10% ~ 25% 足叶草脂安息香酊用于肛门生殖器疣，有致畸作用，孕妇禁用。局部全身反应严重，已成为过时药物。0.5% 鬼臼毒素（Podophyllotox-in）优于足叶草脂，局部刺激小，全身不良反应极罕见。

（2）氟尿嘧啶（Fluorouracil, 5 – FU）：为胸腺嘧啶核苷酸合成酶抑制药，能阻止 DNA 合成 5% 软膏，用于疣、鲍温病、脂溢性角化。

（3）平阳霉素（Bleomycin）：阻滞 DNA 合成和修复。外用 0.1% 软膏或皮损内注射，治疗各种疣、鳞癌等。

13. 遮光药　通过吸收部分紫外线或阻止光线穿透而具有遮光防晒作用。如 5% ~ 10% 对氨基苯甲酸、5% ~ 20% 水杨酸苯酯软膏（萨罗，Salol）、二苯甲酮类、肉桂酸酯类、5% 二氧化钛、10% 氧化锌以及 5% 奎宁等。

14. 脱色药　3% 氢醌（Hydroquinone）可使皮肤脱色变白，可能与氢醌能阻断酪氨酸或酪氨酸酶合成黑色素的通路有关。20% 壬二酸霜有抑制黑色素细胞的作用。

15. 生发药　促进头发生长。米诺地尔（Minoxidil），又称敏乐定、长压定，使周围血管扩张，增加皮肤血流，促进毛发生长。1% ~ 3% 溶液酊剂用于斑秃、雄激素性秃发。盐酸氮芥、辣椒、斑蝥、首乌、人参等外用剂亦可有上述作用。

16. 制汗药　有乌托品（Urotropine），10% 粉剂或乙醇溶液外用，遇酸后分解成甲醛和氨，抑制汗腺分泌，其他尚有 5% ~ 10% 甲醛乙醇溶液、1% ~ 2% 鞣酸、1% 三氯醋酸溶液、2% 明矾溶液等。

17. 糖皮质激素　该类药物外用能降低毛细血管的通透性，减少渗出和细胞浸润，具有抗变态反应炎症和止痒作用。常用的外用糖皮质激素见表 3 – 16。

（1）含氟外用肾上腺糖皮质激素类药物：对肾上腺糖皮质激素进行卤化可以明显增加其强度，尤其是用氟化的肾上腺糖皮质激素效力明显增加。一些文献认为含氟外用肾上腺糖皮质激素的不良反应高于不含氟的外用肾上腺糖皮质激素类药物，但这一个结论尚有待进一步证明。

表3-16　常用的外用糖皮质激素的分类

分类及常用名	浓度（%）	部分商品名	备注
低效			
醋酸氢化可的松（Hydrocortisone Acetate）	0.5~2.5	Cortaid	可用于面部、间擦部和婴幼儿，长期应用较安全，并可用于封包
泼尼松龙（Predmisolone）	0.5		
甲泼尼龙（Methylprednisolone）	0.25~1	Medrol	
中效			
丁酸氯倍他松（Clobetasone Butyrate）	1	Eumovate	
丁酸氢化可的松（Hydrocortisone Butyrate）	0.1	Lecoid	
地塞米松（Dexamethasone）	0.1	Decadrom	可较短期内应用于面部和间擦部位
曲安西龙（Triamcinolone Acctonide）	0.1	Kenalog	
特戊酸地塞美松（Flumethasone Pivalate）	0.03	Locacorten	
糠酸莫米松（Mometasone Furoate）	0.1	Eloson（艾洛松）	
强效			
戊酸倍他米松（Betamethasone Valerate）	0.1	Valisone	
二丙酸倍他米松（Betamethasone Dipropionate）	0.05	Alphatrex	可短时间内用于面部和间擦部位
氟轻松（Flucinonode）	0.5	Lidex	
氧氟舒松（Halcinonide）	0.1	Halog	
极强			
丙酸氯倍他索（Clobetasol Propianate）	0.05	Dermovate	
卤美他松（Halmetasone）	0.05	Sicorten（适确的）	仅用于小面积、短期治疗，不能用于封包
双醋酸双氟拉松（Diflorasone Diacetate）	0.05	Psorcon（索康）	

（2）不含氟的外用糖皮质激素：糠酸莫米松酸、强碳松（Prednicarbate）、丁酸氢化可的松、醋酸氢化可的松。

（3）软性激素：软性激素属于软性药物，后者是被吸收后不可被代谢的硬性药物相对比而言。软性激素的特点是均具有较高或很高的局部效果而对全身的毒性很低，这是由于该药物在皮肤内被吸收后能迅速地被分解代谢为无活性的降解产物（或全身吸收很少）而局部的疗效却保留。故对 HPA 轴抑制及其他全身不良反应大为减少，其治疗指数大为提高。目前已知的软性激素包括如下几种。

1）糠酸莫米松（Mometasone Fruoate）：为泼尼松龙的衍生物，其特点为 C_9 被卤化（氯化），C_{17} 侧链由糠酸所替换，C_{21} 羟基也由氯原子取代，为含氯（不含氟）的中强效激素。$C_{16\alpha}CH_3$ 可消除不良反应，C_{17} 糠酸酯增加生物利用度。因糠酸酯杂环系大分子，故全身吸收效率低，局部作用强，抗炎和抗增生效价均较强。

2）强碳松（Prednicarbate）：在泼尼松龙的基础上 C_{17} 侧链由乙烯碳酸基取代，C_{21} 有丙酸酯，为不含卤素的中效激素，疗效与去炎松 A 相当，0.1% 强碳松霜可供外用（商品名Dermatop）。在皮肤内部分被脂酶、水解酶及还原酶所代谢。

3）甲泼尼松龙酸丙酯（Methylprednisolone Propinonate，Advantan）：泼尼松龙衍生物。其特点为 C_{21} 醋酸、$C_{6\alpha}$ 甲基、C_{17} 丙酸酯。其中 $C_{6\alpha}$ 甲基具有高度的抗炎抗过敏活性。C_{21} 醋

酸、$C_{17\alpha}$ 丙酸酯具有良好的穿透角层的作用。因 C_9 位无卤族基团，故其局部作用与全身影响是高度分离的。本药抗炎活性强而不良反应小，为一低效致萎缩而抗炎效果又强的激素新制剂，它在皮肤内迅速水解为甲泼尼龙 17 - 丙酸酯（是活性低的代谢产物）。

4）丙酸氟替卡松（Fluticasone，丙酸 $C_{17\beta}$ - 羟酯留烷酯）：商品名为克廷肤（Cutivate 0.05% 霜剂），为中效糖皮质激素类药由英国葛兰素 - 史克药厂生产。其 C_{21} 有含氟硫酯（碳硫）、C_{17} 有丙酸酯、C_{16} 有甲基，它能在肝内被代谢或无活性的 17_β 羟酸产物。$C_{17\beta}$ 位羟酸使全身安全性增加。

（4）糖皮质激素使用方法

1）间歇冲击疗法（intermittent pulse）：外用超强糖皮质激素，2/d，共 2~3 周，直到皮损消退 85% 以上，然后每周周末连续外涂 3 次，每次间隔 12h，即在 36h 连续 3 次。

2）轮换疗法：先外用强效糖皮质激素，1 周后改用其他等级的糖皮质激素。此法可以避免"快速耐受性"，即单纯外用糖皮质激素，30h 内可抑制表皮有丝分裂和 DNA 的合成。

3）封包疗法可增进糖皮质激素的效能：Mckenzie 用血管收缩试验证明，外用糖皮质激素同时加用塑料薄膜封包，可使疗效增加 10 倍。

4）糖皮质激素的使用浓度：高浓度时单位面积吸收的药量增多，但两者并非平行关系。糖皮质激素超过一定浓度后，其效能并不能因增加浓度而增强，其部分原因可能是由于只能有一定量的糖皮质激素通过角质层屏障。双盲对照试验用倍他米松 - 17 - 戊酸酯的 0.1% 与 1% 浓度进行比较观察，其疗效相等。

5）为减少糖皮质激素致萎缩的发生，应同时使用维 A 酸类药物，此药能诱发表皮的增生，增加胶原的合成。

6）用药的次数问题。根据快速耐受性的情况，间断用药比连续用药好，一般认为每天外用 1~2 次即可，外用最佳时间是在晚上。

7）不同部位的吸收情况，以氢化可的松为例，见表 3 - 17。

表 3 - 17 不同部位的 1% 氢化可的松的吸收系数

部位	吸收系数
前臂	0.14
后背	0.14
头皮	3.0
前额	6.0
面部	13.0
阴囊	42.0

18. 保湿制剂　保湿制剂是模拟人体中油、水、天然保湿因子的复合物，保湿制剂主要成分包括封闭剂、吸湿剂、亲水基质、防光剂，辅以乳化剂、防腐剂、香料、脂质体等组成，可延缓水分丢失，保护皮肤，减少损伤，减轻炎症瘙痒，促进修复。

以特应性皮炎为例，通常局部先用糖皮质激素，待皮损减轻后，再用保湿剂维持治疗，可降低复发率，减少糖皮质激素用量。

常用保湿剂有烟酰胺软膏、多磺酸黏多糖、维生素 E 软膏、肝素软膏（海普林）。

19. 外用免疫调节药

（1）他克莫司（Tacrolimus）：是一种具有大环内酯结构，与环孢素类似，有强免疫调节活性和抗炎活性的钙调磷酸酶抑制药。

1）局部治疗适应证：特应性皮炎、扁平苔藓、皮质类固醇引起的酒渣鼻、坏疽性脓皮病、银屑病、白癜风、慢性皮肤型移植物抗宿主病、结节病、湿疹、斑秃、鱼鳞病、环形红斑、干燥性龟头炎、大疱性类天疱疮、环状肉芽肿、家族性慢性良性天疱疮、苔藓样淀粉样变、硬化性萎缩性苔藓、盘状红斑狼疮。

2）用法：0.1%～0.3%软膏，每日1～2次，外涂。30%～40%的患者有强烈的皮肤烧灼和瘙痒。

（2）吡美莫司（Pimecrolimns）：也是一种具有抗炎活性的大环内酯类药物。与环孢素类似，可抑制T细胞因子产生、阻止肥大细胞释放炎性介质。它比他克莫司更具亲脂性，故与皮肤有高度亲和力。是一种新的钙调磷酸酶抑制药。

1）适应证：包括以下几类。

皮肤：银屑病、郁积性皮炎、口周皮炎、大疱性疾病、皮肤红斑狼疮、斑秃、白癜风、头皮炎症性疾病、各种各样的湿疹、化脓性汗腺炎、脂溢性皮炎。

黏膜：阿弗他口腔溃疡、扁平苔藓、天疱疮，类天疱疮、季节性皮肤黏膜病、皮肤角化不良、肛周瘙痒症、外阴阴道炎症。

2）用法：1%他克莫司软膏，每天使用2次。

3）1%吡美莫司乳膏和他克莫司的比较：吡美莫司抗炎效应基本等同于弱效糖皮质激素。

适用于轻中度特应性皮炎以及发生于面部、外阴部或皱褶部位等皮薄嫩的部位皮损。

其作用稍弱于他克莫司，而局部刺激反应也较轻，系统吸收也较少，对年龄小的更适合。

他克莫司抗炎效果与中效外用糖皮质激素相当，适用于中重度特应性皮炎。有时患者不能耐受他克莫司的刺激反应，此时选择吡美莫司比较容易接受。

（3）咪喹莫特：咪喹莫特既有抗病毒又有抗肿瘤的效应。这种抗病毒和抗肿瘤能力并不是直接的，而是通过诱导机体产生诸如肿瘤坏死因子α或γ，干扰素α或γ，白介素-6、1、8、12，粒细胞-巨噬细胞克隆刺激因子，粒细胞克隆刺激因子而发挥作用。

1）适应证：生殖器疣、传染性软疣、基底细胞癌、鲍温病、单纯性疱疹、寻常疣和扁平疣、婴儿血管瘤、光线性角化病、皮肤肿瘤、瘢痕疙瘩、Queyrat增殖性红斑、乳房外Paget病、环状肉芽肿、角化棘皮瘤、传染性软疣、盘状红斑狼疮、汗孔角化症。

2）用法：5%软膏，外涂，每周3次（周一、三、五或周二、四、六），临睡前用药。

3）局部毒性：最常见的是红斑、糜烂、水肿、剥脱和鳞屑等。

4）全身毒性：可能有疲劳、发热、流感样症状、头痛、腹泻和肌痛等。

20. 联合外用抗生素和糖皮质激素制药　糖皮质激素和抗生素药物联合应用治疗脓疱化的湿疹，比单独用其中任何一个药物都更有效。皮质类固醇抑制感染的临床表现，从而有助于重新建立皮肤的正常屏障功能。再加上适当的抗生素联合应用，可以阻挡感染的侵袭。

表3-18描述了局部用抗生素的作用谱。莫匹罗星可能是治疗局部皮肤感染的有效药

物，目前许多非处方药对皮肤感染疗效甚差，只有预防皮肤感染的作用。莫匹罗星用药过量会产生耐药。

表3-18　可局部使用的抗生素的作用谱

杆菌肽	有效对抗所有厌氧球菌、大多数链球菌、葡萄球菌及肺炎球菌，对大多数革兰阴性菌无效
庆大霉素	有效对抗大多数革兰阴性菌（与新霉素类似），包括假单胞菌和多种金黄色葡萄球菌株
莫匹罗星	对金黄色葡萄球菌非常有效且不妨碍伤口愈合，是近来唯一一种被证实比符合FDA方针制剂更有效的局部用抗生素
短杆菌肽	有效对抗大多数革兰阳性菌，对大多数革兰阴性菌无效
新霉素	有效对抗大多数革兰阴性菌（假单胞菌除外）及一些革兰阳性菌。A组链球菌对其抵抗
多黏菌素B	有效对抗大多数革兰阴性菌（包括假单胞菌），大多数变形杆菌株、沙雷菌株及革兰阳性菌对其抵抗

21. 其他

（1）卡泊三醇（Calcipotriol）：是维生素D_3体内代谢产物骨化三醇，特异DNA结合点结合，调控基因表达，调节细胞生长分化和免疫功能，外用治疗银屑病、毛发红糠疹、黑棘皮病、先天性鱼鳞病、皮肤T细胞淋巴瘤、口腔白斑、汗孔角化病、扁平苔藓、硬斑病、白癜风。

（2）吲哚美辛：抗炎作用强于阿司匹林，13%软膏治疗特应性皮炎、接触性皮炎、银屑病、神经性皮炎、曝光性皮炎。

（3）辣椒辣素（Capsaicin）：阻止P物质积聚，阻断痛觉神经传递而镇痛，0.025%霜有止痒作用，0.075%霜无止痒作用。

二、外用药物的剂型

1. 湿敷剂（wet dressing agents）　药物溶解于水中而成，主要用于湿敷。开放性冷湿敷具有散热、抗炎、止痒、清洁及吸收渗液的作用。适用于急性皮炎和湿疹有糜烂渗液时。常用的有3%硼酸溶液、0.2%~0.5%醋酸铝液、0.1%雷弗奴尔液、1：5000高锰酸钾液。

2. 粉剂（powders）　是一种或多种干燥粉末状药物均匀制成。具有保护、散热、吸湿和止痒作用。适用于急性皮炎和湿疹无糜烂渗出时。常用的有滑石粉、氧化锌粉、炉甘石粉和淀粉等，可将数种药粉混合使用，撒布于患处。

3. 洗剂（lotions）　又称振荡剂，为不溶性药粉与水混合而成，洗剂的作用与粉剂相似，但黏附性较强。适应证与粉剂相似。常用的有炉甘石洗剂、复方硫黄洗剂等。使用时应充分振荡。洗剂不宜用于毛发部位。

4. 油剂（oils）　药物溶解或混悬于植物油或液状石蜡混合而成，其中药粉成分占30%~50%。油剂具有润滑、保护、收敛和抗炎作用。适用于亚急性皮炎、湿疹有少许渗液时，常用的有40%氧化锌油剂。

5. 药物香波（shampoo of drug）　指有治疗作用的清洗头发头皮的有黏稠的清洁剂，有抗炎、杀菌、去屑及止痒作用，用于头皮脂溢性皮炎、头部石棉状糠疹、头皮银屑病。

6. 搽剂（liniment）　指用于揉搽或涂抹皮肤表面的液体药剂。药物溶解、分散、乳化于水、油、醇或其他介质而得。可分为油溶液型和乳浊剂型，常用有松碘搽剂、昆虫叮咬搽剂、清凉乳剂等。有保护、刺激、抗炎、收敛、镇痛、渗透及清除鳞屑和痂皮等作用，用于泛发性瘙痒性皮肤病，油溶液型可用于干燥性皮肤病。

7. 乳剂（emulsion） 油和水经乳化而成，分为水包油型乳剂（oil – in – water，o/w，称为霜）和油包水型乳剂（water – in – oil，w/o，称为脂）。乳剂具有保护、润滑皮肤的作用，渗透性能较好，适用于亚急性和慢性皮炎。常用的有皮质激素类乳剂，可直接涂搽于患处，不需包扎，易于清洗。

8. 凝胶（gel） 是一种由高分子聚合物和有机溶剂（如聚乙二醇、丙二醇）为基质的新剂型，呈透明的半固体或固体状。无油腻感，美容上易被接受，而且可以用于有毛部位。但凝胶没有任何保护和润肤作用，容易被汗液冲走。用于急性炎症或糜烂性损害，可引起刺激。

9. 软膏（ointment） 药物与油脂基质混匀而成。软膏中药物成分占25%以下。常用的基质为凡士林、动物脂肪、单软膏（植物油、蜂蜡）等。软膏具有保护、润滑、软化痂皮的作用，渗透性强。适用于慢性湿疹、神经性皮炎等。软膏可阻止局部水分蒸发，因此不适用于急性皮炎、湿疹。

10. 糊剂（paste） 固体成分占25%~50%的软膏称为糊剂，其作用类似软膏，但因所含药粉较多，故有一定的吸湿作用。适用于亚急性皮炎和湿疹渗出甚少者。常用的有氧化锌糊剂，还可根据治疗需要加入其他药物。糊剂的穿透性比软膏差，对深部炎症作用不大，毛发处不宜使用糊剂。

11. 硬膏（plaster） 药物溶于或混合于黏着性基质中并涂布在裱褙材料（如纸、布或有孔塑料薄膜）上而成。黏着性基质一般由脂肪酸盐、树脂、橡胶等组成。硬膏粘贴于皮肤表面后，可阻止水分蒸发，使角质层软化，有利于药物渗透吸收，作用持久深入，且使用简便清洁。可用于慢性浸润肥厚性局限性皮肤病，如神经性皮炎、慢性湿疹等。常用的有绊创硬膏（氧化锌橡皮硬膏）、药物硬膏（如肤疾宁硬膏）、中药硬膏等。糜烂渗出性皮肤病禁用硬膏。

12. 酊剂（tinctures）和醑剂（spiritus） 不挥发性药物的乙醇溶液或浸出液称为酊剂，挥发性药物的乙醇溶液称为醑剂。根据所含主药的性质不同而具有杀（或抑）菌、止痒和抗炎作用。适用于慢性皮炎、瘙痒性皮肤病和皮肤癣菌病等。常用的有樟脑醑、薄荷醑、碘酊、百部酊等。皮肤破损处及口腔周围忌用。

13. 透皮促进剂（penetration enhancer） 二甲基亚砜制剂（dimethyl sulfoxide，DMSO）可溶解多种水溶性和脂溶性药物，有"万能溶剂"之称，穿透力比乙醇强，可使溶解于其中的主药能更快更充分透入皮肤。制剂中 DMSO 的含量以40%~60%为宜。月桂氮酮可以大大地增强药物的渗透作用。1%~3%月桂氮酮可增强皮质激素的透皮作用2~4倍。

14. 涂膜剂（plastics） 系高分子化合物成膜材料溶于有机溶剂或水中，再加入作用药物而成，涂搽于皮肤可形成薄膜，使其中的作用药物与皮肤紧密接触，充分透入。适用于慢性无渗出的皮肤病，如神经性皮炎、鸡眼等。涂膜剂还具有保护作用，可用于某些职业性皮肤病的预防。

15. 气雾剂（aerosol） 由药物高分子成膜材料和液化气体（如氟利昂）混合而成，有散热、止痒、保护、润滑作用。药液借助容器内压力呈雾状喷出，且药液喷射均匀，简便清洁。适用于感染性和变态反应性皮肤病。

三、外用药物治疗原则和注意事项

1. 正确选择药物　应根据不同的病因、自觉症状和病理变化，选择相应作用的药物，如真菌性皮肤病选用抗真菌药；脓皮病选用抗菌药；瘙痒性皮肤病选用止痒药；角化不全性皮肤病选用角质促成药。

2. 正确选择剂　剂型的选择非常重要，主要根据皮损的性质而定（图 3 - 2）。急性期炎症性皮损无糜烂渗液而仅有红斑、丘疹和水疱者可选用洗剂或粉剂；如炎症较重，出现糜烂渗液时，则用溶液湿敷。亚急性期炎症性皮损渗出甚少者可用糊剂或油剂；若皮损已干燥脱屑，使用乳剂比较合适。慢性期炎症性皮损，可选用软膏、硬膏、涂膜剂、乳剂、酊剂。单纯瘙痒而无皮损者，可用酊剂、醋剂或乳剂。

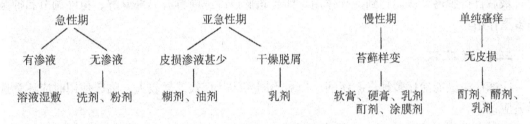

图 3 - 2　皮炎湿疹外用药物剂型选择

3. 注意事项

（1）药物浓度：外用药物的浓度要适当，特别是有刺激性的药物，应先用低浓度，然后根据病情需要和患者耐受程度，逐渐增加浓度。

（2）年龄、性别和皮损部位：刺激性强的药物不宜应用于婴幼儿、妇女，以及面部、口腔周围和黏膜。

（3）用药方法：例如外用乳剂或软膏时，对表浅性皮损，可单纯涂搽；如皮肤浸润肥厚、苔藓化，可局部涂布加塑料薄膜封包，以促进药物渗透，提高疗效。但封包法易继发细菌和真菌感染，不宜久用。外用药的用法应向患者交代清楚。

（4）用药不良反应：随时注意药物不良反应的发生，如有刺激、过敏或中毒现象，应立即停药并做适当处理。

（许　芸）

第三节　冷冻疗法

冷冻疗法是从低温物理学向低温生物学和临床医学逐渐渗透所形成的一种治疗方法，可用于某些疾病的治疗、皮肤美容、冷冻免疫、低温生物保存、冷冻医疗仪器等诸多方面。

一、制冷剂

1. 气态制冷剂　主要有高压（多为 100 个大气压以上）氧气、氮气、二氧化碳气等。

2. 液态制冷剂　主要有液态氮（ - 196℃）、氟利昂（ - 30 ～ - 40℃）、液态氦（ - 268.9℃）等。其中临床应用最为广泛的液氮为生产氧气的副产品，具有无色透明、无味、无毒、不自燃助燃、不导热导电、化学性质稳定等特点，在常温下容易气化，1 单位体积的液态氮可产生约 650 倍体积的气态氮。

3. 固态制冷剂　固态二氧化碳（即干冰，升华时可获得 −78.9℃低温），具有无毒、无爆炸危险等特点，但不易保存。

二、治疗原理

冷冻治疗是通过低温对病理组织或病变细胞的选择性破坏作用达到治疗目的的一种物理治疗方法。机制较为复杂，主要是通过低温将病理组织的温度降至 −30 ～ −190℃，使生物体内分子的运动速率减慢，病变细胞内形成冰晶，同时周围血管收缩，引起细胞内脱水、电解质紊乱、酸碱度失衡，以及血液瘀滞、脂蛋白复合体变性等，从而导致其溶解破坏而死亡，最后自行脱落，从而达到治疗作用。而且超低温冷冻尚具有局部麻醉、免疫调节和抑菌等多重作用。

三、适应证

冷冻疗法虽能治疗多种皮肤疾病，但对不同疾病其疗效差异较大，临床使用时应注意选择适应证。

1. 疗效显著的皮肤疾病　主要有寻常疣、扁平疣、尖锐湿疣、传染性软疣、单纯性血管瘤、蜘蛛痣、软纤维瘤、老年疣、睑黄瘤、早期基底细胞癌和鳞状细胞癌等。

2. 疗效较好的皮肤病　主要有色素痣、雀斑、疣状痣、皮脂腺囊肿、皮脂腺痣、海绵状血管瘤、结节性痒疹及皮肤结核等。

3. 疗效不肯定的皮肤病　主要有汗管角化病、神经性皮炎、酒渣鼻、痤疮、太田痣、白癜风、混合性血管瘤、鲜红斑痣、皮脂腺腺瘤、增生性瘢痕、扁平苔藓、皮肤淀粉样变等。

影响冷冻治疗效果的因素，除与疾病的种类有关外，还与患者的年龄、性别、病变的大小、部位、厚薄、深浅，以及冻融时间、重复次数、方法选择、操作者经验、个人体质等多种因素有关。一般在治疗适应证选择适宜的前提下，经过 3～4 次冷冻治疗后，病损与治疗前相比无明显改变者，可认为冷冻治疗无效，宜改用其他治疗方法。

四、禁忌证

冷性荨麻疹、冷球蛋白血症、冷纤维蛋白原血症、冷凝集素血症、雷诺病及对冷冻不能耐受者等，为冷冻治疗的禁忌证。女性月经期间、不足 3 个月婴儿、局部或全身感染者等应暂缓冷冻治疗；有循环功能障碍、神经质、体弱高龄、高血压、脑血管疾病、孕妇及重症糖尿病者，应慎用或不宜冷冻治疗。

五、治疗方法

冷冻技术治疗疾病的方法较多，并且随着现代治疗科学的不断发展，冷冻疗法也在不断出现新的方式和方法。

1. 棉签法　为冷冻技术最初的一种治疗方法，即用与皮损大小合适的棉签浸蘸液氮后直接压迫病灶，数秒至 30 秒为一个冻融，一般不超过 3 个冻融。适用于体表浅在、较小的病灶。

2. 金属探头接触法　即用与病变组织大小基本一致的液氮冷冻金属探头，直接接触病灶表面进行精确冷冻，避免损伤周围健康组织，适用于较平整的病灶。一般 30 ~ 60 秒为一个冻融。

3. 喷射法　即用特制的液氮治疗罐和喷头，使液氮呈雾状直接喷射到病变组织表面，具有不受病灶形状、大小及部位限制的特点，适用于形状不规则、面积大及特殊部位的浅表性病灶。一次冻融时间多不超过 30 秒，冻融次数以 1 或 2 次为宜。

4. 其他　如冻切法、浸入法、刺入法、倾注法、冷刀法等多种方法，多用于内脏肿瘤等特殊部位病灶的治疗，极少应用于皮肤病的治疗和美容。

临床中，冷冻治疗结合局部药物应用，如病灶冷冻后，再在其基底部注射干扰素、细胞因子、聚肌胞等，可提高治疗效果。

六、注意事项

冷冻疗法虽然具有痛苦小、反应轻、不出血或出血少，以及操作简便、安全易行等优点，但由于冷冻亦为组织损伤性治疗，也会出现程度不同的冷冻不良反应，应引起注意。

1. 疼痛　在冷冻时及冷冻后 1 ~ 2 天，大多数患者被冷冻的局部会出现可耐受的疼痛，一般不需处理，个别对冷敏感者需给予止痛药。

2. 水肿　病灶冷冻后数分钟或数小时可出现大小不等的水疱，其周围正常皮肤亦可出现红肿，常在 24 小时内达到高峰，多数不需要处理，症状可自行缓解，少数可形成大疱和血疱，胀痛明显，影响活动，此时可将疱液用无菌注射器抽吸后，局部适当压迫即可。若有糜烂和较多渗液，可用 3% ~ 5% 硼酸溶液局部湿敷，必要时给予相应药物控制症状。

3. 色素减退或沉着　发生于冷冻痂皮脱落后，多为暂时性，可在半年内逐渐消退恢复至正常。引起色素加深的主要原因，可能与冻融次数过多、冻融时间长、冷冻时加压过重，以及痂皮过早去除、强烈日光照射、外用化妆品和个体差异等有关，治疗时应引起注意，掌握好冷冻时间，将冷冻后的注意事项向患者交代清楚。

4. 出血　冷冻过深、强行取下冷冻金属探头，以及少数血管瘤正常冷冻或冷冻后挤压等，可能会造成局部出血，一般用棉球按压止血，外涂甲紫溶液即可，必要时住院观察。

5. 瘢痕　冷冻治疗一般不会形成瘢痕，少数情况如冷冻过深、局部反应剧烈、继发感染、瘢痕体质等，可能愈后会留有瘢痕。

6. 其他　如避开重要神经尤其面神经、避免空腹冷冻、足部冷冻前应进行消毒、冷冻时避开指（趾）端，以及组织疏松部位、黏膜等处损害，不能冷冻过深和时间过久等。

治疗期间要求患者保持局部清洁、干燥、暂停进食辛辣刺激性食品、不饮酒，尤其是面部损害，更应加强护理，冷冻后的痂皮应待其自行脱落，避免强行去除，避免应用化妆品和过早日光照射等。

（许　芸）

第四节　红外线疗法

红外线疗法是利用光谱中波长 760nm ~ 400μm 的不可见光线（热射线）来治疗疾病和

促进病体康复的一种物理治疗方法。医用红外线分为近红外线和远红外线，近红外线亦称短波红外线，波长760nm～1.5m，对组织穿透性较强，可达2～3厘米；远红外线亦称长波红外线，波长1.5～400μm，大部分被表皮吸收，组织穿透性较弱，仅为0.5厘米。

一、治疗原理

红外线是一种电磁波，辐射到人体后主要产生温热效应，通过机体的反应发生一系列生物效应，如①局部血管扩张，血流加快，显著改善血液循环，加快组织新陈代谢，促进炎症消退和加快组织再生；②促进白细胞趋化，增强网状内皮系统的吞噬功能，提高机体抗感染能力；③降低末梢神经的兴奋性，松弛肌肉张力，促进神经功能恢复，具有解痉止痛作用等。

二、适应证

临床主要用于①带状疱疹后遗神经痛；②多种表浅组织感染，如毛囊炎、汗腺炎、甲周炎、外阴炎、慢性盆腔炎、慢性淋巴结炎、慢性静脉炎等；③慢性表浅组织炎症，如新生儿硬肿症、寒冷性多形红斑、湿疹、神经性皮炎、组织外伤、慢性伤口、烧伤创面等；④各种慢性溃疡、褥疮等；⑤冻疮、雷诺病、注射后硬结、术后组织粘连、瘢痕挛缩等。

三、禁忌证

伴有出血倾向、高热、活动性肺结核、重度动脉硬化、闭塞性脉管炎等患者禁止应用红外线照射，尤其是短波红外线照射。

四、治疗方法

红外线光源常选用碳丝红外线灯泡，是临床应用较为广泛的频谱治疗仪，TDP治疗仪也为红外线治疗仪。通常采用局部照射的方法进行治疗，照射剂量可根据患者感觉和皮肤红斑反应程度而定，以局部有温热的舒适感和皮肤出现淡红色斑为宜，照射强度和剂量通过调整光源与皮肤的距离进行控制。

一般光源功率500w以上，灯距50～60厘米；光源功率250～300w，灯距30～40厘米；光源功率200w以下，灯距20厘米左右为宜。治疗时让患者取适宜体位，多垂直局部裸露照射，每次照射时间为15～30分钟，每日1～2次，治疗次数依病情而定。

五、注意事项

治疗时应注意随时根据患者的温热感觉调整灯距，防止烫伤，对皮肤感觉障碍者，应随时观察局部情况。照射眼睛周围组织时，需用湿纱布遮盖双眼。治疗结束后患者应在室内休息10～15分钟，尤其是体弱高龄者，避免冷热刺激引起血压变化发生不测。

（许　芸）

第五节　紫外线疗法

紫外线为不可见光，以其生物学特性分为长波紫外线（UVA，波长320～400nm）、中波紫外线（UVB，波长290~320nm）、短波紫外线（UVC，波长180~290nm），根据皮肤红斑及黑素形成作用的不同，UVA又分为UVA1（波长340~400nm）、UVA2（波长320~340nm）。紫外线穿透皮肤的能力与其波长有关，波长越长其穿透性越强，波长越短其穿透性越弱，UVC大部分被角质层反射和吸收，约8%可达棘层；UVB大部分被表皮吸收；UVA约56%可透入真皮，最深可达真皮中部。

一、紫外线光源

1. 自然光源（阳光）　阳光中含有不同波长的紫外线，可作为紫外线治疗的光源，其强弱与地理位置、海拔高度、季节、大气透明度、照射时间及气候变化等因素有关。

2. 人工光源

（1）高压水银石英灯：是利用热电子发射后在水银蒸气中所产生的弧光放电对疾病进行治疗。辐射光谱45%~50%为可见光线（绿光、紫光等），50%~55%为紫外线，主要为UVA和UVB，其中辐射最强为波长365nm和313nm的紫外线。可进行局部、全身和体腔照射。

（2）低压水银石英灯：即紫外线杀菌灯，是利用热电子发射后在低压水银蒸气中所产生的弧光放电起到杀菌的作用。辐射光光谱主要为UVC波段，波长最长为254nm的紫外线。

（3）冷光水银石英灯：辐射光谱中85%为波长254nm的紫外线，常用于体整黏膜及小面积皮肤直接接触或近距离照射。

（4）黑光灯：是一种低压汞荧光灯，其辐射光谱主要为300~400nm的紫外线。常作为光化学疗法治疗某些皮肤病时的光源。

二、生物学效应

紫外线的生物学作用较为复杂，可对酶系统、活性递质、原生质膜、细胞代谢、机体免疫功能和遗传物质等多系统、多组织产生直接和间接作用，所产生的光化学反应，可引起复杂的生物学效应。

1. 红斑反应　紫外线照射皮肤或黏膜后，经过2~6小时局部出现程度不等的红斑反应，机制可能是角质形成细胞、内皮细胞、肥大细胞等，在紫外线的作用下产生多种细胞因子或活性递质，如白介素、激肽、前列腺素、组胺、肿瘤坏死因子和各种水解酶等，导致血管扩张出现红斑。

紫外线产生的红斑为一种非特异性急性炎症反应，主要病理改变为皮肤乳头层毛细血管扩张、血管内充满红细胞和白细胞、内皮间隙增宽、通透性增强、白细胞游出和皮肤水肿，其中UVB、UVC引起表皮的变化比真皮明显，而UVA则能引起真皮的明显变化。紫外线照射剂量越大，潜伏期越短，则红斑反应越强，持续时间越长，其中UVA产生红斑反应所需照射剂量约为UVB的1 000倍。

2. 色素沉着　紫外线照射后可促进黑素细胞体积增大，树枝状突延长，细胞内酪氨酸酶活性增强，从而黑素合成增加，引起皮肤色素沉着。照射后立即出现色素沉着，停止照射后6~8小时逐渐消失，称为直接色素沉着，为波长300~420nm的紫外线引起；照射后数日方出现的色素沉着，称延迟色素沉着。

3. 增强皮肤屏障作用　紫外线照射能促进皮肤角质层增厚，可使皮肤增强对紫外线的反射和吸收，减轻紫外线对皮肤的损伤，并能使角质层中的神经酰胺等脂质的含量增加，有利于角质层水分的保留。

4. 抑制表皮增生　紫外线照射皮肤后，通过干扰过度增殖表皮细胞 DNA、RNA 和蛋白质的合成，起到抑制表皮增生的作用。

5. 促进维生素 D 生成　波长 275～325nm 的紫外线照射皮肤后，作用于 7 - 脱氢胆固醇，形成维生素 D_3。

6. 免疫作用　紫外线照射后作用于皮肤多种组织细胞，产生多种细胞因子及活性物质，直接和间接对皮肤的免疫功能产生一定的影响。

（1）免疫抑制作用：紫外线可使皮肤的主要抗原呈递细胞郎格汉斯细胞数量减少、形态改变和功能降低，从而抑制皮肤接触过敏反应和迟发型超敏反应；使尿刊酸由反式结构转为顺式结构，从而抑制免疫活性细胞的功能。

（2）免疫增强作用：紫外线照射皮肤后，可使角质形成细胞产生多种白细胞介素和肿瘤坏死因子 - α，参与免疫细胞的激活、分化和增殖，同时使免疫球蛋白形成增多，增强补体活性和网状内皮细胞的吞噬功能，改变 T 细胞亚群成分和分布等，从而增强皮肤的免疫功能。

三、治疗作用

1. 消炎杀菌作用　紫外线红斑量照射为一种强抗炎因子，尤其对皮肤浅层组织的急性感染性炎症效果显著。对浅层感染及开放性感染，紫外线具有直接杀菌作用，可使红斑部位血液和淋巴液的循环得以改善，提高组织细胞活性，加强巨噬细胞的吞噬功能，促进炎症消退和水肿消散。

2. 促进组织再生　紫外线红斑量照射能显著改善局部血液循环，同时增强血管壁渗透性，有利损伤组织的营养物质供应，加速组织的再生机能，促进结缔组织及上皮细胞的生长，加快伤口或溃疡的愈合。

3. 止痛作用　红斑量紫外线照射对交感神经节具有"封闭"作用，可降低神经兴奋性，达到止痛作用，而且对感染性、非感染性、风湿性及神经性等各种疼痛亦有好的镇痛作用。

4. 脱敏作用　红斑量紫外线照射可使组织中的组胺酶含量增加，其分解产生的组织胺，可抑制Ⅰ型和Ⅱ型变态反应，达到脱敏的作用。

5. 促进色素再生　紫外线的色素沉着生物学效应，可促进色素脱失性皮肤病的色素再生，达到白斑复色的目的。

6. 其他　如抗佝偻作用、增强药物疗效作用、调节内分泌及胃肠功能作用等。

四、人体敏感性

机体对紫外线的敏感性受多种因素的影响，主要有以下几个方面：

1. 部位　一般躯干部皮肤对紫外线最为敏感，上肢较下肢敏感，四肢屈侧较伸侧敏感，手足敏感性最低。敏感程度依次为腹腰部＞面、颈部、胸部、背部、臀部＞上肢内侧面、下肢后侧面＞上肢外侧面、下肢前侧面＞手掌、足趾。

2. 年龄与性别　新生儿和老年人对紫外线敏感性低，2 岁以内的幼儿和青春期青少年对紫外线敏感性高，其中 2 个月至 1 岁的婴儿对紫外线敏感性最高。男女及皮肤颜色深浅对紫外线的敏感性差别不甚明显，但女性在经前期、月经期及妊娠期对紫外线的敏感性增强。

3. 季节与地区　人体皮肤对紫外线的敏感性随季节变化有所不同，如春季敏感性高，夏季降低，至秋冬季又逐渐升高。不同地区，阳光辐射强度和照射时间长短不同，皮肤对紫外线敏感性也随之波动，如生活在高原较平原地区者紫外线敏感性要低。

4. 机体的功能状态　高级神经中枢兴奋性增强时，机体对紫外线的敏感性增高，受到抑制时敏感性降低。神经损伤、神经炎、中枢神经病变、体质虚弱，以及体力或脑力劳动后处于高度疲倦状态时，机体对紫外线的敏感性也降低等。

5. 疾病　机体的各种病理改变均可影响紫外线的敏感性，如甲亢、湿疹、高血压、急性风湿性关节炎、糖尿病、活动性肺结核、日光性皮炎、白血病、痛风、感染性多关节炎、恶性贫血、食物中毒、雷诺病等，可使局部或全身皮肤对紫外线敏感性增强。而糙皮病、重度冻疮、急性重度传染病、慢性消耗性疾病、丹毒、慢性小腿溃疡、慢性化脓性伤口、重症感染、广泛软组织损伤、营养不良性干皮病等，可使局部或全身对紫外线敏感性有不同程度降低。

6. 药物　某些药物如磺胺类、四环素、水杨酸、保泰松、甲基多巴、氢氯噻嗪、荧光素、非那根、冬眠灵、痛经宁、补骨脂素、强力霉素、碘剂等，可增强紫外线的敏感性。而糖皮质激素、吲哚美辛、胰岛素、钙剂、溴剂、硫代硫酸钠及某些麻醉剂等，可使机体对紫外线的敏感性降低。

五、治疗方法

1. 生物剂量测定　紫外线照射治疗一般以最小红斑量（MED）为一个生物剂量单位，即紫外线灯管在一定距离内（常为 50 厘米），垂直照射下引起皮肤最弱红斑反应（阈红斑反应）所需的照射时间。不同个体同一部位和同一个体不同部位 MED 也各不相同，临床一般选用下腹部皮肤作为 MED 测量的部位。

亚红斑量即小于 1 个 MED，弱红斑量（一级红斑量）为 2~4 个 MED，中红斑量（二级红斑量）为 5~6 个 MED，强红斑量（三级红斑量）为 7~10 个 MED，超强红斑量（四级红斑量）为 10 个以上 MED，临床紫外线治疗剂量最初常为亚红斑量。

2. 照射方法和剂量　治疗部位的中央应与特定的光源中心垂直，并与光源保持一定的距离，进行局部或全身照射，全身照射首次剂量为 80% MED，根据照射后的皮肤反应情况，逐渐增加剂量，一般增加量为初始照射剂量的 20%~30%。临床根据情况一般隔日或每周照射 3 次，维持治疗可每周或每 2 周照射 1 次。

六、适应证

适用于疖、痈、甲沟炎、蜂窝组织炎、丹毒、创伤感染、慢性苔藓样糠疹、慢性溃疡、褥疮、冻伤、瘙痒症、毛囊炎、荨麻疹、玫瑰糠疹、带状疱疹、斑秃、特应性皮炎、毛发红糠疹、色素性荨麻疹、慢性湿疹、接触性皮炎、光敏性皮炎、花斑癣、白癜风、银屑病、神经性皮炎等。

七、禁忌证

患有系统性红斑狼疮、急性泛发性湿疹、日晒病、血卟啉病、着色性干皮病、凝血机制障碍有出血倾向、高热、发疹性传染病、严重过敏体质及严重心功能不全等疾病者，应慎用或禁用。

八、不良反应

紫外线照射极少出现明显不良反应，偶有短时轻微发热、发冷、口干、舌燥、嗜睡、轻微头晕、胃肠道反应及皮肤红斑和瘙痒等症状，但可很快消退。

九、注意事项

治疗时光源开启后 3 ~ 5 分钟待设备工作稳定后再进行照射，患者及工作人员应戴墨镜进行防护，男性阴囊部位需用白布遮盖保护。每次照射前应询问患者服药和饮食情况，对服用光敏性药物及食物者，以及根据季节变化情况等，紫外线照射剂量应酌情进行调整。若照射后局部出现细碎鳞屑，紫外线剂量不宜再增加；若出现大片脱皮，则应停止治疗，症状消退后从初始剂量重新照射。

（许　芸）

第六节　激光疗法

激光疗法是利用能量放大了的光子具有较好的单色性、相干性和方向性，通过热效应和非热效应在生物体内产生治疗作用的一种方法。热效应可使组织发生凝固性坏死、炭化和气化，非热效应包括机械作用、电磁作用、光化学作用和生物刺激作用，其特定光能吸收在组织内造成的局限性损伤，称为"选择性光热作用"。

一、CO_2 激光

1. 特性　CO_2 激光的波长为 10 600nm，属于远红外线，输出功率为 3 ~ 50w，光波通过波导或激光关节臂输出。主要为热效应，可被组织吸收，发生热刺激、红斑反应，使组织变性、凝固、炭化和气化。

2. 治疗方法　CO_2 激光用于组织切割或烧灼时，应按无菌技术操作。术前局部常规消毒，用 0.5% ~ 1% 利多卡因或普鲁卡因局部麻醉，较小损害也可不行麻醉。根据所要切割或烧灼组织的性质、范围、深浅等，调至所需功率（一般为 5 ~ 20W），将光束对准所需烧灼、切割或扩束照射的组织，进行 1 次或分次治疗。

CO_2 激光烧灼过程中应用 3% 过氧化氢溶液或生理盐水棉签不断将炭化组织去除，随时观察烧灼深度和病变基底情况，治疗结束后创面外涂抗生素软膏或烫伤软膏。

3. 适应证　CO_2 激光治疗适用于寻常疣、扁平疣、尖锐湿疣、毛发上皮瘤、跖疣、汗管瘤、软纤维瘤、睑黄瘤、脂溢性角化、蜘蛛痣、酒渣鼻、局限性毛细血管扩张症、颜色较淡的小片鲜红斑痣、色素痣、皮角、角化棘皮瘤、Bowen 病、Paget 病、光线性角化症、基底细胞瘤、鳞状上皮癌等良性和恶性皮肤病。

低密度 CO_2 激光（扩束成光密度）局部照射，可用于治疗带状疱疹及其后遗神经痛、慢性溃疡、寒冷性多形红斑等疾病。治疗时的能量密度一般为 $50 \sim 150mW/cm^2$，每次照射 $5 \sim 15$ 分钟，每日 1 次，15 天为一疗程。

4. 注意事项　治疗时术者和患者应佩戴特制的防护眼镜，激光束不可照射于具有强反光的物体表面，治疗眼睛周围损害时应将眼睛用湿纱布覆盖，眼睑损害最好不使用此方法治疗。

室内应备有较好的通风设施，及时排除组织气化的烟尘，以保护术者和其他人员。瘢痕体质者禁用 CO_2 激光创伤治疗。

二、氦－氖激光

1. 特性　氦－氖激光是一种功率为 632.8nm 的单色红光，输出功率最高为 60mW，属于小功率激光，对组织穿透深度为 $10 \sim 15$ 毫米。生物学效应主要为扩张血管、加快血流、改善皮肤微循环、促进组织新陈代谢和细胞有丝分裂、增加蛋白质和糖原的合成、降低末梢神经兴奋性、减少炎症物质形成、增加淋巴细胞转化率及血液中的免疫球蛋白和补体含量等，因而具有改善皮肤微循环、促进皮肤毛细血管再生、加快皮肤黏膜溃疡愈合、增强局部免疫功能、减轻炎性水肿、促进炎症细胞消散等。

2. 治疗方法　氦－氖激光主要用于组织局部照射，能量密度为 $2 \sim 4mW/cm^2$，将光斑调整为适宜大小直接照射病灶，每日或隔日 1 次，每次照射 15 分钟，$15 \sim 20$ 次为一疗程。亦可作为光针进行穴位照射。

3. 适应证　适用于皮肤黏膜溃疡（如静脉曲张性溃疡、褥疮、放射性溃疡、单纯疱疹性黏膜溃疡、慢性皮肤溃疡等）、斑秃、带状疱疹、寒冷性多形红斑、冻疮等。用激光针照射穴位可治疗皮肤瘙痒症、带状疱疹后遗神经痛、瘀积性皮炎、慢性荨麻疹等。

4. 注意事项　照射溃疡组织时，表面分泌物及脱落组织应用生理盐水清洗后再进行照射，以免影响治疗效果。注意固定光束，防止损伤眼睛。

三、铜蒸气激光

1. 特性　铜蒸气激光为波长 511nm（绿光）和 578nm（黄光）的高频（15kHz）激光，其波段均在血红蛋白吸收的峰值区，根据血管的热时放时间 $0.05 \sim 1.2ms$（取决于血管直径大小和热参数），在激光器上安装有机械性开关，可调制为断续脉冲激光，使其相当于直径为 $100 \sim 200\mu m$ 扩张血管的热时放时间，照射后可致血红蛋白凝固起到治疗作用，而周围组织有足够的冷却时间而不受热损伤。

2. 治疗方法　治疗前局部常规消毒，用 0.5% ~ 1% 利多卡因或普鲁卡因局部麻醉，较大损害可用 EMLA 霜外敷 $30 \sim 60$ 分钟再行治疗。照射时快速移动光束，以组织出现苍白或灰白即可。治疗后创面涂搽抗生素软膏或烧伤软膏，$1 \sim 2$ 天换药 1 次。

3. 适应证　主要用于治疗鲜红斑痣、毛细血管扩张症、蜘蛛痣、匐行性血管瘤、酒渣鼻、浅表型草莓状血管瘤、静脉湖、化脓性肉芽肿等。511nm 的铜蒸气激光亦可用于治疗雀斑、雀斑样痣等。

4. 注意事项　进行铜蒸气激光治疗时，应尽可能使组织均匀照射，防止重复照射和局部光束停留过久造成创面烧灼过深，需要重复治疗者应间隔 $2 \sim 3$ 个月。

少数患者治疗后数分钟创面出现红肿及水疱，一般 3~7 天自行消退。治疗后局部出现的色素沉着及轻微表皮萎缩，多在数月后自行恢复，无需处理，但治疗引起的色素减退则不易恢复。

四、掺钕钇铝石榴石激光

1. **特性**　掺钕钇铝石榴石激光（Nd：YAG）为波长 1 064nm 的近红外线激光，功率为 10~80W。连续波长的 YAG 激光对组织损伤无选择性，主要应用其热效应进行血管凝固和闭塞来治疗某些疾病。

根据光热分离理论及黑素热时放时间，在激光器上安装 Q 开关，调制成脉冲激光，用于治疗深色素性皮肤病及文身，取得了较好疗效。

若将 YAG 激光用重水晶玻璃倍频后得到波长 532nm 的光束，然后用 Q 开关调制成脉冲激光，可对血管扩张性和色素性皮肤病进行治疗。

2. **治疗方法**　治疗前局部常规消毒，用 0.5%~1% 利多卡因或普鲁卡因局部麻醉，（调 Q）Nd：YAG 治疗时一般不需麻醉。照射时移动激光束，均匀照射创面使其呈苍白色或灰褐色即可。治疗后创面涂搽抗生素软膏或烧伤软膏，1~2 天换药 1 次。

3. **适应证**　Nd：YAG 主要适用于海绵状血管瘤、淋巴血管瘤、血管角皮瘤、化脓性肉芽肿、血管内皮瘤、木村病等血管性疾病。（调 Q）Nd：YAG 主要适用于鲜红斑痣、咖啡斑、Becker 痣、黑子、雀斑、雀斑样痣、文身等浅表血管扩张性及表浅色素性皮肤病。

4. **注意事项**　治疗时应注意移动光束的速度和创面照射的均匀程度，避免热损伤导致瘢痕形成和色素沉着。

五、Q 开关掺钕钇铝石榴石激光

1. **特性**　Q 开关掺钕钇铝石榴石激光（Q 开关 Nd：YAG）为波长 1 060nm 的近红外光谱激光，脉冲持续时间为 5~40ns，输出功率为 1~10J/cm²，光斑直径为 1.5、2、3 毫米，脉冲频率为 1~10Hz。组织穿透深度为 3.7 毫米，水分子吸收后导致非特异性热损伤而起到治疗效应，对来源于真皮的色素性损害效果较好。

2. **治疗方法**　治疗前局部常规消毒，用 0.5%~1% 利多卡因或普鲁卡因局部麻醉，较大损害可用 EMLA 霜外敷 30~60 分钟再行治疗。照射光斑直径为 3 毫米，能量为 6~8J/cmz，均匀照射创面使其呈苍白色或灰褐色即可。治疗后创面外涂抗生素软膏或烧伤软膏。

3. **适应证**　适用于文身、异物色素沉着、色素痣、褐青色母斑等色素深在性皮肤病。

4. **注意事项**　治疗时创面有刺痛感、点状出血及少量渗出，应用棉签边擦边照射，以免影响照射视野。照射后可有继发性色素沉着和色素减退，但可自行消退。需要重复治疗者须间隔至少 3 个月。

六、脉冲 CO₂ 激光

1. **特性**　脉冲 CO₂ 激光为波长 10 600nm 的远红外光谱激光，单脉冲能量为 100~1 500mJ，脉冲持续时间为 100μS~1ms，脉宽≤1ms，光斑直径为 3、5、6、9 毫米，脉冲频率为 1~20Hz。穿透组织深度为 20μm，作用于细胞内外水分子，通过消融和气化起到治疗效应，而对邻近皮肤组织的热损伤则较轻。

2. 治疗方法　主要作为激光磨削术应用于临床。治疗前局部常规消毒，用 0.5% ~1% 利多卡因或普鲁卡因局部麻醉，或用 EMLA 霜外敷 30 ~60 分钟后治疗。治疗浅表良性肿瘤的能量为 1 ~300mJ/脉冲、萎缩性瘢痕为 300 ~500mJ/脉冲、皮肤皱纹为 300 ~800mJ/脉冲。照射时快速均匀移动光束，有渗出或渗血时用棉球压迫和擦拭后再照射。治疗后创面外涂抗生素软膏或烧伤软膏。

3. 适应证　适用于浅表良性肿瘤、萎缩性瘢痕、皮肤皱纹，以及色痣、汗管瘤、睑黄瘤等浅表性损害。

4. 注意事项　术后应注意创面的护理，防止继发感染，术后 1 个月避免强光照射。伴有色素沉着时可口服大剂量维生素 C、维生素 E 和外涂氢醌霜。

七、585nm 脉冲染料激光

1. 特性　585nm 脉冲染料激光为波长 585nm 的单色激光，输出能量为 4 ~10J/cm^2，脉冲持续时间为 300 ~450μs，脉宽≤1ms，光斑直径为 2、3、5、7、10 毫米，脉冲频率为 1Hz。大部分光能穿透表皮进入真皮组织，被血红蛋白吸收，可破坏毛细血管而不引起周围组织损伤。

2. 治疗方法　治疗前局部常规消毒，一般不需要麻醉。治疗时的能量选择，毛细血管扩张为 6 ~8J/cm^2，照射 1 ~3 次；鲜红斑痣为 8 ~10J/cm^2，平均照射 6 次；其他疾病多为 7 ~9J/cm^2，照射 1 ~3 次。治疗时应对准皮损的某一点，当照射处呈苍白色或灰白色时，再在其边缘照射下一点，避免重叠。治疗后创面外涂抗生素软膏或烧伤软膏。

3. 适应证　适用于鲜红斑痣、毛细血管扩张、血管角皮瘤、血管扩张性酒渣鼻、蜘蛛痣、扁平疣、跖疣、肥厚性瘢痕等。

4. 注意事项　治疗时的照射剂量除以上参考数值外，尚应根据疾病性质、患者年龄和皮损部位等选择照射剂量。治疗过程中或治疗后不久创面可有红肿和少量渗液，一般 3 天即可消退，少数治疗后出现的色素沉着，可在 3 ~6 个月恢复。治疗过深可引起瘢痕形成，应引起注意。

八、510nm 脉冲染料激光

1. 特性　510nm 脉冲染料激光为波长 510nm 的单色激光，输出能量为 1.5 ~4J/cm^2，脉冲持续时间为 300 ~400μS，光斑直径为 3 ~5 毫米，脉冲频率为 1Hz。穿透皮肤深度为 0.5 毫米，主要作用于表皮和真皮的色素组织，可使色素小体崩解、碎裂，并被巨噬细胞吞噬后经血液、淋巴循环被排出体外起到治疗作用，而对邻近的组织不造成损伤。

2. 治疗方法　治疗前局部常规消毒，一般不需要麻醉。治疗时的能量依疾病性质、患者年龄、皮损部位及光斑直径进行调整，一般先从低能量开始，逐渐增加剂量以皮损出现灰白色为度，参考照射剂量为 2 ~3.5J/cm^2。照射时应对准皮损的某一点，避免重叠。治疗后创面外涂抗生素软膏或烧伤软膏。

3. 适应证　适用于雀斑、雀斑样痣、脂溢性角化、咖啡斑、Becker 痣、Spilus 痣等。

4. 注意事项　治疗后可出现紫癜样损害和色素沉着，少数可出现色素减退，一般均能自行消退。需要重复治疗者，需间隔 2 ~3 个月。

九、调 Q 翠绿宝石激光

1. 特性　调 Q 翠绿宝石激光为波长 755nm 的单色激光，输出能量为 4～10J/cm^2，脉冲持续时间为 50～100μs，光斑直径为 3 毫米，脉冲频率为 1～15Hz。大部分光能穿透表皮进入真皮组织，主要被表皮和真皮的色素组织选择性吸收，造成色素小体的崩解、碎裂，并被巨噬细胞吞噬后经血液、淋巴循环排出体外起到治疗作用，而对邻近的组织不造成损伤。

2. 治疗方法　治疗前局部常规消毒，一般不需要麻醉。治疗时的能量依疾病性质、患者年龄、皮损部位及光斑直径进行调整，一般先从低能量开始，逐渐增加剂量以皮损出现灰白色为度，参考照射剂量为 4～10J/cm^2，每一点皮损需照射 2～5 次。照射时应对准皮损的某一点，依次进行照射，避免重叠。治疗后创面外涂抗生素软膏或烧伤软膏。

3. 适应证　适用于蓝痣、太田痣、伊藤痣、文身、异物色素沉着等。

4. 注意事项　治疗后可出现紫癜样损害和色素沉着，少数可出现色素减退，一般均能自行消退。需要重复治疗者，需间隔 3～6 个月或更长。

十、调 Q 铒激光

1. 特性　调 Q 铒激光为波长 2 940nm 的远红外光谱激光，单脉冲能量为 0.06～2.0J，脉冲持续时间为 300μs，光斑直径为 1.6、3.0、5.0 毫米，脉冲频率为 1～20Hz。皮肤组织对该波长的光吸收良好，作用更为表浅，对邻近组织不造成损伤。

2. 治疗方法　治疗前局部常规消毒，一般不需要麻醉。治疗时依皮损的大小选择照射能量和光斑直径，以皮损出现灰白色或苍白色为度。治疗后刨面外涂抗生素软膏或烧伤软膏。

3. 适应证　适用于汗管瘤、汗腺瘤、扁平疣、毛发上皮瘤、脂溢性角化、色素痣、皮角、皮样囊肿、睑黄瘤、萎缩性瘢痕、皮肤皱纹等。

4. 注意事项　治疗时局部可有点状出血及渗液，治疗后可出现色素沉着，但均能自行缓解。需要重复治疗者，需间隔 2～6 个月。

十一、调 Q 红宝石激光

1. 特性　调 Q 红宝石激光为波长 694.3nm 的单色激光，输出能量为 1～8J/cm^2，调 Q 脉宽为 20～40ns，长脉宽为 1～2ms，光斑直径为 2～8 毫米，脉冲频率为 1Hz。大部分光能穿透表皮进入真皮组织，主要被表皮和真皮的色素组织选择性吸收后，造成色素小体的崩解、碎裂，并被巨噬细胞吞噬后经血液、淋巴循环排出体外起到治疗作用，而对邻近的组织不造成损伤。

2. 治疗方法　治疗前局部常规消毒，一般不需要麻醉，脱毛治疗时皮肤表面涂 Gel 冷却剂，以减少对周围组织的损伤。调 Q 脉宽激光的光斑直径为 3、4、5 毫米，对应的照射剂量分别为 10～40J/cm^2、5～30J/cm^2、3～15J/cm^2。长脉宽激光的光斑直径为 3、4、5、6、8 毫米，对应的照射剂量分别为 30～60J/cm^2、20～40J/cm^2、15～30J/cm^2、10～25J/cm^2、5～20J/cm^2。治疗时一般先从低能量开始，逐渐增加剂量，以皮损出现灰白色或灰褐色为度。治疗后创面外涂抗生素软膏或烧伤软膏。

3. 适应证　调 Q 脉宽激光适用于 Becker 痣、雀斑样痣、蓝痣、太田痣、伊藤痣、色痣等。长脉宽激光适用于毛痣、多毛症等。

4. 注意事项　治疗后可出现色素减退或色素沉着，一般均能自行消退，偶可形成瘢痕或表皮萎缩。需要重复治疗者，需间隔 3 个月或更长。

十二、308nm 准分子激光

308nm 准分子激光是氯化氙准分子激光器发出的脉冲激光，通过硅纤维束传导至发射柄后聚焦成数厘米的紫外线光束，作用于病变组织而起到治疗作用。

1. 作用机制　308nm 准分子激光属于中波紫外线（UVB）光谱范围，除 UVB 产生的生物效应外，其主要生物特性是诱导皮损内 T 细胞凋亡，且诱导凋亡的能力是 NB – UVB 的数倍，因而增强了 UVB 的治疗效果。

2. 治疗方法　将准分子激光发射头置于皮损表面，触动开关即可自动照射，剂量和照射时间根据皮损厚度和部位进行调整，一般采用每周 3 次中等剂量（2 ~ 6 个 MED）照射的方法进行治疗。

3. 适应证　主要适用于局限性顽固难退的银屑病和白癜风皮损。

4. 注意事项　308nm 准分子激光是近年兴起的一种新的激光治疗技术，其治疗方法及不良反应仍需进一步探讨和观察，与中波紫外线相同，治疗剂量过高可造成局部红斑、水疱，而且从理论上讲，累计照射剂量越小，危险性也相对越小。

十三、半导体激光

1. 特性　半导体激光为砷化镓铝半导体阵列式，波长 800nm，输出能量 10 ~ 40J/cm^2，脉冲持续时间 5 ~ 30ms，光斑区域为正方形（9 毫米 × 9 毫米），脉冲频率为 1Hz。光能主要被表皮和真皮的色素组织选择性吸收后，使色素小体崩解、碎裂，并被巨噬细胞吞噬后经血液、淋巴循环排出体外起到治疗作用，而对邻近的组织不造成损伤。

2. 治疗方法　治疗前局部常规消毒，一般不需要麻醉，脱毛治疗时剃除毛发并在皮肤表面涂 Gel 冷却剂，以减少对周围组织的损伤。治疗时的能量依疾病性质、患者年龄、皮损部位进行调整，参考剂量为 15 ~ 40J/cm^2，一般先从低能量开始，逐渐增加剂量。治疗后创面外涂抗生素软膏或烧伤软膏。

3. 适应证　适用于多毛症、雀斑、雀斑样痣等。

4. 注意事项　治疗后不久局部可出现红肿和水疱，一般 3 ~ 10 天自行消退，少数可留有暂时性色素减退或色素沉着。常需间隔 3 个月重复治疗，一般需治疗 4 ~ 6 次。

（许　芸）

第七节　光子嫩肤技术

光子嫩肤技术是一种以非相干强脉冲光对非创伤性皮肤病进行治疗和美容的技术。

一、作用机制

光子嫩肤技术的光源为高功率氙灯，通过滤光器获得连续波长（560 ~ 1 200nm）的光。

在连续波长的光中含有585nm、694nm、755nm、1 064nm波段的强脉冲光，能穿透表皮进入真皮，被组织中的黑素和血红蛋白选择性吸收，在不破坏其他组织的前提下，使扩张的血管及色素性损害凝固和碎裂，从而起到治疗作用。而且产生的热作用和光化学作用，可使深部的胶原纤维和弹力纤维重新排列，促进Ⅰ型和Ⅱ型胶原蛋白增生，起到促进皮肤胶原增生和重新排列的作用，使皱纹减轻或消失、毛孔缩小，达到美容的目的。

二、治疗方法

治疗前局部常规消毒，一般不需要麻醉。治疗时根据疾病性质和治疗目的，选择适宜的脉冲方式、脉宽和能量密度，脱毛治疗时需剃除毛发并在皮肤表面涂Gel冷却剂。治疗后创面外涂抗生素软膏或烧伤软膏。

三、适应证

主要适用于表皮型黄褐斑、雀斑、日光性角化病、继发性色素沉着、毛细血管扩张、毛细血管扩张性酒渣鼻、皮肤异色病、皮肤光老化、皮肤自然老化、多毛症等。亦可作为激光除皱术和化学剥脱术的辅助治疗。

四、注意事项

光子嫩肤技术一般无明显不良反应，治疗时注意能量的选择，避免能量过高产生水肿和水疱。若治疗后外用表皮细胞生长因子，效果可得以增强。

（许　芸）

第八节　电解疗法

电解疗法是利用直流电对机体内电解质产生电解作用而起到治疗疾病目的的一种方法。

一、作用机制

电解治疗时阴极为作用极，当直流电作用于人体后，阴极下电解出氢氧化钠破坏病变组织，起到治疗作用。

二、治疗方法

电解治疗时将非作用极（阳极）固定于肢体或患者用手握住，治疗区常规消毒后将电解针插入皮损中，缓慢调节电流，逐渐增大（0.5~1mA），至针孔有气泡冒出为止，然后逐渐调低电流，拔出电解针，再从另外一个方向将电解针插入皮损内进行治疗，反复多次，直至皮损完全被破坏。

三、适应证

适用于毛细血管扩张、蜘蛛痣、局限性多毛症、睑黄瘤、跖疣、寻常疣等。

四、注意事项

电解疗法是一种较为传统的治疗方法，具有操作简便、疗效确切、无创面、不易继发感染等特点，但治疗深度不易掌握，部分治疗后可复发。

(许　芸)

参考文献

[1] 张学军. 皮肤性病学. 第8版. 北京：人民卫生出版社，2014.

[2] 吴志华. 皮肤科治疗学. 北京：人民军医出版社，2006.

[3] 单士军. 皮肤性病病理诊断. 北京：人民卫生出版社，2015.

[4] 李邻峰. 皮肤病安全用药手册. 北京：科学出版社，2015.

[5] 吴一文，张洪军，王珊珊. 腋下美容切口联合搔刮术治疗腋臭178例. 中国美容医学，2012，21 (8)：1408 – 1409.

[6] 吴一文，管晓春，方木平. 二黄补白方治疗气血失调型白癜风临床疗效观察. 中国美容医学，2010，19 (11)：1701 – 1702.

[7] 项蕾红，周展超. 皮肤美容激光治疗原理与技术. 北京：人民卫生出版社，2014.

[8] 岳海龙，王丽昆，毕廷民. 神经阻滞与窄谱中波紫外线治疗带状疱疹神经痛的疗效观察. 中国实用神经疾病杂志，2014：17 (22)．

[9] 刘阳，孙小强，王丽昆. 蜈黛软膏治疗手足皲裂型湿疹临床观察. 中国煤炭工业医学杂志，2011 (09)．

[10] 乌云塔娜. 蒙医辨证施治寻常型银屑病88例疗效观察. 中国民族医药杂志，2015，21 (7)：29 – 30.

第二篇

疾病篇

第四章　细菌性皮肤病

第一节　脓疱疮

一、概述

脓疱疮（Impetigo）又称"黄水疮"，是经接触传染的化脓性球菌感染性皮肤病，很常见。主要见于儿童，好发于夏秋季。脓疱疮的致病菌主要是金黄色葡萄球菌、溶血性链球菌，也可以是白色葡萄球菌。脓疱疮主要分为两种。传染性脓疱疮（impetigo contagiosa），又称非大疱性脓疱疮（non bullous impetigo），通常由链球菌引起；大疱性脓疱疮（bullous impetigo）通常由金黄色葡萄球菌引起。

二、诊断思路

脓疱疮主要发生在暴露部位，如头面部、小儿臀部、四肢伸侧。有三种类型：大疱型脓疱疮、寻常型脓疱疮、新生儿脓疱疮。

（一）病史特点

1. 大疱型脓疱疮　①皮疹群集，好发于面部、四肢等暴露部位；②初为散在的水疱，常无红色基底，疱液清澈略呈黄色；1～2天后水疱迅速扩大到指头大小或更大，疱液变浑浊；③典型的脓疱疱壁松弛、很薄，浑浊的脓液沉积在疱底，呈半月形袋状的积脓现象；④脓疱常破溃、糜烂、干燥后结痂；⑤痂下积脓时，脓液可向四周溢出，形成新的脓疱，并常排列成为环状；⑥患者常自觉局部瘙痒，一般无全身症状。

2. 寻常型脓疱疮　①皮疹群集，好发于面部、尤其口角、口鼻周围，四肢等暴露部位；②在红斑基底上发生壁薄的水疱，并迅速转为脓疱，周围有红晕；③典型的皮损是脓疱溃破后脓液干燥结成黄色厚痂，向周围扩展并与周围皮损相互融合；④患者常因瘙痒、搔抓而造成细菌接种到其他部位；⑤重症患者可并发发热等全身症状，或发生淋巴结炎；⑥陈旧的结痂一般经一周左右自动脱落，不留瘢痕。

3. 新生儿脓疱疮　①多发生在出生后一周左右的新生儿；②起病急骤，面部、躯干、四肢突然发生大疱；③疱液初期澄清，后浑浊，大疱周围绕有红晕；④疱壁很薄而易破溃、糜烂；⑤本病发展迅速，1～2 天甚或数小时即可波及全身大部分皮肤，黏膜亦可受累；⑥可有发热等全身症状，严重者病情凶险，可伴发败血症、肺炎、肾炎、脑膜炎等重要脏器感染，甚至死亡；⑦可以在新生儿室、哺乳室等处造成流行，传染性强。

（二）检查要点

1. 大疱型脓疱疮　脓疱呈半月形袋状的积脓现象。

2. 寻常型脓疱疮　黄色厚痂并与周围皮损相互融合。

3. 新生儿脓疱疮　起病急骤，发展迅速，水疱脓疱后全身大面积皮肤受累糜烂及全身症状。

（三）辅助检查

1. 常规检查

（1）疱液涂片革兰染色（Gram stain）：取患者疱液涂片后做革兰染色，可以观察到革兰阳性球菌，是简便易行的常规检查方法，有助于确诊。

（2）血常规检查：一般正常。对于有全身症状的脓疱疮，血常规检查有助于指导用药。对于有全身感染、血常规检查对是否全身给药、如何给药等有参考价值。

2. 特殊检查细菌培养加药物敏感试验

（1）疱液细菌培养：大疱型脓疱疮患者疱液中可以查到金黄色葡萄球菌或白色葡萄球菌，其中部分是产青霉素酶的金黄色葡萄球菌；寻常型脓疱疮患者疱液中可以查到链球菌或金黄色葡萄球菌；新生儿脓疱疮亦可查出前两种细菌，更重要的是注意从医护人员和家长身上分离培养同种细菌以确定传染源及切断传播途径。

（2）血培养：对于疑有败血症等全身受累的重症新生儿脓疱疮患者应同时做血培养及药物敏感试验，以尽快地、准确地控制病情。血培养的阳性结果如果与疱液细菌培养一致应能有助于诊断治疗。

3. 其他　赞克涂片（Zancky's smear）及吉姆萨染色（Giemsas stain）。

（四）鉴别诊断

1. 丘疹性荨麻疹　红斑、风团样丘疹为主，继发感染时在上述皮损基础上出现脓疱，往往伴有搔痕、结痂，剧痒。

2. 水痘　皮疹多形性，有红斑、丘疹、水疱、脓疱，呈向心性分布。往往伴发热，多数患者有接触史。

三、治疗措施

（一）局部外用治疗

多数患者经局部外用治疗即可痊愈。

1. 局部消毒清洁剂　1：8 000 高锰酸钾溶液、1%～3% 硼酸溶液、0.5% 碘伏局部清洗有效，也可以用于对痂下积脓者的湿敷去痂。

2. 抗菌药物　包括莫匹罗星软膏、金霉素软膏、呋喃西林软膏、雷氟奴尔氧化锌油、雷氟奴尔炉甘石洗剂、5% 过氧化苯甲酰凝胶、1% 新霉素软膏、0.5% 新霉素溶液。一般去痂时用软膏，湿敷时用溶液，急性糜烂的皮损可用雷氟奴尔氧化锌油。

（二）系统治疗

一般情况下只要外用治疗即可奏效，但对于起病急、受累面积大、发展迅速的病例需要系统治疗。此时选用对细菌敏感的抗菌药物，如青霉素、头孢菌素、喹诺酮类、四环素类抗生素。应用时注意适用年龄和药物在皮肤的分布特点。

四、预后评价

该病一般预后良好，无后遗症。少数患者可有炎症后色素沉着和色素减退，浅表瘢痕。对于病情进展迅速者应警惕金葡菌烫伤样综合征的发生。遇新生儿脓疱疮应警惕并积极治疗，以免全身播散造成败血症。

对患儿所在的公共场所要积极清洗消毒，预防传染。

（邵良民）

第二节　毛囊炎、疖、痈

一、概述

毛囊炎、疖、痈是三种常见的感染性皮肤病，都可以表现为红肿热痛及破溃排脓，主要的病原菌都是金黄色葡萄球菌。毛囊炎（folliculitis）又称急性浅表性毛囊炎（acute superficial folliculitis）、Bockhart 脓疱疮（impetigo Bockhan），是单个毛囊的细菌感染。疖（foruncle）又称急性深部毛囊炎（acute deep folliculitis），是一种急性化脓性毛囊炎和毛囊周围的感染，由葡萄球菌侵入毛囊及皮脂腺引起。多发而反复发作者称疖病。痈（carbuncle）为多数相邻近的毛囊、毛囊周围组织及皮下组织（多个毛囊及其附属皮脂腺或汗腺感染）的急性化脓性炎症，是病菌侵入毛囊和皮脂腺后，向皮下深入并向四周蔓延所致。故其皮损面积较疖要大，全身症状显著（中医称痈为"对口疮"、"搭背"）。不讲究卫生习惯和皮肤创伤为主要诱因。营养不良、贫血、糖尿病、长期使用皮质类固醇激素以及免疫缺陷者，容易发生毛囊炎、疖、痈。

二、诊断思路

毛囊炎、疖、痈都是化脓性皮肤感染，但其病损严重程度和浸润范围都不一样。

（一）病史特点

1. 毛囊炎　①初期为与毛囊口一致的红色充实性丘疹。②以后迅速发展为脓疱，中央贯穿毛发。③继而干燥结痂，并脱落；历时约一周左右。局部可有疼痛、烧灼感，脓疱破溃后立即减轻。④有时红色结节渐渐自行吸收既不化脓也不溃破。

2. 疖　①初期为毛囊性炎症性丘疹。②渐增大，呈疼痛的半球形红色硬结节。③后结节中央化脓坏死，溃破，排出脓液和坏死组织。④破溃排脓后，由肉芽组织修复，纤维机化可留瘢痕。⑤有疼痛及压痛。⑥好发于头、面、颈、臀等部位，夏秋季多见，患者可有不适、发热、头痛等症状。

3. 痈　①常由几个疖相互融合或数个邻近的毛囊或皮脂腺化脓感染所致。②初起为弥漫浸润的紫红色或暗红色斑块，硬，紧张发亮。③化脓后出现多个脓头，脓液和坏死组织从多个溃孔中排出。④坏死组织可以全部脱落，形成深在性溃疡，愈后留瘢痕。⑤好发于颈部背部、臀部及大腿等皮下组织致密部位。⑥患处有搏动性疼痛，常有局部淋巴结肿大，一开始即有发热、头痛、食欲不振等全身症状。

（二）检查要点

1. 毛囊炎　与毛囊口一致的红色丘疹或脓疱。

2. 疖　半球形红色痛性结节，化脓、溃破、排出脓液后好转。

3. 痈　暗红色硬痛斑块上多个脓头或流脓的溃疡孔；伴全身症状。

（三）辅助检查

1. 常规检查

（1）血常规检查：一般正常，对于反复发作的疖病患者和有全身症状的痈患者，血常规检查对判断全身状况有帮助。痈患者白细胞总数和中性粒细胞可明显升高。

（2）脓液细菌培养加药物敏感试验：毛囊炎患者一般不需此检查。对于反复发作的疖病患者和有全身症状的痈患者，脓液细菌培养加药物敏感试验对指导用药有帮助，对判断是否耐青霉素酶金葡菌感染也有帮助。

（3）尿常规检查：对反复发作的疖病患者，检查尿常规和尿糖，有助于排除潜在的糖尿病、慢性肾病等导致全身抵抗力下降的疾病。

2. 特殊检查普通病理检查

（1）毛囊炎：位于毛囊口的角层下脓疱，毛囊上部周围有以中性粒细胞为主的炎性浸润。

（2）疖：毛囊周围密集的中性粒细胞浸润。毛囊的正常组织结构破坏，病变累及附属器，在病变深部、皮下组织可见脓栓、脓肿。病变处，由大量的脓细胞、中性粒细胞和坏死组织形成的脓汁内含有病原菌。

（3）痈：镜下可见弥漫的中性粒细胞为主的炎细胞浸润，多房性脓肿，后者被结缔组织隔开或在纤维组织增生的皮肤下方互相通连；皮肤表面有多个排脓的溃孔。

（四）鉴别诊断

1. 毛囊炎、疖、痈之间的鉴别诊断　如前所述。

2. 蜂窝织炎　为范围广泛的皮肤和皮下组织化脓性炎症。化脓发生在皮下组织或深部疏松组织里（因其结构像蜂窝一样，故称为疏松结缔组织炎）。表现为局部大片红肿，境界不清，疼痛显著，伴恶寒、发热等全身症状。化脓后破溃，形成溃疡，或经吸收而消退。

3. 多发性汗腺脓肿　多见于婴幼儿及体弱产妇的头、额等处，多在夏季发病。皮损为多发性皮下脓肿。表面压痛、炎症较轻，无脓栓，遗留瘢痕。通常伴有很多痱子。一般人称为痱毒。也有人称为假性疖病（pseudo furunculosis）。

4. 化脓性汗腺炎　多见于青年、尤其女性，皮损为皮下硬结，皮下脓肿。表皮红、肿、热、痛、破溃结痂。好发于腋下、腹股沟、生殖器及肛周、脐周等。

三、治疗措施

（一）一般治疗

患者应注意休息，讲究皮肤卫生，不要用挤捏的方法去排脓，尤其对面部和上唇的病损。对于反复发作的疖病，要寻找、消除体内的潜在因素，检查有无贫血和糖尿病等情况。

（二）局部疗法

1. 毛囊炎　一般局部应用2%碘酊、75%乙醇、碘伏即可。也可以应用抗菌乳膏，一般不主张外用软膏，以免封堵毛囊.

2. 疖与疖病　未成脓者或初成脓者，可每日外用鱼石脂软膏，以促进炎症消退。早期的疖子不能切开引流，成熟的疖已化脓变软者，可切开排脓。但面部和上唇的疖不要随意切开。局部短波紫外线照射或超短波等物理疗法有助于促进炎症消退。

3. 痈　用1∶8 000高锰酸钾溶液或50%硫酸镁局部湿敷，然后外用10%鱼石脂软膏。已化脓波动者，应切开引流。也可应用局部短波紫外线照射，红外线照射或超短波理疗。早期给足量有效的抗生素治疗。

（三）全身疗法

（1）抗菌治疗：对疖与疖病患者、痈患者，要早期给予足量高效抗生素。首选青霉素480万~800万U/d静脉滴注，过敏者可用红霉素1~1.5g/d静脉滴注，或选用环丙沙星0.2g/次，每日2次静脉滴注。口服氧氟沙星0.2g/次，每日2次。一般疗程1~2周，在皮损消退后应维持一段时间。对严重或顽固病例，应根据细菌培养及药敏试验结果选用抗生素。

（2）对症处理与支持疗法给予解热镇痛药以解除疼痛、退烧。治疗潜在的糖尿病等疾病。

四、预后评价

毛囊炎、疖、痈预后良好。讲究卫生，不去挤压（尤其对于头面部的病损），及时治疗，一般无全身后遗结果。

（邵良民）

第三节　化脓性汗腺炎

一、概述

化脓性汗腺炎是一种顶泌汗腺慢性化脓性炎症，皮疹多出现于腋窝、腹股沟，乳晕，外生殖器及肛周等富含顶泌汗腺的部位。以疼痛性红色结节、化脓、窦道、瘘管形成为特征。致病菌为金黄色葡萄球菌和链球菌。病程迁延，反复发作，常导致硬化和瘢痕形成。该病青春期起病，多见于中青年女性。化脓性汗腺炎的病因不明，有人认为是痤疮的一种严重形式，因其常有黑头存在，可累及皮肤深部的皮脂腺和毛囊。

二、诊断思路

（一）病史特点

（1）多在青春期后出现症状，常发生在身体肥胖多汗的人，女多于男，月经前多病情加重。

（2）发病部位多在顶泌汗腺分布区，如腋下、肛门、生殖器、臀部、股部、腹股沟、乳晕、脐部和外耳道，发生于肛门周围者称为肛周化脓性汗腺炎。在中医学中属蜂窝漏、串臀瘘的范畴。

（3）多数患者起病时表现为疼痛性坚实结节，愈合缓慢，一般为 10~30 天，留或不留引流口。

（4）结节可每年发作数次。

（5）发生在肛周的可形成肛瘘。

（6）自觉疼痛明显，有时伴发热等全身症状。常有发热、全身不适、淋巴结疼痛肿大及肛周出现肛瘘。晚期可出现消瘦、贫血，或并发内分泌和脂肪代谢紊乱等症状。

（二）检查要点

（1）在骶会阴、阴囊区单发或多发的、皮下或皮内大小不等、与汗腺毛囊一致的炎性条索状硬结、脓疱或疖肿。或于皮肤顶泌汗腺部位可见长期反复发作多发性结节，持续时间最少3个月，不一定排脓或有波动感。

（2）化脓后，可以有周围蜂窝织炎，以后发生溃疡，并造成皮下可触性瘘道或形成瘘管，红肿明显，自觉疼痛，溃后排出恶臭的糊状脓性分泌物。

（3）病变仅位于皮下，不深入内括约肌。

（4）随着第一个窦道形成，许多窦道相继形成，融合成片。皮下发生广泛坏死，皮肤溃烂，可扩展到肛门周围、阴囊、阴唇、骶尾部、臀部、腰部和股部，愈合后常导致硬化和瘢痕形成。

（5）瘘管和肛管常无明显联系，肛管直肠一般无病变，无肛瘘内口，但有条索状融合的倾向。

（6）有人认为耳后（非顶泌汗腺部位）有黑头粉刺存在，是本病早期诊断的标志。

（7）有人认为本病分为三个阶段

第一阶段：孤立的或多发的而分割的脓肿形成，不留瘢痕或窦道。

第二阶段：复发性脓肿，单个或多个分离的病损，伴窦道形成。

第三阶段：弥漫或广泛地受累，有多个相互延续的窦道和脓肿。

（三）辅助检查

1. 常规检查　脓液细菌培养加药物敏感试验对指导用药有帮助，对判断是否耐青霉素酶金葡菌感染也有帮助。

2. 特殊检查　普通病理检查：早期在顶泌汗腺及其导管周围中性粒细胞、淋巴样细胞、组织细胞浸润，腺体及真皮内有大量细菌，也可表现为毛囊周围炎；以后汗腺腺体，毛囊皮脂腺结构均被破坏，形成脓肿，肉芽组织中含浆细胞、异物巨细胞浸润，随着脓肿向皮下组织延伸，可见窦道形成，愈合区域可见广泛的纤维化。

（四）鉴别诊断

1. 疖　毛囊性浸润明显，呈圆锥形，破溃后顶部有脓栓，病程短，无一定好发部位。

2. 淋巴结炎　结节较大、坚实，炎性浸润较深，附近有感染病灶。

3. 复杂性肛瘘　管道较深，内有肉芽组织，常有内口，多有肛门直肠脓肿史。

4. 潜毛囊窦道　几乎总位于会阴缝的后部，且在许多病例中，脓性分泌物中可见毛发。

5. 畸胎瘤　瘘管很深，常通入明显的脓腔。

其他少见的应该鉴别的疾病有：皮肤结核、放线菌病、腹股沟肉芽肿，根据临床表现和病史不难区别。

三、治疗措施

（一）全身治疗

1. 抗感染治疗　急性期可酌情应用抗生素，一般可根据细菌培养和药敏试验，决定选用抗生素的种类。但可能因病灶常因反复发作而出现纤维化，抗生素不易透入，故临床效果未必像药敏试验一样理想。早期及时足量应用很重要。对早期急性炎症状性皮疹，可采用短程抗生素治疗，对于严重的和慢性难治的患者，可较长期地使用抗生素。早期应用应持续7~10天，长期应用者可达两个月。常选用的药物有β内酰胺类（青霉素、头孢菌素）、大环内酯类（红霉素）、四环素类（多西环素）、林可霉素、万古霉素等。口服方法为：dicloxacillin 125~500mg，4次/日，7~10天。红霉素0.5g，4次/日。四环素0.25~0.5g，4次/日。多西环素或米诺环素0.1g，2次/日。林可霉素0.6g，2次/日。

2. 维A酸治疗　一些患者用异维A酸2mg/（kg·d）口服有效，但常有复发。阿维A酯（每日0.7~1.5mg/kg口服）也可能有效，但停止治疗会很快复发，这些药物必须慎用。

3. 肾上腺皮质激素的应用　口服或局部皮损内注射泼尼松龙、地塞米松等皮质类固醇激素，短时间可能见效，最好与抗生素联合应用。可控制炎症，但不宜久用。顽固病例与抗生素合并应用泼尼松20mg/d，疗程一周，有助于控制病情。异维A酸40~60mg/d，口服4个月。

4. 抗雄性激素治疗　近年来研究应用雄性激素药物环丙氯地孕酮（CPA）治疗化脓性汗腺炎取得了较好的效果，环丙氯地孕酮（CPA），100mg/d。

（二）局部治疗

（1）局部应保持清洁卫生，可用0.1%雷夫奴尔溶液、0.5%新霉素溶液或马齿苋煎剂等，清洗患处，每天2~3次。

（2）早期损害可用热敷或用鱼石脂涂擦，以促进炎症吸收，减轻症状。

（3）林可霉素霜局部外用对早期病损有效。

（4）对已成熟的脓肿，应切开排脓，并外用抗菌药物。

（5）对急性病例可用物理疗法，如紫外线、红外线、超短波；对慢性病例可使用CO_2激光、浅层X线治疗，有助于去除肉芽组织、促进新生组织修复。

（6）手术治疗，已成熟的脓肿可行切开引流。根据病变情况，手术可一期或分期进行：①病灶小者，可敞开病灶基底部换药。②病灶广泛，深达正常筋膜者可广泛切除感染灶，伤口二期愈合或植皮。

（三）其他

（1）对于肥胖的患者，应适当采取措施，减轻体重。

（2）难愈及复发的患者可注射菌苗以增强免疫力。

（3）中医药疗法：①清热解毒、活血化瘀方剂如硝矾洗剂、葱硝汤等水煎熏洗。②外敷拔毒祛腐生新方剂，如黑布药膏、黑布化毒膏等拔毒去脓，后用收干生肌散促进创口愈合。

四、预后评价

本病可能迁延不愈，但早期诊治有助于控制病情、防止新病损发生。长期病损可能有恶变，大多发生在病后 10 ~ 20 年。Jackman 报道，125 例肛周化脓性汗腺炎中有 4 例恶变为鳞癌，发生率为 3.2% 。

（邵良民）

第四节　丹毒

一、概述

丹毒（erysipelas）是皮肤及其局部引流淋巴管的浅表细菌感染，好发于下肢和面部。是一种主要由 A 组 B - 溶血性链球菌侵入皮肤、黏膜的细小伤口所致的急性真皮炎症，国外也称之为 "St Anthony's Fire"，中医又称之为火丹、流火。局部因素，如静脉机能不全、淤积性溃疡、局部炎症性皮肤病、真菌感染、昆虫叮咬、外科手术创口等都可以是细菌入侵的途径。面部丹毒的致病菌常来自鼻、咽、耳部炎症如鼻窦炎。糖尿病、肾病、酗酒、HIV 感染等免疫低下状况可以成为丹毒的全身易感因素。丹毒的特点是起病急，蔓延很快，很少有组织坏死或化脓；局部表现为鲜红色斑片，中心色泽较淡，边界清晰并略隆起；或呈 "红线状"；局部瘙痒或烧灼样疼痛，引流淋巴结肿痛。患者常有畏寒、发热、头痛等全身症状，处理不当可导致淋巴水肿，严重时发展为象皮肿。需要早期正确诊断与治疗。

二、诊断思路

（一）病史特点

（1）好发部位是颜面部和小腿，并常有复发倾向。面部损害发病前常存鼻前庭炎或外耳道炎，小腿损害常与脚癣有关。

（2）起病急，常有寒战、高热、头痛等全身症状。常伴白细胞增高。

（3）初期为局部鲜红色斑片，压之可褪色，有烧灼感。

（4）进展为境界清楚、光泽明显、水肿隆起、表面发热、紧张有触痛的斑块，可有水疱或大疱。

（5）区域淋巴结肿大，伴疼痛及压痛。

（6）炎症消退时有色素改变，伴脱屑。

（二）检查要点

（1）局部水肿性红斑，边缘隆起，境界清，在下肢多呈条束状，疼痛与触痛明显。

（2）伴全身症状如发热等。

（三）辅助检查

1. 常规检查　外周血白细胞总数增高、中性粒细胞增高。

2. 特殊检查　一般不需要。鉴别诊断需要时可见丹毒的典型病理变化是真皮高度水肿，血管及淋巴管扩张，真皮中有广泛的脓性白细胞浸润，可深达皮下组织。

（四）鉴别诊断

1. 接触性皮炎　接触性皮炎有接触外界刺激物或过敏物质历史，无全身症状，有瘙痒。

2. 蜂窝织炎　蜂窝织炎呈境界不清的浸润潮红，显著凹陷性水肿，不软化破溃，愈后结痂。

三、治疗措施

（1）卧床休息，积极治疗局部病灶如足癣、鼻炎等，发生于下肢者应抬高患肢。

（2）早期给予足量抗生素。首选青霉素，多数病例口服或肌内注射足矣，一般应用药 10～20d，或直到局部病变消失后，继续用 5～7d，防止复发。如普鲁卡因青霉素 G 60 万～120 万 U 肌内注射，2 次/d，连续 10d，或青霉素 VK 250～500mg，口服，4 次/d，10～14d。少数严重病例可给予静脉注射或静脉滴注，青霉素 G 480 万～800 万 U/d。对青霉素过敏者可用头孢菌素类、大环内醋类（如红霉素、阿奇霉素）、或磺胺类药物。头孢菌素类可能与青霉素有交叉过敏，应做皮试后再用。

（3）局部治疗：急性期呋喃西林液湿敷，或用醋酸铝溶液、雷夫奴尔溶液湿敷。亚急性期可以外用炉甘石洗剂。一般不主张外用抗生素类软膏，除非是适用于原发病灶。因为丹毒的急性期以消除水肿为主，再者抗生素类软膏局部应用对淋巴管并无直接作用。

局部物理疗法：紫外照射、音频电疗、超短波、红外线等，顽固病例还可用小剂量 X 线照射，每次 50～100rad（0.5～1Gy），每 2 周 1 次，共 3～4 次。

（4）中药治疗：局部可用清热解毒之中药外敷。初期用仙人掌、马齿苋、芙蓉叶、绿豆或蒲公英叶等，任选一种，捣烂外敷，干则换之，可减轻充血程度及疼痛。中后期红肿稍退，可改用金黄膏或如意金黄散，蜜水调敷。

（5）治疗基础病：应教育复发型丹毒患者治疗基础病，消除诱发因素，如足癣、淤积性溃疡等。对于有静脉曲张者可建议使用弹力绷带。

四、预后评价

丹毒一般预后良好，大多数患者在抗生素治疗后不留后遗症。复发性丹毒引起慢性淋巴水肿，下肢反复发作可导致象皮肿。

（王丽昆）

第五节　类丹毒

一、概述

类丹毒（erysipeloid）是由猪丹毒杆菌（又称红斑丹毒丝菌 E thusiopathiae）经皮肤伤口感染皮肤引起类似丹毒样损害的急性而进展缓慢的感染性皮肤病。类丹毒是一种职业性疾病，多发生于从事畜牧业、屠宰业、炊事业和渔业的工人或农民，经皮肤外伤、因接触而受感染，发生类似丹毒的损害。好发于夏季与初秋。本病的病原是猪红斑丹毒丝菌，或称猪丹毒杆菌，是一种革兰阳性的微嗜氧杆菌，无荚膜，不形成芽孢，不活动，多存在于病畜生肉上（特别是病猪或病鱼），对外界环境抵抗力很强。感染后一周内出现局部隆起的紫红色斑块，瘙痒、疼痛，患手活动受限。但本病是自限性的，一般无区域淋巴结受累，极少发展为全身性疾病。罕见菌血症，罕见脓毒性关节炎或感染性心内膜炎。

二、诊断思路

（一）病史特点

1. 临床类型　人类患类丹毒有 3 种临床类型：局限皮肤型（localized cutaneous form）、泛发皮肤型（diffuse cutaneous form）、全身型或系统型（genoralized form or systemic infection）。在前两种类型，患者表现为病损部位肿痛，可以有或无发热、乏力和其他症状。在第三种类型，有菌血症，常有、但可无心内膜炎；患者有头痛、寒战、发热、体重减轻及其他症状如关节痛、咳嗽等，可伴发骨膜炎或关节炎，依受累器官而异。常见的是局限皮肤型。

2. 皮肤型特点

（1）诱因：发病前有外伤史，接触肉类、鱼类史。

（2）潜伏期：1~5 天，一般为 3 天。

（3）好发部位：损害多局限，好发于手部尤其手指。

（4）自觉症状：轻，痒感，烧灼感或疼感。

（5）皮损特点：红色、暗红色水肿性斑块，境界清，不化脓，不破溃，偶可发生水疱。

（6）全身症状：一般无；泛发型可伴有发热、关节痛等全身症状。

（7）病程：有自限性，一般 3 周左右可痊愈。

（二）检查要点

1. 局限皮肤型　病损主要位于手部、尤其手指侧方，为境界清楚的红色至紫色斑块，表面光滑发亮，肿胀触痛有时可见水疱。

2. 泛发皮肤型　多发性皮损位于身体不同部位。为境界清楚的紫红色斑块，边缘扩张而中央消退。

3. 全身型或系统型　皮损可以不存在，或表现为如同皮肤型中所见，可见心内膜炎。

（三）辅助检查

1. 常规检查　泛发皮肤型和全身型可以有外周血白细胞增高。

2. 特殊检查

（1）细菌培养：活检取皮或组织液做细菌培养分离红斑丹毒丝菌有助于诊断。

（2）PCR 扩增试验：有助于快速诊断。为诊断类丹毒关节炎或心内膜炎，可以从血液或累及关节的滑膜液检测红斑丹毒丝菌的 16srRNA 的序列，有助于快速诊断。

（四）鉴别诊断

1. 丹毒　好发于小腿及面部，常有全身不适的前驱症状。局部为鲜红色水肿性斑片，表面光滑，边缘清楚，可有水疱。全身症状明显。有条件者可取材做细菌培养。

2. 蜂窝织炎　患处呈弥漫性红肿痛，境界不清，可化脓、破溃和坏死。常有寒战、高热等全身症状，白细胞升高。

三、治疗措施

（一）系统治疗

（1）主要是抗生素治疗：首选青霉素。皮损局限者治疗以大剂量青霉素肌内注射，猪丹毒杆菌对青霉素 G 很敏感，肌内注射每日 2 次、每次 80 万 U，连用 1 周。或者苄星青霉素 120 万 U 肌内注射（每侧臀部各 60 万 U 1 次注射）。对青霉素过敏者可改用大环内酯类、四环素类或磺胺类抗菌药物，例如可选用红霉素，250～500mg/次，每天 4 次，连用 1 周。

（2）泛发型或全身型患者，可以同时应用青霉素与磺胺类药物，或注射免疫血清。

（3）患有类丹毒心内膜炎、类丹毒关节炎的患者，予以青霉素 G 2.5 万～3 万 U/kg 静脉注射每 4 小时 1 次，或者予以头孢唑啉 15～20mg/kg 静脉注射每 6 小时 1 次，共 4 周。

（二）局部治疗

（1）3% 硼酸溶液或 0.5% 呋喃西林溶液皮损局部湿敷，外用鱼石脂软膏，金霉素软膏或其他抗生素软膏。

（2）皮损局部紫外线照射。

（3）针刺抽吸引流受累关节的关节积液。

四、预后评价

一般预后良好。本病有自限性，一般病程 2～3 周。对易感职业人群应加强个人防护，防止外伤，

（王丽昆）

第六节　皮肤结核

一、概述

皮肤结核病（cutaneous tuberculosis）是由结核杆菌感染引起的皮肤病。结核杆菌可以直接侵犯皮肤（外源性、接触感染），可以从其他脏器的结核灶经血行播散或淋巴播散到皮肤（内源性、体内病灶播散）；可以是初次感染，也可以是再次感染。现在通常把皮肤结核分为两类：①结核杆菌直接导致的皮肤病损，即原发性皮肤结核与再感染性皮肤结核；包括原发性皮肤结核综合征（结核性下疳）、寻常狼疮、疣状皮肤结核、瘰疬性皮肤结核、播散性粟粒性皮肤结核、溃疡性皮肤结核或腔口皮肤结核。②由结核杆菌超敏反应所致的皮肤病损，又称结核疹。包括丘疹坏死性结核疹、硬红斑、瘰疬性苔藓及颜面播散性粟粒狼疮。

二、诊断思路

（一）病史特点

1. 结核杆菌直接导致的皮肤病损

（1）原发性皮肤结核综合征：少见。见于未接受卡介苗接种者。病损位于面部或其他

暴露部位。为丘疹，无触痛，后形成潜行性溃疡伴肉芽肿性基底。局部淋巴结肿大、不痛。可形成瘘管。

（2）寻常狼疮：通常为小的边界清楚的红棕色丘疹或结节（果酱样结节）。边缘逐步扩大，中央萎缩，形成斑块。有时中央溃疡，边缘又有新的结节产生。迁延不愈，有四种临床类型：斑块型、溃疡型、增殖型和结节型。

（3）疣状皮肤结核：常见于手部、下肢。为单侧、疣状斑块，边缘生长缓慢而不规则，可以相互融合成乳头状、中央萎缩，可以从病损中挤出脓液。可持续数年，也可自愈。

（4）瘰疬性皮肤结核：坚实的无痛性皮下结节，逐渐增大、化脓形成溃疡和窦道，溃疡呈潜行性边缘与肉芽肿基底。可排出有干酪样物的稀薄脓液。

（5）播散性粟粒性皮肤结核：少见，主要见于免疫低下宿主。针头到粟粒大小的红色斑疹或丘疹，常见疱疹、紫癜和中央坏死。

（6）溃疡性皮肤结核或腔口皮肤结核：主要见于口腔、口周、肛周、外阴。病损初为红色丘疹，发展成为疼痛性、软的、浅溃疡。

2. 结核疹

（1）丘疹坏死性结核疹：慢性、复发性、坏死性的双侧皮肤丘疹。愈后留瘢痕。通常位于肢体伸侧，成串分布。皮损呈无症状的、铁锈色小丘疹，中央结痂。

（2）硬红斑：多见于青年女性，好发于小腿屈侧，触痛性结节或斑块，可以破溃、形成瘢痕。

（3）瘰疬性苔藓：儿童多见，好发于躯干，多突然发生，无自觉症状。为粟粒大小的丘疹，上覆细小鳞屑，可呈肤色、淡红色或、黄红色或黄褐色。群集分布，呈苔藓样外观。

3. 颜面播散性粟粒狼疮　皮损好发于眼睑、颊部及鼻附近。1～2mm 大小的半透明状结节，淡红、紫红或淡褐色。表面光滑，质地柔软，玻片压诊呈苹果酱色。

（二）检查要点

皮肤结核的皮损有下列特点，且多无自觉症状，检查时可得到提示：

（1）粟粒大小的丘疹主要见于全身性粟粒性皮肤结核、颜面播散性粟粒性狼疮、瘰疬性苔藓，也可以见于丘疹坏死性结核疹。

（2）半透明"果酱样"结节，质软主要见于寻常狼疮、颜面播散性粟粒性狼疮。

（3）溃疡与瘢痕交错发生主要见于溃疡性皮肤结核、瘰疬性皮肤结核、硬红斑；其中前两者溃疡底部多为肉芽组织。

（4）疣状增生主要见于疣状皮肤结核。

（三）辅助检查

1. 结核杆菌直接导致的皮肤病损

（1）寻常狼疮：最显著的特征是典型的结核性肉芽肿，伴上皮样细胞、朗汉斯巨细胞、单一核细胞浸润。干酪样坏死极少见，抗酸杆菌极少。

（2）疣状皮肤结核：呈假上皮瘤样增生，伴角化过度和致密的炎细胞浸润，以中性粒细胞和淋巴细胞为主。上皮样巨细胞可见，但很少见到典型的结核样结节及抗酸杆菌。

（3）瘰疬性皮肤结核：在真皮深部可见典型的结核样结节与抗酸杆菌。

（4）播散性粟粒性皮肤结核：组织学上，呈微脓疡伴组织坏死及非特异性炎细胞浸润。

并见大量结核杆菌。

（5）溃疡性皮肤结核或腔口皮肤结核：真皮深部和溃疡壁可见结核结节伴抗酸杆菌。

2. 结核疹

（1）丘疹坏死性结核疹：组织学上，病损呈真皮上部至表皮楔形坏死。上皮样细胞与朗汉斯巨细胞可见。闭塞性肉芽肿性血管炎伴核尘可见。

（2）硬红斑：呈间隔性脂膜炎，血管周围炎性浸润，脂肪坏死，异物巨细胞肉芽肿纤维化及萎缩可见。

（3）瘰疬性苔藓：可见毛囊周围和汗管周围结核样肉芽肿。通常无干酪样坏死，无抗酸杆菌。

（4）颜面播散性粟粒性狼疮：真皮结核性浸润，伴干酪样坏死。可见血管栓塞，无抗酸杆菌。

（5）其他辅助检查包括：旧结核菌素试验（OT）、胸部 X 线检查、皮损处脓液（干酪样物）直接涂片或培养等。

（四）鉴别诊断

1. 结核杆菌直接导致的皮肤病损

（1）寻常狼疮应与盘状红斑狼疮相鉴别：后者起病慢，多无溃疡，组织病理学可资区别。

（2）疣状皮肤结核应与皮肤着色芽生菌病相鉴别：后者多有外伤史，病情进展慢，组织病理学与病原学检查可资区别。

（3）瘰疬性皮肤结核应与孢子丝菌病、放菌病相鉴别：主要借助于病史、组织病理学与病原学检查以区别。

2. 结核疹

（1）瘰疬性苔藓应与毛发苔藓、扁平苔藓、光泽苔藓等相鉴别：后几种疾病组织学上没有结核样肉芽肿，并有各自的特点。

（2）颜面播散性粟粒性狼疮应与寻常痤疮和扁平疣相鉴别：后两者不呈果酱样改变。组织病理学也迥异。

（3）硬红斑应与结节性红斑相鉴别：后者多位于小腿伸侧而不是屈侧，多无溃疡。组织病理学表现也不同。

三、治疗措施

（一）结核杆菌直接导致的皮肤病损

1. 结核药物全身治疗

（1）异烟肼为首选药物，0.3g/d，顿服。也可用异烟腙，1.5g/d，顿服。异烟肼的副作用为肝损害和神经炎。链霉素：成人 0.75～1g/d 肌内注射，小儿 15～20mg/（kg·d），副作用为听神经损害及肾损害。

（2）对氨基水杨酸钠（PAS－Na）：成人 8～12g/d，分 4 次口服；儿童 0.2～0.3g/（kg·d）。副作用为胃肠道反应与肝肾功能损害。

（3）利福平：成人 450～600mg/d，顿服，副作用有肝损害及外周血白细胞降低等。

（4）乙胺丁醇：25mg/（kg·d），分 2～3 次口服，维持量 15mg/（kg·d）。副作用有球后视神经炎、胃肠反应等。

现主张联合用药，疗程至少在半年以上，以保证疗效与防止细菌耐药。如异烟肼、利福平、乙胺丁醇联合应用，异烟肼、利福平、链霉素联合应用，异烟肼、链霉素、对氨基水杨酸钠联合应用等。三种药联合应用联合治疗 1～3 个月后改用两种药物联合治疗，6～9 个月后再用异烟肼维持治疗一段时间。

2. 局部外用药物　可外用 15% 对氨基水杨酸钠软膏、5% 异烟肼软膏或利福定软膏，以及对症处理。

3. 手术清除瘘管　应在病情停止活动后进行。

（二）结核疹

（1）常用异烟肼或利福平，以抑制细菌抗原的产生。

（2）加用其他抑制变态反应、抑制炎症介质或抑制增生的药物，如雷公藤、维 A 酸等。

（3）对症处理。

四、预后

由于生活水平的提高，皮肤结核现已少见、且预后良好。经过早期、足量、规则、联合治疗，患者能够完全康复。但须警惕在流动人口及免疫低下宿主中的疾病状况。

（王丽昆）

第七节　麻风病

一、概述

麻风病又称汉森病（Hansen's disease），是有史以来就有记载的一种慢性传染病，以皮肤变形、外周神经受损和畸残为特点。麻风病是由感染引起的，潜伏期很长，难以早期诊断。麻风杆菌是一种细胞内、抗酸、革兰染色阳性杆菌。麻风病的潜伏期为 6 个月至 40 年不等，结核样型麻风（TT）平均为 4 年，瘤型麻风（LL）平均为 10 年。麻风病有三种类型：结核样型、瘤型和界线类，后者又有亚型。现在认为麻风病是一种病谱性疾病，患者病情随着其免疫力变化而变化。尚不清楚麻风病究竟是如何传播的，目前认为麻风杆菌是通过飞沫、痰液，通过呼吸传播或接触传播，经过破损的黏膜或皮肤进入未感染者。偶尔或短期接触并不传播此病。绝大多数接触麻风杆菌的人并不患病，因为其免疫系统成功抵抗了感染。

二、诊断思路

（一）病史特点

麻风病的症状主要有三：皮肤损害、感觉麻木、肌肉无力。

1. 皮肤损害　皮损区域肤色比患者的正常肤色浅，皮损区域的热觉、触觉、痛觉减低。

2. 感觉麻木　手、上肢、脚或下肢感觉麻木或缺如。

3. 肌无力 因为麻风杆菌繁殖很慢，患者的症状往往在感染至少1年后，平均为5～7年才出现。患者的症状常常很轻，以至于往往到皮损出现后才意识到。90%的患者常常在皮损出现前几年就开始有麻木感了。麻风病主要影响皮肤和周围神经。皮肤受累产生皮疹和bumps，周围神经受累造成支配区域的皮肤感觉麻木和肌肉无力。首先是肢端温觉丧失，其次是触觉丧失，再次是痛觉，最后是深压觉丧失。在手、足特别明显。症状开始出现后，疾病缓慢进展。

麻风病根据皮损的类型和数目分为两种类型；结核样型（tuberculoid）、瘤型（lepromatous）和界线类（borderline）。

在结核样型麻风，皮疹出现，组成一个或扁平的、有点白色的区域，该区域感觉麻木，因为细菌损害了下面的神经。

在瘤型麻风，出现许多小的丘疹或较大的、大小不一、形态不一的高起的皮损。比结核样型麻风有更多的区域呈现麻木感，某些肌群可出现无力。

界线类麻风兼有结核样型麻风和瘤型麻风的特点。如果不治疗，界线类麻风可能好转为像结核样型麻风那样，或恶化为瘤型麻风那样。

麻风病最严重的症状是周围神经被感染所致。它引起患者触觉退化、痛温觉丧失。周围神经受损者对烧灼、切割等伤害无意识痛楚。周围神经受损可能最终导致手指、脚趾残缺。周围神经受损也可以引起肌无力，造成"爪形手"和垂足畸形。皮肤感染可以造成局部肿胀，后者可能导致面部毁形。

麻风病患者可以有足跖疼痛、慢性鼻塞乃至鼻塌陷或鼻毁形。眼损害可致盲。男性瘤型麻风患者有勃起障碍和不育，因为睾丸感染可以减少精子数目。

在未经治疗甚至经过治疗的患者，机体免疫应答可以产生炎症反应，后者包括发热，皮肤、周围神经的炎症，以及较少见的淋巴结、关节、肾脏、肝脏、眼、睾丸的炎症。

（二）检查要点

主要检查三个区域的体征。皮肤损害、神经损害和眼损害。

1. 皮肤损害 判断皮损的数目和分布。常见的最初皮损是色素减退性斑片，边缘稍隆起。也常见斑块。皮损可以伴或不伴感觉减退。界线类皮损常常位于臀部。

2. 神经损害 评估感觉减退的区域（温觉、轻触觉、针刺痛觉和无汗区域），尤其是支配躯干神经的区域和皮神经区域。最常见受累的神经是胫后神经、尺神经、正中神经、眶上神经等。除了感觉丧失外，可以有僵硬和运动受限。

3. 眼损害 是最常见的面部损害。兔眼（眼睑不能闭合）常见于瘤型麻风晚期，是由于第七对颅神经受累所致。第二对颅神经（三叉神经）的眼支受累可以造成眼睑外翻、眼干燥和不能眨眼。

（三）辅助检查

因为麻风杆菌不能在实验室培养基里生长，组织培养和血培养对诊断没有用。感染皮肤组织活检镜下观察有助于诊断。

1. 皮肤活检及组织学检查 皮损中见到发炎的神经可以视为诊断标准。活检标本可以见到麻风病的特征表现和抗酸杆菌的存在。活检对确定细菌指数（BI）和细菌形态指数（MI）有用，后者可以用于评估病情和治疗效果。

组织学表现在各型不同：

（1）未定类麻风（IL）：没有特异性组织学表现。可见散在的组织细胞和淋巴细胞，部分集中在皮肤附属器和神经周围。有时，可在神经束中见到抗酸杆菌。真皮肥大细胞的数目可能增多。

（2）结核样型麻风（TT）：可以在真皮乳头层见到完整地的上皮样肉芽肿，常围绕着神经血管结构。肉芽肿周围有淋巴细胞，后者可以伸入表皮。朗汉斯巨细胞常见，真皮神经毁损或肿胀。观察不到抗酸杆菌。S－100 在鉴定神经片断及与其他肉芽肿鉴别时有用。

（3）界线类偏结核样型（BT）：明显的和弥漫的上皮样肉芽肿，但很少或看不见朗汉斯巨细胞。表皮中很少有淋巴细胞。细菌很少或看不到，但可以在皮神经和竖毛肌中看到。神经中度肿胀。

（4）中间界线型（BB）。

（5）弥漫的上皮样肉芽肿，缺乏朗汉斯巨细胞。表皮下可以见到未浸润的真皮乳头层即境界带或无浸润带。神经轻度肿胀，可见中等数量的抗酸杆菌。

（6）界线类偏瘤型（BL）较小的肉芽肿，伴一定的泡沫样改变。大量淋巴细胞可见。神经常呈洋葱皮状外观。可见少数上皮样细胞。

（7）瘤型（LL）：真皮无浸润带下方可见大量泡沫样巨噬细胞，其中有大量抗酸杆菌。淋巴细胞稀少。瘤型麻风的结节或皮肤纤维瘤样损害，称为组织瘤样麻风。

2. 麻风菌素试验 该试验指示标志着宿主对麻风杆菌的抵抗力。它的结果并不能确诊麻风病，但它对确定麻风的类型有帮助，可以区别结核样型麻风和瘤型麻风。阳性结果指示细胞介导的免疫，可以在结核样型麻风中见到。阴性结果提示缺乏对疾病的抵抗，可以在瘤型麻风中见到。阴性结果也提示预后不好。麻风菌素试验的评估：细菌注射进前臂，48 小时后评估反应（Femandez reaction），它代表对麻风杆菌的迟发型变态反应、或者是对分歧杆菌与麻风杆菌交叉的迟发型变态反应。3～4 周后观察到的反应称 Mitsuda reaction，代表免疫系统能够发生有效的细胞介导的免疫反应。

3. 血清学检测 尽管它们用于多菌性疾病，但是在麻风病中并未广泛开展，因为它们不能稳定地探测早期麻风或轻微的麻风。血清学检查可以检测针对麻风杆菌的特异性 PGL－Ⅰ抗体。这在未经治疗的瘤型麻风患者中很有用，因为这类患者的 80% 以上有抗体。然而，在少菌型麻风只有 40%～50% 的患者存在抗体。

4. 聚合酶链反应（PCR） 也并未在麻风病中广泛开展。PCR 分析可以用于鉴定麻风杆菌，一般在检测到了抗酸杆菌而临床和组织学表现又不典型时采用。一步法逆转录聚合酶链反应（RT－PCR）在组织液涂片标本和活检标本中敏感性较高，在治疗过程中监测细菌清除情况时有用。

（四）麻风病的诊断标准

主要根据临床，可以根据下列 3 项中的一项或一项以上。

（1）色素减退性斑片或红色斑片，伴有明确的感觉丧失。

（2）周围神经粗大。

（3）皮损组织液涂片或活检呈查见抗酸杆菌：麻风病可以分为多菌型麻风和少菌型麻风。少菌型麻风包括未定类、结核样型、界线类偏结核样型，皮肤组织液涂片查菌阴性。多菌型麻风包括瘤型、界线类偏瘤型、中间界线类，皮肤组织液涂片查菌阳性。

（五）鉴别诊断

应该与结节病、皮肤结核、环状肉芽肿等鉴别。

1. 结节病 患者没有感觉障碍，没有神经粗大，病理学结节边缘淋巴细胞较少、呈"裸结节"。

2. 皮肤结核 患者没有感觉障碍，没有神经粗大，病理学上呈"结核性肉芽肿"、有干酪性坏死。

3. 环状肉芽肿 患者没有感觉障碍，没有神经粗大，病理学上呈"栅栏样肉芽肿"。

三、治疗措施

（一）药物治疗

1. 抗生素治疗 抗生素治疗应于早期进行，抗生素能够阻止麻风进展但不能逆转患者的神经损害与畸形。因此，早期诊断和早期治疗极为重要。抗生素治疗的目标是阻止感染、减少死亡、预防并发症、消灭疾病。常用的第一线抗生素有氨苯砜、利福平类（包括利福定等）、氯苯酚嗪。第二线抗生素有喹诺酮类（包括氧氟沙星、环丙沙星等）、米诺环素、克拉霉素等。

由于麻风杆菌可以对某些抗生素产生耐药，故自 1981 年起，WHO 推荐联合化疗（MDT）。MDT 为可以预防氨苯砜耐药，快速减退传染性，减少复发、麻风反应和畸残。疗程一般是 6 个月 ~2 年。少菌型麻风是两种药联合，多菌型麻风是三种药联合。

少菌型麻风：氨苯砜加利福平 600mg，每月 1 次，服 6 个月。

多菌型麻风：氨苯砜加利福平 600mg，每月 1 次；加氯苯酚嗪 300mg 每月 1 次及 50mg/d，服用 1 年。

2. 免疫调节剂 主要包括泼尼松、沙利度胺。泼尼松 40 ~60mg/d 口服 [最多 1mg/（kg·d）] 治疗 I 型和 II 型麻风反应，至消退后减药，每 2 ~4 周减 5mg。沙利度胺 300 ~400mg/d 直到 II 型麻风反应被控制；然后减量为 100mg/d 维持一段时间。

（二）物理疗法、手术与纠正畸残

对于晚期患者，必须给予物理治疗以防止畸残。对于有畸残的患者如兔眼等必要时进行手术治疗。

（三）社会学与心理治疗

对于麻风患者给予关爱，不主张与社会隔离，同时让他们做一些力所能及的工作。

四、预后评价

预后取决于病期与类型。严重的后果为永久的神经损坏，畸残。早期诊断与治疗可以减少损害，阻断传染，防止畸残，使患者回归正常生活。

（王丽昆）

第八节　腋毛癣

一、概述

腋毛癣是由纤细棒状杆菌侵犯腋毛或阴毛毛干引起的疾病，它实际上不是一种真菌病。

二、诊断依据

（一）病史特点

（1）夏季多发，皮肤正常。

（2）典型的腋毛癣无症状，但患者可能主诉汗液有异味。

（3）患者腋毛或阴毛毛干上发生黄色、红色或黑色的集结物，有时似"鞘"。

（二）检查要点

（1）腋毛毛干上见散在的小结节，与毛干牢固黏着，在腋毛中间部分最易见到。

（2）结节呈黄色、红色、黑色，蜡样，1~2mm大小。

（3）毛干失去光泽，变脆易断。

（4）其下方皮肤正常。

（三）辅助诊断

（1）病毛直接镜检：结节状不规则菌鞘包绕毛干。其内有短而纤细之菌丝。革兰染色细菌呈阳性的、细长的棒状。

（2）一般不推荐细菌培养（必要时仍可以做）。

（四）鉴别诊断

1. 阴虱病　阴虱病为寄生于人的阴毛、腋毛上的阴虱叮咬其附近皮肤，从而引起瘙痒的一种传染性寄生虫病。其卵则可牢固地黏附在阴毛上。临床上可见红色丘疹、阴毛上白色附着物（虫卵），患者感瘙痒，内裤见红色皮屑，可见继发的湿疹或毛囊炎。将拔下的病毛置于显微镜下可见到虱卵、甚至阴虱。

2. 毛结节病　是毛发的真菌感染，由毛结节菌感染引起，主要侵犯头发，也可侵犯阴毛。毛干上形成硬的小结节，毛发变脆易折断。病发经氢氧化钾溶液处理后可在显微镜下见到菌丝与关节孢子。

三、治疗措施

1. 剃除患处毛发

2. 局部外用药物治疗

（1）除汗剂：20%三氯化铝溶液，1%~3%甲醛液外用及除汗粉剂外用。

（2）外用抗菌药物：可选择克林霉素溶液或凝胶外用，红霉素软膏或凝胶外用，5%~10%硫磺软膏外用。

（3）其他皮肤用品：含2.5%、5%或10%过氧化苯甲酰的凝胶、乳膏或洗液均可奏效。

四、预后

腋毛癣预后良好，易于治疗。但如果不采取预防措施，可以复发。

（王丽昆）

第九节　皮肤炭疽

一、概述

炭疽（anthrax）是由炭疽杆菌引起的动物源性急性传染病，是人畜共患传染病。原系食草动物（羊、牛、马等）的传染病，人因通过接触病畜或其产品而感染，它的传染途径有三个：一是经伤口的皮肤接触感染（皮肤炭疽），二是由呼吸道吸入感染（肺炭疽），三是经食用被污染的肉品而感染（肠杆菌）。炭疽杆菌，是一种革兰阳性、兼性厌氧、有荚膜的棒状菌。该菌的芽孢耐力强、不易破坏，在土壤和动物产品中可存活数十年。皮肤炭疽系经有伤口的皮肤接触感染。

二、诊断思路

（一）病史特点

潜伏期一般为 1~5 日。皮肤型炭疽多见于面、颈、肩、手和脚等暴露部位。起初为红色丘疹或结节，无痛或瘙痒。接着中央发生水疱、溃疡，坏死、出血，直径约 1~3cm。进而病变周围出现较密集的小水疱，并出现显著的非凹陷性水肿，水肿区可达 10~20cm。其后形成浅溃疡，并形成炭末样黑色干痂，故名炭疽。黑痂于 1~2 周后脱落，痂下的肉芽组织愈合而形成瘢痕。局部淋巴结肿大。有时伴有不适，肌痛、头痛、发热、恶心和呕吐等全身症状。感染可以经过血液而散布全身。少数病例局部可无黑痂而呈大片状水肿（恶性水肿），可迅速进展为大片坏死，多见于眼睑、颈、大腿组织疏松部位。

（二）检查要点

（1）皮损区水肿、坏死而无脓液。曾被称之为"恶性脓疱"；尽管既不是恶性肿瘤，又没有脓疱。

（2）皮损无痛，或仅有轻微瘙痒。因为细菌毒素破坏了局部的真皮神经末梢纤维。

（3）即使经过抗生素治疗，皮损也经过典型的黑痂过程。

（三）辅助检查

1. 一般检查　患者外周血白细胞计数大多增高，一般（10~20）×10^9/L，少数可高达（60~80）×10^9/L，以中性粒细胞为主。

2. 特殊检查

（1）皮损区取材细菌培养及革兰染色可分离鉴定炭疽杆菌。

（2）组织病理学：皮肤炭疽呈"痈"样病灶，可见界限分明的浸润，中央隆起呈炭样黑色痂皮，四周为凝固性坏死区；上皮组织呈急性浆液性出血性炎症，间质水肿显著；坏死区及病灶深处均可找到炭疽杆菌。

（3）血清学检查：琼脂扩散试验、间接血凝试验、补体结合试验及炭疽环状沉淀试验（Ascolis test）等有助于诊断。

（四）诊断步骤

根据接触史、临床表现和辅助检查，结合流行病学资料进行诊断。对于合并肺炭疽、肠炭疽、炭疽杆菌败血症的患者，结合相关资料不难作出诊断。

肺炭疽多为原发性，也可继发于皮肤炭疽。可有胸闷、胸痛、咳嗽、咳痰、咯血、寒战、高热、呼吸窘迫。X线检查见纵隔增宽、胸水及肺部炎症。肠炭疽可表现为急性肠炎型或急腹症型。脑膜炭疽（炭疽性脑膜炎）有脑膜刺激症状，剧烈头痛、呕吐、昏迷、抽搐，脑脊液可呈血性。

（五）鉴别诊断

皮肤炭疽须与痈、疏松结缔组织炎等进行鉴别。

三、治疗措施

（一）一般治疗

患者隔离、卧床休息，污染物或排泄物严格消毒或焚毁。对症处理与支持疗法要及时。

（二）局部治疗

局部用 1：5 000 高锰酸钾液洗涤，可敷以抗生素软膏。避免按压皮损或手术切除皮损，以防止发生败血症。

（三）全身治疗

（1）首选青霉素。皮肤炭疽成人青霉素用量为 160 万～400 万 U，分次肌内注射，疗程 7～10 日。

（2）青霉素过敏者，可选用四环素、多西环素或红霉素。

（3）对合并肺炭疽、肠炭疽、脑膜炭疽或败血症者，青霉素每日 1 000 万～2 000 万 U 静脉注射。可同时合用氨基糖苷类抗生素，疗程至少 2～3 周。

（4）在皮肤恶性水肿等重症患者适当应用肾上腺皮质激素，以控制病情发展、减轻毒血症。可以给予氢化可的松 100～300mg/d。

四、预后评价

如果治疗及时，皮肤炭疽可以康复。合并肺炭疽、肠炭疽、脑膜炭疽或败血症者，预后欠佳。

（王丽昆）

第十节　棒状杆菌癣样红斑

一、概述

棒状杆菌癣样红斑（erthrasma），又称红癣。是间擦部位皮肤的一种慢性浅表感染，由微细棒状杆菌引起。微细棒状杆菌是条件致病菌，常寄生于人的皮肤表面、鼻、咽、眼结膜、外耳道等处。因该病皮损与体癣类似，故名。

二、诊断思路

（一）病史特点

（1）暗红色或褐色斑片，位于皮肤皱折处如腋窝、乳房下、起皱腹股沟部、臀缝、肛周等部位。

（2）可无自觉症状或有瘙痒。

（3）感染常呈单侧性，可持续数月至数年。

（4）糖尿病患者中可见泛发性红癣，其皮损可广泛分布于躯干和四肢。

（二）检查要点

（1）上述间擦部位境界清楚、边缘不规则的红色、褐色斑片；皮损起初光滑，以后起皱、伴有鳞屑。

（2）大腿内侧、腹股沟、阴囊、趾间最常受累，腋窝、乳房下、脐周等处次之。

（3）Wood 灯检查皮损处可见珊瑚红色荧光。

（三）辅助检查

（1）Wood 灯检查皮损处可见珊瑚红色荧光，但就诊前沐浴者可能阴性。

（2）革兰染色提示革兰阳性微细棒状杆菌。

（3）细菌培养可资鉴定病原菌。

（4）组织学检查时，表皮角质层中可见棒状、丝状细菌外观。

（四）鉴别诊断

需要与以下疾病鉴别：

1. 股癣　炎症反应比本病明显，境界清楚，边缘脱屑，可有水疱形成。鳞屑真菌检查阳性。

2. 花斑癣　好发于躯干上部，伴光亮皮屑。Wood 灯检查呈黄色荧光。鳞屑真菌检查呈糠秕马拉瑟菌阳性。

3. 皮肤念珠菌病　好发于间擦部位，局部浸渍湿润，真菌检查呈念珠菌阳性。

4. 非感染性疾病　如脂溢性皮炎、神经性皮炎、脂溢性银屑病等，这些病在 Wood 灯光下不显荧光。

三、治疗措施

（一）系统治疗

（1）大环内酯类：红霉素 250mg，4 次/日，口服 7～14 天，克拉霉素 1g 顿服。

（2）四环素 250mg，4 次/日，口服 2 周。

（二）局部外用药物治疗

（1）2%～4% 红霉素软膏每日两次外用 4 周。

（2）2% 夫西地酸乳膏（fusidic acid cream）外用。

（3）2%咪康唑乳膏外用。

（4）魏氏膏（Whitfield's ointment）（6%苯甲酸3%水杨酸）外用4周，注意有局部刺激。

（5）2%克林霉素液外用。

四、预后

本病预后良好。

（王丽昆）

参考文献

[1] 刘革新. 中医护理学. 第2版. 北京：人民出版社，2008.

[2] 欧阳恒，杨志波. 简明皮肤病诊疗手册及技术. 北京：化学工业出版社，2007.

[3] 姚战非，于洋. 洁悠神治疗儿童脓疱疮36例临床观察. 内蒙古民族大学学报：自然科学版，2011，26（2）：224 – 225.

[4] 孙小强. 活血化瘀法治疗老年带状疱疹后遗神经痛的临床研究. 辽宁中医杂志，2016，43（2）：301 – 303.

[5] 王丽昆. 2013—2014年唐山地区致病皮肤真菌流行病学分析. 中国皮肤性病学杂志，2016，30（4）：400 – 402.

[6] 杨洁，毕廷民，王丽昆. 唐山市老年皮肤瘙痒症影响因素分析. 中国煤炭工业医学杂志，2014（09）.

[7] 王喜钟，王艳香，王丽昆. 大麻素Ⅱ型受体激动剂对A375细胞增殖的影响. 中国煤炭工业医学杂志，2015（08）.

第五章 病毒性皮肤病

第一节 单纯疱疹

单纯疱疹病毒（herpes simplex virus，HSV）能够引起多种感染，如黏膜皮肤感染、中枢神经系统感染及偶见的内脏感染。人疱疹病毒分 1 型和 2 型，HSV - 1 主要经过呼吸道、消化道或皮肤黏膜直接与感染性分泌物密切接触而传播，HSV - 2 则主要经过性接触导致生殖道传播，新生儿可经产道感染。

一、病因与发病机制

1. 病原特性　HSV - 1 型主要侵犯面部、脑及腰以上部位；HSV - 2 型主要侵犯生殖器及腰以下部位，但并非所有病例都如此分布。

2. 感染 - 潜伏 - 激活　病毒侵犯表皮、真皮细胞及神经节，并在其中复制，局部出现病变；病毒侵入后沿局部神经末梢上行进入神经节，经过 2 ~ 3d 的复制后进入潜伏状态，在机体受到刺激（如外伤、免疫功能下降），病毒被激活，开始重新复制，并沿该神经节的神经分支下行播散到外周支配的表皮细胞、真皮细胞等，而发生疱疹。

3. 传染源及传播途径　急性期患者及慢性带毒者均为传染源。可通过黏膜或皮肤微小损伤部位直接接触感染；HSV - 1 型主要通过空气飞沫传播，HSV - 2 型传播主要通过性交及接吻传播。HSV 也可经消化道、母婴垂直传播。

二、临床表现

临床上可分两型：①原发型，可有发热（体温高达 39℃左右），周身不适，局部淋巴结肿大病程为 7 ~ 10d。②复发型，临床症状较轻，病程短。

潜伏期 2 ~ 12d，平均 6d，几乎所有的内脏或黏膜表皮部位都可分离到 HSV。

1. 皮肤疱疹　好发于皮肤和黏膜交界处，以唇缘、口角、鼻孔周围等处多见。初起局部皮肤发痒、灼热或刺痛、充血、红晕，出现成簇米粒大小水疱，可发 2 ~ 3 簇。疱液清，壁薄易破。2 ~ 10d 后干燥结痂，脱痂不留瘢痕。

2. 疱疹性齿龈口腔炎　多发于 1 ~ 5 岁儿童。口腔、牙龈上出现成群水疱，破溃、溃疡，剧痛，易出血，在唇红部和口周围常发生水疱，可有发热、咽喉疼痛及局部淋巴结肿大、压痛，经 3 ~ 5d 溃疡愈合，发热消退。病程约为 2 周。口腔疱疹还有溃疡性咽炎、口腔或面部疱疹或浅溃疡。

3. 疱疹性瘭疽（herpetic whitlow）　手指的 HSV 感染是原发性口或生殖器疱疹的一种并发症，病毒可经手指上皮破损处进入或由于职业及其他原因而直接进入手内。临床表现为感染的手指突发水肿、红斑、局部压痛、水疱和脓疱，常出现发热、肘窝和腋窝淋巴结炎。

4. 眼疱疹 表现为一种急性角膜结膜炎，多为单侧性，初起眼睑红肿、疼痛、视觉模糊，继则出现小疱（滤泡性结膜炎），约2/3侵犯角膜，表现树枝状或葡萄状角膜溃疡。

5. 中枢及外周神经系统的 HSV 感染

（1）急性脑炎：95% 以上由 HSV－1 引起，临床表现多呈暴发性或急性发作，发热、头痛、呕吐、意识障碍和抽搐，常有颞叶受损表现，如性格改变、行为异常、幻觉和失语等。病死率30% ~50%。

（2）急性脑膜炎、脊髓炎和神经根炎：亦可因原发性或复发性 HSV 感染引起。HSV 脑膜炎是一种急性自限性疾病，表现为头痛、发热及轻度畏光，持续 2~7d。

6. 播散性感染 播散性 HSV 感染常见于免疫功能缺陷者，妊娠妇女或新生儿，播散性感染可累及皮肤黏膜和内脏。内脏 HSV 感染通常由病毒血症所致。

（1）肺炎：疱疹性气管支气管炎扩散到肺实质则引起 HSV 肺炎，通常是局灶性坏死性肺炎。病毒也可经血播散到肺而导致双侧间质性肺炎。

（2）肝 HSV 感染可表现为肝炎，也可出现播散性血管内凝集。

（3）其他，包括单关节的关节炎、肾上腺坏死、特发性血小板减少及肾小球肾炎。免疫受抑制可波及其他内脏器官，孕妇的 HSV 感染能引起播散并可能与母亲和胎儿的死亡有关。

7. 新生儿 HSV 感染 新生儿 HSV 感染中约70% 由 HSV－2 所致，皆因出生时接触生殖道分泌液而被感染。但是先天性感染常是原发性 HSV 感染的母亲在孕期传播给胎儿的。新生儿 HSV－1 感染通常在生后获得，与家庭成员直接接触。

新生儿 HSV 感染包括：①皮肤、眼及口腔疾病。②脑炎。③播散性感染。在出生后4~7d 出现发热、咳嗽、气急、黄疸、出血倾向、抽搐、肝大、脾大、皮肤及口腔疱疹、发绀及意识障碍，常在出生后 9~12d 死亡。抗病毒化疗使新生儿疱疹病死率降到25%，但其发病率（特别是婴儿中枢神经系统 HSV－2 感染率）仍很高。

三、实验室检查

1. Tzanck 涂片 自水疱基底取材涂片经吉姆萨染色，见多核巨细胞。

2. 抗原检测 皮损处取材，涂片用 HSV－1 和 HSV－2 抗原特异性单抗检测 HSVI－2 抗原。

3. 病毒培养 受累皮损或组织活检标本 HSV 培养。

4. 血清学检查 糖蛋白（g）GI、（g）GZ 特异性抗体，可区分 HSV－1 和 HSV－2 的既往感染。原发 HSV 感染可通过出现血清转化现象得以证实。HSV 抗体血清检查如血清检查阴性可除外复发性疱疹。

5. 组织病理 表皮气球样变性和网状变性、棘层松解，表皮内水疱，水疱内为纤维蛋白、炎性细胞及气球状细胞。PCR 可确定组织、涂片或分泌物中 HSV－DNA 序列。

四、诊断

典型临床表现即可诊断。必要时可做疱液涂片、培养或病毒抗原检查确定。初次发病感染 2~6 周才出现 IgG1 或 IgG2 抗体，故确诊仍应需用培养法。

五、治疗

1. 局部治疗

（1）皮损处：以5%阿昔洛韦霜、1%喷昔洛韦霜每2~3小时1次外用、3%酞丁胺霜外用，5%碘苷溶于100%二甲亚砜擦洗，2/d，连用4~5d。

（2）眼疱疹：0.1%阿昔洛韦（ACV）眼液滴眼，涂以3%阿糖腺苷（Ara－A）软膏或0.5%碘苷眼膏，每3~4小时1次。或者滴入0.1%碘苷溶液，每次1~2滴，白天每1~2小时1次；夜间每2~3小时1次。7~10d为1个疗程。用1%三氟胸腺嘧啶核苷（TFT）滴眼，效果更佳。

2. 系统治疗

（1）抗病毒治疗

1）阿昔洛韦（Acyclovir）200mg，口服，5/d，共7~10d，或每次5mg/kg，每8小时1次，静脉滴注，7d为1个疗程；在局限性HSV感染中多数经治疗后皮损24h开始愈合，72h结痂。

2）伐昔洛韦（Valaciclovir）、泛昔洛韦（Famcyclair）亦可选用；伐昔洛韦是阿昔洛韦的前体药物，生物利用度更高，口服后约80%被吸收。

复发单纯疱疹：阿昔洛韦，400mg口服，3/d或800mg，2/d，伐昔洛韦0.3g，口服，2/d，皆连用5d。

长期抑制治疗：阿昔洛韦，400mg口服，2/d；伐昔洛韦，0.3g，口服，1/d。

3）新生儿疱疹：阿昔洛韦20mg/kg，静脉滴注，每8小时1次，连用14~21d。

（2）免疫治疗：可加用α－干扰素或白细胞介素－2（IL－2）、转移因子或胸腺素等免疫增强药。

（3）耐药病毒株治疗：阿昔洛韦耐药，表现疱疹皮损严重，病毒载量高。HSV耐药株为胸苷激活酶缺陷型，可用膦甲酸40mg/kg，静脉滴注，每8小时1次，直至皮损消退、西多福韦。外用咪喹莫特霜。

六、预后

口唇疱疹未经治疗自然病程为1~2周。抗病毒治疗不能清除体内潜伏的HSV，故不能防止复发。

（邵良民）

第二节　带状疱疹

带状疱疹是由水痘－带状疱疹病毒引起的疱疹性皮肤病。初次感染表现为水痘或隐伏感染，此后病毒潜伏于脊髓后神经根中，在某些诱发因素或机体免疫力下降的情况下病毒被激活而发病。

一、诊断要点

1. 好发年龄　患者以老年人居多，儿童和青少年少见。部分发生于长期应用糖皮质激素或免疫抑制剂者。

2. 好发部位 主要发生于肋间神经支配区域的皮肤，其次为三叉神经支配区域，发生于腰段、颈段者临床也不少见。

3. 前驱症状 皮疹出现前可有低热、全身不适、食欲不振等症状，局部常有刺痛、灼热、神经痛或皮肤感觉过敏，一般持续 2~5 天出现皮疹。部分病例尤其是儿童患者在出疹前可无任何自觉症状。

4. 典型损害 皮损发生于身体一侧，沿周围神经分布区排列，不超过或略微超过身体中线。基本损害为红斑基础上群集粟粒至绿豆大中央凹陷的水疱，一簇或多簇，簇间皮肤一般正常，疱壁紧张，疱内容物初期清澈或呈淡黄色，不久即变浑浊，病情严重时疱液可为血性，破溃后形成糜烂面，表面结痂。

由于皮疹可同时或先后发生，在同一患者可同时见到红斑、丘疹、丘疱疹、水疱、糜烂、痂皮等不同时期的损害。最后患处逐渐干燥结痂，痂皮脱落后留暂时性色素沉着而愈，若无继发感染一般不留瘢痕。

5. 特殊类型 临床可见到具有神经痛而无皮损的无疱型带状疱疹、局部组织坏死的坏死型带状疱疹、只有红斑而无水疱的顿挫型带状疱疹、水疱较大的大疱型带状疱疹、水疱为血性的出血型带状疱疹、多神经或双侧发疹的多发型带状疱疹、发生于角膜的眼带状疱疹、带状疱疹性脑膜炎，以及伴有面瘫、耳聋、耳鸣的耳带状疱疹等特殊类型，但均较为少见。

6. 自觉症状 患处有不同程度的疼痛，年龄越大疼痛越为明显，甚至疼痛剧烈难以忍受。疼痛可发生于皮疹出现前或与皮疹同时出现，轻微牵拉或外物刺激即可诱发或加重疼痛。

通常疼痛持续至皮损完全消退，若皮损消退 1 个月后仍有神经痛，称为带状疱疹后遗神经痛，多发生于 50 岁以上年老体弱者。

7. 病程 一般 1~2 周，偶可复发，复发率小于 0.2%。局部组织坏死严重、泛发型带状疱疹、免疫缺陷及有潜在恶性病的患者，病程可延长，甚至反复发作。带状疱疹后遗神经痛一般 1~3 月可自行缓解或消失，少数患者的疼痛可持续 1 年以上。

8. 实验室检查 半数患者在发疹后外周血白细胞总数低于 $5.0 \times 10^9/L$，病情好转或痊愈后恢复至发病前水平。部分患者在发疹期血沉可增快。疱液或创面刮取物涂片镜检可查到多核巨细胞，PCR 病毒检出率高达 97%，直接免疫荧光抗体试验阳性检出率（适用于既往感染 HSV 者，不适用于急性感染者）也较高。

二、治疗

1. 一般治疗 发病后注意休息，避免食用辛辣刺激性食品，保持消化道通畅；加强创面保护和护理，避免衣物摩擦和刺激，以防止继发感染和加剧疼痛；发病后及时合理诊治，避免带状疱疹后遗神经痛的发生。

2. 全身治疗

（1）抗病毒药：可给予阿昔洛韦 2~4g/d、伐昔洛韦 600mg/d 或泛昔洛韦 1.5g/d，分次口服；或阿昔洛韦 5~10mg/kg，每 8 小时 1 次，静脉滴注；或阿糖胞苷 10mg/（kg·d）配成浓度为 0.5mg/ml 的溶液，静脉滴注 12 小时以上，一般疗程 7~10 天。

（2）干扰素：急性发疹期可给予基因工程干扰素 α-1b 10~30μg、基因工程干扰素 —

γ100 万 U 或基因干扰素 β - 1a 200 万 U，每日 1 次，肌肉注射，连续 5 ~ 7 天。

（3）免疫调节剂：麻疹减毒活疫苗 2mg/次，肌肉注射，可减轻症状。免疫力低下的患者，可酌情给予转移因子 2 ~ 4ml/d、胸腺肽 10 ~ 20mg，2 ~ 3 次/周、静脉注射人免疫球蛋白 200 ~ 400mg/（kg·d）等。

（4）糖皮质激素：早期与抗病毒药物联合应用可有效控制炎症反应、减轻神经节的炎症后纤维化、降低后遗神经痛的发生率，适用于病情严重、年老体健、无严重糖皮质激素禁忌者，但免疫功能低下或免疫缺陷者应用后有导致病毒扩散的危险，需慎重。临床一般选用醋酸泼尼松 30 ~ 60mg/d，分次口服，疗程 7 ~ 10 天。

（5）消炎止痛剂：疼痛明显者可给予阿司匹林 0.9 ~ 1.8g/d、萘普生（首剂 0.5g，以后 1 次 0.25g，每 6 ~ 8 小时 1 次）、盐酸曲马多 200 ~ 400mg/d、布洛芬 1.2 ~ 1.8g/d、卡马西平 0.6 ~ 1.2g/d、吲哚美辛 50 ~ 100mg/d，分次口服。

（6）抗生素：继发细菌感染者可给予罗红霉素 150 ~ 300mg/d、阿奇霉素 500mg/d、阿莫西林 2 ~ 4g/d、头孢氨苄 1 ~ 4g/d 或阿莫西林 – 克拉维酸钾 0.75g/d（按阿莫西林计算），分次口服。

3. 局部治疗

（1）无继发感染的皮损处可涂搽 5% 阿昔洛韦霜、3% 肽丁胺霜、1% 喷昔洛韦软膏、3% 膦甲酸钠软膏、0.5% 疱疹净软膏、2% 龙胆紫、1% 达克罗宁马妥氧化锌油膏或泥膏、0.9% 利多卡因软膏、0.025% ~ 0.075% 辣椒素软膏、炉甘石洗剂或 1% 樟脑炉甘石洗剂等，每日 3 ~ 5 次。

眼带状疱疹可选用 0.1% 阿昔洛韦滴眼液、3% 阿昔洛韦软膏、0.1% 病毒唑滴眼液、0.1% 疱疹净滴眼液、0.1% 肽丁胺滴眼液或含 10μg/ml 基因工程干扰素 α - 1b 滴眼液，每日 5 ~ 7 次，直至症状完全消退，可与抗生素滴眼液交替使用防止继发感染。角膜形成溃疡者禁用糖皮质激素外用制剂。

（2）急性发疹期或疱疹破溃初期，可涂搽基因工程干扰素 α - 1b 软膏（25 万 U/5g），每日 3 次，直至皮损消退。

（3）有继发感染或渗液较多者，患处可用 0.1% 依沙吖啶溶液或 0.5% 新霉素溶液湿敷后，涂搽 2% 龙胆紫溶液、1% 红霉素软膏、黄连素软膏、0.1% 新霉素软膏、林可霉素利多卡因凝胶、1% 诺氟沙星软膏或 2% 莫匹罗星软膏，每日 3 ~ 5 次。

4. 封闭治疗　急性期发疹期炎症剧烈者，可选用基因工程干扰素 β – la 200 万 ~ 300 万 U/次，病灶基底部放射状注射，每日 1 次，连续 5 次；若患处疼痛剧烈，在有效抗病毒药物应用前提下，可选用甲泼尼龙醋酸酯混悬液 20mg 或复方倍他米松混悬液 7mg，与 1% 利多卡因溶液 5ml 混匀后，行皮下浸润注射或神经节阻滞封闭，一般 1 次即可。

5. 物理疗法　局部照射紫外光、CO_2 激光扩束、微波照射、TDP 频谱，以及高频电疗、低频电磁、针灸、穴位照射等，均具有较好消炎止痛和缩短病程的作用。

6. 带状疱疹后遗神经痛的治疗

（1）止痛药：可口服可待因 60mg/d、布洛芬 1.2 ~ 1.8g/d 或尼美舒利 100 ~ 200mg/d，分次口服；或盐酸曲马多 50 ~ 100mg，4 ~ 6 小时 1 次，口服或肌注，可重复使用，累计剂量不超过 800mg/d。

（2）抗抑郁药：长期剧烈疼痛影响睡眠者，可给予阿米替林，初始剂量为 25mg/d，逐渐递增至 150~250mg/d，最大剂量不超过 300mg/d，维持剂量为 50~150mg/d，分次口服；或多塞平 25~75mg/d、去甲替林 50mg/d 或氯米帕明 75mg/d，分次口服。此外，氟奋乃静、齐美定、帕罗西汀等也可酌情选用。

（3）抗惊厥药：能缓解神经痛，尤其是三叉神经痛，可选用卡马西平 100mg，每日 3 次，口服；或苯妥英钠 200~400mg/d，分次服用。

（4）局部封闭：2% 利多卡因 3~5ml，加用或不加用糖皮质激素在皮肤疼痛处浸润注射和行神经阻滞封闭，3 天 1 次。

7. 中医治疗

（1）湿热搏结证：患处红斑基础上成簇水疱，疱液浑浊，疱壁破溃后糜烂渗液，伴疼痛，纳呆腹胀，脉滑数；舌质淡红，苔白腻或黄腻。治宜清化湿热，凉血解毒，方选薏仁赤豆汤加减，药用薏苡仁、赤小豆各 15g，茯苓皮、地肤子、生地、银花各 12g，车前子、马齿苋、车前草、赤芍各 10g，藿香、佩兰各 9g，甘草 6g，每日 1 剂，水煎取汁分次服。

（2）毒热炽盛证：皮肤红斑、丘疹、丘疱疹、水疱等多形性皮疹，集簇分布，排列呈条带状，疼痛剧烈，伴咽干口苦，溲黄，脉数；舌质红，苔黄。治宜清热泻火，解毒止痛，方选大青连翘汤加减，药用绿豆衣 20g，马齿苋 15g，连翘、银花、生地各 12g，大青叶、黄芩、贯众、玄参各 9g，炒丹皮、赤芍各 6g，每日 1 剂，水煎取汁分次服。

（3）气滞血瘀证：皮疹消退后患处仍疼痛不止，常剧烈疼痛难以忍受，伴胸胁胀满，舌质暗红，苔少或薄白。治宜疏肝理气，通络止痛，药用鸡血藤、鬼箭羽、忍冬藤各 15g，金瓜蒌、川楝子、桃仁、红花、元胡、香附、陈皮各 10g；或川楝子、柴胡、当归、川芎、元胡、乳香、没药、莪术、郁金各 10g，每日 1 剂，水煎取汁分次服。

以上各证加减法：皮损发于颜面者，加杭菊花、野菊花、桑叶；发于眼周者，加谷精珠、炒黄连、银花；发于下肢者，加川牛膝、宣木瓜；发于腰骶者，加炒杜仲、续断；疼痛日久不除者，加金头蜈蚣、全蝎；头晕目眩者，加茺蔚子、蔓荆子、川芎。

（4）外治法：疱疹未破溃时可外涂玉露膏（由芙蓉叶粉 2 份、凡士林 8 份组成），或雄黄 10g、冰片 1g，研细末后凉开水调敷患处。损害为红斑、丘疹、丘疱疹及未破溃的水疱，可外敷金黄散、双柏散。疱疹破溃有渗液时，选用马齿苋、黄连、黄柏、五倍子等水煎汁湿敷患处，创面干燥后外敷冰石散、黄连膏。亦可选用复方地榆氧化锌油（生地榆粉 10g、紫草粉 5g、冰片粉 2g，氧化锌油加至 100g）或季德胜蛇药片研末后调成糊状涂搽患处，每日 2 或 3 次。

（邵良民）

第三节　扁平疣、寻常疣

一、扁平疣

扁平疣（verruca plana）好发于青少年，亦称青年扁平疣。

（一）临床表现

1. 皮肤损害　皮疹为帽针头至绿豆或稍大的扁平光滑丘疹，直径 0.1~0.5cm，数目多少不一，呈圆形、椭圆形或多角形，质硬，正常皮色或淡褐色。

2. 发病特征　青少年多见，好发于颜面、手背或前臂，大多骤然发生。一般无自觉症状，偶有微痒，常由搔抓而自体接种，沿抓痕呈串珠状排列，即 Koebner 现象。慢性病程，若出现剧烈瘙痒和发红，往往为治愈的征兆。

扁平疣可数周或数月后突然消失，但亦可多年不愈。在所有临床型 HPV 感染中，扁平疣自发性缓解率最高。

（二）治疗

1. 一般治疗　可用液氮冷冻、电灼或激光治疗，维 A 酸乳膏或他扎罗汀乳膏外涂，5% 咪喹莫特乳膏，每日或隔日外用 1 次有效。亦可用氟尿嘧啶软膏点涂疣面（愈合后常遗留色素沉着），或外用肽丁胺软膏有一定疗效。

2. 顽固难治疗者　西咪替丁或联合左旋咪唑治疗。

3. 中药　板蓝根、大青叶、紫草、薏苡仁、凌霄花、珍珠母各 30g，红花、马齿苋、赤芍各 15g，水煎口服，每日 1 剂，连服 7~14 剂，可加局部搽药，有良效。

二、寻常疣

（一）临床表现

1. 皮肤损害　寻常疣（verruca vulgaris）初起为针尖至豌豆大，半圆形或多角形丘疹，表面粗糙角化，乳头样增殖，呈花蕊或刺状，灰黄、污褐或正常肤色，表面有黑点，黑点为毛细血管血栓所致。

2. 发病特征　初发多为单个，可因自身接种而增多到数个或数十个。偶尔数个损害融合成片。多见于儿童及青少年，无自觉症状，偶有压痛。好发于手、足及足缘等处。多数寻常疣可在 2 年内自然消退。经治疗后，1 年内大约有 35% 患者复发或出现新的损害。

3. 临床亚型

（1）甲周疣（periungual warts）：发生于甲缘，有触痛，易致皲裂而感染。

（2）丝状疣：好发于颈部、眼睑或颏部等处，为单个细软的丝状突起，呈正常肤色或棕灰色。

（3）指状疣：为在同一柔软基础上发生参差不齐的多个指状突起，尖端为角质样物质，数目多少不等。

（二）治疗

1. 一般治疗

（1）过度角化表面应削除，用液氮冷冻、电烧灼或二氧化碳激光或配合外科手术切除。

（2）刮除法：用外科刀划开疣周围皮肤，再用 5 号骨科刮匙，套入疣基底部，以 30° 角用力推除，然后涂 2.5% 碘酒或聚维酮碘，压迫止血，包扎。

（3）药物法：外用咪喹莫特乳膏，每晚 1 次，干扰素 0.1~0.2ml 一次局部注射；用 0.1% 博来霉素生理盐水或 0.05% 平阳霉素普鲁卡因液注射于疣基底部至疣表面发白，每次 0.2~0.5ml，每周 1 次，2~3 次疣即脱落。

（4）外用药涂贴：涂 5% 氟尿嘧啶软膏，方法同上或三氯醋酸点涂。10% 甲醛溶液、10% 水杨酸软膏。

2. 顽固的甲周疣　试用 40% 碘苷二甲基亚砜溶液，或 5% 氟尿嘧啶、10% 水杨酸火棉胶。

3. 多发性者　应检查有无免疫功能障碍。用中药治疣汤或针灸治疗。

（乌云塔娜）

第四节　小儿丘疹性肢端皮炎

一、概述

小儿丘疹性肢端皮炎（papular acrodermatitis of childhood，PAC）是发生于小儿的自限性疾病，主要特征为面、臀、四肢苔藓样丘疹，浅部淋巴结肿大及无黄疸型肝炎。传播途径为通过消化道、皮肤、黏膜，是以皮疹为主要表现的一种乙型肝炎病毒感染。其他病毒如 EB 病毒、副流感病毒、柯萨奇病毒 A16、肠病毒、巨细胞病毒等也与本病有关。同义名有小儿无痒性肢端皮炎、Gianotti – Crosti 综合征。

二、临床表现

（1）发病年龄 6 个月至 12 岁，主要发生于 2~6 岁儿童。

（2）患儿一般无前驱症状而突然出现皮疹。

（3）皮疹呈暗红色或葡萄酒样红色苔藓样丘疹，针头至绿豆大小，边界清楚，孤立散在，不融合，无痒感，黏膜一般不受侵犯。对称分布于四肢远端伸侧，3~4 天内依次向上扩展至臀、股及上肢伸侧，最后延伸到面部，但躯干受累少见。肘膝和足背处因受机械性刺激而呈同形反应出现线状排列。皮损一般 3~4 周后逐渐消退，可有糠秕样脱屑。

（4）发疹时，全身浅表淋巴结肿大，以腋窝，腹股沟处明显，无痛感，可持续 2~3 个月。

（5）皮疹出现同时或发疹 1~2 周后发生急性无黄疸型肝炎，可持续 2 个月至数年。表现为肝脏肿大，肝功能异常，但无自觉症状，少数患者可有低热、倦怠和全身不适。

三、诊断要点

（1）面部和四肢散在、对称分布的扁平实质性丘疹。

（2）浅表淋巴结肿大和无黄疸型肝炎。

（3）血清肝酶可升高，乙肝表面抗原阳性。

四、鉴别诊断

1. 玫瑰糠疹　好发于躯干和四肢近心端，面部一般不受累。皮疹为直径 0.5~2cm 的圆形或卵圆形斑，淡红色或黄褐色，边界清楚，覆有糠秕样鳞屑，皮损长轴与皮纹方向一致。

2. 扁平苔藓　呈紫色、紫红色扁平多角形丘疹，多有黏膜损害，口腔好发，伴阵发性剧痒或微痒。

3. 药疹　皮疹类型多样，可伴发肝损害，有服药史，乙肝表面抗原阴性。

五、治疗方案及原则

（1）本病有一定的自限性，预后好，不复发。尚无特异疗法。

（2）保肝、对症治疗。

（3）局部治疗：可用炉甘石洗剂外搽。

（乌云塔娜）

第五节　手足口病

手足口病（hand foot mouth disease，HFMD）是由肠道病毒引起的一种急性传染病，主要通过密切接触或消化道传播，人群普遍易感，以 10 岁以下的婴幼儿多见。机体感染病毒后，多呈隐性感染或病毒携带状态，少数发病；发病的症状一般轻微，临床表现为发热、咽痛、口腔内疼痛和皮疹，在手、足、臀、膝部出现丘疹、疱疹，可自愈，不留痂，一般仅需对症治疗，预后良好。极少数患者可引起心肌炎、肺水肿和无菌性脑膜脑炎等并发症。手足口病并不是一种新发传染病，该病自 1957 年新西兰首次报道以来，曾多次流行。在 2006年，WHO 公布该病在须申报疾病（法定传染病）的发病率中位居第四（每 100 000 人口中有 19.3 人发病）。该病常年皆可发病，我国以夏秋季多发。由于该病近几年在我国多个省市散在流行，已经对学龄前儿童的健康和生命造成严重的危害，中华人民共和国卫生部于2008 年 5 月 2 日起，将之列为丙类传染病管理。

一、病原学

手足口病病原体并非单一，病原体均为单股正链 RNA 病毒，属小 RNA 病毒科、肠道病毒属，其中有肠道病毒 71 型（enterovirus 71，简称 EV71）、柯萨奇病毒 A 组（Coxsackie virus A，简称 CoxA）或 B 组（如 CoxA16、A4、A5、A9、A10、B2、B5、B13 型）和艾柯（ECHO）病毒的某些血清型（如 11 型）。

引起手足口病的各型肠道病毒均无包膜，其病毒颗粒均为二十面体立体对称的球形结构，由蛋白衣壳和核酸构成。核酸为 RNA，携带遗传信息，决定病毒遗传性状与增殖特性。RNA 编码的蛋白包括结构蛋白和非结构蛋白，前者主要包括病毒的衣壳和基质蛋白；后者包括病毒相关的酶和调控蛋白等。病毒的蛋白衣壳由 20 种常见的氨基酸构成。构成衣壳的32 个壳微粒中，每个壳微粒都含有 4 种壳蛋白，即 $VP_1 \sim VP_4$。其中 VP_1、VP_2 和 VP_3 3 个多肽暴露在病毒外壳的表面，而 VP_4 包埋在病毒外壳的内侧与病毒核心紧密连接，因而抗原决定簇基本上位于 $VP_1 \sim VP_3$ 上。由于这些肠道病毒没有包膜，因此衣壳蛋白除了保护病毒基因组免遭各种理化因子及各种不利因素的破坏外，也作为抗原决定簇与宿主细胞表面的受体蛋白识别、结合，是病毒的吸附蛋白。肠道病毒均为单股正链 RNA 病毒，基因长度 7.4 ~ 7.5kb，RNA 中碱基（G + C）含量约为 47%。其中柯萨奇病毒分子量为 $(2 \sim 2.8) \times 10^6$。目前在引起手足口病的肠道病毒中没有发现其他小 RNA 病毒具有的 5′端富嘧啶区和多聚 C 区。

病毒对乙醚、脱氧胆酸盐、去污剂、弱酸等有抵抗力，且还能抵抗 70% 乙醇和 5% 甲酚皂溶液。但对紫外线及干燥敏感，对多种氧化剂（1% 高锰酸钾、1% 双氧水、含氯消毒剂等）、甲醛和碘酒等也都比较敏感，病毒很快被灭活。病毒在 50℃ 时可被迅速灭活，但 1mol/L 浓度二价阳离子环境可提高病毒对热灭活的抵抗力，病毒在 4℃ 可存活 1 年，-20℃ 可长期保存。

二、流行病学

1. 传染源　人类肠道病毒在自然界广泛存在，人是其已知的唯一宿主。手足口病的传染源为手足口病患者和隐性感染者。流行期间，患者为主要传染源，散发期间，隐性感染者为主要传染源。该病潜伏期一般为 2~10d，常见在 3~7d。发病前数天，感染者咽部与粪便就可检出病毒，即具有传染性。发病 1~2 周内咽部有病毒排出，从粪便中排出病毒一般可持续 3~5 周。患者疱疹液中含大量病毒，破溃时即溢出病毒，本病以发病后 1 周内传染性最强，其传染性可持续至症状和体征消失后数周。

2. 传播途径　手足口病的传播方式主要是通过密切接触，急性期患者的粪便、口腔分泌物、皮肤疱疹液中含有大量病毒，接触这些排泄物、分泌物或由其污染的手、毛巾、手绢、牙刷、水杯、玩具、食具、奶具、床上用品、内衣以及医疗器具等均可传播本病。一般通过消化道粪-口途径和呼吸道飞沫途径进入体内。其中污染的手是接触传播中的关键媒介。尚不能明确是否可经水或食物传播。

3. 易感性　人群对引起手足口病的肠道病毒普遍易感，但病毒隐性感染与显性感染之比大约为 100:1，成人大多已通过隐性感染获得相应的抗体，但因肠道病毒各型之间无交叉免疫。感染后产生的某一型特异性免疫，不能阻止其他血清型或亚组的肠道病毒感染。因此，机体可先后或同时感染各种不同血清型或亚组病毒。婴儿出生后 6 个月内由母亲获得的抗体有保护力，此后随着月龄增长，母传抗体逐渐消退，极大多数婴儿在 6 个月时已成为易感者。因此，手足口病发病一般以 6 个月以上至 5 岁以内的婴幼儿为主，其中又以 3 岁以下年龄组发病率最高。艾柯病毒（4、6、9、30、33 型）和柯萨奇病毒 B 组在成人和较大儿童仍有较多感染。如果不考虑感染的肠道病毒血清型别，引起中枢神经系统疾病的病例以 15 岁以下儿童为主，引起呼吸道疾病的以 5 岁以下儿童居多。显性感染和隐性感染后均可获得特异性免疫力，产生的中和抗体可在体内存留较长时间，对同血清型病毒产生比较牢固的免疫力，但不同血清型间鲜有交叉免疫。

4. 流行特征　手足口病流行形式多样，无明显的地区性，世界各地广泛分布，热带和亚热带地区肠道病毒感染一年四季均可发生，一般 5~7 月为发病高峰，温带地区在冬季感染较少，夏秋季可有一个明显的感染高峰。肠道病毒传染性强、隐性感染比例大、传播途径复杂、传播速度快，控制难度大，容易出现暴发和短时间内较大范围流行；气候在肠道病毒循环和流行中是一重要因素。在本病流行期间，常可发生幼儿园和托儿所集体感染和家庭聚集发病，有时可在短时间内造成较大范围的流行。

总之，该病流行表现形式多样，与流行有关的病毒血清型别、流行地区的地理区域、气候因素、社会经济卫生状况、暴露的机会、人群免疫水平、宿主的反应性等许多因素相关。

三、发病机制和病理

肠道病毒引起手足口病的病理机制基本相似。通过呼吸道或消化道进入体内，侵入局部黏膜，在该处上皮细胞及周围淋巴细胞中停留和增殖。当增殖到一定程度，病毒侵入局部淋巴结，进入血循环形成第一次病毒血症。此时患者无明显临床症状，但可从各种体液中分离到病毒，具有传染性；病毒经血液循环侵入不同脏器，如网状内皮组织、深层淋巴结、肝、脾、骨髓等处大量繁殖，并再次进入血循环导致第二次病毒血症，此时机体可出现典型的临床症状和体征。一般情况下柯萨奇病毒 A 组不引起细胞病变，故症状多较轻；而柯萨奇病毒 B 组、EV71、艾柯病毒引起细胞病变，可表现为严重病例。如尸体解剖及动物实验的组织病理学研究显示 EV71 具有嗜神经性，应用抗病毒的单克隆抗体做免疫组织化学染色，脑、脊髓神经细胞及其突起与单核炎症细胞内可见 EV71 阳性抗原，而其他内脏内皆为阴性。

手足口病大多数患者症状轻微，以手、足、口腔等部位的皮疹或疱疹为主要特征，组织病理学显示皮肤棘细胞间及细胞内水肿，细胞肿胀，体积增大，胞质苍白，称为气球样变性，并逐步发展导致细胞膜破裂，形成网状变性即表皮内水疱，当表皮内疱达到相当压力，可使基底破裂，真表皮分离，表皮下水疱形成，疱内可含有嗜酸粒细胞和少量的中性粒细胞，并导致表皮细胞坏死，也可能有真皮乳头水肿，真皮浅层淋巴组织细胞浸润，但上皮内无胞内病毒包涵体，亦无多核上皮巨细胞。超微结构显示上皮细胞肿胀核膜溶解，部分胞质内可找到病毒颗粒。

少数危重症 EV71 死亡病例尸检标本病理检查显示：肉眼观察患者脑水肿，个别可出现脑疝，双肺弥漫性瘀血水肿，局部肺出血，全身淋巴结可轻度肿大，心室可肥大，其他肝肾胰等脏器常无明显改变。组织学观察以中枢神经系统的炎症为主，常累及额顶叶大脑皮质、下丘脑、小脑齿状核以及脑干和脊髓等，其中以脑干及脊髓灰质炎症最为明显；神经元有变性、坏死或消失；中性粒细胞浸润，局部形成微脓肿；小胶质细胞增生，并侵入神经细胞内，形成嗜神经细胞现象；脑及脊髓内小血管内皮细胞变性、坏死、血栓形成，血管周围可见单核淋巴细胞呈套袖样浸润；无病毒包涵体；软脑膜早期有中性粒细胞，继后为淋巴细胞浸润。肺主要显示伴有多灶性出血的肺瘀血水肿，局部可见少量透明膜样结构，一般无明显炎细胞浸润及弥漫性肺泡损害，或仅见轻中度炎细胞浸润、局部肺不张及少量肺泡上皮脱落与增生，无病毒包涵体。心脏基本正常，或表现为心肌肥大，心室肌内少量淋巴浆细胞浸润，个别可见局部心肌坏死，无病毒包涵体。其他脏器如肝可见脂肪变性、瘀血等非特异性改变。淋巴结可肿大，各种淋巴细胞增生，见较多免疫母细胞，淋巴窦闭合，小血管增生，内皮细胞肿胀。应用抗病毒的单克隆抗体作免疫组织化学染色，脑、脊髓神经细胞及其突起与单核炎症细胞内可见 EV71 阳性抗原，而其他内脏内均为阴性。超微结构显示脑干及脊髓神经细胞变性，空泡化及线粒体内膜性小泡形成，部分神经元内见小 RNA 病毒颗粒。尸检和组织病理学表明 EV71 具有嗜神经性。其重症病例在病理上主要为病毒性脑膜脑脊髓炎，由于病毒侵犯脑干的血管调节及呼吸中枢，脑干及脊髓网状结构广泛受损，导致神经性肺水肿的发生。

四、临床表现

手足口病病原体为肠道病毒多型（主要 EV71、CoxA16），其临床表现也不一致。轻症者可无任何临床表现，重症者可引起死亡。病毒潜伏期一般为 3～7d，患者可以没有明显的前驱症状，突然起病。约半数患者于发病前 1～2d 或发病的同时有中低热（38℃左右），伴乏力，可出现喷嚏、咳嗽、流涕等感冒样症状，也可出现食欲减退、恶心、呕吐、腹痛等胃肠道症状。

1. 轻症病例　发病期主要以手、足、臀皮疹及口痛为特征。患者最常见的主诉是咽痛或口痛，影响进食，婴儿可表现为拒食。多数出现口腔溃疡后出现皮疹，也可口腔溃疡和皮疹同时出现。口腔检查可见粟米样斑丘疹、薄壁疱疹、黄灰色溃疡或已经接合的溃疡，周围有红晕；溃疡可发生在口腔的任何地方，多见于硬腭、舌面、颊黏膜或口唇。口痛一般在5～7d内缓解。斑丘疹或疱疹多出现于手、足等远端部位的皮肤，也可能出现在臀部、躯干和四肢，常集簇出现，多无疼感或痒感，斑丘疹在5d左右由红变暗，然后消退；疱疹呈圆形或椭圆形扁平凸起，内有浑浊液体，如黄豆，大小不等，一般在5～10d内结硬皮并逐渐消失，不留瘢痕。病程第7日后，血清特异性抗体水平显著增加，病毒消失，如无严重并发症，则不留痕迹而恢复。绝大多数患者病情温和、病程自限。

2. 重症病例　病毒累及不同系统表现为不同症状。病毒可累及神经系统，主要表现为急性无菌性脑膜炎、脑炎、脑干脑炎、脑脊髓炎、脊髓灰质炎样麻痹、吉兰－巴雷综合征、合并脑疝的坏死性脑炎。中枢神经受累往往出现在皮疹后2～4d。表现为头痛、呕吐、精神差、易激惹、嗜睡、肢体无力、肌阵挛、抽搐、中枢性瘫痪或急性迟缓性瘫痪，或大小便功能障碍，再严重者持续抽搐、昏迷、深度昏迷甚至去皮质状态。颅内高压或脑疝者出现剧烈头痛，脉搏缓慢，血压升高，前囟隆起，呼吸节律不规则或停止，球结膜水肿、瞳孔大小不等，对光反射迟钝或消失。累及呼吸系统，可表现为咳嗽，呼吸浅促、困难，口唇发绀，口吐白色、粉红色或血性泡沫样痰。累及循环系统可表现为面色苍白，出冷汗，咯白色或粉红色血性泡沫样痰，四肢发凉，指（趾）发绀，血压升高或下降，心率增快或缓慢，脉搏浅速、减弱甚至消失，心音低钝，心率不规则或出现奔马律，肝脏增大。呼吸系统和循环系统功能障碍往往同时出现。在原发病的基础上突然出现呼吸急促、面色苍白、发绀、出冷汗、心率快、咯白色或粉红色血性泡沫样痰、肺部啰音增多、血压明显异常、频繁的肌阵挛、惊厥和（或）意识障碍加重等以及高血糖、低氧血症、胸片异常明显加重或肺水肿表现。

3. 隐性感染　患者隐性感染与显性感染之比约为100：1，大多数成年人以隐性感染为主，儿童则多表现为显性感染。从现在掌握的数据看，多数患儿在5岁以下，而重症病例则在7～12个月患儿中多见。非典型体征（包括心动过速、呼吸急促、低血压、高血压、胃肠道出血及神经系统异常）、呕吐、白细胞增高、无口腔溃疡均为死亡病例的预测因素。年龄较小，尤其是年龄在7～12个月的患儿要给予高度关注。结合近两年来我国手足口病疫情，下列情况应视为小儿危重患者的早期表现：年龄＜3岁；持续高热不退；末梢循环不良；呼吸、心率明显增快；精神差、呕吐、抽搐、肢体抖动或无力；外周血白细胞计数明显增高；高血糖；高血压或低血压。

五、实验室和影像学检查

1. 血常规　轻症病例的血常规一般无明显改变。白细胞计数与分类可在正常范围内，或白细胞计数轻度增高，并以淋巴细胞增多为主。重症病例白细胞计数可明显升高（＞15×10^9/L）或显著降低（＜2×10^9/L），恢复期逐渐恢复至正常。

2. 血生化检查　部分病例可有轻度ALT、AST以及其他心肌酶水平的升高，其升高的程度与疾病严重程度成正比，与预后密切相关；恢复期逐渐降至正常，若此时仍有升高可能与免疫损伤有关。并发多器官功能损害者还可表现为ALT甚至可升至1 000U/L，血氨明显升高，出现神经、精神障碍，血肌酐、尿素氮也可呈现不同程度升高，表现出肾功能损害；发生脑炎等并发症时还可有高血糖等表现，严重时血糖可 >9mmol/L，CRP（C 反应蛋白）一般不升高。

3. 脑脊液检查　脑脊液外观清亮，压力增高，白细胞增多（危重病例多核细胞可多于单核细胞），蛋白质正常或轻度增多，糖和氯化物正常。当急性期脑脊液病毒中和抗体的滴度与恢复期相比增高呈 4 倍或以上，或滴度≥1：256 时有诊断意义。Pyeron 等认为在排除心、肺原发疾病，无误吸，排除输液过快、输液过多等因素时，若发现呼吸频率进行性增快，氧合指数（PaO_2/FiO_2）呈进行性下降时，临床虽没有神经源性肺水肿的典型表现，也应警惕神经源性肺水肿的发生。此外还有研究发现，高血糖、白细胞增高和急性松弛性瘫痪与神经源性肺水肿密切相关，但其机制尚不完全明确。

4. 病原学检查　包括病毒分离培养、RT – PCR 与荧光定量 PCR、血清学试验（中和试验、酶联免疫吸附试验以及补体结合试验）。用组织培养分离肠道病毒是目前诊断的金标准，包括 EV71 型、CoxA16 型在内的肠道病毒特异性核酸检测是手足口病病原确认的主要检测方法，因为其不仅具有快速、简便的优点，而且还有很高的灵敏度和特异性，比细胞培养更敏感；作为肠道病毒感染的诊断方法之一，可以测定血清中肠道病毒中和抗体的滴度，通常用急性期血清与恢复期血清滴度进行比较，抗体滴度 4 倍或 4 倍以上增高证明病毒感染。在中和实验中，一般要用人肠道病毒参考毒株（即原型株，EV71 原型株为 BrCr 株，CVA16 原型株为 G – 10 株）或流行株，有时同时（或单独）使用临床分离株会有助于得到更准确的检测结果。

5. 标本采集和保存　在手足口病的实验室诊断中，从疱疹液或脑脊液中分离病毒具有很高的诊断价值。用于采集咽拭子的无菌拭子要置于适量生理盐水的试管中，以防干燥。用于分子生物学检测的标本采集与病毒分离标本的采集方法一样。为了保证检测结果的准确性和有效性，应及时、规范留取标本，并尽快送检。不能立即检测的标本应冷冻保存。采用血清学诊断时，急性期血清应该在发病后尽早采集，恢复期血清在发病 2 周后采集。临床标本在运输和储存过程中要避免反复冻融。

6. 影像学　疾病早期患者胸部 X 线检查可无异常发现或仅有双肺纹理增粗模糊，中晚期出现双肺大片浸润影及单侧或双侧胸腔积液，进一步发展为双侧对称性非心源性肺水肿。随着病情进展，并发神经源性肺水肿时，患者肺部 CT 表现为弥漫而无规律的斑片状、团絮状或片状边界模糊的密度增高影。当累及神经系统时可表现相应部位 MRI 的改变，受累及部位多表现为 T_1WI（T_1 加权像）增强扫描显示强化，而 T_2WI 序列可无明显强化信号。

六、诊断与鉴别诊断

手足口病的诊断包括临床诊断和实验室确诊，其临床诊断包括病史、症状、体征和常规实验室检查。

1. 临床诊断

（1）流行病学资料：①手足口病好发于 4 ~ 7 月。②常见于学龄前儿童，婴幼儿多见。③常在婴幼儿聚集的场所发生，发病前患者有直接或间接接触史。

（2）临床表现：临床典型病例表现为口痛、厌食、低热或不发热，口腔、手、足皮肤斑丘疹及疱疹样损害，脐周黏膜也可出现类似表现，疱疹周围有炎性红晕，疱内液体较少，皮疹不痛、不痒、不结痂、不结疤。在同一患者，手、足、口腔病损不一定全部出现，可仅表现为皮疹或疱疹性咽峡炎。病程经过较短，多在1周左右痊愈。

手足口病或疱疹性咽峡炎表现加上下列并发症1项以上者为重症病例，多为EV71肠道病毒所致。主要有以下并发症。

1）脑炎：有意识障碍，如嗜睡、昏迷，严重病例可表现为频繁抽搐、昏迷、脑水肿及脑疝，脑干脑炎者可因呼吸、心搏骤停，迅速死亡。

2）无菌性脑膜炎：有头痛、脑膜刺激征阳性，脑脊液有核细胞 $>10 \times 10^6/L$ 及细菌培养阴性。

3）迟缓性瘫痪：急性发作，1个或多个肢体的一群或多群骨骼肌麻痹或瘫痪。

4）肺水肿或肺出血：有呼吸困难、气急、心动过速、粉红色泡沫痰，胸部X线摄片可见进行性肺实变、肺充血。常为神经源性肺水肿。

5）心肌炎：心律失常、心肌收缩力下降、心脏增大、心肌损伤指标增高。

(3) 病原学诊断：临床诊断病例符合下列条件之一，即为实验室确诊病例。

1）病毒分离：自咽拭子或咽喉洗液、粪便或肛拭子、脑脊液、疱疹液或血清以及脑、肺、脾、淋巴结等组织标本中分离到肠道病毒。

2）血清学检测：患者血清中特异性IgM抗体阳性，或急性期与恢复期血清IgG抗体有4倍以上的升高。

3）核酸检测：自患者咽拭子或咽喉洗液、粪便或肛拭子、脑脊液、疱疹液或血清以及脑、肺、脾、淋巴结等组织标本中检测到病毒核酸。

2. 鉴别诊断

(1) 普通病例：需要与其他儿童发疹性疾病鉴别，如疱疹性荨麻疹、水痘、不典型麻疹、幼儿急疹以及风疹等鉴别。流行病学特点、皮疹形态、部位、出疹时间以及有无淋巴结肿大等可资鉴别，以皮疹形态及部位最为重要。

(2) 重症病例：①与其他中枢神经系统感染鉴别：其他病毒所致中枢神经系统感染的表现可与重症手足口病相似，皮疹不典型者，应该尽快留取标本进行肠道病毒，尤其是EV71的病毒学检查，结合病原学或血清学检查作出诊断，同时参照手足口病重症病例的处置流程进行诊治、处理。以迟缓性麻痹为主要症状者应该与脊髓灰质炎鉴别。②重症手足口病可发生神经源性肺水肿，应与重症肺炎鉴别。前者咳嗽症状相对较轻，病情变化迅速，早期呼吸浅促，晚期呼吸困难，可出现白色、粉红色或血性泡沫痰，胸片为肺水肿表现。③循环障碍为主要表现者应与暴发性心肌炎、感染性休克等鉴别。

重症病例早期识别见"临床表现"部分。重症病例常表现为高热、惊厥、昏迷、迟缓性麻痹及心肺衰竭，可无手足口病的典型表现，需与中毒型菌痢、乙型脑炎、化脓性脑膜炎、结核性脑膜炎、Reye综合征、急性呼吸窘迫综合征等疾病鉴别。

(3) 散发或不典型病例的鉴别：本病在大规模流行时，诊断常不困难，散在发生或不典型时，须与下列疾病鉴别。①口蹄疫：由口蹄疫病毒引起，属于人畜共患病原体；主要侵犯牛、羊、猪等偶蹄动物，也可累及人类，但是所引起的人类疾病症状较轻，预后较好；一般发生于畜牧区，主要通过接触病畜，经皮肤黏膜感染，成人牧民多见，四季均有；人口蹄疫的特征是口、咽、掌等部位出现大而清亮的水疱，疱疹易溃破，继发感染成脓疱，然后结痂、脱落，手足口病的手足疱疹不易溃破。一般情况下只有先出现兽疫，才有可能使人患病，常散在发生。②疱疹性口炎：由单纯疱疹病毒感染引起，多发于3岁以下，四季均可发病，以散发为主。典型临床表现为口腔黏膜任何部位可见数目较多成簇的、针头大小、壁薄透明的小水疱，常累及齿龈，一般无皮疹，常伴颏下或颌下淋巴结肿痛。③水痘：由疱疹病毒引起，多发于5～9岁，冬春季发病。典型表现为皮疹向心性分布，多见于躯干和头部，四肢较少；同时可见斑疹、丘疹、疱疹及痂疹等（"四代同堂现象"）多形性皮疹；皮疹痒，皮薄易破。④脓疱疮：多发生于夏秋季节，儿童多见。其传染性强，常在托儿所、幼儿园中引起流行；皮疹好发部位为颜面部、颈、四肢等暴露部位；形态初起时为红斑、丘疹或水疱，迅速变成脓疱，疱壁薄易破，瘙痒；重症患者可伴有高热、淋巴结肿大或引起败血症；实验室检查示白细胞总数及中性粒细胞增高，脓液细菌培养为金黄色葡萄球菌或溶血性链球菌。

七、并发症和后遗症

手足口病患者并发症主要根据病毒累及不同脏器表现不一，常见的并发症包括呼吸系统、循环系统和神经系统。三系统并发症的表现详见"临床表现"部分。其中神经系统受累程度可分为三种神经综合征：无菌性脑膜炎、急性肌肉麻痹、脑干脑炎，其中以脑干脑炎最多见。脑干脑炎又分为三级：Ⅰ级表现为肌震颤、无力或两者均有；Ⅱ级表现为肌震颤及脑神经受累，导致20%的儿童留下后遗症；Ⅲ级迅速出现心肺功能衰竭，80%的儿童死亡，成活者都留下严重后遗症。

八、预后

患儿手足疱疹为自限性，一般发病3～4d后会自然消退，口腔溃疡发病后数周逐渐愈合，不会留下后遗症。病后可获得对同型病毒手足口病的免疫力，但非终身。危重病例大部分经积极抢救后心肺脑功能恢复正常，完全治愈，但少部分可能会留下后遗症，尤其是神经系统严重受累患者，还有部分患儿因心肺功能衰竭、重症脑炎、肺出血或出现其他并发症而死亡。

九、治疗

1. 一般治疗

（1）注意消毒隔离避免交叉感染：首先应将患儿与健康儿隔离。轻症患儿应留在家中，直到体温正常、皮疹消退及水疱结痂。一般需隔离2周。符合留观指征患者，应立即将其转至县级以上医疗机构。符合住院指征患者，应立即将其转至指定医疗机构。患儿用过的玩具、餐具或其他用品应彻底消毒。一般常用含氯的消毒液浸泡及煮沸消毒，不宜蒸煮或浸泡的物品可置于日光下暴晒。患儿的粪便需经含氯的消毒剂消毒2h后倾倒。

（2）休息及饮食：适当休息，患儿1周内应卧床休息，多饮温开水。患儿因发热、口腔疱疹，胃口较差，不愿进食，故饮食宜清淡、可口、易消化、含丰富维生素，口腔有糜烂时可以吃一些流质食物。食物温度不宜过高，食用过热的食物可以刺激破溃处引起疼痛，不利于溃疡愈合，禁食冰冷、辛辣、咸等刺激性食物。

（3）口咽部疱疹治疗：应保持口腔清洁，预防细菌继发感染。每次餐后应用温水漱口，口腔有糜烂时可涂金霉素、鱼肝油，以减轻疼痛，促使糜烂早日愈合。取西瓜霜、冰硼散、珠黄散等，选用一种吹敷口腔患处，2～3次/d。

（4）手足皮肤疱疹治疗：患儿衣服、被褥要清洁，衣着应宽大、柔软，经常更换。床铺应平整干燥。同时注意看护患者，剪短患儿指甲，必要时包裹患儿双手，防止抓破皮疹，破溃而感染。冰硼散、金黄散、青黛散等，选用一种用蒸馏水稀释溶化后用消毒棉签蘸取涂患处，3～4次/d。臀部有皮疹的婴儿，应随时清理患儿的大小便，保持臀部清洁干燥。疱疹破裂者，局部可涂擦1%龙胆紫或抗生素软膏。

2. 对症治疗

（1）发热患者：小儿手足口病一般为低热或中度发热，无须特殊处理，可让患儿多饮水，如体温超过38.5℃，可使用解热镇痛药。高热者给予头部冷敷和温水擦浴等物理降温。

（2）有咳嗽、咳痰者：给予镇咳、祛痰药。

（3）出现胃肠道症状者：如呕吐、腹泻，常伴有水、电解质的丢失，注意补液，纠正水电解质平衡、酸碱平衡的紊乱。

（4）预防与保护：注意对心、肝、肺、脑重要脏器的保护。

3. 抗病毒药物治疗　手足口病有自愈倾向，且愈后不留痕迹，预后较好，治疗主要以对症治疗为主。临床上目前缺乏特异、高效的抗病毒药物，可酌情选用以下抗病毒药治疗。

（1）利巴韦林：广谱抗病毒药，小儿每日按体重10～15mg/kg，分4次服用，疗程5～7d。静脉滴注：小儿每日按体重10～15mg/kg，分2次给药，每次静滴20min以上，疗程为3～7d。

（2）IFN－α：Aryya等曾试用IFN－α治疗，早期应用可逆转病毒对神经系统的损伤。

（3）普拉康纳利：普拉康纳利（pleconaril）主要通过与病毒的蛋白衣壳结合而干扰病毒对宿主细胞的吸附和脱壳，能对90%以上的肠道病毒血清型起作用。临床显示有减轻症状、缩短病程等效果。不良反应轻微，主要为恶心及腹痛，多可以耐受。该药是一种有应用前景的候选药，在美国已进入Ⅲ期临床。

4. 重症病例的治疗　除上述治疗外，应根据重症病例脏器受累情况采取相应的对症治疗。

（1）神经系统受累治疗：①控制颅内高压，限制入量，给予甘露醇0.5～1.0g/（kg·次），每4～8h1次，20～30min静脉滴注，根据病情调整给药间隔时间及剂量，必要时加用呋塞米（速尿）。②静脉注射免疫球蛋白，总量2g/kg，分2～5d给予。③酌情应用糖皮质激素治疗，参考剂量：甲泼尼龙（methylprednisolone）每日1～2mg/kg；氢化可的松每日3～5mg/kg；地塞米松每日0.2～0.5mg/kg，病情稳定后，尽早减量或停用。个别病例进展快、病情凶险，可考虑加大剂量，如在2～3d内给予甲泼尼龙每日10～20mg/kg（单次最大剂量≤1g）或地塞米松每日0.5～1.0mg/kg。④其他对症治疗如降温、镇静、止惊，必要时可应用促进脑细胞恢复的药物，如单唾液酸四己糖神经节苷脂（monosialo tetrahexosyl ganglioside）20mg/d，静滴。并严密观察病情变化。

（2）呼吸、循环衰竭的治疗：①保持呼吸道通畅，吸氧。②确保2条静脉通道通畅，监测呼吸、心率、血压和血氧饱和度。呼吸功能障碍时，及时气管插管，使用正压机械通气，建议呼吸机初调参数：吸入氧浓度80%～100%，PIP（吸气峰压）20～30cmH$_2$O，PEEP（呼气末正压）4～8cmH$_2$O，频率20～40次/min，潮气量6～8ml/kg，根据血气分析、X线胸片结果随时调整呼吸机参数。③在维持血压稳定的情况下，限制液体入量（有条件者根据中心静脉压测定调整液量）。④头肩抬高 15°～30°，保持中立位；留置胃管、导尿管。⑤药物应用：根据血压、循环的变化可选用米力农、多巴胺、多巴酚丁胺等药物；酌情应用利尿药物治疗。⑥保护重要脏器功能，维持内环境的稳定。⑦监测血糖变化，严重高血糖时可应用胰岛素。⑧抑制胃酸分泌：可应用西咪替丁、奥美拉唑等。⑨有效抗生素防治继发肺部细菌感染。

十、预防

手足口病传播途径多，婴幼儿和儿童普遍易感。做好儿童个人、家庭和托幼机构的卫生是预防本病感染的关键。同时，根据儿童生活环境中是否有手足口病发生，以及与手足口病发病患儿接触的密切程度，采取不同的预防措施。

无手足口病发生的区域个人预防包括勤洗手、喝开水、吃熟食；儿童避免到人群聚集、空气流通差的公共场所；注意孩子营养的合理搭配，让孩子休息好，适当晒晒太阳，增强自身的免疫力。家庭和托幼机构等环境要求居室保持良好的通风；儿童的衣被物品要勤洗晒；对公共玩具、餐具等物品进行清洗消毒。学校老师和家长平时要多注意观察孩子身体状况的变化，一旦发现孩子有发热、出疹等表现，应尽早带孩子到医院就诊，并积极配合医生的治疗。

（乌云塔娜）

第六节　川崎病

川崎病（KD），或称皮肤黏膜淋巴结综合征，是一种急性自限性的多系统血管炎，病因未明，在美国和日本，川崎病是儿童获得性心脏病主要原因。诊断完全依赖于临床表现，而无特异性的实验室检测指标。

川崎病通常为全年散发，冬季和春季多见，18～24 个月儿童为发病高峰，80%～85%发生于 5 岁以内。在亚洲及太平洋岛屿的儿童发病率最高，男性多于女性（1.5∶1）。

一、病因和发病机制

病因未明，根据其临床表现和流行病学特点，认为可能存在感染性因素或对某些病原体的免疫反应所致，其一系列表现可能源自于遗传易感性个体对不明微生物的独特反应。还有一种可能，川崎病为机体对已知微生物的无法解释的免疫反应，环境毒素也可考虑为一种致病因素，但从未被证实。

这种疾病的主要病理特征是急性非特异性的血管炎，累及微血管（小动脉、小静脉和毛细血管），几乎所有脏器都受累。有 20%～25% 未经治疗的患儿，血管炎可导致心脏冠状动脉瘤形成。

二、诊断

（一）临床表现

川崎病缺乏特异性的实验室指标或临床表现，主要依靠临床标准作出诊断（表 5-1）。

不需要所有症状同时出现才能诊断，当至少出现 4 项临床表现时，大多数专家可在发热第 4 天就作出诊断。

表 5 - 1　川崎病诊断标准

发热持续 5d 以上

至少具 4 个以下表现:

· 双侧无痛性球结膜充血,无渗出

· 口腔及咽部黏膜改变,包括口唇干燥皲裂、口咽部黏膜充血,草莓舌

· 肢端改变,包括急性期手足红肿,恢复期甲床周围及全身脱皮

· 躯干部多形性皮疹,通常为红斑,无脓疱

· 急性非化脓性颈部淋巴结肿大,通常 > 1.5cm

上述表现无法用已知疾病解释

无法明确诊断及治疗的川崎病已经成为日益受关注的问题,尤其在婴幼儿中,诊断为不完全川崎病的案例在不断增多。20% 以上伴有冠状动脉瘤的患儿不符合川崎病的经典定义,因此,当患儿出现 5d 以上发热及至少 2 项典型的临床特征,可考虑为不完全川崎病,然后按流程逐步进行检查,作出诊断。首先应"考虑急性期反应物(C 反应蛋白或红细胞沉降率)是否升高,如果出现升高,则须追加实验室及心脏超声检查,如心脏超声检查阳性,则提示为川崎病,需要特别治疗。6 个月以下婴儿,发热持续 7d 以上,即使患儿无任何体征表现,也应纳入这项流程"。

(二) 川崎病分期

1. 急性或发热期　急性期开始于发热第 1 天,持续到第 15 天,大多数典型的临床体征在此期出现,发热持续 7～15d(平均为 12d),退热药效果欠佳,常为高热,并合并有兴奋性增高。

所有的临床体征都伴有血管炎的表现,患者出现双侧非渗出性球结膜炎,角膜受累少,可持续数周;黏膜与皮肤改变包括口唇鲜红伴皲裂、草莓舌、口腔黏膜充血;咽部发红,但无渗出。

颈部淋巴结肿大为早期表现,部分淋巴结肿大不明显,一般直径在 1～1.5cm 才符合诊断标准,最常见于枕前区、耳后,可为单侧,为非化脓性淋巴结炎,可快速消退。

皮肤改变见于大多数儿童,皮疹呈红色、多形性,皮疹也可表现为麻疹样、斑丘疹样、猩红热样及脓疱疹样,但无水疱;常伴随发热持续整个急性期,然后逐渐消退。个别儿童在不同部位皮疹可不一致,皮疹常见于躯干,在尿布区表现明显。

四肢末端改变出现于发病后数天内,手足出现肿胀,手掌及足底可出现红斑。

川崎病还可有其他临床表现,几乎所有脏器都会受累。关节痛、关节炎、尿道炎、胃肠道疾病、葡萄膜炎和脑膜炎最常见,这些表现虽不作为诊断依据,但可协助诊断。

2. 亚急性期　亚急性期持续 2～4 周,开始于热退及血小板计数升高,以血小板计数降至正常水平为终点。

亚急性期的突出表现为脱皮,可出现于热退前。脱皮是川崎病常见的特征性表现,可最先出现于甲周区,为手指、足趾甲床皮肤交界处脱皮,肛周也可见明显脱皮。

血小板增多症是另一个亚急性期的表现,血小板计数可升值 500 000～3 000 000/mm^3,血小板增多症极少在病程第 1 周出现,常发生于第 2 周,第 3 周达到高峰,一般情况下在发病后 1 个月左右逐渐降至正常水平。

在亚急性期,可出现一些并发症,如冠状动脉扩张、冠状动脉瘤、胆囊积水(冠状动

脉瘤也可出现于急性期）。

3. 恢复期　恢复期可持续数个月至数年，一些冠状动脉病变可在此阶段才被发现，恢复期部分冠状动脉病变得到控制和治愈。

（三）辅助检查

川崎病实验室检查无特异性，全血细胞计数可见白细胞升高，伴核左移；可有轻度溶血性贫血表现；血小板计数在急性期常正常，亚急性期出现升高，急性反应物（CRP、ESR）显著升高；尿检可见中度脓尿，胆红素尿可作为胆囊积水的早期征象。

X 线胸片表现为肺部浸润或心脏扩大；心电图可见心律失常、P－R 间期或 QT 间期（QTc）延长，以及非特异性的 ST－T 段改变；二维超声可显示冠状动脉扩张或冠状动脉瘤、心包积液或心脏收缩力下降。

（四）鉴别诊断

因为川崎病的临床表现为非特异性，因此须进行大量的鉴别诊断（表 5－2）。根据临床病程、流行病学特点、缺乏病毒感染的相应表现可排除大多数出现病毒疹的疾病。A 组 D－溶血性链球菌或葡萄球菌感染通常可因不符合其特异性发病年龄，并有川崎病典型症状而被排除。但是当某项感染性疾病的筛选测试指标阳性时，应谨慎对待，因为感染性筛选测试呈阳性可能合并感染、带菌状态或病毒血症。中毒休克综合征和立克次体病通常表现为血小板减少症而不是血小板增多症。

表 5－2　与川崎病鉴别的疾病

病毒感染
  麻疹
  风疹
  EB 病毒感染
  腺病毒感染
  肠道病毒感染
细菌感染
  中毒休克综合征
  猩红热
  立克次体病
  落基山斑疹热
    钩端螺旋体病
风湿性疾病
  幼年性风湿性关节炎
  系统性红斑狼疮
  急性风湿热
药物和（或）毒物反应
  血清病
  StevensJohnson 综合征
  汞过敏（肢痛症）

三、并发症

1. 心血管并发症　川崎病最严重的表现是心脏受累，临床上，心脏并发症发病率高，在死亡的病例中占了大多数，病死率在发热后 15～45d 达到高峰。川崎病儿童在未治疗的情况下，有 20%～25% 发生冠状动脉瘤的危险，经有效治疗的患儿此危险性可降至 5%，伴有冠状动脉瘤的患者可发生心源性猝死或心肌梗死。川崎病还超过了风湿热，成为美国儿童获得性心脏病的主要病因。

川崎病血管炎影响冠状动脉的过程与其他受累血管一样，初期为中性粒细胞浸润，随后被单核细胞、淋巴细胞和浆细胞所取代。受累血管可出现平滑肌细胞降解，内弹力板破坏，从而形成动脉瘤。冠状动脉瘤通常发生于病程第 1 周之后，但早于第 4 周，第 6 周后出现动脉瘤者少见。

心脏听诊可发现心前区搏动明显、心动过速、奔马律和心脏杂音（与贫血相关）。心电图异常，包括发生在病程第 1 周的低电压和 ST 段压低，以及第 2、3 周的 PR 间期或 QT 间期延长、ST 段抬高。

超声是诊断冠状动脉瘤最敏感的检查技术，当怀疑川崎病时，就应予心脏超声检查，但治疗不能由于等待心脏超声检查而延迟。心肌炎常见，患者可有左心室收缩功能下降表现，对有冠状动脉病变高危因素的患者，可根据其临床症状和体征迅速作出诊断（表 5-3）。

川崎病早期死亡的最常见原因是心脏病变，其发生率在发热后 15～45d 达到高峰，血小板极度升高和血液高凝状态的患者，如果伴有冠状动脉炎，容易诱发冠状动脉血栓形成和心肌梗死。动脉瘤破裂也是危险因素之一；晚期死亡可发生于冠状动脉闭塞性疾病、发病数年后动脉瘤破裂或心脏小血管疾病。

表 5-3　川崎病患者发生心血管并发症的危险因素

男性
年龄 <1 岁或 >8 岁
长期发热（ >10d）
外周血白细胞、中性杆状核粒细胞增加
血红蛋白 <10g/dl
血小板 <350 000/μl
红细胞沉降率 >101mm/h
心电图异常

2. 其他并发症　尿道炎常见，发生于 70% 的患者，尿检表现为无菌性脓尿，显微镜下可见白细胞，但白细胞酯酶阴性，因为川崎病尿道炎大多由单核细胞或淋巴细胞浸润所致。

胆囊积液（急性非结石性胆囊扩张）见于 15% 患者，右上腹可触及一柔软肿块，血清胆红素可升高，根据超声检查结果可作出诊断。即使无胆囊受累，患儿也可因肠道血管炎而出现腹痛、呕吐或腹泻等表现。

葡萄膜炎可见于 25%～50% 患者；10%～20% 可发生关节痛或关节炎；患者也可出现听力受损或无菌性脑膜炎。

四、治疗

诊断为川崎病的患者都应马上住院，以便进行下列处理：①静脉注射丙种球蛋白（IVIG）。②阿司匹林治疗。③心脏检查。

常规检查包括全血细胞计数、红细胞沉降率、C 反应蛋白、肝功能、尿常规和心脏超声。

已证实急性期给予 IVIG 治疗能使冠状动脉瘤发生率从 25% 降至 5%，IVIG 剂量为单剂 2g/kg，8~12h 输入；在发热后 8d 内给予 IVIG 治疗能减少心脏并发症的危险；如果病程已超过 8d，但有持续高热表现或有动脉瘤合并持续炎症反应的儿童，仍然有使用 IVIG 的指征。

阿司匹林在川崎病治疗中有两个作用，大剂量阿司匹林 [100mg/（kg·d），1d 4 次] 起抗炎作用，根据美国不同中心研究，大剂量阿司匹林治疗的持续时间可从热退后 48h ~ 14d。[译者注：中国推荐，中、小剂量阿司匹林治疗，30~50mg/（kg·d）；热退后 10mg/（kg·d），1~2 周]。随后予小剂量阿司匹林治疗 [3~5mg/（kg·d）]，起抗凝作用，持续至少 6~8 周或直至冠状动脉病变恢复正常。

10% 患者 IVIG 无反应，表现为使用 IVIG 后 36h 仍有持续发热；大多数第 2 剂 IVIG 治疗有效。对于那些第 2 剂 IVIG 仍无反应的患者如何治疗，研究报道不多，某些中心的专家建议给予第 3 剂 IVIG、大剂量皮质类固醇激素或肿瘤坏死因子抑制药治疗。

五、预后

在发病后 8~10d 接受治疗的患儿预后较好。

大多数动脉瘤在 1 年内消退而无明显后遗症。虽经治疗仍有 5% 发生动脉瘤，其中 1% 因巨大动脉瘤而持续存在，其余基本消退，这些患者在以后的生活中是否会出现心脏病的危险，目前仍有争议。另外，一些患者可出现持续性血管壁纤维化，顺应性差。有川崎病病史的患者都应由心脏科专家定期随访。

美国儿童川崎病总病死率在 0.1% ~0.2%，1 岁内婴幼儿更高。

（乌云塔娜）

第七节　幼儿急疹

一、概述

幼儿急疹（exanthema subitum. ES）是由人类疱疹病毒 -6 引起的婴幼儿急性发热性皮肤病。临床以急性发热起病、持续数日、热退疹出为特征。多发生于春秋季，无性别差异。同义名有急性发疹前发热（critical preeruptive fever）、第六种病（sixth disease）及婴儿玫瑰疹（roseola infantum）。

二、临床表现

（1）皮损为细小密集的玫瑰色斑丘疹或斑疹。有时如麻疹或风疹样，1 天内可出齐，1~2 天内全部消退，无脱屑和色素沉着。

（2）皮疹好发于颈部和躯干部，少数可波及面和四肢，鼻、颊及肘膝以下的部位不易发生。

（3）突发高热，体温达 39℃ 或更高，一般全身情况良好，3~4 天高热退后而发疹。

（4）偶有上呼吸道及胃肠道症状，甚至惊厥。

（5）颈部及枕后淋巴结肿大。

三、诊断要点

（1）6个月至2岁的婴幼儿好发，骤起高热，热退出疹，一般情况良好，病程短暂。

（2）高热时血白细胞总数明显减少，中性粒细胞减少，淋巴细胞增高，最高可达90%以上。

（3）间接免疫荧光法及免疫酶法检测到人类疱疹病毒-6型的特异性IgG、IgM；外周血淋巴细胞分离到人类疱疹病毒-6型。

四、鉴别诊断

1. 麻疹　发热3~4天时按先后顺序在发际、颈部、面部、躯干和四肢出现红色斑丘疹，出疹时高热不退，伴有明显的卡他症状，颊黏膜有麻疹黏膜斑，全身感染中毒症状较重，疹退后脱屑并留有色素沉着。不典型麻疹则应注意流行病学和病原学检测。

2. 风疹　发病1~2日出现，迅速由面部、颈部波及躯干、四肢，一天内累及全身，但掌跖大多无疹。皮疹呈浅红色斑疹、斑丘疹或丘疹，枕部、颈后淋巴结显著肿大。多具流行趋势。

3. 药疹　有些药物引发的皮疹，分布范围较广泛，部分融合，停用药物后皮疹可消退。

五、治疗方案及原则

1. 一般治疗　注意休息，多饮水，饮食以流质或半流质为主。

2. 对症治疗　高热时予以乙酰氨基酚等退热剂或物理降温。可用苯巴比妥预防高热惊厥发生。

3. 抗病毒治疗　由于ES患儿大多数预后良好，感染后机体产生的干扰素能有效地抑制HHV-6的复制，临床大多不使用抗病毒药物。

4. 局部治疗　可用炉甘石洗剂加冰片适量外涂，每日4~6次。

（乌云塔娜）

第八节　麻疹

一、概述

麻疹（measles）是一种传染性较强的急性病毒性传染病，常见于儿童。临床上以发热、流涕、结膜炎、口腔黏膜斑及全身斑丘疹为特征。可发生肺炎等并发症。

二、临床表现

典型麻疹患者的病程可分为潜伏期、前驱期、发疹期及恢复期4个阶段。

1. 潜伏期　为9~14天。

2. 前驱期　为2~4天，起病急，发热，体温可高达39℃以上，眼结合膜充血、畏光、流泪、咳嗽、流涕、喷嚏等卡他症状，伴全身不适。起病2~3天后，在第二磨牙对面的颊黏膜上，出现直径为0.5~1mm的紫色或蓝白色斑点，即麻疹黏膜斑（Koplik斑，柯氏斑）。

此斑初起为 2 ~ 3 个，后逐渐增多，发疹期可蔓延到整个颊黏膜及唇内侧，可相互融合，一般维持 2 ~ 3 天，在发疹后第 2 天开始消退。

3. 发疹期　为 3 ~ 5 天，起病后第 4 天开始发疹，皮疹首先出现在耳后、发际、颜面，然后大约在 24 小时内迅速向颈部、上肢、躯干和下肢蔓延，累及掌跖，皮疹以玫瑰色斑丘疹为主，压之褪色，大小不等，可融合成片，疹间皮肤正常。此时患儿处于本病的极期，全身中毒症状加重，体温可高达 40℃，神萎倦怠，颈淋巴结、肝、脾均可有肿大。

4. 恢复期　为 2 ~ 3 天，出疹 5 ~ 7 天后，体温下降，全身中毒症状减轻，皮疹开始按照出疹顺序逐渐消退，消退后留有棕色色素沉着斑及细小的糠麸状脱屑。

5. 并发症　最多见为支气管肺炎、喉炎及中耳炎，其他可发生脑炎、心血管功能不全等。

三、诊断要点

（1）流行病学史。

（2）典型的临床表现，如呼吸道卡他症状、畏光、流泪及口腔黏膜麻疹斑，一定的前驱期后出现自上而下的皮疹。

（3）流行初期或不典型病例，仍需要进行麻疹病毒培养、麻疹抗体效价测定检查以确定诊断。

四、鉴别诊断

1. 风疹　发热和上呼吸道症状较轻且持续时间短，无麻疹黏膜斑，发热 1 ~ 2 天出疹，与麻疹皮疹相似，稀疏较淡，1 ~ 2 天后皮疹消退，无色素沉着斑或脱屑。常伴有耳后，颈后淋巴结肿大。

2. 猩红热　皮疹特点不同，皮肤弥漫性充血，出疹期可见杨梅舌、口周苍白圈、咽峡炎等。

3. 幼儿急疹　多见于 1 岁以内婴幼儿，急起高热，持续 3 ~ 5 天骤降，热退疹出，呈散在玫瑰色斑丘疹，以躯干为多，皮疹退后不脱屑。

4. 川崎病（皮肤黏膜淋巴结综合征）　患儿有发热，眼结膜充血，口腔黏膜发红、唇干裂、杨梅舌及指（趾）端有硬性肿胀，皮肤可见红色斑丘疹，同时有颈部淋巴结肿大，黄疸及肝功能异常，红细胞沉降率增快，血小板升高，恢复期可有肛周及指（趾）端片状脱屑。

五、治疗方案及原则

1. 一般治疗　患者应隔离至出疹后 6 天。居室应保持空气流通，温度、湿度适中，卧床休息至体温正常和皮疹消退。给予易消化、营养丰富的饮食。加强护理，保持眼、鼻、口腔清洁，可用生理盐水清洗；保持皮肤清洁，可用 3% 硼酸溶液清洗，再搽莫匹罗星或夫西地酸软膏，防止继发感染。注意清除鼻腔分泌物及其干痂，保持鼻腔通畅。

2. 对症治疗　低热、中度发热者，可不用退热药，以免影响出疹。对高热惊厥伴烦躁不安者，可用对乙酰氨基酚或布洛芬退热，或同时给予苯巴比妥、安定防止惊厥。对有喉炎或干咳者，需室内空气湿度较高，给予超声雾化治疗。对并发中耳炎或肺炎的患儿应用抗生素治疗。对并发脑炎的病例，需进行严密的监测，特别是对颅内压的监测。

（乌云塔娜）

第九节　风疹

一、概述

风疹（german measles）是风疹病毒引起的急性传染病，主要表现为发热，斑丘疹、耳后及枕后淋巴结肿大，病情较轻，预后良好。

二、临床表现

1. 潜伏期　长短不一，一般为2~3周。

2. 前驱期　一般为1~2天，一般婴幼儿多数无或有轻微症状，年长儿童及成人可有发热、咳嗽、喷嚏、流涕、咽痛、头痛、眶后疼痛、结膜炎、食欲缺乏等，发疹后即消退。

3. 发疹期　发病1~2天皮疹迅速由面部、颈部波及躯干、四肢，一天内波及全身，但很少累及掌跖。皮疹初呈浅红色斑疹、斑丘疹或丘疹，直径2mm左右，分布均匀。面部及四肢远端皮疹稀疏，部分融合，躯干部皮疹密集，常融合成片，面部有皮疹是风疹的特征。皮疹于1~4天消退，无脱屑或有细小脱屑，出疹期可伴有轻度至中度发热及上呼吸道感染症状，随疹退而消退，体温持续不降或再次升高，应考虑并发症及继发感染。耳后、枕后及颈后淋巴结肿大，可有轻度压痛，不融合。皮疹出现后，淋巴结肿大多在一周内消退，也有持续数周者。脾脏常有轻度肿大。

三、诊断要点

风疹的症状极不一致，确诊比较困难，尤其是散发性病例和非典型病例。

1. 流行病学史　季节性（冬春两季），患儿常有风疹患者接触史。

2. 临床特点　前驱期短，出疹多在24小时内累及全身。耳后、枕后淋巴结肿大。

3. 实验室检查　①取患者鼻咽部分泌物做培养，可分离出风疹病毒；②血清特异性抗体测定：血凝抑制实验、中和实验等。

四、鉴别诊断

1. 幼儿急疹　多见于1岁以内婴幼儿，起病急，高热，持续3~5天则骤降，热退疹出，呈散在玫瑰色斑丘疹，以躯干为多，皮疹退后不脱屑。

2. 猩红热　皮疹特点不同，皮肤弥漫性充血，出疹期可见杨梅舌、口周苍白圈及咽峡炎等。

3. 麻疹　具有明显的呼吸道卡他症状，颊黏膜有麻疹黏膜斑，全身感染中毒症状较重，发热3~4天时按先后顺序在发际、颈面部、躯干和四肢出现红色斑丘疹，出疹时高热不退，疹退后留有色素沉着及脱屑，一般容易鉴别。

4. 传染性单核细胞增多症　有时发生皮疹，嗜异性抗体实验可鉴别。

五、治疗方案及原则

（一）基础治疗

（1）一般治疗和护理：应将患者隔离至出疹后5~7天。风疹患者一般症状轻，不需特殊治疗。症状明显者，应卧床休息和给予维生素及富营养易消化的流质或半流质食物。

（2）抗病毒治疗：以利巴韦林 15mg/kg 驱动雾化吸入，每日 2 次。

（3）对症治疗：高热可用对乙酰氨基酚或布洛芬退热，或者物理降温；皮肤瘙痒可服氯苯那敏（扑尔敏）或外用炉甘石洗剂。

（二）并发症治疗

（1）脑炎：按流行性乙型脑炎的原则治疗。

（2）心肌炎：维生素 C 3～5g，能量合剂静脉滴注；有心律失常者可酌情用抗心律失常药物。

（3）其他：肝功能损害、关节炎、血小板减少等均为自限性，予对症处理后多能恢复正常。

（三）风疹减毒活疫苗

此疫苗免疫效果良好，一般在 1 岁以后，采用单剂皮下注射，接种者98% 能产生相应抗体，免疫效果至少能维持 7 年以上甚至终生。

（四）孕妇

当孕妇接触风疹患者后，应立即注射丙种球蛋白 6～9ml，最好终止妊娠。

（乌云塔娜）

第十节　传染性红斑

一、概述

传染性红斑（erythema infectiosum）可能是人细小病毒 B19 引起的良性、轻度传染性疾病。冬春季多发，很少大流行，好发于 4～12 岁的儿童。同义名有第五种病（fifth disease）。

二、临床表现

（1）潜伏期6～14 天，前驱期可不明显。

（2）皮疹首先发生在两侧面颊部，有时在眉间、前额与下颌部，但鼻、唇周围无皮疹。呈水肿性融合成片的红斑，蝶形分布，边界清楚，上无鳞屑，局部皮肤温度增加，略微肿胀，似丹毒样。1～2 天后，皮疹蔓延到四肢近端并扩展到手、足和躯干，掌跖可受累，对称分布，呈境界清的花边状或网状的斑丘疹。皮疹时隐时现，在温度较低时，如早上看不清楚，在午后却较鲜明，有时经风吹或运动后则更加显著。

（3）颊和生殖器黏膜可以发生暗红色斑疹。经 6～10 天，皮疹渐渐消退，往往中央部位先退，成为红色环状损害，消退后不脱屑，也无色素变化。消退的顺序和发疹的先后顺序相同。

（4）病程平均11 天，有时可复发。患病期间，大多数无其他症状，偶见微热、咽痛和呕吐，眼结膜及咽部黏膜可有轻度充血和淋巴结肿大。无并发症，预后良好。

三、诊断要点

（1）流行病学史。

（2）常见于春夏季，儿童多见。

（3）面部有蝶形水肿性边界清楚的红斑。

（4）全身症状轻微。

四、鉴别诊断

1. 猩红热 本病呈急性病容，临床表现咽痛及高热，皮疹为弥漫性红斑，口周苍白圈、草莓舌及愈后脱屑等现象。

2. 风疹 上呼吸道卡他症状较明显，发热，麻疹样皮疹，耳后、枕后淋巴结肿大。

3. 麻疹 高热，上呼吸道卡他症状明显，皮疹为斑丘疹，皮疹之间有正常皮肤。早期颊黏膜可见，Koplik 斑。

五、治疗方案及原则

（1）患病期间，需隔离至皮疹完全消退为止。

（2）一般对症治疗，无需特殊处理。

（3）局部治疗：可用炉甘石洗剂外搽。

（王 雪）

第十一节 皮肤黏膜淋巴结综合征

一、概述

皮肤黏膜淋巴结综合征（mucocutaneous lymph node syndrome，MCLS）又称川崎病（Kawasaki disease），是一种以全身血管炎为主要病变的急性发热性出疹性疾病。

二、临床表现

（1）好发于 5 岁以下婴幼儿，主要症状常见持续性发热，体温常达 39℃ 以上，对抗菌药物及退热药物无效，多数患者体温在 7～14 天内自然缓慢下降。

（2）常见双侧结膜充血，初起口唇充血、潮红，以后干燥、结痂、皲裂或出血，舌、咽黏膜也充血，可见杨梅样舌。

（3）在病后的第 3～5 天有猩红热样、麻疹样或多形红斑样发疹，一般不痒，皮疹多见于躯干部，无水疱、出血及结痂，1 周左右消退，愈后无色素沉着。在开始发疹时，手足呈硬性水肿，手掌和足底早期出现潮红，10 天后在甲床皮肤交界处出现膜状脱屑，继而全身脱屑。

（4）发热后 3 天内，可有急性一过性颈淋巴结肿大，以前颈部最为显著，直径 1.5cm 以上，大多单侧出现，质硬，稍有压痛，但不化脓。

（5）往往出现心脏损害，出现心肌炎、心包炎和心内膜炎的症状。患者脉搏加速，听诊时可闻及心动过速、奔马律、心音低钝。可发生瓣膜关闭不全及心力衰竭。

（6）偶见关节疼痛或肿胀、咳嗽、流涕、腹泻、腹痛、轻度黄疸、胆囊积液或无菌性脑脊髓膜炎的表现。急性期约 20% 患者出现会阴部、肛周皮肤潮红和脱屑，并于 1～3 年前接种卡介苗的部位再现红斑和硬肿。

（7）恢复期指甲可见横沟纹，称 Beau 线。

（8）超声心动图和冠状动脉造影，可查见冠状动脉瘤、心包积液、左室扩大及二尖瓣关闭不全。

（9）X 线胸片可见心影扩大。

（10）实验室检查可出现蛋白尿、末梢血中性白细胞增多及核左移、贫血、血沉增快、C 反应蛋白阳性、球蛋白增加、血清门冬氨酸转氨酶（SGOT）增高，在发病后 1 周血小板显著增多。病变早期血清补体效价上升，而抗 O 阴性。

三、诊断要点

日本 MCLS 研究委员会（1984 年）提出此病的诊断标准应在下述六条主要临床症状中至少满足五条才能确定。但如二维超声心动图或冠状动脉造影查出冠状动脉瘤或扩张，则四条主要症状阳性即可确诊。

（1）不明原因的发热，持续 5 天或更久；

（2）双侧结膜充血；

（3）口腔及咽部黏膜弥漫充血，唇发红干裂，并呈现杨梅舌；

（4）发病初期手足硬肿和掌发红，以及恢复期指趾端出现膜状脱屑；

（5）躯干部多形红斑，但无水疱及结痂；

（6）颈淋巴结的非化脓性肿大，直径达 1.5cm 或更大。

近年报道不完全性或不典型病例增多，为 10%～20%。仅具有 2～3 条主要症状，但有典型的冠状动脉病变。多发生于婴儿。典型病例与不典型病例的冠状动脉发生率相近。一旦疑为川崎病时，应尽早做超声心动图检查。

四、鉴别诊断

1. 猩红热　病后一天发皮疹，呈弥漫性细小密集的红斑，皮肤皱褶处皮疹更密集，还可见深红色瘀点状线条，四肢末端皮疹少见，抗菌药物治疗有效。

2. 小儿结节性多动脉炎　常有长期或间歇性发热，皮疹为红斑、荨麻疹或多形红斑表现，可以出现高血压、心包积液、心脏扩大、充血性心力衰竭和肢端坏疽。

3. 中毒性休克综合征　发病年龄较大，多见于月经期青年妇女，有低血压表现。

五、治疗方案及原则

1. 急性期治疗

（1）丙种球蛋白：必须在发病后 10 天之内用药。一般用法为单剂静脉滴注免疫球蛋白 2g/kg，10～12 小时输入 1 次，同时加口服阿司匹林 30～100mg/（kg·d），分 3～4 次，连续 14 天，以后减至 5mg/（kg·d），顿服。

（2）阿司匹林：服用剂量为 30～100mg/（kg·d），分 3～4 次，服用 14 天，退热后减至每日 3～5mg/kg，一次顿服，起到抗血小板聚集作用。

（3）皮质激素：甲泼尼龙冲击疗法可用于治疗对免疫珠蛋白抗药且并发冠脉病变的川崎病患者。

2. 恢复期治疗

（1）抗凝治疗恢复期病例用阿司匹林每日 3～5mg/kg，1 次服用，至血沉、血小板恢复正常，如无冠状动脉异常，一般在发病后 6～8 周停药。有小的单发冠状动脉瘤患者，应长期服用阿司匹林 3～5mg/（kg·d）直到动脉瘤消退。对阿司匹林不耐受者，可用双嘧达莫（潘生丁）每日 3～6mg/kg，分 2～3 次服。患者若有多发或较大的冠状动脉瘤，应无限期口服阿司匹林及双嘧达莫。有巨型瘤的患者易形成血栓、发生冠状动脉狭窄或闭塞，应加口服华法林 0.1mg/kg，顿服，数日后减为维持量，同时监测血药浓度及凝血时间。

（2）溶栓治疗对心肌梗死及血栓形成的患者采用静脉或导管经皮穿刺冠状动脉内给药，促使冠状动脉再通、心肌再灌注。

（3）冠状动脉成形术。

（4）外科治疗。

3. 随访　抗凝治疗后 6 个月及 1 年复查超声心动图，必要时做运动试验、冠状动脉造影。对遗留冠状动脉瘤慢性期患者，应长期服用抗凝药物并密切随访。

（王　雪）

第十二节　水痘

一、概述

水痘（varicella）是由水痘－带状疱疹病毒引起的急性具高度传染性的发疹性疾病。以皮肤黏膜上分批出现水疱且伴有轻度全身症状为其主要特点。病毒存在于患者的血液、疱液、口腔分泌物中，经飞沫或直接接触疱液传染，一般冬春季发病率较高。孕妇在妊娠 4 个月内感染水痘－带状疱疹病毒可能导致先天畸形和自身生命危险。母亲在分娩前不久感染水痘可以传染给胎儿。新生儿水痘可以是良性的，也可伴有广泛的甚至致命的系统性损害。水痘可继发感染，如肺炎、脑炎及暴发性紫癜。

二、临床表现

（1）潜伏期为 12～21 天。

（2）起病较急，可有发热、乏力、头痛、咽痛等前驱症状。

（3）多在发病 24 小时内出现皮疹。损害初起为散在性红色斑疹或小丘疹，迅即变为米粒至豌豆大的圆形紧张性水疱，清澈发亮，壁薄易破，孤立存在，互不融合，周围明显红晕，有的水疱中央呈脐窝状。经 2～3 天水疱干涸结痂，2 周内痂壳脱落，不留瘢痕。皮损呈向心性分布，躯干较多，面部、四肢较少。黏膜也常受累，见于口腔、咽部、眼结膜、外阴、肛门等处。皮损常分批发生，丘疹、水疱、结痂往往同时存在。若抵抗力低下，皮损可进行性全身性播散。

（4）常有瘙痒。

（5）不典型水痘有大疱型、坏疽型、出血型，但均较少见。

三、诊断要点

（1）水痘患者接触史。

（2）典型皮损：皮肤黏膜分批出现丘疹、水疱、结痂，孤立存在，皮疹呈向心性分布。

（3）全身症状可出现发热、乏力、头痛、咽痛。

（4）疱液做 Tzanck 涂片可见多核气球样细胞和细胞内特征性包涵体。

（5）病毒培养或电镜观察。

四、鉴别诊断

（1）脓疱疮：好发于唇周或四肢暴露部位，初为水疱，继为脓疱，然后结痂，无分批出现的特点，不累及黏膜，无全身症状。抗生素治疗有效。

（2）带状疱疹：沿一定的神经径路分布，局部有显著的神经痛。

（3）天花有与天花患者接触史，潜伏期短，全身症状严重。皮疹呈离心性分布（以头面、四肢为主），身体同一部位皮疹形态一致，多为脓疱，愈后留有瘢痕。

（4）丘疹性荨麻疹为梭形水肿性红色丘疹，扪之较硬，甚痒。好发于躯干、四肢，不累及头部或口腔。

五、治疗方案及原则

（1）患者应隔离到全部皮疹干燥结痂为止。与水痘患者接触过的儿童，应隔离观察3周。

（2）加强护理，保持皮肤清洁，发热期卧床休息，给予足够的营养支持。忌食辛辣刺激性食物。对发热者可用乙酰氨基酚及冷敷等。

（3）局部药物治疗以止痒和预防感染为主。皮肤瘙痒较著者可口服抗组胺药物，也可用黄连炉甘石洗剂、黄连硼酸扑粉。有继发感染局部应用莫匹罗星软膏。水痘性角结膜炎可用0.1%阿昔洛韦眼液或0.1%磺苷眼液滴眼。口腔黏膜溃烂者可用西瓜霜或冰硼散。

（4）全身症状明显时可给予抗菌药物治疗。

（5）抗病毒治疗：对免疫正常的儿童和青少年可用阿昔洛韦治疗；对免疫受损者，除用阿昔洛韦治疗外，可给予大剂量干扰素。

（6）重症水痘可静脉滴注丙种球蛋白。

（王　雪）

第十三节　Kaposi 水痘样疹

一、概述

Kaposi 水痘样疹（Kaposi varicelliform eruption）又名急性水痘样脓疱病（acute varicelli-form pustulosis），包括由牛痘病毒引起者称为种痘性湿疹（eczema vaccinatum），由单纯疱疹病毒引起者称为疱疹性湿疹（eczema herpeticum），由柯萨奇 A16 引起者称为柯萨奇湿疹（eczema Coxsackium）。1845 年首先由卡波西描述，系在原有某些皮肤病或异位性皮炎的基础上由病毒感染而引起的急性水痘样皮疹。发病急骤，病情较严重。

二、临床表现

（1）多见于 5 岁以内患湿疹或特异性皮炎的儿童，也可发生在成人。偶见于外伤、脂溢性皮炎、脓疱疮及疥疮等皮肤病患者。

（2）感染单纯疱疹病毒或牛痘病毒数日后，经 5～12 天的潜伏期，即出现高热、恶心、呕吐、头痛、食欲缺乏及嗜睡等症状。

（3）第二天开始发疹，在原有皮损及其附近突然发生绿豆至豌豆大群集的小水疱，疱周炎症显著。有的水疱迅速变为脓疱，基底明显红肿，部分疱顶有脐窝状凹陷。

（4）2～3 天后损害可互相融合成片，但也可散在于原皮损周围。损害多局限于原有皮肤病的部位，少数患者亦可累及其他正常皮肤或口腔黏膜。附近淋巴结肿大伴压痛。

（5）5～10 天内，水疱或脓疱成批出现，经 1～2 周后皮损破溃、干燥、结痂，易于剥离，脱落后遗留浅表性瘢痕及色素沉着。

（6）当皮疹渐渐干燥结痂时，全身症状也随之减轻和消失。可合并结膜炎、角膜炎、角膜溃疡、脑炎、中耳炎、肺炎、便血或婴儿坏疽性皮炎等。

三、诊断要点

（1）有湿疹及遗传过敏性皮炎病史。

（2）发病前有种痘或与种痘及单纯疱疹患者接触史。

（3）出现高热、恶心、呕吐、头痛、食欲缺乏、嗜睡等全身症状。

（4）原有皮损及其附近突然发生绿豆至豌豆大群集的小水疱，疱周炎症显著。有的水疱迅速变为脓疱，中央有脐窝。水疱或脓疱成批出现，经 1～2 周后破溃、干燥、结痂，易于剥离，脱落后遗留浅在瘢痕及色素沉着。

（5）Tzanck 细胞学检查，疱液细胞涂片，由单纯疱疹病毒引起的在细胞核内可见李氏包涵小体，由牛痘病毒引起的在细胞质中可见瓜氏（Guarnier）包涵小体。

四、鉴别诊断

1. 水痘　患者发疹前无湿疹及异位性皮炎病史，全身症状轻，皮疹散发全身。

2. 脓疱疮　常先有痱子、皮炎、湿疹等瘙痒性皮肤病，多见于颜面、四肢等暴露部位，典型损害为脓疱。

3. 单纯疱疹　常有过度疲劳等引起机体抵抗力下降的诱因，好发于皮肤黏膜交界处，病程有自限性。

4. 带状疱疹　患处有神经痛，皮肤感觉过敏，好发部位是肋间神经、三叉神经、臂丛神经及坐骨神经支配区域的皮肤，皮损表现为单侧、带状分布的群集性水疱，病程有自限性。

5. 天花　有流行传染病史，发疹前无遗传过敏性皮炎病史，全身症状严重，有密集脐凹状脓疱。

五、治疗方案及原则

（1）患有湿疹、异位性皮炎等皮肤病的儿童和成人勿接种，避免与种痘及单纯疱疹患者接触。已患有本病者应隔离。

（2）卧床休息，加强护理，给予一般支持疗法，防止并发症。

（3）局部治疗：要保护皮肤，消炎、收敛，防止继发感染。可选用 3% 硼酸溶液、0.1% 依沙吖啶溶液冷湿敷或外用莫匹罗星软膏。

（4）全身疗法

1）抗病毒治疗：可选用阿昔洛韦，成人也可选用泛昔洛韦。

2）症状重者可同时静脉用人血清丙种球蛋白。

3）瘙痒者可给予抗组胺药。

4）使用中医中药的原则为清热、解毒、利湿。

（王　雪）

第十四节　疣状表皮发育不良

一、概述

疣状表皮发育不良（epidermodysplasia verruciformis，EV）为一种罕见的遗传性皮肤病，1922 年 Lewandowsky 和 Lutz 首次报道。特点是幼年发病，表现为多发性、散在、多形性的扁平疣样、花斑癣样或点状瘢痕型皮损，部分患者皮损可发展成为鳞状细胞癌。该病与遗传、免疫、环境和特定类型的 HPV 感染有关。EV 患者的父母近亲结婚常见，10% 左右的 EV 患者具有家族史，EV 家系中约 25% 的成员受累，男女之比为 1 : 1，遗传方式为常染色体隐性遗传，少数为 X 连锁遗传。分子遗传学研究显示：EV 存在遗传异质性，其易感位点位于 17q25 和 2p21~p24，其中 17q25 存在该病的两个致病基因，迄今已发现 6 种突变。绝大多数该病患者细胞免疫功能降低，尤其是病程短的患者更为明显，但病情的严重性与细胞免疫功能的异常无相关性。细胞免疫功能低下主要表现为 T 细胞缺陷和对接触致敏剂敏感性增强。在 EV 的皮损每单位表皮中 Langerhans 细胞数量明显减少，这可能促使 EV 皮损发生恶变。EV 患者持久性 HPV 感染可能与具有调节细胞免疫功能的几种细胞因子的免疫遗传缺陷有关。与 IL-10 低水平合成有关的 IL-10 基因型在 EV 发病过程中起重要作用，包括 EV 患者易于发生皮肤癌。TGF-β_1 和 TNF-α 可能参与 HPV 感染的角质形成细胞的生长和分化的调节及与持久性 HPV 感染有关。对遗传物质具有毒性作用的 UVB 很可能是 EV 发病的协同致病因素。此外 p53 基因的功能失调亦可能在 EV 发生恶变过程中起一定的作用。目前已从 EV 患者的皮损中检测到 HPV-3、4、5、8、9、10、12、14、15、16、17、19~25、36~38 等 20 余种亚型，感染 HPV 的亚型与 EV 的临床表现存在关联，其中 HPV-5、8 和 HPV-47 通常与 EV 光暴露部位的皮损恶变有关。

二、临床表现

多数自幼年开始发病，也可起病于任何年龄。依皮损形态分为三型：

1. 扁平疣型　多系 HPV-3 和 HPV-10 引起，为最常见的一型，好发于面、颈、躯干及四肢，也可泛发全身，口唇、尿道口也可出现小的皮损。典型皮损为米粒至黄豆大的扁平疣状丘疹，圆形或多角形，暗红、紫红或红褐色，表面光滑或覆有灰白或淡黄色鳞屑，可融合成斑块状，有的呈线状。皮疹以面、颈、手背最多而密集，其他部位较少而散在。发生于躯干四肢者,皮损较大而硬,似寻常疣。

2. 花斑癣型 与 HPV-5 与 HPV-8 关系较密切。此型较少见,皮损为大片鲜红色或棕红色斑或脱色斑,类似花斑癣。

3. 点状瘢痕型 极少见。皮损轻度角化及凹陷。

此外,可伴有掌跖角化、指甲改变、雀斑样痣及智力发育迟缓。

更少见的类型有脂溢性角化样皮损及连圈状糠秕疹样皮损。脂溢性角化症样损害与恶性型有关。

30%~50%的患者具有发生皮肤恶性肿瘤的倾向,恶性型皮损形态多样,常见为日光暴露部位发生基底细胞癌和鳞状细胞癌。

三、诊断要点

根据临床表现及病理检查可以诊断。病理表现:HPV-3 所致者组织学改变与扁平疣相同,可见在棘细胞上半及颗粒层内三五成群的空泡细胞,胞体大,胞质淡蓝色。临床上表现似寻常疣的皮损,组织病理亦似寻常疣。HPV-5、8 所致者,病理变化更广泛而明显,且空泡细胞大小不一。有不同程度的表皮增生,病变细胞肿胀,呈不规则形,胞质轻度嗜碱性,含有多数圆形嗜碱性透明角质颗粒。有些细胞核固缩,核变空,呈"发育不良"外观。

四、鉴别诊断

需与以下疾病鉴别:

1. 扁平疣 无家族史,常见于青少年面、手背,为紫红色或淡褐色扁平丘疹,损害较小,表面无油腻性鳞屑,常伴同形反应,病理有特异性改变。

2. 疣状肢端角化症 在手背、足背、肘膝等处出现扁平疣状丘疹,手掌有弥漫性增厚及小片角化,病理检查表皮上部细胞无空泡形成。

五、治疗方案及原则

无满意疗法。治疗目的是预防癌前病变及恶性病变的发生。

(1) 对扁平疣治疗有效的方法均可试用,如 5-FU 软膏、0.05~0.1% 维 A 酸霜、20% 尿素霜外用,或液氮冷冻、微波、高频电刀等均可试用,皮损多者疗效欠佳。

(2) 口服维 A 酸类药物具有一定的临床疗效,可以阻止日光性角化和原位癌的发生。依曲替酸:每日 20~30mg,或 0.5mg/(kg·d);异维 A 酸:0.5~1mg/(kg·d),若无副作用改为 10~20mg,每周 2 次,维持数月。

(3) 联合用药:有人应用依曲替酸和 IFN-α2b 的联合疗法治疗 1 例并发口腔和生殖器黏膜多发性鳞状细胞癌的 EV 患者:依曲替酸的剂量为 0.2mg/(kg·d),IFN-α2b 的剂量为每周 1mg/kg,连续使用 1 年。结果发现患者的疣状损害显著改善,黏膜部位未见新发的癌肿。干扰素和异维 A 酸联合治疗:α2b-干扰素 150 万~600 万 U 肌内注射,每日一次;皮损内注射 α 或 γ 干扰素 300 万 U,每周 2~3 次,连用 3~4 周。

(4) 较大损害或发生癌前病变及恶性病变的损害,应早期切除。

(5) 避免日晒,提高机体免疫功能。长期随访观察,预防和治疗癌变。

(王 雪)

第十五节　鲍恩样丘疹病

一、概述

鲍恩样丘疹病（Bowenoid papulosis）是一种多病灶的良性斑丘疹样病变，1970 年发现，1978 年 Wade 等命名。近年认为该病由 HPV 感染导致，致病的 HPV 亚型有 HPV - 6、11、16、18、31 ~ 35、39、42、48、49、51、54 等，以 HPV - 16 最常见，国内白莉等应用 DNA 原位杂交检测，HPV16 的阳性率为 43.33%。有人用免疫组化方法测到该病皮损组织中仅有 P53 的弱阳性表达，提示该病属于良性病变。

二、临床表现

（1）多发生于 20 ~ 40 岁的性活跃人群，平均发病年龄 31 岁。好发于腹股沟、外阴及肛周，女性多见于大小阴唇、会阴部、阴唇内侧沟、阴道后联合、肛周、耻部等；男性多见于阴茎、包皮、龟头、系带、肛周及阴囊等部位。皮损表现为多个淡红色、肤色、褐色、紫罗兰色或淡棕色丘疹，2 ~ 10mm，圆形、椭圆形或不规则形，境界清楚，丘疹顶部扁平或半球状，表面光滑，有的也可有少量细薄鳞屑或轻度疣状。皮损散在分布或融合成斑块。

（2）多无自觉症状，亦可瘙痒。

（3）本病有一定自限性，预后良好，部分病例皮损可以自行消退，很少复发。少数病例可发展成为鳞状细胞癌。

三、诊断要点

（1）根据发病年龄、好发部位、皮损特点尤其是色素沉着倾向以及组织病理特点可以诊断。

（2）组织病理学表现为角化不全，鳞状上皮增生，以棘层上皮细胞增生明显，可见散在空泡细胞。部分细胞核大深染，易见核分裂象，可见病理性核分裂象。真皮毛细血管扩张，淋巴细胞浸润。

（3）采用生物素标记的核酸探针原位杂交技术，测得 HPV - 16 感染累及棘细胞全层，主要为核内团块状着色。

四、鉴别诊断

（1）鲍恩病：鲍恩样丘疹病与鲍恩病在临床上非常相似，但前者多发生于 40 岁以下，皮损具有多发性，有色素沉着倾向，表面光滑，边界清楚，病变多无破损，预后良好，部分可自行消退。而鲍恩病多发生在老年人，多为单发，外观呈红色绒状，表面粗糙，其上多有鳞屑、结痂、糜烂或溃疡，病变离心性增大，以大阴唇为中心，扩展到会阴及肛门，有的伴发外阴白斑，不会自行消退，易发展成为浸润性鳞癌。在病理学上，前者非典型增生程度比后者轻，为有序成熟的背景，非典型细胞存在于相对成熟的表皮中，易累及汗腺的上部，而皮脂腺和毛囊开口常不受累。而后者过度角化不全，棘层明显增厚，表皮全层均可见多核角化不良及异常的核分裂象，表皮病变经常累及皮脂腺和毛囊开口。采用生物素标记的核酸探针原位杂交技术，测得 HPV-16 感染累及基底层细胞，且存在 HPV 的点状染色模式。

（2）色素痣或恶性黑素瘤：因为表现为色素性丘疹，临床上易误诊为色素痣或恶性黑色素瘤，因有色素存在及细胞不典型增生，病理上有误诊为原位表浅蔓延黑色素瘤报道，该肿瘤细胞异型性明显，核分裂象多见，核仁大而清楚，嗜酸性，瘤细胞常呈巢状、索状排列，在表皮内呈浸润性生长。

（3）该病还应与扁平苔藓、银屑病、脂溢性角化、尖锐湿疣等鉴别。

五、治疗方案及原则

（1）治疗上可采用手术切除、电灼、激光、冷冻、微波等物理治疗及外用维 A 酸、鬼臼（树）脂和 5-氟尿嘧啶等方法。

（2）由于本病易复发且具有恶变倾向，需定期随访。对于无条件随访者，应手术治疗。

（王　雪）

参考文献

［1］王丽昆．孙小强．活血化瘀法治疗老年带状疱疹后遗神经痛的临床研究．辽宁中医杂志，2016，43（2）：301-303.

［2］姚战非．洁悠神用于婴儿湿疹治疗的临床观察中国社区医师：医学专业，2011，13：114-114.

［3］王丽昆，曾跃平．狼疮性脂膜炎．临床皮肤科杂志，2015，44（8）：510-511.

［4］孙乐栋，于磊．儿童皮肤病学．辽宁：辽宁科学技术出版社，2016.

［5］沈冬，王煜明．皮肤瘙痒防治百问．北京：金盾出版社，2016.

［6］岳海龙，王丽昆，毕廷民．神经阻滞与窄谱中波紫外线治疗带状疱疹神经痛的疗效观察．中国实用神经疾病杂志，2014，17（22）.

［7］乌云塔娜．用蒙药治疗过敏性荨麻疹200例疗效观察．中国民族民间医药杂志，2002（5）：277-278.

［8］刘阳，孙小强，王丽昆．蜈黛软膏治疗手足皲裂型湿疹临床观察．中国煤炭工业医学杂志，2011（09）.

第六章　真菌性皮肤病

第一节　手足癣和体股癣

一、概述

手足癣是指发生在手足皮肤且除其背面以外部位的皮肤癣菌感染。体股癣是指光滑皮肤表皮的皮肤癣菌感染，股癣系专指发生于腹股沟、会阴、肛周和臀部的体癣。因二者本质上为皮肤癣菌病在不同部位的同一表现，且临床诊治视为等同，故已习惯统称为体股癣。

手足癣尤其是足癣是十分常见的皮肤真菌病，人群患病率可高达 30% ~ 70%，在世界范围内流行。其发病率的高低与环境因素和个体特征关系密切，气候湿热和足部多汗少脂以及局部欠透气（穿鞋，尤其是胶鞋、皮鞋和塑料鞋）是足癣的重要易感因素，那些系统免疫功能低下，如糖尿病患者、HIV 感染者等是足癣的高危患者。有年龄愈大愈罹患的趋势，青春期前发病少见。足癣还是其他皮肤癣病的"蓄菌池"。病原菌主要为红色毛癣菌，其次为须癣毛癣菌和絮状表皮癣菌。

体股癣在世界各地均为常见病多发病，其发病率的高低受地域气候条件、患者职业或生活习惯、卫生状况、机体抵抗力、个体易感性、是否伴有甲癣及手足癣等诸多因素的影响。如在我国，该病南方多于北方；就性别而言，男性多于女性；从年龄来看，儿童更易患体癣，因有更多机会接触宠物；从职业的角度，股癣更多见于司机；另外，肥胖、易出汗、糖尿病等也是体股癣，特别是皱褶部位癣病的易感因素。患者自身的其他癣病，如甲癣、足癣等常是体股癣的原发灶。病原菌也以红色毛癣菌为优势致病菌。

二、诊断思路

（一）临床特点

1. 手足癣　足癣在临床上可明确分为三型，即浸渍糜烂型、水疱型和角化增生型。

浸渍糜烂型也称间擦型，慢性进程。临床特征主要为多汗、瘙痒、异臭味，4、5 趾间的浸渍、糜烂，有时可继发细菌感染，严重者可导致淋巴管炎、蜂窝织炎或丹毒。

水疱型的病程是在一慢性轻症的基础上的亚急性过程，临床表现为瘙痒、继发感染、水疱、脓疱，有时见裂隙，损害可由趾间区向周围扩展，疱液初起清亮，后可因伴发淋巴结炎、淋巴管炎或蜂窝织炎而浑浊，此型易激发癣菌疹。

角化增生型的临床表现以糠状鳞屑、角化过度为主要特点，常与甲癣伴发。病程缓慢，常见弥漫于整个足底及侧缘的增厚红斑基底上的片状白色鳞屑，冬季常有皲裂。

手癣临床上主要为水疱型和角化过度型。足癣多累及双脚，手癣常见单侧发病，如患者手足均被侵及，则可见到所谓"两足一手"现象，有提示癣病诊断的意义。手癣好发于大拇指区域及手掌，泛发者可累及腕部，此时有较明显的边缘性。

2. 体股癣　初起为红丘疹或小水疱，继之形成鳞屑，然后再向周围逐渐扩展为边缘隆起、界限清楚的环形损害，在边缘不断外展的同时皮损中央趋于消退。股癣的下缘往往显著，上缘并不清晰，阴囊受累少见。环形损害有时单发，有时则可见多环形皮损，可重叠，也可散在。伴有不同程度的瘙痒。此外，还有丘疹型、湿疹样型、疱疹样型、斑片型、结节型、肉芽肿型等多种表现。尤其是当患者使用了外用激素或不规范治疗，可使皮损很不典型，称"难辨认癣"，不做真菌学检查容易误诊。

（二）检查要点

1. 手足癣　①发生于手足掌心、侧缘以及趾间的皮损。②夏天皮损多呈活动性，可见水疱、浸渍、糜烂；冬天多干燥、脱屑甚至皲裂。③皮损多呈外延扩展型，边缘往往是新发和较重的皮损。④如手足均被累及往往表现为"两足一手"型。⑤病程较长的手足癣常可见临近指/趾甲单个或多个受累，变形变色。⑥部分患者有家庭成员发病史，呈家族聚集性。⑦有水疱者常伴有瘙痒。

2. 体股癣　①发生于除手足癣部位以外的其他任何光滑皮肤的皮损；②典型皮损多呈外延扩展的环形或类圆形，边缘往往是新发和较重的皮损；③股癣常表现为下缘较重；④成人体股癣患者常伴发足癣或甲癣；⑤皮损多以脱屑性斑疹为主，有时也可见丘疹、水疱甚至结节（肉芽肿）；⑥皮损炎症反应明显者常有瘙痒。

（三）辅助检查

真菌学检查是该病确诊的实验室依据。可刮取皮损活动性边缘的皮屑用10%或20%的KOH制片进行直接镜检。对不典型者有时需多点取材。有时可能遇到镜检"假阴性"的结果，如患者就诊前不规则用过抗真菌药物，取材不当，观察遗漏等等，此时仍需医生结合病史和临床表现去判断。对顽固或泛发性的患者建议做真菌培养，因为镜下有时无法区分皮肤癣菌和真菌及念珠菌。所以即使镜检阳性也应做真菌培养，目的是明确是皮肤癣菌感染还是真菌或念珠菌感染，因为这关系到选择敏感抗真菌药物的问题。

（四）鉴别诊断

1. 手足癣　注意与那些能在手足部位引起脱屑、水疱、脓疱等症状的皮肤疾患鉴别，如接触性皮炎、念珠菌病、红癣和汗疱疹。其他也应考虑在内的有脓疱性银屑病、连续性肢端皮炎、掌跖脓疱病、脓皮病以及二期梅毒等。

2. 体股癣　主要与皮炎湿疹类和红斑鳞屑类皮肤病相区分，如慢性湿疹、神经性皮炎、玫瑰糠疹、单纯糠疹、银屑病等。股癣还需特别注意和红癣的鉴别，后者是由一种微小棒状杆菌所致，侵犯阴股部时常在靠近阴囊的部位发生对称性的淡黄色或淡红褐色的鳞屑斑，边界清楚，中间无自愈倾向，无自觉症状，也无传染性。

诊断和鉴别诊断的主要依据仍为真菌学检查。

三、治疗措施

（一）手足癣

原则是应依据手足癣的临床类型和病情严重程度选择药物和疗法。选择药物和剂型除了必须考虑其疗效外，患者的依从性对治疗成功与否关系也很大。对渗液明显者先进行湿敷收干，若渗液减轻以及有糜烂浸渍者可用依沙吖啶或甲紫糊剂，无明显糜烂只表现红斑鳞屑或丘疹的可选用各种丙烯胺类、唑类、吗啉类和吡啶酮类霜剂或凝胶，也可选用市售或医院自制的癣药水；角化增生型可加用魏氏膏、维A酸软膏等角质剥脱剂或加以封包。对有真菌感染湿疹化倾向的患者可用含糖皮质激素的复方制剂，这样既可减轻炎症反应，也能加强抗真菌效应。有细菌感染发生或有感染倾向者应及时应用抗生素治疗，包括局部处理和系统用药。对泛发型或慢性迁延型应给予口服抗真菌药物，如特比萘芬250mg/d、伊曲康唑200mg/d或氟康唑50mg/d，疗程1~4周。

（二）体股癣

治疗以外用药为主。各类抗真菌药物，包括唑类、丙烯胺类、环比酮胺、阿莫罗芬等均可运用，剂型包括水剂、霜剂、凝胶和软膏，应根据临床表现和感染部位选用。对那些难以确定或炎症反应明显的皮损可先选用复方制剂。但复方制剂不可滥用，也不能代替真菌检查，以免导致激素副反应发生或诱导耐药。如用杀真菌类药物，如特比萘芬等，可短程治疗，1~2周即可，而用抑真菌制剂，如咪康唑等应适当延长疗程，如3~4周。对儿童面癣、腹股沟部股癣和皮肤皱褶处的真菌感染，要注意外用治疗的刺激问题，应选用温和的不含酒精等溶媒的制剂。一旦发生刺激反应，应嘱患者立即停用正在使用的抗真菌药物，并对症进行抗过敏和抗炎治疗，同时改用含弱效或中效激素的复方制剂。对泛发性或炎症较重的皮损可口服用药，如特比萘芬，250mg/d，7~14d，或伊曲康唑，200mg/d，1~2周，亦有人用氟康唑，效果尚可。有一项研究表明单剂400mg酮康唑口服的疗效相当于200mg连服10d的效果，该方法良好的性价比和安全性值得在基层推荐。对侵及皮肤深层的皮肤癣菌肉芽肿，可用灰黄霉素，500mg，每日2次，共30d，效果不错；也有人推荐伊曲康唑，因为该药有很好的脂溶性，特别利于穿入毛囊。一般100mg/d，疗程20~30d；或可选用特比奈芬，250mg/d，治疗3~4周。

四、预后评价

1. 手足癣　预防对从根本上治愈手足癣意义重大，因为手足癣还常是体股癣和甲癣的感染源，又因局部的特殊解剖学特点，很容易再次感染。建议医生要告诫患者：平时足汗多者，要注意保持干燥，可经常在局部撒些抗真菌粉剂；要多备鞋子经常换穿，换下的鞋子在通风处风干或用吹风机吹干。手癣患者还要特别注意避免不良的理化因素刺激。慢性增生型足癣在治愈后要长期间断外用抗真菌药物。另外，在公共泳池/浴池等可能传染皮肤癣菌的场所要注意防护。

2. 体股癣　自身有其他部位癣病的患者应一并治疗，特别要检查足部是否有足癣存在，无此情况者应注意家庭成员间或公共浴/泳池传染的可能性。股癣患者要注意局部的透气、干燥；儿童孤立的面癣和体癣要询问宠物接触史。有国外专家特别提醒，长期不适当地使用含强效糖皮质激素和抗真菌药物的复方制剂是引发皮肤癣菌肉芽肿的重要原因。预防是最好的治疗。

五、最新进展和展望

目前相关研究集中于皮肤癣菌致病机制和遗传易感性等方面。

1. 致病机制　在皮肤癣菌感染过程中，机体与致病菌之间相互作用，导致了疾病的发生、发展和转归。近年来，对于皮肤癣菌病的致病机制研究取得了较多进展。

致病过程大致如下：皮肤癣菌与角质层接触后，与表皮上聚居的正常菌群相竞争，黏附、定植（colonization）并穿透（penetration）角质层细胞，侵入、播散，或被清除，或处于静止状态，或局限化形成脓肿或肉芽肿。

皮肤癣菌的毒力因素包括：

（1）黏附。

（2）菌丝形成。

（3）生成和分泌细胞外蛋白酶。

（4）影响免疫反应：①逃避宿主免疫反应；②引起炎症反应；③影响迟发型超敏反应（DTH）。

（5）抑制角质形成细胞增生等。

机体方面的影响因素：

（1）有利于皮肤癣菌生长的因素：①角质层细胞远离机体防御机制；②角质层的高度水合状态；③角质层为皮肤癣菌生长提供营养；④皮肤一些特殊解剖结构易于真菌聚集。

（2）机体抗皮肤癣菌感染的机制：①皮肤的机械屏障作用；②皮肤的湿度、温度、pH；③皮肤上正常菌群抑制病原微生物的生长；④成人皮肤、毛发饱和脂肪酸和鞘氨醇的抗真菌活性；⑤皮肤深层的转铁蛋白与真菌竞争铁离子；⑥角质层的更新；⑦非特异免疫反应阻止致病菌向深部侵袭，有利于吞噬杀灭；⑧机体激素孕酮及其类似化合物可抑制皮肤癣菌的菌丝生长；⑨特异性免疫反应等。

2. 遗传易感性 不断有流行病学资料表明，由红色毛癣菌引起的角化增生型手足癣有家庭聚集性，且仅在有血缘关系的亲属间发病，呈常染色体显性遗传模式。目前，国内外有学者开始收集这方面的家系，试图进行易感基因/致病基因的定位和克隆。

（孙小强）

第二节 甲真菌病

一、概述

甲真菌病（onychomycosis）是由皮肤癣菌、酵母菌及真菌引起的甲板和甲下组织的真菌感染。该病是一种常见病，多发病，世界各地均有分布。年龄愈大，对本病愈易感，这与年长者甲生长力缓慢、甲营养差和免疫力低下不无关系。那些易患足癣的特定人群，如煤矿工人、士兵、运动员、在校学生、经常游泳者等感染甲真菌病的几率要高于一般人群。在甲真菌病的易感因素中，除了上述原因，肥胖和糖尿病也十分重要。另外，HIV感染、滥用抗生素和皮质类固醇激素以及肾功能受损的患者亦容易发生此病。

国内各地报道的致病菌的分离频率差异不小，但总的趋势是皮肤癣菌最为多见，其中以红色毛癣菌分离频率最高，其次是酵母菌，其中以白念珠菌更常见；真菌引起的甲的原发感染则较少见。有报道马拉色菌也可感染甲板。

二、诊断思路

（一）临床特点

甲真菌病临床可分为 5 型，即远端侧缘甲下型、近端甲下型、白色浅表型、甲板内型和全甲毁损型。

1. 远端侧缘甲下型（DLSO）　临床最多见，足部更易感。感染始于甲的前缘和（或）侧缘，常伴有邻近皮肤的感染（足癣）。甲板的破坏以角化增生为主，表现为甲的色泽改变、质地松软和厚度增加，有时见甲板与甲床的分离。常是单甲先受累，随后由于忽视不治可累及其他健甲。

2. 近端甲下型（PSO）　感染从甲板近端开始，多发于手指，可合并甲沟炎，甲板无明显角化过度，可表现为白斑和表面不平，呈营养不良样甲外观。

3. 白色浅表型（WSO）　病甲表现为白色斑，边界清，表面较平滑，日久色泽变黄，质地松脆易破裂。此型由于真菌只侵及甲板上层，故外用药治疗可望能收到良效。

4. 甲板内型（EO）　真菌侵犯甲板全层，但不再向下发展，病甲表面呈浅黄或灰白色，高低不平但很少缺失。此型很罕见。

5. 全甲毁损型（TDO）　又称全甲营养不良型，实为上述几种类型发展而来。依病原菌的不同可表现为不同的病甲外观，或全甲增厚粗糙变色，或全甲残缺不全。此型多见于年长者或具易感因素者，治疗较困难。有时可见同一患者兼有不同的甲真菌病类型的情况。

（二）检查要点

（1）发生于指/趾甲甲板、甲沟和甲下组织的损害。

（2）甲损害多表现为甲板的变形和（或）变色或缺损，一个至数个不等。

（3）甲癣常在病甲周边邻近皮肤见到脱屑性斑疹，尤其是足部趾甲受累时。

（4）念珠菌性甲病常可见到甲沟受累，表现为红肿。

（5）几乎任何年龄均可发病，但更多见于老年人；无明显性别差异。

（6）受累频率一般为趾甲大于指甲，拇指/趾甲大于其他指/趾甲。

（三）辅助检查

真菌学检查仍主要借助镜检和培养，只要在取下的病甲碎屑中找到菌丝和（或）孢子，诊断即成立。取材十分关键，关系到准确性和可靠性的高低，应借助工具深入到感染部位取材。取下的甲屑要用 20% KOH 充分消化，然后再制片观察。

培养应使用两种沙氏培养基，即一种只含氯霉素，另一种即含氯霉素也含放线菌酮，这样既可分离出皮肤癣菌，也可查出非皮肤癣菌真菌。甲真菌病真菌检查的阳性率常低于皮肤癣病，有条件者可开展甲的组织病理检查或共聚焦显微镜检查，可提高阳性率。对于培养出的非皮肤癣菌，其临床意义的解释要慎重。

（四）鉴别诊断

甲真菌病约占所有甲疾患的 50%，和本病需要鉴别的其他甲病有：各种原因导致的甲营养不良、银屑病、湿疹、扁平苔藓、毛发红糠疹等皮肤疾患的甲受累、甲下黑素瘤、白甲病、甲分离症等。这类非真菌感染性甲病的共同特征就是常多甲受累，对称发病，表现相似，借助真菌实验室检查，鉴别不难。

三、治疗措施

新近提倡的治疗甲真菌病新观念一是个体化治疗，二是联合治疗。个体化治疗的主要依据就是病情严重度和甲生长力的快慢。病情严重度的两个指标一是受累甲面积，另一个是角化过度的程度，它们直接关系到治疗成功率和所需疗程的长短。再者，因为甲真菌病治愈的临床标准是新甲完全长出，而新甲长出的时间除了与病甲受累面积有关外，还取决于患者本身甲生长力的快慢，所以甲生长力也决定了疗效判别的终点时间。一般说来，年龄越大甲生长越慢，六七十岁老人的甲生长速度仅相当于年轻时的25%；就部位而言，手指甲生长速度快于足趾甲，拇指/趾甲要慢于其他指/趾甲，这就解释了为什么年老且病甲在足部踇趾的患者治疗十分困难需要长疗程的原因了。国外有学者依据以上影响甲真菌病疗效的因素设计了一套评估甲真菌病病情严重度的体系（SCIO），包含病甲的临床分型、病甲的受累深度、病甲的厚度、病甲的部位、患者的年龄等，可据此积分的多少选择临床用药方案。如SCIO积分较低，即意味着病情较轻，可单用甲搽剂（如阿莫罗芬或环比酮胺），外用3~6个月；如SCIO积分居中，可口服抗真菌药物（如特比奈芬、伊曲康唑或氟康唑）；如SCIO积分较高，则可考虑口服抗真菌药物合并甲搽剂；如病情十分严重，受累甲角化过度明显，厚度超过3mm则要考虑外科拔甲，然后再口服药物治疗。

特比奈芬治疗甲真菌病常采用250mg每日1次的连续疗法，而伊曲康唑则更多用200mg每日2次，每月1周的冲击疗法。根据已发表的国内外文献和我们自己的临床经验，建议治疗单纯手部的甲真菌病或足部轻中度的甲真菌病且患者年龄较轻者，使用特比奈芬4~9周，或伊曲康唑2个冲击的短疗程方案；对足部中重度甲真菌病且年龄较大者患者采用特比奈芬9~12周，或伊曲康唑3~4个冲击的长疗程方案。这两个药物均有很好的后效应，停药后3~9个月内（服用越多后效应期越长）仍有高于MIC浓度的药物停留在靶位，因此在治疗刚结束时新甲很可能未能完全长出，应告知患者耐心等待。氟康唑治疗甲真菌病的方法是150mg，每周1次日服，连用12~18周。

联合治疗的重要性近几年被强调，主要是因为即使是足疗程口服抗真菌药物，治疗也有20%以上的失败率。如果能从药物不同作用靶点、药物不同渗入途径来联合治疗，可以产生满意的协同或相加作用。如国外学者采用口服抗真菌药物伊曲康唑或特比奈芬联合外用阿莫罗芬或环吡酮胺，已显示有超过单用同剂量同疗程日服药物的满意疗效。在我国，更符合国情的联合方案应该是减半系统用药的剂量再加用甲搽剂，以期在不增加患者经济负担的前提下增进疗效并减少副反应。5%阿莫罗芬的用法是每周1~2次，8%环比酮胺则采用321方法，即前1/3疗程每周3次，中间1/3每周2次，后1/3疗程每周1次。除用于联合治疗和预防性治疗外，这两种甲搽剂在甲真菌病损害局限在远端1/2处且受累甲数较少，或单纯白色浅表型，可独自外用且疗效不差。

在我国，传统治疗甲真菌病的药物和方法尚在一些地区使用，如外科拔甲、高浓度尿素剥甲、外涂冰醋酸或碘酊、魏氏膏封包等等。这些药物和疗法并非绝对无效，但需长疗程并且只对未累及甲根的白色浅表性、甲板内型以及轻症远端侧缘甲下型有疗效。

由于甲真菌病治疗需要较长的疗程，系统用药要充分考虑安全性问题，一是药物本身的副作用，二是药物间相互作用。对老年或儿童患者、肝肾功能不佳患者、正在长期服用其他不能停服的药物的患者、有肝炎史或家族史者、有长期大量酗酒史者、有充血性心衰发作史者等均必须慎重处方并定期监控有关化验指标。

四、预后评价

临床上有时会见到甲真菌病治疗后复发或再感染，患者又来就诊的情况。如何判断是复发还是再感染？一是靠菌种鉴别，二是靠推论。如果经培养鉴定，甚至是经过分子指纹分析技术证实新分离的病原菌与前次治疗所分离的菌株并非同一株菌，那么可断定此例是再度感染；如果两次鉴定示同一克隆来源，则很可能是复发，但也不能排除系同一感染源所致的再感染。在不能进行菌种分离鉴定的情况下，可以从药物的后效应期来推论。如果患者症状反复的情形出现在药物的后效应期内，则应判定是复发，否则为再感染。对发生在药物后效应期并来复诊的患者，可以在原治疗方案的基础上继续治疗，追加疗程，如伊曲康唑再用 1 ~ 2 个疗程冲击，特比奈芬再服 4 ~ 8 周；如果在距上次治疗一年后再次就诊的患者，则不管是复发还是再感染，均需重新治疗。医生有责任对复发或再感染的原因进行排查、分析。可能影响甲真菌病治疗效果的因素有遗传易感性、药物剂量或疗程不足、患者有影响药物吸收的疾患、患者依从性差、药物间相互作用影响了抗真菌药物的生物利用度、感染菌株对抗真菌药物不敏感、患者合并有免疫缺陷性疾病、病原菌在甲板内形成诸如皮肤癣菌球等特殊结构、患者甲生长力十分缓慢或患有甲周血管病变，等等。

治愈后要积极预防，首先要避免再次发生足癣。保持足部通风、干燥。切忌用修剪病甲的工具再修剪健甲。避免甲受外伤。对有复发倾向者可建议每月涂 2 次抗真菌性甲搽剂。一旦发生皮肤癣病要尽早治愈。

五、最新进展与展望

致病菌仍以皮肤癣菌为优势菌。有一些国家和地区报告酵母菌或某种（些）真菌占很大比例，但缺乏证据，即缺乏区分污染、寄居、暂住、共生和致病之间的诊断方法来予以证实，因为病甲本身是开放于环境的。

甲真菌病的实验室检查除外传统的镜检、培养和病理外，近年有研究报道采用分子生物学的方法可提高阳性率并缩短诊断的时间，特别是定量扩增病甲内的真菌 RNA 可判断疗效指导治疗。今后需要进行多中心大样本的验证，可在有条件的医院推广应用。

治疗方面强调循证医学证据和临床个体化特点相结合，并对疑难或重症甲真菌病采用内外结合的联合疗法。后者尚缺乏好的临床随机对照试验。

（孙小强）

第三节　癣菌疹

一、概述

癣菌疹（dermatophytid）是患者机体对真菌或真菌代谢产物发生的变态反应在皮肤上出现的皮疹，其实质是一种继发性变应性炎症反应，与身体其他部位的皮肤癣菌病并发。人体感染皮肤癣菌后，大多数情况下病灶局限在富含角质的表皮、毛发或甲板，但在特定条件下可产生感染向皮肤深部侵及或其抗原物质/代谢产物释放入血的情形。在后一种情形，就可见到在真菌感染活动病灶以外的正常皮肤产生炎症性皮疹的临床表现。癣菌疹的发生与局部皮肤癣菌病的炎症程度密切相关，局部炎症愈重，发生的可能性愈大。另外，对癣病治疗不当，产生刺激反应，也可能导致癣菌疹的发生。

二、诊断思路

(一) 临床特点

由于存在个体差异，癣菌疹的临床表现不尽相同，一般可分为汗疱疹型、丹毒样型和湿疹型。

1. 汗疱疹型　最为多见，起病较急。常位于手指侧缘或（和）掌心，为针头至绿豆大小的张力性水疱，疱液清亮，分布对称，不易破溃，瘙痒剧烈，常由足癣诱发，病灶不愈时可反复发作。

2. 丹毒样型　主要见于严重足癣的患者，为分布于下肢的单侧丹毒样红斑，也可见双侧受累。红斑可散在数片，亦可融合成大片。和丹毒有区别的是该红斑不发硬，水肿不明显，疼痛轻，一般无全身症状。

3. 湿疹型　多分布于双侧下肢，也可见于上肢、躯干，呈多形性，有融合倾向。自觉瘙痒，部分患者伴有发热等全身不适。此型常由头癣引起。

此外，临床尚可见到猩红热样红斑、多形红斑、结节性红斑、苔藓样疹、荨麻疹、银屑病样皮损等多样性损害。

(二) 检查要点

(1) 患者有活动性急性炎症性皮肤癣菌感染的病灶。

(2) 原发病灶处皮肤癣菌镜检和（或）培养阳性，而发疹处真菌检查阴性。

(3) 癣菌素试验多为阳性（必要时才做）。

(4) 起病较急，当原发病灶消退后皮疹也随之消退。

(三) 辅助检查

1. 真菌学检查　取自原发病灶处的皮损进行真菌镜检和培养，可得到阳性结果。

2. 癣菌素试验　在原发病灶处真菌检查阴性且基本排除了其他皮肤疾患时，可做此项检查，有商品化试剂出售。

(四) 鉴别诊断

许多感染性皮肤病和炎症性皮肤病均可列入鉴别诊断的考虑范围，但突然起病，有明确的原发真菌感染灶近期呈活动性等是鉴别要点。

三、治疗措施

(一) 局部治疗

原发癣菌病灶应进行病因治疗和对症处理，如对糜烂型病灶可先用1/8 000高锰酸钾溶液或0.02%呋喃西林溶液或碘伏湿敷，待渗液减少时选用联苯苄唑霜、特比奈芬霜、奈替芬霜、布替奈芬霜、阿莫罗芬霜均可；亦可选用复方制剂，如复方益康唑霜等，但应避免应用刺激性强的制剂以免加重反应；对癣菌疹本身可外用酚炉甘石洗剂、糖皮质激素霜剂等。

（二）系统治疗

头癣、脓癣和顽固复发性足癣可口服抗真菌药物，灰黄霉素（对前二者）、特比奈芬和伊曲康唑均有不错的疗效和安全性，剂量和用法参照相应部位癣病的治疗方法；对较严重的癣菌疹可口服抗组胺药物，如赛庚啶、酮替芬、氯雷他定、西替利嗪等，疗程视治疗反应而定。如必要，可酌情加用小剂量糖皮质激素。但要注意不要将伊曲康唑与特非那丁或阿斯咪唑等抗组胺药物同服，以免加大引起心脏副反应的风险。

四、预后评价

在明确诊断、积极治疗原发病灶和合理处理炎症反应后，癣菌疹预后良好。但应对患者告知有再次发生的可能，嘱其采取正确的预防措施，特别是原发病灶处。

五、最新进展与展望

癣菌疹发生的主因是宿主对皮肤癣菌抗原或代谢产物发生的排斥性变应反应。皮肤癣菌按生态学分类可分为三大类：亲人性、亲动物性和亲土性，代表菌种分别为红色毛癣菌、犬小孢子菌和石膏样小孢子菌。而引发癣菌疹的多半由亲动物性或亲土性的菌种引起。

（孙小强）

第四节　花斑糠疹

一、概述

花斑糠疹（pityriasis versicolor），亦称汗斑或花斑癣，是由马拉色菌引起的常见的轻微的易反复发作的角质层感染，表现为细碎脱屑的斑片，伴色素沉着和（或）色素减退。

本病为全球分布，但较多流行于热带和亚热带地区，发病率在不同地区差异很大，在温带为1%左右，而在某些热带地区可有高达50%人群感染本病。本病好发于15～35岁的青中年人，但儿童甚或婴儿也有发病的报道。

花斑糠疹的病原菌为一类双形态性、嗜脂酵母样真菌，称为马拉色菌属（异名包括圆形糠秕孢子菌和卵圆形糠秕孢子菌）。本属现今已被分为7个种，除了仍保留有原先的糠秕马拉色菌外，还分出厚皮马拉色菌、合轴马拉色菌、限制马拉色菌、球形马拉色菌、斯洛菲马拉色菌和钝形马拉色菌。

二、诊断思路

（一）临床特点

特征性皮损主要在躯干上部、颈、上臂和腹部的细碎棕色鳞屑斑；泛发感染的皮损和不常见部位如阴茎、腹股沟、肛周以及掌跖的局部损害也可见到；皮肤白皙患者皮损比正常色暗，皮损初起为淡红色，渐转色深，后变为淡棕色，在黑色皮肤或棕黄色皮肤的患者，皮损色淡，可变为色素脱失；同一患者皮损色调不一，颜色变化取决于鳞屑厚薄、感染严重程度及真皮的炎症反应，特别取决于日光的暴晒量，可导致皮损色泽的不同变化；部分色沉型患者可有轻度瘙痒；也有部分患者就诊时皮损表现为色素减退斑，大部分患者的皮损在 Wood 灯下呈现出淡黄色荧光，可以据此判定皮损范围。

（二）检查要点

（1）发生于脂溢区或易出汗区的色素异常性斑疹。

（2）季节以夏季高发，年龄以青壮年为主，职业多见于体力劳动者和学生。

（3）色沉型其皮损表面常可见到微细糠屑，色减型则几乎没有脱屑。

（4）皮损呈多发或泛发，但大小不一，形状各异。

（5）面颈、肩背和胸部为高发区，但其余部位也可受累。

（6）患者一般不觉瘙痒，有部分色沉型患者可有轻度痒感。

（三）辅助检查

真菌学检查：①镜检，取皮损处鳞屑直接镜检可作出诊断，镜检可见成簇的圆形和卵圆形芽生孢子及短菌丝，罕见分枝菌丝。②培养，除厚皮马拉色菌外其他马拉色菌不能从常规培养基中分离出来，需在含油培养基上分离。可取鳞屑接种于葡萄糖蛋胨琼脂表面，再覆以一层消毒的橄榄油，培养于 32～34℃，一周后可见小的奶酪样菌落。其他特殊培养基也可应用。

（四）鉴别诊断

色素沉着的皮损需和很多疾病鉴别，如红癣、痣、脂溢性皮炎、玫瑰糠疹、体癣、二期梅毒等；色素减退的汗斑需与白色糠疹及白癜风等区别。

三、治疗措施

若不治疗，汗斑可长期持续存在。大部分患者局部治疗有效，但 50% 患者在 12 个月内又复发。内服药治疗适用于泛发及顽固难治患者。从体外 MIC 测试结果来看，酮康唑治疗马拉色菌属引起的感染仍有较明显的优势，加之价格相对便宜，故有较好的性价比。

治疗方案主要有三种：洗浴、外涂和内服。可以单用，亦可联合应用。

1. 洗浴　多在夏季并具备洗浴条件时运用。酮康唑香波每日 1 次，持续 7～10d。取香波 5ml 左右涂于皮肤上，摩擦起泡沫，滞留 3～5 分钟后洗掉。2% 硫化硒香波用于晚间，应于次晨洗掉，治疗需持续 2～6 周以上。注意该制剂的颜色可能污染衣物。注意同时用香波洗头，因为头皮部位很可能是马拉色菌的藏身之处。

2. 外涂　咪唑类药物如酮康唑、联苯苄唑、克霉唑、益康唑、咪康唑、硫康唑等，用其霜剂或凝胶或溶液剂，早晚各外用 1 次，持续 2～4 周。特比奈芬、布替奈芬以及奈替芬等丙烯胺类制剂局部治疗也有效，外用需每日早晚各 1 次，持续 2 周。环比酮胺和阿莫罗芬作为广谱抗真菌药也有效，可尝试用于汗斑的治疗。汗斑常难治愈，局部外用药需间歇重复应用以保证感染的根除。对泛发或复发者可结合药物洗浴和外涂，即洗后涂药，疗效可提高。

3. 口服　口服灰黄霉素和特比奈芬效差。口服酮康唑每日 400mg，连续 2d，然后每 2 周重复一次，共 3 个月；伊曲康唑 200mg/d，共 5d，或 100mg/d，共 10d；氟康唑 150mg，每周 1 次，连续 4 周，均有良效。有人用单剂量氟康唑 400mg 获得 74% 的治愈率。

四、预后评价

该病是限于表皮浅层的轻微感染，容易诊治。但其发病和复发尤其自身的易感素质，如想预防再度感染，可在好发季节每月口服 1 次酮康唑或伊曲康唑，剂量为 400mg。但国外有的专家不主张预防性治疗，认为弊大于利。如遇复发或再感染，再次治疗同样有效。另外，在夏季出汗后及时洗浴和更衣也对预防复发有积极意义。

五、最新进展与展望

1. 分类学　2002 年及以后，日本学者通过对 rDNA 测序的方法发现了 4 个不同于上述 7 种的马拉色菌新菌种。由于新的马拉色菌种在理化特性上缺乏特异性，目前尚未得到其他实验室的验证和公认。今后，表型结合基因型的分类方法代表了今后真菌分类学和系统发生学的发展方向。

2. 致病机制　皮损中包括典型芽生酵母细胞和很多小的不分枝菌丝，此菌丝被认为仅发生于真菌致病期，未见于非皮损部位及培养基中。导致汗斑发生的最确切原因至今尚不清楚，但可肯定宿主和环境因素均非常重要。有人发现并报道了汗斑家系，而且流行病学研究显示极少见到夫妻同患本病，提示本病的发生可能存在遗传背景。汗斑可引起皮肤色素改变，超微结构研究显示，色素沉着型皮损角质层增厚，内含较多的致病微生物，伴有外周血管浸润的倾向，而色素减退型则显示较正常皮肤和黑素体数量减少体积变小，该变化据认为与马拉色菌产生的二羧酸有关，后者通过抑制酪氨酸酶活性来影响黑色素的合成，并能抑制黑素细胞的 DNA 合成。

（孙小强）

第五节　马拉色菌毛囊炎

一、概述

马拉色菌毛囊炎又称糠秕孢子菌毛囊炎（pityrosporum folliculitis），是由马拉色菌感染引起的痤疮样丘疹。该病世界范围均见报道，但热带地区更为常见。发病无性别差异，年龄分布以青少年为主，16~40 岁为高发年龄。人体上半部毛囊皮脂腺丰富，因而为本病的好发部位。

发病机制是因为皮脂腺开口于毛囊，其脂质不断分泌进入毛囊，使毛囊的局部环境似一个微小型的含脂质培养基，有利于嗜脂性的马拉色菌生长繁殖；同时该菌分泌的酯酶可分解脂质，产生游离脂肪酸，后者可刺激毛囊及其周围组织发生炎症反应。人体上半部毛囊皮脂腺丰富，因而为本病的好发部位。

二、诊断思路

（一）临床特点

临床表现为成批出现的毛囊性半球状红色丘疹，直径 2~6mm，有光泽，周围可见红晕间或有脓疱。主要分布在胸背部，但颈、面、肩、上臂等处也可见到。部分患者有瘙痒感。

皮疹数目多少不等且不融合，但大小和炎症程度趋于一致。因此，临床上凡遇到典型的成批出现的毛囊性丘疹且分布在好发部位，其病史有日晒或口服大量抗生素或皮质激素者均应怀疑本病。

（二）检查要点

（1）发生于脂溢区皮肤上的群集性丘疹。

（2）丘疹的颜色、大小、炎症程度趋于一致。

（3）皮损区内很少有其他性质的损害，如粉刺、脓疱等。

（4）丘疹尽管密集但极少融合。

（5）面颈、肩背和胸部为高发区，但其余部位也可受累。

（6）部分患者有瘙痒。

（三）辅助检查

真菌学检查：在皮疹毛囊角栓中直接镜检发现成簇的圆形或卵圆形厚壁宽颈的酵母样孢子时，则可建立马拉色菌毛囊炎的诊断。取材时应挑取或刮取一个完整丘疹及内容物。有时单取一个丘疹检查难以获得阳性结果，可多取几个，并兼顾中心区和边缘区。

（四）鉴别诊断

需与本病相鉴别的主要疾病是寻常痤疮，但后者皮损呈多样性，不仅有毛囊性丘疹，而且还间杂有黑头、白头粉刺，脓疱，甚至结节、瘢痕等，且皮疹的大小、出现时间和炎症程度彼此也有差别，加之询问病史没有明显的上述诱因，据此不难鉴别。必要时可做真菌学检查，但有时可从痤疮皮疹中检出有马拉色菌，此时应综合判断。另外，还应鉴别的疾病有多发性细菌性毛囊炎、激素痤疮、痤疮样药疹等。

三、治疗措施

首先应纠正诱发因素，然后选用唑类或丙烯胺类或吗啉类药物外用，剂型以霜剂、凝胶或溶液为宜，如能配合抗真菌香波局部洗浴效果更好。推荐使用环吡酮胺外用制剂，因为该药有较强的穿透性。由于马拉色菌深藏在毛囊内，治疗时间宜长，至少4周以上。对炎症反应较重或皮疹数目较多的患者应予以口服用药，如酮康唑或伊曲康唑，200mg/d，连服14至21d，同时配合外用治疗。也可考虑用伊曲康唑的冲击疗法，即200mg，每日2次，共1周，停药3周，为一疗程，需2个疗程。亦可尝试用氟康唑，50mg每日1次，共7～14d，或150mg，每3天1次，连服4次。

四、预后评价

本病可能复发或再感染，可在痊愈期每月口服酮康唑或伊曲康唑400mg，1次，直至天气转冷。在天热季节外出要注意防晒，因其他疾患必需长期口服抗生素或糖皮质激素者须注重防护。

五、最新进展与展望

最近研究发现，马拉色菌还具有激活补体的能力，进而参与毛囊炎皮损的炎症反应。但有研究表明生理浓度的游离脂肪酸不足以引起炎症，因此也有人提出毛囊堵塞为该病的首要原因，而马拉色菌感染为次要因素。马拉色菌引起毛囊炎的确切作用机制有待进一步阐明。在一些临床试验的基础上，人们近些年对该病的治疗已渐达成共识，以口服治疗为主，局部治疗为辅，否则单用外用制剂极易造成复发。

（孙小强）

第六节　念珠菌病

一、概述

念珠菌病（candidosis，candidiasis）是指念珠菌属所引起的感染。这些条件致病菌能够导致体质衰弱或免疫受损者急性或慢性的深部感染，但更为常见的是引起黏膜、皮肤和甲的感染。

念珠菌病在全球广泛分布。人群流行病学调查结果表明，相当大比例（30%~50%）的正常人的口腔和消化道中可以分离出念珠菌。正常妇女生殖道念珠菌带菌率也高达20%，说明念珠菌是人体正常菌群之一。念珠菌属中能引起疾病的约10余种，其中白念珠菌是引起各种念珠菌病最主要的病原菌。近年来不断有新的念珠菌致病的报道，如都柏林念珠菌、解脂念珠菌等。

白念珠菌栖居于正常人口腔或肠道，但平时并不致病，这有赖于机体具有多种复杂的常常是相互依赖的机制，能防止念珠菌侵入引起感染。这些有效的防御机制既包括体液免疫也包括细胞免疫。同时，非特异性的防御机制也发挥了重要作用。如果这些机制即使受到轻微的损伤，也足以促使白念珠菌引起皮肤或黏膜或系统的感染，若宿主损伤严重，则能引发危及生命的机会性深部感染。

二、诊断思路

（一）临床特点

1. 阴道念珠菌病（vaginal candidosis）　该病常起病突然，非妊娠期妇女多在行经的前一周发病。多数患者主诉阴道和外阴剧烈瘙痒或有烧灼感，伴有或不伴有阴道分泌物增多。有些妇女自觉每次经前复发或症状加重。沐浴或上床就寝时遇热可使瘙痒更为剧烈。患者常有尿痛和性交痛。外阴检查常发现红斑，多位于阴道口皮肤和黏膜交界处，可累及大阴唇。会阴红斑擦烂，可伴水疱或脓疱。典型阴道念珠菌病还表现为外阴、阴道和宫颈表面覆盖有厚的白色黏着性斑块。白带通常白而黏稠，含有豆腐渣样颗粒。

2. 念珠菌性包皮龟头炎（penile candidosis）　男性的生殖器念珠菌病多表现为龟头炎或龟头包皮炎。患者常有龟头黏膜破溃或刺激感，有时可见包皮下有渗出。龟头常见大片红斑伴有斑丘疹，偶见包皮有水肿和裂隙。有时阴茎包皮和腹股沟可见瘙痒性脱屑性损害。其不应仅根据临床症状，因为有许多其他原因也可引起龟头炎或龟头包皮炎。应从冠状沟或包皮下囊处采取标本作真菌检查。同时应检查患者有无糖尿病。

3. 皮肤念珠菌病（cutaneous candidosis）　损害好发于皮肤皱褶部位如腹股沟和臀沟以及乳房下等。这些部位通气不良和浸渍，使局部温暖、湿润，利于念珠菌的生长。损害亦易发生于小的皱褶部位，如指间。

浅表皮肤念珠菌病（间擦疹）通常开始表现局部的水疱或脓疱。摩擦导致疱壁破裂形成红色损害，具有不规则的边缘。主要损害周围常有许多小的丘疹、脓疱疹，称卫星状损害。指间念珠菌病表现为指间皮肤白色裂隙，外围有红斑。患者自觉不适并可能有疼痛，常在同一手部患有甲床炎和甲沟炎。

患病新生儿出生时或出生后不久皮肤上出现损害，为孤立的水疱或脓疱，基底红色。损害最常见于面部和躯干，并可能在24小时内迅速扩展至全身。这种先天性皮肤念珠菌病被认为源于宫内或分娩时感染。超过50%的患病新生儿的母亲患有阴道念珠菌病。

有些使用尿布的新生儿臀部和肛周出现红斑损害，尽管能分离出白念珠菌，但其所起的作用仍不清楚，但不应视为原发性念珠菌感染，因为患儿已先有刺激性皮炎的表现。

其他类型皮肤念珠菌病还包括大的红色结节性损害。约10%的患有播散性深部念珠菌病的粒细胞减少患者有此类表现。

4. 甲念珠菌感染（caudida nailinfection）　甲念珠菌感染占甲真菌病的5%~10%，分为三种类型：念珠菌性甲沟炎、甲板远端念珠菌感染和慢性黏膜皮肤念珠菌病的甲板累及。念珠菌性甲沟炎常从甲沟近端皱襞开始发生，表现为甲皱襞肿胀、红斑伴疼痛。肿胀常使甲小皮与甲板分离。以后病菌由近端侵犯甲板，在甲板近端和侧面出现白色、绿色或黑色色斑，以后逐渐侵犯甲板远端。甲板渐变混浊，出现横沟或纵嵴或点状凹陷。甲板变脆并与甲床分离。

5. 慢性黏膜皮肤念珠菌病（chronic mucocutaneous candidosis）　该病是描述一种罕见的，患有先天性免疫学或内分泌学异常，出现持续性或复发性黏膜、皮肤和甲板的白念珠菌感染。多在3岁内发病。一般口腔最先累及，随后扩展至头皮、躯干和手足。甲板有时甚至整个指尖可被累及。本病虽广泛累及皮肤和赫膜，但很少出现深部感染。

6. 深部念珠菌病（deep candidosis）　深部念珠菌病与其他系统真菌病一样，临床表现并无特征性，唯一的提示线索就是在机体较为严重的基础病变或免疫（尤其是细胞免疫）严重受损的基础上出现的病情加重或感染征象，或出现受累系统或器官病变的临床表现。

（二）检查要点

（1）发生在黏膜的损害多有典型的损害特征。

（2）发生于皮肤的损害多位于皱褶处或间擦处。

（3）念珠菌喜好潮湿环境，故红斑性皮损表而多湿润。

（4）伴甲沟受累的甲真菌病多由念珠菌引起。

（5）深部念珠菌病大多为机会性，患者有不同原因引起的免疫受损。

（6）浅部念珠菌病的损害具特征性，而深部念珠菌感染不具特征性。

（7）念珠菌病的发生多和个人遗传素质、人口学特征、伴发疾患以及免疫状态有关。

（三）辅助检查

实验室检查：念珠菌病的诊断必须结合典型症状、体征和镜检或培养。后者的敏感性和可靠性约为90%，前者仅约为40%。阴道拭子标本应取自于阴道侧壁或后穹隆，拭子应滞留30秒后再拿出，再置于转运培养基中送至实验室。间擦部位念珠菌病损害不典型，诊断常很困难。用拭子和刮屑分离培养出白念珠菌有时并无临床意义，因为白念珠菌可常常暂时栖居在这些部位。若用显微镜在采取的标本中找到假菌丝则更有诊断意义。甲沟念珠菌病的诊断依赖受累甲沟的特殊临床表现，但更要依赖直接镜检和培养的证实。采取标本可使用一次性微生物环或浸湿的拭子，应从肿胀的甲沟壁或甲沟下采取标本。有时轻压甲沟可获取脓液。近端甲板损害的直接镜检或培养有时十分困难，但取之于甲板远端、侧缘损害和甲下碎屑标本则常可确定诊断。

诊断探部念珠菌感染需在无菌体液（如血液、脑脊液、支气管肺泡灌洗液、腹腔液等）中培养出念珠菌，在开放部位的取材除非见到大量的孢子和或假菌丝，否则无诊断意义。

当在培养基上有酵母样菌落生长时，可先做芽管试验，阳性为白念珠菌的可能较大，阴性则继续做生化试验，以鉴定至种的水平。也可用快速显色培养基或生化鉴定试剂盒，均有成品供应。血清学实验和分子生物学实验可用作快速的辅助诊断。

（四）鉴别诊断

阴道念珠菌病仅为引起白带增多的许多原因之一，所以应与一些疾病如细菌性阴道炎、滴虫病、衣原体、淋球菌感染等作鉴别，也应包括排除其他原因如疱疹、接触性皮炎、银屑病和过敏（包括局部使用抗真菌制剂）等所引起的黏膜瘙痒。

皮肤和甲板的念珠菌感染也要注意和相应部位的非念珠菌真菌感染以及皮炎湿疹类、变态反应类和营养不良性疾患相鉴别。真菌培养是鉴别的最重要的依据。

三、治疗措施

（一）阴道念珠菌病

多数初发阴道念珠菌病患者局部使用制真菌素或咪唑类药物如克霉唑泡腾片或咪康唑栓剂可治愈。现有多种咪唑类药物制成的外用抗真菌制剂可供临床治疗阴道念珠菌病应用，包括霜剂和栓剂。这些药物与制真菌素相比有更高的治愈率，疗程更短，且具有很低的复发率，安全，局部外用副反应很少。使用的时间为 1~6 个晚上。短疗程可得到患者好的依从性，但对首次发病患者不应少于 6 个晚上。

伊曲康唑和氟康唑可用来短程口服治疗阴道念珠菌病。口服疗法虽比局部外用治疗昂贵却更受患者欢迎。对初发患者，氟康唑为单剂 150mg 口服，而伊曲康唑为 200mg 服用 2 次，中间间隔 8 小时，与食物同服。对再次发作者可酌情增加剂量，如氟康唑 150mg/d，隔日 1 次，连续 3 次，或伊曲康唑 200mg/d，连用 4d。国内有医生尝试用特比奈芬口服，150mg/d，共 7d，疗效尚可。

复发性阴道念珠菌病（1 年中发作 4 次以上）治疗困难。这些患者常因病情反复发作而精神忧郁甚至引起心理障碍。重要的是诊断正确，要尽可能去除各种可能的诱发因素，但有时这些因素并不明显。患者如果有症状出现而又未经治疗，要尽可能进行真菌检查和体格检查等，包括排除糖尿病。性传播在阴道念珠菌感染中所起的作用尚不明确。局部外用或口服药物治疗男方性伴侣，似乎并不能阻止女方阴道念珠菌病的复发。多数患者症状的重新出现，考虑是前次发作时的治疗不充分所致。许多复发性阴道念珠菌病的患者可使用单次或多次局部外用或口服抗真菌制剂进行间歇性的预防治疗以防止症状的重新出现。每隔 2~4 周局部使用唑类制剂，虽不能取得真菌学痊愈却能控制症状的出现。间歇性单次口服氟康唑（150mg）也有效。症状控制 3~6 个月后可停止治疗，以观后效。很多患者会停止复发。

虽然对抗真菌药物的耐药性确实有时导致治疗失败，但其他一些原因如过敏反应或依从性差等却是更为常见的治疗失败的原因。患有复发性阴道念珠菌病妇女的病原菌若不是白念珠菌而是其他念珠菌，就更应考虑具有耐药性。克柔念珠菌和光滑念珠菌比白念珠菌对氟康唑和其他咪唑类药更不敏感甚至耐药。对患有复发性光滑念珠菌感染的妇女可换用制真菌素或硼酸治疗。

（二）念珠菌性包皮龟头炎

治疗男性生殖道念珠菌病应使用生理盐水局部冲洗或局部外用抗真菌霜剂。制真菌素外用，早晚各1次，至少连续2周。克霉唑、益康唑、咪康唑或联苯苄唑霜剂外用，早晚各1次，至少1周。女方性伴侣也应予以检查。男性若治疗无效，应考虑是否可能是其他感染或非感染性原因所致。口服氟康唑或伊曲康唑也有良效，剂量要稍大于女性患者。

（三）皮肤念珠菌病

多数皮肤念珠菌病患者局部外用制真菌素、咪唑类或丙烯胺类药物治疗有效。如感染与其他一些疾病如糖尿病等有关，也必须进行治疗。抗真菌制剂联合皮糖质激素甚至抗生素局部外用常能取得更好的疗效，如复方克霉唑、复方益康唑等。

患有尿布皮炎伴发念珠菌感染的婴儿也应使用复方制剂。推荐使用制剂中的激素应为氢化可的松等弱效激素而不是其他较强的激素，以避免吸收和局部副作用。还应指导患儿的母亲去除引发疾病的刺激因素。先天性皮肤念珠菌病的预后良好，数周后常能自愈。局部外用抗真菌药物如制真菌素或咪唑类能加速痊愈。

（四）甲念珠菌感染

念珠菌性甲沟炎若仅局限甲皱襞，外用咪唑类或特比萘芬常能治愈。患者务必采取措施避免甲沟的浸渍。如果近端甲板累及，多需口服药物治疗。局限性的甲板远端感染（受累面积小于全甲面积的2/3）可用5%阿莫罗芬搽剂（每周1次）或28%噻康唑溶液（早晚各1次）或8%环吡酮胺局部（开始每周3次，3个月后每周2次，再3个月后每周1次）外用治疗，疗程6个月以上。

严重的甲板感染，仅局部外用药物就很难奏效。口服伊曲康唑对此类患者是一线选择。方法为短程冲击疗法，每日400mg连续1周，停3周，连续2~3个疗程，能治愈多数指甲甲板的感染。特比萘芬（250mg/d）亦可应用，常需连续治疗9~12周。氟康唑每周150mg，连续12~16周也有效。

（五）慢性黏膜皮肤念珠菌病

多数患者经短程抗真菌治疗后，其口腔和皮肤的损害会消退，但治愈甲板感染所需的时间要长得多。除非患者的免疫缺陷得到纠正，否则感染会再次复发，皮损的消退只是暂时的。伊曲康唑和氟康唑虽不一定比以前的咪唑类药物更有效但长期使用却更为安全。合用免疫增强剂会有利于病患的好转或恢复。

（六）深部念珠菌病

与其他深部机会性真菌感染一样，深部念珠菌病一旦确诊要及时救治，因为预后的好坏与能否早期诊治关系很大。目前的一线用药仍是两性霉素B，念珠菌一般对其高度敏感（MIC<0.1μg/ml）。开始剂量为0.5~1mg（kg·d），加到5%葡萄糖液中静脉滴注，根据机体耐受情况逐渐增大到3~4mg/（kg·d），最大不超过5mg/（kg·d）。为了克服该药较为严重的副作用，尤其是肾脏毒性，近年来新上市两性霉素B脂质体，具有提高疗效和降

低毒性的显著特点，但价格十分昂贵。用法为以 0.1mg/（kg·d）开始逐渐增大到 3~5mg/（kg·d）。专家建议同时合用 5－FC（5－氟胞嘧啶），剂量为 150mg/（kg·d），口服或静脉滴注，这样可以产生协同作用并有效防止耐药的发生。如此治疗 6~8 周后，待患者症状明显消退并真菌检查阴性后，可改用氟康唑维持治疗，200~400mg/d。对一开始就因肾功能不全或不能耐受小剂量两性霉素 B 的患者可用氟康唑或伊曲康唑溶液静脉给药，如用前者可采用 400~800mg/d，播散性病例可增至 1 000~1 200mg，后者也可用至 400~800mg/d。对有严重细胞免疫缺陷的患者可合用免疫增强剂或免疫调节剂，如 IL－2、TNF 等。

四、预后评价

浅部念珠菌病一般预后良好，但积极纠正诱发因素对有效防止复发很有帮助。如念珠菌性阴道炎患者慎用抗生素、激素、避孕药对维持阴道内微生态菌群的平衡十分重要，手部皮肤和甲的念珠菌感染往往与长期或密切接触水有关，偏胖的年轻女性尽量不穿牛仔裤等紧身裤，等等。深部念珠菌病则危害较大，预后很大程度取决于能否获得早期诊断和正确治疗。对那些严重免疫低下的住院高危患者建议预防性服用小剂量抗真菌药物，如氟康唑和伊曲康唑，剂量为 100~200mg/d，以保持一定的血药浓度，一则能有效降低体内寄居真菌的数量，二可抵御刚入侵的少量真菌。但要注意有诱导耐药的隐患。

五、最新进展与展望

现已明确白念珠菌的毒力因子至少包括 4 种：①形态转换，即由寄生状态的酵母相转变为具侵袭能力的菌丝相。表型转换在白念珠菌致病中起着毒力作用，容易入侵和逃避宿主的防御。②黏附因子，是念珠菌黏附于宿主细胞的生物分子，使念珠菌具有黏附宿主上皮细胞的能力，是其致病的首要条件。白念珠菌黏附上皮主要依靠其表面类似于哺乳类动物细胞蛋白受体的成分完成。③分泌型蛋白水解酶，使机体细胞之间连接破坏并产生组织损伤，其中最重要的两种酶是分泌型天冬氨酸酶（Saps）和磷脂酶（PL）。④免疫下调，研究发现白念珠菌胞壁抗原具有下调宿主细胞免疫的作用。其他念珠菌的毒力不及白念珠菌强，感染频率也较低，但致病机制基本一致。

念珠菌对唑类和其他抗真菌药物产生耐药是当前临床抗真菌治疗面临的严峻问题，其耐药机制已成为研究热点，已明确的有唑类药物靶酶编码基因的突变或表达上调，药物流出泵蛋白活性增强等。另外，念珠菌在体内生成生物膜也是其耐药的重要原因。

（张　洁）

第七节　放线菌病

一、概述

放线菌病（actinomycosis）为一种进行性、慢性、化脓肉芽肿性疾病，常表现为脓肿、结节，溃破形成瘘管、窦道，脓液中可找到硫磺颗粒。放线菌属于原核生物，但其能产生与真菌类似的菌丝和孢子，其引起的疾病表现也与真菌病难以鉴别，所以习惯上将放线菌病并入真菌病中论述。放线菌分为需氧性和厌氧性两大类，前者中最常见为人型放线菌（以色列放线菌），其次牛型放线菌，多感染动物，还有赖斯兰德放线菌、龋齿放线菌等。后者主要是奴卡菌和马杜拉放线菌。放线菌为人类口腔、牙垢、扁桃体上正常菌群。易感因素为机体免疫降低、局部外伤等。

二、诊断思路

（一）临床特点

1. 部位　放线菌感染最好发于面颈部（60%~63%），依次为腹部（18%~28%）、胸部（10%~15%）、其他部位（8%左右）。

2. 颈面垄放线菌病　最常见，好发于颈面交界处及下颌角、牙槽嵴；初发为局部轻度水肿和疼痛或无痛性皮下肿块，逐渐变硬、增大，继而软化形成脓肿，破溃后出现窦道，排出物中可见淡黄色"硫磺颗粒"，脓肿周围可形成肉芽肿。

3. 皮肤型放线菌病　皮肤正常结构破坏易造成感染，局部皮下结节，后软化、破溃，形成窦道，排出物中可见"硫磺颗粒"。

4. 胸部型放线菌病　从口腔吸入，也可从其他部位播散感染，多见肺门和肺底，为急、慢性肺部炎症，感染波及胸壁后，穿透出现窦道，可见含"硫磺颗粒"排出物。

5. 腹型放线菌病　最常见为肠道感染，好发回盲部，表现类似急性、亚急性、慢性阑尾炎，继而出现不规则肿块，与腹壁粘连，穿破形成窦道，排出脓液中可见"硫磺颗粒"。

6. 脑型放线菌病　较少见，临床表现与细菌性脑部感染类似。局限性脑脓肿型，临床表现为占位性病变体征；弥漫型，出现脑膜炎，类似细菌性脑膜炎的症状、体征。

（二）检查要点

（1）好发于面颈部，尤其是颈面交界处及下颌角、牙槽嵴。
（2）典型皮损呈先硬后软再破溃的肿块。
（3）肿块破溃后形成窦道并排出"硫磺颗粒"。
（4）部分患者有明确的局部外伤史。
（5）除皮肤型外，累及胸部和腹部的炎症也可形成窦道并见"硫磺颗粒"。

（三）辅助检查

1. 真菌学检查　关键是从送检标本查找"硫磺颗粒"。直接镜检：颗粒用KOH或生理盐水制片，低倍镜下呈圆形或弯盘形，周边放射状排列透明的棒状体。革兰染色油镜下可见革兰阳性纤细缠绕的菌丝体和圆形、杆状菌体。抗酸染色阴性。培养：脑心浸液血琼脂培养基，CO_2厌氧环境，菌落呈白色或淡黄色粗糙而不规则节结状，紧贴于培养基表面。

2. 病理学检查　广泛炎性浸润；炎性坏死及脓肿；炎性肉芽组织增生；紫红色云雾状放线菌菌落团；革兰染色有放线菌。

（四）鉴别诊断

临床上表现为面颈部硬性肿块不能确定为肿瘤者、持续肺部慢性感染或肺脓疡、胸腔积液疗效不佳者，腹部硬性包块或术后切口形成接管者，均应考虑放线菌病。该病应注意与结核病、奴卡菌病、深部真菌病、细菌性或阿米巴肝脓疡、恶性肿瘤、阑尾炎、细菌性骨髓炎等鉴别。

三、治疗措施

放线菌病：强调早期治疗、合理用药、疗程足。

（一）药物治疗

首选青霉素 200万~2 400万 U/d 静脉滴注，连用2~6周或更长，后改为青霉素或阿莫西林口服半年至1年，近年主张个性化治疗。磺胺类可加强青霉素疗效，常用复方新诺明口服1~2g/d。青霉素过敏者可选用红霉素、四环素、利福平、克林霉素或头孢类抗生素，但剂量宜大，疗程稍长。

（二）手术切除

病灶局限者可手术切除，尽量清除病灶并配合药物治疗，不能切除者应切开引流，使其充分透气，改变厌氧环境，不利放线菌生长。

（三）其他

对颈面部浅在病灶，在药物治疗的同时可配合 X 线局部照射；亦可充分开放伤口，用过氧化氢溶液冲洗，以2%普鲁卡因稀释青霉素于病灶周围浸润及窦道内灌注。

四、预后评价

如能做到早期诊治，合理用药，疗程足够，则本病预后良好。发生在深部的放线菌感染其良好预后的获得还取决于综合措施的科学实施，包括脓液引流等。

五、最新进展与展望

病原菌常通过龋齿、牙周脓肿、拔牙后黏膜破损处、扁桃体化脓灶、扁桃体摘除术后侵入黏膜下组织，或经唾液腺、泪腺导管进入腺体引起面颈部放线菌病。含放线菌的脓液吸入支气管内，可致胸部放线菌病。放线菌吞服后沿消化道破损处或经腹壁外伤伤口感染可引起腹部放线菌病。因此，皮肤或内脏黏膜的破损，是使放线菌能深入组织内致病的重要条件。损害中如合并细菌感染，则造成厌氧环境更有利于放线菌生长致病。极少数免疫缺陷者感染致病性较强的菌株时可引起血行播散，甚或出现中枢神经系统放线菌病。病原菌通常是由局部通过窦道向周围蔓延侵犯皮肤、皮下组织、肌肉、筋膜、骨骼及内脏，而并非经淋巴管播散。

（张　洁）

第八节　孢子丝菌病

一、概述

孢子丝菌病（sporotrichosis）是由双相型真菌申克孢子丝菌所致的亚急性或慢性感染。此种真菌随外伤植入后引起皮肤或皮下感染，通常表现为淋巴管性传播，在易感个体偶可引起肺、关节、骨或其他部位的感染。孢子丝菌病为世界范围性分布，但最常见于温带及热带地区。发病无明显的性别、年龄或种族倾向，孢子丝菌病在成人比儿童更为常见，尤其在经常接触土壤、植物或植物性物质的职业个体中更为普遍，如园林工人、造纸厂工人、花匠、矿工及木匠。在我国，大多数病例为散发，但也有区域性流行的研究报告，如东北吉林地区的流行，据专家研究认为和当地大量种植的芦苇有关，患者也多从事与芦苇有关的产业。

二、诊断思路

（一）临床特点

孢子丝菌病临床表现呈多样性。

1. 皮肤孢子丝菌病　是孢子丝菌病最常见的临床类型，好侵犯暴露部位，如四肢，特别是手和手指。右手较左手更易被侵犯。最初的皮疹常发生在外伤后 1~4 周，为一小的、坚硬的、无痛性结节，开始时可以移动，以后与周围组织粘连，局部皮肤发红变紫，结节变软破溃形成一个持久性溃疡，排除浆液性或脓性液体。溃疡边缘不规则并可有水肿及结痂。在随后的数周和数月，沿着淋巴管的走向产生更多的结节，这些结节同样进一步发展为溃疡。但约有 25% 的皮肤感染者，其原发疹保持固定状态而不沿淋巴管传播，这类患者多见于儿童，面部皮疹也常常表现为这种类型，即所谓固定型孢子丝菌病。

2. 皮肤外孢子丝菌病　最常见于伴有基础性疾病或易感素质的个体，如糖尿病患者、酗酒者及 AIDS 患者。最常累及的部位是肺、关节和骨，但偶有内眼炎和脑膜炎的病例报道。外伤后发生于四肢的皮肤损害提示应考虑本病，假如患者居住在地方流行区，沿淋巴管发生的多发性溃疡更值得怀疑。

（二）检查要点

（1）好发于暴露部位，特别是手部。

（2）典型皮损为一个至数个结节，后期形成溃疡。

（3）儿童患者多发于面部，成人患者多见于四肢。

（4）固定型在儿童多发于面部，淋巴管型则多见于四肢。

（5）本病不具传染性，未见家庭聚集性。

（6）不少患者有皮损部位的外伤史。

（7）系统性或播散性孢子丝菌病患者往往合并有免疫受损性基础病。

（三）辅助检查

1. 真菌学检查

（1）镜检：临床材料如脓液或组织的直接镜检常由于菌数稀少而失败。但若查到孢子丝菌典型的卵圆形或雪茄形小分生孢子或发现星状体则可确诊。免疫荧光染色在显示单个真菌细胞方面有时很有帮助。

（2）培养：孢子丝菌病的确诊依靠分离到病原菌。应将临床材料接种到几种培养基上，包括葡萄糖蛋白胨琼脂，在 25~30℃下孵育，3~5 天内可见到丝状菌落。随着时间的推移，菌落颜色通常由奶油色逐渐转变为亮棕色到暗棕色或黑色。菌种鉴定应依靠其菌丝型的形态学特征及其在 37℃下在血琼脂上转化为酵母型。

2. 血清学试验　在孢子丝菌病的诊断中无明显意义。免疫扩散和凝集试验可用于检测申克孢子丝菌抗体，尤其对诊断不常见的皮外型孢子丝菌病更有帮助。

3. 病理检查　可作为重要的辅助检查，如在组织中发现孢子丝菌特征性的星状体以及典型的"三区结构"可有力支持诊断。"三区"指中央为"化脓层"，外为"结核样层"，周围则为"梅毒样层"。化脓层主要为中性粒细胞，结核样层，为多数上皮样细胞及多少不等的多核巨细胞，梅毒样层为浆细胞及淋巴细胞的浸润。

（四）鉴别诊断

皮肤型孢子丝菌病需与许多感染性疾病鉴别如芽生菌病、着色芽生菌病、奴卡菌病、副球孢子菌病、利什曼病和皮肤结核病，鉴别依据就是致病菌种的分离、培养和鉴定。

三、治疗措施

（一）皮肤及皮肤淋巴管型孢子丝菌病

伊曲康唑，100~200mg/d，连续3~6个月，治疗应持续到皮疹消失后数月。或特比奈芬，250mg/d，连续3~6个月，效果亦佳。饱和碘化钾溶液因其疗效肯定、易于吸收且便宜，对于皮肤淋巴管型孢子丝菌病患者仍不失为一种有效的治疗方法。起始剂量为每天3次，每次1ml，并逐渐加量到每次4~6ml。治疗应至少持续到临床治愈后1个月，通常需要2~4个月。变态反应及胃肠道反应是碘化钾治疗常见的并发症。碘化钾联合伊曲康唑或特比奈芬可增进疗效缩短疗程。

（二）皮外型孢子丝菌病

治疗较为困难。伊曲康唑（400mg/d）是治疗骨关节孢子丝菌病的首选药物，治疗应至少持续12个月，疗程偏短可导致复发。肺孢子丝菌病治疗亦困难，且易复发。急性期患者应使用两性霉素B [1.0mg/（kg·d）] 治疗，当病情改善后应用伊曲康唑（400mg/d）进行替代维持；对于那些病情不十分严重的患者，可从一开始就应用伊曲康唑。播散性孢子丝菌病患者更需要两性霉素B治疗，总给药量应达到1~2g。患有AIDS的孢子丝菌病患者需要持续终身的伊曲康唑维持治疗以预防复发。对于那些不能耐受药物治疗的皮肤或皮肤淋巴管型孢子丝菌病患者，局部的温热疗法是一个有效的变通治疗方法。

四、预后评价

限于皮肤的孢子丝菌感染预后不错。发生于面部的皮损若损害较重溃疡较深，愈后会留有瘢痕，可以美容手段修复。对于那些不能耐受药物治疗如碘过敏或有肺结核的皮肤或皮肤淋巴管型孢子丝菌病患者，局部的温热疗法是一个有效的辅助治疗方法。

注意避免外伤及与带菌材料直接接触。若皮肤有破伤，立即涂碘酒，如外伤后不久有结节性损害出现，应考虑本病的可能。患者换下的敷料应烧毁，真菌室工作人员注意防止实验室感染。

（张　洁）

第九节　着色芽生菌病

一、概述

着色芽生菌或称着色真菌病是由多种棕色（暗色）真菌引起的一组皮肤和皮下组织

的慢性局灶性感染，最常见的累及部位是四肢，其特征为逐渐增多的疣状增生和结痂性损害。

该病最常见于热带和亚热带地区。我国迄今已报道 500 余例，大多为 20 世纪 70 年代后所见，以山东、河南和广东等省报道为多，其中山东章丘的流行病学调查显示其发病率高达 0.23‰，属世界罕见。在我国北方地区最多见的是卡氏枝孢霉，而南方地区和散发病例则以裴式着色霉为主。着色真菌病的病原体广泛存在于环境中，可见于土壤、树木和其他植物中。因创伤时将病原体接种于皮肤而发生感染，细微损伤、棘刺、木屑的扎伤或创伤，常足以造成病原体的侵入，故该病常见于户外活动的人群及赤足者。

二、诊断思路

（一）临床特点

感染继发于创伤时病原体侵入皮肤和支下组织。最常见的感染部位为小腿和足部，其他还有手、上肢、面颈部、肩部和臀部等，多数患者的病灶为单侧性。初发病灶为在真菌侵入部位出现的单个粉红色无痛性丘疹，然而多数患者在此阶段不会就诊。初发病灶增大后形成一个大的角化斑块，其表面粗糙，边缘高起，若沿淋巴管播散（或自体接种），常在原发病灶周围形成一些卫星状病灶；无痛，但常有痒感；典型损害呈疣状或菜花状境界清楚的斑块或结节。即使病灶广泛、累及整个肢体，患者的全身健康状况也不至于受影响；疾病后期一些病灶呈有蒂状损害，表面可继发细菌双重性感染，形成溃疡并有恶臭物排出，双重感染也被认为是病期较长患者的淋巴回流淤滞、形成象皮肿的原因；罕有患者出现淋巴结、肝、脑或血行播散，仅见于裴氏着色霉所致，考虑与该菌亦可引起暗色丝孢霉病不无关系；和其他表面增殖性病变一样，该病亦能致癌。

（二）检查要点

（1）好发于小腿和足部，多数皮损为单侧性。

（2）典型皮损呈疣状或菜花状境界清楚的斑块或结节。

（3）该病常见于户外活动的人群及赤足者，并常有外伤史。

（4）疾病后期一些病灶呈有蒂状损害，表面可继发细菌双重性感染，形成溃疡并有恶臭物排出。

（5）本病不具传染性，未见家庭聚集性。

（6）病例为散发，以前国内曾报告山东章丘地区成流行区，但近年已无该特征。

（7）罕见引起深部或系统感染。

根据病史及典型的临床表现以及典型的组织病理改变并见到厚壁孢子即可初步诊断，而真菌学阳性结果是诊断的金标准。

（三）辅助检查

1. 真菌学检查

（1）镜检：对组织切片或损害处脓液、刮屑或活检物作显微镜检查，若发现成簇的特征性小而圆、厚壁、棕色硬壳小体，则着色芽生菌病的诊断可以成立。这些细胞常沿长轴和横向分隔。

（2）培养：着色芽生菌病的确诊依靠病原体的分离培养。25～30℃培养 1～2 周后，可见卵圆形灰黑色或墨黑色丝状菌落。但培养物必须保留 4 周方可丢弃。鉴定致病菌种颇为困难，需依据小培养中分生孢子梗的形态。

2. 组织病理检查　组织切片中除可见到感染性组织相外，还可见到呈暗色的菌丝或孢子，特别是见到厚壁的硬壳细胞（小体）有确诊意义。

（四）鉴别诊断

着色芽生菌病应与其他真菌感染性疾病，包括芽生菌病、罗伯菌病、副球孢子菌病、暗色丝孢霉病、鼻孢子菌病和孢子丝菌病等相鉴别，也需要与原藻病、利什曼病、皮肤结核及某些麻风损害、梅毒、银屑病和亚急性或盘状红斑狼疮进行鉴别。

三、治疗措施

该病治疗困难。对于小病灶应予手术切除。但此举有较大的危险性，易导致局部播散，只有在联合应用抗真菌药物时方可尝试手术治疗，如在术前口服伊曲康唑 200mg/d，1～2 周，术后继续用 2 周左右。

至今尚无治疗着色芽生菌病的十分理想的药物。据报道，长疗程口服伊曲康唑（200～600mg/d，12～36 个月）对相当比率的南美患者有显著改善。我国医生的临床经验似乎不需要如此长的疗程，约半年左右，但不同患者的个体差异和病情严重度不同决定了其疗程应该个体化。

在伊曲康唑问世之前，氟胞嘧啶 100～200mg/（kg·d），分 4 次，是治疗着色芽生菌病的首选药物，但常出现耐药性。氟胞嘧啶与两性霉素 B［0.5～1.0mg/（kg·d）］或噻苯达唑 25mg/（kg·d）联合口服时，可以获得更好的疗效。在达到临床治愈后仍应持续治疗至少 1 个月。国内有医生尝试用特比奈芬治疗也有良效，用法是 250mg/d，连续口服 3 个月到半年以上，停药指征是真菌学转阴 1 个月以上。也有人用 500mg/d，服用 1 个月左右换成 250mg 剂量持续治疗。还有内用 10% 碘化钾溶液、酮康唑、5-FC、两性霉素 B、氟康唑等药物有效或治愈的报道。

最近，有人采用伊曲康唑和特比奈芬每周交替或两药联合的方法治疗 4 例单用抗真菌药物口服效差的着色芽生菌病患者获得成功。有的专家推崇 5-FC 与伊曲康唑联合。也有研究显示泊沙康唑在治疗着色真菌病方面比伊曲康唑更具优势。

病损局部应用热疗有时也有效，因本病的病原菌均不耐受 42℃ 以上的高温。局部加热至 45～50℃，每次 30～60 分钟，每天 1～2 次。热疗可采用远红外治疗器、灯泡照烤、热水袋热敷等办法，还可以冷冻。这些办法只适用于早期、小面积、增殖程度轻、无播散倾向者。

四、预后评价

局限性的皮肤和皮下着色芽生菌病预后良好，可根据皮损位置、大小、多少、患者健康和免疫状态以及经济状况选择不同的治疗方法和方案，多采用联合治疗的方法。要积极合理治疗，防止出现细菌的双重感染和自身的播散性感染。一旦出现严重的播散性感染并累及重要器官，则预后不佳。

（张　洁）

第十节　暗色丝孢霉病

一、概述

暗色丝孢霉病是指由多种条件致病性棕色（暗色）真菌引起的皮肤皮下和深部组织感染。这是一类不断被发现的引起多种临床感染的相关真菌种属所致的疾病，与引起皮肤着色真菌病的病原菌不完全相同。这些真菌的特征性表现为在组织中形成有隔菌丝相。

暗色丝孢霉病广泛分布于世界各地。发病与地区环境、种族、性别等无明显关系，但其中的皮下感染最常见于中、南美洲热带地区的农村人群，而多数脑部、鼻旁窦感染的报道则多见于北美。我国近几年已报道 10 余例，并有逐年增加的趋势。

人类的感染源经吸入或经皮肤创口植入病原体。有的患者可并发结核病、糖尿病、手术及一些消耗性疾病，长期服用肾上腺皮质激素也可诱发本病。此类病原真菌的共同特点是：培养物中或多数病例的组织中生长的真菌细胞壁中有色素形成。

二、诊断思路

（一）临床特点

该病可分为不同临床类型，包括皮肤皮下组织、鼻旁窦和脑部感染等。

1. 皮肤及皮下组织　是暗色丝孢霉病最为常见的类型。临床主要表现为孤立的皮下囊肿或脓肿，该类感染多继发于外伤，因此以四肢暴露部位居多。其他常见部位包括臀部、颈面部等。初发皮损为一坚实有时柔软的无痛性皮下结节，若不进行治疗，则缓慢增大，颜色加深，形成一囊性脓肿，表面黏着褐黑色的筋壳样厚痂，干燥，不易剥离；多数患者的病灶范围局限，表面皮肤常不受累，成熟的囊中可以引流出脓性液体，在免疫受损的皮下组织暗色丝孢霉病患者，有时可形成窦道。如果皮损主要位于表皮和真皮层时，可形成肉芽肿性、隆起性斑块。

2. 鼻旁窦　近年有增多趋势，可见于免疫力正常或免疫抑制的患者，是一种进展缓慢的破坏性疾病，可限于鼻窦或播散至眼眶与脑部。其临床表现与曲霉性鼻窦炎相似，通常患者的主诉为长期有过敏性鼻炎的表现、鼻息肉或间歇性鼻窦疼痛；患者就诊时有鼻阻塞和面部疼痛，伴或不伴有突眼症，鼻窦中充满稠厚、黑色黏液。据报道有些暗色真菌可引起白血病或 AIDS 患者鼻黏膜的黑色坏死性损害。

3. 脑部　少见但常可致命，可继发于肺部感染的血行播散，亦可由鼻窦感染灶直接波及。多数患者由班替枝孢霉引起。脑脓肿可发生于免疫力正常的人群而无明显易感性，男性患者常多于女性。该病起病隐匿，脑的前叶是最常见的发病部位。最常见表现为持续性头痛，还可有局灶性神经系统体征、偏侧麻痹和癫痫发作；发热少见或缺如；胸部放射学检查常正常。在病灶被切除之前罕有能确诊的患者。

（二）检查要点

（1）皮肤型主要表现为孤立的皮下囊肿或脓肿，该类感染多继发于外伤，因此以四肢暴露部位居多。

（2）皮肤型囊肿性皮损后期其表面黏着褐黑色的蛎壳样厚痂，干燥，不易剥离。

（3）多数患者的病灶范围局限，表面皮肤常不受累，成熟的囊中可以引流出脓性液体。

（4）鼻旁窦型患者就诊时有鼻阻塞和面部疼痛，伴或不伴有突眼症，鼻窦中充满稠厚、黑色黏液。

（5）脑型最常见表现为持续性头痛，还可有局灶性神经系统体征、偏侧麻痹和癫痫发作。

（6）该病均为散发，无人际间传染的报告。

根据临床特殊表现，尤其对长期不愈的皮下组织损害，以脓肿、囊肿为特征的患者要高度怀疑本病。取材进行真菌镜检、培养和组织病理检查可确立诊断。

（三）辅助检查

1. 真菌学检查

（1）镜检：取临床标本如病灶处脓液，皮屑或活检组织制成染色切片或湿片作显微镜检查，若找到偶有分枝的棕色有隔菌丝，则可作出诊断。

（2）培养：致病菌的鉴定对于正确治疗至关重要，这依赖于分离培养的成功。30℃培养1~3周后，可形成能鉴定的丝状菌落。

2. 组织病理学检查　除可见脓肿或囊肿的细胞相外，组织内可发现肿胀、扭曲的棕色菌丝和酵母样芽生孢子或假菌丝，但无厚壁孢子（硬壳小体），此为与皮肤着色真菌病组织病理的主要区别点。

3. 其他检查　对于鼻旁窦和脑部的感染，CT扫描有助于确定感染范围和病灶定位，常显示出一边界清晰、反差显著的损害。脑部感染者其脑脊液（CSF）检查变化有压力增高、蛋白浓度可增加、葡萄糖浓度可减少，并出现淋巴细胞增多，但很少能发现真菌。

（四）鉴别诊断

皮下组织型暗色丝孢霉病的病灶可与着色芽生菌病、孢子丝菌病、球孢子菌病和副球孢子菌病以及皮肤利什曼病的小的初发病灶混淆。但孢子丝菌病可出现淋巴系统播散，其他几种疾病均可出现疣状皮损，因此鉴别不难。

对于免疫力正常的患者，暗色丝孢霉性鼻窦炎的临床表现与曲霉感染难以鉴别。在免疫抑制患者，曲霉性鼻窦炎是一种暴发性且常为致死性的疾病，这一点与暗色丝孢霉病不同。然而，在白血病或AIDS患者的鼻中隔部位，两种病原体均引起黑色坏死性损害。脑部暗色丝孢霉病的症状与未经治疗的细菌性脑脓肿类似，但前者起病更为隐匿。部分病例要先排除隐球菌病、球孢子菌病或孢子丝菌病。

三、治疗措施

皮下组织暗色丝孢霉病需要手术切除，因为对皮下组织切开引流极少成功。两性霉素B可治愈或改善不宜切除的病例，但以后常有复发。鼻旁窦感染应进行手术完全切除病灶，而合并使用两性霉素B是阻止暗色丝孢霉性鼻窦炎进展的重要措施，即使如此，复发者依然并不少见，此时应进一步实施手术治疗。口服伊曲康唑（100~400mg/d）有效，但最适剂量与疗程仍需摸索。坏死性鼻中隔病灶可用外科切除的方式治疗。

脑暗色丝孢霉病需同时以手术和药物治疗，因两性霉素B单用无效，外科切除孤立性病灶可获长期治愈；然而，未能完全切除的病灶常为致命性的。多发性病灶的患者预后不良。

对皮肤暗色丝孢霉病可用外科手术清创皮肤损害，同时合并使用两性霉素 B，此为最有效的治疗方法。获得控制后改用伊曲康唑小剂量长期维持一段时间。局部抗真菌药物无效。还有应用 10% 碘化钾、酮康唑、氟康唑和 5 - FC 等治疗本病的报道，但效果不定。

四、预后评价

限于皮肤的损害预后尚可。皮下组织暗色丝孢霉病其预后要看感染部位和大小，因为这取决于能否手术干预。脑部感染患者其预后也取决于能否实施手术并将病灶切除干净。另外，不同种属的真菌对抗真菌药物的敏感性存在差异，遇到对常用抗真菌药物不敏感甚或耐药的菌株，其疗程会延长且预后不佳。

（张 洁）

第十一节 足菌肿

一、概述

足菌肿（mycetoma）又称"马杜拉足"（Madura foot），是一种由真菌（真菌和皮肤癣菌）、放线菌及细菌引起的皮肤、皮下组织和骨骼的一种慢性限局性的感染。通常累及手足，其特征性表现是在被感染组织中产生颗粒并通过窦道排出。

足菌肿最常见于非洲、中美洲和南美洲的一些干旱的热带、亚热带地区。我国也有本病的发生，迄今已报道 10 余例。足菌肿可累及各个年龄组，而最常见的是 20 ~ 50 岁。大多数患者从事户外工作，接触土壤，并有轻微的穿刺损伤史。未见人与人、动物与人之间的互相传染。

二、诊断思路

（一）临床特点

足菌肿最常见于足部（占病例的 70% 以上），特别是习惯赤足行走的人，其次是手部（大约占 10%）以及在工作和坐卧时与土壤或腐生物相接触的身体其他部位。另外一些易受感染的部位包括背部、颈部和枕后。

最初的皮损出现在外伤的几个月之后，表现为一个小的坚实的无痛性皮下结节，其在皮下可以活动，也可与皮肤相粘连。真菌性足菌肿一般较放线菌性足菌肿进展慢、破坏性小，而且病变趋于局限性，随着病情发展到晚期，病变肿胀而且对相邻的解剖结构造成不太明显的破坏。在放线菌性足菌肿，其皮损边界不清，并有与周围组织相融合的趋势。进展常较迅速，累及骨骼早且较广泛。足菌肿的皮损表现为色素减退或色素沉着性的皮肤肿胀，进而病变发展形成单个或多个窦道，向皮肤表面排出含有特异性颗粒的脓液。随着旧的窦道的愈合，新的窦道又出现。到了一定时期，感染向邻近组织扩散，并累及骨骼。

（二）检查要点

（1）最常发于足部，特别是习惯赤足行走者。

（2）皮损常在外伤后数月发生。

（3）一般为慢性渐进性过程。

（4）皮损表现为色素减退或色素沉着性的皮肤肿胀，进而病变发展形成单个或多个窦道，向皮肤表面排出含有特异性颗粒的脓液。

（5）真菌性较放线菌性进展慢损害范围小。

（6）晚期其骨骼可受累。

大多数情况下，有足部典型损害表现时，诊断足菌肿没有问题，如果身体的其他部位受累，特别是检查见不到颗粒排出时，可能难以诊断。

（三）辅助检查

1. 颗粒的采集和分析　用注射器对柔软而尚未溃烂的结节进行穿刺来获得颗粒，如果失败，也可以用解剖针或通过吸取窦道中流出的分泌物来得到颗粒。若病变不流脓，收集20～30个颗粒，用70%的乙醇洗涤，然后用生理盐水冲洗，进行培养。肉眼观察这些颗粒可提供病原学方面的线索。黑色颗粒提示真菌感染；小的白色颗粒常表明诺卡菌感染；针头大小的白色颗粒既可以来自真菌，也可以来自放线菌。小的红色颗粒对白乐杰放线马杜拉菌具有特征性，而黄白色的颗粒可源于放线菌或真菌。

2. 镜检　显微镜直接检查可以对足菌肿进行确诊，同时还可以区分病原菌是真菌还是放线菌。放线菌的颗粒有非常细的菌丝（直径<1μm），而真菌的颗粒含有短菌丝（直径在2～4μm），有时具有色素。直接镜检观察经氢氧化钾处理过的压碎颗粒可以见到这些菌丝，而在染色后的组织切片中更容易观察到。

3. 培养　将若干颗粒（用分泌物或组织块）接种到琼脂平板上，在25～30℃和37℃进行孵育。最常用的培养基是葡萄糖蛋白胨琼脂，不加氯霉素而加放线菌酮（cycloheximid）以分离放线菌，加氯霉素而不加放线菌酮以分离真菌。分离放线菌的选择性培养基中还包括脑-心浸汁或血琼脂。

4. 放射学检查　有助于确定骨骼受累的程度。最常见的而且是特征性的表现为局灶性的骨质破坏，伴有空洞的形成。在放线菌性足菌肿中，骨骼的损害范围小而数量多，在真菌性足菌肿中正相反。CT扫描也可以帮助明确病变的范围。

（四）鉴别诊断

足菌肿的特征性表现是窦道中存在着含有放线菌或真菌菌丝的颗粒。据此可与着色芽生菌病、暗色丝孢霉病、皮肤结核以及其他疾病相鉴别。

三、治疗措施

首先应区分是真菌性足菌肿还是放线菌性足菌肿，因为它们的治疗完全不一样，而且用于治疗其中一种病的药物对于另外一种病通常是无效的。放线菌性足菌肿可用多种抗生素联合治疗，如硫酸链霉素联合复方新诺明或氨苯砜或利福平，治愈率较高，其平均疗程约为9个月。治疗应持续进行直到疼痛和肿胀消失，分泌物和颗粒排出停止以及窦道闭合。真菌性足菌肿应以抗真菌治疗为主，如出现骨损害或严重组织破坏时，可考虑外科清创，但应与内用药结合。因为真菌性足菌肿的感染较局限，扩散慢，手术切除效果很好，特别是病变较小并且没有骨骼受累者。然而，如果不除掉所有的感染灶，复发是不可避免的。外科治疗为足菌肿的康复提供了很好的机会。如果已经累及骨骼，施行截肢术是根治的唯一希望。足菌肿常扩展至邻近的组织，但极少扩散至局部淋巴结和深部器官。反复手术对这两种足菌肿似乎都是一个加速恶化的因素。在初发的足菌肿病变中，细菌的双重感染很普遍，这是局部淋巴结增大的常见原因，而且对患者的全身情况产生损害。

1. 真菌性足菌肿

（1）酮康唑：对波氏假性阿利什霉所致的感染有效，300～400mg/d，连续8个月。但要注意监测肝功能。

（2）伊曲康唑：有若干长期治疗获得成功的报道。开始每天200～400mg，显效后改为100～200mg，连续用药1年以上。也有人用200mg，每日3次，疗程6个月，治愈由波氏假性阿利什霉所致的足菌肿。

（3）两性霉素B：对顽固的足菌肿病例，目前该药仍为最好的选择。使用方法与治疗其他深部感染相同，但疗程要长。病灶局部可用1～2mg/ml进行局封。

（4）5-FC：对暗色真菌引起的感染有一定疗效，可每日3～4g口服，并与两性霉素B或酮康唑合用。

（5）氨苯砜和碘化钾也有一定疗效。

2. 奴卡菌性足菌肿

（1）磺胺：为首选药物，应用最广泛的是磺胺甲异恶唑-甲氧苄啶联合治疗。用量为磺胺甲异恶唑800～1 250mg，甲氧苄啶160～200mg，每日2次口服，疗程1年左右。

（2）氨苯砜；对巴西奴卡菌有效，推荐200～300mg，每日1～2次，持续6～24个月。要注意溶血性贫血等不良反应。可与磺胺联合应用：

3. 治疗流程　对严重且已播散的病例，可用阿米卡星。

四、预后评价

预后取决于是否早期诊治，还取决于病灶能否被完全清除，否则难免复发。要警惕细菌的双重感染。一般地，真菌引起的足菌肿其预后要好于放线菌及细菌所致的感染。

（张　洁）

参考文献

[1] 王丽昆.2013—2014年唐山地区致病皮肤真菌流行病学分析.中国皮肤性病学杂志，2016，30（4）：400-402.

[2] 姚战非.雷帕霉素对自发性系统性红斑狼疮小鼠外周血调节性T细胞叉头框家族转录因子P3表达量的影响.临床皮肤科杂志，2016，45（3）：188-190.

[3] 姚战非.斯奇康注射液治疗31例急性泛发性扁平疣临床观察.中国医疗美容，2014，3：112-113.

［4］姚战非．Survivin，CyclinD1 和 Caspase – 3 在皮肤扁平苔藓皮损中的水平．中国皮肤性病学杂志，2014，28（4）：346 – 348.

［5］陈洪铎．皮肤性病学．第 4 版．北京：人民卫生出版社，2007.

［6］王光超．皮肤病及性病．北京：科学技术出版社，2015.

［7］岳海龙，王丽昆，彭晓静．不同剂量右美托咪定量减少全麻苏醒期躁动的效果观察．世界临床医学，2015，9（7）．

［8］杨洁，毕廷民，王丽昆．唐山市老年皮肤瘙痒症影响因素分析．中国煤炭工业医学杂志，2014（09）．

［9］乌云塔娜．蒙药治疗结节性红斑40例．中国民族医药杂志，2006，12（6）：77 – 77.

第七章　物理性皮肤病

第一节　日光性皮炎及多形性日光疹

由于皮肤受到日光照射，诱发的单一或多形性发疹。好发于春夏季，以外露部位多见。

一、西医治疗

1. 一线

（1）避免日晒或暴晒，或用防晒霜，避免接触光敏物质和食用光敏性食物、药品。

（2）急性期外用硼酸液湿敷，或炉甘石洗剂。中药芦荟配制的凝胶剂外用也佳。

（3）衣帽防护。

（4）外用糖皮质激素霜或凝胶。或外用 2.5% 吲哚美辛液。

（5）抗组胺药，如西替利嗪、氯苯那敏。但慎用苯海拉明、曲吡那敏（去敏灵）等。

2. 二线

（1）PUVA。

（2）窄谱 UVB。

3. 三线

（1）内服糖皮质激素，如泼尼松 20～40mg/d。

（2）氯喹 125mg，1 日 2 次，或羟基氯喹 200mg，1 日 2 次。

（3）沙利度胺 50mg，1 日 3 次，孕妇禁用。

（4）氯苯酚嗪 50～100mg/d

（5）对氨基苯甲酸（PABA）0.3g，1 日 3 次。

（6）β－胡萝卜素，60～180mg/d。

（7）维生素 E 300mg/d。

（8）维生素 C 300mg/d。

（9）硫唑嘌呤 50mg，1 日 2 次。

（10）环孢素 A 3～5mg/（kg·d）。

（11）黄酮类抗氧化剂。

（12）蓝科肤宁外用。

（13）红茶湿敷。

二、中医治疗

（一）病因病机

内因：脾虚湿盛，湿久蕴热，且秉性不耐，皮毛腠理不密，复因肝郁血滞，加上外感风邪日晒致湿热不得外泄郁于肌肤而成。

主证：日晒后在外露部位如面、颈、上胸、四肢起红斑、丘疹、斑块、水疱等皮疹，好发于春夏季。兼口苦胸满，烦躁胁痛，舌瘀、苔薄黄、脉弦滑。

（二）辨证施治

清热、疏肝、活血。

（三）方例

1. 疏肝活血汤　柴胡 10g、薄荷 10g、（后下）、黄芩 10g、栀子 10g、归尾 10g、赤芍 10g、红花 10g、莪术 10g、陈皮 10g、甘草 6g。

（1）方解

柴胡、薄荷——疏肝。

黄芩、栀子——清肝热。

归尾、赤芍、红花、莪术——活血化瘀。

陈皮——理气。

甘草——调和诸药。

（2）加减

1）湿重：茯苓、泽泻、猪苓。

2）湿热重：尾连（黄连）、黄芩、黄柏、车前子、六一散。

3）血热证显：生地、赤芍、丹皮、生玳瑁。

4）面部：菊花、玫瑰花。

5）上肢：片姜黄、桑枝。

2. 凉血五花汤　红花 10～15g、鸡冠花 10～15g、凌霄花 10～15g、玫瑰花 10～15g、野菊花 10～15g。

方解：凌霄花——凉血、活血、泻热。

玫瑰花、红花——理气、活血、化瘀。

鸡冠花——疏风活血。

野菊花——清热解毒。

此二方也适用于面部、躯干、上半部对日光敏感的皮肤病如酒渣鼻、红斑狼疮、多形红斑等。

三、中成药

（1）清解片 5 片，1 日 2 次。

（2）牛黄解毒片 2 片，1 日 2 次。

（3）银翘解毒丸 1 丸，1 日 2 次。

（4）龙胆泻肝丸 3～6g，1 日 2 次。

（5）苦参片 5～10 片，1 日 3 次。

（6）苦参素葡萄糖注射液 0.6g/100ml 静脉点滴，1 日 1 次。

四、外治

龙胆草擦剂。

目前一些常用中药类化妆品中的黄芩、芦荟、丹参、金银花等对光老化有一定防治作用。

（王丽昆）

第二节　植物日光性皮炎

植物日光性皮炎是吃藜菜（灰菜）或苋菜、槐花等植物后，再经日光照射发生的皮炎。

一、西医治疗

同日光性皮炎。

二、中医治疗

有人认为本病类似中医的"日晒疮"，与泥螺日光性皮炎相类似，但多轻症。

病因病机：禀性不耐，皮毛腠理不密，复食藜菜等，致使脾虚水湿不化，湿热内生，再加上外感风邪和日光照射。内外合邪，郁于肌肤。

主证：年轻妇女，妊娠或哺乳者更多见。多于进食大量藜菜后，又经强烈阳光照射，面部、手背等暴晒部位出现皮肤肿胀，继发瘀点、瘀斑、水疱、糜烂、坏死、溃疡。

兼证轻或伴发热、头痛、头胀、呼吸短促、胸闷、纳差等，苔薄白、舌淡、脉滑。

治则：散风、清热、解毒。

方例：普济消毒饮加减。

牛蒡子 10g、元参 12g、黄芩 10g、连翘 10g、贯众 10g、升麻 6g、马勃 6g、桔梗 10g、板蓝根 30g、僵蛹 10g、柴胡 10g、生甘草 6g。

方解：牛蒡子、僵蛹、柴胡、贯众——疏风透邪。

黄芩、连翘、马勃、板蓝根、生甘草——清热解毒消肿。

元参——滋阴降火。

升麻、桔梗、柴胡——引药上行。

加减：

（1）热盛、胸闷、便秘：加大黄 10g（后下）、炒枳实 10g。

（2）呼吸短促：加桑白皮 10g、葶苈子 10g。

（3）有明显紫斑、瘀点：加用凉血活血药生地、丹皮、赤芍、紫草根。

（4）脾虚湿盛证重，腹胀便溏、面部手部肿胀水肿等，则重用白芍、薏苡仁、茯苓、泽泻。

有学者治疗经验是立即避光避热，并给大量清热利湿饮料，治疗：疏风清热、凉血解毒为主，常用荆防败毒散、连翘败毒散或普济消毒饮等，用荆防方、土槐饮亦可收效。

针刺：用于肿胀期，一般用重刺激泄法，穴位合谷、内关、太阳、下关、颊车、承浆、四白、外关、劳宫、曲池、足三里、三阴交、阿是穴。

（王丽昆）

第三节 夏季皮炎

夏季多见，皮损好发于上肢桡侧、下肢伸侧等外露部位。初起皮损潮红，后有密集细小红丘疹，痒重，搔抓后继发血痂及轻度发亮的细小丘疹组成的苔藓样皮损。成年人多见，秋后自愈。

一、西医治疗

参考日光性皮炎。

外治：

（1）穿长袖衣，衣料宜淡色柔软，通透、吸湿性好。

（2）外扑痱子粉，水调六一散外抹，六神沐浴露（含苦参、金银花，市售）稀释湿敷。

二、中医治疗

病因病机：内蕴脾湿，复感暑湿，或日光照射。暑热脾湿，蕴蒸肌肤。兼证轻或有烦热、胸闷、纳差、睡眠不好、尿短赤等。苔薄白、舌淡脉滑。

治则：清暑化湿。

方例：经验方。

青蒿 15g、藿香 10g、佩兰 10g、荷叶 10～15g、赤芍 10g、蒲公英 15g、薏苡仁 15g、白鲜皮 20g、苦参 10g、六一散 10g、冬瓜皮 15g。

三、中成药

（1）清解片 5 片，1 日 2 次。

（2）藿香正气丸 6g，1 日 2 次。

（王丽昆）

第四节 慢性光化性皮肤病

慢性光化性皮肤病是一组以慢性光敏感为特征的病谱性疾病，包括持久性光反应样湿疹、光敏性皮炎、光线性类网织增生症。

1. 病因 UVA、UVB 和可见光致 DNA 损伤，自由基受损，致迟发性变态反应，诱发慢性光化性皮炎。

2. 诊断标准

（1）皮损主要分布于光照部位。

（2）持久性湿疹、皮炎、丘疹、斑块。

（3）光试验阳性［UVA（＋）和（或）UVB（＋）］。

（4）组织病理类似湿疹皮炎，也可出现假淋巴瘤样改变。

3. 鉴别诊断 ①湿疹皮炎；②外源性光感性皮炎；③多形性日光疹；④皮肤 T 细胞淋巴瘤。

4. 治疗

（1）一线：①避免日晒，避免过敏物。②外用糖皮质激素。③外用软化剂。④羟氯喹 0.2g，1 日 2 次。⑤沙利度胺 50mg，1 日 3 次，孕妇禁用。

（2）二线：①烟酰胺 40～100mg，1 日 3 次。②泼尼松 40～60mg/d。③硫唑嘌呤 1～2.5mg/（kg·d）。④环孢素 A 3.5～5mg/（kg·d）。⑤PUVA。⑥达那唑 200mg，1 日 2～3 次。

（3）三线：①吗替麦考酚酯 1～2g/d 或 25～50mg/（kg·d）。②皮肤磨削。

（王丽昆）

第五节　皲裂

皲裂是掌跖皮肤角化过度继发线状裂隙，可继发于手足癣、足跟皲裂症、掌跖角皮症及手皮炎等。多冬季发生，与气候干燥、寒冷、局部摩擦、浸渍等有关。

一、西医治疗

（1）外用 15%～20% 尿素软膏。
（2）外用韦氏软膏。
（3）0.1% 维 A 酸霜。

二、中医治疗

（1）外用膏药捻子、千锤膏等。
（2）白芨外敷，2～3 天 1 次。
（3）甘草 10～15g、酒精 100ml 浸泡，外擦。

（张　丽）

第六节　冻疮

冻疮系长期受冷致血管痉挛，局部血液循环不良、静脉淤血所致。祖国医学也称"冻疮"。

一、西医治疗

1. 口服
（1）硝苯地平 20mg，1 日 3 次。
（2）烟酰胺 0.1g，1 日 3 次。
（3）双嘧达莫 25mg，1 日 3 次。
（4）己酮可可碱 0.1～0.2，1 日 3 次。

2. 外用
（1）10% 辣椒酊。
（2）维生素 E 霜。
（3）糖皮质激素。

3. 物理治疗

（1）紫外线。

（2）超短波。

（3）氦氖激光等。

二、中医治疗

病因病机：寒冷侵肤、经血不畅、气血凝滞。

主证：受冻后，手、足、耳、鼻发生紫红色水肿斑。重者水疱、糜烂、溃疡，畏寒、舌淡、脉细或迟。

治则：温经散寒、活血通络。

方例：当归四逆汤加减。

当归 10g、桂枝 10g、黄芪 20g、丹参 30g、赤芍 10g、白芍 10g、鸡血藤 30g、络石藤 30g、细辛 2g、生姜 3 片、大枣 20g。

方解：当归、二芍、黄芪、丹参——养血活血。

生姜、桂枝、细辛——温经散寒。

鸡血藤、络石藤——通络。

大枣——补脾。

加减：

（1）身冷恶寒，疼痛重：去生姜加干姜、附子。

（2）疼痛剧烈：加威灵仙、乳香、没药。

（3）静脉瘀血：加川芎、红花、桃仁。

（4）气虚重：加党参、白术。

病情缓解后可内服金匮肾气丸巩固。

三、中成药

（1）人参养荣丸 9g，1 日 3 次。

（2）十全大补丸 1 丸，1 日 2 次。

（3）八珍丸 1 丸，1 日 2 次。

（4）复方丹参片 3 片，1 日 3 次。

四、外治

（1）辣椒煎汤洗泡。

（2）冻疮膏。

（张　丽）

第七节　褥疮

褥疮是因长期卧床、局部皮肤受压，导致组织供血供氧不足、溃烂而成。祖国医学"席疮"和其类似。

一、西医治疗

（1）补充营养：补充热量、蛋白质、维生素 C、维生素 E、维生素 A，补充微量元素锌、硒。

（2）双嘧达莫 25mg，1 日 3 次。

（3）己酮可可碱 0.4g，1 日 1~2 次。

（4）硝苯地平 20mg，1 日 3 次。

（5）抗生素（用于继发感染）。

（6）气垫床。

（7）氨基酸溶液。

（8）胰岛素溶液（胰岛素 12IU 加生理盐水 20ml）。

（9）素高捷疗软膏。

（10）成纤维生长因子软膏，表皮生长因子软膏或溶液。

（11）抗生素如莫匹罗星软膏、甲硝唑溶液等，用于继发感染。

二、中医治疗

病因病机：长期卧床、气血不调、肌肤失养，加上压迫、摩擦、受潮，引起局部溃腐。

辨证施治：气滞血瘀、气血两虚。

主证：皮损发红、色暗紫，皮肤破裂、浆液渗出、神疲倦怠。

治则：补益气血、通络解毒。

方例：解毒活血汤加减。

当归 30g、丹参 30g、黄芪 15g、党参 10g、白术 10g、蒲公英 30g、连翘 10g、地丁 10g、红花 10g、地龙 10g、鸡血藤 30g、炙甘草 6g。

方解：黄芪、党参、当归、白术、丹参——补气血。

蒲公英、连翘、地丁——解毒。

红花——活血。

地龙、鸡血藤——通络。

加减：

（1）红肿、血脉差、手足凉：加桃仁、制附子。

（2）腐溃：加桔梗、白芷。

（3）腐败不脱：加山甲、皂刺。

（4）感染重：加败酱草、鱼腥草、金银花。

三、中成药

（1）血府逐瘀口服液 10ml，1 日 3 次。

（2）八珍丸 1 丸 1 日 2 次。

四、外用药

（1）紫草汕。

（2）生肌散。

（3）锡类散。

（张　丽）

第八节　鸡眼和胼胝

鸡眼和胼胝是由于局部长期受压摩擦而使皮肤角质增生变厚所致。

一、西医治疗

（1）水杨酸火棉胶外用。

（2）液氮冷冻。

（3）CO_2 激光烧灼。

（4）其他如修足、切除。

二、中医治疗

（1）穿宽头鞋、加鞋垫。

（2）外用鸡眼膏（市售）。

（3）30% 补骨脂酊外擦。

（4）半夏研末加少量冰片外用。

（5）外用水晶膏。

（6）外用万灵膏。

（张　丽）

参考文献

［1］吴一文. 1 064nm 激光联合胶原蛋白治疗面部色沉441 例疗效观察. 中华全科医学，2015，13（5）：703 - 705.

［2］吴一文，张洪军，王珊珊. 腋下美容切口联合搔刮术治疗腋臭178 例. 中国美容医学，2012，21（8）：1408 - 1409.

［3］吴一文，管晓春，方木平. 二黄补白方治疗气血失调型白癜风临床疗效观察. 中国美容医学，2010，19（11）：1701 - 1702.

［4］王丽昆. 植物日光性皮炎 2 例误诊分析. 中国皮肤性病学杂志，2013，27（1）：89 - 90.

[5]　赵辨.中国临床皮肤病学.南京：江苏科学技术出版社，2010.

[6]　乌云塔娜.蒙药治疗斑秃40例体会.中国民族民间医药杂志，2012，21（11）：1 - 1.

[7]　乌云塔娜.蒙药治疗淤滞性皮炎60例体会.中国民族民间医药杂志，2008，17（1）：48 - 48.

第八章 红斑性皮肤病

第一节 猩红热样红斑

猩红热样红斑是一种全身性或局限性红斑，病因不明。部分病例可能与药物过敏或与溶血性链球菌、葡萄球菌外毒素的作用有关。

一、临床表现

（1）发疹前往往有发热、咽痛等前驱症状。
（2）病程中伴有头痛、乏力等轻度的全身不适症状。
（3）皮损常表现为急性全身性或局限性（如掌跖部）充血性红斑，酷似猩红热。
（4）自觉烧灼感或瘙痒。
（5）10～20天后痊愈，皮肤脱屑，有时有脱甲和脱发。

二、诊断要点

（1）本病发疹前往往有发热、咽痛等前驱症状。
（2）病程中伴有轻度全身不适，如头痛、乏力等症状。
（3）红斑出现较快，2～3天内发展至躯干大部分或全身，密集的细小红斑出现于大片潮红的基底上，很像猩红热。
（4）通常无黏膜疹。
（5）特异性链球菌抗毒素转白试验呈阴性。

三、鉴别诊断

1. 麻疹样红斑　开始虽也是密集的细小红斑，然而皮疹间往往可见正常皮肤，颇似麻疹。

2. 中毒性红斑　常易融合成大小不等、形状不一的红斑，有时很像多形性红斑皮损。皮疹分布于躯干和四肢，黏膜亦可累及，自觉瘙痒，伴有发热、关节痛等症状。

四、治疗方案及原则

皮损可自然消退，治疗的目的是为了减轻症状和缩短病程。与药物过敏有关者应停用可疑致敏药物。有感染时，应选用有效抗生素。抗组胺类药、钙剂和维生素 C 均可服用。可外用炉甘石洗剂。个别严重病例宜用糖皮质激素治疗。

（乌云塔娜）

第二节 变应性亚败血症性红斑

变应性亚败血症性红斑是由 Vissler（1943）首先报道，故又称 Wissler 综合征。该病病因不明，可能与细菌感染、疫苗接种、食物、花粉等因素导致的变态反应有关。血培养细菌通常为阴性。

一、临床表现

（1）本病呈间歇高热，可持续数周至数月；发热为弛张热型，每日体温波动 2～3 次，可从 40℃ 以上骤降至正常体温；多数患者虽然高热，但一般情况尚好，热退后活动如常。

（2）皮疹往往于发热时出现，有时先于发热，随体温下降皮疹逐渐消退。皮疹的形态多样，可为红斑、丘疹或风团等，也可散在分布或密集如麻疹样、猩红热样，亦可呈荨麻疹样发疹，但以斑疹和斑丘疹发疹为多。

（3）主要分布在面、胸和四肢；呈对称性；口腔黏膜亦可发疹。

（4）自觉轻度瘙痒。

（5）发作期间关节红肿疼痛，活动障碍，以肩、颈、膝、腕关节为主，小关节和胸椎关节亦可累及，可游走性或固定性关节疼痛，伴有肌痛，成人关节受累较小儿更显著。

（6）发作期血沉加快，嗜酸性粒细胞增多。白细胞数增加，外周血多形核白细胞数高达（15～25）×10^9/L；血细菌培养常阴性，血清黏蛋白与 γ - 球蛋白增高，有低色素性贫血和肝、脾、淋巴结肿大。

二、诊断要点

（1）长期反复发热。

（2）一过性皮疹、皮疹形态多样。

（3）发作期关节红肿疼痛，活动障碍。

（4）外周血中性粒细胞增多、血沉快和血培养阴性。

三、鉴别诊断

1. 风湿热　中等度发热，抗"O"增高，心肌受损较严重，可出现心瓣膜病变，皮疹常为一过性环状红斑或风湿结节。

2. 猩红热样红斑　发病前常有药物过敏或感染史。皮疹单一性，无关节症状，无长期间歇性发热和反复发作性皮疹。

四、治疗方案及原则

吲哚美辛等非甾体类抗炎药或糖皮质激素内服，症状控制后仍须维持一段时间。若有感染存在，应清除感染灶，选用有效抗生素。

（乌云塔娜）

第三节 中毒性红斑

中毒性红斑及毒性红斑也称中毒疹。本病为多种诱因引起的全身或限局性红斑损害，常见于儿童和青年；是一组血管反应性疾病。

一、临床表现

（1）好发于颜面、躯干及四肢近端，也可局限于四肢关节处，黏膜可受累，严重时皮疹波及全身。

（2）发病急，皮疹初起为孤立的小红斑，迅速扩展，融合成片，颜色由鲜红色转为暗红色，呈猩红热样或麻疹样，伴瘙痒、灼热和刺痛感。

（3）常伴发热、头痛、关节痛等全身症状。

（4）部分病例血中嗜酸性粒细胞增高、肝功能异常。

二、诊断要点

（1）发病前有食入有关食物史及感染史，如贝壳、虾、蟹、鱼类（马鲛鱼、鲭鳟鱼等）以及水果（如草莓、酒浸杨梅、可可等）。另外，也可出现于某些细菌和病毒感染性疾病及系统性疾病的病程中，如急性咽炎、扁桃体炎、伤寒、脑膜炎、布氏杆菌病、风湿热、传染性单核细胞增多症、疟疾、肺炎和风湿热等。

（2）发病急，皮疹初起为孤立的小红斑，迅速扩展，融合成片。颜色由鲜红色转为暗红色，呈猩红热样或麻疹样。

（3）伴有瘙痒、灼热和刺痛感。

（4）食物所致的毒性红斑常伴有胃肠道症状如恶心、呕吐及腹泻。

三、鉴别诊断

1. 猩红热　诊断要点是①潮红的皮肤基底上发疹；②口周苍白环；③草莓舌；④Pastia征；⑤束臂试验阳性；⑥白细胞总数增高；⑦咽拭子培养乙型溶血性链球菌阳性。

2. 麻疹　诊断要点是：①以发热及呼吸道卡他症状为主的前驱症状；②Koplik 斑；③疹间可见正常皮肤；④全身中毒症状显著；⑤白细胞数低。

3. 药疹　有用药史，发疹快，对称泛发，无 Koplik 氏斑，无前驱症状。

四、治疗方案及原则

去除病因和对症治疗。应用抗组胺药、钙剂、维生素 C，必要时给予小剂量糖皮质激素治疗。

（乌云塔娜）

第四节 多形红斑

多形红斑又名多形性渗出性红斑。本病是一组病因复杂的自限性炎症性皮肤病。皮疹具有多形性，虹膜样红斑是其特征性损害，常伴黏膜损害，严重者出现全身症状。好发于春秋季，易复发，复发率为 20%～25%。

一、临床表现

多形红斑以水肿性红斑、斑丘疹、水疱及虹膜样红斑为特征。

（1）发疹前约有 1/3 病例有前驱症状，包括中度或轻度发热、全身无力、头痛、咽喉痛和食欲不佳等。

（2）最常见的发病部位是手背、足和四肢伸侧，少数严重者可波及躯干，但头皮很少发疹。

（3）可累及口腔（发生率占患者的 25%～60%）、鼻黏膜、阴部黏膜等。皮损也是红斑、水肿、水疱、糜烂及假膜形成。黏膜损害常伴有疼痛感。

（4）皮疹往往突然出现，常对称发生，最初为绿豆至蚕豆大小的圆形鲜红斑，边界清楚。继而形成水肿性红斑，向周围扩大，成为较大圆形的或不规则形的红斑。

（5）部分红斑同心性扩大，中心呈暗紫红色或形成水疱，外围为水肿性红斑，形状似虹膜，称虹膜样红斑。该损害是本病特征性表现。

（6）部分红斑中心颜色消退，向外扩展一环至数环，称为环状红斑，还可形成回状红斑、荨麻疹性红斑、大疱性红斑等。

（7）除上述各种形态红斑外，尚可有红色水肿性丘疹、斑丘疹、出血性瘀斑、水疱及大疱性损害，因此以多形性红斑命名。

（8）多形红斑的临床表现各式各样，轻重相差悬殊。轻型多形红斑只有少量皮疹，瘙痒；重型多形红斑的皮损表现为广泛的炎症性红斑和大疱，口唇、口咽和眼结膜常受累，有时还可累及鼻黏膜、尿道、阴道、气管和食管。患者一般情况差，高热、头痛、乏力，有时还可出现各种内脏损害。病程长短不一，轻者 10 余天，重者数周。重型多形红斑的病死率较高。

二、诊断要点

（1）多见于青少年，两性无明显差异。

（2）好发于肢端、手、足、口周、鼻及耳郭，也常侵犯皮肤黏膜交界处如口腔。一年四季均可发病但以冬春季更多见，而且容易复发。

（3）典型皮损为靶形（虹膜状）损害，为大小不等水肿性红斑，中央有出血、水疱、渗出，色泽较深，似靶形或虹膜状，具有特征性。

（4）口腔及外生殖器黏膜也常受累，容易破溃，形成糜烂面。

（5）重症多形红斑除皮损广泛而严重外，常有眼结膜、口腔黏膜及消化道黏膜受累，出现大疱、糜烂等，严重时可危及生命。

三、鉴别诊断

1. 梅毒　主要与二期早发梅毒疹鉴别。该病患者有冶游史，硬下疳消退后 3～4 周出现玫瑰疹，发疹前可有发热、头痛及四肢酸痛等全身症状，但皮疹出现后上述症状即缓解。皮疹为 0.5cm 大小，圆形或椭圆形红斑，铜红色，各个独立存在互不融合，表面可脱屑，自觉症状轻微或无，损害先发生于躯干，渐延及四肢，梅毒血清反应呈阳性。

2. 冻疮　发生于寒冷季节，手足平素发凉、多汗。手足、耳轮及面颊出现限局性暗红色肿胀，严重时出现水疱、糜烂，但无虹膜样损害。皮损瘙痒灼痛，夜间遇热后尤甚。

3. 药疹　多形红斑型药疹表现可与多形红斑相似，但药疹有明确的用药史，发病有一定的潜伏期，特别是磺胺类药，常发热，无反复发作的特点，发病与患者年龄及季节因素无关。借此可资鉴别。

4. 疱疹样皮炎　皮疹可呈多形性，但以簇集性的成群小水疱为主，常排列成环状，皮疹分布于躯干及四肢近端，瘙痒剧烈，黏膜较少累及，病程慢性反复发作，对氨苯砜治疗反应良好。

5. 系统性红斑狼疮　可出现多形性皮损，皮疹也好发于面部、耳郭及手足，但面部红斑呈蝶形。实验室检查有 ANA、ds－DNA 及 Sm 抗体阳性。

四、治疗方案及原则

1. 一般处理　因为多形红斑的病因不同，病情轻重差别很大，在治疗上必须分别对待。对轻症，可不必作特殊处理，或内服抗组胺药和外涂糖皮质激素制剂。对有广泛皮肤黏膜损害的重症，应给予良好的护理和积极的支持治疗，纠正水电解质平衡紊乱，预防继发感染。尽可能去除诱因，如控制感染，停用可疑致敏药物，在治疗期间更应注意避免（包括滴眼药）。须要警惕的是，有些长期使用糖皮质激素的患者容易发生疱疹病毒感染和多形红斑，只有停用糖皮质激素才能使这两种病得到 控制。

2. 系统治疗

（1）糖皮质激素重型多形红斑，早期、足量使用糖皮质激素可控制病情发展和减轻症状。用法为泼尼松，每日 60～80mg，分次口服。也可用相当量的其他糖皮质激素口服或静脉点滴。待症状控制后应尽快减量。

（2）抗组胺药：主要用于轻症病例，具有止痒作用。如羟嗪 25～50mg，每日 3 次。盐酸赛庚啶 2～4mg，每日 3 次。氯雷他定 10mg，每日 1 次。可选用 1 种或 2 种口服。

（3）抗生素：对有广泛水疱和糜烂、渗液的严重病例，要随时警惕继发细菌感染和败血症的可能。有时虽未发现明显细菌感染的征象，但从预防的角度出发，在用糖皮质激素的同时适当并用抗生素是必要的。

（4）免疫抑制剂：个别病例单用大剂量糖皮质激素仍难以控制病情者，可并用硫唑嘌呤，每日 100mg，口服。

（5）抗病毒药：对 HSV 相关的多形红斑，须用抗病毒药物积极预防单纯疱疹复发，如阿昔洛韦、万乃洛韦和泛昔洛韦。多形红斑发病后用药基本无效。局部外涂抗病毒药也无好处。

（6）其他可试用氨苯砜和抗疟药。

3. 局部治疗　可酌情选用糖皮质激素制剂外涂，或用生理盐水、0.02%呋喃西林溶液、醋酸铅溶液湿敷。

4. 口腔损害　经常用3%过氧化氢或复方硼酸溶液含漱，起清洁、杀菌作用。进食前含黏性利多卡因液，有止痛效果。局部使用倍氯美松喷雾剂有抗炎作用。对口腔黏膜的细菌感染，可全身应用青霉素或红霉素 7～10 天。念珠菌感染可内服伊曲康唑、氟康唑或酮康唑。

5. 眼损害　一般只需滴含糖皮质激素和抗生素的眼药水。病情较重者，做眼冲洗和湿敷。必要时，及时请眼科医师处理，以免日后发生角膜瘢痕等严重后遗症。

（乌云塔娜）

第五节　远心性环状红斑

远心性环状红斑是以往的说法，现在都统一称为离心性环状红斑。本病也称持久性回状红斑、浅表性或深在性回状红斑，是一种具有向周围扩大，表面有鳞屑的多环形红斑性皮肤病。

一、临床表现

（1）单个或多个环状、弧状或多环状红斑，边缘略隆起，逐渐向外扩展，中央趋于消退。有的皮损直径可达 10cm。

（2）好发于躯干部，尤其是臀部和股内侧。

（3）无黏膜损害。

（4）病分 2 型

1）深型环状红斑的边缘隆起，质韧，无鳞屑，基本不痒。

2）浅型环状红斑的边缘不太清楚，表面有鳞屑，常感瘙痒。病程长短不一，从数日、数月至 2～3 年不等，症状时轻时重。大多数病例可自然痊愈。

二、诊断要点

（1）本病可发生于任何年龄，但以中老年居多，无性别差异。

（2）皮损可发生于躯干及四肢，但以发于股、臀及小腿者居多。

（3）开始为风团样红斑，逐渐向外扩大，呈环状红斑，有的圆环形红斑扩大后逐渐断开，呈不规则环形，有的互相融合成花朵形。在红斑边缘内有糠秕状鳞屑。

（4）自觉轻度瘙痒。

（5）部分病例可伴有关节痛或咽喉痛。

三、鉴别诊断

1. 脂溢性皮炎　红斑上覆油腻性鳞屑，以头面为好发部位，皮疹边缘也可很清楚，但无离心性扩展及多环表现。

2. 多形红斑　皮疹呈多形性，有虹膜样损害，很少有环状和多环状发疹。

3. 体癣　皮疹虽可呈环形，但边缘有丘疹、小水疱，表面有鳞屑性损害，瘙痒明显，炎性浸润较明显，真菌直接镜检及培养阳性。

4. 结核型麻风　皮疹发展缓慢，有明显的感觉（痛觉、触觉）减退或消失，病理检查为结核样肉芽肿。

四、治疗方案及原则

（1）尽量查清病因，并做相应的处理，这是根本性治疗措施。原发疾病治愈后，皮疹也会随之消退。

（2）糖皮质激素内服，可有效地控制症状，但停药后往往很快复发。

（3）抗组胺类药有一定止痒效果。

（4）若怀疑到发病与感染因素有关，可凭经验选用适当的抗生素或抗真菌药物。

（5）其他可试用的药物包括碘化钾、次柳酸铋油剂、胎盘组织液、维生素 C 和钙剂等。局部紫外线照射可能也有效。

（6）皮损局部可外涂糖皮质激素制剂、焦油软膏或其他温和的止痒安抚剂。

（乌云塔娜）

第六节　匐行性回状红斑

匐行性回状红斑又称持久性回状红斑、持久性图状红斑。过去曾将本病归于离心性环状红斑，现认为是一种独立的皮肤病。皮疹排列以一种奇异的木板样花纹为特征。

一、临床表现

（1）开始为红色斑丘疹，离心性向外扩大，中心部分再出现新环，不少环状和同心环又可互相融合，因此皮疹出现波纹状、回状、同心环状等奇形怪状的图案，也可颇似木材的纹理状，且这些环状红斑每天可移动约 1cm，所以图案每天都在变化，奇异红斑症因此而得名。

（2）环状边缘呈鲜红色或深红色，其内侧缘可有鳞屑附着。

（3）先发部位躯干及四肢，最终波及全身。

（4）自觉症状有不同程度瘙痒，愈后有色素沉着。

（5）该病患者常伴恶性肿瘤，如乳癌、鼻咽癌、卵巢癌、肺癌等，因此，该病可能是恶性肿瘤的皮肤表现。当切除肿瘤后，在一定时间内，皮疹可以消失。

二、诊断要点

（1）红斑形态呈波浪形或回状，奇异的木板样花纹状，且可变化。

（2）常伴有恶性肿瘤。

（3）不同程度的瘙痒和愈后有色素沉着。

（4）皮损内和血中嗜酸性粒细胞增高。

三、鉴别诊断

1. 离心性环状红斑　边缘呈红色堤状隆起，数周内向四周扩展，可持续数年不断有新的皮疹，病理改变血管周围淋巴细胞呈"袖口状"排列。

2. 类丹毒　皮疹呈紫红色，边缘清楚，有时中央部分略高起，见于屠宰业及渔业等工人，以手部患病多见。

3. 二期梅毒疹　也可呈环形或弧形，但有一期下疳史，梅毒血清反应阳性，皮疹是由很多扁平丘疹融合而成与慢性游走性红斑不同。

四、治疗方案及原则

（1）对皮肤损害只需做一般的对症处理。

（2）关键在于查出和治疗并发的恶性肿瘤。在清除肿瘤后，皮损往往可完全消失或减轻。但若肿瘤复发或转移，皮损可再出现。

（乌云塔娜）

第七节　掌红斑

掌红斑是仅发生在两手掌的红斑，常与内脏病变和某些皮肤病有关。也有不伴其他疾病而单独出现掌红斑者，呈显性遗传特征，称为遗传性掌红斑。

一、临床表现

（1）本病可能从幼年发病，或有家族发病情况。

（2）红斑发生于双手掌，多见于大、小鱼际处，境界较清楚，压之褪色，有时也蔓延到手指掌侧面，甚至背侧面，常持续终生，有人认为这可能是先天性掌跖角化病的一个亚型。

（3）妊娠期发生的掌红斑在分娩后即消退。

（4）成年人患掌红斑多为内脏疾病或某种皮肤病的表现之一。如患肝病者（肝硬化、肝癌）可发生掌红斑，且常伴有蜘蛛痣。有人统计多于1/3的孕妇，可在妊娠早期发生掌红斑，这可能与雌激素有关。类风湿性关节炎、胃肠及胰腺疾病等也可能引起掌红斑。皮肤病如湿疹、银屑病、毛发红糠疹和红斑狼疮等也能发生掌红斑。

二、诊断要点

（1）红斑仅发生在两手掌。

（2）开始时，手掌可呈现岛屿状潮红，随后蔓延整个手掌；也可以开始就弥漫潮红，逐渐形成明显的掌红斑，甚至蔓延到指端背侧面。

（3）无自觉症状，有时伴有手掌多汗。

三、鉴别诊断

（1）多形红斑：常为水肿、虹膜样红斑，呈多形性，常伴有全身症状。

（2）在诊断成年人的掌红斑时，应注意询问病史。不少患系统性红斑性狼疮的患者在手指掌面及手掌出现片状红斑和紫红斑，足底也可见类似损害，这种掌部红斑往往具有浸润性，这些症状对系统性红斑性狼疮的诊断很有价值。

（3）应与遗传性掌红斑或其他原因造成的掌红斑区别。

四、治疗方案及原则

单独发生掌红斑者无特殊意义，不需治疗。继发于其他疾病者积极治疗原发病。

（乌云塔娜）

第八节　游走性慢性红斑

游走性慢性红斑是莱姆病的皮肤表现。病原体是包柔螺旋体，传播方式主要是节肢动物（蜱）叮咬，个别病例也可由蚊虫叮咬或荆棘刺伤。螺旋体进入皮肤、血液，引起各种内脏损害和继发性皮肤红斑。本病是最初发生于美国康涅狄克州莱姆镇的一种传染病。我国在东北森林地区已有发病，其他地区也有零星发病。

一、临床表现

莱姆病分3期：

（1）1期：以皮疹为主要表现。以蜱叮咬处为中心，出现炎症性环状红斑，边缘宽（1cm 以上），质硬，无鳞屑。50%～70%患者可出现这种原发皮损。在其他未受叮咬的部位有时也可出现继发性皮损，成批地或陆续地发生。邻近的皮疹可相互融合。偶尔可出现淋巴细胞瘤样结节。自觉局部有烧灼感、疼痛或轻度瘙痒。患者同时出现流感样症状。

（2）2期：可出现神经系统、心脏和关节症状。神经系统症状包括无菌性脑炎、脑膜炎和脑神经损害症状（如面瘫）。心脏病变包括房室传导阻滞、心包炎和心肌炎。关节和其他症状包括关节炎、发热、肌痛、肝脾肿大和淋巴结肿大等。此外，还有血沉快、中性粒细胞数增高、冷球蛋白血症、C1q 结合增高、血尿和蛋白尿等。

（3）3期：偶可出现慢性萎缩性肢端皮炎或严重程度不一的关节炎。皮损的组织病理象无特异性改变，除非能找到螺旋体。

二、诊断要点

（1）见于任何年龄，男性比女性多见。
（2）有进丛林、森林，被蜱叮咬的病史。
（3）首发症状为慢性游走性红斑，环状水肿性红斑，有浸润。以后相继出现关节炎、心脏病和神经系统疾病。
（4）针对病原体作 ELISA 或蛋白印迹实验阳性。

三、鉴别诊断

1. 离心性环状红斑　边缘呈红色堤状隆起，表面有鳞屑，数周内向四周扩展，可持续数年不断有新的皮疹，病理改变血管周围淋巴细胞呈"袖口状"排列。

2. 类丹毒　皮疹呈紫红色，边缘清楚，有时中央部分略高起，见于屠宰业、渔业等工人，以手部患病多见。

3. 二期梅毒疹　也可呈环形或弧形，但有一期下疳史，梅毒血清反应阳性，皮疹是由很多扁平丘疹融合而成与慢性游走性红斑不同。

四、治疗方案及原则

（1）注射青霉素、口服红霉素、四环素、米诺环素（美满霉素）等，治疗本病有效。

（2）其他对症治疗。

（张　丽）

第九节　持久性色素异常性红斑

持久性色素异常性红斑又称灰色皮病和色素性扁平苔藓，是一种缓慢扩大的红斑，以后转变为灰色斑片为特征的皮肤病。较少见，原因不明。个别病例可能与服硝酸铵或鞭虫感染有关。

一、临床表现

（1）患者的年龄不定，但发病年龄几乎都在40岁之前。

（2）皮损为大小不等圆形或类圆形斑疹，直径数毫米至数厘米，中央呈灰黑色，周围绕以红色略隆起的边缘。

（3）皮损逐渐扩大，可相互融合，红色的边缘可消失，中央的灰色斑亦可相继消退。皮损好发于躯干、四肢和面部，两侧对称地散在分布。

（4）基本上无自觉症状。

（5）皮损此消彼起，相继不断，病程数月至2年。

二、诊断要点

（1）具有红色边缘的灰色持久性红斑。

（2）皮疹边缘清楚，对称分布，大小不等，缓慢扩大。皮疹中心部分由红色或紫红色逐渐变为灰色或灰蓝色，在同一斑上可见色素沉着和色素减退。

（3）发病青年人较多，与年龄无关。

三、鉴别诊断

（1）品他色素沉着与本病有类似之处，但能查到螺旋体，梅毒血清检查阳性，青霉素治疗有效可以鉴别。

（2）固定性药疹：有用药史，皮疹反复发作，累及黏膜。

（3）银质沉着病：有用银和银盐史，皮肤灰黑色、无红色环形边缘。

四、治疗方案及原则

（1）无特效疗法，大剂量维生素C可能有一定疗效。

（2）如疑与鞭虫感染有关者可行驱虫治疗。

（张　丽）

第十节　红皮病

红皮病又称剥脱性皮炎，是一种广泛而严重的炎症性皮肤病，主要表现为皮肤广泛的弥漫性炎症性红斑和脱屑，皮损面积超过90%的体表面积。

一、临床表现

（1）全身皮肤潮红，脱屑。鳞屑黄色或白色，大小不定。皮损较干燥，但有时也可以变得湿润和渗液，形成浅表的黄色结痂。后期，皮肤可出现明显的水肿。

（2）掌跖皮肤可受累，不侵犯黏膜。

（3）部分病例伴有脱发；甲营养不良，甚至脱落。

（4）有时可见色素沉着或色素减退斑。

（5）在全身症状方面，包括淋巴结大、肝脾大。在病程中往往有 38℃ 以下的发热（在大多数情况下不能证实是由感染引起的）。

（6）其他异常变化包括体温过低（28～30℃）；心动过速、高排出量心力衰竭；基础代谢率增高（+50～+100）；男性女子型乳房发育；贫血、嗜酸性粒细胞增多、低蛋白血症；血中免疫球蛋白增高；血清电解质紊乱、肾外性水丧失明显增多。

二、鉴别诊断

可由多种疾病发展而来，所以主要是原发疾病的鉴别。如毛发红糠疹、蕈样肉芽肿、白血病、霍奇金病等。

三、治疗方案及原则

1. 一般处理　要选择最适当的疗法，首先必须明确病因。如为药物反应引起，撤除致病药物后，病情往往很快缓解。若发病与某种恶性疾病有关，在治愈该病之前，皮肤损害很难完全控制。对特发性红皮病或与某种皮肤病相关的剥脱性皮炎，则应采取相应的对症处理措施。病情较重的病例，应住院治疗，记出入量，纠正水和电解质平衡紊乱，维持充足的营养，必要时可静脉给电解质和高营养液体。尤其是对婴幼儿，要谨防高钠性脱水。保持环境最适温度。温水浴或糠浴，并在浴后涂布温和的润滑剂，可使患者感到舒适。

2. 内用药

（1）糖皮质激素：主要适用于原因不明的特发型和药物反应型红皮病。当病情十分严重时，激素的及时足量使用可使之转危为安。泼尼松的起始量为 1～3mg/（kg·d），待症状控制后逐渐减至维持量 [0.5mg/（kg·d）]，此时也可采用隔日给药法。继发于银屑病的红皮病不宜用激素；与特应性皮炎或脂溢性皮炎相关的红皮病在用激素时也要十分慎重。

（2）免疫抑制剂：主要用于某些用糖皮质激素治疗无效的病例，尤其是那些继发于银屑病或毛发红糠疹的病例。MTX（甲氨蝶呤）2.5～10mg，口服，每 12 小时 1 次，每周连服 3 次；或 10～60mg，每周 1 次肌内注射、静脉注射或口服。对顽固的特发性红皮病，可试用环孢素，起始量为 5mg/（kg·d），其后逐渐减至 1～3mg/（kg·d）。此外，也可使用环磷酰胺和硫唑嘌呤等。

（3）维 A 酸类：阿维 A 主要用于银屑病性红皮病，异维 A 酸对毛发红糠疹性红皮病有显著疗效。

（4）抗组胺药：如氯苯那敏或羟嗪内服，可减轻瘙痒。

（5）抗生素：对有明显继发感染征象的红皮病，应及时使用适当的抗生素。

（6）其他：静脉注射免疫球蛋白，用于严重病例。

3. 外用药 外涂糖皮质激素软膏或霜剂，可减轻皮肤症状。通常选用弱效和中效的，一般不用强效的。若皮肤炎症不重，可用无刺激性的润滑剂。发现有继发感染，应外涂抗生素制剂。不宜外用水杨酸和乳酸制剂，以免因皮肤屏障减弱导致过多吸收，引起中毒反应，尤其是对婴幼儿。焦油类制剂有刺激性，易使皮损症状加重，通常不宜使用。对有明显糜烂、渗液的局部，可用适当的溶液进行湿敷。

4. 光化学疗法和其他 以下疗法主要用于红皮病性皮肤淋巴瘤，包括 PUVA、体外光化学疗法、全身电子束照射、外用氮芥和抗肿瘤化疗等。

（张 丽）

参考文献

[1] 王丽昆，岳海龙，毕廷民. 活血化瘀法治疗老年带状疱疹后遗神经痛的临床研究. 辽宁中医杂志，2016，43（2）：301-303.

[2] 王丽昆，曾跃平. 狼疮性脂膜炎. 临床皮肤科杂志，2015，44（8）：510-511.

[3] 姚战非. 雷帕霉素对自发性系统性红斑狼疮小鼠外周血调节性T细胞叉头框家族转录因子P3表达量的影响. 临床皮肤科杂志，2016，45（3）：188-190.

[4] 曹伟新，李乐志. 外科护理学. 第5版. 北京：人民卫生出版社，2014.

[5] 欧阳卫权. 皮肤病中医外治特色疗法精选. 广东：广东科技出版社，2015.

[6] 岳海龙，王丽昆，彭晓静. 不同剂量右美托咪定量减少全麻苏醒期躁动的效果观察. 世界临床医学，2015，9（7）.

[7] 乌云塔娜. 蒙药治疗结节性红斑40例. 中国民族医药杂志，2006，12（6）：77-77.

第九章　角化性皮肤病

第一节　毛周角化病

毛周角化病（keratosis pilaris），又称毛发角化病、毛发苔藓（lichen pilaris），是一种常见的常染色体显性遗传皮肤病，特征为成群的毛囊出现微小角栓和不同程度的红斑。Mevoran 等发现 44 岁正常个体可患本病。

一、病因与发病机制

可能与角化细胞黏附障碍有关。组织学未能证实角化异常，凝集素（leetin）染色模式不支持异常角化。多认为与常染色体显性遗传有关。发病与 18 号染色体短臂上一个基因易位和缺失有关。儿童期至青春期发病率最高，以后随年龄增长皮疹逐渐消退，属生理性。偶尔伴发霍奇金淋巴瘤、维生素 B_{12} 和维生素 C 缺乏、甲状腺功能低下、库欣病或见于接受肾上腺皮质激素治疗的患者。

二、临床表现

1. 皮肤损害　基本损害为针头至针帽大小（1~2mm）正常皮色或淡红色毛囊性丘疹，坚硬、丘疹顶端有淡灰色圆锥状角栓，是由浓缩的皮脂分泌物与毛囊上皮细胞聚集在毛孔周围而构成，毳毛在中心穿出或蜷曲在内。剥掉角栓，可见微小杯状凹窝，不久角栓又可长出。成人泛发性角化丘疹周围有红晕。

2. 发病特征　本病常见，好发于青少年，特应性皮炎患者更易发生，且皮疹更广泛。青春期发病率达到高峰。皮损好发于两上臂外侧及大腿伸侧，孤立互不融合，呈"鸡皮"样外观，有时可扩展至腹部，毛囊性丘疹也可发生在面部，可有微痒。冬季皮损加重，皮损随年龄增长而改善。

3. 临床亚型　①面部萎缩性毛发角化症（keratosis pilaris atrophicans faciei），好发于面部，耳前方的颊部、甚至额部，可伴网状萎缩。②眉部瘢痕性红斑。

4. 伴发疾病　特应性皮炎、寻常鱼鳞病、Nooman 综合征、Down 综合征。

三、诊断与鉴别诊断

根据上臂外侧及大腿伸侧有散在性毛囊角化性丘疹，可见角栓，孤立散在不融合，无自觉症状，易于诊断。应与下列各疾病鉴别。

1. 维生素 A 缺乏症　皮疹为干燥而坚实的圆锥形角化性丘疹，类似蟾皮。重者有眼干燥、夜盲、角膜软化或溃疡等。

2. 毛发红糠疹　早期见膝、肘关节伸侧，手指的第 1~2 指节伸侧起毛囊性丘疹，可融合成片，上覆糠状鳞屑，炎症明显，伴有掌跖角化。

3. 小棘苔藓　为针帽样毛囊性丘疹。每个丘疹顶端有一根丝状角质小棘，密集成片，但不融合。

四、治疗

一般无需治疗，维A酸霜可使病情缓解，有效减轻皮肤粗糙，短期外用糖皮质激素制剂可减轻红斑皮损，其他可外用5%水杨酸软膏、聚酯海绵摩擦除去毛囊角栓，或使用润肤剂、15%～20%尿素霜、卡泊三醇软膏、12%乳酸铵、30%鱼肝油软膏、间苯二酚、甘油等。

五、循证治疗选择

聚酯海绵，尿素水杨酸，局部用糖皮质激素，局部外用维A酸，异维A酸，四环素类（米诺环素、土霉素），非Q开关长脉冲、Ruby激光（用于脱发性小棘毛周角化病）。

六、预后

即使不治疗，此病也随年龄增长，逐渐变得不明显。本病常在儿童发病，青春期达高峰，成年期好转，皮损冬季加重，夏季减轻，一般预后良好。

（李晓旭）

第二节　毛囊角化病

毛囊角化病（keratosis follicularis）又称Darier病（Darier's disease）。是一种少见的常染色体显性遗传性角化不良性疾病。其特征是棕色的角化丘疹，在脂溢性分布区易融合成斑片。

一、病因与发病机制

Darier（毛囊角化病）以异常的角质形成细胞黏合为特征，是一种罕见的常染色体显性遗传性疾病。通过对不同家系的定位克隆研究，揭示毛囊角化病基因位于12q23 - p24。ATP2A2突变，一种编码SERCA2（肌浆内质网的一种在细胞内信号传导中起重要作用的钙泵）的基因，导致了这种疾病。

二、临床表现

1. 局部损害
（1）皮肤损害：开始为散在炎性丘疹，以后呈乳头状增生，覆有硬的褐色鳞屑或油腻性痂皮，剥去痂皮，中央可见漏斗状小凹窝，伴恶臭。可见疣状肢端角化病样扁平隆起性丘疹。掌跖有点状角化。赘生物主要见于腋窝、臀缝、腹股沟和耳后，头皮上满布细腻性痂，面部以鼻旁严重。
（2）黏膜损害：口腔、结膜、食管和阴道黏膜可出现白色丘疹。牙龈增生。
（3）甲损害：甲可受累，表现为一到数条灰白色或粉红色纵向条纹，穿过甲半月直达游离缘，末端呈角形裂缺（图9-1）。

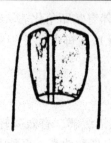

图 9 - 1　毛囊角化病的甲改变（纵向条纹末端呈角形裂缺）

2. 发病特征　通常小于 20 岁发病，男女比例相仿。皮损对称性泛发性分布，亦可见单侧性或节段性分布。节段性分布的病例可能提示后接合子的突变，好发于面、鼻唇沟、耳后、头皮、腋窝、胸部及腹部。手背及足背部。

3. 全身损害　智力低下，癫痫、骨囊肿、涎腺炎、肺部损害。本病通常夏季加重，发病可开始于严重的日晒后，UVB 亚红斑量照射可诱发皮损，碳酸锂在某些人中能诱发本病。

三、组织病理

为角化过度，棘层肥厚，呈乳头瘤样增生，有特征性角化不良细胞（"圆体"和"谷粒"），圆体是圆的嗜酸粒细胞或嗜碱粒细胞，在核的周围有一苍白晕。谷粒是一种扁平的、深嗜碱性的角化不良细胞，最常见于颗粒层和角质层。基底层和棘层间裂隙形成。真皮乳头呈绒毛样突向裂隙。

四、诊断与鉴别诊断

依据褐色油腻性结痂性丘疹，特征性组织病理变化可诊断。应与黑棘皮病、脂溢性皮炎、暂时性棘层松解性皮病、家族性慢性良性天疱疮、疣状角化不良鉴别。

五、治疗

1. 一般治疗　紫外线加重本病，应避免日晒，局部用遮光剂及维生素 C 可阻止某些患者发作。

2. 系统治疗　口服异维 A 酸或阿维 A 可用于严重病例，环孢素可用于控制严重的发作。发作期口服抗生素有效。试用氯喹或羟氯喹。

3. 局部治疗　外用 0.1% 维 A 酸软膏、尿素软膏、他扎罗汀、阿达帕林、5% 氟尿嘧啶软膏、皮质激素霜；对肥厚型损害可用激光、皮肤磨削术。

六、循证治疗选择

穿凉爽棉料衣服[E]，润肤剂[D]，局部外用维 A 酸类药物[D]，口服维 A 酸类药物[B]，局部氟尿嘧啶[E]，阿维[Ac]，阿达帕林[D]，角质松解剂[D]，他扎罗汀[D]，环孢素（只用于湿疹样变）[E]，口服避孕药[E]，饮食补充脂肪酸[E]，口服泼尼松龙（只用于有大疱性水疱皮损时）[E]，激光（CO_2 激光及铒 YAG）[E]，皮肤磨削术[E]，清创术[E]。

七、预后

常在 8～16 岁发病，到成年期加重，最后病情稳定。紫外线可加重，因而皮损夏季加重，有些病例冬季可缓解。损害可局限持续数年不变或进行性泛发全身。

（李晓旭）

第三节　掌跖角化病

掌跖角化病（keratosis plamaris et plantaris）又称掌跖角皮病，或角胼胝（tylosis），由于掌跖部位蛋白的过度形成而产生弥漫性或局限性掌跖增厚，而发生的一组慢性角化性皮肤病，可分为：①先天性；②获得性，如绝经期皮肤角化病；③症状性，如鱼鳞病、毛发红糠疹等常伴有掌跖角化；④一些综合征中的掌跖角化。

一、病因与发病机制

1. 遗传性掌跖角化病　可为常染色体显性、隐性或性联遗传，如斑状或纹状掌跖角化病为常染色体显性遗传，致病基因位于 18 号染色体长臂上。表皮松解性掌跖角化病是由编码角蛋白 9 的基因突变造成的。弥漫性掌跖角皮病（又称 Thost - Unna 综合征、胼胝症）为常染色体显性遗传。常染色体遗传也有报道。弥漫性掌跖角化病的致病基因定位于 12q11 - 13，即角蛋白Ⅱ基因的位置。本病具有遗传异质性。患病家族中已证实有角蛋白Ⅰ基因突变，而在其他家族未发现。

2. 获得性掌跖角化病　通常成年人发病，无明显家族易感性，如更年期角皮病（图9 - 2），发生于绝经期妇女，可能与雌激素有关。

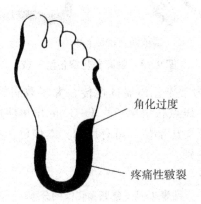

图 9 - 2　更年期角皮病（跖部角化过度及疼痛性皲裂）

二、临床表现

1. 遗传性掌跖角化病　见病因与发病机制。
2. 获得性掌跖角化病　见病因与发病机制。
3. 弥漫型掌跖角化病　为常染色体显性遗传。自婴儿时期第 3～12 个月开始发病，损害最初见于双侧掌跖部，皮肤粗糙，1 岁后发展为弥漫性淡黄色角质增厚（图9 - 3），质硬，表面光滑或有点状角质剥蚀。重者角化过度可扩延至掌、跖侧缘及手、足背，甚至累及肘、膝、踝部。毛发、牙齿通常正常，损害持续终身。患者可伴有掌跖多汗，指、趾甲甲板增厚，浑浊。

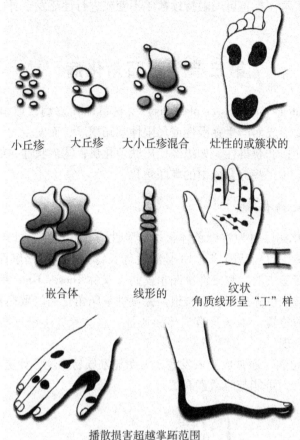

图 9 – 3　掌跖角化病各型形态

4. 斑点状角化病　本病为常染色体显性遗传，大多数病例为散发性，可能涉及环境因素，遗传过敏性发生率增高。斑点状角化病为 1~3mm 角化性丘疹分布于掌跖上；跖部损害可能较大，单发或多发，位于受压部位，可有疼痛。本型可伴有膀胱癌、肺癌和胃肠道恶性肿瘤。本病需与砷剂角化症鉴别。

掌跖角化病的分型见表 9 – 1。

表 9 – 1　掌跖角化病的分型

遗传性	
单纯型：仅有掌跖受累	①弥漫型，表皮松解性掌跖角化病；②局灶型，纹状角化病；③斑点型，斑点状掌跖角化病
复杂型：累及非掌跖皮肤、毛发、甲、汗腺	①弥漫型，可变性红斑角化病，Sybert 掌跖角化病，Olmsted 综合征；②局灶型，Ⅰ型、Ⅱ型先天性厚甲症，Papillon – Lefevre 综合征，局灶性掌跖角化病伴口腔黏膜增生；③外胚层发育不良

续　表

遗传性	
综合征型：伴有其他器官病变，包括耳聋和癌症	Vohwinkel 综合征，掌跖角化病伴食管癌，掌跖角化病伴痉挛性截瘫，Huriez 综合征，KID 综合征（角膜炎、鱼鳞病、耳聋综合征）
获得性	更年期角化病、砷剂角化病、沟状跖部角化瘤
症状性	毛发红糠疹、湿疹、银屑病、鱼鳞病、副肿瘤综合征、基底细胞痣综合征

5. 掌跖角皮病与恶性肿瘤　有报道常染色体显性遗传性弥漫性蜡样掌跖角化病，伴有食管癌。其他相关有胼胝性皮肤病的鳞状细胞癌、喉癌及胃癌。获得性掌跖角皮病也可与食管癌、胃癌、肺癌、乳腺癌伴发。

三、组织病理

大部分掌跖角化症的组织象为非特异性，表现为显著的角化过度，颗粒层增厚，棘层肥厚，真皮上部轻度炎症浸润。点状掌跖角化病为大片界限清楚的角化过度，压迫其下的生发层使其呈杯状凹陷，颗粒层肥厚，真皮无炎症。

四、诊断与鉴别诊断

依据掌跖部位角化过度性损害，及其遗传性、获得性、症状性的不同类型表现诊断。鉴别诊断应依不同类型分别鉴别，如弥漫性掌跖角化症，应与胼胝性湿疹鉴别；斑点型掌跖角化病应与病毒疣鉴别。

五、治疗

1. 局部治疗　局部避免损伤。机械去除增厚的角质层可减轻症状，先浸泡皮肤，使皮肤角质层局部变软，再用刀片削去厚的角质层。用卡泊三醇、5%～10%水杨酸软膏、12%乳酸铵液、30%尿素液浸泡或30%尿素霜、0.1%～0.3%维A酸霜。斑点状角化病外用氟尿嘧啶疗效良好。有人用地塞米松5mg加入0.5%普鲁卡因40～50ml局部注射或外用加渗透剂的皮质激素封包疗法，对抑制过度角化有一定疗效。

2. 物理治疗　PUWA 或与口服维A酸联用（Re-PUVA）。小量X线多次照射有暂时疗效。

3. 系统治疗　口服维A酸类，如阿维A、阿维A酯，可有一定疗效，但因骨毒性而不能长期使用，或β-胡萝卜素可抑制角化细胞增生，使症状改善，但停药后复发。

4. 其他　恶性肿瘤相关病例，应及时治疗恶性肿瘤。

六、循证治疗选择

局部角质剥脱剂外用[B]，局部维A酸外用[B]，系统应用维A酸类药物[A]，切除整个角化皮肤再移植皮肤的重建手术[C]，局部钙泊三醇外用[E]，口服维生素 D_3 类似物[A]，局部糖皮质激素联用或不联用角质剥脱剂[E]，PUVA 或 Re-PUVA[D]，皮肤磨削术[D]，CO_2 激光[B]，氟尿嘧啶[E]，眼皮肤角皮病限制酪氨酸饮食[E]。

七、预后

对症处理，可能改善局部症状。这组疾病的临床特征、遗传方法、伴有的缺陷和预后等方面有很大的差异。

（李晓旭）

第四节　汗孔角化症

汗孔角化症（porokeratosis）是一种常染色体显性遗传角化病，皮损边缘呈嵴状隆起，中央萎缩，组织学上有独特的鸡眼样板层，电子束辐射、日光诱发、感染、创伤、免疫抑制均可能为其病因。

一、病因与发病机制

遗传因素、免疫抑制、药物反应和光损伤与本病有关。局部的角化不良表现可能与表现为角质形成细胞局灶性、不正常的扩增性克隆增生，伴以圆锥样板层形成的疾病有关。

Mibelli 型汗孔角化、浅表播散性汗孔角化和光化性浅表播散性汗孔角化的发生可能是机体对抗器官移植或输血的反应。在圆锥形板层下面的角质形成细胞中，p53 和 pRb 蛋白过度表达，mdm-2 和 $p^{2lwaf-1}$ 表达减少。汗孔角化皮损出现恶性变可能与细胞周期控制机制紊乱有关。最近，在一个大的中国家族中，浅表播散性汗孔角化的致病基因被定位到了 12q23.2-24.1 染色体上。

二、临床表现

基本损害为扩展性角化损害、中心萎缩、周围呈嵴状隆起并有微小角化棘（keratotic spine），组织学上有独特的角样板层是其特征。

1. 典型损害　Mibelli 汗孔角化症，质硬、无炎症损害（图9-4）。无自觉症状。皮疹好发于暴露部位，如面部及四肢，也可发生于任何部位皮肤，偶可发生于黏膜。暴露及易受摩擦部位皮疹典型而明显。皮疹为单发，也可广泛分布。中老年患者皮损处偶见恶变发生鳞状细胞癌或原位癌。

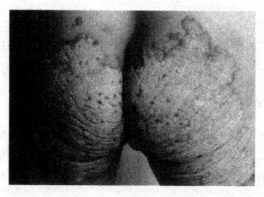

图9-4　Mibelli 汗孔角化症

2. 特殊类型　①播散型汗孔角化症（图9-5）（DSP），分为播散型浅表型（DSP）和播散型光化性浅表型（DSAP），前者对称分布，后者半数见于曝光部位；②线性汗孔角化症（LP），似线性疣状痣；③播散性掌跖汗孔角化症（PPPD）；④点状掌跖汗孔角化症（PP）；⑤巨大汗孔角化症；⑥伴有汗孔角化症的综合征（表9-2）。

表9-2　各型汗孔角化症临床特点

	Mibelli	DSAP	PPPD	线状汗孔角化症
发病率	罕见	较多见	罕见	不明，罕见
皮损大小（直径）	不定，可达20cm	一致，0.5~1cm	一致，0.5~1cm	不定，0.5~1cm
边缘高度	1~10mm	<1mm	<1mm	<1mm
边缘上沟槽	有	散在	散在	可能存在
皮损隆起	明显	表浅，不明显	表浅，不明显	表浅，明显
皮损数量	几个	大量	大量	不定
皮损分布	局限，任何部位	泛发或曝光部位	泛发，掌跖	局限、线状、单侧
掌跖/黏膜受累	可能/有	无	可能	可能/无
鸡眼样板层	明显	发育较差	发育较差	明显

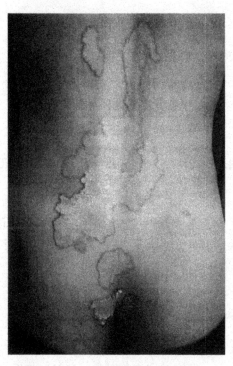

图9-5　播散型汗孔角化症（DSP）

3. 组织病理　可见边缘角化隆起部分明显角化过度，颗粒层消失，棘层增厚，有裂沟，沟内有角栓，内有呈柱状排列的角化不全细胞带。真皮浅层有炎症细胞浸润。

三、诊断与鉴别诊断

依据本病的基本损害、角化性环形损害、中心萎缩边缘堤状隆起为特征，组织病理有角化不全柱，易于诊断。本病需与环状扁平苔藓、疣状痣、光线角化症、迂回线状鱼鳞病等鉴别。

四、治疗

可口服阿维 A 酯、阿维 A。抑制细胞角化，Sander 应用异维 A 酸口服，20mg/d，外涂 5% 氟尿嘧啶软膏，21d，治愈 27 例 DSAP 患者。但用维 A 酸类，停药后可复发。对发病与日光有关者应避免曝晒，可口服氯喹或羟氯喹、烟酰胺等。损害小、数目少者可选择电灼、激光、冷冻或手术切除，或曲安西龙做损害部位内注射。局部用 5% ~ 10% 水杨酸软膏或氟尿嘧啶软膏、卡泊三醇软膏。

五、循证治疗选择

冷冻治疗[D]，氟尿嘧啶[D]，CO_2 激光/皮肤磨削术[D]，维 A 酸类（异维 A 酸，阿维 A，阿维 A 脂）[D]，地塞米松[E]，维生素 D_3 类似物[E]，系统性糖皮质激素治疗[E]，脉冲染料激光治疗[E]。

六、预后

良性经过，亦有发生皮肤癌的报道。免疫抑制、免疫抑制性疾病，如 AIDS、紫外线暴露和辐射治疗都可能加重汗管角化症和促使皮肤癌的发生。皮肤恶性肿瘤发生率为 7.5%，线型患者发生率更高。

（李晓旭）

第五节 进行性指掌角皮症

进行性指掌角皮症（keratodemaia tylodes palmaris progressiva）是一种以角化紊乱为特征的手部皮炎，由日本的土肥庆三等于 1924 年首次报道并命名。此后，国外一些学者又以不同名称予以报道，如新加坡的 Lim 等于 1986 年以干燥性掌部皮炎（dermatitis palmaris sicca）为名报道了 57 例，但欧美文献记载极少；王侠生和杜荣昌于 1991 年在国内首次报道了 62 例进行性指掌角皮症。

一、病因与发病机制

由于本病多见于年轻女性，且少数患者的病情与妊娠有关，推测发病可能与内分泌功能紊乱有关。部分患者的雌二醇、睾酮及卵泡刺激素（FSH）均明显低于对照组，似说明雌激素降低与发病有一定联系。

二、临床表现

1. 皮肤损害　主要表现为皮肤干燥、皮纹不清或消失，色泽淡红并有光泽，伴有碎玻璃样浅表裂纹及少量干性细薄鳞屑，重者指端变细、指关节弯曲。常无明显自觉症状，少数有疼痛、瘙痒及绷紧感。病程为慢性进行性。

2. 发病特征 目前的资料显示本病似多见于亚洲人，好发于年轻女性（女：男=9：1，25岁前发病者约占65%）。皮损好发于指屈面及掌前部1/3，几乎均为双侧性，仅6%合并跖部受累。皮损起自右手和（或）左手的末节指腹面，按易发顺序依次为拇指、示指、中指及环指，于末节可波及伸侧及甲周。

少数可出现缓解。秋冬季节及洗涤剂、消毒剂、水等接触可加重病情，有报道在孕期皮损消退。

三、治疗

维生素A、维生素E口服有一定疗效。曲安西龙（40mg/ml）内关穴或腕部皮下注射（每2周1次）的近期疗效良好，但停药后易复发。外用药物可选择0.05%～0.1%维A酸霜、适确得、喜疗妥或5%水杨酸硫黄软膏等。

（李晓旭）

第六节 剥脱性角质松解症

剥脱性角质松解症（keratolysis exfoliativa）又称层板状出汗不良（lamellar dyshidrosis），为掌跖部的角质剥脱性皮肤病。常伴出汗不良，有人认为是一种遗传缺陷。多汗症可能是一种诱因。

一、临床表现

皮损初起为针头大的白点，系部分表皮角质层与其下组织松解而形成小环或气泡状，直径2～10mm，中央易自然破裂，呈圈状脱屑，皮损逐渐扩大、互相融合成大片状脱屑，外观无炎症，不痒。通常见于双手掌，亦可累及足跖、手足背部，分布对称。2～3周自然消失，但常复发，夏季加剧。可能伴有多汗，本病是最轻微的掌跖汗疱疹，但从不发生真正的水疱。

二、诊断与鉴别诊断

依据病史、特征性的剥脱性鳞屑易于诊断。本病应与汗疱疹、皮肤癣菌病、掌跖湿疹相鉴别。

三、治疗

外用5%水杨酸软膏，12%乳酸胺洗剂，20%尿素软膏，或小量X线照射。

（李晓旭）

第七节 进行性对称性红斑角皮症

进行性对称性红斑角皮症（progresslve symmetrlc erythrokeratodermia，又称Gottron's syndrome），是一种常染色体显性遗传病，但有50%病例为散发病例。非遗传性损害常于青春期消退，有人认为是毛发红糠疹的亚型。

一、病因与发病机制

病因不明，常有家族史，可能与常染色体显性遗传有关。但50%病例为散发性。对一个家族的研究显示位于1q21上的兜甲蛋白基因突变。

二、临床表现

1. 皮肤损害　表现为边缘锐利的红色角化性斑块，略带橙黄色，有鳞屑附着，腕、踝部皮损为略带橙黄色的局限性斑块，表面覆盖干燥白色鳞屑，皮损边缘常有棕褐色色素沉着，四肢、臀部和面部，躯干部稀少，甲可增厚失去光泽，黏膜与毛发一般不受累。

2. 发病特征　生后数月内发病，也有延迟至17岁发病者。皮损先发生于远端，皮损先从掌跖、手背、手指出现，于掌跖部出现弥漫性红斑基础上的角化过度（图9-6），之后皮损进行性累及肢体近端，自觉轻度瘙痒。多对称分布，四肢、臀部和面部、躯干部稀少，但也可不规则、非对称分布或仅局限于某部位，如胫前、肘膝。

儿童期皮损呈进行性发展，至青春期皮损波及范围最广，此后趋于稳定或部分消退。部分患者存在同形反应。散发病例的皮损可在持续数年后逐渐自行消退，而遗传性病例的皮损则持续存在。

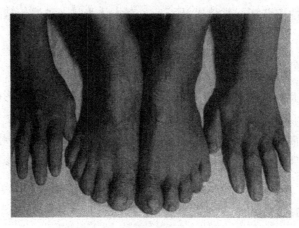

图9-6　进行性对称性红斑角皮症

三、诊断与鉴别诊断

早年发病及损害特点，诊断不难。但应与毛发红糠疹相鉴别。后者范围较广，有毛囊角化性丘疹，以手部第一、第二指节背面显著。

四、治疗

外用5%~10%水杨酸软膏、20%鱼肝油软膏、20%~30%尿素软膏或0.1%维A酸软膏、糖皮质激素软膏。X线照射、PUVA有一定疗效。维A酸类维持正常角化，可试服阿维A酯（1~2mg/kg）或阿维A（0.5mg/kg）。

（李晓旭）

第八节　可变性红斑角化病

可变性红斑角化性皮病（erythrokeratodermia variabilis）系一种表现度不一的常染色体显性遗传病，亦名 Mendes da Costa 综合征（Mendes da Costa syndrome）。其特征为片状红斑和角化过度性斑块。

一、病因与发病机制

本病基因 GJB3 定位于染色体 1p34－p35，它编码缝隙连结蛋白 α4（连结蛋白 31），为基因的种系突变。表皮动力学正常，鳞屑形成系潴留性角化过度所致。

二、临床表现

1. 发病特征　大多在婴儿期发病，皮损常终生存在，强烈日晒可使之改善；妊娠可加重病情，绝经时部分患者的皮损可消退。

2. 临床类型　皮损有两种类型：①相对固定的深红色角化性斑块，边界清楚，周围的皮肤正常或呈弥漫性皮革样角化过度，好发于面部及肢体伸侧；斑块的数量及大小在青春期前常进行性增加，此后趋向稳定。②多环形或逗点形红斑可发生于任何部位，一般持续数天或数周，其大小、形状、数量和位置可在数小时或数天内不断变化。可逐渐消退或缓慢移动，并出现细鳞屑；其可为冷、热、风或情绪应激所促发。偶有掌跖角化，未见毛发和甲异常。Giroux 和 Barbeau 于 1972 年报道在一个法国—加拿大的大家庭中，出现本病的典型显性遗传性皮肤表现和神经异常，包括腱反射减弱、眼球震颤、构音不良和共济失调步态。

三、组织病理

角化过度、中度的乳头瘤样增生和棘层肥厚，有时在角层下部出现类似于谷粒（Darier病）的棘突松解性角化不良细胞。

四、治疗

异维 A 酸或阿维 A 酯 ［0.5～1.0mg/（kg·d）］治疗可取得良好的疗效，角化过度斑块几乎完全消失；在停用维 A 酸类药物后约 2 周，皮损可复发。

五、循证治疗选择

润肤剂，外用角质松解剂，外用维 A 酸类，内服阿维 A，阿维 A 酯，异维 A 酸，PUVA。

六、预后

皮损常终身存在，症状随年龄增长而改善，妊娠可加重病情，绝经时部分患者的皮损可消退。

（李晓旭）

第九节　乳头乳晕角化过度症

乳头乳晕角化过度症（hyperkeratosis of the nipple and areola），是一种罕见的良性无症状的获得性疾病，病因不明。临床上和组织学上类似黑棘皮病，80%见于青年或中年女性。男性发病年龄不固定。

一、临床表现

多为双侧乳头乳晕，亦可见单侧发病者，仅累及乳晕或乳头，但乳晕更多见。为乳晕扩大，皮肤肥厚、粗糙，呈乳头状增生，色素明显加深，皮肤沟纹加深加宽。无自觉症状或有微痒。临床上可分为3型：Ⅰ型是由表皮痣延伸至乳晕乳头所致；Ⅱ型伴有鱼鳞病，可双侧对称发生；Ⅲ型为痣样型，不伴有鱼鳞病或表皮痣，约80%为女性，双侧性。组织病理为表皮角化过度，可有角栓，棘层肥厚，呈乳头瘤样增生，基底层色素增多。

二、治疗

仅对症处理，软化剥脱皮损，如维A酸软膏、12%乳酸霜、卡泊三醇软膏等。

（张　洁）

第十节　指节垫

指节垫（knuckle pad）系手指关节伸面局限性增厚，往往有家族史，属显性遗传。

一、临床表现

本病常发生在近侧指间关节伸面，其他部位发生者罕见，呈扁平或隆起的局限性角化过度性丘疹损害，多见于第2指至第5指，拇指较少见。表面光滑，呈一个或多个（图9-7），发展缓慢，经数月或数年才明显，有时伴发掌挛缩病，发病年龄15~30岁。病理变化示表皮角化过度，棘层肥厚，真皮结缔组织增生，并伴有单个胶原纤维增粗。

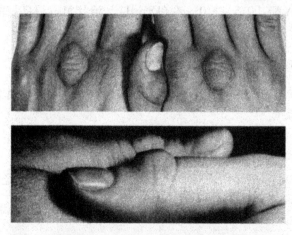

图9-7　指节垫，指关节伸面有扁平隆起的角化性损害

二、治疗

尚无满意治疗方法，切除可发生瘢痕疙瘩。损害内注射皮质激素可能有效，试用液氮冷冻或 X 线照射。

（张　洁）

第十一节　鳞状毛囊角化病

鳞状毛囊角化病（keratosis follicularis squamosa）可能是一种与鱼鳞病同类的罕见病，但未予证实。病因不明，由土肥（Dohi）于 1903 年首次报道。

一、临床表现

1. 基本损害　为圆形或椭圆形、淡灰色或褐色鳞屑性斑疹，直径数毫米至 1~2cm，边界清楚。鳞屑中央紧贴皮肤，有与毛囊孔一致的黑色小点；边缘游离，周围有色素减退晕。鳞屑去除或脱落后中央黑点仍存在，数天后又出现同样鳞屑。

2. 发病特征　好发于 20~30 岁青壮年，男女之比 1：1.6。常对称分布于腹、腰、臀、股外侧及腋窝附近，皮疹散在分布，偶尔融合成片。无自觉症状或有轻度瘙痒。病情发展缓慢，常冬重夏轻；数年后鳞屑可完全脱落，遗留暂时性色素减退。亦有病期可长达 15 年不变者。

二、组织病理

角层增厚，毛囊口角化过度，伴有角栓，血管周围及真皮浅层毛囊周围少量淋巴细胞浸润。

三、诊断

根据皮疹特点，褐色圆形片状鳞屑斑疹，中央黑色毛囊角栓及好发部位即可诊断，需与鱼鳞病、连圈状糠秕疹、花斑癣及副银屑病鉴别。

四、治疗

无特效疗法。可试用维生素 A、维生素 E、维生素 D，口服红霉素或米诺环素有效，外用 0.1% 维 A 酸软膏、10% 尿素软膏或 5% 水杨酸软膏、卡泊三醇软膏。

（张　洁）

第十二节　融合性网状乳头瘤病

融合性网状乳头瘤病（confluent and reticulate papillomatosis），特点是轻度角化的色素性乳头瘤样丘疹，呈网状排列，好发于乳房间及背中部。少数可能为遗传性角化缺陷。

一、临床表现

多在青春期或青春期后不久发病，女孩多见。初期损害为淡红色扁平丘疹，表面干燥，直径达5mm；以后变成红褐色或灰色，表面轻度角化，有纤细鳞屑，呈乳头瘤样。病变区域中央的丘疹相互融合，而周围的丘疹排列成不规则的网状。病情在数年内缓慢发展，此后倾向于稳定。

二、鉴别诊断

本病应与黑棘皮病、Darier病和遗传性网状色素异常病鉴别。

三、治疗

咪唑类抗真菌药外用或口服部分有效，米诺环素（0.1～0.2g/d）、阿维A酯或异维A酸口服、0.1%维A酸外用也有效。

（张　洁）

第十三节　腋窝颗粒状角化不全症

腋窝颗粒状角化不全症（axillary granular parakeratosis）成人型几乎只发生在女性。发病机制为纤丝聚集蛋白原到角质纤丝聚集蛋白过程的缺陷。

一、临床表现

主要皮损是红褐色、圆锥形的丘疹。可融合成较大、边界清楚的斑块，伴有不同程度的浸渍。皮损持续数月或更长，并可复发。瘙痒在温度升高或出汗时症状可加重。一侧或双侧腋窝是最常受累的部位，腹股沟和乳房下皱褶也可受累。婴儿型在腹股沟或与尿片区出现红斑块。

组织病理学上，在角质层角化不全部位可见特征性残留的嗜碱性透明角质颗粒。

二、鉴别诊断

脂溢性皮炎、念珠菌病、反向型银屑病、红癣和家族性良性天疱疮（Hailey－Hailey病）、毛囊角化病（Darier病）及增殖性天疱疮相鉴别。

三、治疗

外用皮质激素、维生素D衍生物、维A酸、乳酸铵和抗真菌药可取得满意疗效。口服异维A酸和口服抗真菌药。

（张　洁）

参考文献

[1] 马振友，张建中，郑怀林. 中国皮肤科学史. 北京：北京科学技术出版社，2015.

[2] 杨蓉娅，戴耕武，潘宁. 皮肤外科学. 北京：科学出版社，2015.

[3] 孙小强，毕廷民，刘阳. 红皮病型银屑病患者止凝血功能改变的观察. 山东医药，2010，50（28）：85－87.

[4] 姚战非，萨茹拉. 基因检测确诊表现为多发性咖啡斑的1型神经纤维瘤病2例. 中国皮肤性病学杂志，2016，30（4）：331－333.

[5] 李小寒，尚少梅. 基础护理学. 第5版. 北京：人民卫生出版社，2014.

[6] 乌云塔娜. 蒙药治疗白殿风60例治疗体会. 中国民族民间医药杂志，2008，17（12）：51－51.

[7] 许芸，李科，李慎秋. 面部坏疽性脓皮病1例. 临床皮肤科杂志. 2005，34（10）：681－681.

第十章 皮肤肿瘤

第一节 表皮囊肿

一、概述

表皮囊肿（epidermal cyst）又名角质囊肿（keratin cyst），是一种真皮内含有角质的囊肿，其壁由表皮构成。本病由胚胎性异位，或因外伤（如针刺等）表皮植入真皮而发病，后者称外伤性表皮囊肿（traumatic epidermal cyst），若表皮囊肿发生在骨内称骨内表皮囊肿（intraosseous epideroid cyst）。

二、临床表现

（1）多发生于青年和儿童，老年少见。

（2）多发生在头面部、躯干、四肢、掌跖或阴囊，损害为孤立性皮内或皮下结节，数毫米至数厘米大，紧张隆起，中等硬度，可移动，被覆的皮肤表面光滑，肤色正常或呈淡褐色，多为单发或数个；外伤性表皮囊肿，多发生于掌跖，呈圆形或卵圆形，位于皮下组织或较浅，略隆起，表面光滑，正常肤色，质较硬，可推动，阴囊部损害可因炎症而钙化。

（3）囊肿缓慢增大，通常无自觉症状，但跖部的外伤性表皮囊肿可有行走挤压痛；发生于手指的骨内表皮囊肿者，可有手指肿胀，伴发红、疼痛及触痛；继发细菌感染时局部可有红肿、波动感、化脓、疼痛及触痛。

三、诊断要点

（1）好发于中青年，男女无明显性别差异。

（2）多见于头皮、面、颈部及躯干四肢；亦可见于掌跖、阴囊。

（3）损害为 0.5~5cm 大小的坚实、孤立的表皮结节，与皮肤粘连，正常肤色、淡黄色或白色，单个或数个。

（4）一般无自觉症状，若破溃局部可发生红肿，表面可流出黏稠物。若继发感染则局部可出现红肿热痛。

（5）组织病理：表皮囊肿为毛囊漏斗部的囊肿，位于真皮内，囊壁与表皮组织相同，由内向外依次为颗粒层、棘层及基底层。囊内容为多层的角质，有时可见一些角化不全细胞。早期囊壁有数层鳞状上皮，间或有颗粒细胞。有时较陈旧的囊壁则可变为扁平或萎缩。若囊肿破裂可出现异物巨细胞反应或假癌性增生。

（6）放射学检查：若疑为骨内表皮囊肿可做 X 线，显示界限清楚的溶骨样损害。亦可做 MRI 检查，对诊断很有帮助，并适宜巨大表皮囊肿手术切除前检查。

四、鉴别诊断

1. 脂肪瘤　为皮下局限性肿块，球形或分叶状，质软，与皮肤无粘连，可推动，发展缓慢，多见于肩、臂、颈、臀部。

2. 神经纤维瘤　自幼发生，为黄豆至核桃大半球形、空泡样疝状物，质软，可用指尖将瘤顶压入瘤内，压力去除后可复原。

3. 多发性脂囊瘤　好发于胸前、腋下、四肢伸侧，皮损为针头至黄豆大小淡黄色或淡蓝色球形结节，质中等硬，表面可见针头大小灰蓝色或黑色开口，挤压有乳酪样物质，有臭味。

五、治疗方案及原则

（1）外科手术切除：较小的损害，经小切口做囊肿摘除术，疗效快且显著。较大的囊肿，尤其生长迅速加快时，应及时外科手术切除，并常规做组织病理学检查。

（2）CO_2激光治疗：常规消毒、局麻，顶部打一小孔，挤出内容物，将囊壁夹除干净。

（3）环钻剜出疗法：用4mm或2mm直径活组织检查钻孔器钻孔，再用手将囊肿压出或用虹膜剪刀把囊肿分割出来。注意将囊壁取尽，否则易复发。

（4）对骨内表皮囊肿多主张保守治疗，宁可选用病灶刮除术或外科手术切除，而不宜采取切断术。

（5）发生炎症反应的非感染性表皮囊肿可采用5mg/ml曲安奈德皮损内注射，待炎症消退后再采取相应的治疗方法。若发生继发性化脓性感染则可先进行抗感染治疗。

（王丽昆）

第二节　表皮痣

表皮痣（又称疣状痣）是一种表皮局限性或泛发性异常增生性皮肤病。系常染色体显性遗传，同家族成员可发生大疱性先天性鱼鳞病样红皮病。

一、诊断要点

1. 好发年龄　损害多于出生时即已发生，少数出生后不久发病，偶有青春期以后出现皮损者，临床中男性患者较为多见。

2. 好发部位　皮损可发生于身体任何部位，一般单侧分布，也可泛发周身。偶可累及黏膜。

3. 典型损害　皮损初为淡黄色至棕黑色角化性丘疹，逐渐增多，密集排列成线状或融合成斑块，躯干部损害可呈波纹状或几何图形，表面呈乳头瘤样，角化明显，触之粗糙坚硬。皱襞处损害常因浸渍而发白变软，口周损害可累及口腔黏膜。炎症型皮损常发生于一侧下肢，基底发红，表面常脱屑，可因搔抓而呈苔藓样改变，外观类似慢性湿疹。

局限型者的皮损常局限于身体某一部位，形状不规则，多呈长短不一单侧分布的条带状，皮损位于四肢者常沿肢体纵行分布，而在躯干部则横行排列。

泛发型的损害多发或泛发，单侧或双侧分布，甚至累及全身，严重者称为"豪猪状鱼鳞病",可并发骨骼畸形、癫痫、神经性耳聋、精神发育迟缓、牙齿发育异常、弯曲足、多指症、屈指症等先天性异常,称之为表皮痣综合征,少数可合并恶性皮肤癌。

4. 自觉症状　一般无自觉症状,在皮损进展期偶有轻微瘙痒。

5. 病程　皮损发展缓慢,一般至成年即停止发展,不会自然消退。

6. 实验室检查　皮损处活检组织病理示表皮角化过度,棘层肥厚,表皮突延长,呈乳头瘤样增生,基底层细胞内色素颗粒增加。头面部病变少数可伴发皮脂腺痣或乳头状汗管囊腺瘤。

炎症型皮损的表皮常有灶性角化不全,真皮轻度慢性炎症细胞浸润。泛发型损害可伴有棘突松解性表皮角化过度,常累及整个表皮。

二、治疗

1. 一般治疗　避免用力搓擦和机械性刺激皮损,炎症性皮损偶可癌变,应定期复查。

2. 全身治疗　皮损泛发者可试用阿维A酸20~40mg/d或异维A酸20~40mg/d,分次口服,连服4~8周无效停用。

3. 局部治疗　患处外用25%苯酚乙醚溶液、50%~60%三氯醋酸、5%5-氟尿嘧啶软膏、0.1%维A酸乳膏等,可使角化性损害减轻。炎症型表皮痣外用0.005%卡泊三醇软膏,每日2次,常有较好疗效。

4. 物理治疗　局限性皮损可试用电灼、微波、液氮冷冻、CO_2激光等方法去除,位于间擦部位的皮损用氩离子激光治疗,可收到较好疗效。

5. 外科疗法　局限性损害可钝性刮除或手术切除。面积较大且皮损散发者可行皮肤磨削术。

(王丽昆)

第三节　皮脂腺痣

一、概述

皮脂腺痣(nevus sebaceous)又名先天性皮脂腺增生(congenital sebaceous glandhyperplasia),脂腺错构瘤(sebaceous glandhanrtoma),是一种由发育异常的表皮、真皮、表皮附属器所构成的器官样痣,常以皮脂腺增生为主,来源于原始上皮胚芽。

二、临床表现

(1)通常出生即有,但患者一般在11~40岁才寻求就诊,新生儿发病率达0.3%,男女发病相当。

(2)皮脂腺痣通常表现为单个圆形或椭圆形斑块、结节,直径1~6cm,境界清楚,常发生于头、颈部,尤其是头皮,表现为黄色、扁平或乳头状秃发斑块。不同年龄阶段皮损有所不同,婴儿期为淡黄色、表面光滑,无毛发生长,轻度隆起的斑块;至青春期呈乳头瘤状或疣状高低不平的斑块,表面呈现蜡样光泽;到老年期,皮脂腺痣能发生向不同方向分化的良性或恶性肿瘤,表现为质地坚实的肿瘤样增生。

（3）皮脂腺痣可以并发多种皮肤肿瘤，一般发生在成年后，最常见的良性肿瘤是乳头状汗管囊腺瘤，其他如毛母细胞瘤样皮损、毛鞘瘤、皮脂腺肿瘤等较少见；皮脂腺痣发生的恶性肿瘤最常见的是基底细胞癌，其他如鳞状细胞癌、皮脂腺癌、小汗腺汗孔癌和毛鞘癌等非常少见。继发的良性或恶性肿瘤一般都发生于成年人，很少见于儿童。

三、诊断要点

（1）出生时即有或出生后不久发皮疹，偶见于成年人。

（2）好发于头皮。

（3）损害为略高出皮面的淡黄至褐黄色的圆形、椭圆形或不规则斑块，表面光滑或覆油腻物，无毛发，青春期损害可呈疣状、结节状或乳头状增生。

（4）组织病理：表皮为乳头瘤样增生，真皮内的特征性改变为增生的成熟皮脂腺小叶，部分直接开口于表皮，真皮深层常可见顶泌汗腺结构，常可见到小毛囊或基底样细胞条索构成的毛囊胚胎结构，儿童常仅见到不成熟的毛囊结构。

四、鉴别诊断

疣状痣损害为淡褐色、黑色疣状增生，呈条状排列，表面角化过度。组织病理可帮助诊断。

五、治疗方案及原则

1. 手术切除　首选治疗，由于部分皮脂腺痣可发展为基底细胞癌以及其他良性或恶性肿瘤，因此一般认为对皮脂腺痣可在成年前切除。

2. 其他治疗　CO_2 激光、液氮冷冻、电干燥术或刮除术治疗均可作为替代疗法，但可能留下瘢痕以及复发。

（王丽昆）

第四节　脂溢性角化病

脂溢性角化病（老年疣）是一种角质形成细胞成熟迟缓所致的良性表皮内肿瘤。发病与日光照射关系密切，泛发者多为常染色体显性遗传，少数可为内脏恶性肿瘤的皮肤表现。

一、诊断要点

1. 好发年龄　多见于中老年人，男性多于女性。

2. 好发部位　皮损主要发生于面部、手背和躯干部，少数可发生于头皮、颈部、臀部和上肢，偶可泛发周身。

3. 典型损害　损害初为针尖至芝麻大淡黄色斑点，颜色逐渐加深呈黄褐色或灰褐色，缓慢形成境界清楚的圆形、类圆形、椭圆形或不规则形扁平斑丘疹，数量逐渐增多，数十个至数百个不等，直径常小于 1 厘米，少数直径可达数厘米或更大。表面最初呈细颗粒状，稍有光泽，后期表面逐渐变得粗糙，呈黑褐色，覆有油腻性鳞屑，拭去后可再生，偶见毛囊性角栓。若损害突然发生，数量迅速增多，提示可能并发内脏恶性肿瘤，即 Leser – Trelat 征。

4. 自觉症状　多无自觉症状，偶有痒感。

5. 病程　损害发展极 Leser‑Trelat 久存在达 30 年或更长，不能自行消退，偶可恶变。

6. 实验室检查　皮损活检组织病理示：表皮角化过度，棘层肥厚，呈乳头瘤样，可见多数假性角质囊肿。增生的细胞团与邻近表皮细胞平行，界线鲜明，细胞内常有不等量黑素。

二、治疗

1. 一般治疗　皮损主要发生于暴露部位或对光敏感者，故应避免日光照射，在夏季采取避光措施。Leser‑Trelat 征需及早进行内脏肿瘤筛选检查。

2. 全身治疗　皮损泛发者可试用阿维 A 酸 20～40mg/d 或异维 A 酸 20～40mg/d，分次口服，连服 4～8 周无效即停用。

3. 局部治疗　早期损害外用5%5‑氟尿嘧啶软膏、0.1%维 A 酸乳膏或5%咪喹莫特软膏等，常有较好疗效，可使皮损完全消退。较表浅且色素较深的角化性损害，可选用3%氢醌霜、30%～60%三氯醋酸溶液、25%苯酚乙醚溶液、1%～2%升汞乙醇、25%碳酸乙醚、五妙水仙膏（黄柏、五倍子、紫草等）或硝酸银棒等，点涂患处。

4. 物理治疗　局限性皮损可试用钝性刮除、电灼、电凝、微波、液氮冷冻、CO_2 激光等方法去除。

5. 外科疗法　疑有恶变的损害应早期手术切除，并进行组织病理检查。

（王丽昆）

第五节　汗管瘤

一、概述

汗管瘤（syringoma）是一种常见的肿瘤，又名管状汗腺瘤（syringe hidradenoma）、汗管囊腺瘤（syringocystadenoma）、发疹性汗腺瘤（hidradenoma）、汗管囊瘤（syringocystoma）。是小汗腺末端汗管分化的一种良性肿瘤。

二、临床表现

（1）女性发病率高于男性，常于青春期和成年早期发病。

（2）临床表现多样，常多发，对称分布，极少数呈单侧或线状分布，也可限于某个部位或为发疹性。发病部位有头皮、前额、颈、腋下、胸、腹、臀、四肢、外阴、口周等。女性好发于两下眼睑；而男性多发于下胸部，亦好发于前额和腹部。

（3）损害多为针头至豌豆大小（1～3mm），巨大型可至1cm。呈肤色或淡黄色、淡褐色的扁平或半球状丘疹，表面有蜡样光泽，质地中等。

（4）一般无自觉症状，少数病例汗多时稍痒或有轻微肿胀感。外阴汗管瘤常合并眼睑部皮损，多伴外阴剧烈瘙痒。

（5）发生于头皮的隐匿性汗管瘤常伴瘢痕性脱发；损害数目多而泛发者称为发疹性汗管瘤，好发于颈、胸、腋下、肘窝、上肢、下腹和腹股沟，多见于东方人，可发生于 Down

综合征的患者，偶伴发 Nicolav 和 Balus 综合征。

三、诊断要点

（1）女性多见，皮损多青春期时出现并逐渐增多。

（2）1~3mm 大小、肤色或淡黄色、淡褐色的扁平或半球形丘疹。好发于眼周、尤其是下眼睑，也可泛发于颈、躯干、腋及外阴。

（3）组织病理：真皮内可见多数由嗜碱性两层上皮细胞组成的导管、小的囊腔及由上皮细胞所组成的小细胞巢及索；腔内含无定形物质；上皮细胞集合常呈长形，一端变细，另一端为管腔，呈蝌蚪状。瘤体部位结缔组织间质明显增生，成纤维细胞数量增多，胶原细胞增粗，有时可见玻璃样变及硬化。

四、鉴别诊断

1. 扁平疣　好发于青少年，多骤然出现，丘疹顶部较扁平，疏散分布，形态大小可以不一，好发于面和手背，可沿抓痕分布排列成条状。

2. 毛发上皮瘤　丘疹较本病稍大而坚实，表面可见毛细血管扩张，好发于鼻唇沟处，组织病理检查可见角质囊肿，有时可与本病并发。

3. 粟丘疹　可发生于任何年龄、性别，丘疹坚实、顶尖圆、上覆极薄表皮，损害孤立散在，用针易挑出角质性内容物。

五、治疗方案及原则

本病为良性病变，可不予治疗。影响美容时可采用电解法或激光治疗，对皮疹较大者也可采用手术切除。

（王丽昆）

第六节　血管瘤

这里介绍的血管瘤（hemangioma）仅指先天性血管瘤而言，这是一类由新生血管所组成的良性肿瘤，起源于皮肤血管，多发生于婴儿或儿童。常在出生时或出生不久后发现，当小儿哭闹或皮肤潮红时更为明显，多在婴儿期生长迅速，有时可自行消退。皮肤血管瘤一般分为鲜红斑痣、毛细血管瘤、海绵状血管瘤和混合型血管瘤。混合型是由两种类型血管瘤混合存在，但常以一型为主。

一、鲜红斑痣

鲜红斑痣（nevus flammeus）又称葡萄酒样痣、毛细血管扩张痣，是一种先天性血管发育畸形。

（一）临床表现

（1）损害常在出生时或出生后不久出现。

（2）表现为一个或数个淡红、鲜红或暗红色斑片，面积不定，边缘清晰但不规则，不高出皮面，可见毛细血管扩张，压之部分或完全褪色。

（3）损害可发生于体表任何部位，但以面、颈和头皮最多见，大多为单侧性，偶或为双侧性，有时累及邻近的黏膜，可随人体长大而面积增大，但是其形状并无变化。

（4）可伴有其他血管畸形，偶呈结节状或隆起，尤其在年老时。

（二）诊断要点

（1）出生时或出生后不久出现红斑。

（2）呈红色或暗红色大片状斑片，不高出皮面，压之部分或完全褪色。

（三）鉴别诊断

（1）橙红色斑：部分新生儿可发生本病，好发于眉间、眼睑和项部，为淡粉红色至猩红色斑片。随着时间延长，损害倾向于消退。必要时作随访观察。

（2）深肤色婴儿的蒙古斑、太田痣和伊藤痣可能酷似该病，但仔细观察为青褐色，密切观察常能做出正确诊断。

（四）治疗方案及原则

（1）585nm 脉冲染料激光可有效治疗本病，部分疗效不佳者改用 595nm 可变脉冲染料激光治疗可获良效。

（2）新近报道光动力疗法治疗本病可获得满意效果。

二、毛细血管瘤

毛细血管瘤（capillary hemangioma）又称草莓状痣或单纯性血管瘤，是一种主要由毛细血管和小静脉构成的良性肿瘤。

（一）临床表现

（1）好发于颜面、头皮和四肢。

（2）表现为一个或数个鲜红色、高出皮面、柔软而呈分叶状的肿瘤，境界清楚，直径多≥1cm，压之不易褪色。

（3）出生时即可存在，但常在生后 2~3 月内发生，且可逐渐增大，6 月后发展缓慢或停止生长，多数在 1 岁以内长到最大限度。70%~90% 左右的患者在 5~7 岁时可自行完全消退。

（4）许多病例往往在其下方合并海绵状血管瘤。

（二）诊断要点

（1）多发生于婴幼儿。

（2）呈一个或数个草莓状隆起的红色肿瘤，柔软，压之不易褪色。

（三）鉴别诊断

1. 化脓性肉芽肿　皮损为约黄豆大小、球形隆起或有蒂的肉芽肿性肿物，呈鲜红色，触碰后很容易出血。多有外伤史。婴幼儿并不多见。

2. 静脉（动静脉）性血管瘤　好发于成人，为单发暗红色丘疹或结节，直径多小于1cm，无草莓状之特征。组织学特征为真皮内衬以单层内皮细胞的厚壁血管和薄壁血管紧密聚集，边界清楚。

3. 良性幼年黑素瘤　一般后天发生，最常见于儿童的颊部、耳部，为粉红、红或红褐色的单个坚实结节，表面光滑。组织学显示梭形型或上皮样型的痣细胞聚集成巢状或团状。

（四）疗方案及原则

1. 放射治疗　对生长较快的血管瘤，采用小剂量浅层 X 线照射治疗，疗效明显、副作用小，但其不足之处是皮损消退相对缓慢。

2. 激光治疗　585nm 脉冲染料激光或 595nm 可变脉冲染料激光治疗可有一定疗效。

三、海绵状血管瘤

海绵状血管瘤（cavemous hemangioma）是一种位于真皮深部或皮下组织的血管增生性肿瘤，大部分可自行消退。

（一）临床表现

（1）好发于头皮或面部，可累及口腔或咽部黏膜。部分人可侵犯内脏。

（2）为单个或多个大而不规则的结节状或分叶状皮下肿块，可高出皮面，边界不太清楚，质软而有弹性，多呈淡紫或紫蓝色，挤压后可缩小，状似海绵。

（3）出生后即可发病，有持续存在和不断增大的倾向。但是到一定程度即停止生长，大多可自行消退。

（4）其上方常伴发毛细血管瘤。

（二）诊断要点

（1）出生后即可发病。

（2）为高起的大片状、充满血液的血管性瘤，可压缩而呈海绵状，多呈淡紫或紫蓝色。

（三）鉴别诊断

1. 血管球瘤　见于儿童或青年，多为单发，好发于甲下。为蓝红色结节，坚硬或柔软，很难压缩，伴疼痛。

2. 血管肉瘤　多见于老年人的头皮和面部，为浸润性血管瘤样肿物，容易出血、破溃、结痂，发展较快，小儿少见。组织病理显示由异型内皮细胞构成的肿瘤，无包膜。

（四）治疗方案及原则

1. 放射治疗　采用浅层 X 线照射治疗可有效控制其生长。

2. 脉冲染料激光治疗　少部分皮损较浅者可有一定疗效。

3. 必要时需手术切除。

（王丽昆）

第七节　基底细胞癌

基底细胞癌（基癌）是一种主要由间质依赖性多潜能基底细胞向表皮及皮肤附属器分化的低度恶性上皮肿瘤。病因不明，发病与遗传、免疫异常、日光照射、慢性辐射、长期摄入含砷的药物和食物，以及瘢痕、皮脂腺痣、疣状表皮痣、外伤和某些皮肤病等有关，可能系易感体质与环境危险因素相互作用的结果。

一、诊断要点

1. **好发年龄**　多见于长期从事室外工作的中老年人，尤其是 50 岁以上者。无明显性别差异。

2. **好发部位**　好发于鼻背、眼眦、鼻唇沟、颊部等暴露部位，亦可见于乳头、阴茎、女阴、躯干等非暴露部位。

3. **典型损害**　损害初为肤色、表面光滑的丘疹或小结节，以后逐渐增大，并形成边缘内卷呈滚桶状、表面毛细血管扩张或中央溃烂和结痂的溃疡，基底浸润明显，质似软骨样硬，与皮下组织粘连不能推动。损害单发或多发，大小不等，直径可达数厘米或更大。临床根据皮损形态将基癌分为 4 型。

（1）结节溃疡型基癌：癌肿好发于面部，损害初为数量较多的半透明珍珠样丘疹，肤色或淡红色，表皮菲薄光滑，可见扩张的毛细血管，轻微外伤即可出血。损害缓慢增大，中央凹陷，易发生浅表糜烂，最终形成基底呈颗粒状或肉芽状、边缘隆起、质硬和有珍珠样小结节的溃疡，表面有浆液性分泌物或上覆污褐色痂。

溃疡可反复糜烂、结痂，并不断向周围组织侵蚀，形成边缘参差不齐的破坏性溃疡，故称侵蚀性溃疡，较具特征性。此型基癌可侵犯深部组织，引起软组织和骨骼破坏，造成毁容。

（2）浅表型基癌：癌肿好发于躯干部，特别是背部。损害通常为多发的卵圆形或不规则形境界清晰的半透明红色斑片，周缘常绕有色素加深的线状隆起，表皮菲薄，中央常有轻度萎缩，表面覆少量细薄鳞屑，可见色素较深的线状迂回和斑点，常糜烂形成浅表溃疡和结痂，愈后留有瘢痕。此型基癌较少侵蚀深部组织，多见于长期应用砷剂或进行放疗者。

（3）硬斑病样型基癌：亦称硬化型或纤维化型基癌，临床较为少见，好发于头面部，亦可见于颈部和胸部。损害为灰白色或淡黄色不规则形单发质较硬的浸润性扁平斑块，边界不清，表面光滑亮泽，可见扩张的毛细血管，较少破溃，类似瘢痕或局限性硬皮病。晚期可出现溃疡，并可侵袭神经、肌肉和骨组织。

（4）色素型基癌：此型基癌与结节溃疡型基癌的损害相似，但结节或溃疡表面常呈黑褐色，且色泽不均，边缘颜色较深且连续，中央色素沉着呈点状或网状，类似恶性黑素瘤。

除以上常见类型外，临床上可见到瘢痕基癌、纤维上皮癌、基底细胞痣综合征等少见类型。但各型基癌对局部组织的破坏性均较强，尤其是结节溃疡型基癌，可造成毁容或毁形。

4. **自觉症状**　一般无明显自觉症状，发生于间擦部位者可有异物感，继发感染或侵蚀深部组织可有疼痛。

5. **病程**　基癌发展速度较为缓慢，极少发生转移。

6. **实验室检查**　损害处活检组织病理示，肿瘤为真皮内基底样细胞组成的癌性团块，细胞形态多较一致，胞浆少，嗜碱性，少见非典型性核和核丝分裂象。肿瘤周缘细胞呈栅状排列，并与周围组织有一定的间隙。

根据病理表现，基底细胞癌分为瘤细胞从表皮下缘呈花蕾状侵入真皮浅层者称为浅表型；瘤细胞在真皮内聚集成较大的团块者称为实体型；瘤体内有较多黑素者称为色素型；瘤细胞呈细条索状且散布于丰富的结缔组织之间者称为硬斑病样型；瘤体内有腺管样结构者称为腺样型。此外，部分瘤细胞有向毛囊、皮脂腺等分化的迹象。

二、治疗

1. 一般治疗　本病虽为癌性疾病，很少发生转移，但其具有潜在癌细胞转移的危险，尤其是面部中线处肿瘤易向深部组织侵袭，破坏性较大，故确诊后应及时根除。

本病治疗方法较多，临床可根据肿瘤类型、大小、部位及患者全身情况等综合分析后，制定最佳的治疗方案，以达到根治和满足美容的要求。患者日常应避免日光照射和慢性不良刺激，及时治疗合并的慢性角化性皮肤病，防止癌变。

2. 全身治疗

（1）维A酸类：适用于多发性基癌且未发生转移者，亦可作为其他治疗的辅助用药。常选用阿维A酯30～60mg/d或异维A酸2mg/（kg·d），分次口服，剂量宜逐渐增加，有效后维持治疗一段时间，部分患者的病情可得以部分或完全缓解。

（2）博来霉素：作用于细胞分裂的S期，可抑制胸腺嘧啶掺入DNA链中，使DNA单链断裂而抑制瘤细胞的有丝分裂。常用量为15mg/次，用5～10ml生理盐水溶解后，行深部肌肉或静脉注射，隔日1次或每周2或3次，总量不超过400mg，应注意该药的毒副作用。

（3）干扰素：适用于瘤体面积较大且不能手术或放疗者，常选用IFN－α－2a 100万～1 000万U/次，肌肉注射，每日1次，1个月后改为隔日1次或每周3次，连续3～6个月或更长。

（4）农吉利甲素：常选用农吉利甲素注射剂50～100mg/d，加入5%葡萄糖液内250～400ml中，静脉滴注，每日1次。或选用农吉利甲素片2～5片/d，分次口服。

（5）顺铂和多柔比星：适用于多发性基癌或有侵袭性生长者，可给予顺铂80～120mg/m²，静脉滴注，每4周1次；或多柔比星20～35mg/m²，静脉滴注，每周1次，连用3周，对多数患者有效。

3. 局部治疗　局部可外用5%～10%5-氟尿嘧啶软膏、1%环己亚胺软膏，5%咪喹莫特软膏、0.1%～1%维A酸乳膏、10%二硝基氯苯丙酮液、0.5%鬼臼、毒素酊、10%～25%足叶草酯酊、30%～60%三氯醋酸溶液，以及0.5%去乙酰甲基秋水仙碱软膏与0.5%甲氨蝶呤软膏混合外用等，均有不同程度疗效，但容易复发。

4. 封闭治疗　肿瘤基底部均匀注射IFN－α－2a或IFN－α－2b，每次用量为瘤体面积小于2cm²者注射150万U，面积2～12cm²者注射300万U，面积大于12cm²者注射600万U，每周注射3次，连续3周或直至瘤体消退、活检瘤细胞阴性。亦可在瘤体内均匀注射白细胞介素-2（1万～10万U/次，每周1或2次，连续4周）或博来霉素（肿瘤<1 000mm³注射0.5～1mg、肿瘤1 000～2 000mm³注射1～2mg、肿瘤2 000～4 000mm³注射2～3mg、肿瘤4 000～5 000mm³注射3.5mg、肿瘤>5 000mm³注射4mg）。

5. 物理治疗　适用于面积较小（直径<2厘米）的浅表型基癌，可选用液氮冷冻、CO₂激光、电灼、电干燥、微波等方法治疗，但应注意治疗的范围和深度。

采用放射治疗，一般较小肿瘤（直径<2厘米）一次性照射剂量为2Gy，每周5次，连续6～7周，共60～70Gy；较大的肿瘤（直径>10厘米）可分次照射，X线总剂量为5 100cGy，在21～23天内分17次照射。但X线治疗可引起放射性皮炎和溃疡，甚至继发恶性肿瘤，故应谨慎应用。

6. 光动力疗法　局部湿敷20%氨基酮戊酸或静脉注射血卟啉衍生物5mg/kg后，照射可调染料激光（波长 630nm，照射时间为非暴露部位皮损 35 ~ 60 分钟、暴露部位皮损 10 ~ 20 分钟），可使肿瘤部分消除或完全根除，具有对肿瘤细胞选择性破坏和保留基质组织的作用，且有较好的美容效果。

光动力疗法副作用主要为局部疼痛、灼热和焦痂形成，静脉给药所致的光敏反应，需避光一段时间（1 ~ 2 个月）。

7. 外科疗法　孤立性尤其是位于面颈部的瘤体可手术切除，切除范围应包括肿瘤边缘 5 ~ 9 毫米正常皮肤，深达皮下脂肪层，切除后的组织进行病理检查，切除不彻底者需扩大切除范围，否则容易复发，必要时植皮。也可行锐匙刮除术或 Mohs 手术治疗。

8. 中医治疗　结节溃烂时，外用千金散 1 周，后改为桃花散，均为每日 1 次。亦可选用农吉利甲素浸膏，涂于伤口处，每日 1 次。

（王丽昆）

第八节　鳞状细胞癌

一、概述

鳞状细胞癌（squamous cell carcinoma，SCC）简称鳞癌，系第二常见的皮肤恶性肿瘤，是一种起源于表皮或附属器角质形成细胞的恶性肿瘤。病因多样，绝大部分与过度 UVB 照射有关，常见于皮肤暴露部位，且常伴有日光角化病。本病好发于老年人，男多于女。

二、临床表现

（1）多继发于原有皮疹的基础上，如瘢痕、外伤、慢性溃疡、寻常狼疮、日光角化病、白癜风等。

（2）一般初起为浸润性小斑块或坚硬小结节，淡红色或褐红色，以后逐渐增大形成较大的斑块、结节。

（3）早期表面可光滑，以后逐渐变为疣状或乳头瘤状，较大皮疹可表现为菜花样肿块，质地较硬，可破溃形成溃疡，边缘高起呈堤状，溃疡基底多高低不平，为污秽坏死、易出血的腐败坏死组织形成的污灰色痂，常有恶臭味，表面有脓性渗出物。肿瘤周围组织可有充血。近卫淋巴结可肿大。

三、诊断要点

1. 临床表现　在原有皮疹如瘢痕、慢性溃疡等基础上出现斑块、结节并形成溃疡应高度怀疑鳞状细胞癌的可能。

2. 组织病理　侵袭性鳞癌的瘤细胞突破真表皮交界而进入真皮，肿瘤细胞团块由不同比例的正常鳞状细胞和不典型鳞状细胞所组成，在分化较差的鳞癌中不典型鳞状细胞的数量较多。鳞状细胞的不典型性表现为细胞大小和形态改变、细胞核增生和深染、缺乏细胞间桥、单个细胞角化（角化不良细胞）以及异常核分裂象。鳞状细胞的分化方向是角化，角化通常以角珠的形式出现，其特征性形态改变为同心圆形排列的鳞状细胞，向中央逐渐角化，多数情况下其中心为不全角化，少数可为完全角化。

四、鉴别诊断

角化棘皮瘤：主要发生在皮肤暴露部位，发生迅速，且角化现象明 Mohs 底细胞癌临床上不出现角化物质。

五、治疗方案及原则

鳞状细胞癌的治疗方案应根据肿瘤的大小、形态、深度、部位，同时结合患者的全身情况进行选择。手术切除、电疗和放疗是鳞癌的标准治疗方案。

1. 外科手术切除　几乎可适用于所用鳞癌患者，有条件者可采用 Mohs 手术以收到更好的治疗效果和减少复发。皮肤鳞癌未发现淋巴结转移时，一般不需要作预防性淋巴结清除，但需参考肿瘤病变分化程度来定。

2. 放疗　主要采用 X 线放疗，适用于不能手术者，如年老体弱、损害范围广以及特殊部位者。

3. 电疗　适用于较小的皮肤鳞癌（直径＜1cm）；位于额部、面颊部和躯干部的平坦部位的肿瘤；深度不超过真皮或浅层皮下组织的肿瘤。优点是治愈率高、操作简单、术后瘢痕小。

4. 其他治疗　可根据不同的患者选用冷冻治疗、激光治疗、光动力治疗以及局部的免疫治疗或化疗。

（王丽昆）

第九节　恶性黑色素瘤

恶性黑素瘤（恶黑）是一种起源于痣细胞和黑素细胞的高度恶性肿瘤。病因复杂，可能与 18%～85% 日光照射、免疫异常、色痣恶变、外伤和不良刺激等有关，如 1%～6% 患者有家族史、白种人发病率为黑种人的 6～7 倍、10%～60% 患者有外伤史、18%～85% 恶性黑素瘤继发于原有色素性皮肤病基础上，以及生活于赤道的自然人群恶黑发病率明显增高等。

近年本病在世界各地的发病率均有不同程度的上升趋势，发生恶黑的危险因素主要为恶黑家族史、发育不良性黑素细胞痣、易发生变化的色痣、先天性黑素细胞痣、对日光敏感和经常日光照射、长期应用免疫抑制剂、位于肢端和腔口部位皮肤和黏膜的深色素斑等。

一、诊断要点

1. 好发年龄　多见于中老年人，男性较为多见。
2. 好发部位　可发生于身体任何部位，多见于原有色痣、肢端、容易外伤及暴露部位。
3. 典型损害　癌肿多源自雀斑样痣、发育不良性黑素细胞痣、不断变化的色痣和先天性黑素细胞痣等。初始多为小的色素性斑点，逐渐增大成斑片、斑块、结节和肿块，可呈蕈样、菜花状，多为淡褐色、黑色或杂色，多数发展速度，形成侵袭性恶黑或发生转移。

临床将恶黑分为恶性雀斑样痣型、浅表播散型、结节型和肢端雀斑样痣型四种。

（1）恶性雀斑样痣型恶黑约占 4.9%，好发于老年人日光照射部位，初发损害为颜色不均一的淡褐色或褐色雀斑样斑点和斑片，少数隆起于皮面，发展缓慢。

（2）浅表播散型恶黑约占70%，好发于躯干和四肢，初发损害为色素性斑点，逐渐发展成结节和斑块，直径可达3厘米或更大，色泽多变，可为褐色、黑色、粉红色或白色，容易破溃、糜烂和形成溃疡。

（3）结节型恶黑约占14.7%，好发于背部，损害最初多为颜色较深的蓝黑色斑块或结节，周围绕有红晕，可迅速增大并破溃，形成溃疡或蕈样、菜花状，容易发生转移，但少数恶黑的颜色并无明显加深，甚至可伴色素减退。

（4）肢端雀斑样痣型恶黑约占8%，多见于黑人和有色人种，好发生在掌、跖、甲床和黏膜处，为深褐色至黑色深浅不一的斑疹，边缘不规整，境界不清，可见棕褐色或褐色条纹，发病多与外伤有关。

临床根据有无转移将恶黑分为三期。Ⅰ期即肿瘤局限，无区域淋巴结转移，触不到肿大的淋巴结，无转移证据；Ⅱ期为有区域淋巴结转移，可触到局部肿大的淋巴结；Ⅲ期为淋巴结已有远处转移。

4. 自觉症状　常无自觉症状，侵袭性溃疡性损害可有疼痛。

5. 病程　各型恶黑发展速度不一，恶性雀斑样痣型损害可持久存在数年甚至数十年无明显变化，其他类型恶黑可在短期内侵袭性生长并发生转移。

6. 实验室检查　损害处活检组织病理示，各型恶黑均有明显的交界活性，瘤细胞在表皮内或表皮与真皮交界处散在分布或呈巢状，瘤细胞呈多形性，体积大而深染，胞核增大，明显异形，核仁明显，有核分裂现象，胞浆内含有色素颗粒，对多巴和酪氨酸酶呈阳性反应，向表皮内水平方向或向真皮垂直方向生长，同时表皮突不规则向下延伸。真皮常有不同程度炎症细胞浸润，早期浸润明显，多呈带状，中晚期炎症细胞数量明显减少或消失。

组织学将恶黑分为①原位恶性黑素瘤（包括恶性雀斑样痣、浅表播散型原位黑素瘤、肢端雀斑样痣原位黑素瘤），瘤细胞限定于表皮及附属器上皮内，其生物学特性属于良性。②侵袭性恶性黑色素瘤（包括恶性雀斑样痣型黑素瘤、浅表播散型黑色素瘤、肢端雀斑样痣型黑素瘤），瘤细胞突破基底膜向下侵入真皮，其生物学特性属于恶性。③结节性黑素瘤，瘤细胞初始即向垂直方向发展，并很快向真皮侵袭性生长。

二、治疗

1. 一般治疗　本病为恶性程度较高的肿瘤，容易发生侵袭性生长和转移，故早期诊断及时治疗对预后十分重要。部分恶黑发生于原有的色痣基础上，其恶变的临床征象主要有①原有色痣生长迅速。②颜色不规则加深有光泽。③表面破溃、出血和结痂。④周围出现卫星状色素性损害。⑤附近淋巴结肿大等，其恶变的组织学征象为①表皮上部出现痣细胞。②痣细胞在表皮不规则散布，不呈巢状。③真皮内痣细胞缺乏成熟现象。④痣细胞下方浸润炎症细胞呈带状分布等，所以临床对色痣应引起高度警惕，发现恶变征象及时治疗。

本病未发生侵袭性生长的肿瘤，一般多采用手术完全切除的方法治疗，而发生侵袭性生长或发生转移者，治疗则较为困难，多采用化疗和放疗等综合方法治疗。临床对可疑有恶变征象的色痣，不用激光、冷冻、电灼及化学腐蚀剂治疗。

2. 全身治疗

（1）化学疗法：适用于癌细胞已发生转移的恶黑患者，主要治疗药物为达卡巴嗪，单独用量为 1 次 200 ~ 400mg，每日 1 次，静脉注射或静脉滴注，连续 3 ~ 5 天。或采用联合化疗法，即 DBPT 方案（达卡巴嗪 + 双氢乙亚硝脲 + 顺铂 + 枸橼酸他莫昔芬）。其他如卡莫司汀、博来霉素、司莫司汀、硫酸长春碱、达卡巴嗪、尼莫司汀等药物，亦可酌情选用。

（2）免疫调节疗法：常选用卡介苗多糖核酸 1mg/隔日肌注、重组干扰素 α - 2b 每周 2 000 万 U/m² （分为 5 次连续 5 天静脉滴注，1 月后改为每周 1 000 万 U，分 3 次隔日皮下注射，共 48 周），或转移因子 2 ~ 4ml/周、阿地白介素每次 20 万 ~ 40 万 U（每周连用 4 次），皮下或深部肌肉注射，见效后逐渐减量并维持治疗一段时间。

（3）免疫疗法：主要有肿瘤交叉移植、交叉注射淋巴细胞等，但均在试验阶段。

3. 封闭疗法　瘤体内可注射卡介苗悬液 0.05 ~ 0.15ml；阿地白介素溶液 1 万 ~ 5 万 U，一次最大量 10 万 ~ 30 万 U；或干扰素 - β 40 万 ~ 80 万 U，每日 1 次，多个损害一次最大用量为 100 万 ~ 300 万 U。每周 2 次，连续 2 周为一疗程。

4. 物理治疗　主要选用中子束治疗，对肢端雀斑样痣型恶黑有一定疗效。其他类型疗效欠佳。

5. 外科疗法

（1）活检手术：可疑为恶黑，且病灶较小、生长缓慢者，多主张连同周围 0.5 ~ 1 厘米正常皮肤及皮下组织一并切除。较小且生长迅速的病灶，多主张连同周围 1.5 ~ 2 厘米正常皮肤及皮下组织一并切除。全部切除有困难的病灶，可先部分切除，迅速做冰冻切片和行免疫组化检查，确诊恶黑后完全切除并植皮。

（2）原发病灶广泛切除：肿瘤厚度 <0.76 毫米，切除其边缘 0.5 ~ 2 厘米正常皮肤；厚度 >1 毫米者，切除周围正常皮肤 3 ~ 5 厘米。肢端恶黑常需截指（趾）。

（3）区域淋巴结清除术：病变位于躯干且远离淋巴结的临床Ⅰ、Ⅱ期损害，一般不考虑行淋巴结清除术。但淋巴结受侵或发生于四肢的恶黑，以及病灶厚度 >1.5 毫米，临床属于Ⅲ期的损害，均有必要进行淋巴结清除术。

6. 中医治疗　发病初期可选用藜芦膏外敷，每日 1 次。或外敷砒矾散（由明矾 6g、白砒 5g、马钱子 3g、普鲁卡因 2g、小檗碱 1g 组成），其中明矾、白砒混置于瓦罐内，放入炉火中煅至青烟尽白烟出，上下通红，冷却 24 小时后取出，与其他几味药共研细末，用时将患处洁净后扑撒少量，外敷凡士林，每日 1 次或隔日 1 次。

附：原发皮肤恶性黑素瘤处理原则

1. 活检技术和组织学评价

（1）行活检切除术时，应切除皮损周围正常组织 1 ~ 2 毫米。

（2）临床怀疑恶黑且皮损较大、活检全部切除有困难时，可行部分切除并活检。

（3）若初次活检的标本不能做出准确的组织学诊断或分级时，可重复活检。

（4）不能用细针吸取细胞来评价原发肿瘤。

（5）切除术应注意淋巴流向并考虑到伤口愈合后的美容效果。

（6）组织病理应由有经验的医生作出病理诊断。

2. 病理报告内容

（1）活检报告包括患者年龄、性别、皮损的解剖部位、对大体标本和镜下所见进行描述，如诊断、肿瘤厚度、溃疡、边缘累及等。

（2）鼓励对其他组织学特征进行报告，但非强制性。

3. 外科处理　肿瘤为原位、厚度＜2毫米、≥2毫米者，切除范围应包括周围正常皮肤，分别为0.5厘米、1.0厘米、2.0厘米。

4. 诊断检查和随访

（1）对厚度＜4毫米的早期原发皮肤恶黑且无症状者，不需要进行常规实验室及影像学检查，只需通过详细的病史和物理学检查进行诊断和分析研究即可。

（2）指导患者进行自我检查。

（3）常规定期随访并进行物理学检查至少每年1次。

（4）通过常规定期随访和物理学检查结果，根据需要进行实验室检查及影像学研究。

（王丽昆）

第十节　乳房外 Paget 病

一、概述

乳房外 Paget 病（extramammary paget's disease）又名乳房外湿疹样癌（extramammary eczematous carcinoma），好发于50岁以上人群，病程缓慢，病程半年至数十年，常见于顶泌汗腺丰富的区域，如阴囊、阴茎、大小阴唇、阴道、腋窝等，少数发生于变异的顶泌汗腺区域，如眼睑、外耳道等处。关于乳房外 Paget 病的起源认为部分来源于顶泌汗腺导管的表皮内细胞，部分为多极性的角质形成细胞。

二、临床表现

（1）好发于50岁以上男性，女性少见。

（2）病程发展缓慢，常有1年以上甚至10年以上病程。

（3）皮疹好于肛门生殖器部位，如阴囊、阴茎、会阴、肛门及周围皮肤。

（4）皮疹表现为边界清楚的鳞屑性红斑，病程长者浸润较明显并有潮湿外观，可出现溃疡、结痂，部分可触及包块。

（5）皮疹面积可从小于1cm至10cm以上。

（6）症状常有瘙痒，抓后可有出血、渗出和烧灼感，并有触痛。

三、诊断要点

（1）50岁以上男性肛门生殖器部位出现湿疹样皮疹并长期缓慢发展者应考虑该病的可能。

（2）组织病理其病理改变特征是表皮大量数量不等的 Paget 细胞，Paget 细胞有时可侵犯表皮附属器，特别是毛囊或外泌导管的上皮内也能见到 Paget 细胞。

四、鉴别诊断

本病应注意与湿疹、神经性皮炎、Bowen 病、Hailey – Hailey 病、银屑病、脂溢性皮炎、皮肤结核、扁平苔藓、硬化萎缩性苔藓以及浅部真菌感染等鉴别。病理活检可确诊。

五、治疗方案及原则

1. 手术切除　乳房外 Paget 病首选手术切除，由于术后原位复发率较高，建议切除范围最好距皮损 1cm 以上，复发病例可再次手术。

2. 放疗　皮损范围太大或有其他手术禁忌证者可做 X 线放射治疗。

3. 冷冻、电凝等治疗　可作为替代治疗方法。

（王丽昆）

第十一节　皮肤转移癌

皮肤转移癌是指恶性肿瘤的癌细胞通过血液、淋巴管转移或经组织间隙扩散、手术种植等继发于皮肤而形成的癌肿或肉瘤。小儿皮肤转移癌约 92% 为内瘤，成人皮肤转移癌约 87% 为癌肿。

一、诊断要点

1. 好发年龄　多见于成人恶性肿瘤患者，儿童发病率极低。女性以乳腺癌转移多见，男性以肺癌转移多见。

2. 好发部位　皮肤转移癌可发生于任何部位，以发生于原发灶附近者较为多见，如泌尿系统癌肿多转移至腹壁、背部，胃肠道癌肿多转移至腹壁、脐部，乳腺和肺癌多转移至胸壁等。但有时皮肤转移癌可发生于原发灶远隔部位，如肾癌或乳腺癌可转移至面部和头皮、软骨肉瘤可转移至四肢末端和头颈部等。

3. 典型损害　皮肤转移癌的损害为无痛性丘疹、皮内或皮下大小不等的结节或包块，最大直径可达数厘米，圆形或类圆形，可活动或固定，质硬或韧，多无压痛，少数可破溃（如乳腺癌），有时转移癌可与皮下组织粘连成斑块。其颜色可因原发肿瘤不同而有所改变，如绒癌皮肤转移呈紫褐色，但大多为正常肤色、淡黄色、蓝红色或棕褐色。

皮肤转移癌既可单发，也可在同一部位多发或多部位多发。

4. 自觉症状　多数皮肤转移癌无任何自觉症状，常在不知不觉中发生和发展。

5. 病程　皮肤转移癌预后较差，生存期长短不一。

6. 实验室检查　皮肤转移癌组织病理表现与原发肿瘤相似，但组织间变或细胞异形性更为明显，可分为腺癌、鳞癌或未分化癌，少数缺乏原发肿瘤组织学分化特征，需借助于免疫组化等技术确诊。

二、治疗

1. 一般治疗　皮肤转移癌是内脏癌肿转移的皮肤表现，癌肿发展缓慢或迅速，且无任何自觉症状，容易被忽视或与其他皮肤疾病相混淆，应引起临床警惕，尤其是未发生转移的多发性皮肤恶性肿瘤，临床较难与发生转移的皮肤癌肿相区别，应注意鉴别，对可疑皮肤转移癌者，应及时活检和系统检查，避免漏诊误诊。

原发性皮肤癌和转移性皮肤癌的治疗有原则性差异，前者经治疗可痊愈，预后良好；而皮肤转移癌即使联合放疗和化疗，其疗效也不甚明显，预后差。

2. 全身治疗　多采用原发肿瘤的治疗方案，如联合化疗、免疫疗法、中西药结合等。

3. 局部治疗　局部破溃糜烂有渗液者，可选用 0.5% 聚维酮碘溶液、1∶8 000 高锰酸钾溶液、0.1% 苯扎溴胺溶液、复方氯己定溶液、0.02% 呋喃西林溶液或 0.1% 依沙吖啶溶液冲洗和湿敷后，外涂 2% 莫匹罗星软膏、1% 诺氟沙星软膏、0.2% 盐酸环丙沙星软膏、0.5% 新霉素软膏（溶液或乳剂）、0.5% ~1% 盐酸金霉素软膏或乳剂等预防感染，每日 2 次。

4. 封闭治疗　肿瘤内可注射基因工程干扰素 α–2b 500 万 U（1 周最大剂量不超过 1 500 万 U）、卡介苗悬液 0.05 ~0.15ml、阿地白介素 1 万 ~5 万 U（一次最大量不超过 30 万 U）、硫酸长春碱 10mg 或博来霉素 4 ~8mg 等，有时可起到阻滞肿瘤发展的作用。

5. 物理治疗　患处可进行电子束照射和光动力学疗法。

6. 外科疗法　多在进行皮肤转移癌活检时采用，如取材时应尽量切除肿瘤实质，较小损害可全部切除。一般皮肤转移癌手术切除对预后并无帮助。

（王丽昆）

第十二节　角化棘皮瘤

一、概述

角化棘皮瘤（keratoacanthoma）又称皮脂腺软疣、自愈性原发性鳞状细胞癌等，是一种快速生长的皮肤肿瘤，主要发生在皮肤暴露部位，临床和病理与鳞癌相似，发病与过度 UVB 照射、病毒感染、外伤、接触焦油类物质等有关，本病男多于女 2∶1 ~3∶1，常见于 60 岁以上人群，目前认为此肿瘤的组织学发生于毛囊漏斗部。

二、临床表现

（1）多见于 60 岁以上老年人，男性更多见。一般为单发，少数发病年龄较早者可为多发，皮疹多在 3 ~10 个。

（2）皮疹好发于暴露部位，如面部、颈部以及手背和前臂伸侧。

（3）初期为一角化性丘疹，生长迅速，一般在 6 周内增大至直径 1 ~2.5cm。

（4）成熟皮疹表现为坚实圆顶结节，半球形、脐样，中央为充满角质的火山口样，角质栓脱落后可形成一溃疡样杯状损害。

（5）皮疹一般缓慢消退，消退期多为 2 ~6 个月，但可超过 1 年。

（6）肿瘤自行消退后可不留痕迹或遗留轻度凹陷的萎缩性瘢痕。

（7）一般无自觉症状，少数可有轻度瘙痒或触痛。

三、诊断要点

（1）老年患者外露部位。

（2）角化性丘疹、生长迅速，可自行消退。

（3）组织病理：低倍镜下见火山口样大体结构，损害中央表皮向真皮方向凹陷，中央充满角质，周围为基底样细胞层，瘤的底部界限清楚，常不扩展至汗腺水平以下，瘤体周围混合炎细胞浸润；瘤细胞部分分化良好，部分为数量不等的不典型细胞、角化不良细胞、核分裂象以及角珠。有时与鳞状细胞癌难于鉴别。

四、鉴别诊断

鳞状细胞癌：在组织病理上角化棘皮瘤主要应与鳞状细胞癌相鉴别，鳞癌是内生的，而角化棘皮瘤主要为外生的；鳞癌可见到假腺样结构和个别坏死的角质形成细胞，而角化棘皮瘤很少见到此类细胞；角化棘皮瘤的损害为火山口样，中央充满角质，鳞癌无此结构；鳞癌炎细胞浸润主要为淋巴细胞，而角化棘皮瘤主要为嗜中性和嗜酸性粒细胞。

五、治疗方案及原则

1. 随访观察　由于角化棘皮瘤可自行消退，有些患者可定期随访等待皮疹自行消退，但有时因消退后可遗留瘢痕会影响美容效果。
2. 手术切除　是治疗的主要方法，但外科切除后复发率可达8%。
3. 放疗　角化棘皮瘤对 X 线敏感，可进行 X 线放疗。
4. 冷冻治疗　也是可供选择的治疗方法之一。
5. 局部化疗　可皮损内注射或外涂 5 - 氟尿嘧啶。
6. 系统性治疗　多发性角化棘皮瘤可用口服维 A 酸类药物治疗或甲氨蝶呤治疗。

（邵良民）

第十三节　肥大性瘢痕与瘢痕疙瘩

瘢痕（scar）是皮肤正常愈合和非正常愈合的表现形式，是皮肤组织创伤后修复的产物。瘢痕常造成局部外形和功能受损，常伴有疼痛、瘙痒等症状，严重影响了患者的生活质量。

瘢痕的分类方法很多，如果按照病理分类，可分为一般性瘢痕（扁平瘢痕），肥大性瘢痕（增生性瘢痕），瘢痕疙瘩，萎缩性瘢痕，我们这里讨论的是可以划归皮肤结缔组织肿瘤的肥大性瘢痕（增生性瘢痕）和瘢痕疙瘩（keloid）。

一、肥大性瘢痕（增生性瘢痕）

（一）临床表现

（1）好发于儿童青壮年。

（2）好发部位为前胸部。

（3）肥大性瘢痕常发生在真皮受损以后，如手术切口、感染性创面、化学品烧伤及 II 度烧伤。

（4）瘢痕高于正常皮肤，表面凹凸不平，可见毛细血管扩张，颜色呈红或紫色，质地较硬，厚度 1~2cm 以上，有痛痒症状。发生在颈部、手指、手腕、手背及关节部位的瘢痕对人体正常功能活动影响较大。

（5）早期瘢痕形成的 1~3 月内，颜色较红，增生活跃，痛痒明显。此后进入减退期，瘢痕颜色变暗，高度、厚度及硬度都较前减低，增生减慢或消退，痒、痛减缓或消失。瘢痕大多在 1 年以后进入稳定期，这时的瘢痕不会再有明显的变化。

（6）肥大性瘢痕的面积是比较恒定的，无论瘢痕增生程度如何，不会因为时间的推移而面积增大。

（二）诊断要点

1. 发病情况　常发生在真皮受损以后。

2. 典型皮损　瘢痕高于正常皮肤，表面凹凸不平，可见毛细血管扩张，颜色呈红或紫色，质地较硬，有痛痒症状，面积比较恒定。

3. 组织病理　肥大性瘢痕的病理特点为增生的纤维组织交错排列，呈旋涡状或结节状；病变主要在真皮，无包膜，与周围组织界限不清；损害不超过原损伤范围。

（三）鉴别诊断

瘢痕结节病皮疹发生于瘢痕部位，原有陈旧性瘢痕高起、范围扩大，外形像不规则的瘢痕疙瘩，但不痒。组织病理可见上皮样细胞聚集而成的结节。

（四）治疗方案及原则

1. 活跃增生期　又称瘢痕的充血期，应采取保守治疗，以前常用理疗、药物、冷冻、激光等非手术方法。现临床证明只有采用压迫、硅胶膜、浅层 X 光照射和曲尼司特、平阳霉素、五氟尿嘧啶等药物治疗才有效。

曲尼司特为组胺类抗过敏药，是组胺 H_1 受体拮抗剂，现在认为该药还能抑制成纤维细胞增生、胶原产生及胶原的凝聚。曲尼司特用法为100mg，每日 3 次，服用 6 个月，据报道对瘢痕疙瘩的有效率为66.2%，对肥大性瘢痕有效率达84%。孕妇禁用，肝肾功能不良者慎用。副作用有恶心、腹痛、头痛、皮疹。

2. 减退期　在生长发育阶段的儿童瘢痕应尽早手术切除、修复创面或改变瘢痕的方向，以解除儿童生长发育的障碍避免畸形进一步发生。成人手部的肥大性瘢痕，活跃增生超过半年仍无衰减征象的，应尽早手术切除；其余可考虑继续保守治疗，等进入稳定期再行手术治疗。

3. 稳定期　瘢痕与周围组织分界清楚，是采取手术切除治疗的最佳时机。此期切除瘢痕不易出血，切除较彻底。

二、瘢痕疙瘩

（一）临床表现

（1）瘢痕疙瘩好发于胸骨前区，其次为头皮、面部、颈部和肩胛部等。

（2）损害逐渐扩大，超出原有瘢痕范围，红色、隆起、坚实并有一定弹性，表面光滑，略具光泽，可见毛细血管扩张。与增生性瘢痕不同的是常形成蟹足状，呈不规则地向外周侵袭性扩展。

（3）可有痒痛症状，极易复发。

（二）诊断要点

1. 发病情况　好发于胸骨前区、头皮、面部、颈部和肩胛部等。有创伤及其他炎症病史。

2. 典型皮损 损害超出原有瘢痕范围，呈红色、隆起、坚实并有一定弹性，表面光滑，可见毛细血管扩张。

3. 感痒、痛，极易复发。

4. 组织病理 损害与肥大性瘢痕相比，瘢痕疙瘩的增生纤维组织均呈旋涡状或结节状。早期为增殖期，成纤维细胞较多，胶原纤维及胶原束较细，淡蓝色，有血管增生及炎细胞浸润；中期为纤维化期，胶原纤维和胶原束均增粗，嗜伊红性增加，排列更紧密、杂乱，血管及炎细胞减少或消失；晚期为硬化期，胶原纤维透明化。损害超过原损伤范围。

（三）鉴别诊断

肥大性瘢痕与瘢痕疙瘩均系皮肤结缔组织对创伤的反应超过正常范围的表现，两者仅有程度上的差异，前者在皮肤创伤 1 月内发生淡红或鲜红色隆起性斑块，伴毛细血管扩张，形成不规则外观，持续 1 年后停止发展，逐渐变软。

皮肤纤维瘤无外伤、手术、感染史。

（四）治疗方案及原则

以去除增生的瘢痕，使其尽量不在原位或其他部位复发为原则。临床上效果不够理想，常见方法有以下。

1. 手术治疗 切除缝合、削除、切除植皮、切除瘢痕表皮回植、切除后皮瓣转移、瘢痕中心性切除缝合、皮肤扩张后瘢痕切除皮瓣修复等。

2. 非手术治疗 冷冻、激光、放射、加压、局部注射、超声透入、离子导入和中西药物治疗等。

（邵良民）

第十四节 纤维肉瘤

一、概述

纤维肉瘤（fibrosarcoma），是由成纤维细胞和胶原纤维形成的肿瘤，为结缔组织恶性肿瘤的一种，分为成人型（adult variant）和小儿型（infantile variant）。纤维肉瘤可发生在损伤或烧伤瘢痕、骨髓炎瘘管和窦道，以及放射治疗后（在放射治疗后至少 3 年发生）。

随着诊疗技术的提高，很多以前诊断为纤维肉瘤的病例被重新诊断为单相滑膜肉瘤或恶性周围神经鞘瘤，现认为纤维肉瘤并不常见。有报道纤维肉瘤的细胞遗传学研究显示肿瘤存在复杂的染色体异常，但不明确。

二、临床表现

（1）成人纤维肉瘤发病年龄常为 41~60 岁，男性略多于女性。小儿纤维肉瘤发生于 10 岁以前，绝大部分患儿小于 2 岁，常为先天性，男孩好发。

（2）纤维肉瘤最常发生的部位为大腿，其次顺序为躯干及其他四肢。肢体的远侧部位，包括手部和足部可能是儿童纤维肉瘤的好发部位，但在成人却罕见。

（3）病变位置通常较深，无症状，偶位于皮下，易于局部复发和转移，5 年生存率约

50%。小儿纤维肉瘤侵袭性低于成年型，5 年生存率高于 80%，约 25% 病例出现局部复发。

（4）肿瘤绝大多数位于浅筋膜的深层，表现为单一的球形肿块，有时呈分叶状。通常生长较快（但并非都很快）。有时，肿瘤在几周内倍增。某些属于先天性的肿瘤在出生时即已相当大。质地较硬，边缘清楚。在晚期，可能与骨骼粘连，也可使皮肤溃烂向外呈蘑菇状生长。

（5）有时可压迫神经干，但绝大多数病例几乎或完全无疼痛症状（神经干受压者除外）。

三、诊断要点

1. **发病情况** 可见于任何年龄。
2. **好发部位** 最常见为大腿，其次为躯干及其他四肢骨。
3. **典型皮损** 肿瘤多数位于浅筋膜的深层，表现为单一的球形肿块，生长较快，质地较硬，边缘清楚。晚期可使皮肤溃烂向外生长。
4. **组织病理** 肿瘤全部由梭形细胞组成。细胞具有一带尖端的核，并产生网状和胶原纤维。电镜检查显示，胞质内存在胶原丝。在分化较差时，胶原被限制为一薄的网状纤维，围绕每一个细胞，并可被银染色。在其分化相当好时，胶原含量丰富，可经三色染色呈蓝色并伴有粗糙的纤维。细胞和纤维可形成平行排列的束，但常常互相纠结和定向地呈"人字形"。

四、鉴别诊断

1. **隆突性皮肤纤维肉瘤** 肿瘤表现为隆起的硬固肿块。其上多个结节，表面光滑，生长缓慢。通常与上面表皮附着，很少与深部组织附着，轻度外伤后可破溃出血。组织病理见致密的成纤维细胞排列成车轮状结构。
2. **恶性纤维组织细胞瘤** 此肿瘤含有丰富的细胞成分，具有多形性表现，诊断通过病理检查确定。
3. **平滑肌肉瘤肿瘤** 为硬固结节，通常无自觉症状。镜下可见肿瘤为梭形细胞组成，交错成束，很少胶原组织。

五、治疗方案及原则

（1）成年期，当行边缘切除或切除范围不够广泛时，常可局部复发。大多数文献报道其复发率约为 50%，而且约 60% 的病例可发生转移。当局部复发后，其转移的发生率也相应增高。一般多转移到肺、骨骼和肝脏。淋巴转移者很少（少于 5%）。Ⅰ、Ⅱ级的生存率为 60%，Ⅲ级和Ⅳ级约为 30%。对纤维肉瘤的治疗主要为手术切除，对成年病例，肿瘤切除应彻底，而对儿童病例要求则不如成人者高。切除边缘应广泛。对成年患者及Ⅲ、Ⅳ级纤维肉瘤适于行根治性边缘切除术。

（2）纤维肉瘤对放疗化疗不敏感，仅能取得中等或多变而不恒定的治疗效果。所以只能作为辅助性治疗，特别是适宜于对Ⅲ至Ⅳ级纤维肉瘤的处理。

（3）纤维肉瘤的预后取决于其组织学的分级和年龄。10 岁以下儿童的预后明显较好。儿童与成人的复发率大致相同，但转移较少，一般可少于 10%。

（邵良民）

第十五节 皮肤肥大细胞增生病

一、概述

肥大细胞增生病（mastocytosis）是一组谱性的肿瘤性疾病，特征为肥大细胞在一个或多个器官（如皮肤、骨髓、肝、脾、淋巴结等）的积聚，其症状主要由肥大细胞释放的生物学介质和/或肿瘤性肥大细胞在各个器官的浸润引起。临床过程显著不同，轻者无症状，不影响寿命，重者具高度侵袭性，预后极差。

WHO 主要将其分为皮肤性和系统性两类。皮肤性肥大细胞增生病包括肥大细胞瘤、斑丘疹性皮肤肥大细胞增生病（即色素性荨麻疹）和弥漫性皮肤肥大细胞增生病。系统性肥大细胞增生病包括惰性系统性肥大细胞增生病、系统性肥大细胞增生病伴克隆性非肥大细胞系血液病（AHNMD）、侵袭性系统性肥大细胞增生病、肥大细胞白血病、肥大细胞肉瘤和皮肤外肥大细胞瘤。皮肤是肥大细胞疾病最常受累的器官，本章只讨论其皮损改变。

二、临床表现

皮肤性肥大细胞增生病 Cutaneous Mastocytosis（CM）

（1）色素性荨麻疹（Urticaria Pigmentosa，UP）：也称斑丘疹型皮肤肥大细胞增生病，是皮肤型中最常见的一种类型，发病率在 1 : 1 000 至 1 : 8 000 之间，男女发病率相同。损害可于出生时就有或生后第一年发生，为红色或红棕色、圆至卵圆形斑疹、丘疹和斑块，直径 2~3cm。弥漫分布于全身，颜面和掌跖少见，由于黑色素沉着的增加皮损颜色逐渐变深。皮损通常出现风团和潮红反应。轻微创伤诱发风团，即 Darier 征阳性，是本病的特征。许多患者表现为广泛的皮肤划痕症（轻微地划过或摩擦出现风团）。偶尔出现水疱，皮损泛发较罕见，可类似原发性或获得性大疱性皮病。5~6 年后这些特征消失，部分患者症状消退，留下浅淡的色素性斑疹。

成年患者中深褐色小斑疹和丘疹主要见于躯干和四肢，皮损持续存在，系统受累（尤其是骨髓）较常见。

斑丘疹型皮肤肥大细胞增生病（色素性荨麻疹）除上述经典型外，还包括少见的亚型，如斑块型、结节型（多发的肥大细胞瘤样皮损）和毛细血管扩张型（即持久性发疹性斑状毛细血管扩张，TMEP）。

（2）肥大细胞瘤（Mastocytoma）：在皮肤肥大细胞增生病中比率约占 13%，皮疹常单发，为直径 1cm 以内的斑块或结节，褐色或橘黄色，边界清楚，多分布于四肢，也可见于躯干、面部和头皮，但是不累及掌跖。有时出现水疱或潮红。皮损主要见于儿童，常生后 3 个月内发病，青春期前后自行消退，不伴系统损害。

（3）弥漫性皮肤肥大细胞增生病（Diffuse cutaneous mastocytosis，DCM）：这一类型很少见，通常累及儿童，但疾病可持续到成年。典型皮损呈弥漫性红皮病表现，皮肤肥厚、柔软或光滑，或有苔藓化小丘疹，痒感明显，偶尔出现红–黄–棕或"橘皮样"外观。由于搔抓刺激，常伴有大疱，也可自发水疱。有时损害与皮肤金黄色葡萄球菌烫伤样综合征或大疱性多形红斑相似。有人曾报道两个少见亚型：弹性假黄瘤样型和大疱样型。弥漫性皮肤肥大细胞增生病常常在出生后第 3 到 5 年消退。患者可因严重肥大细胞浸润表现为潮红、高血压、休克和腹泻。

系统性肥大细胞增生病（systemic mastocytosis，SM）皮损改变几乎均为色素性荨麻疹，较常见于惰性系统性肥大细胞增生病。

三、诊断要点

（一）皮肤性肥大细胞增生病的诊断标准

1. 典型皮损　即典型临床表现（色素性荨麻疹/斑丘疹型皮肤肥大细胞增生病，弥漫性皮肤肥大细胞增生病，肥大细胞瘤）。

2. 阳性组织学表现　典型的肥大细胞浸润（诊断性的浸润模式：多/单灶性或弥漫性浸润）两条都符合可诊断皮肤性肥大细胞增生病。

（二）系统性肥大细胞增生病的诊断标准

1. 主要标准　骨髓或其他皮肤外器官切片中肥大细胞多灶性、致密浸润（15 个或以上的肥大细胞聚集），经过类胰蛋白酶免疫组化或其他特殊染色证实。

2. 次要标准

（1）骨髓或其他皮肤外器官活检标本切片中，超过 25% 的浸润肥大细胞形态异常，为纺锤形或非典型性，或者骨髓穿刺涂片的所有肥大细胞中超过 25% 为未成熟或非典型细胞。

（2）骨髓、血液或其他皮肤外器官检测到 KIT 基因 D816V 突变。

（3）骨髓、血液或其他皮肤外器官中的肥大细胞共同表达 CD117 和 CD2 和/或 CD25。

（4）血清总类胰蛋白酶持续 >20ng/mlm（如果存在克隆性髓样异常则这一标准无效）。

符合 1 项主要标准和 1 项次要标准，或符合 3 项次要标准可以诊断系统性肥大细胞增生病。

大多数儿童患者易患皮肤性肥大细胞增生病，而成人通常患系统性肥大细胞增生病。因此，在成人，即使血浆类胰蛋白酶水平正常，也应进行骨髓检查。儿童如血浆类胰蛋白酶小于 20ng/mlm，无骨髓检查即可作出皮肤性肥大细胞增生病的诊断，除非出现系统性肥大细胞增生病的其他症状。儿童患者如果血浆类胰蛋白酶的值是 20～100ng/mlm，没有系统性肥大细胞增生病的其他症状，可暂时诊断为皮肤性肥大细胞增生病，并随访至青春期。如青春期后皮损仍存在，需要做骨髓检查。如血浆类胰蛋白酶基线水平超过 100ng/ml，则不分年龄，均需做骨髓检查。

（三）组织病理

肥大细胞可采用 Giemsa 染色、甲苯胺蓝染色或肥大细胞类胰蛋白酶免疫组织化学染色。乙酰胆碱酯酶染色也有帮助，但是中性粒细胞也会阳性。各类型的皮肤性肥大细胞增生病在组织学上均有共同的特点：即皮损处肥大细胞灶性积聚。肥大细胞的形态随其周围组织而有所不同，可出现各种形态，如扁平状、球形、梭形或星形，甚至呈线状。比较肥胖的细胞其直径可达 8～15μm。胞质内的颗粒最大直径可达 0.6～0.7μm。

各类型的病变虽然本质相同，但其浸润的多少与分布各有不同，故分述如下：

色素性荨麻疹：肥大细胞浸润比较表浅，主要在真皮上 1/3，接近表皮。细胞呈圆形或梭形，有大量嗜酸性胞质，常常见到嗜酸性粒细胞。真皮乳头层可出现水肿，如皮损在活检前受到创伤，有时可出现表皮下水疱。皮损灰暗色调是由于真皮上部明显扩张的静脉（内充满红细胞）和表皮轻度的色素沉着。结节型类似下述的肥大细胞瘤的组织学表现。毛细血管扩张型（TMEP型）在病理学上最难诊断，原因在于肥大细胞浸润非常稀疏，且由于其脱颗粒，胞质中异染的颗粒不明显，核圆形深染看起来类似淋巴细胞。一个诊断线索是：表皮下部的色素增加，血管周围和间质内卵圆形的单一核细胞浸润，同时伴毛细血管扩张。

肥大细胞瘤：肥大细胞多而密集，呈团块样浸润。浸润可充满整个皮肤，从表皮下至皮下组织均可见密集的肥大细胞。当肥大细胞致密聚集时，其形态则立方形多于梭形，胞质内颗粒很清晰。因而在HE切片时，不需做特殊染色即可辨认。

弥漫性皮肤肥大细胞增生病：可见致密肥大细胞浸润，分布呈带状。细胞形态一致，核圆形或卵圆形。大疱性肥大细胞增生病的水疱内，除有嗜酸性及中性粒细胞外，往往含有肥大细胞，可通过 Tzanck 涂片诊断。

系统性肥大细胞增生病需做骨髓涂片进行检查。

（四）实验室检查

血浆类胰蛋白酶检查：肥大细胞持续产生类胰蛋白酶，血浆中类胰蛋白酶水平反应了肥大细胞的载量。正常值 $1 \sim 15ng/mlm$，平均 $5ng/mlm$。皮肤肥大细胞增生病患者，正常或轻度升高；系统性肥大细胞增生病患者，常高于 $20ng/mlm$，高者可超过 $200ng/mlm$。

四、鉴别诊断

（1）临床上色素沉着斑应与色素痣或雀斑鉴别。

（2）丘疹与结节型可以与黄色瘤及幼年性黄色肉芽肿鉴别

1）黄色瘤：皮肤表现橘黄色或棕红色斑片、丘疹、结节或肿块。伴发心血管及肝脾等损害。病理变化为真皮泡沫细胞或黄瘤细胞呈群集浸润。

2）幼年性黄色肉芽肿：婴幼儿时期起病，表现为黄红色丘疹、结节，境界清楚，$1 \sim 2$ 岁自行消退。

（3）广泛的大疱性损害或红皮症损害需与金黄色葡萄球菌烫伤样综合征鉴别，还要考虑有无白血病的可能，此时活检更为重要。

（4）在组织学上肥大细胞数量增加见于许多炎症性疾病，包括慢性皮炎、结节性痒疹和静脉瘀滞，并与肉芽组织和新生血管形成有关。所以应结合临床进行诊断。

五、治疗方案及原则

无有效治疗，主要是对症治疗。对于显著的介质释放引起的相关症状，采用针对炎性介质的药物，如抗组胺药和色甘酸钠。避免引起肥大细胞释放介质的刺激因素。一旦发生威胁生命的过敏反应，可采用肾上腺素治疗。PUVA和局部应用皮质激素对皮肤损害效果好（暂时的）。对于单发的肥大细胞瘤不能自行消退者，可手术切除。对进展性的系统性肥大细胞增生病，可采用联合化疗。

（邵良民）

参考文献

［1］姚战非，张雪梅，乌云．雷帕霉素靶蛋白抑制剂对人黑素瘤细胞耐药性的影响．
临床皮肤科杂志，2014，43（3）：136－139.

［2］王丽昆，曾跃平．狼疮性脂膜炎．临床皮肤科杂志，2015，44（8）：510－511.

［3］肖激文．实用护理药物学．第2版．北京：人民军医出版社，2007.

［4］李小寒，尚少梅．基础护理学．第5版．北京：人民卫生出版社，2014.

［5］沈冬，王煜明．皮肤瘙痒防治百问．北京：金盾出版社，2016.

［6］王喜钟，王艳香，王丽昆．大麻素Ⅱ型受体激动剂对A375细胞增殖的影响．中国
煤炭工业医学杂志，2015（08）.

［7］乌云塔娜．蒙药治疗结节性红斑40例．中国民族医药杂志，2006，12（6）：77－77.

［8］岳海龙，王丽昆，彭晓静．不同剂量右美托咪定量减少全麻苏醒期躁动的效果观
察．世界临床医学，2015，9（7）.

皮肤科疾病临床诊疗学

（下）

王丽昆等◎主编

吉林科学技术出版社

第十一章　遗传性皮肤病

第一节　鱼鳞病

鳞病是一组以皮肤干燥伴片状黏着性鱼鳞状皮屑为主要临床表现的遗传性角化异常性皮肤病。根据遗传方式、组织学表现和皮损形态，将其分为寻常型鱼鳞病、性联隐性鱼鳞病、大疱性鱼鳞病样红皮病、板层状鱼鳞病、火棉胶婴儿和非大疱性先天性鱼鳞病样红皮病等多种类型。

寻常型鱼鳞病为常染色体显性遗传；性连锁鱼鳞病为性连锁遗传；板层状鱼鳞病为常染色体隐性遗传；大疱性先天性鱼鳞病样红皮病由 K1/K10 基因突变引起；非大疱性先天性鱼鳞病样红皮病可能与鳞屑脂质中烷属烃增多有关；火棉胶婴儿的发病可能为几种遗传型鱼鳞病的混合病因所致。

一、诊断要点

1. 寻常型鱼鳞病

（1）好发年龄：皮损一般于出生后 3 个月~5 岁发生，男女均可发病。

（2）好发部位：好发于四肢伸侧及背部，尤以两小腿伸侧为著，对称性分布，很少累及四肢屈侧及褶皱部位。

（3）典型损害：皮肤干燥粗糙，伴有灰白色至淡棕色鱼鳞状鳞屑，周边微翘起。中央黏着较紧，有时鳞屑间可出现网状白色沟纹，跖部皮肤可增厚，臀及股部常有毛囊角化性丘疹。患儿可伴有湿疹、过敏性鼻炎或支气管哮喘等特应性疾病。

（4）自觉症状：一般无自觉症状，冬季皮肤干燥时可有轻微瘙痒。

（5）病程：皮损冬重夏轻，青春期后症状可有所缓解，但很难完全消退，常伴随终生。

（6）实验室检查：鱼鳞状损害活检组织病理示：表皮变薄，颗粒层减少或缺乏，毛囊孔和汗腺可有角质栓塞，皮脂腺数量减少，真皮血管周围有散在淋巴细胞。

2. 性联隐性鱼鳞病

（1）好发年龄：出生时或出生后不久发病，患者仅为男性。

（2）好发部位：皮损好发于四肢伸侧，头皮、面、耳后、颈、腹及皱褶等部位也常受累，但不累及掌跖、毛发和指（趾）甲。

（3）典型损害：皮损为干燥性鱼鳞状黑棕色大而显著的鳞屑，与皮肤附着较紧，不易剥脱和擦洗掉。患者常伴有角膜混浊和/或隐睾，部分可伴支气管哮喘、过敏性鼻炎、变态反应性结膜炎、异位性皮炎等疾病，老年患者常有雄激素性脱发。携带致病基因的女性胫前可有轻度鱼鳞病样改变。

（4）自觉症状：一般无自觉症状，少数可有轻微瘙痒。

（5）病程：皮损无明显季节变化，症状也不随年龄增长而改善，常伴随终生。

（6）实验室检查：脂蛋白电泳显示 β 低密度脂蛋白增加，皮肤成纤维细胞中类固醇硫酸酯酶缺乏或含量明显降低。

皮损组织病理与寻常型鱼鳞病相似。

3. 板层状鱼鳞病

（1）好发年龄：皮损出生时即已发生，男女均可发病。

（2）好发部位：出生时皮损包绕全身皮肤，包括头皮及四肢屈侧。

（3）典型损害：出生时全身覆有类似胶样的角质膜，2 周后膜状物逐渐脱落，皮肤弥漫性潮红，逐渐出现大片四方形灰棕色鳞屑，中央固着，边缘游离，重者犹如铠甲，常伴掌跖角化、皲裂和指（趾）甲改变，多数患者的毛囊开口似火山口样，约 1/3 患者伴有睑外翻。

（4）自觉症状：无自觉症状或皮肤有紧缩感。

（5）病程：皮损在幼儿期可完全消退恢复正常，也可持久存在。

（6）实验室检查：板层状损害活检组织病理改变为非特异性，主要为中度角化过度，灶性角化不全，中度棘层增厚，真皮上部慢性炎症细胞浸润。

4. 大疱性先天性鱼鳞病样红皮病

（1）好发年龄：出生时或生后 1 周内发病，男女均可发病。

（2）好发部位：皮损泛发周身，以四肢屈侧及皱褶处为重。

（3）典型损害：出生时皮肤覆有较厚的大小不等似鳞屑的角质片，重者似铠甲样覆盖全身，出生后不久鳞屑脱落，留有潮红斑，并陆续出现水疱和大疱，一般红斑和水疱可在数周或数月后消退，出现广泛鳞屑及局限性角化性疣状条纹，类似"豪猪"样外观。

（4）自觉症状：潮红斑可有疼痛，疣状损害和鳞屑一般无明显自觉症状。

（5）病程：皮损随年龄增大可自行缓解。

（6）实验室检查：早期损害活检组织病理示：表皮松解性角化过度，表现为致密的角化过度，内含粗大颗粒，棘层肥厚，颗粒层及棘层上部网状空泡化，可有松解形成表皮内水疱或大疱，真皮上部中度慢性炎症细胞浸润。

5. 非大疱性先天性鱼鳞病样红皮病

（1）好发年龄：皮损出生时即已发生，男女均可发病。

（2）好发部位：全身皮肤均可受累。

（3）典型损害：90% 以上患者出生时表现为火棉胶样婴儿，胶膜脱落后出现鳞屑性红皮病样损害，以后出现灰白色浅表性黏着的光亮鳞屑；面、手臂和躯干部的鳞屑较为细薄，双下肢鳞屑则呈板层样，可在 2～4 周内反复脱落和再发，约 70% 患者伴有掌跖角化。

（4）自觉症状：皮损角化明显者可有轻微瘙痒。

（5）病程：大多数患者的皮损常在青春期自行缓解。

（6）实验室检查：板层状损害组织病理示：表皮角化过度，伴有轻度角化不全和棘层肥厚，真皮浅层少量淋巴细胞浸润。

6. 火棉胶婴儿

（1）好发年龄：多见于早产儿，出生时即已发病。

（2）好发部位：损害覆盖全身皮肤。

（3）典型损害：出生时皮肤光亮紧张，被覆紧束干燥的一层棕黄色火棉胶样薄膜，致使婴儿肢体限定于某一特殊的体位，常伴有双侧眼睑及口唇外翻。火棉胶样膜常在出生后24小时内破裂，破裂处边缘翘起，膜下潮湿发红，高低不平，15～30天火棉胶样膜全部脱落，皮肤轻微红肿伴糠秕样脱屑，以后演变成其他不同类型鱼鳞病。一般无系统损害和永久性器官畸形。

（4）自觉症状：触摸皮损时患儿可能因疼痛哭闹。

（5）病程：一般2～4周糠秕样脱屑累及全身，以后演变成其他不同类型鱼鳞病。眼睑及口唇外翻可逐渐恢复正常。

二、治疗

1. 一般治疗 皮肤尽量避免使用碱性清洁剂清洗，以防皮肤过度干燥。沐浴后涂搽保湿润肤膏或油剂，以减少水分经皮肤丢失，保持皮肤湿润。年龄较小的患儿应避免过热环境，伴有眼睑损害者应加强眼睛保护。

2. 全身治疗

（1）寻常型和性联隐性鱼鳞病：维生素 A 可改善皮肤角化过度，常用量为小儿2.5万～5万 U/d、婴幼儿0.5万～2.5万 U/d、新生儿0.1万～0.15万 U/d，分次口服，可同时口服维生素 E，一般儿童用量为1mg/d，单次或分次口服。

（2）先天性鱼鳞病样红皮病：12岁以上患儿可口服异维 A 酸，开始用量为0.5mg/（kg·d），4周后增加至1mg/（kg·d），耐受性较差者初始用量为0.1mg/（kg·d），12周为一个疗程。亦可选用阿维 A 酸，常用量为0.5～1mg/（kg·d），分2～3次口服，逐渐增加剂量，疗程4～8周。此类药物可明显缓解症状，但不能根治。

3. 局部治疗

（1）寻常型鱼鳞病：轻症者可涂搽10%鱼肝油、10%尿素霜、肝素钠软膏等润滑和保湿剂；重症者可外用3%～6%水杨酸软膏、5%乳酸铵或羟丁二酸霜或乳膏、0.005%卡泊三醇软膏、40%～60%丙二醇水溶液等，每周2～3次，对多数患者有较好疗效。

（2）性联隐性遗传性鱼鳞病：该病由于角质层类固醇硫酸酯酶缺乏，使胆固醇硫酸盐含量相对增加，游离胆固醇相对减少，外用10%胆固醇霜、6%水杨酸丙烯乙二醇，以及40%～60%丙二醇封包等，可提高细胞间水合能力、减少胆固醇硫酸盐浓度而起到祛除鳞屑的作用。

（3）先天性鱼鳞病样红皮病：皮损较湿润者可外涂10%甘油、3%乳酸水溶液等，每日3次。干燥性皮损外用0.025%维 A 酸乳膏、10%尿素霜等，可促进角质溶解，减少鳞屑。

4. 中医治疗 可选用三油合剂（由蛋黄油、大枫子油、甘草油等量混匀而成）或杏仁油膏（杏仁30g，猪油60g，捣烂如泥）涂擦患处，每日2次。也可选用大黄汤（桂枝、桃仁各30g，大黄15g，共研细末，用纱布包裹，加水1 000ml，煎至500ml）温洗患处。

（王丽昆）

第二节 色素失禁症

一、概述

色素失禁症（incontinentia pigmenti）是一种罕见的先天性疾病，特点是四肢及躯干出现红斑、水疱、疣状增殖及奇形怪状的色素斑，常合并眼、骨骼和中枢神经系统发育缺陷。

本病为 X 连锁显性遗传。因男性性染色体只含一个 X，如系致病基因则为致死基因，胎儿难以成活，多于妊娠期死亡。女性染色体为 XX，其中一个致病基因可被另一正常 X 所保护，因而可以出生成活，故临床所见绝大多数为女性患者。少数男性患者被认为是基因突变的结果。

二、临床表现

患本病多数见于女性，于出生后一周左右发病。皮肤发疹分三期。

1. 红斑、丘疹、水疱期　开始在躯干和四肢伸侧皮肤反复出现红斑、丘疹、风团、水疱或大疱，尼氏征阴性。迁延数周或数月。

2. 疣状增殖期　水疱性损害转变为疣状损害，呈结节状、斑块状或条索状，有时形成溃疡，此期损害多见于手、足背及趾、跖部，持续数月。

3. 色素沉着期　在躯干和四肢出现溅水状、树枝状、地图状、蛛网状、涡纹状等多种形态的由浅灰到青褐色色素斑。色素性皮损不一定发生在原有红斑、水疱或增殖部位，也不沿血管和神经走向分布。约有 2/5 患儿未经过一、二期即直接出现色素沉着斑。

患儿一般情况良好，部分患儿可出现瘢痕性脱发，有的合并指（趾）甲发育不良。在红斑水疱期，患儿外周血及皮肤损害内嗜酸性粒细胞增多。

有时患者伴有其他系统或器官疾病，如智力缺陷、小头畸形、四肢强直性瘫痪及癫痫、白内障、斜视、视神经萎缩、渗出性脉络视网膜炎；不少患儿有出牙迟、缺齿及齿畸形；骨骼改变如四肢短小、多指、并指等亦偶可见。

三、诊断要点

1. 主要诊断依据　婴儿期发病，几乎全系女婴，初起为红斑、水疱、大疱性损害，尼氏征阴性；继之出现疣状损害，多呈条索状分布在躯干和四肢伸侧；最后为色素沉着期，损害为奇异的色素斑，数年后可减轻，乃至完全消退。

2. 病理改变　炎症期表皮有角质层下水疱和海绵形成，疱内及周围有大量嗜酸性粒细胞。疱间表皮内有角化不良细胞。真皮呈非特异性炎症改变，有单核细胞及嗜酸性粒细胞浸润。增殖期表皮角化过度，棘层肥厚，基底层水肿，棘层内散在角化不良细胞。色素性损害表皮正常或棘层轻度肥厚，基底细胞液化变性，色素失禁，真皮浅层噬黑素细胞增多，内含大量黑素颗粒。

3. 电镜观察　一、二、三期表皮内都有角化不良细胞，巨噬细胞对黑素颗粒及角化不良细胞的吞噬作用增强。真皮浅层噬黑素细胞增多。

四、鉴别诊断

1. 本病大疱期应与下列疾病区别

（1）儿童型线状 IgA 大疱性皮病：系单一性大疱，炎症不明显，多发生在手、足及生殖器部位，愈后色素沉着轻微，病理改变为表皮下水疱。

（2）大疱性表皮松解症：膝、肘伸侧等压迫摩擦部位反复发生大疱，尼氏征阳性，愈后留有萎缩性瘢痕，无明显色素沉着。

（3）色素性荨麻疹：有色素性风团，可出现水疱。病理检查水疱下组织内有大量肥大细胞浸润。

（4）肠病性肢端皮炎：水疱多发生在口、鼻、眼、肛门周围，常伴有腹泻及脱发，对硫酸锌治疗反应良好。

2. 本病增殖期应与线形疣状痣鉴别　线形疣状痣一般发病较晚，皮损多局限于一侧肢体。

五、治疗方案及原则

（1）无特殊疗法，主要是对症处理。

（2）炎症期发疹严重者可用抗组胺药或糖皮质激素。

（3）预防感染。

（4）色素斑多在 30 岁以前自行消失，故不必急于治疗。

（王丽昆）

第三节　神经纤维瘤病

神经纤维瘤病是一种遗传性神经外胚叶异常性疾病。属常染色体显性遗传，发病为神经纤维瘤蛋白基因或神经纤维瘤蛋白 -2 基因突变导致神经外胚叶发育异常所致。

一、诊断要点

1. 好发年龄　多自幼年发病，男性较为多见。

2. 好发部位　皮肤损害多发生于面部及躯干，口腔黏膜及内脏多器官也可受累。

3. 皮肤黏膜损害

（1）皮肤色素斑：多自幼儿期发生或出生时即有，可为本病首发皮肤损害，除掌跖外，可发生于身体任何部位。皮损为境界清楚的圆形、卵圆形和不规则形棕黄色至暗褐色斑点斑片，称之为牛奶咖啡色斑，数目多少不等，直径数毫米至数厘米，本病患者此斑直径在 1.5 厘米以上者常超过 6 片。约 20% 患者的腋窝及会阴部有雀斑样点状色素沉着斑，称之为 Crowe 征。

（2）皮肤软纤维瘤：迟发于皮肤色素斑，一般在童年晚期至青春期早期发生，多见于躯干部。损害为有蒂或无蒂的圆锥形、半球形或球形质软的肿块或扁平隆起的包块，直径数毫米至数厘米或更大，肤色、粉红色或紫红色，表面平坦或突起于皮面，触之有疝囊感，可将肿瘤推入底部，压力移除后恢复原状。数目多少不等，数个至数百个或更多。结节偶可破溃引起出血，甚至大出血。

（3）丛状神经纤维瘤：为沿周围神经分布大小不等的结节及包块，可因整个神经及其分支被侵犯而形成绳索样、串珠样或丛状肿块。瘤体生长缓慢，可形成组织弥漫增生性象皮肿样损害，偶可恶变。

（4）口腔损害：口腔受累见于 5% ~ 10% 的患者，为大小不等的乳头瘤样损害，主要发生于舌、上腭、唇和颊黏膜，较常见的损害为单侧性巨舌。

4. 皮肤外损害　约 60% 患者伴有智力障碍；约 40% 患者有神经系统病变，主要为神经系统肿瘤，以视神经胶质瘤、星形细胞瘤和末梢神经胶质瘤最为多见，可引起癫痫发作；约 10% 的患者有脊柱畸形、脊柱后凸与后侧凸；多数患者伴有内分泌障碍，如肢端肥大症、爱狄森病、性早熟、甲状旁腺机能亢进、男子乳房发育和肾上腺嗜铬细胞瘤等；发生于胃肠道的神经瘤可引起消化道出血和梗阻等，但内脏受累与皮肤损害的严重程度并不平行。

5. 自觉症状　丛状损害常有刺痛、瘙痒和压痛。系统损害出现各自相应的受累症状。

6. 病程　皮肤、黏膜及内脏损害持续终生。

7. 实验室检查　皮肤色素斑活检组织病理示：表皮内黑素细胞增加，角质形成细胞和黑素细胞内可见巨大的球形色素颗粒。皮肤神经纤维瘤活检组织病理示：瘤体位于表皮下，无包膜，但界限分明，由神经鞘细胞、成纤维细胞、内皮细胞、神经束膜成纤维细胞和轴索等组成，杂乱地分布于含有胶原和黏液样物质的基质内口。头颅 CT、MRI 和脊髓 MRI 检查可发现神经纤维瘤。

二、治疗

1. 一般治疗　本病为常染色体显性遗传疾病，神经纤维瘤可遍布全身，甚至可侵入中枢神经引起智力发育障碍或头痛头晕，应禁止近亲结婚，必要时可考虑绝育。加强皮肤保护，避免用力挤压瘤体和外伤，防止瘤体破溃出血。系统受累者应定期体检，并加强对严重和可能发生癌变的损害进行监测，若出现癫痫、消化道出血和癌变，应及时进行处理。

2. 全身治疗　癫痫发作给予苯妥英钠等抗惊厥药物治疗，但效果不理想。肥大细胞阻滞剂酮替芬，可抑制皮肤神经纤维瘤体内的肥大细胞分泌功能。使瘤体的瘙痒、疼痛等症状得以缓解，甚至可使肿瘤生长速度减缓，以及全身症状得以好转，一般间断性试用，常用量为酮替芬 2 ~ 4mg/d，分次口服。

3. 物理治疗　面部及影响美容的色素斑，可选用脉冲染料激光、YAG 激光、红宝石激光等去除，但复发率较高。位置表浅较小的纤维瘤，可采用液氮冷冻、电灼、微波、CO_2 激光、Nd：YAG 激光等方法去除。

4. 手术治疗　面部数量较多且位置表浅较小的纤维瘤，可行皮肤磨削术较大或影响肢体功能的瘤体和丛状纤维瘤，可行外科手术切除，切除深度达皮下组织，分层封闭切口；较小的瘤体也可使用环钻去除，伤口封闭或开放；中枢神经肿瘤可考虑行神经外科手术切除。

5. 中医治疗

（1）痰湿凝结证：发病初期，咖啡斑大小不等，纤维瘤小而少，质地柔软，色白不赤，舌质红，脉滑数或细数。治宜理气化痰，活血散结，方选内销瘰疬丸加减，药用车前子、连翘各 15g，地骨皮、桔梗各 12g，夏枯草、海藻、贝母、杏仁、陈皮、瓜蒌 10g，甘草 5g，每日 1 剂，水煎取汁分次服。

（2）正虚气郁证：病程日久，全身散在回密集分布大小不等的疝囊状肿瘤，可有随喜怒消长的现象，伴有大小不等的咖啡斑，形体虚弱，气短倦怠，夜眠不安，舌红，苔少，脉细。治宜益气活血，行气散结，方选血府逐瘀汤加减，药用生黄芪、丹参各 15g，全当归、枳壳各 12g，穿山甲、丝瓜络、党参、茯苓、桃仁、红花、陈皮、川芎各 10g，每日 1 剂，水煎取汁分次服。

（王丽昆）

第四节 结节性硬化症

结节性硬化症是一种以面部血管纤维瘤、癫痫和智力障碍为主要临床表现的复合型发育不良性疾病。属外显不完全的常染色体显性遗传，损害起源于外胚叶或中胚叶，可能与胚胎细胞分化障碍有关。

一、诊断要点

1. 好发年龄　皮肤损害常在 3～10 岁发生，癫痫可与皮损同时或先后发生。
2. 好发部位　皮肤、黏膜及内脏多器官均可受累。
3. 皮肤损害

（1）面部血管纤维瘤：见于 70%～75% 的患者，常在 3～10 岁发生，青春期加重。损害为黄红色、褐红色或肤色质硬且韧的扁平丘疹、结节和斑块，大小不一，直径 1～10 毫米或更大，表面光滑亮泽，可见扩张的毛细血管，压之褪色，损害与皮肤粘连，但与皮下组织不粘连，可活动。数量多少不定，散在或密集成群，主要发生于鼻唇沟、颊和鼻部，有时颏、耳郭、颈、额及眼睑等处也可发生。

（2）甲周纤维瘤：见于 19%～55% 的患者，常在青春期后发生，儿童少见。损害为发生于甲皱襞、甲根或甲下的赘生物，鲜红色、淡红色或肤色，质坚韧，表面较光滑，可为指状突起或更大，少数表面角化结痂。瘤体数量一般较多，分布常不对称，齿龈也可出现类似损害。

（3）纤维瘤样斑块：为主要发生于头皮及额部的皮色或黄褐色斑块，表面光滑，隆起于皮面，形状不规则，质如橡皮样硬。斑块大小不等，单发或多发。

（4）色素减退斑：发生率 94%～97%，主要发生于躯干和臀部，尤多见于臀部。该斑形态多样，可为条索状、卵圆形、柳叶状、多角形或碎纸屑样的白色或乳白色斑，直径数毫米至数厘米不等，境界较清楚，在滤过紫外线灯下显现更为清楚，表面光滑无鳞屑，不隆起于皮面，数量一般较多，散在分布或密集成片，互不融合。该色素减退斑可为本病的首发或唯一皮肤损害。

（5）鲨鱼皮样斑：发生率为 21%～80%，一般在青春期前出现，随年龄增长该斑发生率也常增高。损害为不规则形隆起于皮面质较软的斑块，皮色、淡棕色或粉红色，境界清楚，边缘整齐无浸润，表面常皱缩呈橘皮样，直径数毫米至数厘米不等，数量多少不定，多发或单发。主要发生于躯干和腰骶部，尤多见于腰骶部。

（6）其他损害：部分患者尚可伴发咖啡牛奶斑、软纤维瘤、痣、白发等。

4. 皮肤以外损害

（1）神经系统病变：约 2/3 患者伴有不同程度智力障碍，其中约 75% 患者的癫痫发生于 1 岁以内，几乎有智力障碍者均发生癫痫，而智力正常患者也约有 2/3 发生癫痫，且可有不同程度瘫痪、小脑共济失调等表现，少数患者脑部发生错构瘤样结节或室管膜下结节，以及颅内恶性肿瘤等。

（2）眼部症状：约 40% 患者发生视网膜星形细胞瘤，约 50% 患者发生视网膜色素脱失斑。少数可发生原发或继发性视神经萎缩、斜视、白内障、视盘水肿等。

（3）肾脏病变：有报道约 53% 儿童患者有肾脏损害，平均发生年龄约为 6.9 岁，女性多于男性，绝大多数为双侧肾脏受累。主要为肾血管肌脂肪瘤、肾囊肿、肾细胞癌、嗜酸粒细胞癌等，其中肾血管肌脂肪瘤与智力障碍有一定的相关性，如智力障碍的患者 100% 患有肾血管肌脂肪瘤，而智力正常的患者仅约 38% 患有肾血管肌脂肪瘤。

（4）肺部病变：主要为淋巴管平滑肌瘤病，其特征为肺组织囊泡被高弹性的平滑肌细胞扭曲。常出现干咳、咯血、呼吸困难或自发性气胸，严重者可出现呼吸衰竭。

（5）心血管病变：心脏病变主要表现为心横纹肌瘤，一般发生于多个腔室，常出现心律失常，若瘤体巨大而横贯心脏的传导通路，则易发生房室折返性心动过速，可致突发性死亡。偶可形成动脉瘤，主要发生于主动脉、颈动脉、腋动脉、肾动脉或颅内动脉。

5. 一般症状　皮肤纤维瘤可伴有阵发性刺痛，皮肤以外损害可出现相应受累器官的症状。

6. 病程　皮肤及其他脏器损害呈慢性经过，病程漫长。

7. 实验室检查　头颅 X 线摄片及 CT、MRI 可见多灶性结节和钙化。

二、治疗

1. 一般治疗　本病无特效治疗方法，主要治疗癫痫、并发症及系统性损害。智力严重障碍者应加强监护，防止发生意外，伴有内脏器官损害者应定期体检，若病情发生变化应及时进行相应处理。

2. 全身治疗　癫痫发作给予苯妥英钠等抗惊厥药物治疗，但疗效多不理想。其他内脏损害应用药物治疗效果也较差。

3. 物理治疗　面部血管纤维瘤及甲周纤维瘤，可采用液氮冷冻、电灼、微波、CO_2 激光、Q 铒激光等方法治疗，但容易复发。

4. 手术治疗　如面部血管纤维瘤可采用皮肤磨削术祛除；癫痫药物治疗不能控制者，可考虑行神经外科手术治疗；心脏横纹肌瘤及甲下纤维瘤直接将瘤体切除等。

（王丽昆）

第五节　遗传性大疱性表皮松解症

一、概述

遗传性大疱性表皮松解症是一组大疱性非炎症性慢性疾病。属于常染色体显性或隐性遗传，临床依据其遗传方式、临床表现、病理特点等，分为单纯性大疱性表皮松解症、显性遗传营养不良性大疱性表皮松解症、隐性遗传营养不良性大疱性表皮松解症、交界性大疱性表皮松解症四类。

二、诊断要点

1. 单纯性大疱性表皮松解症

（1）好发年龄：多在婴儿期或儿童早期发病。

（2）好发部位：皮损好发于手、足、肘、膝等容易受外伤部位，偶可泛发全身。

（3）典型损害：皮损为数量多少不定的水疱和大疱，疱壁紧张，不易破溃，疱液透明，尼氏征阴性，愈后不形成瘢痕，不累及黏膜和指（趾）甲。临床可见手足大疱性、泛发性单纯型大疱性、疱疹样大疱性、Ogna 变异型大疱性、大疱伴无牙或少牙、大疱伴斑点状色素沉着、大疱伴神经肌肉病变等多种亚型。

（4）自觉症状：一般无自觉症状或有轻微瘙痒，发生于关节部位可有疼痛。

（5）病程：皮损反复发生，持续多年，青春期后症状可自然缓解。

（6）实验室检查：早期损害活检组织病理示：基底细胞内可见空泡形成和变性，形成表皮下大疱。免疫病理检查无 IgG、C3 沉积。

2. 显性遗传营养不良型大疱性表皮松解症

（1）好发年龄：多数在婴儿至青春期发病，少数青春期后发病。

（2）好发部位：好发于四肢伸侧尤其是关节处，可伴有指（趾）甲损害。

（3）典型损害：皮肤受摩擦或压迫后出现疱壁紧张的大疱和水疱，疱液透明，尼氏征阴性，偶可阳性，水疱消退后遗留萎缩性或增殖性瘢痕。耳轮、手背、臂及小腿伸侧可见粟丘疹，为白色或象牙色坚实丘疹，直径 2～15 毫米，表面粗糙，散在分布或融合成轻度苔藓样斑块，或呈紫红色扁平苔藓样损害。

患者常伴有指（趾）甲营养不良、甲萎缩或甲畸形、秃发、爪形手、指骨萎缩、假性并指（趾）等，偶有黏膜受累和皮损发生恶变。

（4）自觉症状：皮损常有不同程度瘙痒，有时瘙痒剧烈。

（5）病程：病情呈慢性进行性发展倾向，常于青春期后加重，持续多年。

（6）实验室检查：早期损害活检组织病理示：基底膜上发生裂隙形成大疱，常有乳头毛细血管扩张。

3. 隐性遗传营养不良性大疱性表皮松解症

（1）好发年龄：出生时或婴幼儿期发病。

（2）好发部位：全身各处皮肤、黏膜均可受累。

（3）典型损害：损害为疱壁松弛的大疱和血疱，尼氏征阳性，可累及唇、口腔、咽喉、食管、鼻、气管、生殖器、肛周等，愈后留有萎缩性瘢痕，偶可在瘢痕基础上发生侵袭性鳞癌。

（4）自觉症状：皮肤损害一般无自觉症状，口腔损害可有疼痛，关节及腔口部位瘢痕可影响肢体活动。

（5）病程：水疱反复发生，婴儿继发感染、败血症、肺炎等可引起死亡。

（6）实验室检查：活检组织病理示：水疱发生于表皮与真皮交界处，真皮乳头毛细血管扩张。

4. 交界性大疱性表皮松解症

（1）好发年龄：常在出生时或婴儿期发病，少数可在幼儿期发病。

（2）好发部位：损害可发生于全身各处皮肤、黏膜，但掌跖极少受累。

（3）典型损害：损害为严重而广泛的大疱和大面积表皮剥脱，大疱可为血性，破溃后形成糜烂面或痂皮，极难愈合，愈后可形成萎缩性瘢痕和留有色素沉着，可伴有甲营养不良、甲脱落、甲床被瘢痕组织覆盖等。

口腔、食管、气管、喉、眼、鼻腔、肠管等受累，可引起小口畸形、舌系带短缩、食道狭窄、气管闭塞、小肠营养吸收障碍等。

（4）自觉症状：皮肤黏膜损害可有疼痛，内脏器官受累可出现相应症状。

（5）病程：病情呈慢性进行性发展趋势，少数可在婴儿早期死亡。

（6）实验室检查：皮损处组织病理示：水疱发生于表皮与真皮交界处，底部为基底膜，基底膜细胞可发生空泡变性。

三、治疗

1. 一般治疗　加强皮肤和黏膜保护，防止搓擦、压迫和外伤，着柔软宽松的棉质内衣和鞋袜。大疱疱壁尽量保持完整，用无菌注射器抽吸疱液后的疱壁和已破溃的水疱用非粘连性合成敷料或无菌纱布敷盖。加强皮肤和口腔卫生，预防继发感染。

加强支持疗法，隐性遗传营养不良性大疱性表皮松解症的患者，应给予高能量、高蛋白、高维生素饮食，避免食用坚硬和含骨刺的食物，药片应溶化后服用，避免损伤口腔及食道黏膜。

显性和隐性遗传营养不良性大疱性表皮松解症患者，应定期进行体检，及早发现瘢痕处的恶性病变。

2. 全身治疗

（1）维生素E：大剂量维生素E对各类大疱性表皮松解症的症状改善均有帮助，常用量为 $10 \sim 20mg/$（kg·d），分次口服，若与维生素C $10mg/$（kg·d）合用，可增强其疗效。

（2）苯妥英钠：初始常用量为 $2 \sim 3mg/$（kg·d），分 $2 \sim 3$ 次服用，根据症状缓解情况逐渐增加剂量，但用药过程中应将血药浓度控制在 $5 \sim 12\mu g/ml$，以免出现严重的不良反应。

（3）糖皮质激素：适用于损害广泛且严重者，常选用醋酸泼尼松 $1 \sim 2mg/$（kg·d），分次口服，起效后逐渐减量。有食管损害者可考虑大剂量糖皮质激素冲击疗法，如甲泼尼松龙 $10 \sim 20mg/$（kg·d），静脉滴注，连续应用3天后改用醋酸泼尼松 $1mg/$（kg·d）口服。

（4）抗生素：合并感染者给予罗红霉素 $5 \sim 10mg/$（kg·d）、头孢唑林钠 $20 \sim 40mg/$（kg·d）或头孢噻肟钠 $50 \sim 100mg/$（kg·d），分次口服或静注，或根据细菌培养和药敏结果选用敏感抗生素。

（5）支持疗法：皮损面积广泛或病情较重者，可静脉补充足量的蛋白质、维生素和微量元素，必要时输新鲜血浆或人免疫球蛋白。

3. 局部治疗　水疱破溃后的糜烂面可先用0.1%雷佛奴尔溶液或1∶8 000高锰酸钾溶液湿敷后，涂搽2%莫匹罗星软膏、2%夫西地酸乳膏、0.5%～1%新霉素软膏或3%磷霉素软膏等抗生素制剂，每日2或3次，预防继发感染。

无感染征象的创面可外用1%醋酸氢化可的松软膏、0.1%丁酸氢化可的松霜、0.1%糠酸莫米松乳膏或0.1%哈西奈德软膏等糖皮质激素制剂，损害面积较广者可进行1∶5 000高锰酸钾溶液或次氯酸钠溶液浸浴，每日1次。

4. 外科疗法 发生食管、腔口部位狭窄及瘢痕影响功能者，可行狭窄扩张术、挛缩或粘连松解术、瘢痕切除术。长期不愈的糜烂和溃疡性损害，可进行皮片移植、采用同种或自体角质形成细胞培养移植物覆盖。继发鳞癌者，手术将癌肿完全切除。致死性大疱表皮松解症发生气道梗阻者，应及时行气管切开术，维持自主呼吸。牙釉质发育不全者行牙齿修复术。

5. 中医治疗

（1）脾虚湿盛证：相当于单纯大疱性表皮松解症，损害为大小不等、疱壁紧张的水疱，破溃后浸淫糜烂，渗液不止，大便溏泄；舌质淡红，苔白，脉沉。治宜健脾除湿，利水消肿，方选健脾除湿汤加减，药用生扁豆、生薏米各30g，茯苓、山药、芡实各15g，大豆黄卷、枳壳、萆薢、黄柏、白术各9g；或茯苓15g，党参、白术、泽泻、甘草各10g，冬瓜皮、茵陈、竹叶各6g，灯心草2g，继发感染者加公英、银花。每日1剂，水煎取汁分次服。

（2）脾肾阳虚证：相当于营养不良大疱性表皮松解症，皮损以大疱为主，患者身体瘦弱，毛发稀疏，牙齿不健，甲板软或脱落，手足发凉，五更泻泄；舌胖质淡，苔白，脉沉细。治宜温补脾肾，益气养血，药用黄芪15g，巴戟天、菟丝子、党参、茯苓、白术、阿胶（烊化服）、熟地、当归、炙甘草各10g，桂枝1g（冲服），每日1剂，水煎取汁分次服。幼儿用量酌减。

（3）外治法：局部可选用马齿苋煎剂外洗和湿敷，每次10分钟，每日2次。有糜烂渗液者可选用湿疹散油剂涂敷，每日3次。

（张　丽）

第六节　着色性干皮病

一、概述

着色性干皮病是一种早年发生在曝光部位皮肤的色素改变、萎缩、角化和癌变为主要临床表现的遗传性疾病。属常染色体隐性遗传，部分为性连锁遗传。因皮肤缺乏核酸内切酶造成紫外线损伤的脱氧核糖核酸（DNA）修复功能异常所致。

二、诊断要点

1. 发病年龄　约75%的患者在出生后6个月至3岁间发病，其家族中常有近亲结婚史。

2. 好发部位　损害主要发生于面颈、手背、眼睑、口唇等曝光部位皮肤和黏膜，口腔黏膜及非曝光部位皮肤偶有受累。毛发和甲通常正常。

3. 典型损害

（1）皮肤黏膜损害：早期损害为曝光部位皮肤、黏膜日晒后发生急性晒伤或持久性红斑，以后出现雀斑样损害，皮肤干燥脱屑。一般雀斑样损害最初出现在面部和双手，以后颈部、小腿、唇和球结膜，甚至躯干部也可发生，其颜色深浅不一，淡褐色至深棕色，针帽至手指盖或更大，可相互融合成不规则形较大的斑片。

最初雀斑样损害在冬季可消退或颜色变淡，以后持久不退且数量逐渐增多，并在其间出现毛细血管扩张和较小的血管瘤，以及圆形或不规则形白色萎缩性斑点、斑片等，其中血管性损害也可发生于非曝光部位、舌和口腔黏膜。有时可见水疱、大疱和结痂性损害，若发生溃疡则极难愈合，并留有毁形性瘢痕。

疣状角化性损害多继发于其他皮损基础上，表面粗糙干燥，少数基底可有轻微浸润，3~4年后可恶变，主要为基底细胞癌、鳞癌和黑素瘤，且常为多发性，可因广泛转移导致死亡。

（2）眼睛损害：约80%患者有眼损害，多为眼睑外翻和下眼睑挛缩，以及睑缘炎、角膜炎、睑球结膜粘连和溃疡。其他如结合膜色素斑、血管翼状胬肉、角膜混浊和上皮瘤等也较常见。

（3）其他损害：多数患者发育迟缓、身材矮小、智力低下、反应迟钝，最严重的一型称为 De Sanctis - Cacchione 综合征，即着色性干皮病、侏儒、痴愚综合征，患者表现为着色性干皮病伴小头、语言障碍、智力低下、侏儒症及生殖腺发育迟缓等。部分患者可有牙齿缺损。

4. 自觉症状　早期畏光和流泪，日晒后皮肤有瘙痒和灼痛感，溃疡性损害可有疼痛。

5. 病程　患者病情常呈进行性发展趋势，约2/3患者在20岁之前死亡。

6. 实验室检查　皮肤损害活检组织病理示，表皮角化过度，马尔匹基层变薄，部分皮突萎缩与伸长相互交织，基底层黑素细胞数量增加，可见不规则积聚的黑素颗粒，真皮上部慢性炎症细胞浸润，胶原纤维嗜碱性变。

三、治疗

1. 一般治疗　早期明确诊断，终身避免紫外线照射，患者家属应进行详细体检，并给予生育指导，严禁近亲结婚。外出时着长袖衫和长裤，戴长沿帽和墨镜，暴露部位涂搽高指数防晒霜，照明光源应进行紫外线滤过处理。避免食用含光敏物质的植物、药物和接触化学致癌物，定期进行皮肤检查，监测皮损癌变。

2. 全身治疗　可间断性给予维生素 A 5 万~20 万 U/d、维生素 B_2 10~20mg/d、维生素 C 0.2~0.6g/d、烟酰胺 100~600mg/d、硫酸锌 0.2~0.5g/d 或甘草锌 0.25~0.75g/d 等，分次或 1 次服用。维 A 酸类药物可降低皮肤癌的发、生率，常选用异维 A 酸 1~2mg/（kg·d），分次日服，为避免长期应用产生的药物不良反应，可采用间断性服药法。

3. 局部治疗　暴露部位皮肤可涂搽 10% 氧化锌霜、25% 氧化钛霜、5% 对氨基苯甲酸液、T_4 核酶 V 脂质软膏等，每日数次，室内室外均应使用。角化性或疣状损害可外用 5% 5-氟尿嘧啶软膏，每日 1 或 2 次，应注意保护周围正常皮肤。

4. 物理治疗　角化性及疣状损害可选用液氮冷冻、微波、CO_2 激光等方法治疗。

5. 手术治疗　疣状损害及肿瘤可手术切除，必要时植皮。

（张　丽）

参考文献

［1］姚战非，张雪梅，乌云．雷帕霉素靶蛋白抑制剂对人黑素瘤细胞耐药性的影响．临床皮肤科杂志，2014，43（3）：136-139．

［2］姚战非．雷帕霉素对自发性系统性红斑狼疮小鼠外周血调节性T细胞叉头框家族转录因子P3表达量的影响．临床皮肤科杂志，2016，45（3）：188-190．

［3］王丽昆．2013—2014年唐山地区致病皮肤真菌流行病学分析．中国皮肤性病学杂志，2016，30（4）：400-402．

［4］刘爱民．皮肤病中医诊疗思路与病例分析．北京：人民卫生出版社，2016．

［5］陈秋霞，曾夏杏，赖春晓．危重和常见皮肤性病诊疗及护理（病案版）．北京：科学出版社，2016．

［6］孙乐栋，于磊．儿童皮肤病学．辽宁：辽宁科学技术出版社，2016．

［7］沈冬，王煜明．皮肤瘙痒防治百问．北京：金盾出版社，2016．

［8］王喜钟，王艳香，王丽昆．大麻素II型受体激动剂对A375细胞增殖的影响．中国煤炭工业医学杂志，2015（08）．

［9］许芸，李科，李慎秋．面部坏疽性脓皮病1例．临床皮肤科杂志．2005，34（10）：681-681．

［10］乌云塔娜．用蒙药治疗过敏性荨麻疹200例疗效观察．中国民族民间医药杂志，2002（5）：277-278．

第十二章　变态反应性皮肤病

第一节　接触性皮炎

接触性皮炎是皮肤、黏膜接触刺激物或致敏物后，在接触部位所发生的急性或慢性皮炎。中医文献中，由于接触物的不同而有不同的名称，如接触生漆引起者称"漆疮"，接触膏药引起者称"膏药风"，使用马桶引起者称"马桶癣"等等。《诸病源候论·漆疮候》中有"漆疮"的描述："漆有毒，人有禀性畏漆，但见漆便中其毒。"《外科启玄》中说："凡人感生漆之毒气，则令浑身上下俱肿，起疮如痱子，如火刺，刺而痛，皮肤燥烈。"

一、病因病机

中医认为接触性皮炎是由于人体禀性不耐，接触某些物质，如漆、药物、染料、塑料制品、植物的花粉等，使毒邪侵入皮肤，郁而化热，邪热与气血相搏而发病。

1. 风毒血热　先天禀性不耐，外加接触生漆、膏药、塑料、皮革、酸碱等致敏和刺激物，风、毒、热、湿诸邪侵袭肌表，引起皮肤出现红斑、丘疹、水疱、糜烂、瘙痒、疼痛。

2. 湿毒热盛　漆毒、膏药毒为阳邪，侵袭皮肤，郁积肌表易生湿化热化火，湿毒热盛而引起皮肤热痛红肿，大疱、渗液不止，剧痒。

3. 风燥血瘀　局部皮肤长期反复接触致敏物质，肌肤失养，风燥血瘀，引起皮肤干燥、粗糙、增厚、脱屑。

二、临床表现

本病的临床特点是有接触刺激物或致敏物的病史，在接触的部位发病，境界比较清楚，多数表现为急性皮炎的改变。

1. 皮疹的形态　相对于湿疹而言，接触性皮炎的皮疹倾向于单一形态，多数是呈急性皮炎改变，一般起病比较急。轻者仅有局部红斑和密集的小丘疹，轻度肿胀。重者发生大片水肿性红斑，有水疱、糜烂甚至是大疱。更严重的可以出现表皮坏死、溃疡。在少数反复接触致敏物的病例，皮损可呈亚急性、慢性皮炎的改变，出现局部浸润、肥厚、脱屑、苔藓样变。在皮下组织疏松部位（如面部、阴囊），肿胀常比较明显，局部皮肤光亮，纹理消失。

2. 发病部位　好发于暴露部位，皮疹的范围、形状与接触物的大小形状常一致，境界清楚。但少数病例由于搔抓，可将接触物带到身体的其他部位，在远离部位发生相似的皮疹。如果接触物是挥发性物质，如油漆、粉尘，则皮炎呈弥漫性而无鲜明界限，但暴露部位皮炎常较显著。当机体处于高度敏感时，皮疹也容易从局部扩散至全身。

3. 自觉症状　可有局部瘙痒、烧灼感或胀痛感。少数严重的病例，由于皮疹泛发或机体反应性高，可以有畏寒、发热、恶心、头疼等全身症状。

4. 病程　具有自限性，去除病因并经过治疗后，轻者一般 3 ~ 5 天痊愈，重的 1 ~ 2 周痊愈，但再接触可复发。

以上是接触性皮炎的共同特点，不同发病机制引起的接触性皮炎表现有所不同，接触物性质、浓度、接触方式及病人个体的反应性均可影响皮炎的形态、范围及严重程度。

三、类病鉴别

1. 急性湿疹　无明显接触史，病因不清，皮疹呈多形性，多对称分布，境界不清，不发生大疱，易反复发作。

2. 丹毒　由溶血性链球菌引起，多发生于面部和小腿，局部红肿热痛，可有水疱，可伴发淋巴管炎及淋巴结炎，有全身症状、白细胞计数升高。

四、辨证施治

接触性皮炎中医总的治疗法则是祛风清热，凉血解毒，利湿止痒。根据临床症状辨证用药。

（一）内治法

1. 风毒血热

主症：皮疹以红斑、丘疹、肿胀为主，灼热瘙痒。口干，大便干结，小便短赤，舌红苔黄，脉数。

治法：祛风清热，凉血止痒。

方药：祛风清热止痒汤。

防风 12g，荆芥 12g，蝉衣 10g，鱼腥草 15g，金银花 15g，生地 20g，紫草 12g，赤芍 12g，竹叶 10g，土茯苓 15g，甘草 5g。

方解：防风、荆芥、蝉衣，祛风清热止痒；鱼腥草、金银花，清热解毒；生地、紫草、赤芍，凉血解毒；竹叶、土茯苓，利湿止痒；甘草调和诸药。

中成药：乌蛇止痒丸。

2. 湿毒热盛

主症：皮疹以潮红、肿胀、水疱、糜烂、渗液为主，剧烈瘙痒。大便干结或稀烂不畅，小便短赤，舌红苔黄腻，脉滑。

治法：清热利湿，凉血解毒。

方药：银地利湿解毒汤。

金银花 18g，生地 20g，土茯苓 20g，茵陈 20g，苦参 12g，紫草 15g，生石膏 20g（先煎），竹叶 10g，鱼腥草 15g，白花蛇舌草 20g，白鲜皮 12g，甘草 8g。

方解：金银花、土茯苓、茵陈、白花蛇舌草，清热利湿解毒；白鲜皮、苦参，燥湿清热止痒；生地、紫草，凉血解毒；生石膏、竹叶，泻火清热；甘草解毒，调和诸药。

加减：此型接触型皮炎病情较重，所以宜重用清热利湿、凉血解毒的药物，若大便秘结者，可加大黄 10g（后下），通泻大便以泻热解毒。

中成药：湿毒清胶囊。

3. 风燥血瘀

主症：见于皮肤局部反复接触过敏物者，皮肤暗红，色素加深，增厚，粗糙，脱屑，苔藓样变，剧烈瘙痒，舌质暗红或淡红，苔薄白，脉弦。

治法：祛风润燥，化瘀止痒。

方药：祛风化瘀止痒汤。

防风 12g，蒺藜 20g，僵蚕 12g，乌梢蛇 15g，玉竹 20g，鸡血藤 20g，丹皮 12g，赤芍 12g，徐长卿 15g，白鲜皮 12g，土茯苓 20g，甘草 3g。

方解：防风、蒺藜、僵蚕、乌蛇，祛风搜风止痒；玉竹、鸡血藤，养阴血润燥；丹皮、赤芍，活血化瘀；徐长卿、白鲜皮、土茯苓，祛风燥湿止痒；甘草调和诸药。

中成药：乌蛇止痒丸。

（二）外治法

（1）以潮红、丘疹为主者，用三黄洗剂外搽，或青黛散冷开水调敷，每日 4~5 次。

（2）肿胀、糜烂、流滋较多者，用 10% 的黄柏溶液湿敷，或蒲公英或野菊花 30g 煎汤待冷后湿敷。

（3）糜烂、结痂者，用紫草油外搽。

（三）其他疗法

针刺治疗：皮损在上肢、头面部位，主穴取曲池、尺泽、合谷；皮损在躯干、下肢，主穴取血海、委中。每天 1 次，用泻法。

五、名医经验

（一）朱仁康认为先天禀性不耐是根本

接触性皮炎多因先天禀性不耐，复感外界辛热毒气而成。治疗以经验方"皮炎汤"加减。组成：生地 30g，丹皮 9g，赤芍 9g，知母 9g，生石膏 30g，竹叶 9g，金银花 9g，连翘 9g，生甘草 6g。忌用辛温发散之品。湿热现象明显的可加用黄芩、茯苓、泽泻。

（二）管汾分两型治疗

管汾认为接触性皮炎起因先天禀赋不耐，外受辛热之邪，郁于肌肤所发。急性者，发病急、来势猛，皮损红肿、渗液，属热毒挟湿，当予清热解毒化湿。若频繁相触，致皮损肥厚干燥者，则系血燥风盛，又宜祛风润燥论治。

热毒挟湿证治宜用化斑解毒汤加减：生石膏、知母、银花、连翘、玄参、升麻、牛蒡子、蝉衣、车前子、六一散等。热重者，加黄连、黄柏、苦参；水肿明显者，加茯苓、泽泻、苡仁、防己等。风盛血燥证治宜用消风散加减：荆芥、防风、蝉衣、牛蒡子、徐长卿、当归、生地、胡麻仁、玄参、丹皮、白蒺藜、生甘草等。

（三）张志礼治法重用清热解毒凉血，佐以利水消肿

常用药物如下：龙胆草、黄芩、栀子、生石膏清热解毒；生地黄、牡丹皮、白茅根、生槐花凉血清热；白术健脾除湿；白鲜皮、苦参、车前子、车前草、冬瓜皮、六一散利湿清热。

六、预后与转归

去除病因后有自限性。

七、预防与调护

（1）避免接触生漆等过敏性和有刺激性的物质。

（2）不宜用热水或肥皂水洗涤或摩擦，禁用刺激性强的止痒药物。

（3）多饮开水，忌吃海鲜和辛辣食物。

八、临证提要

接触性皮炎是皮肤或黏膜接触某些物品后，在接触部位所发生的急性、亚急性或慢性炎症性皮肤病。中医认为接触性皮炎是由于人体禀性不耐，加之接触外来异物，风、湿、热、毒诸邪侵袭皮肤所致。中医治疗接触性皮炎总的法则是祛风清热，凉血解毒，利湿止痒。中医治疗接触性皮炎除辨证分型治疗外，还可根据发病部位上、中、下不同而治之，例如发于头面者用消风散加减；发于躯干胸胁和外阴部用龙胆泻肝汤加减；发于下肢者用八正散加减。

西医认为引起接触性皮炎的物质很多，包括动物性、植物性和化学性物质等，以化学性最为多见。实验室检查多采用斑贴试验。有助于寻找或验证致敏原，一般在急性炎症消退2周后或慢性炎症静止期进行，选择背部或前臂内侧无皮疹处。立即去除刺激物是治疗的关键。应耐心细致询问病史，寻找致敏变应原，用清水冲洗或冷湿敷方法清除残留的致敏物质，避免接触一切外来刺激性、易致敏的物质。治疗内用药以抗组胺药、钙剂，必要时给予皮质类固醇激素，口服强的松每天30mg。皮损肿胀明显者可给予安络血每次5mg，每天3次。

严重的接触性皮炎，主张中西医结合治疗。渗液明显者用中药煎水湿敷有较好疗效。西药用类固醇激素和抗组胺药联合应用，待病情控制，水疱肿胀渗液减轻后可停用西药，继续用中药治疗。

九、临证效验

1. 内治法　一般根据病情选方用药或中西医结合治疗。

有学者以龙胆泻肝汤治疗接触性皮炎39例。治疗结果：治愈32例，占82.05%，好转6例，占15.38%，无效1例。占2.57%。治疗方法：基本处方为龙胆泻肝汤化裁：龙胆草、木通、甘草各5g，黄芩、泽泻、栀子、当归、生地、柴胡各10g，车前子15g。发热者加生石膏20g（先煎），发于上者加菊花、桑叶、蝉衣各10g，便秘者加生大黄5g，水疱渗出者加茵陈20g，5剂为一疗程。如未治愈，再服药一疗程，一般不超过两个疗程。

马兰应用中药治疗接触性皮炎32例。经采用内服中药治疗，32例均治愈（临床症状消失，皮疹消退），32例中12例患者服3剂，14例患者服6剂，2例服4剂，1例、服2剂，3例服9剂；以服6剂者为多。每日1剂，水煎分2次服，治疗期间停用其他内服药物，3天为1疗程。中药组成：地骨皮30g，桑叶9g，桑白皮12g，黄芩9g，泽泻12g，白茅根12g，绿豆衣12g，地肤子15g，白鲜皮12g。

陈方林运用加味三仁汤治疗接触性皮炎21例。2~3个疗程痊愈14例，3~4个疗程痊愈4例，显效2例，无效1例，总有效率95.2%。加味三仁汤：杏仁（去皮尖）、净苡仁、半夏（久煎）各15g，白蔻（后下）、厚朴、竹叶、汉防己、紫草皮各10g，通草5g，茵陈、土茯苓各20g，滑石（布包煎）30g。水煎频服，每日1剂，5日为一疗程。

2. 内外合治法　王热闹予以清瘟败毒饮内服外用治疗1例接触性皮炎患者。结果：3天后，肿胀、水疱全消，二便正常，面部皮肤稍泛红，少量脱屑，轻度瘙痒，上方去滑石、黄连、生石膏，加玄参15g，继服5剂，诸症全消。方法：清瘟败毒饮加减：生石膏30g，水牛角30g，知母10g，生地20g，赤芍15g，丹皮15g，黄芩15g，黄连6g，连翘15g，竹叶12g，车前草20g，滑石20g，桔梗5g。水煎服，日1剂，同时外用黄连10g，野菊花15g，苦参15g，枯矾6g，煎水2 000ml，凉湿敷局部，每次30分钟，每天5～6次。

3. 外治法　孙然第等采用中草药乳膏及清洗液联合应用治疗接触性皮炎。结果：治疗组（中草药乳膏、清洗液组）痊愈率为41.14%，总有效率为91.14%；对照Ⅰ组（单纯乳膏、清洗液组）痊愈率为8.26%，总有效率为62.39%，痊愈率和总有效率与治疗组比较 x^2 分别为33.19%和29.53%，$P < 0.05$；对照Ⅱ组（息斯敏和皮炎平组）痊愈率为33.98%，总有效率为83.50%，痊愈率和总有效率与治疗组比较，x^2 分别为1.06%和2.82%，$P > 0.05$。方法：治疗组每日上班前暴露部位及皮损处外涂中草药乳膏，下班后洗澡时用中草药清洗液20ml，置于湿毛巾上，揉擦暴露部位及全身皮肤，保留3～5分钟后，用清水冲洗，洗澡后皮损处外涂中草药乳膏；对照Ⅰ组用同样方法，上班前用单纯乳膏，下班后用单纯清洗液洗澡，洗澡后外用单纯乳膏。对照Ⅱ组：口服息斯敏10mg，每日1次；同时上班前皮损部位用999皮炎平软膏，面部皮损和破溃处外用炉甘石洗剂，下班后洗澡时用芦荟沐浴露，洗澡后外用皮炎平软膏或炉甘石洗剂。3组患者均不再用其他药物（包括口服药和外用药）及皂类、化妆品。用药后每周复查1次，详细记录病情变化和不良反应，4周判定疗效。

邵占杰拟以消炎止痒洗剂治疗一急性接触性皮炎的女性患者。一剂2天，一日2次，2剂结痂病愈。治疗方法：荆芥10g，，大黄20g，地榆20g，苦参30g，地肤子30g，蛇床子30g，枯矾30g，甘草10g。将上述药物加水4 000～5 000ml，先泡20分钟，用武火煮沸后再行文火煎10分钟，待水温降至微温，即行浸洗。

池俊喜运用中药外敷治接触性皮炎。对照组25例，痊愈12例，显效7例，好转6例；治疗组38例，痊愈18例，显效18例，好转2例。治疗方法：将50例患者随机分为治疗组与对照组。两组症状无明显差异，对照组25例以息斯敏9mg，维生素E 0.2g口服，葡萄糖酸钙20ml，甲氰咪哌0.6g，每日静滴1次，青霉素钾片口服预防感染，外用炉甘石洗剂涂搽。治疗组25例以赛庚啶2mg，维生素C 0.2g，每日3次口服，中药煎剂水煎20～30分钟，每日2次，7天为1疗程。以上两组经2个疗程治疗效果不明显者停止治疗。外用中药煎剂组成：苍术30g，黄柏30g，苦参30g，蒲公英30g，双花30g，菊花15g，连翘15g，地肤子15g，蛇床子15g。

张艳丽等以大青叶汤湿敷治疗面部接触性皮炎50例。按照皮损不同程度分为3型：Ⅰ型：仅有红斑，丘疹；Ⅱ型：水肿性红斑、丘疹、水疱；Ⅲ型：水肿性红斑、水疱，伴有渗出、糜烂。结果：治疗组治愈46例，治愈率为92.0%；有效4例，总有效率为100%。对照组治愈30例，治愈率为60.0%；有效18例，无效2例，总有效率96.0%。两组治愈率相比差异有显著意义（$P < 0.01$）。两组Ⅰ型疗效无明显差异，Ⅱ型、Ⅲ型对比差异均有显著性意义（$P < 0.01$）。说明皮损程度严重的面部接触性皮炎，治疗组疗效明显优于对照组。治疗方法：治疗组采用大青叶汤湿敷。Ⅰ型用基本方；Ⅱ型加黄柏6～15g，苍术15～

30g；Ⅱ型再加明矾 3 ~ 9g。根据年龄、皮损分型随证加减药物及剂量。每日 1 剂，水煎 2 次，早晚冷湿敷患处 30 分钟。对照组采用硼酸粉湿敷。方法：取硼酸粉 10 ~ 20g，用温开水稀释成 3% 溶液，冷湿敷患处 30 分钟，日 2 次。两组病例，Ⅰ型者湿敷后用本院制剂氧化锌膏（15% 氧化锌）外用；Ⅱ型者红肿减轻，水疱干燥后外用氧化锌膏；Ⅲ型者湿敷后先用本院制消炎药膏和霜（1% 新霉素，3% 氧化锌），皮疹结痂后外用氧化锌膏。均不合用其他药物。大青叶汤基本方：大青叶 9 ~ 15g，紫花地丁、二花各 6 ~ 12g，苦参、蛇床子、地肤子各 6 ~ 15g。

（王丽昆）

第二节　尿布皮炎

中医称尿布皮炎为"尿布疮"，是发生于婴幼儿，由尿、粪分解产生的氨刺激所引起的急性皮炎。属于中医"赤游丹"的范畴。其症状类似古代医书中所记的"湮尻疮"。如《外科启玄》"湮尻疮"云："月子乳孩绷缚手足，颐下颊肢窝腿丫内湿热之气，常皆湮烂成疮，系乳母看顾不到所致。"

一、病因病机

中医认为尿布皮炎是由于外阴清洁卫生失理，湿热郁蒸皮肤而成。

二、临床表现

皮疹发生于尿布接触的部位，特别是臀部突出部位、骶尾部、外生殖器、股上部和肛周外围皱褶部位均可累及。损害初为水肿性红斑，色深红而发亮，分布对称，若治疗得当，可迅速好转，否则可继续发生丘疹、丘疱疹、疱疹、糜烂、渗液甚至溃疡。亦可反复发作，时轻时重，呈慢性病程。

三、类病鉴别

1. 臀部念珠菌性皮炎　皮肤皱褶处红斑浸渍较明显，突出部位反而较轻，皮损边缘清楚，周边可见粟粒大扁平红丘疹，上覆灰白色领圈状鳞屑，皮屑镜检可找到酵母样菌。

2. 先天性梅毒　生母有梅毒病史或感染史，患儿出生时即有皮肤红斑、浸润甚至水疱，并有其他营养发育障碍的表现，梅毒血清学检查阳性。

四、辨证施治

中医治疗尿布皮炎总的法则是清热利湿，收敛燥湿。在治疗方法上应内治与外治相结合，才能取得较好的疗效。

（一）内治法

主症：臀部红斑，色深红，或为丘疹、丘疱疹、疱疹、糜烂、渗液甚至溃疡，伴瘙痒。舌红，苔厚。脉细数。

治法：清热利湿，收敛燥湿。

方药：金银花 12g，生地黄 10g，土茯苓 12g，淡竹叶 8g，茵陈蒿 10g，木棉花 10g，薏苡仁 12g，蝉衣 8g，甘草 39g。

方解：金银花、生地黄，清热凉血解毒；土茯苓、淡竹叶、茵陈蒿、木棉花，利湿清热；薏苡仁健脾利湿；蝉衣祛风止痒；甘草调和诸药。

（二）外治法

（1）外洗用金银花 30g，野菊花 30g，苦参 20g，紫草 20g，荆芥 20g，甘草 10g；水煎成 2 000ml，微温外洗患处。如果皮肤糜烂渗液明显，则用药液湿敷患处。

（2）皮损无糜烂可外撒六一散、青黛散或外搽三黄洗液；有糜烂渗液则在湿敷间歇期外搽黄连油或青黛油。

五、名医经验

顾伯华认为湿郁化热，蕴积肌肤是其主要病机

本病因婴儿皮肤娇嫩，乳母照顾不到，尿布未及时更换，尿液浸渍皮肤，湿郁化热，蕴积肌肤所致。治疗一般不需内服，若继发感染者宜清热解毒利湿，予银花甘草汤加味。常用药物：银花、野菊花、生苡仁、绿豆衣、生甘草等。糜烂流滋多者，用黄柏溶液湿敷；继发感染、红肿疼痛者，外敷黄连膏或青黛膏。

六、预后与转归

去除诱发因素，内外合治，预后良好。

七、预防与调护

婴儿应勤换尿布，经常清洗，保持外阴皮肤的清洁卫生。或经常清洁后局部扑爽身粉。

八、临证提要

本病中医称赤游丹，主要由外阴清洁卫生失理，湿热郁蒸皮肤而成。治疗以清热利湿、收敛燥湿为主。

西医认为尿布皮炎是多种因素综合作用的结果，局部通气不好、浸渍、摩擦及粪便都可刺激皮疹的发生，细菌在尿布皮炎的发病中起主要作用，由于细菌的作用增加了尿布区的 pH 值，使粪便中的蛋白酶、脂肪酶等酶的活性增加，从而刺激尿布皮炎的发生。全身健康状况及其他一些因素可影响本病的发生，有呼吸道感染、高热和腹泻的婴儿尿布皮炎的发生率增加。有异位性皮炎的 3~6 个月龄婴儿，患尿布皮炎明显比无异位性皮炎者多。以局部治疗为主。较轻者仅有红斑无糜烂，可用单纯扑粉或复方炉甘石洗剂；有糜烂渗出者，用 3% 硼酸溶液或醋酸铝溶液湿敷；渗液较少者，可外涂氧化锌油或皮质激素类霜剂；继发念珠菌感染时，咪康唑散剂外扑；继发细菌感染者，外用莫匹罗星凝胶。

九、临证效验

以外治为主，剂型有软膏、油剂、散剂及水煎剂。

胡福玲运用中药煎剂湿敷治疗尿布皮炎。结果：在治疗的患者中多数病人在应用 2~3 天后，自觉瘙痒、疼痛的症状明显减轻，皮损范围亦有所减小；6~8 天后，症状基本缓解，局部皮肤亦大致恢复正常。用药方法：将煎剂适当加温后滴在无菌纱布（10 层左右）

上，以不滴水为宜，局部湿敷，每次约 30 分钟，湿敷后使其自然晾干，每日同法湿敷 3 ～ 4 次，重者数次。每次于湿敷后可予鞣酸软膏或凡士林软膏局部擦涂。中药煎剂制备方法：取马齿苋 30g，黄柏 15g，蒲公英 30g，龙葵 30g，白矾 10g，加水 1 500ml，慢火煎煮至约 800ml，过滤备用。

朱金林外敷复方四石散治疗尿布皮炎 114 例，结果显示了良好效果。治疗组显效 75 例（65.79%），有效 26 例（22.81%），无效 13 例（11.4%）；对照组显效 12 例（17.39%），有效 13 例（18.84%）；无效 44 例（63.77%）；治疗组总有效率 88.60%，高于对照组 36.23%，有显著性差异（$P < 0.01$）。

张元珍外用地榆紫草油治疗婴幼儿尿布皮炎 200 例。结果：地榆治疗组痊愈 74 例，显效 22 例，好转 4 例，总有效率 96%。对照组痊愈 65 例，显效 16 例，好转 19 例，总有效率 81%。两组比较有显著差异，$P < 0.05$。方法：治疗组 100 例采用地榆 10g，紫草 25g，置于麻油 500ml 中，浸泡 1 周后呈红色油剂时即可使用，用时先洗净臀部，擦干，再涂地榆紫草油，每日 3 次或大小便后外涂。对照组 100 例仅用单纯紫草 25g 置麻油 500ml 中浸泡 1 周后使用，方法同治疗组。

庞杰等外用护婴散治疗尿布皮炎 86 例。结果显示轻型病例治疗组有 95% 在 3 日内治愈。而对照组 3 日内治愈者只占 75%；中型病例治疗组 5 日内治愈为 90.32%，对照组 5 日内治愈者只占 51.67%；重型病例治疗组均在 7 日内治愈，而对照组治愈时间均在 9 日以上。治疗组优于对照组，差异显著。治疗方法：每日 4 次患部外涂。治疗重度皮肤损害时将护婴散用植物油调和成糊状外用，对照组轻型病例用氧化锌滑石粉，其余均用氧化锌油外涂。处方及制法：黄芩甙 11g，黄柏 200g，氧化锌 150g，滑石粉 639g，过 140 目筛，混合均匀，120℃干热灭菌 30 分钟，分装。

刘翠瑛外用医院制剂九华膏治疗婴儿尿布皮炎 80 例。结果：痊愈 51 例，有效 24 例，无效 5 例，有效率为 94%。用法：清洗患儿病患局部后，再外涂九华膏，每日 2 次，疗程为 5 天，用药 1 个疗程。同时勤换尿布，暴露局部以便于通风干燥，尿布宜选择细软而吸水性强的质料，以避免皮肤受摩擦，且要清洗干净。九华膏组成：龙骨粉、川贝粉、梅片粉等。

丁忠爱等自拟苍蒲方加京万红治疗小儿尿布皮炎 80 例。结果：在 86 例患儿中，治愈 52 例，有效 32 例，无效 2 例，总有效率 97.7%。方法：首先祛除病因、治疗腹泻，保持尿布干燥柔软和清洁。自拟苍蒲方开水冲泡，每日 1 剂，每次大小便后，用此方泡液冲洗，后用柔软纱布吸干，外涂京万红软膏，至患处恢复正常。自拟苍蒲方药物组成：苍术 15g，槐花 15g，侧柏叶 15g，蒲公英 30g，地丁 15g，荆芥 10g，花椒 10g，芒硝 10g。

刘福美等运用复方柏榆散加 3% 硼酸液治疗新生儿尿布皮炎 123 例。123 例新生儿尿布皮炎全部采用此方治疗，其中 69 例合并其他新生儿疾病给以相应系统综合治疗，均全部治愈。疗程最长 5 天，最短 2 天，平均 3 天。复发 7 例，经沿用上方治疗 2 ～ 3 天，又获治愈。用药方法：①外洗：先用 3% 硼酸液清洗患处。②外搽散剂：用复方柏榆撒外搽患处，或将粉末撒在尿布与患处接触部位，再将尿布包裹，每日 2 ～ 3 次。方药组成：①中药为复方柏榆散：黄柏、地榆炭、陈皮炭、大黄各取 50g，为 1 剂。碾细，过筛，去渣存末，贮瓶备用。②西药为自行配制的 3 硼酸液。

叶心凤等外用黄连解毒洗剂治疗尿布皮炎 30 例。结果：治疗 7 天时痊愈 16 例，显效

10例，有效4例；治疗14天痊愈25例，显效3例，有效2例，未见明显副反应。方法：黄连解毒洗剂煎汤，每日2次，7天为1疗程。黄连解毒洗剂组成：黄连、黄柏各30g，苦参、明矾、白鲜皮各15g。

吴素静等外用苦败清洗液治疗新生儿尿布皮炎80例。结果：治疗组治愈32例，显效6例，好转、无效各1例，总有效率95%；对照组治愈21例，显效8例，好转6例，无效5例，总有效率72.5%。差异均有显著性。方法：将合适病例随即分为治疗组40例，对照组40例，两组患儿均选用细软的棉布做尿布，勤换尿布，清洗尿布并沸水消毒，每次大便后用温水清洗臀部，使皮肤保持干燥、清洁。对照组：皮肤出现红斑时用炉甘石洗剂，每日多次；如有丘疹、水疱、糜烂或脓疱时给予红霉素软膏外涂，每日2次。治疗组：用苦败清洗液外洗，每日3次。苦败清洗液药物组成：鲜败酱草10g，苦参10g，黄连6g，黄柏6g，生甘草6g，紫草6g。

赵永德观察了"收湿益红散"防治尿布皮炎的临床疗效。将合适病例分为治疗组263例和对照组84例。治疗组将新生儿臀部用温水冲洗干净，再用软毛巾擦干，撒上收湿益红散，每2小时换尿布1次，每换尿布时撒此散，男婴也可撒于阴囊下面。对照组将新生儿臀部用温水冲洗干净，再用软毛巾擦干，每2小时换尿布1次。结果：治疗组用药后臀红发生率5.7%，臀红平均出现时间5.3天。对照组臀红发生率16.7%，臀红平均出现时间3.6天。经统计学处理，两组差异有显著意义（P<0.05）。收湿益红散的制备：（1）药物及剂量比：枯矾20g，蛇床子10g，白敛18g，海螵蛸18g，地榆炭12g，滑石粉24g。（2）制法：将上药净选，恒温烘箱烤干，分别粉碎过100目筛，按处方量称取粉末混匀，140℃干热灭菌1小时，包装即得。

盘娟用参芷浴液治疗新生儿尿布皮炎45例。结果：治疗组30例，痊愈39例，治愈率97%；对照组15例，痊愈8例，痊愈率53%。方法：将45例患有尿布皮炎的新生儿分成两组，其中治疗组采用本院中药制剂参芷浴液稀释液沐浴，外涂原液；对照组采用清水沐浴，外涂龙胆紫。参芷浴液组方：白芷15g，苦参15g，艾叶15g，桃根15g，僵蚕15g，猪胆汁2只。

张小珍外用珍珠粉治疗小儿尿布皮炎24例。结果：表现红斑丘疹者从开始用药至皮损痊愈时间：治疗组为（1.5±0.5）天，对照组为（4.5±0.5）天，P<0.01；表现糜烂渗出者从开始用药至皮损痊愈时间：治疗组为（4.5±1）天，对照组为（8.5±1）天，P<0.01，两组间差异有高度显著性。治疗组中有5例晚上用药2次，次日皮损即消失，无任何不良反应。方法全部病例均给勤换尿布、用于爽柔软的棉纱尿布、勤洗臀部、保持局部清洁干燥、治疗并发症等综合措施。治疗组每次尿便以后，用温开水清洗患处，糜烂有渗出者用氧气3~5L/min吹干后用珍珠粉均匀稍厚地撒在患处，每日5次。对照组用维生素E涂抹患处，方法同上。及时观察并准确记录皮损消失时间。

刘剑飞等采用中西医结合方法治疗尿布皮炎76例。结果：经1个疗程治疗后，治疗组，76例中，治愈58例，显效6例，有效9例，无效3例，总有效率96%；对照组78例中治愈48例，显效7例，有效12例，无效11例，总有效率86%。两组对比有显著性差异（P<0.01）。治疗方法：治疗组在常规西药治疗的基础上加用中药煎剂外敷，先将皮损部位用温水擦净，用无菌纱布在药液中浸湿，行湿热敷，纱布干后加药液浸湿再敷。对发热伴感染者在常规外用西药的基础上给予抗感染等对症处理。对照组单纯采用西医常规治疗及对症处

理。两组均以5天为1个疗程，观察其疗效。中药处方：荆芥10g，苍术10g，当归10g，大黄15g，黄柏10g，黄连10g，蛇床子20g，地肤子20g，甘草15g，滑石粉8g，煅石膏80g。水煎后去渣。

马俊玲应用竹黄软膏治疗尿布皮炎。在给患儿更换尿布时，洗净臀部，用软布擦干后，以棉签蘸少许竹黄软膏均匀涂于臀部，每日3或4次。结果87例患儿中85例在用药3~7天后症状消失，总有效率97.7%。竹黄软膏组成：黄柏125g，淡竹叶125g，自制乳膏基质。

王忠等自拟解毒方治疗婴儿尿布皮炎50例。结果：显效50例，总有效率100%，全部患儿均未出现不良反应。方法：自拟解毒方水煎500ml药液，早晚各外洗1次。臀部有脓液伴发热者，常规处理脓液并静脉加用抗生素。上述方法3~5天为一疗程，停用其他药物。自拟解毒方：蒲公英30g，紫花地丁15g，花椒10g，侧柏叶10g，荆芥10g，苍术15g，芒硝30g，槐花15g，金银花20g。

陈庆雨等外用青黛散加味治疗尿布皮炎42例。结果：42例患儿均在2~6天红斑皮损消失，创面愈合，总有效率100%，未见毒副作用。方法：将药物各研细末和匀，茶油调敷患处，每日3~5次。同时注意以下几点：（1）用柔软的棉布做尿布，勤换勤洗，用开水浸泡，再以日光曝晒；（2）不要用塑料纸覆盖尿布；（3）大小便后用温水洗净臀部，以纱布吸干后，再用青黛散加味外用。方剂组成：青黛20g，生石膏40g，滑石40g，黄柏20g，明矾20g。

磨爱清等外用三黄紫草油治疗婴儿尿布皮炎。尿布皮炎治疗组显效100例，有效20例，显效率83.3%，总有效率达100%。对照组显效36例，显效率30%，有效72例，总有效率90%，无效12例，无效率16.7%。两组显效率有显著性差异，P<0.01。两组总有效率无显著性差异，P>0.05，但亦优于对照组。从比较表看出，三黄紫草油治疗组红霉素软膏治疗尿布皮炎创面愈合时间平均提前了1.2天，感染率降低13%，无不良反应。治疗组创面平均愈合时间提前2.9天，感染率降低6%，疼痛缓解率提高了16%，且无明显不良反应。P<0.05，有显著性差异。方法：婴儿尿布皮炎治疗组采取清洁皮肤后涂三黄紫草油，每日3次；对照组涂红霉素软膏3次，每日1次。

王洪丽等用五倍子粉外敷治疗尿布皮炎。结果：治疗组108例，显效92例，有效14例，无效2例；总有效率98.14%；对照组71例，显效57例，无效14例，总有效率80.2%，差异有显著性意义（P≤0.01）。

李焕铭外用止痒扑粉治疗尿布皮炎23例。经用止痒扑粉治疗1周后，临床治愈（皮损消退）18例，占78.3%；显效（皮损消退80%以上，仅留少许淡红色斑及鳞屑性皮损）3例，占13%；无效（皮损未见明显消退）2例，占8.7%。方法：用止痒扑粉外用每日3次，连用1周。药物组成：冰片5g，明矾10g，密陀僧15g，如意金黄散100g，滑石粉加至500g。先将冰片、明矾、密陀僧混匀，研极细末，过筛120目，再加金黄散、滑石粉搅匀制成止痒扑粉。

（王丽昆）

第三节 湿疹

中医称湿疹为"湿疮"，是一种炎症性、变态反应性皮肤病。本病任何年龄均可发生，临床上以反复发作的瘙痒及对称分布的多形性损害为主要表现，倾向湿润，反复发作，易成慢性。由于本病倾向湿润，故中医谓之"湿疮"。历代文献中均可看到相关病或证的记载，最早的见于《金匮要略》："浸淫疮，黄连粉主之。"《圣济总录·浸淫疮》描述到："其状初生甚微，痒痛汁出，渐以周体，若水之浸渍，淫跃不止，故曰浸淫疮。"《医宗金鉴·外科心法要诀》认为其病机："由湿热内搏，滞于肤腠，外为风乘，不得宣通"，"……由心火脾湿受风而成"；《诸病源候论》认为小儿发病乃"五脏有热，熏发肌肤，外为风湿所折，湿热相搏身体……"，"……是心家有风热"。

一、病因病机

中医学认为湿疹乃因禀赋不耐，风湿热客于肌肤而成；或因脾失健运或营血不足，湿热稽留，以致血虚风燥，风燥湿热郁结、肌肤失养所致。湿疹急性发作多责之于心，亚急性、慢性期多责之于脾、肝。本病发展过程中各阶段症状表现不同，其病机亦有改变。发病初期为风湿热邪客于肌肤；病情进展，湿热蕴结于内，熏蒸于外，或血中毒热，此时多与心、肝有关；病情迁延，湿热留恋，湿阻成瘀，可血热搏结成瘀，致风湿热瘀并重之势；本病后期，风热伤阴化燥，瘀阻经络，血不营肤或气阴两虚或血虚风燥。

二、临床表现

本病皮损可发生于任何部位，皮疹形态多样，往往对称分布，有渗出倾向，剧痒。根据皮损特点将湿疹分为急性、亚急性和慢性湿疹。根据皮损发生部位将湿疹分为外阴湿疹、肛门湿疹、手部湿疹、乳房湿疹、小腿湿疹等。此外还有钱币状湿疹、皮脂缺乏性湿疹、传染性湿疹样皮炎、自身敏感性湿疹、婴儿湿疹等特殊类型的湿疹。

1. 急性湿疹　表现为水肿性红斑、密集的粟粒大的丘疹、斑丘疹、丘疱疹、小水疱、糜烂，皮损基底潮红，渗液常较明显。损害中央病变往往较重，逐渐向周围蔓延，外围有散在的皮疹，边界不清。当有继发感染时，炎症更加显著，并出现小脓疱，渗液呈脓性。

2. 亚急性湿疹　多为急性湿疹炎症减轻，或急性期未及时适当处理，迁延转化而来。皮损以红斑、小丘疹、结痂和鳞屑为主，可有少数丘疱疹、轻度糜烂，时间较长的皮损可有轻度浸润。

3. 慢性湿疹　可因急性、亚急性湿疹反复发作转化而成，亦可一开始就表现为慢性皮炎的改变，常局限于小腿、手、足、肘窝、腘窝、外阴、肛门等处。主要表现是局部皮肤增厚、浸润、表面粗糙、苔藓样变，呈暗红色或灰褐色，可有色素沉着，有少许鳞屑、抓痕和结痂。外围有散在的丘疹和丘疱疹。在关节部位和活动部位可发生皲裂。慢性湿疹可因再刺激因素作用而急性发作。

4. 特定部位湿疹　由于发生的部位不同而表现亦有所不同。

（1）外阴湿疹：男性外阴湿疹局限于阴囊，有时延及肛门周围或累及阴茎，多表现为慢性湿疹，皮肤浸润肥厚，皱纹加深，较少有渗液，可有薄痂和鳞屑，有时有皲裂，色素增加或间有色素脱失，长年不愈。女性外阴湿疹累及大小阴唇及其附近皮肤，患处浸润肥厚，境界清楚，有时水肿明显，有糜烂和渗出，由于月经及分泌物的刺激，病情常反复、加重和难愈，可继发局部色素减退。

（2）肛门湿疹：发生于肛门和肛周，表现为局部皮肤浸渍、潮红、肥厚，可发生皲裂，奇痒难忍。

（3）手部湿疹：多呈亚急性或慢性湿疹改变，手背手指等处出现暗红斑块，浸润肥厚，边缘不清，表面干燥皲裂，夏轻冬重。因手部经常要接触各科外界物质，不断受刺激，因而较顽固难治。

（4）乳房湿疹：多见于哺乳妇女，发生于乳头、乳晕及其周围，皮损呈暗红色，糜烂渗出明显，有少量鳞屑和薄痂，可发生皲裂。停止哺乳后较容易治愈。

（5）小腿湿疹：又称郁滞性湿疹。常继发于小腿静脉曲张，多发生于小腿下 1/3 和踝关节周围，呈亚急性或慢性湿疹表现，呈暗红色或棕褐色，有片状的斑丘疹、丘疱疹、糜烂和渗液，病程较长者皮肤变厚，伴有色素沉着。由于局部血液循环不良，抓破或碰破容易形成慢性溃疡。

5. 特殊类型湿疹

（1）钱币状湿疹：常发生于冬季，皮疹为散在多个直径 1～3cm 的圆形损害，由密集的红色小丘疹或丘疱疹组成，表面有糜烂渗液，或呈肥厚的斑块，表面有结痂和鳞屑，周围有散在的丘疹和水疱。好发于手足背、四肢伸侧、肩、臀、乳房和乳头等处，同时伴有皮肤干燥。

（2）皮脂缺乏性湿疹：本病较顽固，精神因素、饮酒及长期用肥皂、一般见于冬季，皮肤干燥、皮脂分泌减少，表皮及角质层产生细小裂纹，呈红色"碎瓷"样，受刺激后可有少许渗液。好发于四肢伸侧，尤其是老年人的胫前部。

（3）专染性湿疹样皮炎：从慢性细菌感染性病灶中排出的大量分泌物，使周围皮肤受到刺激而致病。表现为病灶周围皮肤发红，密集小丘疹、水疱、脓疱、结痂和鳞屑等，并可随搔抓方向呈线状播散。渗出较多，严重者可有显著水肿。

（4）自身敏感性湿疹：患者对自身内部或皮肤组织所产生的某些物质过敏所致。发病前，在皮肤某处有湿疹或感染病灶，由于过度搔抓、用药刺激等不良处理，使病灶恶化，组织分解产物、细菌产物等形成特殊的自身抗原，被吸收而发生致敏作用，结果使皮疹在其附近和全身泛发。

（5）汗疱疹：为掌跖、指跖侧面的水疱性损害，粟粒至米粒大小，半球形略高出皮面，无炎症反应。皮疹分散或成群发生，常对称性分布。疱液清亮，干涸后形成领圈状脱屑，有程度不一的瘙痒及烧灼感。好发于春秋季节，并每年定期反复发作。

（6）婴儿湿疹：祖国医学称"奶癣"，是常发生在婴儿头面部的急性或亚急性湿疹。

有人认为是异位性皮炎的婴儿型。临床常根据发病年龄及皮损特点分为以下三型：

1）脂溢性：多发生在出生后 1～2 月的婴儿。皮损在前额、面颊、眉周围，呈小片红斑，上附黄色鳞屑，颈部、腋下、腹股沟常有轻度糜烂。停药后可痊愈。

2）湿性（渗出型）：多见于饮食无度、消化不良、外形肥胖的 3～6 个月的婴儿。皮损有红斑、丘疹、水疱、糜烂、渗出。易继发感染而有发热、食纳差、吵闹、淋巴结肿大等症状。

3）干性（干燥型）：多见于营养不良瘦弱或皮肤干燥的 1 岁以上婴儿。皮损潮红干燥、脱屑或有丘疹和片状浸润，常反复发作，迁延难愈。

此外将不能归属为上述任何一类湿疹，但临床符合湿疹诊断的一类湿疹定为"未定类湿疹"。

三、类病鉴别

1. 急性湿疹应与接触性皮炎鉴别　后者接触史常明显，病变局限于接触部位，皮疹多单一形态，易起大疱，境界清楚，病程短，去除病因后，多易治愈。

2. 慢性湿疹需与神经性皮炎相鉴别　后者多见于颈、肘、尾骶部，有典型苔藓样变，无多形性皮损，无渗出表现。

3. 手足部湿疹需与手足癣相鉴别　后者皮损境界清楚，有叶状鳞屑附着，夏季增剧，常并发指（趾）间糜烂，鳞屑内可找到菌丝。

四、辨证施治

湿疹的治疗，应本着标本兼顾、内外并治的整体与局部相结合的原则。既重视风湿热的标证表现，又重视脾失健运的根本原因。在治法的运用上，当先治其标，待风湿热邪消退之后，则健脾助运以治其本。对急性、泛发性湿疹应予以中西医结合治疗，待病情缓解后，再用中药进行调理以巩固疗效。

（一）内治法

1. 急性、亚急性湿疹的治疗

（1）风热蕴肤

主症：发病迅速，以红色丘疹为主，泛发全身、剧痒，常抓破出血，而渗液不多。舌红，苔薄白或薄黄，脉弦数。

治法：疏风清热，佐以凉血。

方药：疏风清热饮加减。

刺蒺藜 10g，荆芥 10g，蝉蜕 10g，牛蒡子 10g，金银花 10g，黄芩 10g，栀子 10g，生地黄 10g，丹参 10g，赤芍 10g。

方解：荆芥、防风、牛蒡子、刺蒺藜、蝉蜕疏风解表；金银花、黄芩、栀子清热解毒；生地黄，丹参，赤芍清热凉血活血。

加减：痒剧烈者，加钩藤、全蝎熄风止痒；挟湿者，加土茯苓、茵陈等。

（2）风湿蕴肤

主症：皮疹可发生于身体各处，但以面颊、四肢常见，其皮疹为疏松或密集性丘疹，干燥蜕皮，状如糠秕，在寒冷、干燥、多风的气候条件下，可使症状明显加重或诱发。自觉燥痒不适，伴有口干唇燥，咽痒，目赤，大便秘结。脉洪、数、浮，舌质红，苔少或苔微干。

治法：散风祛湿。

方药：消风散加减。

荆芥 10g，苦参 8g，知母 10g，苍术 6g，羌活 8g，蝉蜕 10g，防风 10g，牛蒡子 10g，生地黄 10g，胡麻仁 10g，茯苓 10g，生石膏 10g（先煎），当归 6g。

方解：荆芥、防风、牛蒡子、蝉蜕疏风解表；羌活、苍术、苦参、茯苓祛风除湿；石膏、知母清热泻火，兼以养阴；胡麻仁、当归养血润燥止痒。

加减：皮疹多发于头面及双上肢者，加苍耳子，散风祛湿止痒；皮疹多发于下半身者，加地肤子以清热利湿止痒。

（3）湿热互结，热重于湿

主症：发热急，病程短，局部皮损初起皮肤潮红焮热，轻度肿胀，继而粟疹成片或水疱密集，渗液流津，瘙痒无休，身热、口渴、心烦、大便秘结、小溲短赤，舌质红，苔黄，脉弦滑或弦数。

治法：清热利湿，佐以凉血。

方药：清热利湿汤加减。

龙胆草6g，黄芩10g，白茅根10g，生地黄10g，大青叶15g，车前草10g，生石膏10g，六一散（布包）30g。

方解：龙胆草、黄芩、生石膏、大青叶清热解毒；白茅根、生地黄凉血清热；车前草、六一散利湿清热。

加减：瘙痒明显者加白鲜皮、苦参以祛风止痒；大便干结加大黄以通泻大便。

（4）湿热互结，湿热并重

主症：发病迅速，皮损发红作痒，滋水淋漓，味腥而黏或结黄痂，或沿皮糜烂，大便干结，小便黄或赤。舌红，苔黄或黄腻，脉滑数。

治法：清热利湿。

方药：消风导赤散加减。

荆芥10g，防风10g，炒苍术10g，蝉蜕5g，知母10g，牛蒡子10g，苦参10g，生地黄12g，赤芍10g，车前草10g，栀子10g。

方解：荆芥、防风、牛蒡子、蝉蜕疏风透表；苍术、苦参、车前草、栀子清热利湿；知母、生地黄、赤芍凉血活血护阴。

加减：湿热盛者，加地肤予以清热利湿；瘙痒剧烈者，加白鲜皮、刺蒺藜以清热燥湿、解毒止痒。

（5）湿热互结，湿重于热

主症：发病较缓慢，皮疹为丘疹、丘疱疹及小水疱，皮肤轻度潮红，有瘙痒，抓后糜烂渗出较多。伴有纳食不香，身倦等症状，大便不干或溏，小便清长。舌质淡，苔白或白腻，脉滑或弦滑。

治法：健脾利湿，佐以清热。

方药：除湿止痒汤加减。

赤苓皮15g，生白术10g，黄芩10g，栀子6g，泽泻6g，茵陈蒿6g，枳壳6g，生地黄15g，竹叶6g，灯心草3g，生甘草10g。

方解：赤苓皮、生白术、茯苓健脾渗湿；黄芩、栀子、泽泻、茵陈蒿清热利湿；生地黄、甘草、竹叶、灯心草清心利水。

加减：瘙痒较甚者，加白鲜皮、刺蒺藜以清热燥湿、解毒止痒。

（6）肝郁湿阻

主症：皮疹多发生于肝经循行区域，如乳头、阴囊、女阴等处，发生红斑、丘疹、丘疱疹，少量渗液，结有橘黄色痂皮，自觉瘙痒。伴有口苦咽干，头昏目眩，小便黄赤，烦躁易怒，脉弦数，舌质红，苔薄黄或干黄。

治法：清肝化湿。

方药：丹栀逍遥散加减。

醋柴胡、炒丹皮、焦栀子、甘草、黄芩各6g，当归、赤白芍、生地黄、茯苓、连翘、炒白术、党参各10g。

方解：柴胡、当归、白芍、白术、党参、茯苓疏肝健脾，栀子、黄芩清热利湿；赤芍、生地黄、牡丹皮凉血活血，养阴柔肝。

加减：瘙痒剧烈者，加钩藤、刺蒺藜疏肝祛风止痒；瘙痒甚而夜不能寐者，加生龙骨、生磁石重镇安神止痒。

（7）脾湿胃热，熏蒸上犯

主症：湿热浊邪上犯五官，症见口周、眼周、耳郭、鼻窍以及头皮等处发生红斑、丘疹、丘疱疹、水疱、渗出津水、糜烂。结有橘黄色痂皮，自觉痒痛相兼。伴有口干，口苦或口臭烦渴，小便短赤，脉浮、数、大，舌质红，苔少或薄黄。

治法：清胃泻火，利湿止痒。

方药：泻黄散加减。

黄芩、焦栀子、甘草、柴胡各6g，生石膏15~30g，炒白芍、麦门冬、炒丹皮、虎杖、茵陈蒿各10g，藿香、佩兰、茯苓皮各12g。

方解：黄芩、栀子、生石膏清胃泻火；虎杖、茵陈蒿、茯苓皮清热利湿；藿香、佩兰芳香化湿解表；白芍、麦门冬、牡丹皮凉血养阴。

加减：瘙痒剧烈者，加钩藤、刺蒺藜祛风止痒。

2. 慢性湿疹的治疗

（1）脾虚湿蕴

主症：皮肤瘙痒、脱屑，或局部皮肤肥厚，色素加深，皮损表面常有粟粒大丘疹或，小水疱，有时有轻度糜烂或结痂，时轻时重，反复缠绵发作。常自觉有胃脘满闷，食纳欠佳，口中黏腻，不思饮，大便多不成形或先干后溏，舌质淡，舌体常胖嫩而有齿痕，舌苔厚腻，脉缓。

治法：健脾除湿，养血润肤。

方药：健脾除湿汤加减。

白术、苍术各10g，薏苡仁、猪苓各10g，枳壳、厚朴各12g，车前草、泽泻、茯苓皮、冬瓜皮各15g，马齿苋、苦参各15g，当归、丹参、赤芍、白芍各12g。

方解：白术、苍术、薏苡仁、猪苓健脾祛湿；车前草、泽泻、茯苓皮、冬瓜皮利水渗湿；枳壳、厚朴、马齿苋、苦参行气宽中，燥湿止痒；当归、丹参、赤芍、白芍养血润肤。

加减：瘙痒较甚，加白鲜皮、地肤子祛风除湿止痒。

（2）湿瘀互结

主症：原患下肢静脉曲张处发生瘀滞性紫斑，日久引起湿疹样改变，伴有下肢溃疡、皮肤乌黑、肥厚、苔藓样外观，病情时好时坏，缠绵数十年不愈。舌质暗红，苔薄白或少苔，脉沉涩。

治法：化瘀渗湿。

方药：桃仁承气汤加减。

桃仁、炒枳实、苏木、柴胡、桂枝各6g，青皮、赤芍、白芍、当归、酒大黄各10g，汉防己、泽泻、丹参各12g，赤小豆15～30g。

方解：桃仁、大黄、丹参活血散瘀；桂枝、汉防己、泽泻、赤小豆化瘀渗湿；苏木、柴胡、青皮舒肝行气；白芍、当归养血润燥。

加减：局部瘙痒者，加白鲜皮、地肤子祛湿止痒；局部疼痛明显者加川楝子、延胡索理气止痛。

（3）脾虚血燥

主症：病程日久，皮损粗糙肥厚，有明显瘙痒，表面可有抓痕、血痂、颜色暗或呈色素沉着。舌质淡，体胖，苔白，脉沉缓或滑。

治法：健脾燥湿，养血润肤。

方药：健脾润肤汤加减。

云苓、苍术、白术、当归、丹参各10g，鸡血藤15g，赤芍、白芍各20g，生地黄15g，陈皮69g。

方解：茯苓、苍术、白术、党参健脾益气燥湿；丹参、鸡血藤、赤芍、白芍、生地养血活血润燥。

加减：瘙痒明显者，加苦参，白鲜皮祛湿止痒；气虚明显者，加黄芪、党参健脾益气。

（4）阴虚挟湿

主症：原患湿疹，日久不愈，利湿药用之越多，渗出糜烂越重；或者原患疮疡溃烂，在其边缘皮肤上发生红色丘疹，渗出并结痂，严重时还会遍布全身，浸淫流水，迁延日久难愈，自觉剧痒，伴有低热、烦渴、手足心热、小便短少、午后病情加重。舌质红，苔少或无苔，脉细数。

治法：滋阴除湿。

方药：滋阴除湿汤加减。

生地黄15～30g，炒白芍、当归、玉竹、炒牡丹皮各10g，茯苓皮、土贝母、泽泻、地骨皮各12g，苦参、蝉蜕、柴胡、黄芩、川芎6g。

方解：生地黄、白芍、当归、玉竹、地骨皮、丹皮滋阴生津，养血润燥；茯苓皮、土贝母、黄芩、蝉蜕、苦参、柴胡清热祛风解毒。

加减：瘙痒剧烈者，加地肤子、刺蒺藜祛风除湿止痒。

（5）阴虚血燥，气血瘀滞

主症：皮肤粗糙，甚则肌肤甲错，自觉痒甚，皮损有时见大片融合形成红皮，有大量糠秕状脱屑，有时亦可见红色粟粒大丘疹或小水疱，病程缠绵，日久不愈。自觉手足心发热，有时可见颧部发红或午后潮红，口干不思饮，大便干，舌质红或淡，苔少，脉细数或沉数。

治法：育阴滋燥，养血活血润肤。

方药：滋阴润燥汤加减。

生熟地黄各20g，丹参、何首乌、白鲜皮、泽泻、茯苓、苦参各15g，天门冬、麦门冬、女贞子、旱莲草、玄参、当归、赤白芍各12g，桃仁、川红花各6g。

方解：生地、熟地、天冬、麦冬、女贞子、旱莲草、玄参、当归、赤芍、白芍滋阴润燥；桃仁、红花、丹参、何首乌养血活血润肤；白鲜皮、泽泻、茯苓、苦参健脾除湿止痒。

加减：瘙痒夜间为甚者，加生龙骨、生牡蛎重镇熄风止痒。

（6）风盛血燥

主症：以皮损浸润、肥厚、色素沉着伴剧痒为特征。舌质红或淡，苔少，脉数。

治法：养血润燥祛风。

方药：四物消风散加减。

熟地黄 12g，当归 10g，白芍 10g，秦艽 10g，防风 10g，蝉蜕 10g，生地黄 12g，胡麻仁 9g。

方解：当归、熟地黄、生地黄、白芍、胡麻仁养血润燥；秦艽、防风、蝉蜕祛风止痒。

加减：瘙痒甚者，加钩藤、刺蒺藜祛风止痒；夜间瘙痒剧烈、影响睡眠者加龙骨、珍珠母重镇安神，熄风止痒。

（7）肝肾阴虚

主症：皮疹泛发全身，其中以肘窝、腘窝最为明显；有的是局限性肥厚与轻度糜烂渗出交替出现；有的为扁平丘疹，高出表皮，常因剧烈发痒而搔抓，使之皮肤干燥似皮革，纹理加深，肤色暗红。舌质红或微绛，苔少或无苔，脉细数。

治法：滋肾柔肝。

方药：地黄饮子加减。

何首乌、熟地黄，钩藤各 12g，当归、炒白芍、茯苓、炒牡丹皮、枸杞子、泽泻、地骨皮、炒杜仲、续断、酸枣仁各 10g，山药、薏苡仁各 15g。

方解：熟地黄、枸杞、杜仲、续断滋补肝肾；酸枣仁、白芍、牡丹皮、地骨皮、当归、钩藤养阴润燥，养血熄风止痒。

加减：痒剧者以牡蛎重镇安神，熄风止痒。

（8）脾阳不运，湿滞中焦

主症：皮疹局限于某一区域，外观肥厚，手足掌皮肤干燥，脱屑，甚则角化过度，发生皲裂。伴有小便清白，食少，气短乏力，舌质淡红，苔少或光滑，脉沉、细、微。

治法：温阳抑湿。

方药：十味人参散加减。

党（人）参、炒白术、茯苓、姜半夏、炒白芍各 10g，柴胡、甘草各 6g，厚朴、陈皮、桂枝各 4.5g，干姜 3g，大枣 7 枚。

方解：党（人）参、炒白术、茯苓、甘草健脾益气；干姜、桂枝、姜半夏、厚朴、陈皮、大枣温中散寒、理气健脾。

加减：伴瘙痒者，加乌梢蛇、刺蒺藜以祛风止痒。

（二）外治法

（1）中药水煎外洗，初期仅有潮红、丘疹或少数水疱而无渗液时，可选用清热止痒的中药苦参、黄柏、地肤子、荆芥等煎汤温洗；若水疱糜烂、渗出明显，可选用清热解毒收敛的中药黄柏、生地榆、马齿苋、野菊花等煎汤外洗并湿敷。

（2）三黄洗剂外敷患处，每日 3 次，适用于急性湿疹初期仅有潮红、丘疹或少数水疱并无渗液时以及亚急性湿疹。

（3）青黛膏外搽患处，每日 3 次。适用于急性是后期滋水减少时，外涂可保护皮损、促进角质新生，清除残余炎症。

（4）5%～10%硫黄软膏外涂患处，每日 3 次。适用于慢性湿疹，皮损肥厚者。

（5）洁尔阴洗液、肤阴洁洗液等冷敷或直接泡洗可治疗急性湿疹。

（6）芒硝150～300g，加适量冷开水溶化，用消毒纱布或干净毛巾湿敷患处，每日3～4次，每次敷30分钟或1小时。适用于急性湿疹。

（7）吴茱萸50g，加水1 500ml，煎汤熏洗（趁热骑在盆上先熏，待药液温后泡洗阴囊）每日3次，连洗半月，每剂药液可连用5天，药液少时可直接加水。适用于阴囊湿疹。

（8）苦柏祛湿洗剂：苦参、黄柏各50g，蛇床子30g，椒目20g。水煎，头两次煎液和匀，趁热先熏后洗，每次20分钟，每日2～3次。适用于肛周湿疹和阴囊湿疹。

（9）王不留行、透骨草各20～30g，红花、明矾各10～15g。每日1剂，水煎两遍混匀，先熏后浸泡，每次20～30分钟，每日2次。然后外涂去炎松尿素霜。适用于皲裂性湿疹。

（10）康宁一号冲剂（内含苦参、地榆、大黄、大飞杨、地肤子等）冲水外洗，用于各种湿疹及其他瘙痒性皮肤病。康宁二号冲剂（内含大飞杨、地肤子、苦参、蛇床子、黑面神等）冲水外洗，用于外阴部湿疹及其他瘙痒性皮肤病。

（三）其他疗法

1. 敷脐疗法　把中药消风导赤散（生地黄、赤茯苓各15g，牛蒡子、白鲜皮、金银花、薄荷、木通各10g，黄连、甘草各3g，荆芥、肉桂各6g）混合粉碎，过80目筛后，装瓶备用。用时取药末2～4g填脐，外用纱布、绷带固定，每2日换药一次，连3次为一疗程。

2. 穴位注射　用0.5%普鲁卡因于长强、太冲穴穴位注射，每次注药0.5ml，隔日1次。

3. 拔火罐　采用梅花针叩刺皮疹部位、湿疹局部，以微渗血为度，然后在叩刺局部行走罐疗法。隔日1次，7日为一疗程。适用于慢性湿疹皮肤肥厚者。

4. 划痕疗法　用手术刀片在病变部位划破表皮，使局部气血流通，毒血宣泄，达到活血祛瘀、解毒止痒的作用。操作方法：先按常规消毒患处，然后用手术刀尖端部轻划，由上而下，由左而右，以稍渗血为度，视病变大小决定划痕次数，拭干血迹后，外敷枯矾粉，消毒纱块覆盖，胶布固定，每5～7天1次，7～10次为1疗程。

5. 吹烘疗法　先在患处外涂青黛膏或10%硫黄膏，然后用电吹风吹烘20分钟，每日1次，5次为1疗程。

6. 照神灯加药疗法　局部先外涂10%硫黄膏，然后用神灯（高效电磁波治疗机）照射15～20分钟，每日1次，7天为1疗程。

五、名医经验

（一）赵炳南认为湿疹其本在湿，其标在热

赵炳南认为本病虽形于外而实发于内，多由饮食伤脾、外受湿热之邪所致。因此，内在的湿热与外在的湿热互相搏结，是造成本病的实质。中医学认为风胜则痒，风邪侵入善行数变，而急性湿疹的临床特点是剧烈瘙痒，弥散泛发，故赵炳南称之为风湿疡，乃取其湿热挟风之意。湿性重浊黏腻，而慢性湿疹常缠绵不愈，反复发作，故赵炳南称之为"顽湿疡"，乃顽湿不化之意。总的看来对于湿疹之发病，赵炳南认为其本在湿，其标在热，急性发作必挟风邪，慢性缠绵乃顽湿不化。

对于湿疹的辨证论治，赵炳南在长期反复实践的基础上，将湿疹分为热盛、湿盛两大证，同时也常提到这两种证候不是截然分开的，而是相互转化的。

（1）热盛证（湿热之中以热为主）发热急，病程短，身热口渴，心烦，大便秘结，小溲赤短，局部皮损潮红，犹如涂丹，轻度肿胀，继而粟疹成片或者水疱密集，瘙痒无休，抓破后有痛感。舌苔黄腻，质红，脉象弦滑微数。治宜清热利湿，佐以凉血。

方药：龙胆草10g，黄芩10g，黄连6g，泽泻10g，栀子10g，生地黄15g，车前草6g，木通6g，连翘10g，槐花10g，生甘草6g。内热盛、大便干燥者，加大黄、枳壳、生玳瑁；下焦湿热者，加黄柏；渗液多者，加滑石、茵陈；发于面部者，加菊花；丘疹水疱为主者，加六一散；痒甚者，加白鲜皮、苦参；继发感染者，加公英；口干明显者，加石膏。

（2）湿热证（湿热之中以湿为主）多由前证迁延而成，亦可因内湿过盛而急性发作，可反复发作缠绵不愈。症见口渴不欲饮，肢体沉重，局部皮肤肿胀，水疱渗出较为明显，或肥厚有轻度渗出，大便不干或时有溏泻。舌质淡，周边有齿痕，舌苔白或腻，脉象沉缓。治宜健脾除湿，佐以清热。

方药：厚朴10g，陈皮10g，生白术10g，生苡仁15g，生芡实15g，生扁豆15g，泽泻15g，茯苓皮10g，猪苓10g，生槐花15g，滑石10g，黄柏10g。湿象明显、热象不明显时加苍术；热象稍重时，去白术加丹皮；发于头顶者，加藁本；慢性肥厚者，加黑芝麻、胡麻子；发于眼睑者，加青葙子；有下肢静脉曲张者，加丹参；若湿热郁久不解，疼痛难忍者，可加祛风解毒止痒药物，如全蝎、威灵仙等。

（二）张志礼认为慢性湿疹多为血虚风燥型

慢性湿疹病程日久，皮损粗糙肥厚，有明显瘙痒，表面可有抓痕、血痂、苔藓化及色素沉着。除瘙痒和局部不适外，患者全身症状不明显，可有身倦乏力、食纳不香、下肢沉重等症状。舌质淡，舌体胖，苔白，脉沉缓或滑。证属血虚风燥，肌肤失养。治宜健脾养血，祛风润燥。处方：党参10g，茯苓10g，白术10g，陈皮10g，当归10g，丹参15g，鸡血藤15g，赤白芍10g，生地黄15g，白鲜皮30g，苦参15g。方中党参、茯苓、白术健脾益气燥湿；当归、生地黄、丹参、鸡血藤、赤白芍养血活血润燥；陈皮调中和胃；白鲜皮、苦参祛风除湿止痒、部分患者伴有五心烦热、颧红或午后潮热、口干不思饮、舌红少苔、脉细数等阴虚症状，可加元参、麦冬育阴润燥，熟地、女贞子、旱莲草滋补肝肾。此型治疗中应重视养血活血药的应用，"治风先治血，血行风自灭"，血虚血燥则痒，故养血润肤方能疏风止痒。同时不能忽视除湿清热。地肤子、苦参、白鲜皮为治痒要药，地肤子苦寒降泄，既能通利小便，又能解毒除湿，白鲜皮、苦参清热解毒，祛风除湿，为治热毒之主药，在各型湿疹中均可应用，在此型湿疹中起辅佐作用。此型还可加白僵蚕、蝉蜕、全蝎散风止痒，气虚明显者可加黄芪、太子参；皲裂明显者可加玄参、麦门冬。此外，亚急性、慢性湿疹皮损多已局限化，故应重视引经药使用，头面部皮损可加黄芩、野菊；上肢皮损可加片姜黄；腰背皮损可加杜仲、续断；耳周、口周皮损加黄连、栀子、龙胆草；肛周、外阴皮损加黄柏、防己、龙胆草；下肢皮损加木瓜、牛膝等。

（三）徐宜厚主张内治法以健脾、清心、清肺三法为主

徐氏认为湿疹的发生多与脾湿、心火、肺热有关，因而内治法以健脾、清心、清肺三法为主。

1. 治脾　症见红斑，水疱，但又以渗出、糜烂为主。法宜健脾渗湿。方用胃苓汤加减：茯苓皮、茵陈蒿各12g，苍术皮、炒枳壳、苦参各6g，陈皮、猪苓、泽泻各9g，冬瓜

皮 15g。

2. 治心　症见小片红斑、丘疹、脱屑，或糜烂、潮湿，不过以红斑、糜烂多见。法宜清心导赤：方用三心导赤汤：莲子心、连翘心、玄参、生地黄各 6g，栀子心 3g，茯苓皮、车前子、车前草各 9g，木通 4.5g，灯心 3 扎。

3. 治肺　症见丘疹、红斑、丘疱疹，渗出不多，但痒感较重，法宜清肺通腑：方用凉膈散加减：连翘、虎杖、山楂各 12g，黄芩 9g，酒大黄、焦山栀各 6g，茵陈蒿 15g，白茅根 30g，薄荷 3g。

4. 加减法　亚急性期加龙胆草、赤小豆、汉防己；急性期加威灵仙、钩藤、乌梢蛇；慢性期加何首乌、当归、丹参、炒白芍；皮疹在上半身者加桑叶、杭菊花、炒牛蒡子；在中部者加柴胡、郁金、川楝子；在下部者加萆薢、赤芍、川牛膝；偏于血热者加炒牡丹皮、茜草、紫草；偏于顽湿者加海桐皮、蚕砂、槟榔。

在具体辨证过程中，既要注意病程的长短，又要重视皮疹的演变。一般来说，病程短者，湿热流窜肤腠是其主要方面，治当利湿、清心、导赤；病程长者，湿热化燥，伤阴耗液则是主治的方向，法当养血、疏风、化湿。从皮疹和演变辨别风、湿、热三邪的孰轻孰重，是治疗湿疹选用方药的重要依据。如皮疹泛发，丘疹、鳞屑较多，自觉剧痒，治风治肺为先，药用荆芥、防风、苍耳子、蝉蜕、薄荷、桑叶、菊花等；若渗出浸淫，糜烂较重，并有越腐越痒的现象，治湿治脾为主，药用茯苓皮、苍术皮、生苡仁、陈皮、冬瓜皮、茵陈蒿、猪苓、泽泻、炒枳壳、赤小豆等；若丘疹、红斑遍及全身，搔破有少许渗血，治热治心为重，药用生地黄、牡丹皮、玄参、栀子、红花、紫草等。对部分顽固瘙痒，用疏风、散风、搜风诸品，非但痒感不减，反有加重趋势者，可酌加安神平肝熄风之品，如柏子仁、枣仁、合欢皮、夜交藤、石决明、生龙牡、生赭石等，常能获得良效。

（四）禤国维教授论治湿疹经验

1. 对特殊类型、顽固性慢性湿疹进行辨证治疗

（1）滋阴除湿法治疗自身敏感性湿疹：自身敏感性湿疹表现在皮肤上，有的是原患湿疹日久不愈，利湿药用之愈多渗出糜烂越重，严重时还会遍布全身，浸淫流水，迁延日久不愈，自觉剧痒，伴有低热，烦渴，手足心热，小便短少，午后病情加重。舌质红，苔少或无苔，脉细数。中医认为凡脾湿肺燥之人，不论是湿从外感，或者是湿从内生，均能使机体内的阴中之火，外达肌肤。古人将此症归纳为燥极似湿，湿极似燥，燥湿同型同病。此证治疗最棘手，因燥湿同病，滋阴可助湿，祛湿又恐伤阴。在治疗上可选用健脾渗湿之品除湿，因为在诸除湿法中，健脾渗湿法伤阴最轻，并佐用柴胡升举脾之清气上达于肺，使肺得滋润，同时配合生地黄、白芍、牡丹皮、地骨皮等凉血养阴之品，使脾湿得清，肺燥得除，其病当愈。

（2）散寒燥湿法治疗顽固性钱币状湿疹、肛门湿疹、阴囊湿疹：以上三种湿疹病程长，日久不愈，皮疹增厚、浸润，呈棕红或灰褐色，表面粗糙，覆盖少许糠秕状鳞屑；或因搔破而结痂，部分呈苔藓样变。舌质淡红，苔白或白微腻，脉濡、沉、细。此乃湿之为病，感之于寒，为寒所郁，寒湿伤及皮肉则为顽湿。治宜散寒燥湿，可选用苍术、乌药、防风、茯苓、土炒白术、炒白芍、姜半夏、小茴香、吴茱萸、川椒、青皮等。

（3）化瘀渗湿法治疗小腿郁滞性湿疹：本病通常是原患下肢静脉曲张处发生淤滞性紫斑，日久引起湿疹样改变，伴有下肢溃疡，皮肤乌黑、肥厚、苔藓样外观，病情时好时坏，

缠绵难愈，舌质暗红，苔薄白或少苔，脉沉涩。此乃湿伤气血，致经血不畅，积于体表、经络，则为疮痈。治宜化瘀渗湿，可选用桃仁、炒枳实、苏木、柴胡、桂枝、青皮、赤芍、白芍、当归、酒大黄、汉防己、泽泻、丹参、赤小豆等。必要时可根据不同情况，选用大隐静脉高位结扎抽剥、小腿浅静脉、溃疡周围交通静脉结扎等手术疗法。

（4）内外合治传染性湿疹样皮炎：本病的皮肤损害常发生于感染病灶（如已溃的脓肿、溃疡、瘘管、化脓性中耳炎、鼻炎等）或眼、鼻、阴道的分泌物周围的皮肤，也可通过脓性分泌物自体接种而发生于其他部位的皮肤，是皮肤对病灶渗液中细菌或渗液中的化学物质所发生的一种自体敏感性皮肤炎症。皮疹如不控制会不断扩展。他认为其致病特点，一为湿热；二为热毒，故治则应清湿热和祛湿毒两者并用，协同具有清洁、消炎、收敛、止痒作用的中药外洗湿敷，不可偏废。内治以萆薢渗湿汤合黄连解毒汤加减（鱼腥草、泽泻、黄芩、黄柏、牡丹皮、防风、黄连、甘草），水煎内服。加减法：病在头部加杭菊花、蝉衣；病在上肢加桑枝；病在下肢加土牛膝；红肿重者加银花、蒲公英；胃寒者加陈皮、苏梗；瘙痒明显者加苦参、白鲜皮。外治选用清热解毒、祛风利湿之矾冰液（枯矾、冰片、氯化钠、黄连素、五倍子、明矾的煎剂），这样能使毒邪得以外泄，糜烂渗液得以敛止，红肿消，痛痒除。

2. 根据皮疹演变及发病部位选方用药　从皮疹的演变辨别风、湿、热三邪孰轻孰重，是治疗湿疹选方用药的重要依据。如皮疹泛发，丘疹、鳞屑较多，自觉剧痒，治风治肺为先，药用荆芥、防风、苍耳子、蝉蜕、薄荷、桑叶、杭菊花等；若渗出浸淫，糜烂较重，并有越腐越痒的现象，治湿治脾为主，药用茯苓皮、苍术皮、生苡仁、陈皮、冬瓜皮、绵茵陈、猪苓、泽泻、炒枳壳、赤小豆等；若丘疹、红斑遍及全身，抓破有少许渗血，治热治心为重，药用生地黄、牡丹皮、玄参、栀子、红花、紫草等。对部分顽固瘙痒，用疏风、散风、搜风诸品，非但痒感不减，反而有加重趋势者，可酌加安神平肝熄风之品，如酸枣仁、柏子仁、合欢皮、夜交藤、石决明、生龙牡、生代赭石等，常能获得良效。

由于湿疹可发生于人体头面、躯干、四肢等全身各个部位，故治疗上除根据辨证分型治疗外，亦可结合发病部位不同佐加引经药加强疗效。如病发于上部可佐加疏风清阳明经热中药，如荆芥、防风、蝉蜕、桑叶等；发于面部加浮萍、苍耳子；病在外阴宜佐加清利肝胆湿热之药，如龙胆草、山栀子、车前草等；病发于下肢宜加强清热利湿解毒之力，常用牛膝。

六、预后与转归

湿疹病因复杂，是内、外因子相互作用的结果，故病程缠绵、反复发作，患者可能具有一定的素质，故在特定人群好发，但又受健康情况及环境等条件的影响。除去某些致敏因子，湿疹病变不会很快消失；但也有的患者通过锻炼、改变环境等使机体的反应性发生变化，再接受以往诱发湿疹的各种刺激，可不再发生湿疹。

急性湿疹及时治疗后大部分可在短期内治愈，慢性湿疹如慢性阴囊湿疹、手部湿疹往往反复发作，长年不愈。

七、预防与调护

由于湿疹的病因很复杂，与生活环境、外界刺激等因素均有关。因此应注意调理，避免发病。为此应注意以下几点。

（一）生活调理

（1）了解患者的工作环境及生活环境，慎戒接触可诱发湿疹的各种因素，如染料、汽油、油漆、花粉、碱粉、洗洁精、塑料等。

（2）避免各种外界刺激，如热水烫洗、暴力搔抓、过度洗拭，尽量不穿化纤的贴身内衣。

（3）避免进食致敏和刺激的食物，如鱼虾、浓茶、咖啡、酒类等。

（二）饮食调理

饮食宜清淡，忌肥甘厚味及辛辣之品，并配合饮食疗法。可作为饮食治疗的药材与食物有：绿豆、海带、冬瓜、苡米、红小豆、鱼腥草、黄连、车前草等。

1. 绿豆海带汤　绿豆 30g，海带 20g，鱼腥草 15g，白糖适量，放锅内加水煎汤。饮汤吃海带、绿豆。治疗急性及亚急性湿疹。

2. 冬瓜米粥　冬瓜 30g，苡米 50g，二者煮为粥，每日 1 剂，早晚服食。治疗脾虚湿困湿疹。

3. 车前瓜皮苡米粥　冬瓜皮 30g，苡米 30g，车前草 15g，三者一同煮粥，饮汤吃苡米。治疗阴囊湿疹。

4. 黄连糖茶　黄连 15g，加水煎汁，调入蜂蜜或食糖适量。治疗婴儿湿疹。

（三）精神调理

湿疹患者应避免精神紧张和过度劳累，因在精神紧张、失眠、过劳、情绪变化等情况下可以出现湿疹或使原有湿疹加重，患者可参加一些体育活动以促进身心健康。

八、临证提要

本病中医称之为"湿疮"，其发病主因先天禀赋不足，脾失健运，湿热内生，复感风湿热邪，郁于腠理而发病；或因饮食不节（洁），嗜食辛辣肥甘厚腻，伤及脾胃，脾失健运，致湿热内蕴而发；病情反复迁延日久，则耗血伤阴，致脾虚血燥，肌肤失养。临床主要表现为对称分布的多形性损害，剧烈瘙痒，倾向湿润，常反复发作，易成慢性。"风热湿阻"、"脾虚湿盛"、"血虚风燥"或"阴虚血燥"是临床常见证型，总的治疗法则是急性、亚急性期以清热利湿、祛风止痒为主，慢性期以健脾渗湿、养血润燥为主。

西医认为本病的真正病因尚不很清楚。一般认为是由内、外多种因素相互作用而导致湿疹样改变。内部因素：慢性感染灶如慢性胆囊炎、扁桃体炎、肠寄生虫病；内分泌及代谢改变，如月经紊乱，妊娠等因素；血液循环障碍，如小腿静脉曲张，导致小腿湿疹；神经精神因素如精神紧张、过度疲劳等；遗传因素如过敏体质，每一个体对各种因素的易感性与耐受性与遗传有关，可随年龄、环境而改变。外部因素：食物方面：鱼、虾、牛羊肉等过敏；吸入物：花粉、屋尘螨、微生物等过敏；生活环境：日光、炎热、干燥、动物毛、皮；各种化学物质如化妆品、肥皂、合成纤维等。目前的治疗主要是对症处理。

湿疹往往经久不愈，反复发作，特别是一些顽固性湿疹，西医治疗难以取效。采用中医药治疗或中西医结合方法常可提高疗效，并避免由于服西药所产生的毒副作用，且有协同治疗作用。临床辨证需要注意湿疹发展过程中各阶段症状表现不同，其病机亦有改变。发病初期多为风湿热邪，与心、肝有关；病情迁延，病至后期，风热伤阴化燥，瘀阻经络，血不荣肤或气阴两虚或血虚风燥，多与肝、脾有关。治疗当随证加减，一般说来，病程短者，湿热流窜肤腠是主要方面，治当利湿、清心导赤；病程长者，湿热化燥，伤阴耗液是主治的方向，法当养血、疏风、化湿。对一些慢性、久治不愈的湿疹，中医认为久病入络，可加用蜈蚣、全虫等虫类药入络搜风。对阴虚血燥生风之慢性湿疹，当慎用疏风解表之品，可用少许薄荷（3g 左右）以佐之，至于加辛温疏风之品用于血中燥热之证，必动其血燥之风，使燥热更甚而痒加剧。对于小儿患者，注意其腑脏娇嫩、形气未充、脾常不足的生理特点，脾胃功能贯穿于小儿湿疹病的始终，治疗时切记要健脾养胃，调补中焦。

九、临证效验

（一）病因病机及辨证分型

湿疹发病不离"风、湿、热"邪，中医认为湿疹的发病主因先天禀赋不足，脾失健运，湿热内生，复感风湿热邪，郁于腠理而发病；或因饮食不节（洁），嗜食辛辣肥甘厚腻，伤及脾胃，脾失健运，致湿热内蕴而发；病情反复迁延日久，则耗血伤阴，致脾虚血燥，肌肤失养。因此"风热湿阻型"、"脾虚湿盛型"、"血虚风燥型"或"阴虚血燥型"是临床常见的辨证分型方法。

瞿幸认为湿疹急性发作多责之于心，亚急性、慢性期多责于脾、肝，故急性湿疹的治疗多以清热凉血利湿为原则，亚急性湿疹、慢性湿疹的治疗多以健脾燥湿、平肝熄风除湿为原则。日本学者则从皮肤与肺相关出发，辨证湿疹首先考虑肺的失调。马绍尧认为湿疹乃属虚寒证、脾肾阳虚、气虚血瘀、阳气不能温养肌肤所致，强调"内虚"为其发病的先决条件，外来因素通过内在有关脏腑虚弱而发病。一般认为，慢性湿疹多因血虚风燥、湿热蕴积所致。施梓桥认为本病总由禀赋不足、正气不固、复因风湿热之邪客于肌肤而成，因而"内虚"为发病的先决条件，外来因素是通过内在有关脏腑虚弱而发病的。患者由于湿疹反复发作，长期不愈，剧烈瘙痒而致夜寐不安，胃纳不振，饮食减退，可进一步使体虚加重。故对慢性期的治疗以补法为主。在用益气药时，施氏喜以大剂量黄芪和白术配伍。黄芪的一般用量为 15～24g，虚象较重的病人可加大到 40～60g；白术的一般用量为 12～15g，与黄芪配伍可加大到 24g。施氏指出，本病病机的根本乃"内虚"，病位主要在脾、肺二脏，因脾为后天之本，脾虚则水谷精微运化失司，气血生化乏源；肺主皮毛，具有宣发肺气，输精于皮毛之本，肺气虚则卫表不固，皮毛枯槁。黄芪、白术均为补气药，然黄芪最善补肺；白术最善补脾，二者合用，既可健脾补中，又能补肺益气，无论脾气虚、肺气弱或脾肺气弱之证，均可应用。

（二）临床研究

1. 辨证分型、分期论治湿疹　马仁美对急性、亚急性、慢性湿疹辨证分服清热利湿方、祛风凉血方、养血祛风方的同时，配合中药冷湿敷、外敷和浸洗诸法内外合治，总有效率 86.5%，高于西药对照组。董忠祥辨治湿疹，认为热重于湿型（相当于急性湿疹），治用清热凉血、祛湿止痒；湿重于热型（相当于急性、亚急性湿疹皮炎渗出较重），治用健脾利湿，佐以清热；脾虚血燥型（相当于慢性湿疹），治用健脾燥湿、养血润肤，并外用中药黄芩、甘草、明矾煎水湿敷，总有效率 96.1%。祁坚以健脾养血润肤为法，采用八珍汤加减内服外洗治疗小腿湿疹50例，总有效率96.0%，显著优于以清热利湿为法的传统治疗（三妙丸）。内蒙古唐钰秋以姜芪散（高良姜、黄芪、肉桂、甘草、枸杞、丹参、苡仁）温补肾阳、活血祛风治疗湿疹，王热闹以温阳除湿水剂治疗掌跖角化性湿疹，均取得满意疗效。一反许多医家清热、解毒、凉血等常规治疗方法，颇有创新。

清热利湿、凉血祛风是治疗急性湿疹的基本法则：龙胆泻肝汤、消风散、除湿胃苓汤、滋阴除湿汤、凉血四物汤等是临床常用的中药加减方。郭英军等自拟清热利湿汤（龙胆草、黄芩、当归、生地、车前草、柴胡、土茯苓、甘草）内服治疗急性湿疹108例，总有效率97.2%。康景华进一步对急性湿疹进行辨证，湿热型者治以健脾燥湿、祛风止痒，除湿胃苓汤加减；热盛者治以清热利湿、祛风止痒，内服龙胆泻肝汤，外洗用花椒、枯矾、艾叶、苦参、蛇床子、青盐各10g，结果总有效率86%。

慢性湿疹多由急性、亚急性湿疹反复发作转变而来，常病情缠绵，反复难愈，中医认为其"内虚"为本，"风湿热毒"为标，治疗以益气养阴、兼以祛风、活血、化湿、清热、解毒等法。张涛等报道以活血祛风合剂为主方（黄芩、丹参、生白术、当归、丹皮、血竭、地龙、白蒺藜、僵蚕、首乌、生地、蜈蚣，乌蛇、甘草）治疗慢性湿疹36例，瘙痒甚者加用苦参、蛇床子、白鲜皮，有渗出者加用薏苡仁、车前子、冬瓜皮，结果治愈24例，有效9例，总有效率91.67%；郭爱群用滋阴除湿汤加减治疗慢性湿疹，其中瘙痒甚者加乌蛇、蝉蜕，干燥蜕皮者加熟地、天冬、麦冬、沙参，湿热较重者加用黄柏、脾虚者加苡仁、白术，总有效率96.67%。董晓春等还对肛门湿疹辨证按湿热型和血虚风燥型两型论治，疗效显著。按石志友等以中药知柏地黄汤为主治疗顽固型慢性湿疹90例，总有效率97.8%。

临床发现，中医药治疗可以显著改善湿疹的复发。王榴慧等在口服开瑞坦、外用丁酸氢化可的松治疗的基础上，加用自制中药清热利湿合剂（由茯苓、黄连、藿香、薏苡仁、山栀等组成）治疗648例儿童过敏性湿疹（AD）患儿。结果总有效率为97.83%，停用西药后治疗组的复发率显著低于对照组。郭继华等自拟湿疹方为主治疗治疗急性、亚急性湿疹，随访一年，治疗组治愈39例中，复发2例（占5.1%），远期疗效满意。

（三）名老中医临证用药心得

禤国维认为，湿疹初起多由于风、湿、热、毒诸邪所致，病久则多为脾虚湿困或血虚风燥挟瘀。总的治则是急性、亚急性湿疹以祛风清热、利湿解毒为主，慢性湿疹以健脾化湿或养血祛瘀为主。慢性湿疹迁延日久，风邪化燥伤阴，瘀阻经络，血不濡肤，或脾虚湿困，阴虚血瘀。临床根据四诊及局部皮损的表现予以辨证论治，不拘泥于祛风、清热、利湿等治法，应辨清虚实，分辨急缓，审证求因。治疗时注意虫类药、引经药的应用，注重内外、整体与局部结合，常配合应用雷公藤多甙片、火把花根片，可取得良好疗效。治疗上除了根据辨证分型外，亦可结合发病不同部位佐加引经药以加强疗效，如病发于上部可佐加疏风清阳明经热中药，如荆芥、防风、蝉蜕、桑叶等；发于面部加浮萍、苍耳子；病在外阴宜佐加清利肝胆湿热之药，如龙胆草、山栀子、车前草等；病发于下肢宜加强清热利湿解毒之力，常用牛膝等。陈达灿根据"诸痛痒疮，皆属于心"，常加淡竹叶、灯心草，特别适于口干心烦患者。李月玺善用凉血法治疗湿疹，紫草用到30g。对小儿湿疹，杜锡贤主张采用甘温清热、甘淡利湿之品，少用苦寒泄泻及滋腻之品，以免伤稚阴稚阳之体。并提出对现代医学研究已经证实具有抗过敏、抑制变态反应及抗组胺样作用的中药如丹皮、苦参、地肤子、地龙、赤芍、泽泻、当归等药物，不可陷入"中药西用"的歧途，必须按照中医理论辨证选用。针对历代医家强调防治湿疹的饮食禁忌，袁嘉陵提出不同观点，认为机体内"湿"和"热"是湿疹的发病原因，在治疗"湿疹"时，过分强调对一些食物的禁忌，不是防治"湿疹"和过敏性疾病的最有效方法。

十、单方、验方论治各型湿疹

苦参为皮肤科要药。临床用苦参加减或单味药内服外用治疗湿疹，功效不错，而且其提取物苦参总碱较苦参、苦参液、苦参片作用均好。用中药有效成分丹皮酚、雷公藤多甙以及血竭粉等单味药治疗湿疹，具有疗效肯定、见效快，疗程短等特点。此外，还开发出一些中药针剂，使湿疹的治疗更加有效快捷，如苦参素注射液、复方丹参注射液、生地注射液、山药注射液、薄芝注射液、鱼腥草注射液，以及由蒲公英、苍耳子、白花蛇舌草三味中药制成的中药抗炎一号注射液等，临床疗效均超过80%。王洪格用蟾蜍1只煮烂滤汁后内服治疗顽固性湿疹、荨麻疹疗效确切。

（一）湿疹的中医药外治

湿疹的皮损表现形态多样，各期的外治原则也不相同，如果治疗不当，会延误病情，因此选用正确的外用药物尤为重要。对于红斑、丘疹为主而渗液较少的皮疹，治宜缓和消炎，避免刺激，可选用具有清热止痒作用的药物外洗。对于水疱、糜烂、渗出明显者，则宜收敛消炎，可用中药湿敷。常用的外治药物有：青黛、紫草、苦参、马齿苋、野菊花、黄柏、蒲公英、土茯苓、地肤子、蛇床子、白鲜皮、冰片、枯矾等，这些药可单用或2~3味配伍应用，治疗急性、亚急性、慢性湿疹。近年来又有不少新药验方，如刺黄柏根茎皮、杠板归以及一些虫类药物如蝉蜕、乌蛇、蜈蚣、僵蚕、五倍子等煎汤外用，均取得满意疗效。

（二）其他治疗方法

王勤等取曲池、合谷、三阴交、行间、内庭等穴以针刺配合刺络拔罐治疗湿疹。肖冠峰等取穴肺俞、心俞、曲池、血海、内关等，抽取耳背静脉血穴位注射治疗手部湿疹，总有效率可达97.2%。商燕畦等对66例亚急性湿疹患者在抗组胺药物治疗的基础上采用中药离子喷雾局部治疗，连续2个疗程。结果临床治愈44例，显效12例，有效9例，无效1例，总有效率98.48%，未发生不良反应。证实中药离子喷雾治疗亚急性湿疹疗效好，安全，护理中注意充分暴露皮损区及防止烫伤。黄蜀等将患者按就诊顺序随机分为治疗组35例，用火针围刺皮损，配以脾俞、肺俞速刺；对照组32例，外用派瑞松软膏。疗程20天。结果：治疗组总有效率为92.5%，对照组总有效率为78.1%（P<0.001）。结论：火针治疗慢性湿疹比外用药物疗效更佳。此外，采用激光、冷冻等现代治疗手段为湿疹的治疗又探索了一条新路。

十一、实验研究

随着临床医学的发展及现代化研究手段的提高，中医药对湿疹的认识在机理和药理方面都在不断深入。刘子文将湿疹分为风热、湿热、脾虚、血燥四型，进行了甲皱微循环与湿疹中医分型之间关系的研究，发现四型中管袢形态异常者以扭曲型最多，并随病情好转改善。各型之间在甲皱微血管数目、管袢长度、袢顶宽度、掌心的皮肤温度上都有显著性差异。高慰等亦采用该技术观察发现消风散方对慢性湿疹患者的临床疗效与微循环功能改善之间呈正相关。

对中药药理的研究显示，丹皮酚对鼠变应性接触性皮炎有明显的抑制作用，其作用点在过敏反应的输出阶段，而对输入阶段并无影响。野菊花治疗湿疹的作用机理可能与其中含有的绿原酸、异绿原酸、肌醇、鞣质、野菊黄酮甙、野菊内酯等活性成分的综合作用相关。仙人掌汁外用对豚鼠变应性接触性皮炎（ACD）有显著的抑制作用，能减轻炎症反应强度，减少有核细胞浸润的数目。三心导赤饮可抑制小鼠迟发性超敏反应的炎症反应，抑制迟发性超敏反应中异常升高的脾脏淋巴细胞转化率，降低外周血中T淋巴细胞，尤其是在迟发性超敏反应中起主导作用的Th细胞。

小儿湿疹洗剂对金黄色葡萄球菌、表皮金葡菌、大肠杆菌、棒状杆菌等微生物表现出一定抑制作用，又从抑菌角度阐释了中药治疗湿疹的机理。韩敏等用动物实验观察增液胶囊对小鼠微血管壁通透性的影响、对大鼠肠系膜微血管的作用及其对家兔血压的影响；临床观察单纯外用肤润康涂膜、增液胶囊与肤润康涂膜联合应用的疗效。结果提示增液胶囊能增加微血管壁通透性，可明显扩张肠系膜微血管，改善微血流的异常变化，但对血压无影响；临床单用肤润康涂膜、增液胶囊与肤润康涂膜联合应用均有疗效。尤立平等探讨了皮炎煎剂治疗湿疹皮炎疗效及对迟发型超敏反应作用的机理。方法：用2，4－二硝氯苯（2，4－DNCB）对ICR小鼠皮肤致敏和诱发，制成实验性接触性皮炎模型。以中药制剂（皮炎煎剂1号、皮炎煎剂2号）作为治疗组一，以氢化可的松琥珀酸钠为阳性对照组，以生理盐水为阴性对照组。对小鼠耳壳皮损严重度、耳壳增重值、耳壳皮损炎症细胞计数变化进行统计分析。结果：皮炎煎剂1号、2号和氢化可的松对模型鼠红斑、水肿、渗出的接触性皮炎损害均有明显抑制作用，可减轻由于充血、水肿等炎症反应导致的局部皮损重量增加，减少皮损部位炎性细胞浸润。以上3组的抗炎作用明显优于阴性对照组（$P < 0.01$）。皮炎煎剂1号优于皮炎煎剂2号（$P < 0.05$）。结论：皮炎煎剂对迟发型变态反应引起的小鼠接触性皮炎具有明显抑制作用。尹东辉等观察了紫柏湿疹颗粒（ZBSZ）对大鼠抗变态反应作用和同种细胞抗体介导的肥大细胞脱颗粒及溶血素生成的影响。结果提示紫柏湿疹颗粒可显著抑制大鼠被动皮肤过敏反应和反向皮肤过敏反应（RCA），并可抑制大鼠亲同种细胞抗体介导的肥大细胞脱颗粒，对2，4－二硝基氯苯（DNCB）所致小鼠迟发型变态反应（DTH）亦有显著抑制作用，并可使小鼠胸腺指数和脾指数明显降低。

（许 芸）

第四节 特应性皮炎

特应性皮炎相当于中医所称"四弯风"，是一种慢性、反复发作性、变态反应性皮肤病，既往又称"异位性皮炎"、"遗传过敏性湿疹"。皮肤瘙痒、婴儿和儿童面部、四肢伸侧部位的湿疹、成人屈侧部位的湿疹和慢性皮炎是AD的主要临床表现。《医宗金鉴·外科心法要诀·四弯风》云："此证生在两腿弯、脚弯，每月一发，形如风癣，属风邪袭人腠理而成，其痒无度，搔破津水，形如湿癣。"

一、病因病机

中医认为患者先天禀赋不耐的特异性体质是本病的发病基础。先天禀赋不足，腠理不密，卫外功能不固，难以耐受正常范围内的外界刺激，易感风湿热等外来邪气，聚结肌肤；小儿心常有余，脾常不足，心绪烦扰致心火内生，脾运不足则湿邪困阻，心火脾湿外走肌肤；素体脾胃虚弱，恣食辛辣刺激食物，化热生湿，浸淫肌肤；或五志不遂，化热生风，淫郁肌肤而发。病久则伤阴耗血，生风生燥；或脾失健运，湿从内生，湿性黏腻而缠绵难愈。

本病病位在心、肝、脾脏。急性发作期多责之于心，慢性期责之于肝、脾。初起和急性发作者多为心脾积热、风湿热困，病久和缓解期多为脾虚湿蕴或阴虚血燥。

二、临床表现

本病多于出生后 2~6 个月发病（半数以上在出生后 2 年以内），但也可发生于任何年龄。男性患者略多于女性。多形皮疹的主要表现有：红斑、丘疹、丘疱疹、渗出结痂、苔藓样变和皮肤抓痕、皮肤干燥、继发感染，多伴有瘙痒感。患者皮损有一定的时相性特征。在不同的年龄阶段，典型皮疹的分布部位及皮损表现有所不同。大部分患者血清总 IgE 或特异 IgE（食物性或吸入性）增高，嗜酸细胞及其产物增高。

三、分期

根据不同年龄阶段、皮疹分布及表现，通常将特应性皮炎分三个阶段：婴儿期、儿童期和青年成人期。

1. 婴儿期　婴儿期特应性皮炎，也称为婴儿湿疹，通常发生在出生后 2 个月至 2 周岁，也有报道在出生后第二周或第三周发生。一般在 2 岁内逐渐好转、痊愈。少数转入儿童期延续发生，常在学龄期后好转或消失，少数病例迁延不愈转入青年期。此期的皮损主要累及头面部，少数病例累及躯干和四肢。开始通常为面颊部瘙痒性红斑，此后迅速累及身体他处，主要是头皮、颈部、前额、手腕部及四肢伸侧等儿童易于搔抓或易受摩擦的部位，而臀部及尿布的部位常不被累及。根据皮损的不同特点，可分为渗出型、干燥型、脂溢型。

（1）渗出型：本型多见于肥胖儿，此型多见。头面部首先发疹，初起为面颊部境界不清楚的红斑，红斑上有密集的丘疹、丘疱疹、水疱及渗液等多形性损害。这种皮损可能会泛发（常突然泛发），可扩展到耳、颈、躯干和四肢。渗液干燥后形成黄色痂壳，因剧烈瘙痒而搔抓致部分痂剥脱而出现糜烂面。如继发感染则可见脓疱，引起局部淋巴结肿大，甚至出现发热等全身反应。少数患者因处理不当而出现红皮病和大量脱屑，常伴有腹泻、营养不良、全身淋巴结肿大等严重情况。

（2）干燥型：本型多见于瘦弱的婴儿，此型较少见。好发于躯干和四肢，也累及面部，皮疹主要表现为淡红色或暗红色斑块，或者密集干燥小丘疹，有糠状鳞屑。慢性时也可呈轻度浸润肥厚、皲裂、抓痕及血痂。

（3）脂溢型：部分学者将其独立归为一型，其表现类似于渗出型，其特点为发生部位主要是头皮及耳后等皮脂腺发达的部位，可产生黄色厚痂。

尽管根据临床特点将婴儿特应性皮炎分为上述三型，但都表现为阵发性剧烈瘙痒及多形性皮损，病程慢性，反复发作。研究认为婴儿特应性多具有特应性遗传素质（对于特应性皮炎患儿往往可以收集到相应家族史，包括双亲在内，曾经有过过敏性鼻炎、支气管哮喘、特应性皮炎和荨麻疹等变态反应性疾病）；容易产生食物过敏而导致特应性皮炎的产生或加重,而且易于对不良刺激及气候突变敏感。婴儿特应性皮炎,有时由出生后6个月左右开始,在感冒等情况下出现哮喘,不久可合并呼吸困难,成为典型的支气管哮喘发作。随着年龄增加,合并过敏性鼻炎、结膜炎的病例增多。总的趋势为随着年龄的增长症状逐渐减轻,少数病例可持续很久,由婴儿期进展到儿童期甚或成人期。

2. 儿童期 儿童期特应性皮炎多发生于婴儿期缓解几年后,自4岁后加重(约80%在5岁前发病)。少数自婴儿期延续发生,常在学龄期后好转或消失,少数病例迁延不愈转入青年期。此期的皮损主要特征是渗出明显减少,皮损干燥,以丘疹、苔藓化、少许鳞屑、浸润性斑块为主要皮疹。好发部位:肘前、腘窝、腕屈侧、眼睑、面部及颈周。此阶段的特应性皮炎根据皮损表现的特点可分为湿疹型及痒疹型。

(1)湿疹型:本型较为多见。其临床表现类似于成人的亚急性、慢性湿疹。皮损大多发于肘窝、腘窝和小腿伸侧,有浸润性红斑、丘疹、鳞屑或苔藓样变等皮损,皮损较干燥,被覆灰白色鳞屑。

(2)痒疹型:好发于四肢伸侧及背部,也可散发于全身。皮损为散在米粒大的痒疹样丘疹,丘疹较大,呈棕褐色,常伴瘙痒和血痂,可伴有全身淋巴结肿大。典型者可表现为与毛囊一致的小丘疹,灰色、无光泽,如鸡皮疙瘩样损害。

剧烈瘙痒仍为儿童期的主要表现。病程慢性,部分病例可暂时痊愈,数年后再发。部分患者迁延不愈继续发展至成人期。在儿童期,部分患者会出现干皮症、眶周黑晕及面色苍白等表现,与正常儿童相比具显著的统计学意义。

3. 青年及成人期 青年及成人期特应性皮炎指12岁以后青少年及成人阶段的特应性皮炎。可从前两期发展而来或直接发病。皮损与儿童期类似,表现为红斑、丘疹或苔藓样变丘疹,也可为伴有鳞屑和色素沉着的限局性斑片,搔抓后可呈苔藓样改变。好发于肘窝、腘窝、颈侧、颈前、面部、眼周和手背等处,以四肢屈侧为主。除上述阶段性皮损外本病还可出现色素改变、手纹粗乱、干皮症、面色苍白、白色划痕症(通常指用钝物划正常皮肤后应会出现红斑而患者出现苍白痕)、眼眶周围皮肤呈皮纹增多及色素沉着,由于反复搔抓可致眉弓外侧毛发减少。可合并过敏性鼻炎、哮喘或荨麻疹及白内障、疱疹样湿疹、寻常性鱼鳞病、毛发角化病、青少年足跖皮病和乳头湿疹等。

成人期特应性皮炎最突出症状是剧痒,任何刺激(如温度变化、汗液、情绪改变、接触毛制品)都能激发瘙痒。瘙痒通常是突发或阵发性,常发生于傍晚精神放松时或夜间,常自诉与情绪波动密切相关。

4. 特征性表现及并发症

(1)皮肤特征:皮肤干燥是本病的一个典型特征,即使是外观正常的皮肤也常比较干燥,可有鳞屑。提示即使正常的皮肤也存在亚临床炎症。特应性皮炎的干燥、鳞屑性皮肤表明为轻度皮炎。白色糠疹也是一种亚临床皮炎,通常属于特应性。主要表现为边界不清的轻度鳞屑性斑片,好发于年幼的儿童,多发于面颊、上臂与躯干部。有时会发生Hertoghe征,即外侧眉毛稀疏。掌跖点状角化病主要发生在有特应性体质的黑人患者中。

(2)血管特征:特应性皮炎患者的小血管,有对刺激产生异常反应的倾向。常表现为以下两种形式:

1)白色划痕症:以钝器在皮肤上划出白色条纹,而正常人则表现为摩擦部位皮肤变红。

2）延缓苍白现象：用 0.1ml 的 1：10 000 乙酰胆碱皮内注射后 15 秒钟，有 70% 的患者出现延迟苍白现象，而正常人局部出现潮红、多汗、鸡皮征，4~5 分钟后消退。

（3）眼部异常：大约 10% 的特应性皮炎患者会发生前、后囊下白内障。约 1% 患者会发生罕见的圆锥形角膜。

（4）易感性：特应性皮炎患者容易感染细菌、病毒等多种病原体。其正常及皮损处所含金黄色葡萄球菌明显增加，有研究表明 AD 患者皮肤与正常人皮肤细菌种类构成存在显著差别，突出表现为金葡菌显著增多，皮损处金葡菌检出率高达 78%~100%，急性渗出性皮损检出率甚至几乎恒定在 100%，金葡菌检出率高低与病情的严重程度成正比。另外，泛发性单纯疱疹病毒的易患性增加，称为疱疹样湿疹，表面有脐凹。

（5）其他：本病还可合并鱼鳞病、斑秃、白癜风。某些遗传性疾病及先天性疾病常伴发特应性皮炎：如先天性性联无丙种球蛋白血症、选择性 IgA 缺乏症、苯丙酮尿症、组胺缺乏症等。

四、分型

根据患者血清 IgE 水平将特应性皮炎分为内源性和外源性两型。

1. 内源性特应性皮炎　约占 20%~30% AD 患者，有典型的临床表现，而血清总 IgE 水平、抗环境变应原和/或食物变应原特异性 IgE 水平不升高，皮肤点刺试验结果亦为阴性。

2. 外源性特应性皮炎　约占了 AD 患者的 70%~80%，大部分 AD 患者其血清总 IgE 和抗变应原（环境变应原和/或食物）特异性 IgE 水平升高，抗 IgE 治疗可减轻自觉症状。通常所指的 AD 即是指这种以 IgE 水平升高为特征的外源性 AD。

五、类病鉴别

特应性皮炎根据其典型临床特征、各年龄段独特的皮损特点等诊断并不困难。但临床上仍有许多疾病易与本病混淆，简要介绍如下：

1. 婴儿脂溢性皮炎　本病与婴儿期特应性皮炎相鉴别，多为出生后第 3~4 周开始发病。皮疹为累及局部或整个头皮的红斑和油性鳞屑，缺乏多形性特点。亦可累及眉部、鼻唇沟、耳后、颈部等处。自觉瘙痒轻微或不痒。预后良好，往往于数月之内可痊愈。

2. 湿疹　皮损与特应性皮炎无明显差别，但皮损形态及部位与年龄无特定的关系，且患者或家属中常无遗传过敏史。而特应性皮炎却具有早年发病、皮损形态及部位随年龄不同而表现出不同的特点，本人或家属中多有遗传过敏史及其他一些特殊表现。

3. 神经性皮炎　本病好发于成年人。皮损好发在项部和颈部两侧、额面部、肘部、骶尾部等处，苔藓样变十分明显，无遗传过敏性疾病史。

4. 高 IgE 综合征　其皮损类似于典型的特应性皮炎的皮损，但本病有如下典型特征：①婴幼儿期复发性皮肤、肺部感染和寒性脓肿；②血清 IgE 显著增高（超过 2 000IU/ml）；③嗜中性粒细胞趋化性障碍。

5. Wiskott - Aldrich 综合征　是一种 X 连锁隐性遗传病，其皮损与特应性皮炎几无区别。但其具有下列特征：①血小板数量减少（结构及功能异常）；②体液及细胞免疫功能异常；③复发性严重感染和皮肤病变。

六、辨证施治

中医认为先天禀赋不足，脾失健运；易生内湿为 AD 的发病基础，后天饮食不当，如进食腥发海味、奶蛋类及辛辣之品，助湿化热，促使内蕴湿热外发肌肤，或因风湿热邪侵袭及其他物质刺激，内外合邪，浸淫肌肤而发病。在婴幼儿患者，心火偏亢，脾虚湿困常为发病之始。对于大多特应性皮炎患者存在的皮损肥厚、干燥、脱细屑、纳差、便溏和皮色黯红、肌肤甲错、目眶黑圈、舌质略淡、脉沉细涩等临床表现，主因脾运不健，湿郁血虚血瘀所致。因此"健脾泻心、清热利湿，祛风止痒"为本病的基本治法。

（一）内治法

1. 心脾积热型

主症：发病迅速，皮肤潮红，皮疹可发生于身体各处，但以面颊、四肢常见，皮疹以红色丘疹、斑疹和斑丘疹为主，伴有少数水疱和丘疱疹，抓痒明显，伴有少数糜烂，渗液不多，结黄色痂皮。大便干，小溲赤，舌边、尖红、苔薄黄或薄白，脉弦数。本型多见于婴儿期、儿童期。

治法：清心泄火、利湿止痒。

方药：导赤散加减。

生地、淡竹叶，灯心花、连翘、生牡蛎、生薏苡仁、徐长卿、土茯苓、甘草。

方解：生地、淡竹叶，灯心花、连翘清心利水；生薏仁健脾渗湿；徐长卿、土茯苓清热利湿，祛风止痒；生牡蛎祛风定惊、安神止痒。

加减：湿盛者，可加六一散、薏苡仁；热盛者，可加大青叶、生石膏。

2. 脾虚湿蕴型

主症：久病不愈，反复发作，自觉瘙痒，时轻时重，皮损干燥，覆有鳞屑，或有丘疹、水疱、糜烂、渗液等，伴面色苍白，神疲乏力，饮食减少，腹胀便溏，舌质淡，苔腻，脉细弱、沉滑。本型多见于婴儿期及各型的缓解期。

治法：健脾除湿。

方药：参苓白术散或除湿胃苓汤加减。

太子参、茯苓、怀山药、生薏苡仁、白术、苍术、厚朴、陈皮、泽泻、白鲜皮、地肤子等。

方解：太子参健脾益气养阴；茯苓、怀山、生薏仁、白术健脾渗湿；厚朴、陈皮行气宽中，燥湿止痒；白鲜皮、地肤子祛风燥湿止痒。

加减：鳞屑较多，加用当归、生地黄、熟地黄、芍药；饮食欠佳，腹胀便溏，加扁豆、砂仁、枳壳。

3. 湿热蕴结型

主症：发病急，局部皮损发红，初起皮疹为风团样红斑或淡红色扁平小丘疹，继而皮疹逐渐增多，栗疹成片，色淡红或褐黄，或小水疱密集，瘙痒无休。伴小溲短赤、大便溏或秘结，舌质红、苔黄腻，脉弦数或弦滑。本型多见于儿童期。

治法：清热利湿止痒。

方药：萆薢渗湿汤为主加减。

生地、赤茯苓、黄柏、黄芩、薄荷、泽泻、甘草、地肤子、白鲜皮、滑石等。

方解：生地、赤茯苓清热凉血养阴；黄柏、黄芩、滑石清热利湿；薄荷疏风解表透疹，引药外达肌肤；地肤子、白鲜皮清热祛风止痒。

加减：若伴发热、口苦者，加用金银花、连翘、黄连；由于搔抓后继发感染，加紫地丁、败酱草、大青叶；瘙痒较甚者，加蝉衣、蜂房；渗液较多，加龙胆草、薏苡仁、车前子。

4. 血虚风燥型

主症：患者病情迁延，反复发作。皮损色淡或灰白，皮肤肥厚、粗糙、干燥，脱屑瘙痒，伴抓痕、血痂、色素沉着。口干欠津，舌质红或淡、苔少，脉沉细或细弱。本型多见于成人期。

治法：滋阴养血、润燥熄风止痒。

方药：当归饮子，养血润肤饮加减。

熟地黄、生地黄、麦冬、当归、赤芍、白芍、鸡血藤、防风、荆芥、蝉衣、胡麻仁、首乌藤、白蒺藜、大枣。

方解：熟地黄、生地黄、麦冬滋阴润燥；当归、赤芍、白芍、鸡血藤、胡麻仁、首乌藤、大枣养血活血、养阴润肤；防风、荆芥、蝉衣、白蒺藜祛风止痒。

加减：气虚明显者，酌加黄芪、党参；皮肤干燥明显者，酌加玉竹、菟丝子；痒甚，加皂刺、蜂房；鳞屑较多，加沙参、麦门冬、首乌；夜间瘙痒较甚者，酌加生牡蛎、生龙骨；伴失眠多梦，加柏子仁、酸枣仁、茯神、夜交藤。

（二）外治法

1. 外洗

（1）用消炎止痒洗剂、飞扬洗剂（广东省中医院制）外洗。

（2）湿性糜烂渗液者，婴儿患者用金银花30g，野菊花30g，紫草20g，甘草10g，五倍子20g，水煎放凉后外洗或湿敷。成人及儿童患者用荆芥30g，蛇床子30g，地肤子30g，白鲜皮30g，大枫子30g，苦参30g，枯矾30g煎水外洗或湿敷。

2. 外擦　无糜烂渗液皮疹用三黄洗剂、肤康止痒霜、消炎止痒霜外擦；有糜烂渗液者外擦黄连油、青黛油、少许渗液可以氧化锌油外擦；干燥肥厚皮疹外擦青黛膏、枫油膏。

3. 其他疗法

（1）吹烘疗法：适用于肥厚干燥皮疹，先在患处涂青黛膏或10%的硫黄膏，然后以电吹风筒吹烘20分钟，每天1次，5次为一疗程。

（2）针刺疗法：主穴取大椎、曲池、足三里，配穴取血海、合谷、三阴交，亦可根据发病部位不同在附近取穴。急性期用泻法，慢性期用补法。

（3）自血疗法：适用于慢性期皮疹，抽取自身静脉血3～4ml，即时肌注，隔日1次，7次为一疗程。

（4）穴位注射疗法：用盐酸苯海拉明注射液10ml、维丁胶性钙1～2ml双侧血海和足三里穴交替注射，每天1次，5次为1疗程。

七、单验方治疗

婴儿湿疹方：苍耳子12g，蛇床子12g，白鲜皮12g，苍术10g，苦参10g，生大黄6g，黄柏10g，地肤子12g水煎服分3次口服，本方具有清热燥湿、祛风止痒功效，适用于湿热型的婴儿湿疹。

怀山药粥：怀山药40g，薏苡仁20g，赤小豆20g，莲子12g，红枣肉10g，蝉衣12g，生北芪12g，糯米适量，每日1剂，煎取药液加糯米煮成粥服食。本方具有健脾化湿的功效，适用于脾虚挟湿之婴儿湿疹。

八、名医经验

（一）张志礼教授认为特应性皮炎与脾胃功能关系十分密切。

张志礼强调指出，本病患者发病与加重多与脾胃功能失调有关，脾虚湿滞为发病之本，风湿热邪为发病之标。婴儿期多因胎中遗热遗毒或幼时饮食失调，胃热积滞，脾失健运，湿热蕴蒸，外感风邪所致。儿童期则因禀赋不耐，脾失健运，湿从内生，郁久化热，湿热相结，郁于肌肤腠理而病。病情迁延，反复发作，缠绵不愈，致使脾虚血燥，肌肤失养，青年和成年患者多属此型。根据"脾欲缓，急食甘以缓之"和"脾苦湿，急食苦以燥之"的理论，应采用清热除湿解毒之品治其标；健脾消导治法治其本。对久病不愈的青少年和成年患者，考虑到久病缠绵，脾虚血燥，则在健脾消导基础上辅以养血润肤之品。

具体辨治方法如下：①婴儿期多表现为湿热型，治法为醒脾消导，清热除湿，处方为生白术、生枳壳、生苡仁、炒莱菔子、焦三仙、焦槟榔、焦栀子、马齿苋、白鲜皮、冬瓜皮、黄芩、大青叶。②成年期、青少年期多见脾虚血燥型，治法为健脾除湿消导，养血润肤止痒，处方为炒白术、炒枳壳、炒苡米、炒莱菔子、厚朴、白鲜皮、苦参、当归、生地黄、赤白芍、首乌藤。婴幼儿为纯阳之体，用药时切忌大热大补之品，以免热助其热；少儿期久病脾虚，用药时切忌大苦大寒之品，以免伤其阳，致使虚其虚。

外用药治疗原则与成年湿疹相同，但应注意既要适当降低药物浓度与用量，又要注意配合抗感染治疗。因为过敏性皮炎加重的原因，一是饮食不当，伤食胃滞；二是搔抓过度，皮肤感染，做应适当使用具有抗感染作用的外用药。皮损面积大时应尽量选用中药如马齿苋、黄柏等煎汤湿敷。此外还应注意饮食及生活调养，如对异种蛋白过敏，对此类食品应少食或煮老一些；避免外来刺激，要穿棉制轻软宽松衣服，丝、毛、羽绒、化纤制品不能直接接触皮肤；避免过度的皮肤清洗，更忌烫洗；要保持大便通畅，及时给予通便助消化药物；长期补充维生素、微量元素；应用内服、外用药物有效地控制瘙痒，以避免因瘙痒加重病情。

（二）张作舟分型辨治特应性皮炎

张作舟教授称本病为顽固性湿疹，认为其发病是由先天禀赋不足，复感风湿热邪或过食鱼腥海味、辛辣刺激之品，致后天脾胃失调，湿热内生而诱发，病程缠绵，较难根除。在辨证上重视全身与局部的关系；在治疗上采用标本兼顾，扶正祛邪的方法。临床喜分以下几型辨治。

1. 湿热蕴蒸型　多见于小儿，常由禀赋不耐，后天失养，以致脾胃失调，湿从内生，郁久化热，或外受风湿热邪侵扰而发。主症：皮损鲜红，密集红斑粟疹，湿烂浸渍，脂水频泛，浸淫四窜，或结黄痂，小儿以头面部明显，瘙痒难忍，便秘，溲赤。舌质红，苔黄或黄腻，脉弦滑，或滑数或弦数。治宜清热利湿，祛风止痒。处方：小儿用张老自拟野菊花方或消风导赤散化裁。常用药物有野菊花10g，金银花10g，黄芩6g，车前子10g（包），竹叶6g，灯心草3g，桔梗6g，生甘草6g。方中野菊花、金银花清头面风热，黄芩清泻肺火，车前子、竹叶、灯心草清热利湿，桔梗载药上行，生甘草调和诸药。小儿服药较难，可数煎浓缩口服。青少年及成人用龙胆泻肝汤加减。常用方：生地 30g，丹皮 10g，黄芩 10g，茯苓 10g，泽泻 10g，车前子 15g（包），地肤子 15g，白鲜皮 10g，甘草 10g。方中生地、丹皮、黄芩凉血清热，而利中有补；茯苓、泽泻、车前子、地肤子、白鲜皮利湿清热止痒，利而不伤阴；甘草调和诸药。加减：热偏重加赤芍、龙胆草、苦参，以凉血清热，湿偏重加茵陈利湿清热；小儿纳呆加焦三仙、陈皮健脾消食；痒甚加白蒺藜、苍耳子以祛风止痒。外用：渗出多者用复方黄柏散，香油调涂，或马齿苋 15g，黄柏 15g，生地榆 30g，水煎温湿敷。

2. 脾虚湿恋型　此型多因素体脾胃虚弱，湿从内生或由湿热型发展而来。主症：皮损轻度浸润、肥厚，局限性淡红斑丘疹，抓之有少量津出，面色萎黄或苍白，食欲不振，大便溏薄或不调，舌淡或体胖有齿痕，苔薄白或腻，脉沉细。治宜健脾利湿，疏风止痒。方选四君子汤或保元汤加减。常用方：党参 15g，黄芪 15g，炒白术 10g，甘草 10g，茯苓 10g，泽泻 10g，车前子 15g（包），白鲜皮 15g，地肤子 10g，白僵蚕 10g，秦艽 10g。方中以党参、黄芪、白术、甘草培补中气，使脾健湿运；茯苓、泽泻、车前子、地肤子、白鲜皮利水渗湿；白僵蚕、秦艽祛风止痒。加减：小儿用量酌减。纳呆加焦三仙、厚朴以消食导滞；苔黄腻加黄芩、连翘、苦参以清热除湿；便秘加酒军以泻虚中之实。外用止痒润肤霜。

3. 脾虚阴伤型　此型多见于青少年期及成人期，由上两型迁延而成。病延日久，耗气伤津，脾失健运，顽湿不化，肌肤失养，虚风内生。主症：皮损局限或泛发，可见淡红或灰褐色斑丘疹，浸润肥厚，干燥脱屑，全身皮肤干燥，瘙痒难眠，抓痕累累，纳少，便秘，舌红或有裂纹，苔薄黄或净，脉沉细。治宜健脾滋阴，熄风止痒，方选地黄饮子加减。常用方：党参 10g，黄芩 10g，干生地 10g，首乌 10g，白芍 10g，玄参 10g，丹参 10g，秦艽 10g，白蒺藜 10g，白鲜皮 10g，车前子 10g，泽泻 10g，甘草 10g。方中党参、黄芪益气健脾；生地、首乌、白芍、玄参滋阴养血润肤；白蒺藜、秦艽、白鲜皮熄风止痒；车前子、泽泻补中有利，且不伤阴；丹参养血活血，使气血调和；甘草调和诸药。加减：偏阴虚、口干加麦冬、南北沙参以养阴；血虚有热加丹皮、槐花以凉血清热；脾虚便溏加山药、茯苓、扁豆以健脾渗湿；舌质暗红或有瘀点加赤芍、丹皮以活血消瘀热；夜少寐者加酸枣仁、珍珠母以安神定志；痒甚加白僵蚕、乌梢蛇、地肤子、威灵仙以祛风止痒，外用止痒润肤霜。

（三）禤国维教授论治特应性皮炎经验

禤教授认为特应性皮炎其病机复杂，禀性不耐，脾失健运，易生内湿为发病基础，饮食不当，如进食腥发海味、奶蛋类及辛辣之品，助湿化热，促使内蕴湿热外发肌肤，或因风湿热邪侵袭及其他物质刺激，内外合邪，浸淫肌肤而发病。由于患者个体差异，临床表现各异，会出现实证、虚证，病久缠绵，伤阴耗血，或湿郁化热，热盛生风，风盛化燥，形成阴虚血燥。

在治疗过程中，瘙痒和干燥感难以速除，根据"风气往来则痒"的理论，常用白鲜皮、刺蒺藜、防风、苏叶、荆芥、蝉蜕等药物以祛风止痒，并配合现代药理研究有抗过敏作用的中药乌梅、鱼腥草、生甘草等。据"诸痛痒疮，皆属于心"之理论，对神不守舍、夜卧不安而瘙痒者，轻者用酸枣仁、合欢皮、夜交藤、远志等安神止痒，重则用龙骨、代赭石、牡蛎、磁石以重镇安神。如患者有干燥感，若因气血津液亏虚而皮肤失于润养者，用麦冬、天冬、玉竹、玄参、白芍、当归等养血滋阴；若是由于湿邪浸淫肌肤，阻碍气血津液输布，则在除湿药物基础上加用当归、丹参、桃仁、陈皮等以养血润燥，活血行气。

九、预后与转归

特应性皮炎病因复杂，病程慢性，容易反复，患者往往具有一定遗传素质，与免疫反应异常、神经精神因素、感染、气候及生活环境等相关。增强体质、改变环境、避免已知的过敏因素，常常使部分患者病情得到缓解，甚至痊愈。多数患者在出生后2个月至2周岁内发病，随年龄增长逐渐改善，一般在2岁内可逐渐好转、痊愈。少数蔓延至儿童期仍反复发作，在学龄期后不能好转或消失的部分患者，可迁延不愈转入青年、成人期。

十、预防与调护

日常护理非常重要，需要指导患者或患儿家长，使之了解疾病，正确对待。对患儿要精心护理，做到合理喂养，儿童及成人忌吃海鲜，牛、羊肉等食物，注意蛋白质食物过敏；调整胃肠功能，纠正腹泻或便秘。勿用刺激性肥皂及过度搔抓。避免毛织类衣裤及环境刺激，如油漆过敏。对装修后的新居最好通风，夏天避免室外阳光曝晒。生活规律，注意个人清洁卫生，适当增加户外活动，增强抵抗力。发病期间避免与单纯疱疹患者或种痘者接触，以免诱发疱疹样或牛痘样湿疹。成人应避免精神紧张、劳累，注重移情养性，多参加公共场合及集体活动，增强自信心。

十一、临证提要

本病中医称为"四弯风"，其发病主因先天禀赋不足，腠理不密，卫外功能不固，易感风湿热等外来邪气，聚结肌肤。在小儿，或因心绪烦扰致心火内生，脾运不足湿邪困阻，心火脾湿外走肌肤；或素体脾胃虚弱，恣食辛辣刺激食物，化热生湿，浸淫肌肤；或五志不遂，化热生风，淫郁肌肤。病久则伤阴耗血，生风生燥；或脾失健运，湿从内生，湿性黏腻而缠绵难愈。初起和急性发作者多为心脾积热、风湿热困型，病久和缓解期多为脾虚湿蕴或阴虚血燥。临床主要表现为多形皮疹：红斑、丘疹、丘疱疹、渗出结痂、苔藓样变和皮肤抓痕、皮肤干燥、继发感染，多伴有瘙痒感。年龄不同，皮疹分布及表现各异。健脾泻心、清热利湿、祛风止痒为本病的基本治法，对于慢性、反复发作患者，注意养血润燥。

西医认为本病发病与遗传有关，约70%的病例有家族过敏史（如哮喘、过敏性鼻炎、过敏性皮炎等）。其他因素包括免疫反应异常、血管及血管药物反应异常、神经精神因素、感染、气候及生活环境等。大部分患者血清总IgE或特异IgE（食物性或吸入性）增高，嗜酸细胞及其产物增高。临床表现为：颜面、四肢、躯干慢性反复发作性湿疹样皮炎，皮疹可呈苔藓样变，有顽固性瘙痒。在不同的年龄阶段，典型皮疹的分布部位及皮损表现有所不同。目前AD的治疗主要是缓解症状，常规治疗包括：避免触发因素，规律应用润肤剂、慎用皮质类固醇激素类局部外用药物、抗组胺药物控制瘙痒、抗生素控制感染等，对有明确致敏原的病例可选择性应用脱敏治疗，对严重病例，建议使用紫外线光B（UVB）或口服光敏剂、补骨脂素、长波紫外线（PUVA）照射。如果仍不成功，则建议患者接受系统激素或环磷酰胺等免疫调节剂的治疗。

目前还没有办法根治特应性皮炎，困扰AD治疗的最大问题是疾病的顽固复发倾向一，因此对于防治或减缓复发问题，将是我们长期探讨研究的方向。作为一种选择性的治疗手段，传统中医药的疗效和优势已经受到国内外学者的广泛关注。临床我们对特应性皮炎等有特应性体质患者，在病情控制后，根据辨证论治选用健脾渗湿、养血祛风等方药进行巩固和预防性治疗，常可减少复发。对小儿顽固性病例，古今皆称小儿脾常不足，苦寒败胃，中病即止，此言苦寒方药治病，不必尽愈而止。而验方于临床，对于病情顽固者，多需应用苦寒解毒泻火之品，方能取效。若遵苦寒中病即止之戒，湿疹稍退而停用苦寒，往往造成余热余毒滞留不去。

十二、临证效验

（一）中医病因病机研究

先天禀赋不足，素体偏热，后天饮食失节，脾失健运是 AD 发病的根本原因。明代陈实功《外科正宗》云："奶癣，因儿在胎中，母食五辛，父餐炙搏，遗热与儿。生后头面遍身发为奶癣。"《医宗金鉴·外科心法要诀·胎敛疮》云："此症生婴儿头顶，或生眉端，又名奶癣，痒起白屑，形如癣疥，由胎中血热，落草受风缠绵，此系干敛；有误用烫洗，皮肤起粟。瘙痒无度，黄水浸淫，延及遍身，即成湿敛。"由于孕育时期母亲过食肥甘及辛辣油炸之品，助湿化热；或由七情内伤，五志化火，遗热于胎儿，导致胎儿先天禀赋不足，素体偏热；加之后天喂养不当，或饮食失节，过食生冷、暴饮暴食、嗜食辛辣油腻肥甘之食物，而致脾胃虚弱，脾失健运，湿从内生，湿热内蕴，外发肌肤；或复感风湿热邪，郁于肌肤腠理而发。张志礼认为，特应性皮炎发病除脾虚之外，与母体遗热于胎儿和后天饮食失调，造成食滞胃热有关，认为脾虚胃热、食滞不化为此病之本，风湿热邪是本病之标。

特应性皮炎证候多表现为本虚标实。根据北京中日友好医院进行的 44 例有关 AD 中医证候分布的统计，AD 多为多证相兼，其中湿热证 56.82%，血热血燥证约 70%，脾虚证 81.82%，其他少见的证型包括肾虚证 20.45%，肝郁证 18.81%，相兼证以湿热证、血热血燥和脾虚证相互重叠者最多。婴儿期证型相对单纯，以湿热、脾虚为主，随着年龄增长，证型相兼复杂一些，成人期则更加复杂。

特应性皮炎一般初起和急性发作多以风湿热困阻为主，但容易反复发作，缠绵不愈，久而导致脾虚血燥或血虚风燥，肌肤失养。急性期多表现为风、湿、热，亚急性、慢性期多表现为脾虚、肾虚。

我院褟国维教授经过长期的临床实践经验总结，认为脾虚证是特应性皮炎的基本病因病机，贯穿在特应性皮炎整个疾病的发展过程中。日本学者中岛氏也认为在脾运不足、表卫失调的体质因素基础上，以脾失健运或升降失调、脾不统血为主要病机。田静认为，本病损伤脾胃，病久及肾，导致脾肾不足，夏感风湿热邪，郁阻肌肤，气血生化乏源，血燥津亏，肌肤失于濡养。肾为先天之本，脾胃为后天之源，既有先天不足，又有后天脾虚湿胜，气血亏虚，共同作用，发为本病。

（二）治则治法研究

1. 清热利湿法　普遍认为，特应性皮炎病机关键在于湿热蕴阻，常用清热利湿法治疗。林珠以清热利湿法治疗特应性皮炎，分为三型：风邪湿热型，方用大连翘饮（防风、柴胡、荆芥、栀子、黄芩、连翘、苍术、蝉蜕、炒牛子、滑石、车前子、赤芍、木通、当归、甘草）加减；湿热蕴毒型，方用清瘟败毒饮合黄连解毒汤（黄连、黄柏、黄芩、栀子、丹皮、生地、金银花、连翘、生石膏、知母、蒲公英、地丁、玄参、枳壳、生甘草）加减；湿热血燥型，方用冬地三黄汤合消炎解毒汤（麦冬、黄连、玄参、黄柏、金银花、生地、黄芩、花粉、木通、当归、赤芍、淡竹叶、青皮、蒲公英、紫花地丁、甘草）加减。共治疗36例，总有效率为89.0%。

2. 健脾渗湿法　张玉环认为，异位性疾病患者多因脾胃虚弱，各邪乘虚而入，虚实并见，寒热错杂，升降失调，无论是湿热内蕴型还是脾虚湿盛证，均以健脾除湿法贯穿于各型之中。陈氏认为，无论如何分型治疗，健脾运湿法应始终贯穿其中。脾旺健运，则水谷精微布散全身，以滋养人体，同时将水液输送到周身组织以充分濡润机体；脾虚失健则不能敷布水谷精微，水湿就会停滞，内湿走穿四肢，浸淫肌肤，外达皮毛，复受外淫湿邪而为病。经曰："诸湿肿满，皆属于脾。"故健脾法是治疗AD的基本治法。方选四君子汤为君，平胃散为臣，佐以山药、黄精、苍耳草，共奏健脾化湿之效。风热湿胜者加金银花、鹿含草、白鲜皮、地肤子以疏风化湿，清热解毒；血虚风燥者加当归、生地、蜂房、乌梢蛇以养血凉血，润燥祛风；脾肾双亏者加黄芪、女贞子、蛇床子、菟丝子以益气养阴，培补脾肾，先后天共调。范瑞强认为特应性皮炎以脾虚为本，临床治疗过程中不管是在哪一个阶段、哪一个证型都要注意健脾调理肠胃，不宜使用过于攻伐和过于苦寒伤脾的药物。

3. 健脾消导法　脾胃功能在小儿生长发育中十分重要。有学者以健脾消导法治疗AD取得显著疗效。

张志礼根据"脾欲缓，急食甘以缓之，脾苦湿，急食苦以燥之"的理论，采用健脾消导治疗为主，同时以清热除湿祛风药治其标，标本兼施。湿热型多见于婴儿期，辨证为脾胃积滞，湿热蕴蒸，治宜清脾消导，清热除湿。药用生白术、生枳壳、生苡米、焦槟榔、炒莱菔子、黄芩、大青叶、马齿苋、白鲜皮、冬瓜皮。外用马齿苋、黄柏煎汤冷湿敷，甘草油调祛湿散外搽。脾虚型多见于儿童期，证属脾虚湿滞、肌肤失养，治宜健脾消导祛湿、养血润肤止痒。药用炒白术、炒枳壳、炒苡米、炒莱菔子、厚朴、白鲜皮、首乌藤、当归、苦参、赤芍、白芍、生地，外用黄连膏。总有效率达91.1%，说明中医健脾消导法为主治疗AD有良好疗效。王萍认为，小儿脾胃薄弱，加之现代儿童饮食一般过多、过杂，故健脾消导各型均应用，且应贯彻始终，并应以药味少、份量轻之中药煎汤内服和外用，可与参苓白术散、四君子汤加减，常用药物有茯苓、白术、布渣叶、苡米、焦三仙、焦槟榔等。

4. 补肾养血、活血祛风法　周智敏认为，本病多因禀赋不耐，脾失健运，湿从内生，或外感湿邪，蕴结肌肤，与气血相搏结，以致气血不和，血瘀湿蕴，肌肤失养所致；病程日久，反复发作，造成"脾失健运，血生化不足"，"瘀血不去，新血不生"，更致血虚化燥生风，肌肤不得气血濡养而缠绵难愈，因此治宜养血润燥，活血祛风，除湿止痒。以活血祛风汤内服（当归、白鲜皮、知母、桃仁、川芎、黄芪、荆芥、白蒺藜、丹皮、甘草）治疗异位性皮炎41例，总有效率达90.24%。

田静以"脾、肾、气、血"为着重点，组方补肾养血煎剂有补肾健脾除湿、滋阴养血润燥的功效。以山药、何首乌健脾益气、滋阴补肾，又可养阴润燥，白术、茯苓补脾化湿，当归、生地补血活血养阴，再以苦参、苡米、白鲜皮、蝉蜕、防风等祛风除湿，同时兼顾先天及后天，既补肾健脾顾护先天，又除湿滋阴养血调摄后天。运用于临床，有效率在80%以上。

（三）临床研究

1. 中医辨证分型治疗　国家1994年颁布的中医病证诊断疗效标准中将AD中医病名规

范成"四弯风"，辨证分型也相对独立，主要根据皮损的情况辨证分为血虚风燥和风湿蕴肤两型。周海啸根据患者皮损和全身症状把特应性皮炎分为两个证型治疗，湿热蕴积型治以清脾消导、清热除湿，药用苍术、苡仁、马齿苋、地肤子、冬瓜皮、黄芩、防风、焦三仙、莱菔子、甘草；脾虚血燥型治以健脾除湿、养血润肤，药用白术、厚朴、当归、生地、麦冬、赤芍、白鲜皮、茯苓、泽泻、甘草。用此辨证方法治疗特应性皮炎 76 例，总有效率达81.6%。李正才分三型辨证论治。湿热蕴结型治以清热利湿为主，方以萆薢渗湿汤、消风导赤散为主加减。药用：生地、赤茯苓、黄柏、黄芩、木通、薄荷、泽泻、甘草、地肤子、白鲜皮、滑石等。脾胃虚弱型和婴儿期治以健脾除湿为主，方以参苓白术散、除湿胃苓汤加减。药用：萆薢、薏苡仁、赤苓、白术、苍术、厚朴、陈皮、泽泻、白鲜皮、地肤子等。血虚风燥型治以滋阴养血、润燥息风止痒为主，方以当归饮子、养血润肤饮加减。药用：当归、生熟地、黄芪、白芍、荆芥、防风、川芎、白蒺藜、丹参、蝉衣、花粉、地肤子、白鲜皮等。吕飞分胎热型、阴虚型、血燥型三型论治。胎热型：多见于婴儿期，皮损表现为红斑、丘疹、疱疹，治疗宜清热凉血、疏风止痒。内服方用三心导赤散加味（连翘心、莲子心、栀子心各 3g，元参、生地、车前子、蝉蜕、木通、甘草梢各 6g，山药、茯苓、黄芪、五灵脂各 8g）。外用湿疹散（硫黄 60g，枯矾 150g，煅石膏 500g，青黛 30g，冰片 1.5g，香油调后涂搽）。阴虚型：多见于儿童期，皮损累及四肢伸侧或屈侧，常限于肘窝、腋窝等处，皮损潮红、渗出现象比婴儿期轻，丘疹暗红，伴有抓破等皮肤损伤，久之则皮疹肥厚，发生苔藓样变，舌质红，脉细数。治疗宜疏风清热、健脾祛湿。内服方用养阴祛湿润肤汤：沙参、玉竹、天花粉、生地、白鲜皮、荆芥炭各 12g，薏苡仁、党参、黄芪、赤小豆各 15g，炒牡丹皮、丹参、茯苓皮各 10g。外用苍苦五倍汤煎水洗患处。血燥型：多见于成人期，皮损干燥粗糙，有显著苔藓样变，自觉剧痒，舌体胖，舌质淡，苔白，脉沉细或缓。治疗宜养血润燥。内服方用当归饮子加味：当归、何首乌各 15g，生地、刺蒺藜、生黄芪各 12g，白芍、川芎、甘草各 9g，荆芥、防风各 6g，五灵脂 10g。外用蛇矾洗剂（蛇床子 9g，地肤子30g，苦参 15g，白矾 5g）煎水洗患处。

2. 中医辨证分期治疗 中医外科学中 AD 的辨证论治按发病的不同阶段，分为 3 期辨证论治。婴儿期以湿热证为主，注重疏风清热利湿；儿童期以血热挟湿证为主，治以凉血清热、除湿止痒；成人期皮损表现为苔藓样变、肥厚、干燥，辨证为血虚风燥挟血瘀，治以祛风活血、养血润燥。姚葛升认为特应性皮炎中医辨证治疗，主要应掌握三个环节和一个目标：三个环节为风、湿、热，根据皮疹及全身症状，有时以清热为主，有时以利湿为主，有时以祛风为主；一个目标就是采取一切措施止痒。并根据特应性皮炎有婴儿期、儿童期、成人期不同发病阶段，分为胎毒湿热、血热风燥、血虚风燥三型进行治疗，总有效率为94.2%。王琳分三期治疗 90 例特应性皮炎，总有效率达到了 87.78%。婴儿期，用萆薢化毒汤加减，药物组成：川萆薢，粉丹皮，防己，生地，苡仁，秦艽，六一散。有血热者加水牛角、白茅根；兼有脾虚者加生黄芪、炒白术、茯苓。儿童期用消风散加减，药物组成：当归，赤芍，生地，荆芥，防风，苦参，生石膏，知母，僵蚕，蝉衣，生甘草。成人期用当归饮子加减，药物组成：当归，赤芍，生地，紫丹参，何首乌，白蒺藜，生黄芪，僵蚕，乌蛇，荆芥，防风，生甘草。

按病情的发展情况分为急性发作期和缓解期治疗。付宏伟治疗 160 例婴儿期特应性皮炎。急性发作期内服皮炎 1 号（银花、连翘、竹叶、黄连、茯苓、泽泻、白术、苡仁、甘草）以清热解毒，健脾除湿；缓解期内服皮炎 2 号（茯苓、白术、太子参、当归、生地、元参、煅龙牡、甘草）以健脾益气，滋阴养血，并配合野菊花、白芷、苦参、黄柏、甘草煎水外洗。结果：近期总有效率为 94.3%，远期疗效复发率为 31%。

3. 专病专方研究　临床上一些医家根据特应性皮炎的主要病因病机用自拟经验方或应用传统经典方治疗特应性皮炎亦取得比较好的疗效。有学者用自拟的奇妙饮（黄芪、白术、防风、甘草、丹皮、栀子、地肤子、红花）治疗特应性皮炎 76 例，总有效率为 85%，认为特应性皮炎从中医角度看主要是风湿热盛血燥，肌肤失养，奇妙饮有祛风利湿、益气养血止痒之功效。也有学者用自拟的皮炎消净饮 2 号方（由苍术、当归、汉防己、黄芩、柴胡等组成）治疗脾虚血燥型特应性皮炎 120 例，结果总有效率为 90%，认为该方的主要功效作用是健脾利湿，祛风养血。段行武用自拟的地苓煎（生地、茯苓、炒苡仁、秦艽、苦参、鸡血藤、丹参、灵脂、首乌藤），关小红等用《金匮要略》经方消风导赤汤（生地、丹皮、白鲜皮、防风、茯苓、蝉衣、牛子、木通、甘草、白术、苡仁）治疗特应性皮炎也都取得总有效率 90.7% 和 96% 的较好疗效。吕会玲自拟当归生地黄方（当归、生地黄、赤芍、白芍、首乌藤、地肤子、白鲜皮、苦参、白术、枳壳、萆薢、生薏苡仁、黄芩）治疗 AD，总有效率为 87.1%。倪文琼等以中药组方（白术、薏米、茯苓、生地、当归、丹参、苦参、黄芩、马齿苋、厚朴、白鲜皮、地肤子）治疗 15 例患者，疗程 6 周，结果发现患者治疗后的血清总，IgE 较治疗前明显下降。

4. 其他治疗研究　陈可以复方甘草甜素取双侧足三里、血海、神门穴位注射，每个穴位注入 0.5ml，每日 1 次，10 次为 1 个疗程，疗程间休息 5 天，连续用药 2 个疗程，治疗异位性皮炎 35 例，总有效率达 91%，痊愈率 54%。复方甘草甜素具有显著的抗炎、抗过敏及免疫调节作用，采用穴位注射可以同时发挥穴位和药物的效应，获得了良好的治疗效果。王笃金将中药防风、蝉蜕、白鲜皮、地肤子、蛇床子、黄柏、苍术各等量研末，以陈醋调成糊状，制成药饼，贴于患处，然后点燃艾条隔药饼熏灸，7 次为一个疗程，共二个疗程。以上法治疗特应性皮炎 20 例，总有效率达 100%。

（四）实验研究

特应性皮炎是一种与过敏体质有关的皮肤病，中药通过健脾、祛风、利湿、解毒，从整体调节脏腑功能，增强和改善体质而达到治疗的作用。为了探讨中医药治疗特应性皮炎的作用机制，寻找治疗特应性皮炎的有效单味中药及其有效成分，近年有许多学者采用现代科学的实验方法进行了中医药治疗特应性皮炎的实验室研究。

1. 单味药药效研究　根据中医理论，采用现代科学的实验技术和方法，筛选一些具有抗过敏和调节免疫功能的中药进行有关的临床和实验研究。到目前为止，已发现有抗变态反应的单味中草药近百种，其中与皮肤病治疗关系比较密切的主要有徐长卿（有效成分丹皮酚）、苦参（有效成分苦参碱）、黄芩（有效成分黄芩甙）、甘草（有效成分甘草糖甙）、雷公藤（有效成分雷公藤多甙）等。有国外研究表明，经口给予苦参提取物对 5-HT 诱发的急性瘙痒以及类似特应性皮炎的慢性瘙痒模型动物有显著的止痒作用，且苦参甲醇提取物的止痒成分为生物碱，氧化苦参碱是主要活性成分之一。另有蜂胶对特应性皮炎模型小鼠影响的研究表明，顿服蜂胶（1 000mg/kg）可抑制肥大细胞脱颗粒引起的瘙痒，可明显抑制小鼠搔抓行为，并对增强的血管通透性反应有明显的抑制作用，连续服用低剂量（500mg/kg）也有抑制作用。

2. 复方药效研究　国外对临床用于治疗特应性皮炎的 8 种汉方方剂（消风散、温清饮、治头疮一方、黄连解毒汤、十味败毒散、当归饮子、十全大补汤与补中益气汤）的研究表明其对于包括接触性皮炎在内的迟发型变态反应有抑制作用。国内朱金土等在应用中药皮炎消净饮 1 号冲剂治疗特应性皮炎取得较好疗效的基础上，在实验室进行动物豚鼠耳肿试验、致敏处真皮内单核细胞和淋巴细胞聚集试验、小鼠腹腔毛细血管通透性增加试验，并通过免疫学方法检测特应性皮炎患者治疗前后 CD4/CD8 水平。结果显示皮炎消净饮 1 号具有良好的抗炎和抗迟发变态反应作用，并可调节特应性皮炎患者 CD4/CD8 水平。沈小珩为了研究中药祛风合剂抗 I 型变态反应的药理作用，进行小鼠耳异种被动皮肤过敏试验、大鼠颅骨骨膜肥大细胞脱颗粒试验。大鼠组胺诱发的足跖肿造型试验。结果显示祛风合剂可抑制抗原与特异性 IgE 结合，抑制肥大细胞脱颗粒及抗组胺，从而起到抗 I 型变态反应作用。

（张　丽）

第五节　颜面再发性皮炎

中医称颜面再发性皮炎为"桃花癣"，是发生在面部的一种轻度红斑鳞屑性皮炎。

一、病因病机

中医认为本病主要是从外感受风热之邪困阻颜面皮肤所致。

二、临床表现

多见于 20～40 岁女性，春秋季节多发，突然发病，初起于眼睑周围，渐次扩展至颊部、耳前，有的病例可发展至整个颜面部，有时亦可发生于颈部和颈前三角区，但不会蔓延至躯干和四肢。基本损害是轻度局限性红斑，表面有细小糠状鳞屑，自觉瘙痒。有时皮损可轻度肿胀，但无丘疹和水疱，不发生浸润和苔藓化。

三、类病鉴别

1. 面部接触性皮炎　有明确接触史，局部红肿显著，常出现丘疹和水疱，消除致病原后不再发。

2. 面部湿疹　皮疹呈多形性，有丘疹和丘疱疹，常有渗出倾向，可发生苔藓样变，剧痒。

3. 脂溢性皮炎　发生于皮脂溢的基础上，基本损害是毛囊性丘疹或丘疹融合而成的黄红色斑片，表面有油腻性鳞屑或痂皮，毛囊口扩张。

4. 类固醇皮炎　有反复涂抹含氟的皮质类固醇激素制剂病史，发生于面部，青年女性多见，有红斑、丘疹、脓疱和毛细血管扩张，严重者可发生局部皮肤萎缩。

四、辨证施治

（一）内治法

主症：面部轻度局限性红斑，表面有细小糠状鳞屑，自觉瘙痒。舌淡红，苔薄，脉略数。

治法：祛风清热止痒。

方药：桑菊饮加减。

桑叶 15g，菊花 15g，连翘 12g，鱼腥草 15g，蒺藜 15g，白鲜皮 12g，丹皮 12g，生地 15g，麦冬 12g，甘草 3g。

方解：桑叶、菊花、蒺藜，祛风清热止痒；连翘、鱼腥草、麦冬，清肺解毒；丹皮、生地，凉血解毒；甘草调和诸药。

（二）外治法

外搽三黄洗剂或紫草膏。

五、预后与转归

皮疹一般持续 1 周左右消退，可再发，反复发作可形成局部色素沉着。

六、预防与调护

本病虽然发病原因尚不很明了，但有报告与化妆品、温热、光线刺激、尘埃、花粉等过敏或刺激有关，所以要避免这些诱发因素。饮食上注意不吃海鲜、牛肉、辣椒等易过敏和有刺激的食物。

七、临证提要

本病中医称之为"桃花癣"，认为本病主要是颜面皮肤外受风热之邪所致，治疗以祛风清热止痒为主。

西医认为本病病因尚不清楚，可能与化妆品或花粉过敏、日光照射、温热及灰尘刺激或内分泌功能紊乱、自主神经功能紊乱等有关。西医治疗内用药口服维生素 B、维生素 C 等，外用药可涂无刺激的单纯霜剂。另外要注意面部皮肤清洁，不用化妆品和碱性较强的肥皂。

（乌云塔娜）

第六节 荨麻疹

中医称荨麻疹为"瘾疹"，俗称"风疹块"，是以局部或全身出风团、瘙痒为特征的变态反应性皮肤病。历代医家对本病均有描述，如《诸病源候论·风瘙隐疹候》"邪气客于皮肤复逢风寒相折，则起风瘙隐疹。"《证治准绳·风门》"夫邪客热在于皮肤，遇风寒所伤则起瘾疹，热多则色赤，风多则色白，甚者痒痛，搔之则成疮。"《三因极一病证方论·瘾疹证治》"世医论瘾疹……内则察其脏腑虚实，外则分其寒暑风湿，随证调之，无不愈。"

一、病因病机

中医认为荨麻疹的发病是由于素体禀赋不耐，外加六淫之气的侵袭，或饮食不慎、七情内伤、气血脏腑功能失调所致。一般急性荨麻疹多为实证，慢性荨麻疹多为虚证或虚实夹杂。

1. 禀赋不耐 素体禀赋不耐，容易感受外邪侵袭和食物过敏而发病。

2. 外邪侵袭 风、寒、暑、湿、燥、火六淫之气均可侵袭人体而诱发荨麻疹，其中以风、寒、湿三邪最为常见。风为百病之长，风邪善行而数变，常挟热、寒、湿之邪侵犯人体而引起肌肤骤起风团，瘙痒难忍。

3. 饮食失调　过食膏脂厚味或鱼腥海鲜，伤及肠胃，脾失健运，湿热毒内蕴，外发肌肤而诱发风团、瘙痒。

4. 七情内伤　精神紧张、焦虑抑郁等情志的改变引起的肝脾不和、脏腑功能和气血失调，亦可引发荨麻疹的发生。

5. 气血虚弱　素体虚弱或久病、大病之后气血受损，营卫不固，腠理疏松，易感受风寒、风热等外邪而发病；或素体脾虚血少，血虚生风，亦可诱发本病。

二、临床表现

荨麻疹的主要临床表现是风团。荨麻疹根据病程，一般分为急性荨麻疹和慢性荨麻疹两种，前者在短期内能痊愈，后者则反复发作达数月以上。

1. 急性荨麻疹

（1）起病较急，皮肤突然发痒，很快出现风团，扁平隆起，形状不一，可呈圆形、椭圆形或不规则形。

（2）颜色为红色或正常皮色，当广泛的渗出压迫毛细血管致局部贫血时风团呈现苍白色，水肿明显时皮表毛孔显著，如橘皮样。

（3）风团大小不一，小如米粒，大的可呈大片状，一般全身泛发，少数可呈局限发作。

（4）风团通常持续数分钟或数小时后水肿减轻，变为红斑而逐渐消失，但新的皮疹陆续出现，1天内可多次发生。自觉症状主要是剧痒，少数感觉有灼热或刺痛感。急性荨麻疹的病程一般持续数天或 1～2 周。由于荨麻疹可累及呼吸道或消化道黏膜及平滑肌，因此可出现恶心、呕吐、腹痛、腹泻，类似急腹症的症状，这时要和一般的急腹症区分。另外，还可出现喉头水肿、胸闷、呼吸困难，甚至窒息而死亡。严重的急性荨麻疹还可出现心慌、烦躁、血压降低或过敏性休克。

2. 慢性荨麻疹　有些患者的风团反复发作，病程长达数月甚至数年，皮疹时轻时重，常于傍晚或早晨加重，一般无明显的全身症状。

3. 特殊类型荨麻疹

（1）人工性荨麻疹：又称皮肤划痕症。皮肤瘙痒时，用手搔抓或用钝器划过皮肤后，沿划痕可发生条状隆起的风团，不久可消退，划痕试验阳性。它可单独发生或与普通的荨麻疹伴发。

（2）寒冷性荨麻疹：包括获得性和家族性两种类型。

1）获得性寒冷性荨麻疹：抗原可能是皮肤受冷刺激后释放的正常皮肤蛋白或变性的皮肤蛋白，亦可以是受冷之后 IgM 大分子球蛋白聚积引起风团，特点是 IgE 的血清含量较正常人高 5 倍以上，被动转移试验和冰块试验阳性。原发性获得性冷荨麻疹可见于任何年龄，突然发生，常发生于浸入冷水或接触寒冷处，多见于面部和手部，数分钟内出现皮肤肿胀和风团，瘙痒。严重者身体其他部位也可发生风团，这些患者若在冷水中游泳或淋冷雨时，可发生头痛、皮肤潮红、低血压，甚至昏厥等类似组胺休克的全身症状。寒冷性荨麻疹可继发于冷球蛋白血症、冷纤维蛋白原血症、冷溶血素症、巨球蛋白血症、梅毒、结缔组织病和骨髓恶性肿瘤等疾病。某些药物（如灰黄霉素）或感染（传染性单核细胞增多症）可诱发暂时性冷荨麻疹。冰块试验于 24 小时或 48 小时后出现阳性者称延迟性冷过敏。

2）家族性寒冷性荨麻疹：为常染色体显性遗传，被动转移试验和冰块试验阴性，自婴儿期开始发病，常持续终生。受冷后半小时至 4 小时发生迟发反应，风团不痒而有烧灼感，并伴有发热、关节痛、白细胞增多等全身症状。

（3）胆碱能性荨麻疹：又叫小丘疹状荨麻疹，多见于青年人，由于运动、遇热、精神紧张、饮酒、热水浴后等使躯体体温上升，促使乙酰胆碱释放，作用于肥大细胞而诱发。在受刺激后数分钟全身出现红色小丘疹样风团，周围红晕明显，分散而不融合，约半小时至 2 小时消退，自觉剧痒，有时可以是仅有剧痒而无皮疹。通常反复发作，数月至数年后可缓解。被动转移试验阳性。

（4）压迫性荨麻疹：是由于机械刺激引起，发生在持久受压的部位，通常是在受压 4～6 小时后出现局部肿胀或风团。感觉瘙痒或疼痛。常发生在掌跖、臀部、系裤腰带等容易受压的部位。一般持续 8～12 小时消退。

（5）日光性荨麻疹：多见于女性，暴露于日光后数秒至数分钟后发病，风团局限于暴露部位，持续 1～2 小时。被动转移试验阳性。

（6）水源性荨麻疹：接触水后出现细小风团，剧痒，与温度无关，掌跖不受累。被动转移试验阴性。

（7）血清病性荨麻疹：常发生于输注异体血清、疫苗，或使用青霉素、痢特灵等药物之后，主要症状有发热、皮疹、关节炎和淋巴结病，皮疹主要表现为风团或风团样疹。

（8）自身免疫性黄体酮性荨麻疹：发生于女性的月经前期和中期，注射黄体酮可引发或加剧风团发生，抑制排卵可预防发病。黄体酮皮试呈阳性反应，被动转移试验阳性。

（9）遗传性家族性荨麻疹综合征：亦称 Muckle－Wells 综合征。由遗传因素所致，表现为荨麻疹（胆碱能性荨麻疹或血管性水肿），常伴肢痛、不适、发热和白细胞增多，继续发展可发生耳聋、淀粉样变、肾病。血清球蛋白增高、血沉加快，血嗜中性粒细胞和嗜酸性粒细胞可增多。

三、类病鉴别

丘疹性荨麻疹，儿童多见，由跳蚤、螨虫等昆虫叮咬或消化障碍、食物过敏等因素引起，在叮咬的部位出现黄豆或花生米大小的纺锤形红色风团样丘疹，中央略高，可有水疱，边界不清。皮疹常需 3～7 天才消退，消退后可留有暂时性色素沉着。

四、辨证施治

根据荨麻疹的致病因素和病程，中医一般分为风热犯表、风寒外束、肠胃湿热、血热毒盛和气血亏虚五个证型进行治疗。急性荨麻疹多为实证，治以祛风清热，疏风散寒，清热利湿，凉血解毒祛邪为主；慢性荨麻疹多为虚证或虚实夹杂，治以益气养血、固表扶正为主，或扶正与祛邪并用。

（一）内治法

1. 风热犯表

主症：风团颜色鲜红灼热，遇风受热后加重，瘙痒甚，好发于暴露部位。伴鼻塞流涕，口干咽痛，大便干结。舌红苔黄，脉浮数。

治法：疏风清热，退疹止痒。

方药：银翘散加减。

金银花15g，连翘15g，竹叶10g，鱼腥草20g，牛蒡子12g，薄荷6g（后下），荆芥10g，浮萍15g，蝉衣10g，芦根15g，甘草3g。

方解：薄荷、荆芥、浮萍、蝉衣，疏风清热退疹；金银花、连翘、竹叶，清热解毒；鱼腥草、芦根，清肺利水退疹；甘草和药清热。

加减：伴咳嗽痰黄，加桑白皮15g；大便干结，加紫草12g。

2. 风寒外束

主症：风团颜色淡红或苍白，遇风受凉后尤甚，得暖减轻。伴鼻塞咽痒，咳嗽痰白，周身酸痛。舌淡红，苔薄白，脉浮紧。

治法：疏风散寒，调和营卫。

方药：桂枝麻黄各半汤加减。

桂枝12g，麻黄6g，白芍15g，大枣12g，苏叶12g，防风12g，荆芥穗10g（后下），北杏12g，生姜3片，甘草3g。

方解：桂枝、麻黄、防风、荆芥穗，疏风解表散寒；白芍、大枣、甘草，调和营卫；苏叶、北杏、生姜，散寒止咳止痒。

3. 肠胃湿热

主症：出风团与饮食不节有关，伴有腹痛腹泻，或呕吐胸闷，大便稀烂不畅。舌红苔黄腻，脉数或濡数。

治法：清肠利湿，祛风止痒。

方药：土茯苓茵陈汤。

土茯苓20g，茵陈20g，金银花15g，火炭母20g，布渣叶15g，山楂20g，苏叶8g，枳实12g，川朴12g，连翘12g，甘草5g。

方解：土茯苓、茵陈、金银花，利湿清热解毒；火炭母、布渣叶，清利肠胃湿热；山楂消食导滞；枳实、川朴，行气消滞止痛。

4. 血热毒盛

主症：见于严重泛发的急性荨麻疹。全身满布风团，颜色鲜红灼热，剧烈瘙痒。伴发热、头痛、烦躁，口干咽痛，大便秘结，小便短赤。舌红苔黄，脉滑数。

治法：凉血清热解毒。

方药：复方水牛角汤。

水牛角30g（先煎），生地20g，鱼腥草20g，紫草15g，蝉衣10g，黄芩12g，丹皮12g，元参15g，生石膏20g，赤芍15g，芦根15g，甘草5g。

方解：水牛角、生地、紫草、丹皮、赤芍，凉血清热、解毒消斑；鱼腥草、生石膏、芦根、黄芩，清肺泻热；蝉衣疏风清热止痒；甘草解毒、调和诸药。

5. 气血亏虚

主症：多见于慢性荨麻疹，风团反复发作，久治不愈。夜晚或劳累时风团加重，四肢困倦，形瘦体弱或虚胖，面色无华。舌质淡有齿痕，苔白，脉细弱。

治法：益气养血固表。

方药：玉屏风散加味。

黄芪 30g，防风 15g，白术 15g，乌梅 20g，煅牡蛎 20g，白芍 15g，蒺藜 15g，乌豆衣 12g，熟地 15g，山萸肉 12g，炙甘草 5g。

方解：黄芪、白术，益气健脾固表；防风、蒺藜，祛风止痒；白芍、乌豆衣、熟地，养血补血；乌梅、山萸肉，酸收敛气固表；煅牡蛎收敛阳气固表；炙甘草温中健脾。

加减：风团夜间出甚者，加远志 12g，酸枣仁 15g；大便溏烂偏脾虚者，去熟地，加怀山药 20g，党参 15g。

（二）外治法

1. 外洗

（1）用消炎止痒洗剂外洗，适用于急性荨麻疹。

（2）荆芥 30g，防风 30g，川芎 20g，苏叶 20g，黄精 30g，蛇床子 30g，煎水外洗皮损，适用于慢性荨麻疹。

2. 外搽　用 1%薄荷三黄洗剂、炉甘石洗剂、肤康止痒水外搽皮损。

（三）其他疗法

1. 针刺　主穴取曲池、血海、三阴交，面部皮疹加合谷，腰部皮疹加肺俞，肾俞，下肢皮疹加伏兔、风市、委中、足三里，用平补平泻手法，留针 10~15 分钟。

2. 耳针　取穴神门、肺区、枕部、荨麻疹区（在耳舟区肘肩点上连线内上 1/3 处），留针 1 小时。

3. 放血疗法　急性荨麻疹在双耳尖、双中指针、双足趾尖，经消毒后用三棱针放血，三日一次。慢性荨麻疹在耳背静脉用三棱针刺放血。

4. 拔火罐疗法　选用大椎、肺俞、神阙穴，留罐 10 分钟。每天 1 次，6 次为 1 个疗程。

5. 敷脐疗法　适用于慢性荨麻疹。脐部消毒后，用加味玉屏风散（黄芪 30g，防风 15g，白术 15g，乌梅 30g，荆芥 15g，冰片 3g，研极细末）适量；或用加味玉屏风散 10g 加盐酸苯海拉明片 50mg，共研粉末，直接填敷于脐窝部，外贴肤疾宁或普通胶布固定。每天换药 1 次，7 天为 1 个疗程。

6. 穴位注射法　适用于治疗慢性荨麻疹。用维丁胶性钙注射液 4ml 在双侧曲池、血海穴各注射 1ml；隔天 1 次，5 次为 1 个疗程。

7. 自血疗法　抽取自身静脉血 3~5ml，即刻肌肉注射。隔天 1 次，5 次为 1 个疗程。适用于治疗慢性荨麻疹。

（四）中成药

1. 乌蛇止痒丸、湿毒清胶囊　适用于急性和慢性荨麻疹、中医辨证属风热湿困的病人。
2. 玉屏风散口服液　适用于慢性荨麻疹、中医辨证属气虚肌表不固的病人。
3. 清开灵注射液、鱼腥草注射液　适用于急性荨麻疹、属风热血热实证的病人。

五、名医经验

（一）朱仁康分五型辨证治疗荨麻疹

朱仁康认为荨麻疹其成因有外因引起者，有内因产生者，也有内外因相合者。急性期多见于风热、风湿两型，应投以疏风清热或祛风胜湿之法，易于收效。慢性荨麻疹多顽固难愈，必须仔细审证求因，方能得治。如风邪久郁未经发泄，可重用搜风药驱邪外出。又如卫气失固，遇风着冷即起，则宜固卫御风。又有既有内因，复感风邪触发者，如饮食失宜，脾虚失运，复感外风，而致胃疼、呕吐、腹痛、泄泻，应予温中健脾，理气止痛。此外也有内因血热、血瘀致病者。血热生风，亦不少见，常见皮肤灼热刺痒，搔后立即掀起条痕，所谓外风引动内风，必须着重凉血清热以熄内风。血瘀之证，由于瘀血阻于经络肌腠之间，营卫不和，发为风疹块，应重活血祛风，即"治风先治血，血行风自灭"。更有寒热错杂之证，又当寒热兼治。总之，病情比较复杂，当审证求因，庶能得治。

1. 风热型　一般见于急性荨麻疹，亦见于慢性者。由于风热外袭，症见风疹色红，成片，痛痒不止，重则面唇俱肿，汗出受热易起，或有咽干心烦，舌红苔薄白或薄黄，脉弦滑带数。治宜疏风清热，佐以凉血。方用消风清热饮（荆芥9g，防风9g，浮萍9g，蝉衣9g，当归9g，赤芍9g，大青叶9g，黄芩9g），或疏风清热饮加减（荆芥9g，防风9g，牛蒡子9g，白蒺藜9g，蝉衣9g，生地15g，丹参9g，赤芍9g，炒山栀9g，黄芩9g，金银花9g，连翘9g，生甘草6g）治之。

又有风热之邪久郁，未经发泄，风疹发作一二年不愈，症见疹发大片焮红，舌质红苔黄。治宜搜风清热，方用乌蛇驱风汤（乌蛇9g，蝉衣6g，荆芥9g，防风9g，羌活9g，白芷6g，黄连9g，黄芩9g，金银花9g，连翘9g，甘草6g）。

2. 风寒型　相当于冷激性荨麻疹。由于卫外失固，风寒外袭，营卫不和，受风着凉后，即于露出部位发病。症见风疹块色淡红或苍白，舌淡苔薄白，脉紧或缓。治宜固卫和营，御风散寒。以固卫御风汤加熟附子治之（黄芪9g，防风9g，炒白术9g，桂枝9g，赤芍9g，白芍9g，生姜3片，大枣7枚，熟附子3g）。

3. 脾胃型　相当于肠胃型荨麻疹。由于脾胃失健，外受风寒。症见身发风块，胃纳不振，腹痛腹胀或恶心呕吐，大便溏泄，苔白或腻，脉弦缓。治宜健脾理气，祛风散寒。以健脾祛风汤（苍术9g，陈皮6g，茯苓9g，泽泻9g，荆芥9g，羌活9g，木香3g，乌药9g，生姜3片，大枣5枚），或搜风流气饮（荆芥9g，防风6g，菊花9g，僵蚕9g，白芷6g，当归9g，川芎6g，赤芍9g，乌药9g，陈皮6g）治之。

4. 血热型　多见于人工荨麻疹（皮肤划痕症），中医称为风隐疹。由于心经有火，血热生风。一般起风块较少，每到晚间皮肤先感灼热刺痒，搔后随手起红紫条块，越搔越多，发时心中烦躁不安，舌红苔薄黄，脉弦滑带数。治宜凉血清热，消风止痒。方用凉血消风散（生地30g，当归9g，荆芥9g，蝉衣6g，苦参9g，白蒺藜9g，知母9g，生石膏30g，生甘草6g）。

5. 血瘀型　由于瘀阻经隧，营卫之气不宣，风热或风寒相搏。证见风疹块暗红，面色晦暗，口唇色紫，或风疹块见于腰带、表带压迫等处，舌质紫黯，脉细涩。治宜活血祛风为主，方用活血祛风汤（当归尾9g，赤芍9g，桃仁9g，红花9g，荆芥9g，蝉衣6g，白蒺藜9g，甘草6g），或通络逐瘀汤加减（地龙12g，皂刺9g，刺猬皮9g，桃仁9g，赤芍9g，金银花9g，连翘9g；风热加金银花、连翘；风寒加麻黄、桂枝）。

（二）溪凤霖主张分虚实辨证治疗

溪凤霖老中医以肝论治，亦取得一定疗效，其分型如下：

1. 实证

（1）肝气郁结型：反复发疹，常在精神抑郁、性躁激怒或劳倦后，风团瘙痒更甚，并有气闷叹息，胁肋疼痛，或气撑攻递，舌苔薄，脉弦。治以疏肝理气。常用：柴胡，赤芍，枳壳，香附，川芎，生甘草，菊花，薄荷等。

（2）肝郁化热型：风团瘙痒，色红，头昏目赤，胁痛呕苦，舌边红、苔黄，脉弦数。治以清肝泻火。常用：龙胆草，黑山栀，淡子芩，生地黄，柴胡，菊花，白蒺藜，金银花，生甘草等。

（3）肝火肠燥型：风疹瘙痒，鲜红，头痛，目赤，性躁易怒，口苦咽干，胁腹胀痛，大便秘结，肛门灼痛，舌红，苔黄，脉弦滑数。治以清肝通腑，表里两解。常用：防风，薄荷，连翘，金银花，当归，赤芍，淡子芩，桔梗，生甘草，大黄，芒硝。若大便不畅或燥结不下，加更衣片，每日 3 次，每次 2 片。

2. 虚证

（1）阴血不足型：瘾疹瘙痒色淡，头晕目眩，情志抑郁，胁痛隐隐，舌红，口干，脉细弦或带数。治以养血柔肝。常用：生地黄，当归，枸杞子，川楝子，桑叶，菊花，赤芍，白蒺藜，醋炒青皮等。

（2）冲任不调型：发疹常在月经前期，或经期加重，反复发作，经后消退，发病时伴有胸乳胀痛，腹痛，性躁易怒，月经不调，或量少，苔薄，脉弦，华色不荣。治以调摄冲任。常用：桃仁，红花，川芎，当归，生地黄，白芍，制香附，茺蔚子。月经过多，去桃仁、红花、茺蔚子，加炮黑姜、炙甘草、乌药；胸乳发胀，结核触痛，加柴胡、失笑散；腹痛甚，加金铃子、延胡索。

（3）气血两虚型：多见于体弱患者，风团色淡或白，搔之略呈红色，反复发作，经年不愈，劳累加甚，食少，神疲，欲睡，苔多薄润，脉象濡细。治以调补气血。常用：生黄芪，白术，党参，当归，炙甘草，广木香，桂圆肉，白芍，生地黄，粉丹皮等。

（4）肝肾阴虚型：瘾疹愈发无定，发时散在不密，颧红，眩晕，腰酸膝软，心烦，盗汗，舌光红，脉红数。治以壮水涵木。常用：生地黄、丹皮、山萸肉、怀山药、制首乌、炙龟甲、黄柏、赤芍、沙苑子、生牡蛎等。

上述各型，无论虚实，大多属于慢性。以下药物均可随证适加。有外风侵入，可加荆芥、防风、薄荷、桔梗、羌活、独活、蝉衣、牛蒡子等；食、药、气、味过敏所致者，可加紫苏、僵蚕、蝉蜕、地龙、全蝎、乌蛸蛇、苦参；如有虫积，可适加使君子、雷丸、榧子、南瓜子、槟榔等；瘙痒不已者，可加白鲜皮、地肤子、乌梅、土荆皮、蛇床子等。

（三）顾丕荣以"祛消熄御"四法治顽固性荨麻疹

顾氏认为顽固性隐疹主要有初病风从外袭、久病风自内生 2 种病机。因风毒之邪，初客腠理，搏于血络，此时当须祛其外风；久恋不去，风气内通于肝，且屡经耗散，营血内馁，肝阴暗汲，则虚风内生，治当潜熄内风。病机不同，治则自异。自订祛风、消风、熄风、御风四步治法，疗效显著，简介如下：

（1）初病风湿客腠，祛风活血，表里分消：大风隐疹初病，由于风湿之邪，外客肌腠，而邪之所客，一由汗出肌腠疏松；一由肠胃内挟宿滞，外邪与内滞交搏，以致营卫不和，一身风块奇痒，脘腹不舒，苦楚难名，舌苔薄腻，脉濡滑，尤在泾所谓："血为风动，则身痒而隐疹"。治当祛风活血，表里分消，俾风祛则血无所扰，里和则邪无所依，内外廓清，隐疹乃瘥。处方：防风通圣丸 12g（分吞），浮萍 6g，炒牛蒡 9g，蝉衣 6g，晚蚕砂 15g，白鲜皮 15g，槟榔 12g，炒枳壳 12g，土茯苓 30g，炒赤芍 12g，丹皮 9g，生甘草 6g。

（2）延月风邪袭络，消风和血疏养结合：病延匝月，进服祛风化滞、和营凉血之剂，身痒不减，皮肤干燥，逢夜发作更甚，每伴头晕、目眩、便燥等证，舌红苔薄。脉来弦细，此系外风淫气客于肤腠，而日渐侵袭血络，血属阴，夜亦属阴，所以逢夜为甚，苔腻已薄，外邪祛犹未净，而肤燥目眩，血虚营涩，已具端倪。治当消风和血，所谓治风先治血，血行风自灭也。处方：炒牛蒡9g，豨莶草15g，蝉衣6g，白蒺藜12g，晚蚕砂15g，当归12g，炒赤芍12g，丹皮9g，生地15g，生首乌15g，木通3g，土茯苓30g，白鲜皮15g，生甘草6g。

（3）积年营虚风动，熄风养血，潜养相兼：隐疹缠绵年余，肤燥目眩，头晕头痛，性情焦躁，迭进祛风化湿、和营活血之剂，未能获效，此缘风气内通于肝，外来之风羁久不解，内耗阴血，而祛风之剂久服不辄，亦消烁肝营，积年隐疹，外风虽解，而肝阴内损，虚风内生，所以舌红苔少，脉来虚弦，邪少虚多之候，若再辛散，非但耗营，且疹发更甚。治当熄风养血，久病调益，毋图速效。处方：天麻6g，钩藤12g，桑叶12g，白蒺藜12g，当归12g，生地15g，炒白芍10g，制首乌12g，胡麻仁15g，煅龙牡各12g（先煎），山药20g，乌豆衣12g。

（4）历久遇寒易发，御风实卫，养营固表：隐疹多年，发作有时，每于天寒地冻、头面手足外露之处，处朔风，遂奇痒不堪，风块突起，至春暖则其病自愈，手足麻木，目眩头晕，舌质淡苔薄白，脉来濡细。由于病久气血俱虚，营馁于内，卫虚于外，运行乏力，遂致瘀涩于络，每因感触风寒，内外合邪，隐疹乃发，虽属小恙，但常法难效，宜大剂调护卫阳以御虚风，补养营阴以通血脉，营卫调治，气血冲和，则风寒难犯，风疹何起。处方：生芪20g，焦白术15g，防风6g，桂枝9g，炒赤芍9g，炒白芍9g，当归15g，细辛3g，木通6g，红花6g，川芎9g，炙甘草6g，鲜生姜3片，红枣7枚，陈绍酒一小杯兑煎。

（四）赵炳南分四型治荨麻疹

赵炳南根据其多年的临床经验，治疗荨麻疹首重祛风，并分四型治疗。

1. 风热（多见于急性荨麻疹）　全身或暴露部位出现风团样扁平皮疹，稍高于皮面，呈红色或粉红色，剧痒，兼见头痛、发热、心烦、口渴、大便干、小溲赤等症。舌质红、苔薄白或白腻，脉滑数。治宜辛凉解表，疏风止痒。

处方1：荆芥穗6g，防风6g，金银花12g，牛蒡子9g，丹皮6g，浮萍6g，生地9g，薄荷4.5g，黄芩9g，蝉衣3g，生甘草6g。

处方2：桑叶9g，菊花9g，杏仁泥4.5g，连翘9g，金银花12g，薄荷4.5g，甘草9g，丹皮9g，防风9g。

2. 风寒（多见于慢性荨麻疹）　全泛发粉白色、粉红色风团样扁平丘疹，作痒，遇风、遇冷加剧，或兼有发热恶寒，无汗身痛，口不渴，苔白，脉浮紧。治宜辛温透表，疏风止痒。处方：麻黄3g，杏仁4.5g，干姜3g，防风6g，浮萍4.5g，白鲜皮15g，芥穗6g，蝉衣4.5g，陈皮9g，丹皮9g，生甘草6g。

3. 滞热受风（多见于急性荨麻疹）　风团、风疹持续不已，反复发作，疹块或白或赤，奇痒不眠，并有中脘痞满，纳呆，胸闷，嗳腐吞酸，嘈杂恶心或腹痛，大便干燥秘结，小便红赤，舌苔白厚或腻，脉沉涩。治宜表里双解。处方：防风9g，金银花15g，地肤子18g，芥穗9g，大黄4.5g，厚朴9g，云苓9g，赤芍9g，甘草9g。

4. 血虚受风（多见于慢性荨麻疹）　皮疹反复发作，多见午后或入夜加重，而午前或后半夜则轻。兼见头晕、头重、腰酸、体倦、失眠多梦等症。舌质淡或红润，净无苔，脉沉细而缓。治宜益气养血，疏散风邪。处方：生地30g，当归15g，赤芍18g，白芍18g，首乌

15g，生芪 15g，防风 9g，芥穗 9g，刺蒺藜 15g，麻黄 9g。

以上四型中，风热型较风寒型为急，治疗原则以祛风邪为主，用药都是辛散宣达的。对于外邪未深入，正气未虚者效果较好；风寒型及虚型疗效较差。慢性患者虽经治愈，近期已无新生皮疹，为了减少复发，最好在治愈后再服药一阶段，或较长期服用丸药，才能达到减少复发的目的。在治疗期间或在恢复以后，对饮食的禁忌也必须注意，应忌食鱼、虾、辣椒、酒等刺激食物。

（五）周鸣岐内风外风均伤正，治表治里皆治风

周氏据多年临床经验认为，顽固性荨麻疹多由急性荨麻疹迁延而来，其特征为风团反复发作，剧烈瘙痒，且多伴有头晕头痛，失眠多梦，腰酸和乏力等症。很多人有定时发病，有的在春、秋或冬季，有的在上午或晚上，有的与月经来潮有关。祖国医学认为，其致病多系阴血不足，阴虚生内热，血虚生风，或反复发作，气血被耗，复为风邪所袭，或病久风邪深入营血脏腑，或冲任失调，肝郁不舒。因此本病之治疗，既应着意祛邪，更当留心扶正，详审其阴阳气血之盛衰，以燮理阴阳、调和营卫、固卫御风等法为治。血虚宜益气养血，药用：生芪、党参、当归、生地、白芍、川芎、首乌等；血瘀宜活血化瘀，药用：桃仁、红花、丹参、鸡血藤；挟风宜疏表祛风，药用：荆芥、防风、刺蒺藜等；又有风邪久羁，疏之不应，则又当行搜风之法，药用：蝉蜕、僵蚕、蜈蚣、乌蛇等。对于冲任不调，逢经期而发作者则宜调冲任；和气血，药用：寸云、仙灵脾、巴戟、柴胡、当归、川芎、赤芍、生地、丹参等。本病缠绵不愈，每致精神紧张，情绪抑郁，故镇静安神之法宜相辅而用，药用：枣仁、夜交藤、合欢花等。胃肠蕴热不清，必熏蒸肌肤，故大便干者又宜润肠通腑、泻热导浊，药用：瓜蒌仁、麻仁、首乌等。此外，苦参、白鲜皮、地肤子三味，清热燥湿、祛风解毒止痒效果颇佳，亦常用于本病。

六、预后与转归

一般而论，急性荨麻疹诱因清楚，病程短，治疗及时预后良好；而慢性荨麻疹，病因复杂，病程长，中西药治疗效果均较缓慢，少数迁延十年之余，反复发作，难以治愈。

七、预防与调护

由于荨麻疹是一种过敏反应性皮肤病，因而应注意避免过敏物质，注意饮食调理，加强身体抗病能力，因此在日常生活中应注意以下几点：

（一）生活调理

（1）避免接触可诱发荨麻疹的各种因素，如化学刺激物，吸入物（花粉、屋尘、动物皮屑、汽油、油漆、杀虫喷雾剂、农药、煤气等）。

（2）注意气候变化，增减衣物，如因冷热刺激而发病者，不宜过分避免，相反宜逐步接触，渐渐延长时间以求适应。

（3）有寄生虫感染者应驱虫治疗，对药物有过敏反应者，用药时应尽量避免使用，若不能避免时可考虑结合抗组胺药同时使用。

（4）注意卫生，避免昆虫叮螫。

（二）饮食调理

饮食方面，忌食辛辣、酒类，对某些食物特别是蛋白质一类食物，如鱼、虾、蟹、牛肉、牛奶、蘑菇、竹笋及其他海味，若曾有过敏者应禁食。临床上荨麻疹药膳疗法通常以祛风、养血活血、补肺、补肾为主。

可以用作饮食治疗的药材与食物有：蝉蜕、菊花、赤芍、红花、苏叶、乌梅、山楂、木瓜、党参、黄芪、当归、茯苓、山药、莲子、冬虫夏草、蛤蚧、糯米、猪胰、蜂蜜、元鱼、竹丝鸡、鹌鹑、羊肉等。

（三）精神调理

荨麻疹患者应尽量避免精神刺激和过度劳累，因精神刺激、过劳均可导致荨麻疹的反复发作。平素患者的朋友与家人应尽量开导患者，以免患者产生抑郁情绪。患者亦应注意培养积极乐观的人生观，工作上注意劳逸结合。

八、临证提要

中医学认为荨麻疹病因总由禀性不耐，人体对某些物质敏感所致。可因食物、药物、生物制品、病灶感染、肠寄生虫病而发；或因情志不畅、外感寒热风邪等因素而发。一般分为风热犯表、风寒外束、肠胃湿热、血热毒盛和气血亏虚五个证型进行治疗。急性荨麻疹多为实证，治以祛风清熟，疏风散寒，清热利湿，凉血解毒祛邪；慢性荨麻疹多为虚证或虚实夹杂，治以益气养血、固表扶正，或扶正与祛邪并用。

西医认为荨麻疹的病因复杂，与食物、药物、感染、吸入物以及物理刺激、全身性疾病、精神等因素有关，某些类型与遗传有关，慢性荨麻疹常不易找到明确的病因。其发病机制包括变态反应和非变态反应两类。变态反应主要由Ⅰ型变态反应引起，输血引起的荨麻疹为Ⅱ型变态反应，血清病型荨麻疹可能为Ⅲ型变态反应。非变态反应比较少见，多数是由组胺释放剂，例如阿司匹林、阿托品、吗啡等一些药物，以及一些生物毒素和某些食物特别是不新鲜的食物分解为多肽类，尤其是碱性多肽，进入体内后，刺激肥大细胞释放组胺等引起荨麻疹。此外饮酒、发热、受冷、运动、情绪紧张也能加剧荨麻疹的形成，这些因素可直接作用于小血管和通过内源性激素的改变而促使肥大细胞释放介质。月经前和绝经后荨麻疹加剧可能与内、分泌因素有关。实验室检查包括冰块试验、皮肤划痕试验，血嗜酸性粒细胞测定，冷球蛋白、冷凝集素、冷纤维蛋白检查。西医治疗内用药包括抗组胺药、皮质类固醇激素（病情急、皮疹广泛的急性荨麻疹，以及伴有呼吸道或消化道症状者，可加用皮质类固醇激素治疗）、肾上腺素、钙剂、自血疗法、组织疗法等。外用药可酌用止痒剂，日光性荨麻疹可涂用遮光剂。

目前急性荨麻疹单纯以西药或中医药治疗效果均较理想，但慢性荨麻疹的治疗尚是一个比较棘手的难题，采取中西医结合的方法疗效较好。

九、临床验证

荨麻疹的临证效验包括中西医结合治疗、单、验方治疗、针灸及其他疗法。

1. 中西医结合治疗　黄咏菁等观察了中西医结合治疗慢性荨麻疹的近、远期疗效。西药用特非那丁60mg，雷尼替丁150mg，维生素C 0.1g，每天3次，连服14天，风团消失后每天 1 次，连服 7 天停 1 天，服药 4 周为 1 个疗程。中药：卫气不固型用玉屏风散治疗；阴虚内热型用六味地黄丸治疗；湿热型用土茯苓汤（土茯苓、茵陈、金银花、草薢、薏苡仁、布渣叶、莱菔子、紫草、蒺藜、徐长卿、乌梅）。每天 1 剂，水煎服，连服 4 周为 1 个疗程。结果与结论：治疗组 40 例，对照组 38 例，治疗组显效率较对照组高（$P < 0.05$），但总有效率两组无显著性差异（$P > 0.05$）。停药 2 周后，两组显效率、总有效率比较均有显著性差异（$P < 0.05$，$P < 0.05$），治疗组优于对照组。停药 1 月、2 月、3 月后两组的痊愈率比较均有显著差异（均为 $P < 0.05$），中西医结合组优于纯西药组。

高士凤观察了中西医结合治疗慢性荨麻疹的临床疗效。方法：治疗组 32 例，用炙甘草汤（炙甘草 12g，生姜、阿胶各 9g，桂枝 6g，生地 20g，党参、麻仁各 10g，麦冬 15g，大枣 6 枚）。每天 1 剂，水煎服，1 周为 1 个疗程，疗程之间间隔 2 日。对照组 48 例，均用多虑平 25mg，每天 3 次，口服，连用 15 日；赛庚啶 2mg，每天 3 次，口服，连用 7 日。结果：两组分别痊愈 18 例和 3 例，有效 14 例和 20 例，无效 0 例和 25 例，总有效率 100% 和 47.9%（$P < 0.01$）。

傅晓莉等观察了中西医结合治疗慢性寒冷性荨麻疹的临床疗效。方法：随机分两组各 40 例，均用赛庚啶片 2mg 睡前服，连用 14 日。治疗组加用虫草粉 5 克（免煎剂），每天 3 次，口服。结果：两组分别痊愈 26 例和 12 例，好转 12 例和 16 例，未愈 2 例和 12 例，总有效率分别为 95% 和 67%，治疗总有效率及复发率均低于对照组（$P < 0.01$）。

孙玉德观察了中西医结合治疗慢性荨麻疹的临床疗效。方法：中药用黄芪 25g，桂枝 \ 荆芥、防风、丹参、当归各 15g，蝉蜕、僵蚕、乌梢蛇、乌梅、五味子各 10g，蜈蚣 4.5g。随症加减，每天 1 剂，水煎服。西药口服克敏能，每次 10mg，每天 1 次，口服；甲氰咪胍每次 200mg，每天 3 次；利血平 0.125mg，安络血 2.5mg，赛庚啶 2mg，维生素 C 200mg，均每日 3 次。1 个月为 1 个疗程。结果：治疗组 52 例，治疗 1～2 个疗程，治愈 38 例，显效 8 例，好转 6 例，总有效率 100%。

范榕森拟以中西医结合治疗顽固性荨麻疹。结果：治疗组 68 例：治愈 54 例（79.4%），显效 7 例（10.3%）有效 3 例（4.4%），总有效率 94.1%；对照组 68 例：治愈 3 5 例（51.4%），显效 8 例（11.7%），有效 5 例（7.3%），总有效率 70.4%。治疗组见效时间 2～5 天，治愈时间 5～20 天；对照组见效时间 5～14 天，治愈时间 10～35 天。方法：治疗组以雷尼替丁片每日 200mg、酮替芬每日 2mg 加用中医辨证方法论治。（1）风热型 11 例，治以疏风清热活血（银花、荆芥、防风、牛蒡子、连翘、薄荷、浮萍、蝉蜕、丹皮、生甘草）。（2）风寒型 15 例，治以祛风散寒活血（麻黄、桂枝、防风、浮萍、荆芥、白鲜皮、陈皮、蝉蜕、干姜皮、桃仁、甘草）。（3）实热型 16 例，治以表里双解（防风、金银花、荆芥穗、大黄、厚朴、云苓、赤芍、黄芩、蝉蜕、丹皮、甘草）。（4）湿阻中焦型 19 例，治以醒脾化湿（苍术、厚朴、陈皮、滑石、白术、猪苓、黄柏、枳壳、泽泻、丹皮、蝉蜕）。（5）阳气虚弱型 7 例，温肾助阳活血（附片、肉桂、熟地、山药、枣皮、泽泻、丹皮、益母草、蛇床子、干姜皮）。治疗期间忌食鱼、虾、牛羊肉、酒等辛辣之品，两组均连续治疗 4 周，停药 4 周后随访。对照组采用西医治疗，H_2 受体拮抗剂雷尼替丁片每日 300mg，H_1 受体拮抗剂酮替芬片每日 3mg 合用。

刘新国采用中西医结合方法治疗慢性荨麻疹，取得了良好的疗效。治疗组 43 例，治疗 7 天后，痊愈 0 例，显效 21 例，有效 12 例，无效 10 例，有效率 76.74%；治疗 14 天后，痊愈 4 例，显效，26 例，有效 11 例，无效 2 例，有效率 95.35%，对照组 40 例，治疗 7 天后，有效率 75%；治疗 14 天后，有效率 80%。治疗组：予升麻汤，每日 1 剂，早晚分服；同时口服皿治林 10mg，每天 1 次。对照组：予皿治林 10mg，每日 1 次，口服。均连用 2 周后评价疗效。升麻汤组成：升麻、荆芥、防风、浮萍、葛根、白芍、甘草。

2. 单、验方治疗　石玉城等进行了 975 例多种过敏疾病的临床治疗观察。固本消敏汤总有效率为 84.8%，西药对照组为 62.4%。该方对支气管哮喘、过敏性鼻炎、荨麻疹有较好疗效。有效率分别为 88.5%、87.5% 和 75.3%。与特异性脱敏合用治疗也明显优于脱敏对照组（P<0.05）。实验证实固本消敏汤可抑制特异 IgE 水平的增高，有促进 PHA、ConA 诱导淋巴细胞增殖的作用。用体外淋巴细胞培养法作析因分析，对该方药物的主要作用及可能的交互作用做了初步探索。

侯秀俊采用当归饮子加减（干地黄 30g，当归 15g，赤芍、白芍各 12g，首乌 15g，黄芪 15g，荆芥 12g，麻黄 9g，刺蒺藜 15g，蝉蜕 12g）及仙特敏等中西医结合疗法治疗慢性荨麻疹 48 例，并与单纯采用西药治疗 45 例作对照。结果：治疗组治愈 28 例，显效 12 例，有效 6 例，无效 2 例，总有效率为 95.8%；对照组治愈 14 例，显效 12 例，有效 11 例，无效 8 例，总有效率为 82.2%。两组治愈率、总有效率均有差异显著（P<0.01、P<0.05）。

于豪应用除湿止痒法治疗沿海地区荨麻疹，服用除湿止痒散治疗相关患者，经服用 6 剂风团消失者 12 例，经服用 12 剂风团消失者 24 例，服用 18 剂风团消失者 28 例，服用 24 剂风团消失者 18 例，服用 30 剂以上风团消失者 8 例，以上患者均随访 1 个月未复发，治愈率为 100%。除湿止痒散根据临床症状，随症加减，儿童剂量酌减，每日 1 剂，水煎服，早、晚饭前半小时服用。除湿止痒散基本药物组成：苍术 10g，白术 9g，茯苓 12g，猪苓 9g，泽泻 15g，车前子 12g（包煎），黄柏 6g，白鲜皮 30g，地肤子 15g，苦参 6g，防风 6g，徐长卿 15g，甘草 6g。

王宗怡运用丹栀逍遥散治疗女子荨麻疹 26 例。治愈 20 例（皮疹消失，追踪 1 年未见复发），显效 4 例（皮疹消失，偶有复发），无效 2 例（各服药 4 剂，皮疹无改善，终止服中药）。以丹栀逍遥散为主，随症加减：丹皮、栀子、柴胡各 12g，当归、白芍、白术、茯苓各 10g，防风、蝉蜕各 12g，白鲜皮 20g，首乌、生地各 20g，甘草 6g。每日 1 剂，水煎服。气虚者加黄芪、党参各 20g；湿热重者加土茯苓、地肤子各 15~20g；风热甚者加双花 30g，连翘、菊花各 12g；遇冷疹起者去栀子、柴胡、丹皮，加荆芥、徐长卿、桂枝各 10~15g。

史龙泉等口服肤痒冲剂治疗慢性荨麻疹 63 例，取得良好的效果。结果：一般用药后 1~7 天，大部分患者自觉症状及皮损均有明显改善。治疗 1 周后，瘙痒全部消失 9 例，基本消失 46 例，占 87.00%。风团大小明显减少 38 例，占 60.00%。风团数目减少 30 例，占 48.00%。治疗 4 周后，瘙痒全部消失 59 例，占 94.00%。风团完全消退 61 例，占 97.00%。方法：肤痒冲剂 9g（儿童酌情减量）冲服，每日 3 次，至临床症状、体征完全消失或连续用药 28 日。肤痒冲剂组成：苍耳子、红花、川芎、白芷等。

张云平运用活血祛风汤治疗慢性荨麻疹 66 例，效果良好。治疗组 66 例，痊愈 34 例，显效 27 例，有效 3 例，无效 2 例；有效率 92.4%。对照组 50 例，痊愈 15 例，显效 21 例，有效 10 例，无效 4 例，有效率 72.0%。方法：治疗组服用自拟中药活血祛风汤，水煎 2 次，早晚分服，辨证加减。风盛加桑叶、白蒺藜、僵蚕；热重者加双花、丹皮；湿重者加苍术、泽泻、茯苓；阴虚者加地骨皮、麦冬、玉竹；卫气不固者加黄芪。对照组口服扑尔敏 4mg，维生素 C 0.2g，葡萄糖酸钙 0.5g，均每日 3 次，两组均连续服用 4 周判定疗效。方剂组成：当归、鸡血藤各 12g，生地 18g，丹参、荆芥、防风各 10g，蝉衣 6g，浮萍、神曲各 9g，甘草 3g。

罗崇谦等以健脾化湿法治疗慢性荨麻疹。结果：治疗组有效率 93.3%，对照组有效率 79.2%，治疗组疗效明显高于对照组（P < 0.05）。方法：205 例门诊慢性荨麻疹病例，随机分为两组，治疗组 104 例，对照组 101 例。治疗组以四苓除湿汤为主方加减，并根据体质状况，佐以辅药，以健脾化湿、疏风养血的治疗原则治疗；对照组予常规抗过敏治疗，口服扑尔敏，维生素 C。两组均 15 天为 1 个疗程，分别治疗 4 个疗程，总结疗效。四苓除湿汤组成：猪苓、茯苓、泽泻、白术、白鲜皮各 15 ~ 30g，芥穗、防风各 15g，甘草 6 ~ 10g。

卫秀云拟荆防消疹汤治疗荨麻疹 100 例，痊愈 73 例，好转 24 例，无效 3 例，有效率 97%。方法：荆防消疹汤加减。皮疹色红、自感灼热加蒲公英、紫花地丁各 15g，发烧加生石膏、银花各 15g，皮疹色白、追风冷加剧酌加麻黄、桂枝，颜面肿胀加茯苓皮、苡仁各 15 ~ 30g，恶心胸闷加枳壳、苏梗各 6g，便秘加大黄 6g，腹泻加白术、藿香各 10g，气血虚者病情缓解后以八珍汤加减善后。荆防消疹汤组成：荆芥穗、防风、苦参、赤芍、丹皮各 10g，净蝉衣 8g，银花、白鲜皮、地肤子各 15g，苍耳子 12g，甘草 6g。

郭士全运用荨麻疹汤治疗荨麻疹 110 例。结果：治疗组治愈 77 例，有效 26 例，无效 7 例，总有效率 93.64%，急性荨麻疹有效率 98.72%；对照组治愈 17 例，有效 24 例，无效 19 例，总有效率 68.33%，急性荨麻疹有效率 73.81%。治疗组总有效率及急性荨麻疹有效率均明显优于对照组（P < 0.005），慢性荨麻疹两组无明显差异（P > 0.05）。方法：选择符合诊断标准的荨麻疹患者 170 例，随机分为两组，治疗组用自拟荨麻疹汤，对照组用息斯敏、赛庚啶。急性荨麻疹治疗 3 ~ 6 天，慢性荨麻疹治疗 1 个月，半年及 1 年后各随访 1 次。自拟荨麻疹汤药用：荆芥、牛蒡子、知母、蝉蜕各 10g，石膏、生地、夏枯草、玄参、苍术、苦参各 30g，当归、紫草各 12g，木通、甘草各 6g。

郭林生予以自拟全蝉饮治疗荨麻疹 23 例。结果：经治疗 1 ~ 3 疗程后，痊愈 12 例，好转 9 例，无效 2 例，总有效率为 91.3%。用法：每日 1 剂，日服 2 次，每次 200ml，7 天为 1 个疗程。自拟全蝉饮基本方：全蝎 3g，蝉蜕 10g，僵蚕 10g，防风 10g，秦艽 10g，当归 10g，白芍 10g。风寒者加荆芥、麻黄、桂枝；风热者加金银花、连翘、牡丹皮、赤芍、紫草；湿重者加扁豆、茯苓；津血不足者加生地、何首乌、枸杞子；气虚者加黄芪、白术；大便干结者加火麻仁或大黄。

傅南琳等自拟消疹汤加味治疗慢性荨麻疹。基本痊愈 30 例（36.6%），显效 35 例（42.7%），有效 12 例（14.6%），无效 5 例（6.1%）；显愈率为 79.3%。在有效病例中，风团起效时间：最少 2 天，最多 20 天，平均（6 ± 3）天；止痒起效时间：最少 2 天，最多 25 天，平均（8 ± 3）天；风团消失时间最少 2 天，最多 30 天，平均（12 ± 5）天；瘙痒消失时间最少 7 天，最多 30 天，平均（18 ± 7）天。治疗前后症状总积分值比较：82 例患者治疗前积分为（7.29 ± 2.58），治疗后积分为（1.39 ± 1.60），治疗前后症状总积分值差异有极显著性意义（P < 0.001），提示中药辨证治疗慢性荨麻疹效果显著。方法：自拟消疹汤每日 1 剂，早晚分服，30 剂为 1 个疗程。自拟消疹汤组成：蝉蜕、白蒺藜、白鲜皮、地肤子、徐长卿、丹参、当归、生甘草。风热证加黄芩、生地、赤芍、丹皮；风寒证加桂枝、白芍、防风，丹参易川芎；气虚证加生黄芪、白术、防风。

张玉英予以自拟方治疗顽固性荨麻疹。经本方治疗的 60 例患者中有 48 例治愈，疗效满意，好转 8 例，未愈 4 例，总有效率 93.3%。治疗时间最短 7 天，最长 20 天，平均 13 天。自拟荆防四物三色草汤，水煎服，日服 3 次，1 周为 1 疗程，服药期间停服其他一切药物。自拟荆防四物三色草汤组成：荆芥 20g，防风 15g，川芎 15g，当归 15g，白芍 20g，生地 30g，黄芪 15g，白蒺藜 10g，何首乌 15g，甘草 10g。风寒型加桂枝 10g，葛根 10g；风热型加苦参 15g，苍术 10g；气血不足者加柴胡 10g，白术 10g。

刘元花等予以消痒汤治疗难治性荨麻疹 200 例，对照组 76 例。结果显示治疗组痊愈 160 例（占 80.0%），好转 32 例（占 16.0%），无效 8 例（占 4.0%），总有效率 96.0%；对照组痊愈 18 例（占 23.7%），好转 36 例（占 47.4%），无效 22 例（占 28.9%），总有效率 71.7%。治疗组与对照组疗效相对比差异有显著性（P < 0.01）。治疗组服用消痒汤：地肤子 15g，苦参 15g，徐长卿 15g，川芎 15g，防风 10g，连翘 12g，夜交藤 20g，熟地 12g，甘草 10g。血虚者加当归 15g，何首乌 20g；阴虚者加女贞子 20g，旱莲草 20g；营卫不和加桂枝 10g，白芍 15g；舌苔腻者加苍术 15g，陈皮 20g；气虚者加黄芪 12g，白术 12g。对照组予开瑞坦 5mg，每日 2 次。两组均治疗 15 天为 1 疗程，1 疗程后观察疗效。

3. 其他疗法　宋宁宇采用针刺曲池穴治疗荨麻疹 30 例，取得了较好的效果。结果：30 例全部治愈。其中 1 次治愈 6 例，5 次治愈 10 例，10 次以上治愈 14 例。随访 6 个月无复发。治疗方法：曲池穴常规消毒后，用 1.5 寸毫针直刺本穴，得气后用捻转提插泻法，强刺激运针 1～2 分钟，留针 25 分钟，其间反复行针 2～3 次。临床上全身泛发者，以曲池为主穴，配合风池、合谷、血海诸穴；胃肠积热者加泻中脘、足三里；重症伴发热烦躁者加大椎、委中穴点刺放血；伴腹痛者配天枢穴。

徐佳等采用针灸加自血穴位注射治疗慢性荨麻疹 30 例。结果：治疗组 30 例，痊愈 24 例，好转 6 例，无效 0 例，总有效率 100%，对照组 30 例，痊愈 3 例，好转 13 例，有效 2 例，无效 12 例，总有效率 60.0%。治疗方法：治疗组针刺取穴：风邪外袭型取曲池、合谷、血海、三阴交、膈俞；胃肠积热型取中脘、上巨虚、合谷、足三里；阴虚火旺型取血海、膈俞、足三里、三阴交、太冲、太溪。方法：血海、膈俞、太溪用补法，其他穴位用泻法，得气后加接 G6805 电针治疗仪通电 30 分钟，每周 5 次，共治疗 4 周。自血穴位注射取穴：曲池，足三里，血海，肺俞。患者仰卧，取一侧肘正中静脉血，常规皮肤消毒后，用注射器抽取自血 10ml，快速在穴位上直刺 1～1.5 寸，稍做提插，待针下有得气感时，经回抽无血后，将自血缓慢注入，每次每穴注射 5ml，上述穴位交替使用，隔日 1 次，每周 3 次，共治疗 4 周。对照组予扑尔敏 4mg，葡萄糖酸钙 2g，每日 3 次，口服，共 4 周。

孙公武等针刺联合拔罐治疗荨麻疹 42 例，效果较好。结果：经治疗 1～2 个疗程，痊愈 30 例，占 71.43%；好转 12 例，占 28.57%；有效率 100%。方法：针刺取穴大椎、膈俞、曲池、内关、血海、足三里、三阴交。穴位常规消毒，大椎、膈俞、血海用泻法；风池、内关、足三里、三阴交平补平泻。每次留针 30 分钟，每天 1 次，7 次为 1 疗程，疗程之间间隔 1 天。每次针刺结束，选大椎、膈俞、曲池、血海用中小号火罐闪火法拔罐 10 分钟，以出少许血为度，隔天 1 次。

黄艳霞等运用穴位埋线治疗荨麻疹 188 例，痊愈 145 例，有效 32 例，无效 11 例，总有效率 94.15%。其中 42 例急性荨麻疹 1 个疗程后全部治愈。无效患者中，年龄在 60 岁以上且病史达，10 年以上者有 9 例。方法：先将穿有针芯的注射器针头处置入医用羊肠线，将穴位予茂康碘消毒，用左手绷紧皮肤，右手持针快速刺入穴位至所需深度，待得气后左手将针体向外抽，右手将针芯往里推，使医用羊肠线留在体内，然后将针拔出，用消毒棉球按压针孔，5分钟后取下。第1个疗程每次按1组、2组、3组顺序取穴，第2个疗程后则据中医辨证分型不同，随症取穴，经第1次治疗后无过敏者，第2次起每次治疗均取7个穴位。治疗期间忌食酸笋、牛肉、花生、鱼、虾等物。操作过程要严格执行无菌操作，保证一穴_针头一针芯。急性荨麻疹或慢性荨麻疹急性发作者每7天治疗1次，3次为1个疗程。疗程间无须间隔。慢性荨麻疹治疗每7~30天治疗1次，3次为1个疗程。疗程间无须间隔。

李素荷采用腧穴自血疗法治疗慢性荨麻疹69例。结果：治愈23例，显效31例，好转14例，无效1例，总有效率为98.55%。治疗方法：采用腧穴自血疗法治疗。取穴：以双肺俞为主穴，配合曲池或血海（双侧）。身体上部发病为主者，以肺俞与曲池交替治疗；身体下部发病为主者，以肺俞与血海交替治疗。操作：在患者肘静脉处常规消毒，用5ml无菌注射器抽取4ml静脉血，所选穴位常规消毒后将静脉血立即注入穴位中，每穴2ml。隔天交替穴位施治1次，6次为1疗程，治疗1~2疗程后统计疗效，并进行不良反应监测。

（乌云塔娜）

第七节　血管性水肿

血管性水肿又称血管神经性水肿或巨大性荨麻疹，中医称之为"白游风"，是真皮深部和皮下组织小血管扩张，渗出液进入疏松组织所形成的局限性水肿。

一、病因病机

中医认为血管性水肿是由风热或风寒挟湿相搏于皮肤，脉络壅阻所致。

二、临床表现

血管性水肿多发生于皮下组织疏松部位，如口唇、眼睑、阴茎包皮和手背等处，头皮、耳郭、口腔黏膜、舌、喉亦可发生。呈急性局限性非凹陷性水肿，局部皮肤紧张发亮，苍白或淡红，境界不清，质地柔软，无明显痒感，可有麻木胀感。肿胀约经2~3天或更长时间后消退，消退后不留痕迹。常单发或反复在同一部位发生，一般无全身症状。累及喉头黏膜时，可发生胸闷、喉部不适、声嘶、呼吸困难，甚至引起窒息。遗传性血管性水肿常在10岁以前开始发作，发病年龄在各个家庭有所不同，而在一个家庭中各个体几乎相似，常有外伤或感染为先驱，除皮肤外，各个靶器官的黏膜皆可受累，累及消化道可有腹绞痛、呕吐、腹胀和水样腹泻。上呼吸道不常累及，但有发生喉头或咽喉部水肿导致窒息的危险。偶有肌肉、膀胱、子宫和肺部等发生水肿者。获得性血管性水肿常伴发荨麻疹，可并发喉头水肿，或累及消化道。

三、类病鉴别

1. 面肿型皮肤恶性网状细胞增多症　常在一侧面部或上唇发生持久性肿胀，表面皮肤无变化，无明显的自觉症状，组织病理检查可证实。

2. 昆虫叮咬所引起的蜂窝织炎　除局部肿胀外尚有发红、发热和压痛等。

3. 眼睑接触性皮炎　早期可类似血管性水肿，但很快可出现水疱、糜烂和结痂等。

四、辨证施治

中医治疗总的治法是：祛风散寒消肿或疏风清热利湿。

（一）内治法

一般分为风寒相搏、风湿热壅阻两个证型进行治疗。

1. 风寒相搏

主症：口唇、眼睑、耳垂等处突发浮肿，表面紧张发亮，呈正常肤色或苍白色，压之无凹陷，不痒或微痒。舌质淡红，苔薄白，脉浮紧。

治法：祛风散寒，温络消肿。

方药：麻黄加术汤加减。

麻黄10g，桂枝12g，荆芥12g，苏叶12g，防风15g，白术15g，蒺藜15，炙甘草5g。

方解：麻黄、桂枝、荆芥、苏叶，祛风散寒消肿；防风、蒺藜，祛风止痒；白术、炙甘草，健脾温中散寒。

2. 风湿热壅阻

主症：口唇、眼睑或外阴突发肿胀，表面潮红发亮，灼热或微痒不适。口干，小便短黄。舌质红，苔薄黄，脉浮数或滑数。

治法：疏风清热，利湿消肿。

方药：消风散加减。

生地15g，防风15g，荆芥12g，牛蒡子12g，蝉蜕6g，苦参12g，石膏20g，知母12g，土茯苓15g，茵陈蒿15g，甘草3g。

方解：防风、荆芥、牛蒡子、蝉蜕，祛风消热；石膏、知母，清热泻火；苦参、土茯苓、茵陈蒿，利湿止痒；甘草调和诸药。

（二）外治法

1. 外洗　浮萍30g，紫草30g，荆芥30g，大飞杨30g，煎水外洗或湿敷患处。

2. 外搽　用祛风止痒霜或三黄洗剂外搽局部。

（三）其他疗法

针刺治疗：头面部血管性水肿，主穴取合谷、曲池、手三里；外阴下肢的血管性水肿，主穴取足三里、三阴交、委中。

五、名医经验

管汾认为血管性水肿的发病机理当为肺脾二脏气虚，卫表不固，腠理不密，以致外界风邪侵入而成。治宜健补肺脾，益气固表。方用补肺汤合参苓白术散加减：黄芪、党参、茯苓、白术、山药、川朴、紫菀、五味子、荆芥、防风、甘草等。

六、预后与转归

遗传性血管性水肿病情反复发作，甚至终生不愈。在中年后，发作的频率与程度会有所降低和减轻。

七、预防与调护

（1）去除诱发因素，忌吃海鲜、牛肉等易致敏的食物。

（2）体质偏虚的病人，平时可配合饮食疗法，如经常用黄芪、党参、大枣、淮山煲汤。

八、临证提要

本病是由风热或风寒挟湿相搏于皮肤，脉络壅阻所致。临床表现为口唇、眼睑、阴茎包皮和手背等处，头皮、耳郭、口腔黏膜、舌、喉的非凹陷性水肿，局部皮肤紧张发亮，苍白或淡红，境界不清，质地柔软，无明显痒感，可有麻木胀感。肿胀约经 2~3 天或更长时间后消退，消退后不留痕迹。常单发或反复在同一部位发生。中医分为风寒相搏、风湿热壅阻两个证型进行治疗。

西医分以下两型：

1. 遗传性血管性水肿 属于常染色体显性遗传，由患者体内缺乏 C1 胆碱酯酶抑制物或其功能障碍所致。C1 胆碱酯酶抑制物参与调节补体系统的动态平衡，其缺乏导致一系列补体成分被激活，引起毛细血管扩张及通透性增加，血管内液体渗出形成组织水肿和其他炎症反应。外伤可诱发本病，可能与血管内皮表面的胶原蛋白活化血浆中的 Hageman 凝血 VII 因子，并消耗 C1 胆碱酯酶抑制物有关。系统性红斑狼疮或细菌、病毒感染亦可诱发本病，其机制可能是免疫复合物激活补体链引起。

2. 获得性血管性水肿 IgE 介导的 I 型变态反应是本病的主要发病机制，变应原有药物、食物、植物、灰尘等，变应原与结合在肥大细胞表面的 IgE 抗体特异结合，导致肥大细胞脱颗粒释放组胺，引起获得性血管性水肿。通过 IgE 介导引起血管性水肿的药物以抗生素（特别是青霉素）、麻醉剂和放射显影剂常见。

西医治疗：遗传性血管性水肿尚无满意的治疗方法，可试用桂利嗪治疗，肾上腺素是唯一暂时有效的药物，急性发作时可输入新鲜血浆以补充 C1 酯酶抑制物，长期使用抗纤溶酶制剂或雄激素类药物可预防发病。获得性血管性水肿用抗组胺药治疗有效，亦可用蜂毒、菌苗特异脱敏疗法、注射组胺球蛋白等治疗。若发生喉头水肿，应立即皮下注射 1：1 000 肾上腺素 0.5~1.0ml，必要时每 30~60 分钟皮下注射 0.5ml。喉头水肿有窒息危险时，应立即做气管切开术。

（乌云塔娜）

第八节　丘疹性荨麻疹

中医称丘疹性荨麻疹为"土风疮"。本病是一种多见于儿童、多发于春夏季节、与昆虫叮咬有关的变态反应性皮肤病。临床上以散在性鲜红色风团样纺锤形丘疹、顶端有小水疱、瘙痒剧烈为主要临床特征一。

一、病因病机

中医认为丘疹性荨麻疹主要是由于先天禀赋不耐，加之外感风热之邪，脾胃运化失调，昆虫叮咬，虫毒湿热诸邪聚结于皮肤所致。

二、临床表现

本病多发生于儿童，春、夏、秋季较多见，好发于躯干和四肢伸侧。基本皮损为纺锤形风团样损害，逐渐形成梭形的水肿性红丘疹，丘疹顶端常有小水疱，有时为疱壁紧张的大疱，有的可出现伪足。皮疹常成批发生，数目不定，散在或群集分布，较少融合。红斑和水肿常于短期内消退，留有坚实丘疹，瘙痒剧烈，经搔抓后表皮剥脱或水疱破裂、结痂，皮疹逐渐消退，遗留暂时性色素沉着。本病一般无全身症状，局部淋巴结不肿大。

三、类病鉴别

1. 荨麻疹　皮损表现为大小形态不一的红色风团，风团时隐时现，一般在 24 小时内可消退，退后不留痕迹。

2. Hebra 痒疹　主要发生于四肢伸侧，为米粒至绿豆大的丘疹。浸润明显，可见抓痕，易呈湿疹化，常伴淋巴结肿大。

3. 水痘　皮疹有红斑、丘疹、水疱、结痂等，而以水疱为著，数目一般较多，损害较小，头皮、面部、躯干及四肢、黏膜都可累及，瘙痒较轻，有流行性，发疹前 1～2 天一般有发热等前驱症状。

4. 脓疱疮　好发于面部、口周和四肢等暴露部位，无风团样改变，在局部皮肤发红的基础上出现小水疱，很快转为脓疱，疱周红晕显著，疱壁薄、易破，结成黄色痂皮，邻近皮疹相互融合，并向周围扩大。

四、辨证施治

（一）内治法

中医认为本病主因外感风热之邪，脾胃运化失调，昆虫叮咬，虫毒湿热诸邪聚结于皮肤所致。故中医治疗本病总的法则是：祛风、利湿、解毒、健脾、止痒。一般分为风湿热毒和脾虚湿困两个证型进行治疗。

1. 风湿热毒

主症：皮疹多而鲜红，伴有水疱，剧烈瘙痒。大便稀烂不畅，小便黄。舌红苔黄或黄腻，脉数。

治法：利湿解毒，祛风止痒。

方药：金银花生地解毒汤。

金银花 15g，生地黄 15g，土茯苓 20g，茵陈 20g，苏叶 10g，荆芥 10g，蝉蜕 10g，鱼腥草 15g，薏苡仁 20g，赤芍 12g，连翘 12g，甘草 5g。

方解：金银花、土茯苓、茵陈，清热利湿解毒；生地黄、赤芍，凉血清热解毒；苏叶、荆芥、蝉蜕、连翘，祛风止痒退疹；甘草解毒，调和诸药。

加减：继发细菌化脓感染者，加蒲公英 15g，去苏叶。

中成药：防风通圣丸、荆肤止痒颗粒。

2. 脾虚湿困

主症：皮疹淡红或暗红，散在分布，反复发作，伴有抓痕和继发性色素沉着斑，胃纳差，大便溏。舌质淡或淡红，苔白，脉缓。

治法：健脾化湿，祛风止痒。

方药：参苓白术散加减。

党参15g，白术12g；土茯苓15g，荆芥10g，炒扁豆18g，薏苡仁20g，防风10g，苏叶10g，山药15g，灸甘草3g。

方解：党参、白术，益气健脾；炒扁豆、薏苡仁、山药、土茯苓，健脾利湿；荆芥、防风、苏叶，祛风止、痒；灸甘草和中健脾。

中成药：健脾渗湿冲剂。

（二）外治法

1. 外洗

（1）用消炎止痒洗剂外洗皮损。

（2）荆芥30g，大飞扬30g，金银花30g，野菊花30g，鹤虱20g，紫草30g，煎水外洗皮损。

2. 外用药　外搽用三黄洗剂、复方炉甘石洗剂、肤康止痒水外搽皮损。

3. 中药香袋

（1）蛇床子、丁香、白芷各20g，细辛、苍术、艾叶、香附、雄黄、硫黄各10g，共研细末，过80～100目筛，加入冰片5g混合，25g装为一袋。每个病人用两袋，一袋放在贴身衣袋内，另一袋放于患者的床单下或枕头下。

（2）沙姜片、香附、苍术、山奈、白芷、雄黄、硫黄、艾叶各10g，丁香19g，共研细末，过筛后加入少量冰片，分装入袋，每袋20g。每个病人用两袋，一袋挂在颈项上或放入衣袋内，另一袋放在枕头下或床单下。

上述治疗方法有预防和治疗丘疹性荨麻疹的作用。

五、预后与转归

皮疹持续约7～10天后逐渐消退，若继发感染可使病程迁延。

六、预防与调护

（1）春夏季节注意被褥、衣服和住房环境清洁卫生，防止昆虫叮咬。家中有猫、狗等宠物者要经常给予洗澡和清洁。

（2）治疗期间忌吃鱼腥海鲜、牛肉、辛辣等易致敏、有刺激的食物。

七、临证提要

丘疹性荨麻疹是一种多见于儿童，多发于春夏季节、与昆虫叮咬有关的变态反应性皮肤病，以散在性鲜红色风团样纺锤形丘疹、顶端有小水疱、瘙痒剧烈为典型特征。中医认为本病主要是由于先天禀赋不耐，加之外感风热之邪，脾胃运化失调，昆虫叮咬，虫毒湿热诸邪聚结于皮肤所致，故中医治疗本病总的法则是：祛风、利湿、解毒、健脾、止痒。内治一般分为风湿热毒和脾虚湿困两个证型进行治疗，并结合外用清热解毒、杀虫止痒之中药治疗。

西医认为本病的发病与节肢动物叮咬有关，是被蚤、螨、蚊、臭虫等叮咬后发生的一种变态反应，此外也有人认为与胃肠功能紊乱，食用鱼虾、蛋、牛奶等食物以及与小儿出牙等因素有关。西医治疗首先强调去除病因，其次进行对症和抗过敏治疗，口服抗组胺药，维生素 C、维生素 B₆ 等。若有继发感染，可给予抗生素治疗。外用药品可选用复方炉甘石洗剂、止痒酒精或外用皮质类固醇制剂，继发感染选用抗生素制剂。

丘疹性荨麻疹病因明确，主要与禀赋不耐、昆虫叮咬、饮食不节有关，有多发季节，故我们总结多年的临床经验，认为本病其防胜于治，正如古人讲"上工治病，不治已病，治未病"。春夏、潮湿季节注意被褥、衣服和住房环境清洁卫生，家中宠物经常给予洗澡和清洁，防止跳蚤的滋生，发病时注意饮食禁忌等，将有效防治本病。

八、临证效验

近年来中医对丘疹性荨麻疹的治疗研究也有了一定的进展。目前丘疹性荨麻疹的治疗以外治为主，严重者可结合内治法或中西医结合治疗，都取得了较好疗效。有关外治疗法、敷脐疗法的报道较多。

（一）外治法

王聪聪等以肤净康洗剂（主要成分：烈香杜娟、刺柏、大籽蒿、胆矾、马尿胞等）直接搽未破损患处治疗丘疹性荨麻疹。

孟伟，丁涛以自拟过敏散治疗丘疹性荨麻疹。治疗方法：以自拟过敏散（炉甘石 45g，黄柏 37.5g，枯矾 37.5g，冰片 15g，樟脑 22.5g，滑石粉 37.5g，上药共研细粉，过 130 目筛，混匀，贮瓶用蜡密封备用）直接撒敷于皮肤患处，适当揉擦。每日 2～3 次，持续用药 1 周。如有继发感染可配合抗生素治疗。

罗习林等以中药外洗治疗丘疹性荨麻疹。治疗方法：用自拟虫咬洗方外洗。处方为百部 50g，白鲜皮 20g，苦参 20g，蛇床子 20g，明矾 20g。用法：将上药（除明矾外）用纱布包在一起，加水适量水煎，开锅后煎 15 分钟，待温度降至温和时，加明矾溶解。用纱布蘸药液洗患处。每日 1 剂，每日 2 次，每次 15 分钟。

张玉春用消风散治疗丘疹性荨麻疹：荆芥、防风、当归、苦参、苍术、蝉蜕、胡麻仁、牛蒡子、知母、石膏各 5～10g，木通、甘草各 3～5g。加减：脾虚失运者加枳壳、白术各 5g；气虚者加黄芪、党参；湿热重者加白鲜皮，地肤子；血分有热者加赤芍、紫草、牡丹皮；风热甚者，加金银花、连翘。每天 1 剂，水煎分 2 次服。外用处方：苦参、黄柏、千里光、花椒各 20g，地肤子、防风、蒲公英、百部、紫草、大黄各 15g。煎水外洗，每天 1 剂，洗 1～2 次。外擦六神花露水。7 天为 1 疗程，一般用药 2 疗程，反复发作者可用药 3～6 疗程。

龚勇等以丘麻洗剂治疗丘疹性荨麻疹。云南省名中医刘复兴主任医师的皮外Ⅱ号方加减制成丘麻洗剂湿热敷。

鲍大荣以清凉油治疗丘疹性荨麻疹。治疗方法：治疗组用上海中华制药厂生产的龙虎牌清凉油外搽于患处，每日 2 次，连续 3 天。

翟凌等用喉症丸水溶液治疗丘疹性荨麻疹。方法：取喉科良药喉症丸 12.7g，加蒸馏水使之充分溶化成 100ml 的混悬液备用。治疗时取适量涂于患处（溃破者不涂），每日 4～6 次，3 天为 1 个疗程，治疗 2 疗程。

（二）内外结合

王瑾莹总结林静媛老中医自拟银翘解毒健脾汤治疗小儿丘疹性荨麻疹。治疗方法：停用一切外用内服西药，以林老自拟银翘解毒健脾汤口服，外用自拟外洗止痒汤泡洗患处，轻者每日泡洗1次，重者泡洗2次。银翘解毒汤组成：银花5g，连翘5g，防风5g，蝉蜕5g，苍术5g，红豆6g，绿豆6g，地肤子5g，地丁5g，钩藤5g，黄芪6g，甘草3g。外洗止痒汤组成：苦参25g，绣球防风15g、荆芥10g。用凉水煮沸15分钟，待凉后外泡洗20分钟，每日2次。

叶红艳等以荆肤止痒颗粒、扶严宁软膏联用治疗丘疹性荨麻疹。具体治疗：采用口服荆肤止痒颗粒，0～2岁每次1.5g，每日2次；2～4岁每次1.5g，每日3次；4～6岁每次3g，每日2次；6～8岁每次3g，每日3次；8～12岁，每次6g，每日2次；12岁以上每次6g，每日3次。外涂扶严宁软膏，每日3次。

韩敬桥等应用自拟消疹汤治疗丘疹性荨麻疹，治疗方法：基本方：荆芥10g，防风10g，金银花15g，蝉衣12g，白鲜皮15g，地肤子、白蒺藜15g，生地黄10g，赤芍药10g。加减法：有水疱者，加车前子8g；继发感染者加蒲公英15g，地丁15g，野菊花10g，马齿苋10g；鱼虾等食物引起者加苏叶8g，胡黄连6g；消化不良者，加焦三仙各15g；有便秘者加生大黄8g，玄明粉3g冲服。治疗方法：每剂药物用凉水浸泡半小时，加水浸过药面，用武火煎沸后用文火煎沸15分钟，滤出药汁，1天内分2～3次服完。第2次煎药时，加水量适当增加，沸后倒入脸盆中，用纱布或毛巾蘸药液进行全身洗浴，每天2次（避免着凉感冒）。

（三）其他疗法

赵敏新以敷脐疗法为主治疗丘疹性荨麻疹。具体方法：Ⅰ号方：栀子、地肤子、蛇床子、花椒、冰片、红花各等份。Ⅱ号方：金银花、白鲜皮、白蒺藜、蒲公英各20g，荆芥（后下）、防风（后下）各15g，蝉衣10g，艾叶30g。Ⅲ号方：野菊、艾叶各30g，白鲜皮、黄芩、白蒺藜、苍耳子各10g。使用方法：取Ⅰ号方药物碾成细末（大块者剔除），取Ⅱ号方药物文火煎取浓膏汁。将Ⅱ号方药汁和Ⅰ号方所碾细末一起调成药饼（可加少量凡士林），摊成约2cm×2cm×1cm大小药饼将脐部清洗擦干，药饼敷脐，盖一纱布，四周用胶布固定。天气较热时，每1～2日更换1次；天气较凉时，可2～3日更换1次。3次为1疗程。同时，用Ⅲ号方药物煎汤外洗，每日1～2次。外洗时以四肢为主，躯干部若不方便可用浸透药液的毛巾稍拧干后轻轻敷擦皮损部位。

魏涵龙以杏仁散敷脐治疗婴幼儿丘疹性荨麻疹。治疗方法：药物组成：生杏仁10g，炒杏仁10g，金银花10g，朱砂3g，冰片2g。杏仁碾如泥，其余研极细末混合备用。用法：治疗组每个患儿给药量都是临时配制，每个药丸5g，用纱布包敷在肚脐上，四周用胶布固定，24小时换取，7次为1个疗程，共3个疗程。

马建国以止痒消疹搽剂治疗丘疹性荨麻疹。治疗方法，药物组成：白鲜皮50g，蛇床子50g，地肤子50g，浮萍50g，薄荷50g，炉甘石粉50g，冰片20g，蒸馏水1 000ml。制用方法：上药除炉甘石粉外，均研为细粉，置一容器内加入蒸馏水，充分摇匀后，分装瓶中，为防止皮肤感染，每100ml药液中加入呋喃西林粉1g。用时以毛刷蘸搽皮疹处，每日5次，治疗期间忌食鱼、虾等物。

赵丽隽，赵萍平以脐疗法治疗丘疹性荨麻疹。药物组成处方一：栀子、地肤子、蛇床子、花椒、冰片、红花各等份。处方二：金银花20g，蒲公英20g，荆芥15g（后下），防风15g（后下），蝉衣10g，艾叶30g，白鲜皮20g，白蒺藜20g。处方三：黄芩10g，野菊30g，艾叶30g，白鲜皮10g，白蒺藜10g，苍耳子10g。使用方法：脐疗药饼配置，取处方一中药物碾成细末（大块者剔除），取处方二中药物文火煎取浓膏汁和处方一所碾细末一起调成药饼（可加少量凡士林），摊成约 2cm×2cm×1cm 大小药饼。使用方法：将脐部洗净擦干，药饼敷脐，盖上纱布，四周用胶布固定。天气较热时，每 1~2 天更换一次；天气较凉时，可 2~3 天更换一次，3 次为一疗程。

（四）中西医结合治疗

宋益兴等以 25% 百部酊治疗丘疹性荨麻疹，起效快于用复方硝酸咪康唑治疗，证明 25% 的百部酊可作为治疗丘疹性荨麻疹安全、有效的药物。

陈德宇等分别以加味芍药甘草口服液（由赤芍、甘草、防风、地龙、地肤子等组成）和息斯敏治疗丘疹性荨麻疹各 33 例，加味芍药甘草口服液治疗丘疹性荨麻疹疗效确切。

王洪语，张红用中西医结合治疗小儿丘疹性荨麻疹。治疗方法：在常规给予口服抗组胺药、维生素 C、钙剂的基础上，又给予自拟中药皮肤洗剂水煎外用，破溃感染者同时应用抗生素。皮肤洗剂方药组成为：蛇床子 20g，地肤子 20g，蝉衣 10g，荆芥 10g，防风 20g，薄荷 20g，百部 20g，甘草 20g，大黄 15g，白鲜皮 10g，浮萍草少许。诸药水煎后去渣，将毛巾浸泡于去渣后的中药水中约 3 分钟，然后擦洗皮疹处（注意破溃处避免擦洗），每日擦洗 2~3 次，3 天为 1 个疗程观察疗效。

（乌云塔娜）

参考文献

[1] 徐正田. 皮肤性病学. 北京：科学出版社，2016.

[2] 张建中. 皮肤性病学. 北京：人民卫生出版社，2015.

[3] 王丽昆，曾跃平. 狼疮性脂膜炎. 临床皮肤科杂志，2015，44（8）：510-511.

[4] 孙小强，毕廷民，刘阳. 红皮病型银屑病患者止凝血功能改变的观察. 山东医药，2010，50（28）：85-87.

[5] 王丽昆. 孙小强. 活血化瘀法治疗老年带状疱疹后遗神经痛的临床研究. 辽宁中医杂志，2016，43（2）：301-303.

[6] 吴一文. 1 064nm 激光联合胶原蛋白治疗面部色沉 441 例疗效观察. 中华全科医学，2015，13（5）：703-705.

[7] 乌云塔娜. 蒙药治疗淤滞性皮炎 60 例体会. 中国民族民间医药杂志，2008，17（1）：48-48.

[8] 乌云塔娜. 蒙药治疗结节性红斑 40 例. 中国民族医药杂志，2006，12（6）：77-77.

[9] 杨洁，毕廷民，王丽昆. 唐山市老年皮肤瘙痒症影响因素分析. 中国煤炭工业医学杂志，2014（09）.

第十三章 色素与神经功能障碍性皮肤病

第一节 雀斑

雀斑是一种以面部褐色斑点为主要特征的色素增加性皮肤病。患者常有家族史，系常染色体显性遗传。紫外线照射可促发或使已发皮疹颜色加深。近年研究发现，雀斑为黑素细胞株突变引起表皮黑素增多所致。

一、诊断要点

（1）好发年龄：一般5岁左右发病，女性较为多见。

（2）好发部位：多发生于面、颈、手背等暴露部位，亦可见于胸部及四肢伸侧。

（3）典型损害：皮损为直径3~5厘米圆形、椭圆形或不规则形黄褐色或褐色斑点，境界清晰，互不融合，常对称分布，压迫不退色，不隆起于皮面，同一患者同一时期皮疹颜色基本一致。

多数患者在夏季皮损数量增多、面积扩大、颜色加深，而冬季皮损数量则减少、面积缩小、颜色变淡，若避免日晒皮损仍不消退者称为永久性雀斑。

（4）自觉症状：无自觉症状，曝晒后偶有痒感。

（5）病程：皮损颜色及数量随年龄增大和日光照射而加深、增多，青春期后其数量一般不再增多，至老年皮损颜色可变淡或境界变得模糊而不甚明显。

（6）实验室检查：伍德灯下可见发光不明显的色素性斑点。

色素斑活检组织病理示：表皮基底层黑素颗粒增多，多呈棒状，而黑素细胞数量并未增加，但树枝状突更加明显，多巴反应强阳性。

二、治疗

1. 一般治疗　本病皮损变化具有较为明显的季节性，夏季应避免强烈日光照射及食用光感性食物及药物，外出时暴露部位可涂搽防晒霜，避免应用含雌激素的外用药物和化妆品。

2. 全身治疗　夏季间断性服用维生素C 0.6~1.2g/d和维生素E 0.1~0.3g/d，可减轻日光照射引起的色素加深。

3. 局部治疗

（1）脱色剂：可选用10%~20%过氧过氢溶液、25%过氧过氢霜、3%~5%熊果苷霜、20%壬二酸霜、1%曲酸霜、10%~20%白降汞软膏、2%对苯二酚单苯醚乳剂、4%二氧化钛冷霜、3%氢醌霜或5%水杨酸软膏等涂搽患处，每日1或2次，坚持数月可有一定疗效。局部长期外用0.025%~0.1%迪维霜，也可使雀斑颜色变淡，但应晚间应用，晨起后洗净。

（2）腐蚀剂：可选用 30%～60% 三氯醋酸溶液、1%～2% 升汞乙醇、25% 碳酸乙醚溶液、五妙水仙膏（黄柏、五倍子、紫草等）或列德曼乐雀斑软膏等点涂患处。但此疗法应由有一定经验的医护人员操作，而且仅用于雀斑数量较少、面积较小者，涂药后避免揉擦患处。

小儿确需应用此类腐蚀剂时，除在医务人员严密看护下进行外，术后应加强护理，适当服用抗组胺药或止痛药，避免因局部药物刺激引起的不适感而搔抓和揉擦患处，影响疗效或形成瘢痕。

4. 物理治疗

（1）冷冻疗法：可选用液氮或干冰。临床常应用液氮冷冻治疗，使用液氮冷冻枪喷洒或用较细的棉签蘸液氮点涂患处，一般 2～3 个冻融，以局部轻微发红为度，避免冷冻时间过长发生水疱和色素沉着。小儿患者冷冻后应加强护理，避免搔抓、揉搓患处。

（2）激光疗法：可选用 Q 开关①波长 510nm 的脉冲染料激光，能量密度 2～4J/cm²，脉宽 400ms、光斑 3mm；②波长 532mm 的倍频 Nd：YAG 激光，能量密度 4～6J/cm²、脉宽 4～10ms、光斑 2～4mm；③波长 694nm 的红宝石激光，能量密度 4～6J/cm²、脉宽 25～40ms、光斑 2～4mm；④波长 755nm 的翠绿宝石激光，能量密度 4～8J/cm²、脉宽 45～100ms、光斑 2～4mm；⑤波长 1 064nm 的 Nd：YAG 激光，能量密度 3.5～8J/cm²、脉宽 4～10ms、光斑 2～4mm。治疗雀斑均有较好的疗效，可很快使雀斑颜色变淡，但可复发。

此外，Photo Derm 强脉冲激光（选用 550nm、570nm、590nm 的滤光片，脉宽 10～15ms，能量密度 5～20J/cm²，光斑 3.5cm×0.8cm）、Quantum 强脉冲激光（又称光子嫩肤，波长 560nm，脉宽 2.4～5ms，能量密度 25～35J/cm²，光斑 3.5cm×0.8cm）、铒激光（波长 2 940nm，能量密度 4～8J/cm²，光斑 3mm）等，治疗雀斑也有较好效果，但治疗后可留暂时性色素沉着。

5. 外科疗法　面部雀斑数量较多、使用其他方法治疗效果不佳者，可采用皮肤磨削术。

6. 中医中药

（1）中成药：可选用六味地黄丸、逍遥丸或归脾丸，与维生素 C、维生素 E 合用可增强疗效。

（2）局部外用：可选用玉容散、五妙水仙膏或五白玉容散调敷或点涂患处，每日 1 次；鲜柿树叶 30g、紫背浮萍 15g、苏木 10g，水煎取汁温洗患处，每日 2 次；晶状酚 500g、达克罗宁 10g、樟脑 1g，融于无水乙醇 50ml 中，点涂患处，每日 1 次；氢氧化钠或氢氧化钾 3g、糯米 2.6g，蒸馏水 10ml，浸泡 1 周后点涂患处，每日 1 次。

（3）针灸疗法：选阳陵泉、足三里、绝骨、肾俞、风池、血海等穴，每次取 2～4 穴，用平补平泻法留针 15～20 分钟；或主穴取迎香、印堂或神庭、巨阙，配穴取合谷、中三里、三阴交，进针得气后施平补平泻法 3～5 分钟，然后接 G6805 电麻仪，频率采用疏密波，电量逐渐递增，每次 30 分钟，隔日 1 次。也可选用内分泌、面颊、交感、肾上腺、肺、肾等穴，每次选用 2 或 3 穴，采用悬针或埋针法留针 15～20 分钟。

（乌云塔娜）

第二节　黄褐斑

黄褐斑是一种以面部对称性黄褐色斑点斑片为特征的色素性皮肤病。发病可能与性激素代谢失调、慢性肝病、结核病、慢性乙醇中毒、药物等有关，日光照射、某些化妆品等可为其诱发因素。

一、诊断要点

（1）好发年龄：常见于中青年女性，尤其是妊娠妇女。

（2）好发部位：好发于颧部、颊部、前额、鼻背、上唇等处，多对称性分布。

（3）典型损害：皮损为淡褐色、黄褐色或暗褐色斑点斑片，同一患者颜色多较均匀，境界清楚或模糊，压迫不退色，面积大小和形状不一，常在面颧和鼻背部呈蝶形分布，具有特征性。日晒后颜色及面积可加深和扩大，偶有月经前颜色加深者。

（4）自觉症状：无自觉症状，日晒后偶有轻微瘙痒。

（5）病程：色斑呈慢性经过，冬轻夏重。

（6）实验室检查：色斑处活检组织病理示：表皮型黑素颗粒主要沉积于基底层和棘层；真皮型除表皮色素颗粒增多外，真皮浅层和深层噬黑素细胞数量也增多。

二、治疗

1. 一般治疗　寻找可能的诱发因素并去除，积极治疗原发疾病。尽量停用避孕药，改用其他避孕措施，避免服用具有光敏性的药物和食品，忌饮酒。夏季避免日光暴晒，外出时涂搽防晒霜，不使用劣质化妆品，保持心情愉快。

2. 全身治疗　可给予维生素 C 0.6～1.2g/d、维生素 E 0.3g/d、胱氨酸 0.3～0.6g/d 等，分次口服。必要时维生素 C 1～3g/次、谷胱甘肽 400mg/次，加入 5% 葡萄糖或生理盐水 50～250ml 中缓慢静脉推注或点滴，每周 2 次，10～20 次为一疗程。

3. 局部治疗

（1）脱色剂：可选用 10%～20% 过氧过氢溶液、10%～20% 白降汞软膏、3% 过氧过氢霜、10%～20% 壬二酸霜、10% 尿素霜、5% 氢醌霜、0.05%～0.1% 维 A 酸霜、0.05% 维 A 酸溶液、5% 吲哚美辛霜、5% 维生素 E 霜等，外涂患处，每日 2 次。若外用 3%～5% 5 - FU 霜剂后，再外涂以上制剂可增强疗效。

（2）化学剥脱剂：可选用 25% 三氯醋酸溶液或 95% 酚溶液，涂于色斑表面，1 周后表皮脱落后外用脱色剂，常有良好的退色效果。但涂药应由有一定经验的医护人员操作或住院治疗，并加强患处护理。

4. 物理治疗　可选用 Q 开关红宝石激光、Q 开关 Nd：YAG 激光、点阵激光或波长 510nm 的脉冲染料激光治疗，其中红宝石激光对表皮型黄褐斑效果较好。面膜疗法可增加面部血液循环，增强药物脱色效果。

5. 中医治疗

（1）肝郁证：胁胀胸痞，烦躁易怒，经前斑色加深，月经不调，乳房胀痛，苔薄白，脉弦滑。治宜疏肝理气，活血化瘀，方选疏肝汤和化瘀汤化裁，药用川楝子、制香附、柴胡、当归、丹皮、赤芍、白芍、茯苓、青皮、甘草各 10g，红花 6g，每日 1 剂，水煎取汁分次服。

（2）脾虚证：面色㿠白或萎黄，腹胀，食欲欠佳，月经迟滞，经血稀少；舌质淡，脉细。治宜健脾除湿，活血化瘀，方选人参健脾汤和归脾汤化裁，药用山药 20g，黄芪、党参、白术、茯苓、当归、川芎、桃仁各 10g，红花、砂仁、甘草各 6g，每日 1 剂，水煎取汁分次服。

（3）肾虚证：面色㿠白，肢冷畏寒，疲乏无力，腰酸背痛，尿频而清；舌淡苔白，脉沉细。治宜温补肾阳，活血化瘀，方选金匮肾气丸加减，药用丹参、茯苓、山药各 15g，山萸肉、仙灵脾、菟丝子、当归、熟地、桂枝各 10g，红花、甘草各 6g，附子 5g，每日 1 剂，水煎取汁分次服。

（4）中成药：可选用归脾丸、疏肝活血丸、知柏地黄丸、桃红四物汤、二至丸、六味地黄丸和逍遥丸等，根据剂型选择用量和用法。

（5）外用治疗：中药祛斑倒膜散（冬瓜仁、益母草各 20g，僵蚕、当归各 15g，白附子、白芷各 10g，珍珠粉 2g）或面膜膏（白附子、葛根粉、天花粉、山慈菇、白芷、山药、茯苓、丹皮、白芨各等份研末，用时取药末 50g，与石膏粉 30g、奶粉 20g、蛋清 10ml，适量温水调成糊状），倒膜或外敷，每日 1 次。也可选用白芷 25g、白附子 20g、僵蚕 15g、密陀僧 6g，研细过 80 目筛，用凡士林 60g 调敷患处，每日 1 次。

（乌云塔娜）

第三节　白癜风

白癜风是一种以侵犯皮肤色素为主，同时累及全身其他色素细胞的系统疾病，如眼、耳色素也有变化，表现为局部或泛发性色素脱失。

一、临床表现

（一）症状

白癜风的主要临床表现是皮肤出现局限性白色斑片，白斑区皮肤颜色减退、变白。白的深浅尚有灰白色、乳白色或瓷白色等之分。一般无自觉不适，少数病例在发病之前或同时局部有瘙痒感，也有患者在病情稳定时，因某种因素发生痒感，随之白斑扩大或出现新的白斑。白癜风患者在没有其他因素影响而出现瘙痒感时多数随病情有发展。有的由于外用药物的强烈刺激而使白斑扩大，不少病例还可在遭受机械性刺激、压力、搔抓、摩擦后，原先正常皮肤处发生白斑或出现使原来白斑扩大的同形反应现象。其他形式的局部刺激，如烧伤、晒伤、放射线、冻疮、感染等也可有此反应而泛发全身。

本病一般受季节影响，冬季发展较慢或者处于静止状态，春、夏季则发展较快。由于皮损处缺少黑素的保护，遇到阳光暴晒刺激后，容易出现红斑、疼痛、瘙痒等日光性皮炎样损害，在进展期可以促使皮损发展。少数患者随着病情发展，白斑可以泛发全身，有的如地图样分布，仅残留小部分正常肤色。但也有部分患者只有一两片白斑，长期不变，或是皮损发展到一定程度后，自然停止发展而固定不变。也有个别患者未经治疗，皮损处出现一些色素岛而逐渐融合成片，最终使皮损恢复正常。但是完全自愈者非常少，有不少患者痊愈后又复发。

（二）体征

全身任何部位的皮肤均可发生白癜风，损害处皮肤颜色减退变白，好发于易受阳光照晒及摩擦损伤等部位,特别是颜面部(如眉间、眉毛内侧、鼻根与颊部内侧相连部位、耳前及其上部、前额发际,帽檐处以及唇红部)、颈部、腰部(束腰带)、骶尾部、前臂伸面及手指背部、眼睑及四肢末端等,躯干与阴部亦常发生。掌跖部也可受累,白斑多数对称分布,亦有不少病例损害沿神经节段(或皮节)排列。在对称分布于眼睑及四肢末端的病例常见掌跖部白斑,除皮肤损害外,口唇、阴唇、龟头及包皮内侧黏膜亦常累及。

(三)实验室检查

1. 血液检查 白癜风在治疗前或在治疗中做一些血液检查是必要的。可从中发现异常或发现潜在的内脏病变,查明原因可提高治愈率,有利于白癜风病的康复。血常规发现很多白癜风患者伴有贫血,血细胞及血小板减少。在自身抗体的检查中可见白癜风患者血清中自身抗体阳性率比正常人高,主要是抗甲状腺抗体,抗胃壁细胞抗体和抗核抗体。在外因血T细胞群检查中,辅助性T细胞明显下降。这些情况表明进一步查明有关和(或)可能的原因,从而对症治疗可提高治愈率,有利于白癜风的康复。

2. 组织病理 白癜风的主要病理变化是表皮的黑素细胞破坏,白癜风的治疗目前就是恢复色素沉着,那么白斑色素恢复就是黑素细胞来源何处,脱色区的黑素细胞是否全部被破坏,多巴-甲苯胺蓝复合染色证实,正常皮肤(包括毛囊、外根鞘上部)的黑素细胞是一种有功能黑素细胞,能合成黑素,在毛囊外根鞘中、下部,还存在一种无色素黑素细胞,不能合成黑素。当受到某些刺激或生理需要时,它能转变成有功能的黑素细胞而产生黑素。实验证明,白癜风皮损区毛囊外根节鞘中部、下部的无功能黑素细胞依然存在,其数量和功能与正常皮肤相似。在白癜风色素恢复早期,表皮和毛囊内还没有黑素细胞出现,但此时毛囊外根鞘表面已可见多数多巴弱阳性黑素细胞,这些阳性多巴染色体,分支不明显,随着恢复时间的延长,毛囊内及其周围皮肤的黑素细胞增多,临床上可见以毛囊为中心的色素岛。所以,白癜风患者恢复时的黑素细胞来源是毛囊外根鞘中。下部的无功能黑素细胞、无毛囊部位的白癜风,如指尖、趾部的色素不容易再生。

白癜风的特征性病理改变如下。

(1)表皮中黑素细胞数量明显减少乃至消失。

(2)表皮中黑素颗粒也明显减少或消失。

免疫病理方面的资料较少,我们用直接免疫荧光法发现部分患者基膜带IRG或O沉积,以及角质形成细胞内有IgG或C3沉积。

3. 超微结构变化 白斑特别是白斑边缘处超微病理变化最为显著。

(1)黑素细胞的改变:白斑处黑素细胞缺乏,白斑边缘部黑素细胞胞质中出现空泡、核固缩,粗面内质网高度扩张甚至破裂,附膜核糖体可部分脱落,扩张池中含絮状物,线粒体萎缩或肿胀。黑素小体明显减少,Ⅲ、Ⅳ级更少,可有黑素小体聚集,内部呈细颗粒状,而且黑素沉积不均匀,溶酶体内可见残留黑素颗粒。

(2)角质形成细胞的改变:白斑部少数可有粗面内质网轻度扩张,线粒体结构不清,细胞内水肿。白斑边缘部角质形成细胞排列紊乱,细胞内外水肿,张力微丝紊乱,桥粒断裂、减少甚至消失,尤以黑素细胞附近的角质形成细胞变化最为显著,黑素小体结构异常,线粒体、粗面内质网均有退化变化。

(3)朗格汉斯细胞的变化:白斑处有明显退化改变,核切迹加深,细胞核巨大,核周隙不均匀扩大,粗面内质网增多、扩张,线粒体肿胀,胞内空泡增多,特征性Birbeck颗粒显著减少，胞体变圆，胞突大多消失。白斑边缘部朗格汉斯细胞变化较轻。

（四）临床分型

临床上根据皮损的范围、分布，习惯上分为局限型、泛发型和皮节型三型。为了统一标准，中国中西医结合皮肤性病学会色素性皮肤病学组制定了白癜风的临床分型及疗效标准，将白癜风分为二型、二类、二期。

临床上则根据白癜风的形态、范围、色素减退程度和对治疗的反应等，将白癜风分为二性，五型，十三种类型，四效。

1. 二性　根据病变处色素脱失情况简单地将白斑分为完全性、不完全性两种。

（1）完全性白斑：白斑表现为纯白色或瓷白色，白斑中没有色素再生现象，白斑组织对多巴（二羟苯丙氨酸、DOPA）反应阴性；白斑组织内黑素细胞消失在治疗上疗效差，治疗时间长一些。

（2）不完全性白斑：白斑脱色不完全，白斑中可见色素点；白斑组织对多巴反应阳性；白斑组织中黑素细胞减少。不完全性白斑对药物疗效好，治愈率高。

2. 五型

（1）局限型：色素减退斑在3片以下，单发或群集于某一部位。

（2）散在型：白斑散在分布，大小不一，以及对称分布。

（3）泛发型：常由局限型或散发型两种发展而来，白斑多相互融合成不规则大片而累及体表面积的50%以上，有时仅残留小片岛屿状正常肤色。泛发性白癜风晕痣的发病率高，晕痣可能是白癜风的一种存在类型。

（4）肢端型：白斑发于人体的肢端，如面部、手、足、指趾等部位，少数可伴发肢体的泛发性白斑。

（5）节段型：白斑为一片或数片沿某一皮神经节段支配的皮肤区域走向分布，一般为单侧。

3. 十三种类型　根据患病部位不同，形状不一、病程长短不等，发展快慢有别，发病面积大小有异等错综复杂的情况，对白癜风划出了十三种类型。

（1）圆形、椭圆形：多发于腹部和腰部，病灶初起多呈独立存在，发展时由斑块中心向外扩大，发展快者相邻的独立斑块可连接。

（2）晕痣型：多发于面部、胸背部，病灶中间原有或仍保留黑、红痣或异常隆起物。此类型白癜风边缘清晰，中间隆起物可大可小，有的隆起物色素先有脱失然后白斑扩大。也有的先有白斑区然后隆起物消失或仍存在。

（3）外伤型：指利刀或钝器刺破表皮或烧伤、烫伤、各类手术后、摔伤、扭挫伤、动物抓咬伤、蚊虫叮咬伤等外界损伤表皮后黑素恢复缓慢或不完全恢复。此类患者的白斑多发生于伤口周围，也有在其他部位出现。

（4）椎体型：多发于前后躯干部位，病灶及发病趋势循任、督二脉上行，二阴、口唇多有病变。此类患者多有悬雍垂异常，常向左或向右偏斜。

（5）色素失调型：多发于面部，双手偶见。此类患者本身黑素并没有减少或脱失，而是在同一区域内有黑素不均匀聚集，也有白斑的出现。病灶有片状、带状、泼墨状，有单侧亦有对称，有先天亦有后天所得。先天多与遗传有关，后天发生者多由于内分泌失调所致。女性多有妇科病，男性多有疝气或肾炎等泌尿系疾病。

（6）内翻型：多发于双手，起于双手心，由内向外到手背、十指末端；并在肺俞穴、大肠俞等穴多出现白斑。

（7）散发型：斑无定处，可在全身各处发展。其表现形状不一，斑块大小不等，色有浅有深，常无定处。

（8）簇状白点型：多发于前胸、上肢。初起时病灶周围每个毛囊后部隆起白点，由点到片，向中心接近，一旦连接为一大块白斑后，周围又有新鲜的群体出现，严重时可泛发全身。

（9）眉、睫、发、面型：是指白斑发生在面部。多为单侧，多有眉毛、睫毛、头发、腋毛、阴毛等被侵害变白，不论其面积大小，毛发变白的多少，即属此种类型。

（10）神经节段型：多发于躯干四肢单侧而不过中线者。白斑边缘顺其神经走向发生，在肋间、腹背、小腹、腰椎、上下肢多见，可能与单侧挫扭伤有关。

（11）固岛型：多发于下颌、小腹等脂肪易堆积处，其他部位也可见，其病灶在较长一段时间无甚变化。生成的黑素岛少则十几个，多则几十个，出现后不再扩散，亦不见消失变化，形成固定的斑片。生成这种外形的原因是外用刺激药过量，使病灶起疱，层层脱皮，使体液渗出。若继续用药不当，加重刺激，使表皮和（或）真皮组织受到破坏，形成表皮粗糙、皲裂。

（12）婴幼型：多发于婴幼儿额部、颈项、耳后、胸背及上肢。民间多称"白记"。病灶片状、带状、线条状，表皮略粗糙，色略淡。除一部分斑块继发为白癜风外，绝大部分患儿在较长一段时间内变化不大，也有的患儿伴有其他部位的白癜风。

（13）中老年颗粒型：多发于胸背四肢。为中老年男女的自身整体素质功能下降，或因患其他慢性疾病，如糖尿病、气管炎、甲状腺疾病、恶性出血、关节炎等并发白癜风。白斑呈米粒、豆粒大小，此类白斑一般情况不扩大，斑点色泽低于正常皮肤。

4. 四效

（1）痊愈：白斑完全消退。

（2）有效：白斑消退 50% 以上。

（3）显效：白斑消退 25% 以上。

（4）无效：白斑消退 25% 以下。

（五）临床分期

根据白癜风病期的临床表现，可分为进展期、静止期、好转期。

1. 进展期 原有白斑逐渐向正常皮肤移行、扩大、境界模糊不清，白斑增多。

2. 静止期 白斑停止发展，境界清楚，白斑边缘色素加深。

3. 好转期 白斑由边缘向内缩小，白斑区有毛囊修复，色素点、色素块逐渐连成片。现毛孔周围散在或岛屿状的色素区，白斑的数目也随之逐渐减少。

本病一般无自觉不适，多数病例之前或同时以及白斑发展蔓延时局部有痒感；患处暴晒后特别是浅色肤种患者易产生潮红疙瘩，痒甚至起疱，有的患者甚至阴天在户外短时间暴露，也会发生上述症状。

二、治疗

（一）中医药治疗

1. 古代研究 中医中药治疗白癜风历史悠久，在临床实践中积累了大量的治疗经验，仅在《本草纲目》的"瘀疡癜风"一节中就详细记载了12种内治药物和56种外治药物。

明万历年间在《医学入门》中便详细论述了白癜风的辨证论治和注意事项，书中提到"白"属气，气热者败毒散或小柴胡汤加防风、连翘；气虚者补中益气汤加羌活、防风；如系风毒者胡麻散、单苍耳丸、浮萍草丸，此疾久者只宜滋养气血，则火自息、风自灭、痒自止，若用祛风辛苦之剂，则肝血愈燥、风火愈炽、元气愈虚，变为难治。其中强调白癜风的疗法一定要辨证论治。

（1）祛风散邪：重视运用解表药，以轻之肺气、发散腠理，祛除风邪，代表方有防风汤、浮萍丸。若风热熏蒸所致，可配伍山栀子、黄芩、地骨皮、白鲜皮、苦参等。

（2）祛风通络：久病不愈，病久入络选用祛风通络、祛湿通络、温经通络，代表方剂为乌蛇散。

（3）行气活血：主要依据是白癜风的病机为风邪搏于皮肤、气血不和、气血淤滞，依此选用通窍活血汤，在《千金方》单用白蒺藜子捣末煎汤服，有疏散风邪、行气活血的作用，现代用此两方治疗白癜风均取得较好的疗效。古今中医药治疗白癜风不论治法如何，或多或少配伍行气活血药物。如《圣济总录》乌蛇散配伍枳壳、丹参、蒺藜子等，《济阳纲目》的白癜方用当归、川芎、陈皮等药。

（4）扶正祛邪：其依据是患者常气血偏虚、腠理开疏、感受风邪、经年不愈耗伤正气，在古代医家治疗白癜风等色素脱失的皮肤病的组方中注重补益药的使用。如防风汤用人参、生地黄益气养血；菖蒲酿酒方则选用天冬、麻仁、生地黄、黄芪、石斛、柏子仁等益气滋阴养血药。

由此可见，本病总体治疗原则为调和气血，若与情志有关，当佐以疏肝解郁法；若瘀血阻络，当佐以活血通络法；若病久不愈，伴家族史，当佐以补益肝肾法；见湿象，当佐以祛湿法。

2. 辨证治疗　中医诊治疾病与现代医学有不同的理论体系，它是通过四诊的手段、整体观念、辨证论治等原则进行疾病的诊断与治疗。对白癜风这种顽疾诊治，亦应遵照这个原则，以便治疗用药有的放矢，使疗效更为满意。

所谓中医治疗的整体观念，简单地讲，即人与自然、体内各脏腑之间维系一种协调、统一的整体关系，如此才是人体的健康状态；如因某种原因打破这种整体关系，便导致疾病的发生。

白癜风古称白驳风，根据中医用字简洁、精辟、概括性强等特点分析，其风字即代表本病的病因，又形象地代表着本病的病机和症状特点。风虽为春季所主之气、但风性主动善行，故四季均可有风。风邪为六淫之首，百病之长，更重要的是风邪乃是六淫中其他外在的先导与依附。其他外在病因依附风邪而导入人体并引发病症。

白癜风多在春夏两季，尤其多在初春季节发病和发展，是风挟温热之邪所致。说明风邪是导致白癜风发病的重要因素。

总之，白癜风病的病因、病机与风、热、肺、肾的关系极为密切。其次，诸如燥、湿、心、肝、气淤、痰、虚等与白癜风的病因、病机密不可分。

目前国内中医界对白癜风的研究较为活跃也较为深入，对白癜风的中医辨证主要从皮损特点、颜色、范围、部位、新久、自觉症、发病季节、舌脉象等方面加以分析。白癜风治疗方法繁多，有内服、外搽、针灸、敷贴、拔罐、气功、单验方、食疗等疗法，但都要在辨证论治的指导下进行。

（1）气血不和

［主证］发病时间长短不一，多在 0.5 ~ 3 年。皮损白斑光亮，好发于头、面、颈、四肢或泛发全身，起病速，蔓延快，常扩散一片，皮损无自觉症或有微痒。舌苔薄白，舌质淡红，脉象细滑。

［治法］调和气血，疏风通络。

［方药］除驳丸加减。

生地黄 30g，熟地黄 30g，当归 12g，川芎 10g，浮萍 10g，姜黄 12g，制首乌 12g，白鲜皮 9g，蝉蜕 6g，鸡血藤 30g，防风 12g。

［方解］方中生熟地黄、当归、川芎、浮萍调和气血；姜黄、制首乌、鸡血藤活血养血，血行风自灭；白鲜皮、蝉蜕、防风引药归经，祛风通络。

［加减］气血亏虚证见自汗、乏力、面色㿠白，少言懒语，加黄芪 15g，党参 15g，白芍 12g，阿胶（蒸兑）10g，以补气益血。

（2）湿热风燥

［主证］证见皮损呈白粉红色，或有淡红色丘疹，发于颜面、七窍或颈部，夏秋季发展快，冬春季不扩展，常感皮肤微痒，日晒后加重。兼可见肢体困倦，头重，纳呆，舌苔微黄腻，脉濡或滑。

［治法］调和气血，清热除湿。

［方药］萆薢渗湿汤合四物汤加减。

萆薢 15g，赤芍 10g，白芍 10g，薏苡仁 15g，牡丹皮 12g，当归 12g，苍术 10g，川芎 10g，茯苓 12g，秦艽 10g，防风 10g。

［方解］方中萆薢、薏苡仁、苍术、茯苓、秦艽清热利湿；赤白芍、牡丹皮、当归、川芎调和气血；防风助赤白芍、牡丹皮、当归、川芎活血祛风。

［加减］大便溏加车前子 12g，白术 15g，以加强清热利湿之功；白斑痛痒加白鲜皮 15g，夜交藤 15g，鸡血藤 20g，苦参 10g，威灵仙 12g，以祛风活血，通络止痒。

（3）肝郁气滞

［主证］白斑无固定好发部位，色泽时暗时明，皮损发展较慢，常随情绪恶化而加重，以女性多见，伴胸闷暖气，性情急躁，月经不调，乳胀结块，舌质淡红，苔薄白，脉弦细。

［治法］疏肝解郁，活血祛风。

［方药］逍遥散合四物汤加减。

柴胡 9g，郁金 12g，当归 9g，川芎 9g，熟地黄 20g，白芍 30g，刺蒺藜 12g，防风 10g。

［方解］方中柴胡、郁金、白芍疏肝解郁；当归、川芎、白芍、熟地黄养血、活血、祛风；白芍、刺蒺藜、防风疏肝祛风。

［加减］急躁易怒明显者加栀子 15g，磁石 30g，以泻火镇静除烦；口干，头胀者加夏枯草 15g，牡丹皮 12g，以平肝潜阳；便秘者加大黄（后下）8g，桃仁 12g，通瘀行便。

（4）肝肾不足

［主证］发病久，或有家族史。证见皮损呈乳白色，局限或泛发。皮损区毛发变白，病情发展缓慢，对光敏感，皮肤干燥，伴头昏眼花，腰膝酸软，舌质红，苔少，脉细数。

［治法］滋补肝肾，养血活血。

［方药］一贯煎合四物汤加减。

生地黄 30g，枸杞子 30g，当归 10g，沙参 10g，川楝子 12g，川芎 12g，白芍 20g，制首乌 30g。

［方解］方中生地黄、枸杞子滋补肝肾；当归、川芎、白芍、制首乌养血活血；沙参养阴生津；川楝子疏肝理气。

［加减］伴有家族史，配服六味地黄丸养肾阴；男子遗精，加龙骨 20g，牡蛎 30g，以收敛固涩；妇人崩中漏者，加阿胶（烊化）10g，三七末（冲服）3g，以补血止血；白斑浅淡，神疲乏力，面色㿠白加黄芪 15g，党参 15g，补中益气；畏寒肢冷加制附子 10g，仙茅 6g，淫羊藿 12g，温阳散寒。

（5）经络阻滞

［主证］病程日久，皮损局限一处或泛发全身，但可停止发展。亦可发生于外伤的部位。舌质暗红、有斑点或瘀斑，脉涩。

［治法］活血化瘀，通经活络。

［方药］通窍活血汤加减。

麝香（兑服）0.15g，桃仁 9g，红花 9g，赤芍 10g，川芎 10g，老葱根 3 根，大枣 7 枚。

［方解］方中麝香、桃仁、红花活血化瘀，活血通络；赤芍、川芎化瘀祛风；葱、枣、姜通络散滞，和血益脾。

［加减］病由外伤而发，加乳香 10g，没药 10g，以行瘀散滞；大便干结者，加火麻仁 20g，桃仁 12g，以润便行瘀。病程日久者，加苏木 10g，茺蔚子 10g，地龙 12g，以化瘀通络。

3. 中药外治法　白癜风的病变部位在皮肤表面，散在分布，单个面积一般较小，内服药物难以到达，所需疗程较长，而外治法具有直达病所、简便易行、疗效稳定等特点，特别是现代医学研究对中药治疗白癜风的作用机制的研究，白癜风的中药外治也有了较大发展，中药外用制剂副作用小，治疗白癜风效果显著，主要制剂为酊剂、浸剂、散剂、膏剂等。

（1）陈建宗等用当归乌梅酊（乌梅、当归各 30g，浸泡于 50ml 75% 乙醇中，2 周后过滤去渣）外搽，共治 31 例，痊愈 7 例，总有效率为 80.7%。

（2）王成华等用祛白酊（本品为乙醇渗漉提取，制成 20% 浓度酊剂，每 100ml 含人参、黄芪、女贞子、白鲜皮各 3g，何首乌 4g，熟地黄、千年健各 2g）外搽，共治 120 例，治愈 15 例，总有效率 80%。

（3）赵秀荣等用自制乌梅酊（乌梅 100g，入 75% 乙醇 1 000ml 中浸泡 7 天过滤）外搽患处，共治 112 例，痊愈 44 例，总有效率为 85.7%。

（4）张守利等自制复方补骨脂酊治疗白癜风 47 例（将补骨脂 150g，乌梅 50g，川芎、当归、赤芍、菟丝子、刺蒺藜各 30g，放入 1 000ml 95% 乙醇中浸泡 1 周，过滤、分装即得复方补骨脂酊）。每日 2 次，有效率 76.6%。

（5）李建华等采用复方补骨脂酊（补骨脂 30g 碾成粉末，浸泡于 95% 乙醇 100ml 中，1 周后过滤备用，外搽患处，每日 2~3 次）配合口服泼尼松治疗白癜风，治疗 2 个月，总有效率达 93.6%。

通过对以上处方分析，可以看出白癜风的中药外用主要以驱风燥湿、滋补肝肾、活血化瘀为原则，结合文献报道，活血祛风及滋补肝肾中药有激活酪氨酸酶活性作用。这些研究也丰富了中医辨证施治的内涵，迅速提高了中医药治疗白癜风的效果，具有如下特点：①外用药多以辛温为主，辅以甘苦平，归经以肝肾为主，辅以心脾。辛温有发散、行气、活血的作用；苦有泻热、燥湿、坚阴的作用；甘有补虚、和中、缓急、调和药性的作用。说明外用方多以驱邪为主，辅以扶正，标本兼顾，体现了中医的整体观念。②多使用酊剂，有的在涂药之前还用茄蒂、生姜汁等外擦白斑处或用生姜蘸药外擦患处。这些皮肤刺激性药物多具有杀菌和抑菌作用，还能刺激皮肤充血。以乙醇浸泡药物，可以增效，利于药物吸收。从中医角度来说酒制则升，具向上、向外的作用，有利于驱除风寒湿邪。但由于酊剂有一定的刺激性，所以临床应用时要注意有些对乙醇过敏的患者应当慎用。③1994年之前及民间验方大多注重以毒疗疾的原则，使用剧毒药，均取得很好的疗效。而近十多年来由于用药安全问题，正规报道使用这些药的就比较少。④同时对这些药作用机制的现代研究报道也很缺乏，因此加强对这类药的作用机制和适用范围的基础研究还有待于加强。⑤治疗白癜风的中药也有一定的配伍规律，如补骨脂和菟丝子，当归和红花，黄芪和当归，当归和何首乌等都是临床常用的对药，对药的使用可以达到增强治疗效果的作用。现代对中药作用机制的研究也取得一定的成果，主要也就集中于研究药物的光敏性作用和对酪氨酸酶活性的影响，而且有些药对酪氨酸酶的影响也存在着差异。

根据现代药理研究，以上部分中药如补骨脂、白芷、白蒺藜、何首乌、黑芝麻、菟丝子、防风等有光感性作用外，可以通过以下机制发生作用：①增强皮肤对紫外线的效应，增加表皮黑素细胞的密度，将还原黑素氧化成黑素，且通过皮肤炎症反应，破坏皮肤中的巯基，使酪氨酸酶活性增加，促进黑素的合成和运转；②刺激角质形成细胞释放炎症介质，作用于促黑素细胞生长因子，使表皮或毛囊中剩余的黑素细胞增殖；③消除黑素细胞膜上的白癜风相关黑素细胞抗体的表达，消除或减少表皮的朗格汉斯细胞，从而阻断对黑素细胞的细胞毒反应。实验也证明补骨脂、白蒺藜、蛇床子、黑芝麻、菟丝子、何首乌、当归、丹参、紫草、乌梅、川芎等具有激活上调酪氨酸酶活性，促进黑素细胞合成黑素作用。

4. 治疗白癜风的中药单方 随着现代中医药学的发展，国内外的医药学者开始寻找治疗白癜风的单味中药及有效单体，并取得了可喜的成绩。如补骨脂提取物、白芷提取总香豆素等，用以治疗白癜风获得了满意的疗效，并制成了各种方便有效的中成药。也有学者采用促光敏中药以增强皮肤对紫外线的敏感性，并配合日晒或紫外线照射，治疗白癜风也取得了较好的疗效。国外以研究中药有效单体为主，20世纪40年代末，人们从大阿美果实中分离出具有光敏活性的三种有效成分：8-甲氧基补骨脂素（8-MOP）、8-异戊烯氧基补骨脂素和5-甲氧基补骨脂素，而8-MOP具有强烈的促黑素细胞形成的作用，成为目前治疗白癜风的常用药物。

（1）补骨脂：补骨脂含有补骨脂素和异构补骨脂素，属于呋喃香豆素类物质。此类物质能提高皮肤对紫外线的敏感性，抑制表皮中巯基，增加酪氨酸酶活性，刺激黑素细胞，使其恢复功能而再生色素。若与长波紫外线合作，更可以增加疗效。

（2）白芷：白芷总香豆素是中药杭白芷中提取的，含有欧前胡素（imperatorin）、异欧前胡素（iso-imperatorin）及氧化前胡素（oxypeuedanin）等线型呋喃香豆素类成分。将其成分提取制成酊剂或膏剂，患者每日中午外用酊剂或软膏后，立即或隔10~20min后局部加日光照射，初次照射时间为5分钟，如无反应，逐次延长时间至20~30min为止。若初次照射后皮损出现红斑，则不必延长照射时间；如发现局部有丘疹、红肿、水疱者暂停应用，反应缓解或消退后继续治疗。

除补骨脂、白芷外，独活、无花果叶等均含有呋喃香豆素类物质。另外，虎杖、茜草根、决明子、沙参、麦冬等中药都具有强烈的光敏作用。

（3）角果毛茛：角果毛茛系毛茛科角果毛茛属的一年生草本植物，产于新疆北部，全草有毒，可作外用。使用方法系采用新鲜全草洗净沥干，乳钵捣成糊状，直接敷于皮损中央 2/3 范围内，厚 0.3～0.5cm，用塑料薄膜及两层纱布封包，待局部有灼烧感时除去本药，观察 24～48h，皮损无变化，再进行日晒。

一般用角果毛茛治疗 2～4 周后，白斑中即出现色素沉着斑，2 个月后可恢复正常。但是该药刺激性强，个别患者出现大疱，恢复后遗留褐色浅表瘢痕及萎缩斑，考虑该反应与其含有白头翁素有关。另外，本品可能含有光敏物质，能增强紫外线作用，使原型黑素氧化成黑素。同时炎症反应破坏皮肤中的巯基化合物，激活酪氨酸酶的活性，催化黑素合成，经临床观察角果毛茛对各类白癜风治疗均有一定效果。

（4）无花果叶：将无花果叶提取液制成灭菌水溶液，每支 2ml，每毫升含生药 1g。用提取液肌内注射治疗白癜风，开始每次 2ml，每日 2 次；若无不良反应，加至 4ml，每日 2 次。

（5）麝香和麝香酮：麝香具有开窍、辟秽、活血、散结、通络及散瘀作用。测定白癜风患者血液流变学指标，红细胞比容，全血黏度及全血还原黏度的测定结果均极明显地高于正常人。表明白癜风患者血液黏稠度增高，血液黏稠度的增高不利于血液的流动，形成了中医的血瘀证。麝香的主要成分是麝香酮，能够扩张局部血管。

（6）沙苑子：单味沙苑子生用治疗白癜风的验方，临床未见相关治疗评价。以民间验方为基础，将生用沙苑子改为炒熟酒淬，取得较好的疗效。

（7）鲜白头翁叶：白头翁是毛茛科多年生草本植物，常以根部入药，具有清热解毒、凉血治痢的功效。有人以鲜白头翁叶外贴治疗白癜风，取得了一定的疗效。

方法：以鲜白头翁叶捣碎取汁，以等量蒸馏水稀释，将白癜风皮损周围正常皮肤涂上凡士林保护，以脱脂棉浸上述药液于皮损上，并覆盖塑料薄膜，用胶布固定。斑贴时间 2～3h，儿童及面部薄嫩皮肤时间宜短，以揭除斑贴后，皮肤变红为宜。次日红斑多发展为水疱，进行对症处理。每 2～4 周重复治疗一次，3 个月疗程结束。

5. 中成药

（1）六味地黄丸：口服 6g/次，每日 2 次，适用于肝肾不足型患者。

（2）逍遥丸：口服 6g/次，每日 2 次，适用于肝郁气滞型患者。

（3）血府逐瘀口服液：口服 10ml/次，每日 2 次，适用于瘀血阻络型患者。

（4）丹七片：口服 3g/次，每日 3 次，适用于瘀血阻络型患者。

（5）乌鸡白凤丸：口服 6g/次，每日 3 次，适用于肝肾不足、肝郁气滞、气血不和型患者。

6. 针灸疗法　针灸治疗白癜风，首见于《备急千金要方》和《千金翼方》。后世医著，如《针灸资生经》《普济方》虽有载述，但内容与上述二书基本类似，未见明显发展。至明清针灸医籍有关记载更为鲜见。

针灸治疗白癜风的现代文献直至八十年代才陆续出现。不仅国内有多篇临床文章发表，国外（斯里兰卡）的医生也用针灸之法治愈 1 例白癜风患者。目前，针灸治疗白癜风的穴位刺激法，应用颇为广泛，包括艾灸、皮肤针叩刺、耳针及耳穴压丸、穴位埋线、针灸加电磁波治疗等。针对本病早期，病损比较局限的情况而言疗效较好，至于针灸对大面积或全身性泛发的白癜风的效果评价，特别是远期疗效，还有待于进一步观察。而针灸治疗白癜风的机制，更有必要加以探索。

针灸疗法是由"针"和"灸"两种治疗方法组成，它是通过针刺与艾灸调整经络脏腑气血的功能，从而达到防治疾病目的的一种治疗方法。由于针和灸常常配合使用，所以常相提并论合称为"针灸"。中医认为白癜风的发病，病情进退，证候表现等虽然错综复杂，但究其因，总不外乎脏腑功能的失调。针灸治疗白癜风就是根据中医的脏腑经络学说，运用"四诊""八纲"的辨证方法，将临床上各种不同的证候加以归纳、综合、分析，以明确疾病的病因、病位是在脏、在腑、在表、在里，白癜风证候的属性是寒、是热、属虚、属实。在此基础上进行选穴、配穴，并或针或灸，或补或泻，以通其经络，调其气血，使机体的阴阳归于平衡，脏腑功能趋于和调，从而达到防治白癜风的目的。

（1）针灸

1）取穴：曲池、阳陵泉、风池。

2）配穴：血虚型加血海、三阴交、风池、肺俞；血瘀型加膈俞、合谷、肺俞、膻中。

3）方法：用针刺平补平泻法，留针 15～20min，每日或隔日 1 次，10～15 次为 1 个疗程。

（2）耳针：我国古代医学家在长期的临床实践中，积累了很多有关耳穴与全身脏腑相关联的经验，并整理上升为理论，逐渐完善补充，形成当今耳穴诊治方法。

耳穴是耳郭皮肤表面与人体脏腑、经络、组织器官、四肢百骸相互沟通的部位，也是脉气输注的所在。所以在耳郭上能反映机体生理功能和病理变化的部位均统称为耳穴。耳穴是耳郭诊断疾病和治疗疾病的特定点。耳针疗法可调整机体的神经、内分泌与免疫功能，起到辅助治疗白癜风的作用。

1）耳穴的分布规律：耳郭虽范围很小但却布满了密密麻麻的耳穴点，粗看起来似乎杂乱无章，但实际上耳穴的分布是有一定规律的。身体各部位在耳郭的投影：似如在子宫内倒置的胎儿，头部在耳郭下部，下肢、臀在耳郭上端，胸及躯干在耳郭的中部。

a. 耳垂相当于头面部。

b. 耳郭相当于躯干。

c. 耳屏相当于胸部。

d. 耳轮下脚相当于臀部。

e. 耳轮上脚相当于下肢。

f. 耳舟相当于上肢。

据临床验证，头面部白斑多与牙齿病变相伴；圆形或椭圆形的白斑多与咽部、扁桃体病变相伴。这些病变均能在耳轮脚上反映，会出现特殊的异常表现。

2）操作方法

a. 耳穴针刺法：先用皮肤针叩打白斑处皮肤，以局部微出血为度，接着用艾熏器重灸（一般以 1 根艾条为限），最后用电磁波治疗器辐射 20min 左右，每日 1 次。

b. 耳穴切割法

Ⅰ. 切割法常用穴位：屏尖、耳尖、膈肌区、腹胀区、枕小神经区以及白斑反映在耳郭的，出现异常改变（条索、结节及痛点）的部位进行切割。

Ⅱ. 常用切割手法

轻法：常规消毒后在相应的耳穴处切割，刀口不宜重复，切割刀口有组织液渗出，或微量出血。刀口间距 0.5～1mm，每 3～5d 切割 1 次。

重法：切口穴位，要刀口见血，一般可放血汁 5～6 滴；病重者可适当多放几滴血。

轻重两法均 10d 为 1 个疗程，一般进行 2 个疗程，每个疗程间休息 1 周。

Ⅲ. 注意事项：切割后可撒三七粉、云南白药等；还可用艾条灸 10～20min，操作过程要注意无菌消毒，尤其三七与白药更应消毒。切割不可太深，避免损伤软骨或引发软骨的炎症。孕妇和幼儿忌用切割法。

c. 压药埋豆法：主穴取交感、内分泌、神门、肺。配穴取肾上腺、枕、膈、脑点、相应部位。每次选常用穴和备用穴各 2～3 个，埋入消毒撤针，胶布固定，并嘱患者每日按压 2～3 次；或用王不留行子置于 0.7 厘米×0.7 厘米小方块胶布贴于耳穴。一般每 5～7d 更换 1 次，双耳交替进行，5 次为 1 个疗程，每个疗程之间休息 1 周。

d. 埋豆法：取心、肝、内分泌穴，用王不留行子贴压，使其有酸、麻、胀或发热感，每天按压 5 次，每次 5 分钟，1 个疗程 15d。

e. 耳针埋穴法：取双侧交感、内分泌、神门、肺为主穴，配肾上腺、腮腺、枕、膈等相应穴位。确定穴位后，用耳针埋穴，胶布固定，每天按压 3 次，每次 10 分钟，以增强刺激。夏天留针 5～6d，冬、春季留针 10～15d，间隔 2～3d 后再次治疗，每次选穴 2～3 个。

3）禁忌证

耳穴治疗比较安全，无绝对禁忌证，耳穴治疗有些情况要注意。

a. 严重心脏病不宜使用，更不宜采用强刺激，如电针、放血等。

b. 严重的器质性病变，如高度贫血、血友病，不宜针刺，可用耳穴贴压法。

c. 孕妇 40d 至 3 个月者不宜针刺，5 个月后需要治疗者，可轻刺激，不宜针刺子宫、腹、卵巢、内分泌，有习惯性流产者禁用耳穴治疗。

d. 外耳患有病症，如溃疡、湿疹、冻疮破溃时，暂不宜针刺，可先治疗外耳疾患，针刺外耳、肾上腺、耳尖放血，待耳郭皮肤病变治愈后，再刺激耳穴治疗其他病变。

（3）耳穴压丸

1）取穴

[主穴] 肺、内分泌、肾上腺、神门。

[配穴] 阿是穴、膈、皮质下、缘中、交感。

[阿是穴位置] 即白斑皮损区（下同）。

2）治法：每次选主穴 3～4 穴，配穴 1～2 穴。开始可用埋针法，寻得敏感点后，将图钉形撤针刺入所选穴位，外用胶布固定，留针 3～5d，再换贴，5 次为 1 个疗程。从第 2 疗程起改为以王不留行子或磁珠（380Gs）置于 0.7cm×0.7cm 小方块胶布上贴敷耳穴，每日按压数次，以加强刺激。症属虚寒者，手法轻，症属实热者，手法可重，每周贴换 1 次。以上均为贴敷一侧耳穴，两耳交替进行。在治疗过程，可在白斑处用梅花针轻度叩刺，并艾条灸至局部皮肤潮红，以加强疗效。

（4）综合法

1）取穴

[主穴] 侠下、癜风。

［配穴］阿是穴。

［侠下穴位置］肱二头肌外侧缘中 1/3 与下 1/3 交界处稍上方。

［癜风穴位置］中指末节指腹下缘，指间关节横纹中点稍上。

2）治法：一般仅取主穴，如效欠佳，加配穴。侠下穴，以三棱针点刺出血，未出血者可于点刺处拔罐。每次取一侧，两侧交替进行，每周点刺 1 次。癜风穴，施无瘢痕性着肤灸，麦粒大艾炷，灸 3 壮（不宜起水疱）。所用为药艾，灸药处方：五倍子、桑叶、威灵仙、当归、川芎、白蔻仁各 100 克，石菖蒲、白芥子各 30 克，全蝎 10 克，共研细末。亦为每周灸 1 次。

配穴用艾条灸法。先将白纸剪一与皮损等大之洞，以遮住周围正常之皮肤，将艾条点燃后，对准白斑处，距离以患者能耐受为宜，可由外向内做回旋灸，逐渐缩小范围。开始时，每次将白斑灸至呈粉红色（高度充血），每日 1 次，连灸 7～8d。以后每次灸至白斑部呈红色或接近正常肤色，改为每日灸 1～2 次，直至与正常肤色相同。再灸 3～5 次，以巩固效果。有条件者，可于灸后用电磁波治疗器（TDP 灯）对阿是穴照射 20min。

（5）穴位埋植

1）取穴

［主穴］曲池、阳陵泉。

［配穴］膈俞、肺俞、脾俞、胃俞、肾俞、膻中、关元、外关、三阴交。

2）治法：以主穴为主，酌配配穴。每次取 2～3 对穴，穴位可轮流取用，采用埋线针埋植法。取 0/2－1 号肠线，剪成 4～5cm 长小段，消毒。选好穴后做标记，穴位下 0.6 寸处为埋植点，消毒并局麻。局麻用 1%～2% 普鲁卡因注射液 1～2ml，首先打出皮丘，然后穴位中心边注药边进针，出针后再消毒 1 次。埋线时，左手持镊夹住肠线段，将线中央置于皮丘上，右手持埋线针，缺口向下压线，以 15° 向穴位中心推入，直至线头全部进入皮内，再埋入 0.5cm，针孔盖以消毒敷料。1～3 个月埋植 1 次，见效者按期治疗。如埋植 3 次无效者，改用他法。

（6）隔药灸

1）取穴

［主穴］阿是穴。

2）治法：先用乙醇消毒阿是穴，上涂一层薄薄金黄膏，再用艾条做回旋灸 30min，泛发者可分区施治。灸后擦净患部，每日 1 次，12 次为 1 个疗程。加服还原丹，＞15 岁，1 丸/日，连服 3 次；＜15 岁，1 丸/日，连服 2 次。忌食辛辣、海鲜。

（7）拔罐

1）取穴

［主穴］阿是穴。

［配穴］孔最、足三里、三阴交。

2）治法：药液制备：以川芎、木香、荆芥各 10g，丹参、白蒺藜、当归、赤芍、牡丹皮各 15g，鸡血藤 20g，灵磁石 30g，投入适量 95% 乙醇中浸泡 10d，去渣取汁 200ml 储于玻璃瓶中密封备用。

阿是穴视皮损大小而定，白斑范围小者 1 只火罐于皮损处拔之，白斑范围较大，取 2～5 只火罐于皮损边缘处拔罐。配穴，每次取一侧穴，每侧穴位连续拔罐 10 次，再改取另一侧，交替进行。操作方法：以指头大小脱脂棉球放到药液中浸透，将其贴于火罐之中段，用火点燃吸拔。每次拔 15～20min。皮损处起罐后涂以中药酊剂（红花、白蒺藜、川芎各等份，用适量30%乙醇浸泡），并在日光下晒 5～20min。每日 1 次，30 次为 1 个疗程。

（8）火针

1）取穴

[主穴] 阿是穴。

[配穴] 阳虚体弱者，加夹脊穴；脾胃虚寒者，加脾俞、胃俞、章门、中脘；肝气不舒者，加内关、公孙、足三里、太冲。

2）治法：局部常规消毒，并注射1%利多卡因局部麻醉，用26号火针，将针尖在乙醇灯上烧红后，迅速点刺白色病损区，烧一次点一下，一针接一针，直到整个患部布满针点为止。配穴中，内关、公孙、足三里、太冲用毫针刺，其余配穴均用火针点刺。治疗后用消毒纱布包扎，7～10d 后结痂脱落，进行第 2 次治疗，一般 10 次为 1 个疗程，直到白色病区全部消失，皮色恢复正常即可停止治疗。开始治疗时往往看不到出血点，经过 2～3 次治疗后，局部毛细血管出现充盈，色素开始增多。如果边点边有血点出现即是接近痊愈的佳兆。

针灸防治白癜风的原理大致可归纳为以下几点。①调整作用：针灸的调整作用包括对血液血管的调节和对器官、组织细胞的调整。一般来说由于各种内外因素的刺激，可以引起白癜风患者血液成分的改变，循环障碍，血液流变等异常，而这些改变可以通过针灸治疗得到调整，使之趋于生理平衡，恢复正常。至于对器官组织细胞的调整，在一些发病原因尚不十分清楚，例如像白癜风、银屑病的防治方面，表现得更为重要，这种作用就更为显著。针灸对于一些亢进兴奋的痉挛的器官、组织、细胞具有抑制作用，对于一些虚弱的、抑制的、弛缓的器官、组织细胞则具有兴奋和营养作用。通过兴奋与抑制等双向调节，使疾病的病理改变逐渐趋向正常，从而达到防治疾病目的。这些双向调节作用可能与针灸调整下丘脑、垂体、肾上腺、甲状腺、性腺、靶器官、靶细胞、靶分子以及神经体液有关。②防御作用：针灸对防御的影响是多方面的，其中针灸能使网状内皮系统功能活动增强，对机体内各种特异性免疫和非特异性免疫均有增加作用。针灸具有明显的抗炎作用，对于炎症的 3 大病理过程均有良好的影响。伴随着针灸之后，病原体得以消除，症状得以改善，另外，针灸对体温也有明显的作用：可使高热状态渐趋正常。③其他作用：针灸具有兴奋多种感受器、止痛止痒的作用，这些可能与神经、神经介质、内分泌、体液、心血管功能状态等有关。

7. 医院制剂

（1）消白合剂：由黑大豆、黑芝麻、核桃肉、大枣、路路通、胡椒等组成，160ml/瓶。每天晚上空服，1 次服完。

（2）刺蒺藜冲剂：由刺蒺藜500g，水煎浓缩，加1：4 糖粉制成冲剂，每次 30g，每日 2 次，口服。

（3）白驳丸：由降香、重楼、白药子、白薇、红花、桃仁、龙胆草、刺蒺藜、苍术、甘草等组成，研末蜜丸。每丸重9g，早、晚各 1 丸，口服。

（4）祛白丸：由刺蒺藜、白茯苓、白芷、人参、黄芪、丹参、红花、防风、三七、血竭、鹿茸、麝香等组成。

（5）白芷液：白芷粉 2kg，用乙醇回流提取，配成每毫升生药1g 的浓液，每日 1～2 次，外涂。

（二）西医治疗

白癜风病因复杂，从现在的研究结果看，白癜风的致病不是一种因素所致，而是多种因素共同作用的结果，所以不能不加以区分地用药，必须详细地了解发病年龄、病程、有无伴有其他疾病、皮损分布有无同形反应、对治疗的反应皮损有无进展、有无家族患病史根据患者可能存在的病因及发病机制，选择用药、分型、分期而治，有助于提高治愈率。若有其他疾病并发，应积极治疗其他疾病。

白癜风的主要病理变化是表皮的黑素细胞被破坏。治疗白癜风的目的就是恢复色素沉着。那么白斑区色素恢复时黑素细胞来自何处？脱色区的黑素细胞是否全部破坏？这是我们治疗需要明白的一个问题。多巴－甲苯胺蓝复合染色证实，正常皮肤（包括毛囊外根鞘上部）的黑素细胞是一种有功能的黑素细胞，能合成黑素。在毛囊处根鞘中下部还存在着一种无色素黑素细胞，不能合成黑素，当受到某些刺激或者生理需要时它能转变成有功能的黑素细胞而产生黑素。实验证明，白癜风皮损区毛囊处根鞘中部、下部的无功能的黑素细胞仍然存在，其数量、功能与正常皮肤相似。在白癜风色素恢复早期，表皮和毛囊中还没有黑素细胞出现，但此时毛囊处根鞘表面已可见多数多巴弱阳性黑素细胞增多，临床上可见以毛囊为中心的"色素岛"。所以白癜风患者恢复时黑素细胞来源可能是毛囊处根鞘中下部分无功能黑素细胞。在毛囊部位的白癜风如指尖、趾部的色素再生难度大些。近代医学认为白癜风的发生是由于多种原因导致皮肤和毛囊的黑素细胞内酪氨酸－酪氨酸酶系统功能减退，损失而引起的局部或泛发性脱色素病。治疗目的在于激活局部异常的黑色素细胞再生黑色素的能力或刺激黑色素细胞的形成，促进其发展及再生，以产生较多的黑色素；阻抑疾病机转的进行，使其不再继续扩展，使皮损周围色素区变淡直至恢复正常肤色。

白癜风西医治疗方法及药物种类繁多，目前多采用中西医结合及局部与整体治疗结合的方法，临床上多采用全身治疗与局部治疗有机结合。

1. 光疗 现代的光疗主要包括光化学疗法、激光治疗、紫外线疗法等，作为一种有效的治疗手段，光疗目前已广泛应用于多种皮肤病的治疗。光化学疗法和激光治疗目前在白癜风的治疗上已有较多的应用，并取得了较好的疗效。

紫外光谱是电磁波谱的一部分，波长范围 100 ~ 400nm，属于不可见光。根据生物学作用的差异，紫外线分为三个波段：长波紫外线（UVA，波长 320 ~ 400nm），又称黑光区，是紫外线促色素形成作用最强的部分，可诱发许多物质发出荧光，是光化学治疗中的主要光源；中波紫外线（UVB，波长 280 ~ 320nm），又称皮肤红斑区，其波长正好在 DNA、蛋白质的吸收峰附近，能够引起 DNA 和蛋白质的损伤，是紫外线中活性最强的波段，可单独用于白癜风的治疗；短波紫外线（UVC，波长 200 ~ 280nm），其能量最高，有较强的杀菌作用，主要用于空气和物体表面的消毒。

用于白癜风治疗的紫外线波段主要包括 UVN（300 ~ 400nm 连续光谱）、UVB、窄谱中波紫外线（310 ~ 313nm NB－UVB）、308 准分子激光、UVA 及窄谱长波紫外线（340 ~ 400nm UVA1）。UVN、UVB 的照射仪只能用于大范围的或全身的照射，容易引起红斑、水疱等副作用，患者常不能耐受，目前已较少应用。光化学疗法、窄谱中波紫外线和 308 准分子激光是目前治疗白癜风的主要光疗手段。

（1）光化学疗法：光化学疗法（Phototherapy）是光敏剂加紫外线照射的治疗方法。传统的光化学疗法（PUVA）指口服或局部外用光敏剂 8－甲氧补骨脂素（8－MOP）加长波紫外线（UVA）照射的方法。光化学疗法 1947 年由 Mofty 首先应用，经过 50 多年临床实践，至今仍是治疗白癜风的最常用的方法之一。现代医学发展了光敏药物和光源，丰富了光化学疗法的内容，使其疗效和安全性得到提高。

1）传统光化学疗法：长波紫外线 + 补骨脂素（简称 PUVA），根据补骨脂素使用方式的不同又分为系统光化学疗法和局部光化学疗法。

a. 系统 PUVA 疗法：口服 8 - 甲氧补骨脂素（8 - MOP）0.5mg/kg，1.5～2h 后照射 UVA 或晒太阳，每周 2～3 次，一般疗程 3 个月以上。此疗法适用于泛发性白癜风或对局部治疗无效者，PUVA 应用于儿童还有一些潜在问题，12 岁以下儿童不推荐使用。UVA 量根据皮肤色素深浅和对光的敏感性决定，通常最初剂量 0.5～1.0J/cm^2，每次增加 0.25～0.5J/cm^2，直到红斑出现，最大剂量为 1.0～4.0J/cm^2。治疗中及治疗后需避免日晒、佩戴护目镜 12～24h。5 - 甲氧补骨脂素（5 - MOP）或三甲基补骨脂素（trimethylp soralen，TMP）代替 8 - MOP，TMP 光不良反应小，胃肠反应较少，更适合儿童患者。有临床资料显示口服 5 - MOP 2h 后照射 UVA，可使 56% 的患者色素恢复达到 75%。

b. 局部 PUVA 疗法：适用于皮损范围小、数目少的局限型白癜风。白斑处外用 0.1%～0.2% 8 - MOP 酊，0.5～1h 后照射 UVA 或晒太阳，每周 2～3 次。

2）其他光化学疗法

其他光化学疗法指用其他光敏药物代替补骨脂素并联合 UVA/UVB 的治疗方法。

a. 卡泊三醇（calcipotriol）+ UVA（简称 CUVA）：卡泊三醇是维生素 D$_3$ 衍生物，它可能通过黑素细胞（melanocyte，MC）上维生素 D$_3$ 受体调节细胞内钙紊乱而发挥作用。对于一些肢端型、泛发型或病程较长者，若 PUVA 疗效不满意，或即使有效，复发率较高者可选用此法。一项随机双盲左右手对照实验观察了 PUVA 联合外用卡泊三醇治疗白癜风的效果。患者口服 8 - MOP（0.6mg/kg），2h 后日光照射，每周 3 次，同时一手外用卡泊三醇软膏（50μg/g）每日 2 次，另一手涂安慰药，显效率分别为 76% 和 53%，结果外用卡泊三醇加 PUVA 治疗组疗效明显优于安慰药加 PUVA 组。作者认为 PUVA 联合卡泊三醇治疗白癜风疗效高、安全，尤其适用于单用 PUVA 无效的手足皮损。Ameen 等还用 PUVA 联合卡泊三醇治疗 4 例白癜风，结果 3 例取得良效。Parsad 等的临床研究证明外用卡泊三醇（50μg/g）联合 PUVA 治疗可缩短 PUVA 疗程，对手足皮损反应好。

b. UVA + 凯林（KUVA）：凯林（khellin）是从阿蜜果提取的呋喃色酮，其光化学及光生物学作用与补骨脂素相似，但光毒性弱，对 DNA 无光动力学影响。1982 年 Abdel 首次报道口服凯林联合 UVA 照射治疗白癜风有效。患者口服凯林 50～100mg，2.5h 后照射 UVA，3 次/周，有效率达到 70%～77%，25%～30% 患者治疗中转氨酶升高，但停药后自行恢复。为避免口服凯林的肝毒性和胃肠道不适等不良反应，有研究者将凯林脂质体每日 2 次涂白斑处，并配合 UVA/UVB 照射。平均治疗 12 个月有 72% 的患者白斑可获 50%～100% 复色，未观察到副作用。有人比较了 PUVA 与 KUVA（khellin）外用加 UVA 照射两种方法的疗效和副作用。KUVA 组照射前 1h 外用 5% 凯林乳膏，PUVA 组则口服 8 - MOP，0.4mg/kg，两组均每周 UVA 照射 3～5 次。结果发现，与 PUVA 相比，KUVA 需要更长的治疗时间和更高的 UVA 剂量，KUVA 治疗不良反应较小，并且年龄越小，疗效越好。

c. UVA + L - 苯丙氨酸：1999 年 Camacho 等用口服 L - 苯丙氨酸（L - Phe）100mg/kg，1/d。秋冬季照射 UVA 或春夏季照射日光，晚上外用 0.025% 丙酸氯倍他索，6 个月后对受试者进行评估，90.9%全身皮损明显好转，其中68.5%全身皮损改善达75%以上；疗效与部位有关，面部最为理想，复色达87.9%，其次是躯干部（60.4%）和四肢（54.6%），未观察到药物不良反应。

[禁忌证] 苯丙酮尿症、肝肾功能不全、妊娠、哺乳期、砷接触史、放疗史和自身免疫性疾病。

d. 窄谱 UVB（narrow－band ult raviolet B，NB－UVB）：该法是采用310~311nm（311nm）光进行局部照射的一种治疗方法。1997年由 Westerhof 等首用于治疗白癜风，目前用于中、重度白癜风的治疗。Scher Schun 等用窄谱 UVB 治疗了11例白癜风患者，包括局限型、节段型和泛发型。UVB 初始剂量 280mJ/cm²，每周3次，照射量每次递增15%，当色素恢复面积达75%时，减为每周2次维持4周后，再减少到每周1次维持4周。7例患者完成1年的治疗，5例经平均19次治疗后皮损复色超过75%，另2例分别在照射46、48次后复色达50%和40%，其余4例因时间原因未完成治疗。治疗过程中仅有部分患者表现轻度红斑、瘙痒，均能自行缓解。该结果也充分肯定了窄谱 UVB 对白癜风的疗效。Samson 等用窄谱 UVB 治疗77例白癜风患者。结果约80%的患者有改善，其中61%呈现中度或明显好转，大部分患者耐受治疗。临床已证实 NB－UVB 治疗与 PUVA 疗效相似，但它具有治疗方便、无需眼保护、无光接触变态反应、长期照射无光过度角化、积累照射量小、不增加光照后皮肤癌风险、治疗时间短、色素恢复均匀、无需联合使用补骨脂素等优势，安全性好，孕妇也可接受治疗。目前窄谱 UVB 有部分替代 PUVA 治疗白癜风等皮肤病的趋势。

（2）激光治疗

1）308nm 准分子激光（XeCl excimer laser）：308nm 准分子激光又称氙激光，2000年美国 FDA 批准 308nm 准分子激光用于银屑病治疗，308nm 准分子激光波长与 NB－UVB（311nm）相近，但传统 UVB 为多频连续的非相干光，准分子激光为单频相干光，两者脉冲频率不同，在白癜风的治疗上准分子激光较 NB－UVB 显示出更好的疗效。近年有人尝试用于治疗稳定期局限型白癜风获得较好效果。Baltas 等对6例局限型白癜风患者初始剂量为49.5mj/cm²的氙激光照射，每个脉冲能量为5mj/cm²，光斑直径为3cm，每周照射2次，每次递增49.5mj/cm²，平均总累计剂量为50.7mj/cm²。结果4例患者治疗第8周时皮损中开始出现1~3mm²大小的色素岛，毛囊周围尤其明显。疗程6个月，随访3个月，白斑复色区未见色素脱失。Spencer 等报道12例白癜风的23处皮损进行了每周3次、为期4周的治疗，取得成果。经过6次照射的12例患者的23处皮损中有13处复色面积达57%；经过12次照射治疗的6例患者11处皮损中有9处复色面积达82%，对照部位皮损无变化。308nm 准分子激光有望成为一种白癜风治疗的快速有效的新方法，是目前治疗白癜风尤其是局限型白癜风的较好选择，联合其他治疗方法可以进一步提高疗效。

2）低能量氦氖激光照射（He－Ne laser）：低能量氦氖激光（632.8nmHe－Ne）是利用生物刺激作用而非热效应。因发现 He－Ne 激光照射可修复损伤的神经，故推测它对存在神经功能缺陷的节段型白癜风可能有一定的治疗作用。Yu 等用 He－Ne 激光治疗头颈部节段型白癜风30例，输出功率1.0mW，每平方厘米选择一个光点照射，光斑面积为0.01cm²，每一部位照射30s，能量3.0J/cm²，每周1~2次。结果：3例（10%）在（20±4）次治疗后完全复色；3例（10%）在（137±5）次治疗出现76%~99%的复色；12例（40%）治疗（99±43）次后出现51%~75%的复色；7例（23.3%）治疗（87±53）次有26%~

50%的复色；2例（6.7%）经过（69±45）次治疗后复色小于25%；3例无效。Yu等还发现低能量He-Ne激光照射体外培养的角质形成细胞和成纤维细胞后两种细胞释放bFGF明显增多，角质形成细胞分泌的神经生长因子（nervegrowth factor，NGF）显著升高，均与照射能量相关。bFGF和NGF为黑素细胞（MC）生存、生长和移行的调节因子。He-Ne激光照射后出现的bFGF、NGF水平升高为白癜风患者白斑区MC的增殖、移行及损伤修复创造了微环境。

3）光疗疗法的影响因素及注意事项：白癜风光疗的疗效受多种因素影响，主要包括如下。

a. 部位：同一个体不同部位的皮肤对紫外线的敏感性不一致，躯干部位最敏感。对于同一个体光疗的疗效通常与其每天的紫外线敏感性一致，对包括面、颈、躯干等光敏感区有较好疗效，但对于无毛发区，如关节部位、口唇、手指末端、足踝部、掌跖部和乳头等反应较差。

b. 肤色：肤色对疗效的影响并不大，但也有报道深色皮肤的白癜风患者对光疗的反应更好，对于同一个体，不完全脱色斑因为表皮内仍有黑素细胞，疗效好于色素脱失斑，而毛发变白的皮损往往标志着该处黑素细胞储备已经完全被破坏，光疗往往效果较差。

c. 病程、分型及分期：一般病程越短见效越快，寻常型白癜风对光疗的反应优于节段型；进展期白癜风由于容易引起同形反应，导致皮损扩大，一般不主张采用全身的PUVA及NV-UVB治疗，建议采用准分子激光治疗进展期白癜风。

d. 治疗次数：光疗治疗白癜风的疗效与其治疗次数平行，次数越多疗效越好。308nm准分子激光一般需治疗10~60次，PUVA、NB-UVB需治疗40~80次，有些需照射1年以上。

2. 全身治疗 可选用补骨脂及其衍生物治疗，皮损局限可在皮损处使用类固醇激素或选择8-甲基补骨脂素或复方氮芥酊外涂，或阿托品局部皮内注射，可同时配日光浴或紫外线照射，治疗过程中避免接触某些酚类化合物质。

（1）补骨脂素及其衍生物：外用或内服均有致光敏的作用，补骨脂素属于呋喃香豆素类药物。本药对白癜风的治疗，已有较长历史。1947年埃及化学家由大阿美果实中分离出三种有效成分，都是补骨脂素衍生物，其中8-甲氧基补骨脂素（8-MOP）和5-甲氧基补骨脂素（5-MOP）对白癜风有效果。1960年人工合成了3-甲基补骨脂素（TMP），对白癜风也有较好效果，而且副作用较小，目前这些药物都已广泛应用于临床。

补骨脂素类药物属于光敏性化合物，用药后能加强紫外线的作用，能将还原黑素氧化为黑素，并通过破坏皮肤中的硫氢基化合物，使酪氨酸酶活性增加，刺激那些尚未完全破坏或正常的黑素细胞的功能，从而增加黑素合成。

本疗法的疗效因人而异，与患者的年龄、皮损部位、严重程度、皮肤类型等有关。一般儿童患者、病程短、面颈部皮损效果较好；而病程长、手足背皮损效果差。总有效率为30%~60%。口服补骨脂素的副作用有胃肠道反应（恶心、呕吐、食欲不振等），还可发生白细胞减少，贫血以及肝功能损害，故在治疗期间应定期检查血、尿常规及肝功。对有糖尿病、肝功能异常、皮肤癌、白内障、妊娠、哺乳期妇女以及有光敏者应禁用。

（2）皮质类固醇治疗：口服泼尼松15~30mg/d，2~3周后，减至10~15mg/d，3个月后维持量为5mg/d，对皮损面积大，病情进展和无禁忌证者，可以试用。对病损面积小者，可局部注射曲安西龙混悬液每周 2 次，或外用氟轻松、地塞米松或曲安西龙等，曲安西龙二甲基亚砜醑溶液。

注意长期使用可造成局部痤疮样皮疹、毛囊炎、毛细管扩张甚至皮肤萎缩等副作用，间歇用药或与其他类外用药物轮流应用可减少反应的发生。

（3）免疫制剂

1）转移因子：转移因子是从淋巴细胞中提取的一类低分子肽与核苷酸复合物，具有传递免疫信息、激发免疫细胞活性、调节免疫功能、增强机体非特异性细胞免疫等作用。由于其毒性、抗原性、过敏反应较少见，并且可超越种系界限应用等优点，目前在临床应用广泛。国内报道口服转移因子配合外用药治疗 103 例白癜风，总有效率 67%。其中对面颈部病变痊愈率为 48.4%，有效率为 82.8%。但也有报道转移因子引起过敏，先兆流产，长期局部注射产生小的局灶坏死等，也应予以注意。

2）胸腺因子：胸腺因子 D 注射液 10mg（儿童 5mg）肌内注射，隔日 1 次，连续 3 ~ 5 个月。

（4）胎盘提取液：胎盘中提取黑素生成素是由古巴学者 Cao 在 1986 年首先报道。1991 年 Suite 等外用于白癜风，并用红外线照射治疗。Rabinra 等认为黑素生成素中含有内皮素和糖脂、磷脂、鞘脂等物质。内皮素被认为对黑素细胞的有丝分裂起关键性作用。外用黑素生成素治疗白癜风有效的机制可能是通过内皮素等生物活性物质作用于黑素细胞，促进黑素细胞增殖和黑素合成，致皮肤色素沉着。在黑素生成素制剂中添加 1mg/ml 氯化钙可提高疗效。国内有报道总有效率为 63.3%，比国外报道的略低。

（5）微量元素：微量元素在人体中的含量尽管极其微小，但却对机体的健康起着非常重要的作用，一旦元素平衡被破坏，就会导致各种疾病。人体内的元素平衡有两种含义，一是元素在体内含量要适当；二是各种元素之间要有一个合适比例才能协调工作，在补充微量元素时应该合理应用合适剂量，避免过量。

1）铜、锌制剂：有报道有的白癜风患者体内铜、锌微量元素缺乏，在补充这些微量元素后病情好转，甚至痊愈。

铜是酪氨酸酶的辅酶，在皮肤色素的形成中起着重要作用，目前常用的铜制剂为 5% 硫酸铜溶液，10 滴加入水或牛奶中冲淡后服用，每日 3 次，儿童酌减。如果体内铜含量过多，也会导致一些疾病，如肝硬化、神经失调等。含铜丰富的食品有动物的肝脏、果汁、芝麻酱、可可、茶叶等。

患者体内锌离子降低时，可口服甘草锌或葡萄糖酸锌治疗。要注意锌生物效应的两重性，剂量过大也可致不良反应。摄入过多锌可引起铁代谢障碍和溶血，致锌相关性贫血。服锌期间避免食用含纤维素、植酸盐等影响锌吸收的粗食物。与肉食同服时锌吸收率较高。因过量铁对锌的吸收利用有抑制作用，补锌时不可大剂量补铁。葡萄糖酸锌与硫酸锌、甘草锌比较，具有生物利用度高、副作用小等特点。

2）其他微量元素：也有研究认为白癜风发中有低钴、硒、铜和显著的高镧、高铈表现。

硒是人体的必需微量元素之一，是谷胱甘肽过氧化酶（GSH - Px）的重要组成部分，该酶能防止细胞膜脂质的过氧化破坏，消除过剩自由基从而起到保护细胞膜免遭损害的作用，同时硒还能刺激免疫球蛋白和抗体的产生而增强机体的抵抗能力。当缺硒时 GSH - Px

活性降低，引起细胞膜脂质过氧化加强，自由基和半醌游离基、毒性黑素前身物质增多作用于靶细胞，同时缺硒后人体免疫功能降低使自身免疫反应加重，最终使色素细胞破坏而发病。

钴是人体必需的微量元素之一，主要参与核酸蛋白质的合成和解毒及促进其他元素的吸收，它常以维生素 B_{12} 的形式发挥作用，当缺钴后核酸蛋白质的合成过程亦受到影响，这样直接或间接地促使该病的发生。

镧铈是镧系元素，其解毒须和硒结合形成巯蛋白而排泄，它的升高是否和低硒储集有关，另有资料表明，镧铈能在皮肤表面形成一层防护膜而起保护作用。

（6）维生素：叶酸 2mg，每天 2 次，肌内注射维生素 B_{12}，剂量 100μg，每周 2 次，服药后晒太阳或 UVB 照射比单纯口服治疗疗效好。维生素 E 有抗氧化的功能，可以用来治疗白癜风。对氨基苯甲酸（PABA）属维生素类药物，一般为 0.3 口服，每日 3 次，连服 6～18 个月。泛酸与 PABA 的作用相同，两者同时应用效果更佳。

3. 外用药物

（1）他克莫司（protopic）：protopic 为商品名，化学名他克莫司（tacrolimus，又名 FK506），是由日本藤泽公司生产的局部用免疫抑制药。

他克莫司的治疗作用和毒副作用都是通过抑制细胞增殖的信号传导通道而产生的。T 淋巴细胞是他克莫司作用的主要靶细胞，通过抑制早期淋巴细胞相关基因的表达，从而抑制 T 淋巴细胞的免疫活性。他克莫司也能抑制皮肤肥大细胞 IgE 介导的释放组胺的作用，这可能也是治疗皮肤病的重要理论基础之一。实验研究发现，局部应用他克莫司可抑制唑酮（oxazolone）诱导的局部淋巴结细胞（LNC）的增殖。

外用他克莫司治疗白癜风，部分患者治疗初期局部有瘙痒感和烧灼感，据报道个别病例局部出现多毛症状和传染性软疣，少见其他严重副作用。无长期应用激素特别是强效激素引起的皮肤萎缩纹、毛细血管扩张、痤疮样丘疹等不良反应，无眼睑部外用激素产生青光眼和白内障的危险。安全、耐受性好，治疗眼周、面颈部、生殖器等特殊部位白癜风以及儿童白癜风具有较好的应用前景。但他克莫司可能影响局部皮肤的免疫监视功能，有潜在促进光线性皮肤癌变或增加发生非黑素瘤性皮肤肿瘤及淋巴瘤的危险。因此，有必要提醒患者保护局部，避免过多 UV 暴露。

（2）钙泊三醇：钙泊三醇（Calcipotriol，又名 Calcipotriene），中文也译作卡泊三醇，是维生素 D_3 衍生物。1987 年由丹麦利昂制药公司合成。国外 0.005%（50μg/g）钙泊三醇软膏的专利商品名为 Dovonex 或 Daivonex，国内商品名为大力士软膏。

病理生理研究表明，白癜风皮损区存在钙平衡失调。黑素细胞上存在 1，25 - $(OH)_2D_3$ 的受体已得到证实，1，25 - $(OH)_2D_3$ 在调节黑素合成方面起一定作用。另外，钙泊三醇对免疫系统细胞具有免疫抑制作用，可能通过调节角质形成细胞、淋巴细胞产生和释放细胞因子而发挥免疫作用。

局部单用钙泊三醇霜是一种患者容易接受的治疗，可用于成人及儿童白癜风的治疗，但节段性白癜风疗效较差，用法为适量睡前外涂于患处，次日晒太阳 10～15min，每日 1 次，12 周为 1 个疗程。另外，联合 PUVA 法用药也被证实是非常安全的。每周用量在 100g 以内一般无明显毒副作用，如每周超过 100g 以上，可引起轻度血钙升高，停药后可恢复。

（3）拟过氧化氢酶：愈来愈多的证据表明，白癜风患者的整个表皮氧化应激反应增加，早期过氧化物特别是 H_2O_2 对黑素细胞有损伤作用，其聚集促进了白癜风的发展。过氧化氢酶能纠正白斑皮肤 H_2O_2 异常积聚，减少 H_2O_2 对黑素细胞的损伤。临床上应用的拟过氧化氢酶（pseudocatalase）是无极性的，是 EDTA 螯合了 Mn^{2+} 的碳酸氢盐复合物，UVB 或日光照射激活后，可将 H_2O_2 迅速降解成 H_2O 和 O_2，UVB 激活的假过氧化氢酶的活性比天然过氧化氢酶高 15 倍。拟过氧化氢酶每天 2 次外用，另外辅以窄谱 UVB 照射每周三次，总疗程 36 个月。有作者研究后发现，33 例患者中所有局限性患者皮损 90%～100% 复色，节段型较寻常型慢，而寻常型中又以颜面部皮损复色较快。进展期白癜风病情 2～4 个月后可得到控制。

（4）盐酸氮介乙醇（白癜净）：van Scott 最早报道在外用氮芥治疗蕈样肉芽肿（一种 T 细胞淋巴瘤）患者时，发现其原有的白斑处出现色素沉着进而应用于白癜风治疗。该药曾经是我国 20 世纪 60 年代治疗白癜风的主要药物，以前许多医院都自配该药，另外市售的白癜净主要成分就是盐酸氮介乙醇。因局部使用该药接触性皮炎发生率高且有致癌的危险性，以及其他新的治疗方法出现，现使用的单位已很少。

其治疗机制尚不明了，可能是氮芥进入皮肤后形成乙烯亚胺基，后者能与巯基结合，解除酪氨酸酶的抑制和加速黑素的合成。

药物以新配制者为好，方法是盐酸氮芥 50mg，加入 75%～95% 乙醇 100ml 中，配成浓度为 0.05% 药液。成人头皮、躯干、手足部每日 3 次，面部眼睑每日 2 次，儿童酌减。棉签蘸药液自皮损中心向周围旋转涂擦至皮损边缘，涂时可稍用力，使白斑充血，以利药液吸收。涂药 5min 后，日晒 5～10min，使白斑微红为度，日晒时要遮盖正常皮肤，但忌暴晒。治疗 1 个月后，若局部无反应，可增加药物浓度到 0.1%。

用此方法治疗过程中常可发生接触性皮炎，表现为皮肤红、肿、痒、痛，可在药液中每 100ml 加入异丙嗪注射液 50mg 进行脱敏治疗，也可加入 0.5% 的氢化可的松减轻皮炎并提高疗效。接触性皮炎反应较重者应停药。另外，已有使用该药导致皮肤发生鳞状细胞癌者，较长时间使用该药的患者应予以注意。

4. 移植疗法　随着现代医学的不断发展，移植治疗稳定期白癜风可以获得较满意的疗效。白癜风患者皮损部位黑素细胞缺失，而非皮损部位黑素细胞数目正常。基于这一病理变化，人们普遍认为移植的机制是：将自身的黑素细胞从健康皮肤移植到无黑素细胞的白斑区，并在移植后成活产生黑素。

白癜风移植主要分为组织移植和细胞移植，及介于两者之间培养的表皮片移植。细胞移植包括表皮细胞培养移植、自体黑素细胞移植、皮肤细胞悬液移植、同种异体黑素细胞移植。

（1）自体表皮移植：早在 20 世纪 50 年代初，Spencer 即开始用自体皮肤移植治疗白癜风，以后这项工作不断得以完善，从最初的全层皮肤移植发展到目前的自体表皮移植及黑素细胞体外培养移植。自体表皮移植是目前开展最多的治疗稳定期（3～6 个月内皮损无扩展）白癜风患者的有效方法。

1）负压发疱表皮移植：Falabella 在 1971 年首次应用负压发疱作自体表皮移植治疗白癜风。近 10 年国内应用此方法较多。

手术方法：在供皮区（多取腹部或股内侧皮肤）及受皮区（白斑区）采用负压吸引器或表皮分离机等装置负压吸引，压力约在 -26.66～53.33kPa，为缩短发疱时间，可将局部温度控制在 40 ~ 50℃，维持 0.5 ~ 2h，产生 0.8 ~ 1cm 大小的丰满水疱。在无菌条件下先将白斑处水疱剪去或撕去，露出真皮面。用虹膜剪将供皮区水疱沿疱底边缘剪下，除去上面黏着的纤维蛋白后，将其平整移植于白斑区的创面上，油纱布及敷料加压包扎，7 ~ 10d 去除敷料。开始受皮区色素可较周围略浅，3 ~ 6 个月色素逐渐加深，与周围完全一致。Suvan - prakom 等用此方法治疗并随访 30 例白癜风患者，28 例成功，只有 2 例无效。国内多家医院报道总有效率在 90% 左右。

2）其他：对某些非平坦部位白癜风，如眼周、耳周、口周、喉结、手指等处，由于负压吸盘难于粘贴而不能发疱或限于条件，有人采用以下多种方法发疱或去除受皮区表皮。

a. 受皮区磨削术去表皮：多采用牙钻或磨削机，无菌操作，局麻，磨至创面点状渗血待植皮。

b. 受皮区液氮冷冻去表皮：液氮冷冻后 3 ~ 4h 皮损冷冻处表皮松动或出现水疱。因冷冻发疱需时较长，有人采用提前一天进行的方法，也有人采用先冷冻、后吸引的方法。

c. 供皮区斑蝥酊外擦取表皮：用 10% 斑蝥乙醇浸出液外擦供皮区，纱布包扎，次日出现大疱，供植皮用。

受皮区去除表皮的方法目前主要有负压吸引法、CO_2 激光法、磨削法、冷冻法、局部药物刺激法等。

负压吸引法采用较多，因局部损伤最轻，移植后皮片成活率较高。某些特殊部位无法用吸盘时，多采用磨削法。冷冻法及局部药物刺激法很难掌握剂量与时间，对表皮破坏的深浅度很难控制，容易对皮损区组织产生过度损伤，影响移植表皮细胞和色素细胞成活。供皮区取表皮最好采用负压吸引起疱法，尽量避免其他取皮方法，以确保表皮有较高的存活率。

（2）表皮细胞培养移植：表皮细胞培养技术于 1975 年首次建立。随着时间的推移，组织工程学和细胞分子生物学迅速发展，表皮细胞培养及移植的基础研究和临床应用也进入了新的阶段。

表皮细胞培养移植的方法：①应用组织工程学的方法，在体外模拟环境下培养表皮细胞，然后与可被人体降解吸收的细胞外基质组成复合物移植到创面，最终达到修复创面、改善外观的目的。②培养方法可分为体外培养和体内培养。具体方法是：取一小片患者自身健康皮肤，用胰酶消化，分离出表皮并获得表皮细胞悬液后，借助载体膜将其置于培养基中，培养液每周更换两次，21d 后获得带有黑素细胞的表皮片，将其平整地置于事先准备好的皮损裸露面。复色发生在移植后 3 ~ 6 个月，其成功率 33% ~ 54%。

其优点：取较小的皮片即可治疗较大面积的白斑，且无瘢痕形成；缺点：技术要求高，暂时会出现色素沉着过深，但几个月后能自行消失。

（3）自体培养的黑素细胞移植：自体培养的黑素细胞移植包括纯黑素细胞培养移植和黑素细胞与角质形成细胞共培养移植，这是一种依靠细胞体外培养技术来增加黑素细胞数量，然后移植到患者白斑区的治疗方法。1987 年 Lerner 等首次应用培养的自体黑素细胞移植治疗白癜风获得成功。1992 年 Gauthier 等首先报道用含角质形成细胞的非培养黑素细胞移植治疗白癜风。Olsson 和 Juhlin 在患者臀部取薄层刃皮片制成表皮细胞悬液，受皮区磨削，采用一种适合黑素细胞的 M2 培养基，既用于表皮分离，也用于细胞悬液的准备。Mulekar 分析了上述方法的优缺点，提出了一种较完善的自体表皮细胞悬液移植治疗白癜风的技术。用植皮刀切取一很薄层表皮（大约 200μm），在 DM EM/F12 培养基中反复吹打得到表皮细胞悬液，均匀涂于高速皮肤磨削机磨削的白斑区，覆盖胶原。Mulekar 运用这一移植技术临床治疗了大量白癜风患者，并对 50 例节段型和 17 例局限型随访 5 年，完全复色的患者分别占 84% 和 73%。

另外，细胞培养液中的 TPA 能够有效地促进黑素细胞的增殖，但是存在致癌的危险性，黑素细胞经含 TPA 的培养基中培养后移植的安全性尚待进一步探讨。有些学者用碱性成纤维细胞生长因子和联丁酰基环腺苷酸（dbcAMP）作为添加剂，替代 TPA 原代培养黑素细胞自体移植治疗白癜风取得了较好的疗效。

（4）表皮细胞悬液移植：表皮细胞悬液移植即非培养的黑素细胞移植，1992 年 Gauthier 等首先报道用含角质形成细胞的非培养黑素细胞移植治疗白癜风获得成功。

具体方法：①将所取表皮置于 5ml 离心管中，加入 0.25% 胰蛋白酶 5ml，置于 4℃ 冰箱冷消化 4~8h，再置于 37℃ 恒温箱中消化 30min，用吸管反复吹打成单细胞悬液，2 000r/min 离心 5min，弃上清液，再加入 5ml 10% SILAC PHOS PRO LYS（RPMI）1640 细胞培养液将沉淀制备成细胞悬液（主要含角质形成细胞和黑素细胞），采用血细胞计数板测定细胞浓度，调整细胞浓度为 1×10^{10}/L。②移植：将白斑区用 1% 利多卡因局麻后，用皮肤磨削机打磨白斑区表皮，至出现针尖样出血点。将所制备的细胞悬液均匀涂布于打磨后的受皮区创面，并用凡士林薄纱条覆盖，纱布包扎固定，10d 后除去包扎纱布。移植后 3 周左右，局部出现点状色素沉着，逐渐融合向外扩大，二三个月可形成 1 倍于水疱面积的色素斑，成功率超过 70%。

van Geel 等为了提高黑素细胞的黏附能力，在悬液中加入了透明质酸，并在移植后 3 周给予长波紫外线照射或中波紫外线治疗，获得了满意的疗效。Olsson 等用基底层浓缩液移植治疗 20 例白癜风患者成功率达 85%。2004 年 van Geel 等进行了一项前瞻性、双盲、随机、安慰药对照实验，应用自体表皮细胞悬液移植治疗 28 例白癜风患者，共 33 对对称分布的白斑皮损，19 例为稳定期白癜风，还有 9 例是否是稳定期白癜风还有疑问，将富含透明质酸的细胞移植物移植于稳定期白癜风皮损，而配对的皮损用安慰药治疗，同时进行紫外线照射。随访 3~12 个月，结果发现试验前严格筛选出的稳定期白癜风，移植治疗后至少 70% 的面积再出现色素，色素主要由所移植的黑色素细胞产生。以上研究均说明表皮细胞悬液移植治疗稳定期白癜风有很好的疗效。而且其最大的优点是安全性好，操作简便，与自体表皮移植治疗白癜风的方法相比，治疗面积明显扩大。对于大面积白斑和一次治疗不理想的患者还可进行多次移植治疗。不足之处是易产生点状色素沉着，着色不均匀，与周围正常皮肤的色素有一定的差异，这些有待进一步研究、改进。

综上所述，移植通常在非外科治疗白癜风失败的情况下进行，要获得成功的移植效果，患者的选择是尤其重要的。白癜风必须处于稳定期，且患者对治疗充满信心。尽管如此，仍有一些患者移植部位色素脱失，甚至白斑的范围扩大。针对这些现象，一些学者提出术前先进行微移植试验，即通过先试 3~5 个小移植皮片，观察其疗效，再决定是否进行全面移植，这能提高移植的成功率。以上几种移植治疗白癜风的不同方法，其选择因人而异，且主要根据白斑的部位和大小。自体表皮细胞移植适用于病灶孤立的小面积皮肤白斑，它治疗范围虽不及自体培养的黑素细胞移植大，但无须添加特殊成分，安全性好操作简便。自体黑素细胞移植可以用少量供区治疗大面积皮损，移植后色素恢复效果更好，更均匀，很有前景。同种异体黑素细胞移植技术尚在探索阶段，取得成功的病例极少，且易产生排斥反应。但移植异体黑素细胞可以解决对大面积皮片的需求，建立一个细胞库，可以避免自体取皮。但是不管采用何种移植都应该小心谨慎，因为关于细胞移植的临床经验并不多，有的还在研究和探索阶段。

5. 生物反馈疗法　生物反馈疗法是借助于现代仪器将机体内的生物信号加以放大处理，并通过仪器及时、准确地以视觉或听觉的形式显示出来，自我调整偏离正常的反馈信息，使机体从无序状态调整为有序状态，从而起到调节机体整体功能作用的一种治疗方法。这种对身体有益无害的全身调节性疗法，被形容为"绿色疗法"。目前，此疗法已被广泛应用于各种心身疾病，并取得了显著成效。

白癜风的发病可概括为生物、心理、社会三个方面，其中心理、社会因素在白癜风的发病中占有重要的地位。通过对白癜风患者的遗传、心理、社会等因素进行综合分析，并结合临床，可知精神、神经因素对白癜风的发病和病情影响较大。对有精神紧张现象的白癜风患者应用生物反馈疗法，可使其急躁的心情平静、情绪稳定，增强对突发事件的承受能力，部分患者的病情可得以控制或自行缓解。

一般认为，机体内脏活动受自主神经控制，不受人的意识支配，不能随意调控，但通过运用操作性条件反射原理，可训练个体用有意识的理念来控制内脏活动。在训练过程中，被试者内脏器官包括肌肉、皮肤等生理活动的信号，通过仪器进行放大处理后，以听觉或视觉的形式呈现给被试者，使其了解有意识的活动对内脏器官的影响情况，并逐渐发现和掌握某些有意识的活动可以调整内脏器官的活动，学会用意识来控制机体的活动。训练方法包括被动集中注意训练、塑造技术、认识放松训练、防干扰思想练习等。

（1）被动集中注意训练：被动集中注意训练是被训者在训练过程中，放弃做意志努力而采取被动注意的练习，使身心处于一种自然放松状态，将注意力放开，从而打破长期紧张的生活模式。

（2）塑造技术：塑造技术是利用一定的方法，逐渐扩大放松训练的成果，使被训者运用放松技术处理日常生活中的应激事件。训练过程中，要求被训者掌握放松时感受到的机体感觉或状态，以便能够在没有反馈信号的情况下，仍能保留有反馈信号时的机体感觉而维持放松状态。

（3）认识放松训练：认识放松训练是被训者通过对急躁情绪、思维活动等对机体影响情况的认知，清楚自己的心理活动与其应激反应之间的关系，逐渐学会如何控制心理活动而维持身心放松状态。

（4）防干扰思想练习：防干扰思想练习是被训者对训练过程中出现非训练要求思维活动的干扰时，不要有意识去排除或试图去控制它，而是继续原来的训练，并进行下一个训练内容，久之这种干扰训练要求的思维活动便会自动消除，而按训练要求进行练习。

生物反馈疗法本质是一种心理（行为）治疗，其疗效除受被训者的依从性及其对生物反馈疗法训练技术掌握程度的影响外，医务人员的态度和行为也是影响治疗效果的重要因素。因此，医务人员崇高的医德、良好的精神面貌、认真负责的工作作风、耐心细致的技术指导、热情周到的服务、融洽的医患关系，以及对患者始终的人性化关怀等，能够帮助患者掌握生物反馈治疗技术，耐心接受训练，并扩大对该疗法的需求，真正起到身心放松的作用。

6. 遮盖疗法

（1）遮盖剂：遮盖剂，又称美容疗法，是指含染料的化妆品涂擦白斑处，便颜色接近周围正常皮肤色泽的一种疗法。这是一种暂时性美容法，系被动治疗，且疗效短暂，多因社交需要而使用。不适合于进展期及泛发性白斑，常用、久用会影响白癜风的治疗效果。

目前对白癜风能起到遮盖作用的产品大概有两类，以高岭土为主要成分的遮盖霜和0.2%~5%二羟基丙酮乙醇，前者和普通的化妆品一样，可以擦掉或洗掉；而后者可以和皮肤的角质细胞结合，形成与肤色近似的颜色，但2~3d后颜色会随着皮肤角层细胞的脱落逐渐变淡，一般2周后可完全消失（这和新鲜核桃皮可染黑皮肤很相似）。和祛斑霜需要添加有毒的汞以达到增白作用不同，遮盖霜类的产品没有治疗作用，因此无需添加其他有治疗作用的成分，一般没有毒副作用。尽管遮盖能起到暂时的美容作用，但由于可遮挡阳光中的紫外线，因此反而对白癜风的治疗不利，所以一般不应提倡。

（2）纹色法：在顽固性的白癜风治疗中，可以通过纹色法将带有色素的非致敏性氧化铁植入白斑处起遮盖作用。

（邵良民）

第四节 色素痣

色素痣又名黑素细胞痣、痣细胞痣，是黑素细胞的良性肿瘤之一，大多发生于儿童或未成年人，除在有毛皮肤发生外，无毛发皮肤及眼结膜和眼色素层内也可发生。虽然黑素细胞痣有恶变倾向，但发生率极低，据估计，每个黑素细胞痣恶变为黑素瘤的概率约为1/1 000 000，因此不必对典型的黑素细胞痣进行广泛的预防性切除。一般在临床上根据痣的发生时间分为后天性普通痣（黑素细胞痣）和先天性痣。

一、黑素细胞痣

（一）临床表现

（1）黑素细胞痣可发生于不同年龄组，婴儿期少见，随年龄增长而增多，往往在青春发育期明显增多。全身所有部位均可发生，好发于头、颈及躯干。

（2）皮疹可表现为斑疹、丘疹、结节，表面可光滑、乳头瘤状或疣状，可有蒂，可逐渐增大，但增大到一定程度后不再变化，直径常小于6mm，不会自然消退。皮损常左右对称，边界清楚，色泽均匀，可呈棕色、褐色、蓝黑色或黑色，也可呈正常肤色、淡黄或暗红色。

（3）黑素细胞痣数目不一，可为单个、数个甚至数十个，一般均在数个以上，有些皮损可贯穿短而粗的毛发。

（4）临床上如果出现下列情况要进行活检排除恶变。①30岁以上发生新的色素损害；②单个痣突然变黑或迅速增大；③反复发生感染或易受外伤；④自然出血、溃破、结痂、周围出现卫星状损害、数个痣融合成块、邻近淋巴结无明显诱因肿大。

（5）黑素细胞痣在怀孕或口服避孕药时色素明显增加。但尚无证据表明会刺激痣细胞的恶变。

（二）诊断要点

根据病史和临床表现、组织病理学有痣细胞存在，诊断不难。

（1）多发生于儿童及青年期。

（2）皮损表现为斑疹、丘疹或结节，大小多在数毫米以内，皮疹颜色不一，但均匀一致。

（3）组织病理色素细胞痣按痣细胞在皮肤内的位置，在组织学上分为3种类型：①交界痣：痣细胞在表皮和真皮交界处，排列成巢状，痣细胞主要为透明痣细胞，也有上皮细胞样痣细胞，偶见梭形痣细胞。交界痣临床多见于足底、手掌、生殖器部位。②混合痣：在真表皮交界处可见数量不等的痣细胞，同时可见痣细胞呈巢状排列于真皮层内。③皮内痣：痣细胞完全位于真皮内。

（三）鉴别诊断

临床上需与雀斑、雀斑样痣、脂溢性角化、色素性基底细胞癌、蓝痣、化脓性肉芽肿、组织细胞瘤或黑素瘤进行鉴别，通过临床表现和组织病理不难鉴别。

（四）治疗方案及原则

一般无需治疗。发生在掌跖、腰围、腋窝、腹股沟、肩部等处或易受摩擦受损的部位，或出现恶变倾向时，应及早完全切除。皮损范围较大时，切除后植皮。另外，可采用激光、电凝治疗，但应注意治疗要彻底，否则残留痣细胞容易复发，反复发作或刺激可以引起恶变。

二、先天性痣

（一）临床表现

（1）先天性痣较常见，发病率约 0.6% ~ 1.6%，约 10% 有恶变的倾向。

（2）皮损出生即有，常多发，传统分为3类：直径 <1.5cm 为先天性小痣；直径 1.5 ~ 20cm 为中等大小先天性痣；直径 >20cm 为先天性巨痣，常覆盖整个肢体或大片躯干皮肤。

（3）皮疹表现为深褐色或黑褐色大小不等斑块，稍隆起，表面不规则，有小乳头状突起，界限清楚，早期即有黑色毛发生长，部分皮疹外形奇特。

（二）诊断要点

（1）出生后即发现皮疹。

（2）皮疹大小不一，为深褐色或黑褐色大小不等的斑块。

（3）组织病理表皮角化过度，棘层肥厚和乳头瘤样增生常见，痣通常由弥漫浸润的黑素细胞组成，可从真皮乳头至深部网状层，常累及皮下脂肪的纤维间隔，少有形成散在细胞巢的趋势。痣细胞还常可累及表皮附属器。临床上需与黑素细胞痣、恶性黑素瘤鉴别。根据组织学特征足以与后天性痣鉴别，其浸润深度尤为重要。

（三）鉴别诊断

黑素细胞痣后天黑素细胞痣多发生于儿童及青年，皮疹一般 <6mm 的斑疹或丘疹，表面光滑或呈乳头瘤状。

（四）治疗方案及原则

因先天性黑素细胞痣有恶变倾向，应尽可能完全切除。切除有困难时应定期随访。

（邵良民）

第五节 黑变病

黑变病（melanosis）是一组以暴露部位为主的弥漫性色素沉着性皮肤病，多见于面颈部皮肤，好发于中年女性。

一、临床特点

尽管不同病因引起的黑变病有不同特点，但共同的特征是弥漫性皮肤色素沉着。皮损主要累及面部，开始于颧、颞部，逐渐向前额、颊、耳后及颈侧扩展，少数可波及上胸部及臂部。多数皮损初起为红斑、微肿胀，日晒后有瘙痒感。数月后逐渐出现弥漫性的色素沉着斑，灰褐色或紫褐色，境界不清。典型的皮损发展应有三期：①炎症期，局部轻度红斑，日晒后有瘙痒和灼热感，少量糠秕状脱屑；②色素沉着期，红斑消退，留有色素沉着斑，呈淡褐、黑褐色，患处可弥漫覆盖微细鳞屑，似"粉尘"外观，可伴有毛细血管扩张；③萎缩期，色素沉着处出现皮肤轻度凹陷性萎缩。进展缓慢，自觉症状不明显。

无论是何种病因引起的黑变病，如果病因不去除，均有慢性进行性加重倾向。外源性原因导致发病者，除皮损外，多不累及黏膜；内源性病因诱发者除皮肤表现外，常伴有黏膜部位受累，如大肠小肠黑变病。

二、病因与发病机制

很多原因都可促发本病，部分患者尚不能找到明确的诱发因素。由于病因不同，其命名也不同，常见的有瑞尔（Riehl）黑变病、焦油黑变病和 Civatte 皮肤异色病三种。有人认为，几种黑变病是一个病的不同阶段，其致病原因主要是日光照射及接触化学物质（尤其是具光敏性的物质）。长期接触沥青、煤焦油、石油及其制品，其中含有蒽、菲、萘等化合物，具有很强的光敏作用，在日光照射下可使暴露部位皮肤产生炎症，留有色素沉着。有些化妆品中含有矿物油及烃类化合物、香料、表面活化剂和防腐剂等，它们具有一定的光敏性，长期外用可诱发光敏性皮炎、黑素代谢紊乱和皮肤色素沉着。近年来多倾向认为与化妆品（如油彩、颜料、香料、防腐剂）的刺激，煤焦油的衍生物、石油、苦味酸及汞、银、铋和砷剂等物质接触，以及口服避孕药、氯丙嗪等药物密切相关。内分泌功能障碍（如性腺、垂体、肾上腺皮质、甲状腺疾病等）可诱发本病。也有不少患者甚至儿童没有接触任何焦油、化妆品、药物而不知不觉产生皮损，所以营养状况及其他内在因素可能也是本病的诱发因素。

三、组织病理

表皮轻度角化过度，棘层细胞间水肿，基底细胞层液化变性，真皮乳头下层黑素大量增加并可见较多噬黑素细胞，真皮浅层血管周围淋巴细胞及组织细胞浸润。

四、诊断与鉴别诊断

根据暴露部位出现弥漫性色素沉着，有长期接触光敏性物质史者诊断不难。但需与下列疾病鉴别。

1. 黄褐斑　主要为面中部色素沉着斑，常对称分布，由于黑素仅沉着于表皮内，常呈淡褐色，境界清楚，局部无炎症及鳞屑，也无毛细血管扩张。

2. 艾迪生病（Addison disease） 除面部外，还可见于非暴露部位的皮肤黏膜、皱襞处色素沉着，无明显炎症，患者有肾上腺皮质功能低下症状，实验室检查有确诊意义。

3. 炎症后色素沉着 色素沉着出现以前多有原发病史，皮损比较广泛，多数为大小不等的片状色素斑。

五、治疗

首先应仔细询问各种可能的诱发因素并去除之。尽量避免暴晒，避免接触和外用某些具光敏性的化妆品。怀疑与职业有关者，应加强劳动保护，确定因职业环境因素致病者，应调离发病环境。对可疑致敏物质做光斑贴试验，对寻找发病原因有一定帮助。

药物治疗效果不理想，局部治疗和系统治疗同黄褐斑。

（王　雪）

第六节　神经性皮炎

一、概述

神经性皮炎（neurodermatitis）是一种常见的以剧烈瘙痒及皮肤局限性苔藓样变为特征的慢性皮肤神经功能障碍性皮肤病。

病因及发病机制尚不完全明确，与神经系统功能障碍、大脑皮质兴奋和抑制平衡失调有明显关系。主要诱因有神经精神因素（包括性情急躁、思虑过多、精神紧张、情绪忧郁、过度疲劳、睡眠不佳等）、饮食（包括饮酒及食辛辣、海鲜等）、胃肠道功能障碍（包括消化不良或便秘等）、内分泌失调（如更年期）和感染性病灶致敏等。而搔抓摩擦是诱发本病导致苔藓样变的重要条件，造成愈抓愈痒、愈痒愈抓、愈抓愈厚的恶性循环。

二、临床表现

本病多见于青年和中年人。临床上根据其受累范围大小可分为局限性和播散性两种。

1. 局限性神经性皮炎（neurodermatits circumscripta） 也称慢性单纯性苔藓（lichensimplex chronicus）。好发于颈项部位，双上眼睑、肘、腰、骶、会阴、阴囊等部位也常发病。起病初期常先感局部阵发性瘙痒，经搔抓或摩擦后，出现成群粟粒至米粒大皮肤色、淡褐色或淡红色圆形或多角形扁平丘疹，质较坚实而带光泽，表面或覆有糠秕状菲薄鳞屑。病程稍长，丘疹渐渐融合、扩大，颜色暗褐，皮嵴增高，皮纹加深，相互交错，呈菱形或多角形，干燥粗糙，肥厚，似皮革样斑片，即所谓"苔藓样变"。皮损钱币至掌心大小，形状可为圆形、类圆形或不规则形，边界清楚，周边常有少数孤立散在的扁平丘疹。表面可有抓伤、血痂及轻度色素沉着。大多数损害夏重冬轻。自觉症状为阵发性剧烈瘙痒，夜间为甚，常常不同程度地影响睡眠和工作。

2. 播散性神经性皮炎（neurodermatitis disseminata） 亦称泛发性神经性皮炎，好发于成人及老年。皮损与局限性神经性皮炎相似，但分布广泛而弥散，既有疏散性皮肤色、褐色或淡红色扁平丘疹，亦有大小不一苔藓样斑片。好发于头部、四肢、肩、背、腰部等处。自觉奇痒难忍，严重影响睡眠，常常不能坚持正常工作。

3. 病程　慢性，常经年不愈，有时虽能减轻或消退，但易反复。

4. 因瘙痒抓伤表皮后遗症　可致湿疹样皮炎或继发感染，或因处理不当而产生接触性皮炎。

三、诊断要点

（1）病程慢性，常经年不愈，易反复。

（2）好发于颈项、双上眼睑、肘、肩、腰、骶、会阴、阴囊等部位。

（3）典型皮损苔藓样变斑片。

（4）阵发性剧烈瘙痒。

（5）组织病理表皮角化过度与轻度角化不全，钉突延长加宽，棘层肥厚，偶可见海绵形成，但不形成水疱。真皮为慢性炎细胞浸润，并可伴成纤维细胞增生甚至纤维化。银剂染色示 Schwann 细胞增生。

四、鉴别诊断

1. 扁平苔藓　损害的境界较为明显，多为暗红、淡紫或皮肤色多角形扁平丘疹，表面平滑有白色细纹（wickham 氏纹）。可累及黏膜及指（趾）甲。组织病理切片有诊断价值。

2. 原发性皮肤淀粉样变　常见于小腿伸侧及上背部，损害为粟粒至绿豆大、圆形或不规则圆形、褐色丘疹，有蜡样光泽，成群或密集成片，常呈念珠状排列。刚果红试验阳性，组织病理有特异性变化具有诊断意义。

3. 特应性皮炎　皮损亦多为苔藓样斑片，好发于肘、腘、颈部等处，有时与神经性皮炎不易区别，但患者本人和家族中有哮喘、过敏性鼻炎、荨麻疹等遗传过敏性病史，患者幼儿期常有婴儿湿疹史，血清中 IgE 增高和血中嗜酸性粒细胞常增高，皮肤划痕试验，对乙酰胆碱呈迟发苍白反应。

五、治疗方案及原则

1. 治疗原则　心理疏导，镇静、止痒，预防继发损害。

2. 治疗方案

（1）说服患者共同协作与疾病做斗争，是治疗本病的关键：要让患者了解神经性皮炎的有关知识；避免过度劳累，消除精神紧张，克服悲观、忧虑、急躁情绪；忌食辛辣食物，避免饮酒及喝浓茶；纠正胃肠功能紊乱，及时处理病灶感染；戒搔抓、热水烫洗和使用强烈刺激性药物。

（2）阻断搔抓引起的苔藓化的恶性循环链：可根据病情选用镇静、止痒及抗组胺药（如氯苯那敏、赛庚啶、氯雷他定、左西替利嗪等）。

（3）局部外用疗法：各类糖皮质激素软膏、霜剂、二甲基亚砜制剂或涂膜剂外用均有较好疗效。但这类药剂不宜长期大量应用，长期应用会产生依赖性、皮肤色素沉着和萎缩等不良反应。10% 松馏油软膏或 5%～10% 硫黄煤焦油软膏外用亦有较好疗效。外用制剂如能采用封包治疗，则能收到更好的效果。

（4）封闭疗法：糖皮质激素局部封闭。可选用泼尼龙、地塞米松或复方倍他米松。一般需加入适量盐酸普鲁卡因或利多卡因，作局部皮下封闭。

静脉封闭。泛发性神经性皮炎可选用此法，但应注意避免过敏反应。

（5）物理疗法：紫外线、氦氖激光及二氧化碳激光、液氮冷冻、TDP、磁疗及矿泉浴等治疗均能收到较好的治疗效果。可根据患者病情选用。

放射线疗法对慢性顽固性局限性神经性皮炎，可考虑用浅层 X 线照射，或放射性核素 32 磷、90 锶敷贴。注意会阴部要慎用，应严格掌握剂量，且不宜反复应用。

（6）中医药疗法：中医辨证本病中医称为"摄领疮""牛皮癣"等。常分三型辨证论治。①血虚风燥型：多见病程较长，年老体弱者，皮损色浅或灰白，肥厚粗糙，可伴乏力气短、心悸失眠等，舌淡苔少，脉细弱。治宜养血润燥、搜风止痒，方用当归饮子丸或四物汤加减。②肝郁化火型：皮疹色红，皮损多处，剧烈瘙痒，急躁易怒，失眠多梦等，舌质红，苔薄黄，脉弦滑数。治宜舒肝清热，凉血熄风，可用丹栀逍遥散加减。③风湿蕴阻型：病因多为思虑过度、焦虑不安，皮损以红斑、丘疹为主，阵发性瘙痒，舌红苔腻，脉弦滑。治宜祛风除湿，常用药物如荆芥、防风、蝉衣、苦参、白藓皮、黄芩、车前子、苍术等。

针灸、艾灸、中医熏药疗法对神经性皮炎均有一定疗效。可根据患者病情选用。

（王　雪）

第七节　瘙痒症

一、概述

瘙痒系很多皮肤病的一种自觉症状，而非一种特异性的疾病，临床上将只有皮肤瘙痒而无原发皮肤损害的称为瘙痒症（pruritus）。一般分为局限性和全身性两大类。

全身性瘙痒症可能为系统性疾病或体内严重疾病的最初表现，如糖尿病、慢性肾功能不全、胆汁淤积使血中胆酸盐过高、肝硬化、甲状腺功能低下或甲状腺功能亢进、真性红细胞增多症、淋巴肉瘤、蕈样肉芽肿、肝胆疾患及习惯性便秘等。有时瘙痒发生在内脏肿瘤以前的一年或更长时间。其他如肠道寄生虫病、病灶感染、药物反应、神经精神因素以及烟、酒和辛辣食物皆可成为全身性瘙痒症的内因。一些外来刺激，如气温变化、外用药物、接触各种化学物、穿化纤或衣裤、使用碱性较强的洗涤用品等，皆可成为全身性瘙痒症的外因。

局限性瘙痒症除上述各种因素外，女阴瘙痒症需考虑可能与真菌、滴虫、蛲虫、阴虱、白带、接触卫生垫、避孕药品、灌洗剂等有关；阴囊瘙痒症需考虑可能与精神因素、维生素 B_2 缺乏、机械性摩擦、局部多汗及内衣裤刺激等有关；肛门瘙痒症则需考虑与外痔、肛瘘、肛裂、蛲虫、前列腺炎及粪便残迹的刺激等有关。

二、临床表现

1. 全身性瘙痒症（pruritus）　瘙痒开始即可为全身性，或最初局限于一处，继而扩展至全身，亦可呈痒无定处的游走形式。瘙痒的程度不定，常为阵发性，尤以夜间为重，而且因人而异，有的轻微、短暂，有的剧烈、难以忍受，严重者常搔抓至出血疼痛才罢休。患者常伴有头晕、失眠、食欲缺乏及精神忧郁等神经衰弱的症状。饮用酒类、浓茶，吃海鲜，情绪刺激，机械性搔抓摩擦，甚至暗示性语言等均可使瘙痒发作或加重。可见抓痕、条状表皮剥脱和血痂，亦可有苔藓样变、湿疹样变及色素沉着等继发病损。抓伤的皮肤也容易发生继发性感染，如脓疱疮、毛囊炎、疖病、淋巴管炎及淋巴结炎等。与季节关系明显者如每逢冬季即泛发全身瘙痒，春暖缓解，或逢夏季瘙痒，秋凉自愈的均称为季节性瘙痒症。老年人因皮脂腺机能减退，皮肤干燥、粗糙、萎缩，易泛发全身性瘙痒，称为老年瘙痒症（pruritus senilis）。

2. 局限性瘙痒症（pruritus locals）　瘙痒发生于身体的某一部位时称为局限性瘙痒症。好发于肛门、阴囊、女阴和小腿等部位，偶尔也见于手掌、面部及头皮。

（1）女阴瘙痒症（pruritus vulvae）：主要发生于大阴唇和小阴唇，亦可累及阴阜及阴蒂周围。瘙痒为阵发性，夜间为甚。因长期搔抓，阴唇处常有皮肤肥厚及浸渍，阴蒂及阴道黏膜可有红肿及糜烂。

（2）阴囊瘙痒症（pruritus scroti）：除阴囊外，亦可波及阴茎、会阴等处。瘙痒为阵发性。经常搔抓揉擦可引起局部苔藓样变、表皮剥脱、浸渍、血痂及湿疹样变、脓疱等继发性改变。

（3）肛门瘙痒症（pruritus ani）：一般瘙痒局限于肛门及其周围皮肤，也可扩展累及会阴、阴囊或女阴。瘙痒常为阵发性。因长期搔抓，肛门周围皮肤呈灰白色或淡白色浸渍，肛门皱襞肥厚，往往因抓伤或摩擦而发生疼痛的辐射状皲裂，有时发生继发性感染，病程较长，皮肤粗厚而为苔藓样变或湿疹样变，常见色素沉着。

三、诊断要点

依据全身性或局限性瘙痒仅有继发性皮肤损害而无原发性皮肤损害，即可诊断。

四、鉴别诊断

瘙痒是皮肤病最常见的症状，必须与下列皮肤病鉴别。

1. 荨麻疹　荨麻疹患者来就诊时，风团可能已经完全消失，只留下搔抓的痕迹，容易误诊为瘙痒症。但荨麻疹患者有反复出现风团的病史。

2. 其他　虫咬皮炎、疥疮、虱病、特应性皮炎、接触性皮炎、疱疹样皮炎、银屑病、钱币状湿疹、慢性单纯性苔藓、结节性痒疹和药物性皮炎等，由于这些皮肤病的每一种病都具有特征性，故易于识别。

五、治疗方案及原则

1. 治疗原则　寻找并祛除病因，心理疏导，镇静、止痒，预防继发损害。

2. 治疗方案

（1）尽力寻找病因并予以祛除：治疗糖尿病、贫血、肾炎或黄疸、纠正慢性便秘等。祛除慢性感染病灶、龋齿、鼻窦炎、胆囊炎等。避免外界的各种刺激，例如不要骤然暴露于寒冷的环境中，不用碱性很强的肥皂洗澡，内衣裤应是丝织品或棉织品，而且要柔软宽松；肛门瘙痒患者在便后，应该使用柔软的卫生纸并用温水洗净。

（2）要让患者了解瘙痒症的有关知识，增强战胜疾病的信心；尽力戒除用手或器械猛力摩擦或搔抓的习惯；避免过度劳累，消除精神紧张；应少吃鱼、虾、蟹、蚌等动物性蛋白质食品，不用胡椒、芥末、辣椒等刺激性调味品，戒酒，少饮浓茶或咖啡等。

（3）全身治疗：抗组胺类药物及镇静催眠剂。氯苯那敏、赛庚啶、酮替芬、苯海拉明、异丙嗪等均有镇静止痒作用，可两种联合用药。氯雷他定、西替利嗪、地氯雷他定、左西替利嗪等为非镇静性抗组胺药，均有较好镇静止痒作用。多塞平为抗抑郁药，亦有很强的抗组胺作用。有失眠等神经衰弱症状者，可加用安定 5mg，每晚 1 次。

封闭疗法。0.25% 盐酸普鲁卡因按 4~6mg/（kg·d）计算，加入生理盐水或葡萄盐水中，静脉滴注，每日 1 次，10 次为 1 疗程；或 0.25% 盐酸普鲁卡因 10~20ml 静脉注射，每日 1 次，10 次为 1 疗程。但在用前必须做皮试，应用过程中严密观察，个别患者可发生过敏性休克等严重反应。

性激素治疗。老年性瘙痒症可采用此法治疗。女性患者可口服已烯雌酚 0.5mg，每日 2 次；月经期瘙痒加重者可在月经前 10 天肌内注射黄体酮 10mg，月经前 5 天肌内注射黄体酮 5mg。男性患者用丙酸睾酮 25mg 肌内注射，每周 2 次，或口服甲基睾酮 5mg，每日 2 次。

（4）局部疗法：可根据季节及个体皮肤情况选用各种剂型，一般夏季用水剂、冬季用霜剂较好。外用药物可选 1% 薄荷脑、2% 樟脑、1% 达克罗宁、5% 焦馏油类及各种糖皮质激素配制的洗剂、酊剂、乳剂，均有一定止痒作用。局限性瘙痒症可采用曲安奈德 A、泼尼松龙或复方倍他米松等药物作局部封闭；亦可采用苯海拉明、654-2 等药物穴位封闭治疗。

（5）物理疗法：局限性瘙痒症可选用冷冻、放射性核素 32 磷、90 锶敷贴或浅层 X 线照射。全身性瘙痒症可选用紫外线、矿泉浴、糠浴、药浴等。

（6）中医药疗法：瘙痒症中医辨证可分为风湿蕴阻型和血虚风燥型，前者以青壮年多见，好发于秋夏季，搔抓伴脓疱和湿疹样变，舌红苔腻，脉弦滑。治宜清热散风除湿。方剂：荆芥、防风、苦参、白藓皮、黄芩、蝉皮、升麻、丹皮、白菊花、苡仁、白蒺藜。后者以老年多见，好发于冬季，皮肤干燥脱屑，见有抓痕及血痂，舌淡苔白，脉弦细。治则：养血润肤，疏风止痒。方剂：当归、熟地、鸡血藤、首乌、荆芥、防风、地龙、白芍、黄芪。

（王　雪）

第八节　痒疹

一、概述

痒疹（prurigo）是一组急性或慢性炎症性瘙痒性皮肤病的总称。好发于四肢伸侧，其主要皮损为风团样丘疹和结节，并可见因经常搔抓而继发抓痕、色素沉着、苔藓样变等改变，奇痒难忍。

病因尚不十分清楚。多数学者认为与变态反应有关。临床观察到部分患者伴有荨麻疹、过敏性鼻炎及哮喘等过敏性疾患，皮肤划痕试验阳性。亦有作者认为系由虫咬或对药物及食物过敏所引起。营养不良及卫生条件较差易罹患本病，在营养及卫生状况改善后病情会自行好转或痊愈。还有人认为遗传、神经精神因素、内分泌异常、贫血、胃肠道功能失调、慢性感染性病灶、肠道寄生虫病、肝脏疾病及恶性肿瘤等都可能与本病的发生有关。

二、临床表现

痒疹包括的病种及分类至今尚无完全统一意见，通常把此病分为三类。①急性痒疹类：包括急性单纯性痒疹（亦称小儿荨麻疹性苔藓或丘疹性荨麻疹）和成人急性单纯性痒疹（亦称暂时性痒疹或一过性痒疹）；②慢性痒疹类：包括寻常性痒疹（亦称成人痒疹）、Hebra 痒疹（亦称小儿痒疹或早发性痒疹）和结节性痒疹（亦称疣状固定性荨麻疹）；③症状性痒疹类：包括淋巴结性痒疹和妊娠痒疹。此外，还有 Besnier 痒疹及夏令痒疹（夏令水疱疹）等，前者是特应性皮炎的一种表现，后者为光感性皮肤病之一，故均不属痒疹这组疾病范畴。

1. 成人急性单纯性痒疹（simple acute prurigo of adult） 亦称暂时性或一过性痒疹（prurigo temporanea）。多见于青年人。皮损好发于四肢伸侧及腰部，以肘、膝部最为明显，躯干及臀部也可发疹。皮损为圆形或顶部略扁平的丘疹，为突然发生，绿豆至豌豆大小，散在分布，亦可呈集簇状，但不融合。丘疹之间可伴有风团。1 周以后，丘疹消退脱屑而愈，但有新疹发生。有的丘疹顶部起小水疱，疱破后遗留浆液性结痂，继后为色素沉着或色素脱失。发疹前常有疲倦、头痛、失眠及胃肠功能紊乱等全身症状。主要症状为剧烈瘙痒。尤以夜间为甚，搔抓而致抓痕、血痂或继发感染。病程 1 周至 1 个月。

2. 寻常性痒疹（prurigo vulgaris） 亦称成人痒疹（prurigo adultorum），好发于 30 岁以上成人，女性多见。其皮损与成人急性单纯性痒疹相类似，但原发丘疹较小、较多。早期风团样红肿消失很快，继以较坚实丘疹为主，间有小水疱及结痂。皮损好发于躯干和四肢伸侧，有时可累及面及头皮。皮损可自行消退，但常反复再发。自觉阵发性剧痒。亚急性病程，倾向慢性，经过数月至数年。因剧烈搔抓常继发抓痕、色素沉着、皮肤苔藓样变等。

3. Hebra 痒疹（prurigo Hebra） 好发于 5 岁以前的儿童，开始多发生在 1 岁左右，主要皮损为风团样丘疹或丘疱疹（丘疹性荨麻疹样），瘙痒剧烈，反复发作。2~3 岁时，逐渐形成坚韧的丘疹，米粒至豌豆大小，正常肤色、淡红色或红褐色，皮损主要分布于四肢，也可累及腹部臀部、躯干及头皮。由于搔抓，常有表皮剥脱、湿疹样变、苔藓样变等继发性皮损，有时并发化脓性皮肤病。愈后留有色素沉着，也可因感染而遗留浅瘢痕。依据皮疹的轻重及受累范围，可分为轻型痒疹（prurigo mitis）和重型痒疹（prurigo ferox）。随季节的变化而症状加重者，又可分为夏季痒疹（prurigo aestivalis）和冬季痒疹（prurigo hiemalis）。

本病常有淋巴结肿大，多见于颈部、腋窝、肘部及腹股沟等处，尤以腹股沟淋巴结肿大最为显著，称为痒疹横痃（prurigo bubo），该处淋巴结可达胡桃至鸡蛋大，但不痛、不红，亦不化脓。因病程可长达数年甚至 10 余年，患儿可出现失眠、消瘦和营养不良等症状。多延至青春期始逐渐痊愈，亦有少数患者至成人期仍然不愈。

神经系统检查可见到腹壁反射减退和跖弓反射消失。血液中嗜酸性粒细胞增多。

因病程很长，患儿可出现失眠、消瘦和营养不良等症状。常延至青春期始逐渐痊愈，亦有少数患者至成人时期仍然不愈。

4. 淋巴结性痒疹（prurigo lymphadenica） 往往是白血病、霍奇金氏病、淋巴瘤等疾病的症状之一。仅有瘙痒性丘疹散布于躯干及四肢，亦可同时出现多形性红斑样、荨麻疹样、丘疹坏死性、湿疹性损害。伴有剧烈瘙痒、淋巴结肿大、发热、白细胞增高等。

三、诊断要点

（1）皮损特征多形性，以风团样丘疹和结节为主。
（2）好发部位四肢和躯干伸侧。
（3）自觉症状剧烈瘙痒。
（4）组织病理表皮轻度角化过度和角化不全，棘层常有增厚，偶有海绵形成及小水疱，真皮上部结缔组织水肿，血管周围淋巴细胞浸润。

四、鉴别诊断

1. 丘疹性荨麻疹 皮损以纺锤形淡红色风团样丘疹为主，多在春秋季节发病，病程短，一般无全身症状。

2. 疥疮 无一定发病年龄，有接触传染史，皮损多在指间、腕部、腋下、膝、肘屈侧及腹股沟等处，以丘疹及小水疱为主。男性患者阴囊常发生疥疮结节。水疱处可查到疥螨。硫黄软膏外用，较短时日即可治愈。

3. 疱疹样皮炎 是一种慢性复发性的瘙痒性皮肤病，皮损为多形性，但以小水疱和大疱为主。有特异性病理改变。

五、治疗方案及原则

1. 治疗原则 寻找并祛除病因，心理疏导，镇静、止痒，预防继发损害。

2. 治疗方案

（1）寻找并祛除病因：防止虫咬，对有腹泻和便秘等胃肠功能失调症状者宜纠正，有病灶者宜处理。加强营养，讲究卫生，改善营养及卫生状况。

（2）让患者了解痒疹的有关知识，消除精神紧张，增强战胜疾病的信心；尽力戒除用手或器械猛力摩擦或搔抓的习惯，减少继发损害的出现。

（3）全身治疗：抗过敏治疗可选用抗组胺类药物、维生素 C、钙剂，亦可用 10% 硫代硫酸钠 10ml，隔日静脉注射。自血疗法也可试用。

对具有神经精神因素的患者，可适当给予镇静催眠类药物，以抑制神经兴奋性，缓解症状。可先用安宁、安定、艾司唑仑、羟嗪等。有条件者，可选用大静封，10 次为一疗程。

对症状严重，皮损广泛的患者，可适量给予糖皮质激素疗法，根据病情选用静脉滴注或口服。

有报道用氨苯砜治疗本病有效，剂量为 50mg，每日 2 次。也有使用反应停（酞咪哌啶酮）治疗有效的报道。

（4）局部治疗：可外用各种止痒的药物，如皮质类、固醇激素软膏或霜剂、炉甘石洗剂、含苯酚酸及薄荷的洗剂等，10% 黑豆馏油软膏或 5%～10% 煤焦油软膏亦有较好疗效。

（5）物理疗法：淀粉浴、糠浴、硫黄浴、焦油浴等都能减轻瘙痒症状。

（6）中医药治疗：中医认为本病是由于素体蕴湿，外感风热毒邪，或由于昆虫叮咬，湿毒凝聚，气血阻滞而成。急性痒疹治宜清热祛风，方用消风散加减。慢性痒疹治宜解毒利湿，活血化瘀。其他如针灸、耳针及耳部割治疗法均可采用。

（王　雪）

第九节　结节性痒疹

一、概述

结节性痒疹（prurigo nodularis）亦称结节性苔藓（lichen nodularis），是一种好发于四肢伸侧、以剧痒结节为特征、成年妇女多见的慢性炎症性皮肤病。

病因尚不清楚。患者多为过敏性体质。精神刺激、昆虫（包括蚊、蠓、臭虫等）和水蛭叮咬常促使本病发生。胃肠功能紊乱及内分泌障碍也可能与本病有一定关系。有人将本病视为局限性神经性皮炎的一种变型——不典型的结节性局限性神经性皮炎。

二、临床表现

初发常表现为风团样丘疹或丘疱疹，逐渐形成半球形结节，豌豆至蚕豆大小，顶端角化明显呈疣状外观，表面粗糙，红褐色或灰褐色，触之有坚实感，散在孤立分布，数目由几个至上百个。因长期搔抓，常发生表皮剥脱、出血及血痂，结节周围的皮肤有色素沉着及增厚，呈苔藓样改变。剧痒，尤以夜间及紧张时为甚。好发于四肢伸侧，尤以小腿伸侧为显著，严重时面、额、胸、背、腰、腹等处亦可发生。有些损害可自行消退遗留色素或瘢痕，但新结节仍不时发生。病程慢性，常迁延多年。

三、诊断要点

（1）常伴有昆虫叮刺史。

（2）典型损害为半球形结节，顶端角化明显呈疣状；剧痒；好发于四肢伸侧，尤以小腿为多。

（3）组织病理表皮角化过度，棘层肥厚，表皮突不规则地向真皮内增生，形成假上皮瘤状，真皮内血管扩张，周围有以淋巴细胞为主的炎性细胞浸润。结节中央或边缘有增生的神经组织。

四、鉴别诊断

1. 肥厚性扁平苔藓　损害为疣状增殖之肥厚性斑块，常带紫红色或紫色，并附有细薄鳞屑，斑块的表面不平。斑块周围有散在的褐色或紫红色扁平丘疹。

2. 寻常疣　损害表面粗糙，角化明显，触之质硬，高出皮面，呈乳头样增殖，色灰白或污黄，一般无自觉症状，好发于儿童及青年。

3. 丘疹坏死性结核疹　丘疹性损害不引起剧烈瘙痒，丘疹中央坏死。逐渐痊愈而遗留萎缩瘢痕。

4. 丘疹性荨麻疹　皮损主要为梭形风团，中央有丘疹、丘疱疹或水疱，病程较短，好发于儿童。

五、治疗方案及原则

1. 治疗原则　寻找并祛除病因，心理疏导，镇静、止痒，预防继发损害。

2. 治疗方案

（1）寻找可能的病因，并尽力祛除或避免，预防昆虫叮咬。

（2）让患者了解结节性痒疹的有关知识，消除精神紧张；尽力戒除用手或器械猛力摩擦或搔抓的习惯，减少继发损害的出现。

（3）全身治疗：根据病情选用抗组胺药及镇静安眠药。

反应停。国内有文献报道用反应停0.1g，每日2次，有良好疗效。因其有明显的致畸作用，育龄妇女禁用。

（4）局部治疗：常用的有各种剂型的糖皮质激素和焦油类制剂，角化显著的可外贴丁苯羟酸硬膏。苯酚或50%三氯醋酸溶液涂于结节处，可对皮损进行腐蚀治疗，但应注意保护周围正常皮肤。

局部封闭治疗可采用2%苯甲醇或不同浓度的糖皮质激素皮损内注射，有较好疗效。

（5）物理治疗：皮损可行液氮冷冻、电灼、激光治疗。浅层X线、放射性核素32磷、90锶敷贴，均有一定疗效。

（6）中医药治疗：以清热解毒、活血化瘀为主要治疗原则，药用蜀羊朱30g，夜交藤30g，徐长卿15g，皂角刺9g，加水煎服，每日1剂。

（王　雪）

参考文献

[1] 吴一文，管晓春，方木平．二黄补白方治疗气血失调型白癜风临床疗效观察．中国美容医学，2010，19（11）：1701－1702．

[2] 姚战非，张雪梅，乌云．雷帕霉素靶蛋白抑制剂对人黑素瘤细胞耐药性的影响．临床皮肤科杂志，2014，43（3）：136－139．

[3] 孙小强．王丽昆．红皮病型银屑病患者止凝血功能改变的观察．山东医药，2010，50（28）：85－87．

[4] 孙小强，王璐，门剑龙．银屑病患者血管内皮及凝血、抗凝血功能变化的观察．中华皮肤科杂志，2008，41（8）：519－521．

[5] 姚战非．Survivin，CyclinD1和Caspase－3在皮肤扁平苔藓皮损中的水平．中国皮肤性病学杂志，2014，28（4）：346－348．

[6] 吴一文．1 064nm激光联合胶原蛋白治疗面部色沉441例疗效观察．中华全科医学，2015，13（5）：703－705．

[7] 常建民．色素减退性皮肤病．北京：人民军医出版社，2014．

[8] 乌云塔娜．蒙药治疗斑秃40例体会．中国民族民间医药杂志，2012，21（11）：1－1．

[9] 乌云塔娜．蒙医辨证施治寻常型银屑病88例疗效观察．中国民族医药杂志，2015，21（7）：29－30．

[10] 乌云塔娜．蒙药治疗白殿风60例治疗体会．中国民族民间医药杂志，2008，17（12）：51－51．

第十四章　皮肤脉管性皮肤病

第一节　变应性皮肤血管炎

一、概述

变应性皮肤血管炎（alleric cutaneous vasculitis）又叫白细胞碎裂性血管炎（allergic leu-kocytoclastic vasculitis）。白细胞碎裂性血管炎实际上是一种病理学诊断，它包含后面介绍的多种皮肤血管炎。变应性皮肤血管炎多种，病变侵犯真皮上部和（或）内脏组织毛细血管及小血管，发生坏死性血管炎。临床上常见紫癜、红斑、风团、结节、溃疡等多形性皮损，可伴有发热、乏力、关节痛及系统损害，也可与系统性疾病伴发。病程为急性、亚急性或慢性过程。目前认为该病是由免疫复合物介导所致的一组血管炎性疾病，病理改变以血管壁的纤维素样坏死，中性粒细胞浸润与核碎裂为特征。

二、临床表现

1. 皮肤损害　典型者皮损呈多形性，表现为红斑、丘疹、风团、紫癜、血疱、出血性大疱、结节、溃疡等损害。紫癜性斑丘疹是最常见的也是特征性的表现，常呈鲜红色至紫红色，压之不褪色。紫癜及紫癜样斑丘疹上可发生血疱、坏死及溃疡，有的发展为真皮结节。皮疹直径从1cm到数厘米不等，偶尔可见环状多形红斑样损害。最常侵犯小腿，也可广泛分布其他部位，特别是病情较重的患者，包括臀部、上臂、双足、踝部、躯干和面部，常呈对称性分布。皮损也可见于卧床不起的患者的受压部位，如背部和臀部。常伴小腿和踝部水肿。皮损中度瘙痒或疼痛。单个皮损持续2~4周可反复发作，使病程迁延数月至数年。

2. 黏膜损害　可侵犯黏膜而发生鼻衄、咯血、便血。

3. 系统损害　2/3的病例有发热、关节痛及关节肿胀，1/3的病例有肾脏受累。胃肠受累时可发生腹痛和便血。肺部受损时可出现弥漫性或结节样浸润性损害，可有胸腔积液。周围和中枢神经系统也可受侵犯，表现为头痛、复视、出血性视网膜炎以及咽下困难、感觉或运动机能障碍等，亦可侵及心、脾、肝脏而表现为多脏器损害。

三、诊断要点

1. 皮疹呈多形性　为红斑、丘疹、风团、紫癜、血疱、出血性大疱、结节、溃疡等损害，其中具有特征性的是紫癜性斑丘疹。

2. 实验室检查　血常规白细胞一般无明显变化，有时可增高，严重者伴贫血。约有1/5的病例嗜酸性粒细胞增高，一般占4%~8%，少数可达56%。急性发疹时有血小板暂时性降低、血沉快。肾脏受累者可有蛋白尿、血尿及管型尿。血清总补体可降低。

3. 组织病理　　主要侵犯真皮浅层毛细血管后微静脉和毛细血管袢，严重病例炎症改变可扩展至真皮网状层甚至皮下脂肪层血管系统。组织学上特征性的改变是血管壁纤维素样坏死，伴内皮细胞肿胀；血管壁中性粒细胞浸润及明显的核尘；可见不等量的单核细胞及嗜酸性粒细胞。

四、鉴别诊断

1. 过敏性紫癜　　过敏性紫癜皮损形态较单一，主要为紫癜或有风团样皮疹，可伴关节疼痛、胃肠症状和血尿、蛋白尿。一般不出现结节、溃疡，可与本病鉴别。

2. 结节性血管炎　　多发于中青年妇女，皮损为疼痛性结节，分布在臀部以下，小腿居多，结节可排列为线状，反复发作，不破溃。很少有全身症状，无内脏受累症状及体征。关于本病的组织病理同结节性红斑，有作者认为是结节性红斑的一个特殊类型。

3. 持久性隆起红斑　　病因不甚清楚。皮损为红色或暗红色斑块、结节，分布于手背关节处，亦可分布于头面，少数可出现水疱、溃疡。病程可持续多年。早期组织病理表现为血管周围密集的中性粒细胞浸润，可见破碎的中性粒细胞形成核尘。新近有人主张归为白细胞破碎性血管炎类。

4. 结节性结核性静脉炎　　好发于青年人下肢，尤其是小腿、足缘、足背或手背，为豌豆大小沿浅静脉分布的结节，无明显症状，亦不破溃。组织病理为肉芽肿性血管炎表现。本病不同于结节性红斑和硬红斑，亦无证据认为是一种血源性皮肤结核。

五、治疗方案及原则

1. 治疗原则　　①一般治疗。②寻找并祛除过敏和感染因素。③抗过敏治疗。④免疫抑制剂。⑤对症治疗。

2. 治疗方案

（1）休息，重者应住院治疗：补充多种维生素，5%葡萄糖注射液 250ml + 10%葡萄糖酸钙 10ml + 维生素 C 1g 静脉滴注，每日 1 次。

（2）停止应用一切可疑的致敏药物和食物：仔细系统查体，寻找体内的急、慢性感染灶，采用相应抗生素控制感染。

（3）抗过敏：西替利嗪 10mg，每日 1 次，氯苯那敏 4mg，每日 3 次。控制患者的瘙痒。泼尼松每日 30～40mg，能较好地控制症状，稳定病情，发热及关节痛亦可得到改善，皮疹停止发展，病情稳定后可逐渐减至维持量。

（4）免疫抑制剂，雷公藤多苷 20mg，每日 3 次。

（5）氨苯砜，每日 100～150mg，有一定的疗效。

（6）外用药物：地塞米松霜外搽于红斑、丘疹、结节处，1∶40 聚维酮碘溶液或 3%硼酸溶液湿敷于糜烂或溃疡处，每日 4 次。

（王丽昆）

第二节 结节性红斑

一、概述

结节性红斑（erythema nodosum）是发生于真皮血管和皮下脂肪层的炎症性皮肤病。起病急，基本损害为红斑、结节，好发于双侧小腿伸侧上 1/3，不发生溃疡，经 3～6 周消退，不留瘢痕和萎缩。多见于女性。病因尚不十分清楚，一般认为系细菌、病毒、真菌感染，结核或药物所致的血管迟发性过敏反应。

二、临床表现

1. 多见于女性　女与男之比为 6.7∶1。大多数病例发病年龄在 20～40 岁。
2. 春秋季好发。
3. 皮肤损害　典型皮损为双小腿伸侧上 1/3 处对称发生的疼痛性、核桃大小的红斑，触之为结节，局部皮温高，皮肤紧张，周围水肿，自觉疼痛和压痛。在疾病发展过程中，皮损颜色逐渐由鲜红色变为紫红色，最后变为黄色。结节持续几天或几星期，多不发生溃疡，慢慢消退，消退后可遗留暂时性的色素沉着。皮损很少侵及大腿、上臂伸侧、面及颈部。
4. 系统症状　发病初期有低热，少数可高至 38～39℃。全身不适，伴有肌肉痛及关节痛，但多轻微。
5. 结节性红斑的亚型　①游走性结节性红斑（亚急性结节性游走性脂肪炎，游走性脂膜炎）：在老年人多见，平均年龄为 50 岁。与典型的结节性红斑相似，但由于皮损中央消退后周围又出现新的结节，呈游走性。皮损可持续数月至数年，症状较轻。可有复发。不留瘢痕。皮损多不对称，单侧发生，只分布于下肢。以女性多见（男女之比约 1∶9）。②慢性结节性红斑：本型的命名尚有争议。多发于妇女小腿，通常结节炎症轻微，有轻度压痛，很少变为急性炎症，亦不发生溃疡，病程常常超过数月或数年。虽然多发生于小腿前侧，但也可发生于腓肠肌部、大腿及臀部。

三、诊断要点

（1）发病前有感染史或服药史。
（2）双胫前对称发生的疼痛性红斑结节。
（3）实验室检查：血白细胞总数增高，血沉增高。咽拭子培养可见链球菌感染。
（4）组织病理：组织学表现为典型的小叶间隔性脂膜炎。其特点表现为多样化，包括血管炎改变，小叶间隔炎症、出血和不同程度的急性或慢性脂膜炎。

四、鉴别诊断

1. 结节性血管炎　多见于双足背及侧缘和小腿下 1/3，表现为豆大的皮下结节，多呈线状和串珠样排列，可有压痛，有的表面皮肤红斑不明显。可与结节性红斑鉴别。
2. 变应性皮肤血管炎　典型者皮损呈多形性，表现为红斑、丘疹、风团、紫癜、血疱、出血性大疱、结节、溃疡等损害，病理改变以血管壁的纤维素样坏死，中性粒细胞浸润与核碎裂为特征。

3. 硬红斑　双小腿屈侧指头大小质硬、紫红或暗红的结节，病程持久，可破溃形成溃疡，愈后可留有色素沉着性瘢痕。

4. 胫前黏液性水肿　胫前黏液性水肿在结节型进展期时表现为红斑、结节，但无自觉疼痛和压痛。组织病理表现为血管周围炎和真皮黏蛋白沉积所致的黏液性水肿。可与结节性红斑鉴别。

五、治疗方案及原则

1. 治疗原则　①一般治疗。②寻找并去除感染灶。③抗过敏治疗。④对症治疗。
2. 治疗方案
（1）休息：重者应住院治疗补充多种维生素，5%葡萄糖注射液250ml＋10%葡萄糖酸钙10ml＋维生素C 1g静脉滴注，每日1次。
（2）采用抗生素控制感染：如青霉素每日800万U，分次静脉滴注，或头孢曲松每日3.0g，静脉滴注，如过敏则采用林可霉素每日1.8g静脉滴注，连续5~7天。
（3）对症止痛：吲哚美辛25mg，每日3次。
（4）抗过敏：泼尼松每日30~40mg，能较好地控制症状，稳定病情，发热及关节痛亦可得到改善，皮疹停止发展，病情稳定后可逐渐减至维持量。
（5）免疫抑制剂：感染控制后结节消退不显著者，加用雷公藤多甙20mg，每日3次。
（6）局部外用：炉甘石洗剂，每日7~8次。

（王丽昆）

第三节　色素性紫癜性皮肤病

一、概述

色素性紫癜性皮肤病（pigmentary purpuric dermatosis）是一组以瘀点和含铁血黄素沉着为特征的慢性毛细血管炎症性皮肤病。包括进行性色素性紫癜性皮炎（progressive pigmentary purpunc dermatosis）、色素性紫癜性苔藓样皮炎（pigmented purpuric lichenoid dermatosis）及毛细血管扩张性环状紫癜（purpura annularis telangiectodes）。本病病因不明。

二、临床表现

1. 进行性色素性紫癜性皮炎
（1）多见于成年男性。
（2）皮损为针尖大小红色瘀点，为辣椒粉样，皮损逐渐密集成片，向外扩展，中心部逐渐变成棕褐色，新的瘀点不断发生，散在于陈旧皮损的边缘。
（3）好发于胫前、踝部及足背部。常单侧首发，病程进展可致双侧。
（4）一般无自觉症状病程缓慢，可自愈。

2. 色素性紫癜性苔藓样皮炎

（1）多发于 40 ~ 60 岁男性。

（2）皮损为细小铁锈色苔藓样丘疹，丘疹表面光滑，伴紫癜样损害，可融合成境界不清的苔藓样斑块，伴有毛细血管扩张。

（3）好发于小腿伸侧，可扩展至大腿、躯干和臀部。

（4）自觉痛痒，慢性病程。

3. 毛细血管扩张性环状紫癜

（1）多见于青壮年，男女均可发病。

（2）皮损开始为紫红色环状斑疹，斑疹中见点状暗红色毛细血管扩张或辣椒粉样小点，皮损由于含铁血黄素沉积而呈暗紫色、黄色或褐色。边缘慢慢向四周扩展，呈同心样或环形、多环形。皮损中央可有轻度萎缩，常旧皮损消失、新皮疹又出现。

（3）多发于小腿伸侧，可至大腿、躯干和臀部。

（4）无自觉症状，病程慢性，有自愈倾向。

三、诊断要点

（1）多好发于双下肢及典型皮损。

（2）组织病理三种病的组织病理变化基本相似，表现为真皮毛细血管内皮细胞肿胀；毛细血管周围红细胞外溢，有淋巴细胞、组织细胞浸润及不同程度的水肿，偶见少数中性粒细胞浸润，有含铁血黄素沉着。

（3）实验室检查毛细血管脆性试验常为阴性。

四、鉴别诊断

1. 静脉曲张性淤积性皮炎　有静脉曲张，多发生在一侧下肢，皮疹为湿疹样损害，有时可出现溃疡。

2. 过敏性紫癜　多发生于儿童，皮损以大小不等瘀点和瘀斑为主，常伴有腹痛及关节和肾脏的改变。组织病理无含铁血黄素沉着。

3. 三病之间的主要区别　毛细血管扩张性环状紫癜是以毛细血管扩张及环状损害为特点；色素性紫癜性苔藓样皮炎的特征是丘疹、紫癜、苔藓样损害及瘙痒；进行性色素性紫癜性皮炎是以点状、斑片状红斑，紫癜，色素沉着为主要表现。

五、治疗方案及原则

（1）注意休息，避免持重或长久站立。

（2）降低血管壁渗透性药物：维生素 C 0.2g，每日 3 次口服；葡萄糖酸钙 1.0 ~ 2.0g，每日 3 次口服。

（3）有感染病灶存在，可适当应用抗生素治疗。

（4）有瘙痒者可外涂糖皮质激素制剂。

（王丽昆）

第四节　荨麻疹性血管炎

一、概述

荨麻疹性血管炎（urticarial vasculitis）为一种新的免疫复合物疾病，其特点是皮疹表现为风团，持续时间长，还可出现血管性水肿、关节疼痛、肠胃道症状及肾脏受累。多见于21～50岁女性。组织学特征为白细胞破碎性小静脉炎。

二、临床表现

1. 皮肤损害　皮损主要表现为风团，持续时间长达24～72小时，甚至数天不消退。风团触之有浸润感，有时损害可见点状出血，风团消退后留有含铁血黄素的色素沉着。少数病例有水疱，自觉瘙痒、烧灼感或疼痛，起病时常伴有发热。

2. 系统损害　常伴有关节疼痛、僵硬和肿胀，特别是在手、肘、双足、踝和膝部；但症状明显的关节炎罕见。也可出现胃肠道症状，如腹痛、恶心、呕吐、腹泻。晚期可出现肾脏损害可见蛋白尿和血尿。

三、诊断要点

1. 皮损主要表现　持续24小时以上的风团，风团消退后留有含铁血黄素的色素沉着。皮损伴有疼痛，常伴有关节症状。

2. 验室检查　周围血白细胞正常或增加，中性粒细胞比例增加，血沉快。严重而持久的低补体血症最为最常见的异常，特别是C4降低更明显。

3. 组织病理　血管炎主要侵犯浅表血管丛并以白细胞破碎性模式为特征。红细胞渗出表明有血管损害。真皮可见水肿。组织学特征比较隐晦，仅有局部纤维蛋白样血管改变、少数中性粒细胞及稀少的核碎裂。

四、鉴别诊断

荨麻疹风团持续时间短，24小时内自行消退，消退后不留痕迹。血沉、血清补体正常，组织病理无血管炎变化。

五、治疗方案及原则

1. 治疗原则　①一般治疗。②抗过敏治疗。③糖皮质激素。④对症治疗。

2. 治疗方案

（1）休息，重者应住院治疗补充多种维生素，5%葡萄糖注射液250ml＋10%葡萄糖酸钙20ml＋维生素C 1～3g静脉滴注，每日一次。芦丁20mg，每日3次。维生素E 0.1g，每日3次。

（2）抗过敏：用抗组胺药止痒：西替利嗪10mg，每日1次；氯苯那敏4mg，每日3次。

（3）要使风团消退、疼痛减轻，首选糖皮质激素。泼尼松每日40～60mg口服，病情重者可选用静脉使用的糖皮质激素制剂。

（4）氨苯砜（DDS）对本病有一定的疗效。

（王丽昆）

第五节 结节性多动脉炎

一、概述

结节性多动脉炎（polyarteritis nodosa）是一种临床表现丰富的多系统疾病。为累及中、小动脉全层的炎症和坏死性血管炎，随受累动脉的部位不同，临床表现多样，可仅局限于皮肤（皮肤型），也可波及多个器官或系统（系统型），以肾脏、心脏、神经及皮肤受累最常见。20%～25%的病例仅表现为皮肤症状。好发于中年男性。结节性多动脉炎的病因尚不完全清楚，一般认为外源性物质是主要诱发因素，许多物质均可引起血管炎性改变，如血清、细菌、药物、病毒等。病理表现为累及真皮深部或皮下脂肪肌性动脉的坏死性血管炎。发病率为每年0.7/10万人，患病率6.3/10万人。

二、临床表现

1. 见于各年龄组，40～60岁为高峰。男女比例为2：1，起病缓急不一，典型者以发热、乏力、体重减轻、肌痛、关节痛起病。

2. 皮肤型 病变局限在皮肤，皮损呈多形性和混杂性，如结节、红斑、丘疹、风团、水疱、网状青斑、肢端皮肤坏死和隆起性紫癜等。皮下小结节为常见症状，并以此为特征。结节一般为0.5～2.0cm大小，坚实，单个或多个，沿表浅动脉排列或不规则地聚集在血管近旁，呈玫瑰红、鲜红或近正常皮色，可自由推动或与其上皮肤粘连，有压痛，结节中心可发生坏死形成溃疡，边缘不齐。其他皮损为好发于小腿、前臂、躯干、面、头皮和耳垂等部位，发生在两侧但不对称。一般无全身症状，也可伴有低热，关节痛、肌痛等不适。

3. 系统型 急性或隐匿起病，常有不规则发热、乏力、关节痛、肌痛、体重减轻等全身不适症状。皮损表现与皮肤型所见相似，但皮疹急性发生时，有出血、大疱、急性栓塞及溃疡，表现为明显急性炎症。部分患者伴雷诺现象。系统损害有：①肾脏病变最为常见，可有蛋白尿、血尿，少数呈肾病综合征表现，肾内小动脉广泛受累时可引起严重肾功能损害。肾内动脉瘤破裂或有梗死时可出现剧烈肾绞痛和大量血尿。高血压较常见，有时为唯一临床表现。高血压加重了肾脏损害，尿毒症为本病主要死亡原因之一。②消化系统受累随病变部位不同而表现各异，腹痛最为常见，还可出现呕吐、便血等。如为小动脉瘤破裂可致消化道或腹腔出血，表现为剧烈腹痛、腹膜炎体征。肝脏受累可有黄疸、上腹痛、转氨酶升高，部分病例合并乙型肝炎病毒感染呈慢性活动性肝炎表现。当胆囊、胰腺受累时可表现出急性胆囊炎、急性胰腺炎的症状。③心血管系统也较常累及，除肾性高血压可影响心脏外，主要因冠状动脉炎产生心绞痛，严重者出现心肌梗死、心力衰竭、各种心律失常均可出现，以室上性心动过速常见，心力衰竭为本病主要死亡原因之一。④神经系统中周围神经和中枢神经均可受累，以周围神经病变常见，出现分布区感觉异常，运动障碍等多发性单神经炎、多神经病等。累及中枢神经时，可有头晕、头痛，脑动脉发生血栓或动脉瘤破裂时可引起偏瘫。脊髓受累较少见。⑤肺脏血管很少受累，眼部症状约占10%。其他如生殖系统，睾丸和附睾

80%受累，但临床表现者仅20%左右。⑥关节受累时，关节痛和关节炎常见。关节炎通常不对称，主要累及下肢。其他表现有非特异性肌痛和肌无力。

三、诊断要点

1. 典型的临床表现是多系统损害，特别是肢端皮肤坏死性病灶、网状青斑、外周神经病变及尿异常。血管造影见内脏小动脉多个瘤样扩张。

2. 实验室检查 白细胞总数及中性粒细胞常增高，因失血或肾功能不全可有不同程度贫血，血沉多增快，尿检常见蛋白尿、血尿、管型尿，肾脏损害较重时出现血清肌酐增高，肌酐清除率下降。免疫学检查：丙种球蛋白增高，总补体及 C3 补体水平下降常反映病情处于活动期，类风湿因子、抗核抗体呈阳性或低滴度阳性，ANCA 偶可阳性，约有30%病例可测得 HBsAg 阳性。

3. 组织病理 主要侵犯中、小动脉，病变为全层坏死性血管炎，好发于动脉分叉处，常呈节段性为特征，间或可累及邻近静脉，各脏器均可受累，以肾、心、脑、胃肠道常见，较少累及肺及脾脏。全层可有中性粒细胞、单核细胞、淋巴细胞及嗜酸性细胞浸润引起内弹力层断裂，可有小动脉瘤形成。后期内膜增厚，血栓形成，管腔狭窄致供血的组织缺血，随着炎症逐渐吸收，纤维组织增生，血管壁增厚甚至闭塞，炎症逐渐消退，肌层及内弹力层断裂部由纤维结缔组织替代，形成机化。

四、鉴别诊断

1. 结节性血管炎 多见于双足背及侧缘和小腿下 1/3，表现为豆大的皮下结节，多呈线状和串珠状排列，可有压痛，有的表面皮肤红斑不明显，一般无系统症状，可鉴别。

2. 重型过敏性紫癜 此病症状与结节性多动脉炎很相似，但亦有不同之处：①紫癜的皮疹多见于下肢，且较短暂，而结节性动脉炎的皮疹往往累及全身，持续较久；②前者的腹部症状较重而后者则较轻；③前者预后较后者的好。

3. 多发性大动脉炎（无脉症） 以高血压为突出的临床表现。如同时还有大动脉闭塞症状以及发热、皮疹、关节炎或血沉增快等，应考虑此病。

4. 系统性红斑狼疮 多有肾损伤，应与结节性多发性动脉炎鉴别，但系统性红斑狼疮多见于女性，有典型皮疹，抗核抗体及狼疮细胞检查阳性，可以鉴别。

5. 川崎病 又称皮肤黏膜淋巴结综合征，婴幼儿多见，其主要临床特点是持续发热、皮肤多形性红斑、口腔黏膜充血、双眼结膜充血、手足硬肿及颈淋巴结肿大，常有冠状动脉损伤。川崎病与婴儿型结节性多动脉炎相似，但前者为自限性疾病，预后较好。

五、治疗方案及原则

1. 治疗原则 ①糖皮质激素；②免疫抑制剂；③抗病毒；④对症治疗。

2. 治疗方案 现代治疗，包括使用糖皮质激素与环磷酰胺，已使 5 年生存率由过去的13%升至48%。首选糖皮质激素，开始宜用大剂量，泼尼松每日 60～100mg，症状改善后，逐渐降至维持剂量，每日 10～20mg。对糖皮质激素疗效差者，可用免疫抑制剂。病因如为乙肝病毒，可试用抗病毒治疗。对于系统性症状需对症治疗。

（王丽昆）

第六节 变应性肉芽肿病

一、概述

变应性肉芽肿病（allergic granulomatosis），是一种有肉芽肿形成的系统性血管炎，以哮喘、坏死性血管炎、血管外肉芽肿、外周血嗜酸性粒细胞增多和多器官组织嗜酸性粒细胞浸润为特征。临床少见，根据组织病理确诊的病例统计，发生率约 2.4/100 万人。因首先由 Churg 和 Strauss 两位病理学家描述，通常又称 Churg – Strauss 综合征（Churg – Strauss syndrome，CSS）。

二、临床表现

（1）变应性肉芽肿病多在中年发病，男性稍多，可呈典型Ⅲ期进展。

Ⅰ期：变应性前驱期。以过敏性鼻炎和哮喘为主要表现。常伴副鼻窦炎，副鼻窦炎具有症状重、反复发生及常需手术治疗的特点。

Ⅱ期：外周血嗜酸性粒细胞增多和组织嗜酸性粒细胞浸润期。外周血嗜酸性粒细胞计数平均 $>10^{10}$/L。

Ⅲ期：威胁生命的系统性血管炎期。可累及全身多种器官。

（2）皮肤损害不常见，可于四肢伸面、头皮出现结节，指端可有硬的丘疹，无压痛，亦可见紫癜等皮损。

（3）CSS 属系统性疾病，肺脏、心脏、外周神经系统等均可不同程度受累，出现相应的临床表现。其中肺部受累最常见，肺外脏器中心脏受累是死亡主要原因。

三、诊断要点

由于 CSS 的三种病理改变难以在同一组织活检标本中同时查见，严格遵循三条病理标准作为诊断依据只能使不足 20% 的 CSS 患者得以诊断。为避免大量患者漏诊，应更强调临床诊断，将临床诊断与病理诊断相结合。1990 年美国风湿病协会血管炎分会提出了以临床为主的六条诊断标准。

1. 哮喘
2. 外周血嗜酸性粒细胞分类计数 >10%
3. 单发性或多发性神经炎
4. 鼻旁窦病变
5. X 线显示肺内游走性浸润影
6. 组织活检证实有血管外嗜酸性粒细胞浸润

以上 6 条标准中，只要符合其中 4 条，即可诊断为 CSS。

四、鉴别诊断

1. 慢性嗜酸性粒细胞增多性肺炎及过敏性支气管肺曲菌病　均可有哮喘、外周血嗜酸性粒细胞增多及肺部嗜酸性粒细胞浸润性肺炎表现，但二者均无肺外多器官受累，无坏死性血管炎及坏死性肉芽肿病理改变。

2. 嗜酸性粒细胞增多综合征　有外周嗜酸性粒细胞增多及全身多脏器嗜酸性粒细胞浸润，但无哮喘症状，亦无坏死性血管炎及坏死性肉芽肿病理改变。

3. Wegner 肉芽肿　上呼吸道病变以溃疡、坏死及鼻痛为主，肺内病变易形成空洞，肾脏病变较重，没有哮喘症状，可以鉴别。

4. 结节性多动脉炎　极少累及肺，没有哮喘症状，肾损害重，主要死于肾衰竭，可作鉴别。

五、治疗方案及原则

（1）糖皮质激素是治疗 CSS 的主要药物，多数患者效果良好。

（2）急性期、有多脏器受累，如有急性肾功能衰竭、呼吸窘迫者，可大剂量给药，给予甲泼尼龙 1g 静脉滴注，每日 1 次，连用 3 天。

（3）一般情况下，无威胁生命表现，则可用泼尼松每日 40～60mg 口服，直到症状好转。胸部 X 线、外周血嗜酸性粒细胞计数、血沉、C 反应蛋白等指标显示病情活动得到控制，1 个月后，逐渐减量，以维持量治疗 1 年以上。

（4）若糖皮质激素疗效欠佳或产生依赖，可加用免疫抑制剂。常用环磷酰胺或硫唑嘌呤，可提高缓解率，协助激素减量或停药，并降低复发率。若对环磷酰胺反应差，可在激素基础上加用环孢素 A。

（王丽昆）

第七节　特发性血小板减少性紫癜

一、概述

特发性血小板减少性紫癜（idiopathic thrombocytopenic purpura，ITP）是因血小板大量减少引起皮肤、黏膜和内脏出血性的疾病，又称 Werlhof 病。一般认为属自身免疫性疾病的一种，可分为急性和慢性两种。本病死亡率为 1%，多数是因颅内出血而死亡。

二、临床表现

1. 急性型　多发于 2～6 岁儿童，一般起病前 1～2 周有病毒感染史。起病急骤，皮肤和黏膜发生广泛严重的出血，于碰撞部位损害更多见。鼻腔、胃肠道、泌尿生殖道出血也较为常见，颅内出血较少见，但可致命。病程多为 4～6 周，有自限性，预后良好，亦有经反复发作而转为慢性者。

2. 慢性型　绝大多数患者是成人，症状相对较轻，多发生在下肢，一般起病隐匿，多数在确诊前数月甚至数年已有鼻衄、龈衄、月经过多、手术或外伤后出血时间延长等病史。本病可持久不愈或反复发作达半年以上，间歇期内可完全无病灶。

三、诊断要点

1. 有皮肤出血点、瘀斑和（或）黏膜出血等临床表现

2. 实验室检查 血小板减少，急性型者常 $< 20 \times 10^9$/L，慢性型者常为（$30 \times 10^9 \sim$ 80×10^9）/L，脊髓巨核细胞增多，血小板生成型巨核细胞减少，出血时间延长，凝血时间正常。

3. 排除其他可引起血小板减少的疾病

四、鉴别诊断

1. 过敏性紫癜 紫癜多见于四肢、臀部、皮肤，为出血性斑丘疹，呈对称分布，但血小板并不减少。

2. 脾功能亢进 有引起脾大的原发病。多有明显的脾肿大，除血小板减少外，多有白细胞减少或贫血。

五、治疗方案及原则

（1）适当限制活动，避免外伤。

（2）糖皮质激素为慢性型的首选药物，急性型亦可选用。泼尼松 $1 \sim 2$mg/（kg·d），待血小板升高正常或接近正常时逐渐减量。

（3）病情严重者，可输注血小板或行脾切除。

（张 洁）

第八节 继发性血小板减少性紫癜

一、概述

继发性血小板减少性紫癜（secondary thrombocytopenic purpura）又叫获得性血小板减少性紫癜，继发于其他疾病引起的血小板减少，如类风湿性关节炎、淋巴瘤。以皮肤黏膜出血症状及血小板减少为特征。该病病因不明，多种原因都可以导致。如苯、抗生素、二甲苯等是能引起骨髓再生低下伴全血细胞减少的药物；乙醇、雌激素等是能选择性抑制巨核细胞制造血小板的药物。

二、临床表现

有原发疾病的表现，发病前有与某诱因接触史，出血表现以四肢、躯干皮肤散在瘀点、瘀斑，呕血，便血，月经过多为主，颅内出血是其死亡主要原因，涉及多种病种如药物性免疫性血小板减少性紫癜、无效性血小板生成病、血小板生成素缺乏等。

三、诊断要点

（1）发病前有用药史，部分伴淋巴结、肝脾肿大、发热等。

（2）实验室检查血小板计数减少。

（3）有皮肤黏膜等出血表现，如瘀点、瘀斑，呕血、便血等。

（4）可做其他检查以验证原发疾病，如阿司匹林耐量实验是诊断血管性假血友病的方法，出血时间延长见于血管结构功能异常。

四、鉴别诊断

特发性血小板减少性紫癜 该病是由血小板自身抗体所致的血小板减少性疾病，反复发作，实验室检查多有血小板计数减少，脾大，骨髓检查见巨核细胞数量增加或正常，治疗首选肾上腺皮质激素。

五、治疗方案及原则

（1）该病是继发性疾病，治疗原发病是关键，积极寻找原发病因，如病毒所致使用抗病毒药，阿昔洛韦口服。芦丁片、酚磺乙胺（止血敏）改善血管脆性，出血太多、病情严重者可采用糖皮质激素治疗。

（2）脾切除无效。

（张　洁）

第九节　雷诺病

一、概述

雷诺病（Raynaud disease）为原发性肢端细小动脉痉挛，继之以皮肤苍白、青紫而后潮红，伴以疼痛和感觉异常，温暖后恢复正常的血管功能障碍性疾病。

二、临床表现

（1）多发于女性，冬季多见；常对称分布，多个手指受累。

（2）典型发作可有三期。苍白期：为早期表现，突然发生于手指末端，局部温度低，或有麻木感、针刺感、笨重以及僵硬等，如发作持久可引起运动障碍或有多汗现象。青紫期：几分钟后出现。潮红期：当患者处于温暖环境中，寒冷刺激解除和血管痉挛消失后，血管反应性扩张，皮肤出现潮红，有轻度烧灼样胀痛和搏动痛，皮肤颜色逐渐恢复正常。

三、诊断要点

（1）主要为年轻女性，一般20～40岁。

（2）寒冷或情绪激动容易发作，双手对称发病。

（3）无任何系统疾病、周围血管疾病、解剖异常等。

（4）不典型者，可做激发试验、握拳试验、手指动脉造影等。

四、鉴别诊断

肢端青紫症：好发于手足，呈持续性，也表现为青紫，温暖后减轻而非消失，男女性别无明显差异。

五、治疗方案及原则

1. 血管扩张剂 烟酸、硝苯地平、前列腺素E、利血平等。

2. 外用药物　2%硝酸甘油软膏或1%~2%己基烟酸软膏，每日2~3次。多磺酸黏多糖软膏、维生素E软膏等帮助改善微循环。

3. 手术治疗　病情严重，药物治疗无效，且有皮肤组织营养障碍，上肢可施行上胸交感神经切除术。

（张　洁）

第十节　静脉曲张

一、概述

静脉曲张（varicosis）是较大的浅静脉及其分支因静脉压增高而产生扭曲性的扩张和延长，是发生于中年人的一种常见疾病。

二、临床表现

（1）一般发生于双小腿屈侧，可见明显显露的扭曲扩张的静脉。

（2）轻者无自觉症状；重者长期站立后，可有下肢酸胀、沉重或疼痛，易疲劳。

（3）行走或平躺时症状消失。

（4）常易出现并发症，如淤积性溃疡。

三、诊断要点

根据下肢皮下条状分布明显的血管不难诊断。

四、鉴别诊断

1. 下肢静脉血栓形成后综合征　有突发性下肢肿胀病史。后期出现下肢浅静脉曲张，伴有下肢胀痛不适，活动、站立后加重，卧床休息后不能完全缓解，胫前、足踝部呈凹陷性水肿。

2. 静脉畸形骨肥大综合征　可有浅静脉异常粗大并曲张，伴肢体增长、增粗，皮肤血管瘤三联征，下肢静脉造影可以发现深部静脉畸形呈部分缺如，分支紊乱而多，浅静脉曲张等。

五、治疗方案及原则

（1）轻度患者，可以长期应用弹性绷带或弹力袜，以预防其进一步发展。

（2）重度静脉曲张患者除经常抬高患肢外，应采用手术治疗，但术前要确定静脉曲张不是继发性的，且深静脉通畅，包括高位结扎术、静脉剥脱术、切除术、筋膜下交通支结扎术等。

（3）并发症治疗慢性溃疡、湿疹、血栓性静脉炎、皮下硬化症等给予改善血液循环、抗感染、局部清洁等对症处理。

（张　洁）

参考文献

[1] 安国芝. 皮肤病诊疗与自我康复. 北京：化学工业出版社, 2015.

[2] 刘爱民. 皮肤病中医诊疗思路与病例分析. 北京：人民卫生出版社, 2016.

[3] 姚战非. 洁悠神用于婴儿湿疹治疗的临床观察中国社区医师：医学专业, 2011, 13：114 - 114.

[4] 姚战非, 于洋. 洁悠神治疗儿童脓疱疮 36 例临床观察. 内蒙古民族大学学报：自然科学版, 2011, 26 (2)：224 - 225.

[5] 姚战非. 斯奇康注射液治疗 31 例急性泛发性扁平疣临床观察. 中国医疗美容, 2014, 3：112 - 113.

[6] 张建中. 皮肤性病学. 北京：人民卫生出版社, 2015.

[7] 杨洁, 毕廷民, 王丽昆. 唐山市老年皮肤瘙痒症影响因素分析. 中国煤炭工业医学杂志, 2014 (09).

[8] 乌云塔娜. 用蒙药治疗过敏性荨麻疹 200 例疗效观察. 中国民族民间医药杂志, 2002 (5)：277 - 278.

[9] 乌云塔娜. 蒙药治疗结节性红斑 40 例. 中国民族医药杂志, 2006, 12 (6)：77 - 77.

第十五章 内分泌代谢及营养障碍性皮肤病

第一节 月经疹

月经疹是一种随月经周期发生的自身敏感性皮炎。病因不十分清楚，可能与机体对体内黄体酮或其代谢产物发生的自身免疫反应有关。

一、诊断要点

1. 好发年龄 于月经初潮后发病，绝经期妇女和幼儿不发病。
2. 好发部位 皮疹多对称发生于面部、四肢、躯干，少数发生于口腔或外阴黏膜。
3. 典型损害 皮疹常在月经前 7 ~ 10 天发生，呈多形性，如红斑、丘疹、风团、紫癜、瘀斑、水疱、多形红斑样、结节性红斑样、汗疱疹样、湿疹样、酒渣鼻样等，数量多少不定，其严重程度一般在月经前达到高峰，月经来临后缓解或消退，可留暂时性色素沉着，下次皮疹可在原发皮疹处发生。少数患者的口腔或外阴黏膜可同时发生疱疹样损害或浅表性小溃疡。
4. 自觉症状 多数患者有不同程度瘙痒，部分患者伴有痛经、倦怠等症状。
5. 病程 皮疹常随月经开始和结束而消退，反复或间断性发作，常持续数年。
6. 实验室检查 少数患者血小板数量减少，纤溶试验阳性。

二、治疗

1. 一般治疗 发疹期间注意皮肤和口腔、外阴卫生，避免搔抓皮损而继发感染，限制辛辣刺激性饮食，加强自我身心状态的调整，避免精神紧张。掌握发病规律和时间，发疹前应用适宜药物可减轻症状或预防复发。

2. 全身治疗

（1）抗组胺药：可选用盐酸赛庚啶 6 ~ 12mg/d、马来酸氯苯那敏 12mg/d、酮替芬 2mg/d、盐酸西替利嗪 10mg/d、盐酸左西替利嗪 5mg/d、地氯雷他定 5mg/d、特非那定 60 ~ 120mg/d、依巴斯汀 10mg/d、阿伐斯汀 24mg/d 等，分次或 1 次口服，对部分患者尤其是伴有瘙痒者有一定疗效。

（2）雌激素：常选用己烯雌酚 1mg/d，于月经周期第 4 ~ 24 天服用，可减轻症状和控制发疹。效果不显著者，可改用枸橼酸他莫昔芬 20 ~ 40mg/d，分次或 1 次口服。

（3）糖皮质激素：适用于症状明显或皮疹数量较多者，常选用醋酸泼尼松 10 ~ 20mg/d，分次口服，多数患者疗效明显。

（4）维生素：维生素 C 0.3 ~ 0.6g/d，分次口服，对部分患者有效，可与其他药物合用。睡眠欠佳者可给予谷维素 10mg/次、多塞平 12 ~ 25mg/次或维生素 B_1 10 ~ 20mg/次，睡前服用。

3. 局部治疗 红斑、丘疹、风团性皮损可外用 1% 樟脑炉甘石洗剂、1% 薄荷炉甘石洗剂或氧化锌软膏；紫癜和瘀斑性皮损外用肝素钠软膏、2% 硝酸甘油软膏；糜烂性皮损外用 0.5% 新霉素氧化锌油、2% 莫匹罗星软膏、1% 醋酸氢化可的松软膏或 0.1% 丁酸氢化可的松霜等，每日 2 或 3 次。

口腔或外阴黏膜皮损可选用 3% 硼酸溶液、复方氯己定溶液、生理盐水或多贝尔漱口液等含漱或清洗，每日 3 次。

4. 中药治疗 本病治宜清热利湿，调和冲任，方选龙胆泻肝汤加减，药用蒲公英 30g，白鲜皮、益母草、生地各 20g，地肤子、桑白皮、茯苓、泽泻各 15g，龙胆草、黄芩各 10g，栀子、柴胡各 6g；或方选消风散加减，药用石膏 15g，牛蒡子、胡麻仁、苍术、苦参、知母、当归、生地等各 10g，防风、蝉衣、荆芥、木通、甘草各 6g，风毒甚者加银花、连翘；湿热甚者加车前子、茵陈；血热甚者加丹皮、紫草；痒甚者加地肤子、僵蚕等。每日 1 剂，水煎取汁分次服。

（王丽昆）

第二节 黄瘤病

黄瘤病（xanthomatasis）是指含有脂质的组织细胞在皮肤、黏膜的异常聚集所致，表现为黄色丘疹、结节或斑块的一组疾病，可伴有全身性脂质代谢紊乱和其他的异常而出现的一系列临床症状。

一、病因与发病机制

代谢性黄瘤分两种情况：高脂血症黄瘤和正常血脂性黄瘤。

1. 高脂血症黄瘤 包括原发性高脂血症（通常是遗传的）和继发性某些疾病的高脂血症（如肝硬化、糖尿病、甲状腺功能亢进等）。高脂血症是黄瘤形成的基础。

2. 正常血脂性黄瘤 形成机制可能是脂蛋白含量或结构的改变，易于透过血管内皮、沉积皮肤、肌腱、血管壁等组织内，引起黄瘤和动脉粥样硬化。

二、临床表现

1. 基本损害

（1）颜色有黄色，黄棕色，粉红色，橙色，皮色。

（2）柔软的斑疹、丘疹、周围红晕的丘疹。

（3）斑块或轻微隆起的斑块。

（4）柔软或坚实的结节，半球形、分叶状、蒂状，大小有 2～3cm 或 8cm 巨大结节黄瘤。

（5）疣状、乳头状或溃疡。

（6）肌腱浸润沿掌纹分布线状损害，或细微线状损害。

2. 皮肤黄瘤临床类型

（1）发疹性黄瘤：常分批出现，见于肢体伸侧如肘、膝、臀、腹股沟，也可累及口腔黏膜。损害为 1～4mm 小的黄色丘疹。

（2）结节性黄瘤：较常见，皮疹为半球形的淡黄色或橘黄色结节，一般直径 0.5 ~ 3.0cm，常孤立或数个聚积，常见肢体伸侧，尤其膝、肘关节附近。并可侵犯黏膜，多伴有血脂异常。

（3）扁平黄瘤：其中睑黄瘤最常见，为扁平黄色丘疹或斑块，扁豆或瓜子大，两侧眼睑对称发生，亦可泛发于面部、颈及躯干。血脂异常或正常。

（4）腱黄瘤：实为结节性黄瘤，好发于手、足背或肢体肌腱等处，为 0.2 ~ 2.5cm 质硬的结节，常见于跟腱、掌面和手指伸肌腱。

（5）疣状黄瘤：罕见，为橙红色乳头瘤状或溃疡，卵石状或疣状斑块，见于口腔或手部。

（6）播散性黄瘤：罕见，米粒至豌豆大小红黄色丘疹、结节，对称成群分布。

黄瘤病的临床要点见表 15 - 1。

表 15 - 1　黄瘤病的临床要点

高脂蛋白血症性黄瘤		
扁平黄瘤		
睑黄瘤	发生于双侧眼睑内眦，淡黄色柔软的扁平疣状隆起斑块。40 ~ 50 岁以前发生者表明有潜在的低密度脂蛋白（LDL）增加，但仅有 50% 患者血浆脂蛋白升高；年轻患者的高 β 脂蛋白血症发生率较高	可伴发高胆固醇血症
掌纹黄瘤	掌、指皱纹中出现的黄色至橙黄色扁平线状损害。VLDL 或 IDL 常增多	常有高胆固醇血症
泛发性扁平黄瘤（高脂蛋白血症性）	广泛累及面、颈、躯干和臀部	1/2 有异常蛋白血症
结节性黄瘤	为黄色至红色的群集丘疹和结节，好发于伸侧（如肘、膝、前臂、指节和臀部）和掌部	胆固醇、三酰甘油代谢异常
腱黄瘤	大小不等的坚硬结节，光滑，位置较深，可移动。常累及手伸肌腱、膝、肘和跟腱	胆固醇及脂蛋白代谢异常
发疹性黄瘤	其特征是 1 ~ 4mm 的黄色、棕黄色或红色小丘疹，常突然大量出现于受压部位和臀、下肢的伸侧及臀部；可有瘙痒，皮疹可自行消退而不留痕迹	三酰甘油增高
正常脂蛋白血症性黄瘤		
播散性黄瘤病	罕见，米粒至豌豆大小的红黄色丘疹、结节对称性成群分布。可自行消退。可能系反应性组织细胞增生伴继发性组织细胞内脂质沉积	少数可有胆固醇、血脂增高
泛发性扁平黄瘤（正常脂血症性）	指无高脂血症者	无脂质或脂蛋白异常

三、组织病理

各型黄瘤的组织病理表现相似，真皮内有多数黄瘤细胞、泡沫细胞和杜顿（Touton）细胞，黄瘤细胞是含有脂质的巨噬细胞。特殊染色，如染色脂质呈红色；苏丹黑 B 染色脂质呈黑色。

四、诊断与鉴别诊断

临床上有特征性皮损，尤其眼睑、肌腱等部位的黄色丘疹、结节或斑块，结合组织病理特征可诊断本病。本病应与下列疾病鉴别。

1. 朗格汉斯细胞组织细胞增生症　临床表现三种类型，皮损为红棕色丘疹、结节、水疱、脓疱和溃疡，并有系统受累，组织病理朗格汉斯细胞 S－100 和 CD1a 染色阳性。

2. 幼年性黄色肉芽肿　面部、颈、躯干发生单个或多发黄红色丘疹或结节，可累及内脏。患者血脂正常，组织病理有 Touton 巨细胞、CD64 和 CD68 染色阳性，S－100 阴性。

五、治疗

对高脂血症及内科疾病进行相应治疗。饮食疗法，低胆固醇、低饱和的脂肪酸饮食，药物降脂，如烟酸、非诺贝特。发疹性黄瘤可试用己酮可可碱，睑黄瘤可用普罗布考（Probucol）治疗 6 个月至 2 年有较好疗效。皮损可依大小及部位用电解、电凝、40% 三氯醋酸腐蚀、冷冻、激光治疗或手术切除。

经治疗某些黄瘤可以自行消退，发疹性黄瘤和掌黄瘤可迅速消退，发疹型结节性黄瘤能自行消失，腱黄瘤倾向于持续存在。

（王丽昆）

第三节　痛风

痛风是一种嘌呤代谢障碍可伴有皮肤损害的疾病。分为原发性和继发性两种，原发性痛风约25%患者有家族史，继发性者多见于肾功能减退引起尿酸排泄减少，真性红细胞增多症、慢性白血病、髓性增生病等细胞核酸大量分解，而引起尿酸增高。

一、诊断要点

1. 好发年龄　多于中年发病，男性患者约占95%。

2. 好发部位　关节受累多见于四肢小关节，痛风结石多发生于耳郭、足趾、指间、掌指关节等处。

3. 典型损害　临床分为无症状期、急性关节炎期和慢性关节炎期。急性关节炎期受累关节红、肿、热和触痛，常伴有发热，反复发作后转为慢性关节炎期，伴有尿酸盐沉积于皮下形成痛风石，为粟粒至豌豆大黄色或乳白色质硬的结节。破溃后流出石灰样物质，形成不易愈合的瘘管。

4. 自觉症状　常有程度不等的关节疼痛，肾痛风可引起肾绞痛。

5. 病程　病情反复发作，病程慢性。

6. 实验室检查　血尿酸高于240μmol；关节腔积液镜检可见针状尿酸盐结晶。痛风石用无水乙醇固定后，镜下可见褐色针状尿酸盐结晶。

二、治疗

1. 一般治疗 住室和工作环境避免寒冷潮湿，给予低嘌呤、低蛋白饮食，如动物肝脏、鱼腥海味、油腻食品等，多饮水以加强尿酸排泄。发作期注意休息，预防感染和关节外伤，避免挤压和挑破痛风结节。积极治疗原发疾病，定期检测血尿酸浓度。

2. 全身治疗

（1）急性发作期：常给予秋水仙碱（首次 0.6 ~ 1.2mg，以后每小时 0.6mg，8 小时后每 2 小时给药 1 次，直至症状缓解，一次发作最大累积量不超过 8mg），该药应用越早疗效越好，且为特异性诊断药物。此外，吲哚美辛 150 ~ 200mg/d、布洛芬 0.6 ~ 1.2g/d、保泰松 0.3 ~ 0.6g/d、萘普生（首次 750mg，以后每 8 小时 250mg）等，分次口服；或口服醋酸泼尼松 30 ~ 60mg/d、甲泼尼龙 25 ~ 50mg/d，或静注促肾上腺皮质激素 40 ~ 80U 等，均有较好疗效。

（2）发作间歇期：常给予丙磺舒（初始用量为 0.5g/d，1 周后增加至 1 ~ 2g/d，肾功能正常者可同时服用碳酸氢钠 3 ~ 7.5g/d 或 12.5% 枸橼酸钾溶液 30ml/d）、磺吡酮 0.2 ~ 0.4g/d、苯溴马隆 50 ~ 200mg/d 或别嘌呤 100 ~ 300mg/d，分次口服，用量根据患者耐受情况和血尿酸浓度而定。

3. 外科疗法 痛风石可手术切除。

4. 中医治疗 可选用祛风化瘀利湿汤加减，药用鬼箭羽、川草薢、虎杖各 30g，威灵仙 15g，制大黄 10g；关节疼痛明显者加徐长卿 15g，延胡索、炮山甲、炙僵蚕各 10g，乳香、没药各 5g，全蝎 3 条，蜈蚣 2 条，上肢关节痛甚者加桂枝 10g，下肢关节痛甚者加川牛膝 10g；关节肿胀明显者加紫花地丁、蒲公英、大青叶各 30g，野菊花 10g；腰膝酸软、疲倦乏力、头晕耳鸣者加制何首乌、枸杞子各 15g，熟地黄、白芍药各 10g；关节畸形僵硬、痛风结石者加山慈菇、白芥子、三棱、莪术各 10g。每日 1 剂，水煎取汁分次服。

中成药可选用秦艽丸，每次 3 丸，每日 3 次，口服。

（王丽昆）

第四节 糖尿病性皮肤病

一、概述

糖尿病性皮肤病（diabetic dermopathy）是发生于糖尿病患者的一组皮肤疾病，可与糖尿病同时伴发，或于糖尿病病程多年后发生。发病原因可能与糖代谢紊乱所致的动脉硬化、微血管病变、皮肤抗感染力下降和神经元变性有关。

二、临床表现

1. 糖尿病性感染（diabetic infection） 糖尿病患者可因皮肤内含糖量过高和继发的微血管病变，导致皮肤上菌群平衡失调及多形核细胞趋化作用和吞噬功能异常，因此皮肤易受细菌、真菌和病毒感染。

（1）细菌感染：糖尿病者引起金黄色葡萄球菌皮肤感染比非糖尿病者为多，主要包括多发性疖肿、痈和睑板腺炎等。微细棒状杆菌在阴股部、腋窝、趾间引起红癣。严重的尚有梭形芽孢杆菌引起的厌气性坏疽、恶性外耳道炎、坏死性筋膜炎等。

（2）霉菌感染：常见毛癣菌病、白念珠菌病和花斑癣等。

（3）病毒感染：主要为带状疱疹、单纯疱疹和尖锐湿疣。

2. 糖尿病性皮病（diabetic dermopathy）　本病常见于伴有微血管病变的糖尿病，也见于部分无糖尿病的老年人。皮肤具有特征性，初起为圆形暗红色斑疹或线状排列的紫红色丘疹，个别可融合呈斑块。主要局限于胫前和大腿，偶见上臂，无自觉症状。皮损发展缓慢，可产生鳞屑，最后遗留小的椭圆形或圆形萎缩性色素沉着。组织病理可见真皮上部小血管病变，血管壁增厚有糖蛋白沉积。

3. 糖尿病性皮肤发红（diabetic rubeosis）　本病是指糖尿病患者在面部，有时也可在手足出现特殊的玫瑰色斑疹，这是由于血管的弹性降低所致，若控制了糖尿病就可获得改善。近来有人发现轻型或隐性糖尿病者面部发红，发红的原因之一可能是糖尿病性微血管病。

4. 糖尿病性坏疽（diabetic gangrene）　糖尿病患者常可发生动脉硬化，且发病年龄较早。在下肢发生动脉硬化则表现为局部缺血症状，临床特点为足部感觉灼热和痛，夜间更明显，可导致间歇性跛行。严重病例可表现为足部冰凉、皮肤萎缩及毳毛脱落，甚至发生一个或数个足趾坏疽。

5. 糖尿病性大疱病（diabetic bullae）　本病主要见于有多年糖尿病史的老年患者。大疱性损害常突然发生于肢端，尤其发生在手足部，类似烫伤样大疱。大疱大小不一，内含透明液体，无炎症性红斑及红晕表现，一般无自觉症状。大疱约3~6周自愈，不留痕迹，偶可复发。若继发感染则愈后可发生粟状丘疹、萎缩性瘢痕及紫褐色色素沉着。

6. 糖尿病性硬肿病（diabetic scleredema）　本病多为病程长、胰岛素抵抗和肥胖的成年糖尿病患者。表现为颈部、肩部和上背部皮肤发硬肿胀，可累及整个躯干，在半年至2年可消退，但也可持续数年到数十年者。其发生原因是由于糖代谢紊乱导致皮肤及皮下组织生化改变所致。

7. 瘙痒症（pruritus）　本病可表现为局部瘙痒和全身瘙痒。局部瘙痒可能为尿糖刺激局部皮肤或局部继发真菌感染造成，多见于女性患者外阴部。全身性瘙痒可能与糖尿病患者失水后皮肤干燥有关。皮肤瘙痒可以是糖尿病的首发症状，可为糖尿病的诊断提供线索，应当予以注意。

8. 发疹性黄瘤（eruptive xanthomas）　本病多见于血糖控制不好的严重糖尿病患者，是反映患者高血糖情况有价值的皮肤体征。皮损表现为成批发生的多个坚硬的黄色、橙红色丘疹，周围有轻度红晕，主要分布于臀部、小腿和上臂，个别可融合呈结节状。

三、诊断要点

（1）患者具有糖尿病病史。

（2）典型的皮损表现。

（3）组织病理：糖尿病性皮病可见真皮上部小血管病变、血管壁增厚有糖蛋白沉积；糖尿病性大疱病的皮损直接免疫荧光检查无IgG及C3沉积，早期电镜观察见表皮与真皮连接处的半桥粒消失；糖尿病性硬肿病可见真皮充满粗大的胶原束且有黏多糖沉积。

四、鉴别诊断

1. 糖尿病性皮病应与淀粉样变苔藓（lichen amyloidosis）鉴别　淀粉样变苔藓的皮损多对称分布于两小腿胫前，早期为针头大小褐色斑点，后变成尖头大丘疹，不融合，逐渐增大呈扁平或半球形隆起，质硬，表面粗糙伴角化过度及轻度脱屑，有时具蜡样光泽。

2. 糖尿病性大疱病应与大疱性类天疱疮（bullous pemphigoid）鉴别　大疱性类天疱疮主要表现为皮肤出现壁厚、不易破的张力性大疱；组织病理为表皮下大疱；免疫病理显示基底膜带有 IgG 和（或）C3 沉积。

3. 糖尿病性硬肿病应与斑块状硬斑病（plaque morphea）鉴别　斑块状硬斑病皮损特点为圆形、椭圆形或不规则形淡红色水肿性斑片，经久不消退，逐渐扩大并硬化，中央略凹陷而呈象牙色泽，触之皮革样硬，数年后硬度减轻，局部变薄、萎缩。

五、治疗方案及原则

（1）积极治疗糖尿病。

（2）对症治疗：对于糖尿病性感染要针对患者所感染的不同病原体进行抗感染治疗；瘙痒症可选用抗组胺制剂止痒，外用润肤剂减轻干燥；糖尿病性大疱病要注意保护患处，预防局部感染；对糖尿病性坏疽患者，在早期可选用血管扩张剂以减轻症状，改善微循环，严重者则需要做交感神经切除术，已发生坏疽者应据病情行外科手术截肢；发疹性黄瘤病患者，可先给予低脂肪、低胆固醇和低糖的饮食疗法，无效病例可再加用降脂药物，如氯贝丁酯（安妥明）1g，每天 2 次餐时服，或烟酸 100mg，每日 3 次。

（王丽昆）

第五节　维生素 A 缺乏症

维生素 A 缺乏症是一种以维生素 A 缺乏所致的皮肤干燥、毛孔角化、角膜干燥、毛发枯黄及甲板脆裂等为主要临床表现的综合征。多由维生素 A 体内消耗过多、摄入不足、胡萝卜素转化障碍等所致。

一、诊断要点

1. 好发年龄　多见于小儿及青少年，男性多于女性。

2. 好发部位　皮肤损害多对称发生于四肢伸侧和背部。头发、甲板、眼睛、骨骼、牙齿等可有不同程度受累。

3. 典型损害

（1）皮肤及其附属器损害：初为皮肤干燥、脱屑，常伴有皲裂，背部和四肢伸侧出现多数散在暗褐色或暗红色毛孔角化性丘疹，针帽至粟粒或更大，顶端呈圆锥形或半球形，周围无炎症反应，有时角化性丘疹密集犹如"蟾皮"。毛发干枯发黄易折断，甚至脱落稀少；甲板可变形增厚，出现脆甲和甲分离；皮脂腺和汗腺的分泌有不同程度减少。口腔黏膜与咽峡部可有慢性炎症而轻微发红。

（2）眼睛损害：泪液分泌减少致眼结合膜发干，角膜软化，可出现云翳甚至溃疡。

（3）其他损害：如身体发育迟缓、身材瘦小、骨骼和牙齿发育不良、免疫功能降低，以及易发生肺炎、腹泻等。

4. 自觉症状　皮损无自觉症状或有轻微瘙痒，眼睛干涩，暗适应能力降低。

5. 病程　病程慢性，补充维生素 A 后症状逐渐缓解。

6. 实验室检查　血浆维生素 A 水平低于正常值（200～400μg/L），眼睛暗适应试验异常。角化性皮损活检组织病理示：表皮角化过度，毛囊上部扩张有角栓形成；皮脂腺小叶变小、开口扩大并充满角质状物；汗腺萎缩，分泌细胞变平；毛乳头萎缩或呈囊肿样改变；真皮少量淋巴细胞浸润。

二、治疗

1. 一般治疗　改善营养状况，调整膳食结构，多进食动物肝脏、蛋类、奶类、瘦肉、鱼卵、黄鳝等富含维生素 A，以及胡萝卜、番茄、橘子、南瓜、香菜、菠菜、黄花菜、柿子、芒果等富含胡萝卜素的食品。

身体生长发育期、慢性消耗性疾病、胃肠吸收功能障碍者，应适量补充维生素 A。加强皮肤尤其是眼睛的护理和卫生，避免外伤、理化刺激和用眼过度，防止继发感染。

2. 全身治疗　轻症患者给予维生素 A 5 万～8 万 U/d，重症者 10 万～20 万 U/d，分次口服。胃肠吸收障碍者，可肌肉注射维生素 A 5 万～10 万 U，每日或隔日 1 次。

一般用药 1 月左右症状明显缓解，3～4 个月症状完全消失，但应观察用药过程中患者的症状缓解情况，症状消退较慢者可适量加大维生素 A 用量，若出现皮肤黏膜干燥、脱屑、瘙痒及弥漫性脱发等维生素 A 过多症状，应减少维生素 A 用量。服用维生素 A 过程中给予维生素 E 30～100mg/d，可促进维生素 A 吸收和保护其不被氧化破坏。

本病维生素 A 预防用量为 0～3 岁 2 000U/d，4～6 岁 2 500U/d，7～10 岁 3 500U/d。

3. 局部治疗　皮损处可外涂 10% 尿素软膏、20% 鱼肝油软膏、1%～3% 水杨酸软膏、0.025%～0.1% 维 A 酸乳膏等，每日 1 或 2 次，温水沐浴后搽药可增强其疗效。

4. 物理治疗　日光和紫外线照射可促进维生素 A 吸收，可行日光浴。

5. 中医治疗　中药苍术、白术、枸杞、五灵脂等富含维生素 A，以及当归丸、十全大补丸、六味地黄丸等，均可作为辅助用药。

（王丽昆）

第六节　核黄素缺乏症

核黄素缺乏症是一种由于机体缺乏核黄素（维生素 B_2）引起阴囊炎、舌炎、唇炎和口角炎的综合征。维生素 B_2 摄入不足、吸收障碍、消耗过多或某些药物影响等是发病的常见诱因。

一、诊断要点

1. 好发年龄　多见于偏食、消化道吸收障碍或集体生活者，男女均可发病。

2. 好发部位　皮损主要发生于口角、舌、阴囊、唇、额、鼻、鼻唇沟、眉间、内外眦、耳后、胸部、乳房下、腋下、腹股沟和会阴等处。

3. 典型损害

（1）阴囊炎：为男性核黄素缺乏者的早期和常见表现，损害初为阴囊中线两侧有光泽的红色斑片，以后在其表面逐渐出现灰白色或灰褐色鳞屑或薄痂。也可初始为针帽至绿豆大扁平、半球形、椭圆形、多角形或不规则形丘疹，散在分布或密集成群，境界清楚，表面常覆棕褐色薄痂。严重者阴囊局限性或弥漫性浸润肥厚，表面苔藓化，可有渗液、结痂和皲裂，阴囊沟纹加深，柔韧性降低。

损害一般不累及阴囊中线，偶可波及阴茎、包皮、冠状沟，在腹股沟、股内侧和耻骨部可有散在或密集成群的红色毛囊性丘疹和脓疱。

（2）舌炎：早期表现为舌面颜色发红，蕈状乳头似针帽大，轮廓乳头呈黄豆大；舌中央或边缘有境界清楚的鲜红色斑，严重者舌体肿胀青紫，日久萎缩；舌乳头消失，伴有舌黏膜剥蚀和深浅不一的裂隙。

（3）口角炎：表现为口角浸渍、糜烂、皲裂和结痂，易继发感染，出现脓疱、脓痂灰白色膜状损害，愈后可留有瘢痕。

（4）唇炎：主要见于下唇，表现为下唇轻度肿胀，表面可有鳞屑、表皮剥蚀和色素沉着，偶可表现为红斑、糜烂、皲裂、出血、痂皮和张口困难。

其他如额、鼻、鼻唇沟、眉间、口周、内外眦、耳后、胸部、乳房下、腋下、腹股沟和会阴等处，可见淡红色斑和乳黄色油腻性鳞屑。结合膜充血、发红，角膜周围可出现血管增生，角膜与结膜相连处可出现水疱，重者角膜可出现溃疡。女阴可发生阴唇炎和白带增多。

4. 自觉症状　皮肤损害常有不同程度瘙痒，部分瘙痒剧烈，口腔损害可有进食疼痛。可伴周身乏力、畏光、视物模糊、易流泪等症状。

5. 病程　慢性经过，补充足量核黄素后症状自行消失。

6. 实验室检查　血液维生素 B_2 水平降低（正常 150～600μg/L），核黄素负荷试验尿中核黄素排泄量下降，严重者可有贫血。

阴囊皮损活检组织病理示：表皮显著角化，颗粒层减少或消失，重者基底层色素减少或消失，真皮毛细血管扩张。唇、舌等损害主要表现为上皮角化、舌蕈头萎缩。

二、治疗

1. 一般治疗　多进食新鲜动物肝脏、瘦肉、蛋类、奶类、豆类、麦片及绿色蔬菜等富含核黄色的食品，主食应避免添加碱性物质，防止核黄色被破坏。饮食多样化，避免偏食，纠正消化道吸收不良，积极治疗慢性消耗性疾病。

2. 全身治疗　口服维生素 B_2 10～35mg/d 或肌注维生素 B_2 5～10mg/d，直至症状消失。可同时给予维生素 B_1 30～60mg/d、维生素 B_{12} 100μg/d、维生素 B_6 30mg/d、维生素 C 0.3～0.6g/d、烟酸或烟酰胺 100～300mg/d 等水溶性维生素。

瘙痒明显者给予盐酸赛庚啶 6～12mg/d、盐酸西替利嗪 10mg/d、盐酸左西替利嗪 5mg/d、氯雷他定 10mg/d、特非那定 120～180mg/d 等抗组胺药物，分次或 1 次口服。

3. 局部治疗　阴囊糜烂渗液性损害可选用 0.5% 聚维酮碘溶液、3% 硼酸溶液、1∶20醋酸铝溶液或 0.1% 依沙吖啶溶液等湿敷，待渗液减少后，涂搽 40% 氧化锌油、10% 黑锌油等，每日 3 次。口角炎可外涂 1% 硝酸银溶液或 1% 甲紫溶液，唇炎外用 3% 硼酸软膏，每日

3~5次。

4. 中医治疗　局部可外用吴茱萸30g，蛇床子、苦参各10g，水煎汁熏洗患处，每日2次，每次15分钟。

（王丽昆）

第七节　维生素A过多症

一、概述

维生素A过多症（hypervitaminosis A）又称维生素A中毒，是因一次大量或长期过量摄入维生素A或动物肝脏导致皮肤、毛发、骨和中枢神经系统的中毒性病变。

二、临床表现

1. 急性中毒　成人在食用中毒剂量数小时后发病，出现恶心、呕吐、严重头痛、头昏、嗜睡等，次日可能发生非常广泛的皮肤脱屑。婴儿表现为嗜睡、呕吐和颅内高压引起的前囟膨出。

2. 慢性中毒　皮肤干燥、粗厚、脱屑伴瘙痒，口唇干裂，弥漫性脱发，婴儿有嗜睡、食欲缺乏、体重下降。

三、诊断要点

（1）有误食或长期服用含有维生素A的药物或食物史。
（2）急性中毒症状，如恶心、呕吐、头痛、头昏。
（3）皮肤干燥、粗厚、脱屑，毛发稀疏。
（4）患者血浆中维生素A含量明显增高。

四、治疗方案及原则

（1）合理和正确地补充维生素A。
（2）使用维生素A治疗皮肤疾病时，一旦出现中毒症状，应立即停用和禁食维生素A含量高的食物，症状可在几周内逐渐消失。

（张　洁）

第八节　维生素K缺乏症

一、概述

维生素K缺乏症（avitaminosis K）是因维生素K缺乏导致凝血酶原和几种凝血因子合成减少、凝血机制发生障碍，从而出现出血的临床疾病。

二、临床表现

（1）有皮肤发生瘀点、瘀斑，好发于受压部位，黏膜出血。

（2）鼻出血、牙龈出血、手术后渗血、血尿、月经过多及胃肠道出血亦常发生。

（3）颅内出血，可引起脑压增高和脑膜刺激症状，严重时可危及生命。

三、诊断要点

（1）有维生素 K 缺乏史，如阻塞性黄疸、口服与维生素 K 有拮抗作用的药物等。

（2）皮肤瘀斑及内脏有出血现象。

（3）实验室检查：血浆凝血酶原减少、凝血酶原时间延长。

四、鉴别诊断

1. 坏血病　皮肤干燥、四肢伸侧有毛囊角化丘疹及毛囊性紫癜、血浆凝血酶原正常。

2. 血小板减少性紫癜　可通过实验室检查与之鉴别，表现为血小板减少、凝血时间延长。

五、治疗方案及原则

（1）去除病因，主要是阻塞性黄疸、肝病。

（2）补充维生素 K，每日口服 4～8mg，同时服用胆酸盐帮助吸收；严重病例维生素 K 量可增至每日 10～15mg，并可肌内注射或静脉滴注。

（张　洁）

第九节　维生素 B_1 缺乏症

一、概述

维生素 B_1 缺乏症（avitaminosis B_1）又称脚气病。维生素 B_1 即硫胺素（thiamine），一旦缺乏可引起一系列神经系统和循环系统症状。

二、临床表现

（一）神经系统损害，称为"干性脚气病（dry beriberi）"

1. 周围神经系统受损表现　上升性对称性周围神经炎、四肢肌肉酸痛、感觉异常、肌力下降。

2. 中枢神经系统受损表现　眼球震颤、眼肌麻痹、共济失调、记忆缺失等。

（二）循环系统损害，称为"湿性脚气病（wet beriberi）"

表现为心脏扩大、心动过速、气促、胸痛、水肿、心脏杂音等，婴幼儿患者以累及心脏为主，表现为心音微弱、烦躁不安、发绀、抽搐等。

三、诊断要点

（1）有维生素 B_1 缺乏史。

（2）有典型的临床表现。

（3）实验室检查：尿中测定维生素 B_1 的含量有诊断意义。

四、鉴别诊断

病毒性心肌炎常有心脏扩大、心律失常、心功能减退等表现，但发病前有病毒感染史，一般无上升性、对称性周围神经炎的症状。

五、治疗方案及原则

口服或肌内注射维生素 B_1。

（张　洁）

第十节　维生素 B_2 缺乏症

一、概述

维生素 B_2 缺乏症又称核黄素缺乏症（ariboflavinosis），是由于各种原因造成的机体摄取维生素 B_2 量不足而表现出的口腔和外生殖器的综合征。

二、临床表现

1. 阴囊炎　可表现为阴囊一侧或双侧对称的红斑或淡红斑，境界清楚，表面可覆盖棕灰色或灰白色鳞屑或痂皮，或成片散发的黄豆大丘疹，上覆白色或褐色鳞屑，阴囊皮肤弥漫性肥厚浸润，可有渗液、结痂，类似慢性湿疹，自觉瘙痒。

2. 舌炎　表现为舌部发红，早期乳头肥厚，晚期萎缩变平。

3. 口角炎　口角浸渍糜烂及线状裂隙。

4. 唇炎　表现为红斑、水肿、干燥及小片状脱屑。

三、诊断要点

（1）常有集体成批发病情况。

（2）临床特征：阴囊炎、舌炎、口角炎、唇炎。

（3）有维生素 B_2 缺乏史（饮食特点、烹调不当）。

（4）实验室检查：检测红细胞中维生素 B_2 含量，24 小时尿维生素 B_2 排出量（正常 $150 \sim 200 \mu g$）及负荷试验对评价维生素 B_2 营养状况较可靠。

四、鉴别诊断

1. 阴囊湿疹　阴囊皮肤肥厚、浸润、皱纹深阔、色暗红，可有糜烂、渗液、鳞屑、结痂；无维生素 B_2 缺乏史，饮食正常，无舌痛及口腔黏膜疾患；维生素 B_2 治疗不易见效。

2. 剥脱性唇炎　以口唇部红肿、痒痛、干燥、脱屑、糜烂为特征，无阴囊及皮肤损害，用维生素 B_2 治疗无效。

3. 脂溢性皮炎　无阴囊炎、舌炎、口角炎等表现，用维生素 B_2 治疗无效，皮脂溢出部位毛囊周围红色丘疹、黄红色斑片，其上覆油腻性鳞屑。

五、治疗方案及原则

（1）纠正不合理膳食，多吃含维生素 B₂ 丰富的绿叶蔬菜及新鲜食物，同时不进食过多精白的米或面。

（2）内服维生素 B₂ 5~10mg，每天 3 次，同时给予复合维生素 B，约 1~2 周症状即可消失。

（3）局部根据皮损对症处理，阴囊炎可同湿疹皮炎治疗。

（张　洁）

第十一节　维生素 C 缺乏症

一、概述

维生素 C 缺乏症（vitamin C deficiency）是一种由于长期缺乏维生素 C 所引起的营养缺乏症，主要表现为角化性毛囊丘疹、牙龈炎和出血等症状。

二、临床表现

（1）皮肤干燥，四肢伸侧和股部有毛囊角化性丘疹，伴有角栓及毛囊性紫癜。

（2）牙龈肿胀、出血，并可因牙龈及齿槽坏死而致牙齿松动、脱落。

（3）受压和撞击处易发生带状或片状瘀点及瘀斑，严重者可出现皮下组织、肌肉、关节、腱鞘和骨膜下淤血或血肿，也可出现鼻出血及血便、血尿和月经过多。

三、诊断要点

（1）有维生素 C 缺乏史。

（2）毛囊角化及毛囊性紫癜。

（3）牙龈红肿。

（4）皮肤及皮下组织、内脏易出血。

（5）毛细血管脆性试验阳性，血清维生素 C 浓度及 24 小时尿排泄维生素 C 量异常或低下。

四、鉴别诊断

1. 维生素 A 缺乏和毛周角化　此病无毛周淤血倾向，或其他出血症状。

2. 维生素 K 缺乏及其他血液系统　可通过实验室检查加以鉴别。

五、治疗方案及原则

（1）补充含维生素 C 丰富的食物，如新鲜水果和绿叶蔬菜，改进烹调方法，减少维生素 C 在烹调中丧失。

（2）大量补充维生素 C：轻症口服维生素 C 100~500mg/d，重症可静脉输入。

（3）保持口腔清洁，预防和治疗继发感染。

（张　洁）

参考文献

［1］高东明，张莉. 皮肤、感觉器官与神经系统. 北京：科学出版社，2016.

［2］魏保生，刘颖主编. 皮肤瘙痒. 北京：中国医药科技出版社，2016.

［3］肖激文. 实用护理药物学. 第 2 版. 北京：人民军医出版社，2007.

［4］李小寒，尚少梅. 基础护理学. 第 5 版. 北京：人民卫生出版社，2014.

［5］周评. 新编临床皮肤性病诊疗学. 陕西：西安交通大学出版社，2014.

［6］孙小强，王璐，门剑龙. 银屑病患者血管内皮及凝血、抗凝血功能变化的观察. 中华皮肤科杂志，2008，41（8）：519 - 521.

第十六章　皮肤附属器疾病

第一节　痤疮

痤疮为慢性皮肤炎症，由于皮脂腺口与毛孔被堵塞，皮脂分泌不畅所致。好发于面，亦有发生于胸背部，大多发生于青春发育期前或青春发育期，男性多于女性，某些慢性疾患如肝病等也可发生此症。因接触焦油、机油，阻塞毛孔口而致者称为油疹。也有服激素后起痤疮的。疹型有白头粉刺、黑头粉刺、丘疹、脓疱、囊肿、脓肿、结节、瘢痕等。

一、西医治疗

1. 一线

（1）粉刺：外用维A酸类（如全反式维A酸、阿达帕林凝胶、他扎罗汀凝胶、异维A酸凝胶）、过氧化苯甲酰凝胶。

（2）中度丘疹脓疱痤疮，无瘢痕：过氧化苯甲酰凝胶＋局部维A酸类＋局部抗生素（红霉素、克林霉素等）。

（3）中度丘疹脓疱痤疮，伴轻度瘢痕

1）男性：口服抗生素（四环素、米诺环素、罗红霉素、阿奇霉素、红霉素、复方新诺明）＋局部维A酸类。

2）女性：口服雌性激素避孕药［如复方醋酸环丙孕酮片（商品名：达英－35）或优思明，1片/日，21天，月经第5天开始］；雷尼替丁0.15g，1日2次；螺内酯20mg，1日3次＋局部抗生素。

（4）严重丘疹脓疱痤疮：口服异维A酸0.1～0.5mg/（kg·d），20或30mg/d。

（5）结节囊肿或聚合性痤疮：口服异维A酸。

（6）暴发性痤疮：口服异维A酸0.1～0.5mg/（kg·d）＋小量糖皮质激素（泼尼松20～30mg/d）。

2. 二线

（1）外用壬二酸凝胶。

（2）外用氨苯砜凝胶。

（3）局部外用烟酰胺。

（4）外用水杨酸软膏。

（5）口服锌剂。

（6）外用环丙孕酮软膏。

（7）蓝光。

（8）红光。

（9）1 320nm Nd：YAG 激光。

（10）1 450nm 二极管激光。

（11）中～重度痤疮：内服抗生素。

3. 三线

（1）轻～中度痤疮

1）化学剥脱（甘醇酸、水杨酸、乳酸）。

2）微皮磨削。

（2）痤疮窦道和瘢痕

1）复方倍他米松注射液或曲安奈德混悬液局部注射。

2）5α－氨基酮戊酸光动力疗法。

3）皮肤磨削。

4）瘢痕切除。

5）激光换肤，点阵激光。

6）射频激光。

7）微电浆疗法。

8）填充（透明质酸、胶原）。

9）美容遮盖。

注：国内部分医生使用维 A 酸经验：①痤疮治疗需要一定时间巩固（控制微粉刺）；②内服异维 A 酸，儿童患者应定期查骨像、骨骺；③育龄期妇女应避孕半年以上，男性虽无影响生育报告，也应提出注意。

二、中医治疗

祖国医学称为"肺风粉刺"。

（一）病因病机

脾胃积热，肺经郁热，上蒸颜面，复感风邪，风热郁于面部而成。

（二）辨证施治

证属：肺胃郁热，兼感风邪。

主证：面部多，也可在胸背发疹，有散在白头粉刺、黑头粉刺、丘疹，继发感染者发生脓疱，也有发生囊肿、结节及瘢痕者。

治则：清肺胃热，佐以散风凉血。

方例：枇杷清肺饮加减（《医宗金鉴》）

枇杷叶 10g、黄连 6g、黄柏 10g、桑白皮 10g、生甘草 6g，加赤芍、丹皮、连翘、黄芩等。

方解：枇杷叶、桑白皮、黄柏、黄芩——清热宣肺。

黄连——清心泻火。

生甘草、连翘——清热解毒。

赤芍、丹皮——凉血、活血。

加减：

（1）继发感染形成脓疮加清热解毒药，如金银花、蒲公英、野菊花、败酱草、虎杖、北豆根。

（2）形成结节或囊肿加软坚活血散结药，如夏枯草、连翘、蒲公英、生牡蛎、元参、桃仁、红花、三棱、莪术、鬼箭羽、海藻、昆布、浙贝母、陈皮、半夏、青皮。

（3）营养不良或慢性疾患合并痤疮，加养肺阴药，调理冲任，如麦冬、生地、沙参、贝母、白芍、女贞子、旱莲草或加用养阴清肺膏15g、1日2次。或养阴清肺汤（麦冬10g、生地15g、沙参15g、生甘草6g、贝母10g、白芍10g、薄荷6g后下、丹皮6g）。

（4）妇科月经不调或经前期疹多者以皮疹辨证分别加用养血活血凉血药或用逍遥散加减白术6g、茯苓10g、生甘草10g、当归10g、益母草10g、柴胡6g、白芍10g、薄荷6g、煨生姜3片。

或凉血四物汤：当归、生地、赤芍、川芎、红花、陈皮、赤苓、黄芩、生甘草，用于炎症不重者。

（5）偏于脾肾积热用三黄丸（《东垣十书》）：黄连、黄芩、大黄。

（三）中成药

（1）归参丸1丸，1日2次。

（2）枇杷叶膏1/4瓶，1日2次。

（3）清肺抑火丸6g，1日2次。

（4）栀子金花丸6g，1日2次，便秘时用。

（5）小败毒膏15g，1日2次，感染明显时用。

（6）夏枯草膏15g，1日2次，结节时用。

（7）内消瘰疬丸6g，1日2次，结节时用。

（8）散结灵4片，1日2次，结节时用。

（9）大黄蛰虫丸1丸，1日2次。

（10）丹栀逍遥散6g，1日2次，合并妇科兼症用。

（11）养阴清肺膏15g，1日2次，合并营养不良虚弱用。

（12）连翘败毒丸6g，1日2次，感染时用。

（13）丹参酮4片1日3次。

（14）复方珍珠暗疮片4片，1日3次。

（15）清热暗疮片2~4片，1日3次。

（16）消痤丸30丸，1日2次。

（四）外治

（1）颠倒散，凉开水调匀外擦。

（2）中药面膜。

（3）拔膏棍。

（4）黑布药膏。

三、痤疮治疗新进展——中国痤疮治疗共识会推荐治疗方案

痤疮是一种常见的皮肤病，病程慢性，易复发。尽管治疗方法很多，但迄今尚未找到一

个大家公认的较理想的治疗方案。为寻求一种高效、快捷、耐受性好的治疗指南，2001 年 11 月 17～18 日在北京召开了中国痤疮治疗共识研讨会。由中华医学会皮肤性病学分会主任委员陈洪铎教授和巴黎国际痤疮治疗共识会主席 Harald Gollnick 教授担任主席，参加会议者有陈洪铎、徐文严、马圣清、廖康煌、朱铁君、王家璧、傅志宜、赵辨、徐世正、周永华、徐汉卿、王宝玺、张建中、涂平、赵广、赵俊英、毕志刚、靳培英、孙建方、秦万章、郑茂荣、郑捷、顾军、温海、郑志忠、乔淑芳、曾凡钦、程滨珠、范瑞强、赖维、熊俊浩、眭维耻、郝飞、蔡昌金、何春涤、史月君、李春阳、赵天恩、张学军、郑敏、尤刚、廖元兴、吴晓初、吴艳。会议就痤疮的发病机制、痤疮对患者生活质量的影响、痤疮治疗的现状和存在问题、综合治疗策略等进行了深入的探讨，最终达成共识，初步得出了我国痤疮治疗的优化方案。

会议探讨了痤疮的发病机制。痤疮是多种因素综合作用所致的毛囊皮脂腺疾病，其中包括皮脂分泌过多、毛囊口过度角化、痤疮丙酸杆菌增殖过度的免疫反应。另外，还与遗传及心理因素有关。毛囊皮脂腺的阻塞是导致痤疮的初始因素。不正常脱屑与丝状物和脂质小滴混合堆积，形成微粉刺。毛囊内继而充满脂质、细菌和角质碎屑。呈现出肉眼可见的白头粉刺或（和）黑头粉刺。如果痤疮丙酸杆菌增殖并产生炎性介质，则发展为炎性丘疹、脓疱、结节及肉芽肿性损害。

痤疮虽然是一种皮肤病，但对患者生活质量的不良影响常被医生忽视。本病为一种躯体疾病，其在社交、心理、情绪等方面对患者的影响，不亚于严重的哮喘、癫痫、糖尿病、腰腿痛、关节炎等疾病。痤疮患者也容易情绪低落，易于焦虑和愤怒。因此，痤疮是一种不容忽视的心身疾病，可能会严重影响患者的学习、工作、运动、人际关系和社会生活，使患者的生活质量下降。目前，国内正在进行痤疮患者心理社会方面的研究。

目前痤疮治疗的药物和方法很多，但也存在不少问题。突出表现在以下几方面。首先是选择药物缺乏针对性。由于对痤疮的发病机制和过程了解不够，对临床皮损相应的病理生理基础理解不深，因而部分医生在选择药物时有很大盲目性和随意性。如粉刺为主时选用抗生素，而炎性损害明显时仍单独应用维 A 酸制剂等。其次是传统外用维 A 酸和过氧苯甲酰制剂的局部刺激问题。第一代外用维 A 酸制剂是以往痤疮治疗中常用的药物，但因其自身稳定性较差，且局部刺激较常见，大大限制了其在临床中的应用。过氧苯甲酰是一种非常有效的局部抗生素制剂，但因传统制剂易产生局部刺激，也限制了其临床应用。再就是抗生素的耐药问题。抗生素虽为治疗痤疮的有效手段，但在使用过程中出现的耐药问题却日趋严重。据统计，在美国，痤疮丙酸杆菌对红霉素、四环素、克林霉素等的耐药性，从 1978 年的 20% 已升至 1996 年的 62%。关于复发问题，目前认为微粉刺是临床复发的病理基础。但多数医生对此认识不足，因而在临床治疗过程中，缺乏维持治疗的概念，造成临床复发率较高。对患者的健康教育和生活指导方面也有不足。痤疮患者的心理、情绪变化、饮食、睡眠、化妆品的使用、职业、环境等多种因素，都会影响痤疮发病的病理生理过程，因而常会影响痤疮的病情、病程和对治疗的反应。因此，对痤疮的治疗，除药物外，对患者的有关健康教育也是痤疮治疗的一部分。

综上所述，在痤疮治疗中尚存在许多急需解决的问题，为了帮助临床医生在对痤疮患者的治疗中取得理想的疗效，有必要制定一个治疗规范，这也是本次痤疮治疗共识会的主要目的。

经过深入的交流和充分的讨论，就痤疮治疗的主要原则和方案达成如下共识。

痤疮是多种致病因素共同作用的结果，包括皮脂分泌过度、毛囊上皮脱屑异常、痤疮丙酸杆菌增殖及炎性反应。所以，选择治疗方案应尽可能多地针对上述致病环节。

1. 外用维 A 酸　维 A 酸能针对痤疮发病的多环节发挥作用，抗角化，促进正常脱屑，不仅可清除成熟粉刺，而且能抑制微粉刺，预防复发，维持痤疮缓解状态；有中度抗炎作用，能治疗炎性皮损；提高其他合用抗痤疮药物的穿透力。以往常用的维 A 酸类药物主要是第一代的全反式维 A 酸。此类维 A 酸制剂稳定性差，局部刺激常见，大大限制了其在临床的应用。近年来第三代维 A 酸类药阿达帕林的出现，是外用维 A 酸治疗痤疮的一个重要进展。它不仅秉承了传统维 A 酸类药物的药理活性，而且抗炎活性更强，稳定性很好。各种研究证明，阿达帕林对炎症性皮损和非炎症性皮损均非常有效，对轻、中度痤疮患者面部炎症性和非炎症性皮损总数的疗效明显优于全反式维 A 酸，而且皮肤对阿达帕林的耐受性也优于后者。因此，与会专家一致认为，外用维 A 酸是痤疮的一线治疗药物，阿达帕林（达芙文凝胶）是轻、中度粉刺性痤疮和炎症性痤疮的首选治疗药物，具有疗效更强、起效更快、耐受性更好的优势。但注意应当早期应用，除单独使用外，对于 Ⅱ、Ⅲ 级痤疮，常与外用抗生素，如过氧苯甲酰或口服抗生素联合治疗。其中，阿达帕林在联合治疗中具有良好的耐受性和稳定性。在皮损有效控制后，要坚持维持治疗，预防复发。

关于口服维 A 酸，如异维 A 酸，主要适用于重度痤疮，如聚合性痤疮、结节性囊肿性痤疮、瘢痕性痤疮等。推荐剂量为 0.1mg/（kg·d），持续 4~6 个月。注意致畸、血脂、肝功能和皮肤黏膜干燥等不良反应。停药后需外用维 A 酸维持治疗，以防复发。

2. 抗微生物治疗　主要通过抗菌、抗炎和免疫调节来实现其治疗作用。用于痤疮的外用抗生素主要有过氧苯甲酰、红霉素、克林霉素、四环素。应与维 A 酸类药物合用，不应单独使用。不应与口服抗生素合用。皮损改善后应停药，或 2~3 个月后无效也应换用其他抗生素以防耐药。其中过氧苯甲酰可快速杀灭痤疮丙酸杆菌，且无抗菌耐药性。主要用于轻、中度痤疮的治疗。但应从低浓度开始使用。口服抗微生物治疗主要用于中、重度炎症性痤疮，常用四环素、红霉素、米诺环素，也可使用磺胺类或多西环素。

3. 联合治疗　联合治疗可针对痤疮发病的不同环节，因此起效更快，疗效更强，适用于粉刺性痤疮和炎症性痤疮。轻中度患者一般为外用维 A 酸与外用克林霉素或过氧苯甲酰等抗生素药物联合应用；中重度患者为外用维 A 酸与口服抗生素联合应用。试验证明，阿达帕林可增加抗生素等外用药物的穿透性，提高疗效。甚至在与过氧苯甲酰联合治疗中，阿达帕林能减少过氧苯甲酰对皮肤刺激，耐受性明显优于传统维 A 酸类药物。

4. 其他　目前认为雄激素在痤疮发病中起重要的辅助作用，并可使病情加重，但它并不是根本原因。由于应用雌激素或抗雄激素疗法的副作用较多，所以，不应将其作为痤疮治疗的常规疗法。雌激素和抗雄激素类药：对雄激素水平过高的女性痤疮患者效果好。如达因 -35 等。另外，小剂量的糖皮质激素，如泼尼松 5mg/d，可抑制肾上腺皮质功能亢进造成的雄激素过高产生的痤疮。糖皮质激素短期口服用于聚合性痤疮或暴发性痤疮。

中西医结合治疗也是具有中国特色的治疗痤疮的有效途径。与会专家建议中西医结合治疗痤疮，将会各取所长，获得更好的疗效。

最后，会议强调了痤疮的综合治疗策略。即综合治疗，个体化治疗，长期维持治疗计划。在注重药物治疗的同时，注意医学模式的转变和健康教育的积极作用，这样，才能真正提高我国治疗痤疮的水平。

（王　雪）

第二节　酒渣鼻

酒渣鼻是一种慢性皮肤病，本病损害发生于面部，尤以鼻尖、颊部及前额的中部多见，多对称发生。因病程不同可分三期：①红斑期：局部发生红斑，当饮酒、精神激动、寒热变化等时更显著，常伴有皮脂过多及毛细血管扩张。②毛细血管扩张期：此时有明显的毛细血管扩张，在红斑上发生与毛孔一致的红色丘疹及脓疱，毛孔口也扩大。③肥大期（鼻赘期）：鼻部结缔组织增生，皮脂腺异常增大，鼻部肥厚增大。

一、西医治疗

1. 一线

（1）找寻和祛除病灶，防止日晒。

（2）甲硝唑霜、凝胶。

（3）壬二酸凝胶。

（4）米诺环素 50mg，1 日 2 次。

（5）润肤剂。

2. 二线

（1）内服

1）甲硝唑 0.2g，1 日 3 次。

2）口服阿奇霉素，0.25g，1 日 1 次，首次 0.5g。

3）口服氨苄西林。

外用：红霉素、克林霉素。

3. 三线

（1）异维 A 10mg，1 日 1~3 次，或 0.5~1mg/（kg·d）。

（2）氯喹 0.125g，1 日 2 次。

（3）羟氯喹 0.2g，1 日 2 次。

（4）螺内酯 100mg，1 日 3 次。

（5）口服锌剂、烟酰胺。

（6）可试用奥曲肽。

（7）外用维 A 酸类。

（8）外用酮康唑、联苯苄唑软膏。

（9）他克莫司软膏，吡美莫司软膏。

（10）消除毛囊虫。

（11）治疗幽门螺杆菌感染 [阿莫西林 500mg，1 日 4 次；枸橼酸铋 120mg，1 日 4 次；甲硝唑 400mg，1 日 3 次，共 2 周。或三联疗法（奥美拉唑 20mg 1 日 2 次＋克林霉素 500mg 1 日 2 次＋阿莫西林 1 000mg/d 或 400mg 1 日 2 次）]。

（12）光动力学治疗。

（13）三氯醋酸剥脱。

（14）585nm 激光＋外用他克莫司软膏。

二、中医治疗

祖国医学病名与西医相同。

（一）病因病机

肺胃积热上蒸、感受风寒、血瘀凝结而成。

（二）辨证施治

1. 红斑期

证属：肺胃积热。

主证：鼻尖、颊部及前额的中部发生红斑，伴油脂分泌多及轻度毛细血管扩张。

治则：清宣肺胃热、凉血活血。

方例：枇杷清肺饮、泻白散加减

枇杷叶：10g、桑白皮 10g、黄芩 10g、尾连 10g、地骨皮 10g、菊花 10g、鸡冠花 15g。

方解：枇杷叶、桑白皮、黄芩、地骨皮——清肺胃热。

尾连——泻心经火。

鸡冠花、菊花——凉血、活血、引经上行。

加减：有情绪波动而皮损变化显著者加安神药：茯神、远志、酸枣仁、柏子仁、莲子心。

2. 毛细血管扩张期

证属：内热炽盛、气血淤滞。

主证：除上述症状外，常有明显的毛细血管扩张，在红斑上发生与毛孔口一致的红色丘疹脓疱，毛孔口也扩大。

治则：凉血、清热、和营祛瘀。

方例：凉血四物汤加减（《医宗金鉴》）

当归 15g、生地 20g、赤芍 10g、川芎 6g、黄芩 10g、地骨皮 15g、栀子 6g、丹皮 10g、红花 10g、桃仁 10g、陈皮 6g，茯苓 10g。

附原方：当归、生地、赤芍、川芎、黄芩、陈皮、赤苓、红花、生甘草。

方解：当归、生地、赤芍、川芎——养血和营。

黄芩、地骨皮、栀子——清热。

生地、赤芍、丹皮——凉血。

红花、桃仁——活血化瘀。

茯苓、陈皮——清脾胃湿热。

加减：

（1）小脓疱感染明显加用清热解毒药，如金银花、连翘、蒲公英、野菊花。

（2）血热明显者加用紫草根、白茅根、茜草根等凉血药。

（3）二颧颊明显者加清肝经热药，如胆草、栀子、菊花、桑叶、夏枯草、青黛。

其他：颜面红肿严重，胸闷烦躁，月经不来，口不渴，脉沉滑有力。

证属：瘀血阻于上焦，经血不下。

治则：活血、祛瘀、理气。

方例：血府逐瘀汤

当归10g、赤芍6g、生地10g、川芎3g、桃仁10g、红花10g、柴胡3g、枳壳6g、桔梗6g、甘草3g、牛膝10g。

3. 肥大期（试用观察）

证属：病久血瘀凝结。

主证：鼻部结缔组织增生，皮脂腺异常增殖，鼻部肥厚增大。

治则：活血化瘀、通络散结。

方例：大黄蛰虫丸加减。

大黄10g、蛰虫10g、桃仁10g、红花10g、甘草10g、丹参12g、生牡蛎30g、贝母10g、夏枯草30g、蒲公英6g、生地15g。

方解：大黄、蛰虫、桃仁、红花——活血通络，消肿散结。

生地、甘草——养血和中。

参、牡蛎、贝母——养阴活血软坚。

公英、夏枯草——清热软坚。

加减：

（1）体质较好加三棱、莪术等破瘀化结。

（2）体弱加生芪、党参等补气扶正。

（三）中成药

（1）栀子金花丸6g，1日2次，早期红斑期。

（2）清肺抑火丸6g，1日2次，早期红斑期。

（3）大黄蛰虫丸1丸，1日2次。

（4）内消瘰疬丸6g，1日2次。

（5）散结灵4片，1日2次。

（四）外治

（1）颠倒散（硫黄、大黄各半，清水调擦）外用。

（2）素髎三棱针放血，针刺双迎香。

（3）大枫子油（市售）、珍珠散，外擦。

（五）毛细血管扩张治疗

（1）美容遮盖。

（2）强脉冲光。

（3）血管激光。

（4）试用：昂丹司琼12mg/d，静脉点滴，以后4~8mg，1日2次。

普萘洛尔10mg，1日3次。

三、面部潮红

治疗较困难，可试用：

（1）化妆遮肤。

（2）脉冲染料激光。

（3）β受体阻滞剂。

（4）纳洛酮3μg/kg肌内注射或静脉注射。

（5）可乐定0.05mg，1日2次。

（6）羟甲唑啉软膏、喷雾剂。

四、玫瑰痤疮淋巴水肿的治疗

（1）广谱抗生素。

（2）按摩。

（3）异维A＋酮替芬＋抗组胺药（H_1受体拮抗剂）。

（4）泼尼松＋甲硝唑。

（5）CO_2激光眼睑手术。

（6）外科消除眼睑肿胀。

五、暴发性玫瑰痤疮的治疗

（1）系统型糖皮质激素，如泼尼松1～2mg/（kg·d）。

（2）异维A酸10mg，1日3次。

（3）抗生素（米诺环素100mg 1日2次、红霉素250mg 1日3次）。

（4）局部外用糖皮质激素。

（王　雪）

第三节　口周皮炎

常发生于20～35岁女性，可能由于在脂溢性皮炎基础上外用糖皮质激素引起。发生在口鼻周围，红斑、丘疹、脓疱、鳞屑为主。需与酒糟鼻、脂溢性皮炎等鉴别。

一、西医治疗

（1）停外用糖皮质激素。

（2）禁用辛辣食物。

（3）米诺环素50mg，1日2次。

（4）外用5%过氧化苯甲酰。

（5）1%克林霉素溶液。

（6）2%甲硝唑凝胶。

（7）壬二酸凝胶。

（8）阿达帕林凝胶。

(9) 他克莫司软膏、吡美莫司软膏。

(10) 红霉素软膏。

(11) 蓝科肤宁外用。

(12) 光动力学治疗，每周一次，4 周。

二、中医治疗

病因病机：脾胃湿热，兼感风邪。

治则：清脾泻火/化湿清热凉血。

方例：泻黄散加减。

生石膏 30g、知母 10g、黄连 10g、黄芩 10g、黄柏 10g、当归 10g、生地 30g、丹皮 10g、蒲公英 30g、野菊花 30g、茵陈 30g、生薏苡仁 30g、茯苓 10g、大黄 6g、炙甘草 6g。

方解：生石膏、知母——清肺胃热。

黄连、黄柏、黄芩——清三焦热。

大黄——通腑散热。

蒲公英、野菊花——清热解毒。

当归、生地、丹皮——滋阴清热。

茵陈、生薏苡仁、茯苓——清热利湿。

中成药——一清胶囊。

（王　雪）

第四节　激素依赖性性皮炎

患者面部原有脂溢性皮炎、复发性皮炎等，长期外用糖皮质激素后发生皮肤发红、毛细血管扩张、皮肤萎缩。用糖皮质激素症状好转，停用后加剧。

一、西医治疗

(1) 去除诱因。

(2) 停用糖皮质激素。

(3) 米诺环素 50mg，1 日 2 次。

(4) 维生素 B_2 5mg，1 日 3 次。

(5) 外用：①硫黄洗剂；②氧化锌糊；③过氧化苯甲酰凝胶；④红霉素软膏；⑤他克莫司软膏；⑥吡美莫司软膏；⑦蓝科肤宁。

二、中医治疗

病因病机：阴虚湿盛，兼感风邪。

治则：清热凉血、解毒祛湿养阴。

方例：青蒿 6g、鳖甲 15g、生地 30g、丹皮 10g、知母 10g、车前子 10g、泽泻 10g、苦参 10g、白鲜皮 10g、炙甘草 6g。

或：升清消毒散

僵蚕 10g、蝉蜕 3g、姜黄 10g、大黄 10g、升麻 10g、生地 10g、玄参 10g、金银花 30g、竹叶 10g、知母 10g、连翘 10g、白茅根 10g。

外用：

（1）黄连膏。

（2）普连膏。

三、毛囊性闭锁性三联征

三联征为：头部脓肿性穿掘性毛囊周围炎、集合性痤疮、化脓性汗腺炎。

（一）头部穿掘性毛囊周围炎

好发成年男性，位于头皮，初起为毛囊炎、毛囊周围炎，继而脓肿、瘘孔，瘘孔间相连。

1. 西医治疗

（1）皮损内注射糖皮质激素。

（2）联合异维 A 0.5~1mg/（kg·d），6~12 月。

（3）利福平 450mg/d + 克林霉素 0.3g，1 日 2 次。

（4）锌制剂。

（5）外科手术（造袋术或切除窦道）。

（6）激光（脱毛激光）。

（7）急性炎症，可用糖皮质激素如泼尼松 20~30mg/d，1~2 周。

2. 中医治疗

证属：素来体虚，复感暑湿热邪，或湿毒蕴于肌肤。

治则：清热解毒，排脓，活血化瘀。

方例：消痈汤加减。

金银花 30g、蒲公英 15g、花粉 10g、贝母 10g、山甲 10g、皂刺 10g、赤芍 10g、归尾 10g、乳香、没药 10g、生甘草 10g、防风 10g、白芷 6g。

方解：金银花、蒲公英——清热解毒。

白芷、花粉、贝母——清热、消肿、排脓。

山甲、皂刺——活血排脓。

防风——解表胜湿。

赤芍、归尾、乳香、没药——活血化瘀、止痛。

加减：

（1）山甲、皂刺用法：①未破溃：用生山甲、生皂刺；②即将破溃、并有坏死组织，用炒山甲、炒皂刺；③已破溃、有坏死组织，用山甲炭、皂刺炭。

（2）感染重：用银花炭、生地炭。

（3）病程时久，辨证扶正。

3. 中成药

（1）西黄丸 1 丸，1 日 2 次。

（2）大黄䗪虫丸 1 丸，1 日 2 次。

（3）散结灵4片，1日2次。

（4）活血消炎丸6g，1日2次。

（5）人参健脾丸1丸，1日2次。

（6）人参归脾丸1丸，1日2次。

（7）补中益气丸6g，1日2次。

（二）聚合性痤疮

大量粉刺通过窦道连通的大脓肿、囊肿和群集的结节组成。囊肿好发于背、臀、胸、颈、肩、面。

1. 西医治疗

（1）泼尼松＋小量异维A预治疗；以后异维A 0.5～1mg/（kg·d），5个月；不愈，第2疗程。

（2）丹参酮4片，1日3次。

（3）米诺环素100mg，1日2次。

（4）氨苯砜50mg，1日2次。

（5）雷公藤多苷10mg，1日3次。

2. 中医治疗

证属：肝郁血瘀，毒热内盛。

治则：疏肝理气、清热解毒、活血化瘀。

方例：黄芪10g、苍术10g、黄柏10g、柴胡10g、半夏10g、当归10g、红花10g、乳香3g、没药3g、赤芍10g、金银花30g、白花蛇舌草30g、连翘10g、忍冬藤30g、黄芩10g、生薏苡仁30g、车前子10g。

（三）化脓性汗腺炎

好发于腋窝、腹股沟和会阴部，也可见于臀部和乳房下缘，表现为红色疼痛结节，反复破裂、化脓、窦道、瘢痕，迁延不愈，一个月可出现5个或更多脓肿，最后形成蜂窝状慢性感染脓肿。

1. 西医治疗

（1）清洁。

（2）糖皮质激素局部注射＋米诺霉素，外用克林霉素。

（3）外用氯化铝，外用抗生素。

（4）异维A酸内服。

（5）手术切除。

（6）英夫利昔单抗5mg/（kg·d），静脉点滴，第0、2、6周后，每8周一次。

（7）依那西普25mg，皮下注射，2次/周。

（8）非那雄胺1mg/d。

（9）达因－35，月经第五天服用，连续21天，停7天为一疗程。

（10）氨苯砜25mg，1日3次。

（11）吲哚美辛25mg，1日3次。

（12）硫酸锌100mg，1日3次。

（13）环孢菌素 A 联合糖皮质激素和抗生素。

（14）放射治疗。

（15）Nd：YAG 激光。

（16）CO_2 激光。

（17）1 450nm 激光。

（18）光化学疗法。

（19）肉毒杆菌毒素局部注射。

2. 中医治疗

治则：清热疏风、利湿解毒。

方例：二妙散加减：黄柏 10g、黄芩 10g、连翘 15g、苍术 6g、生薏苡仁 20g、白芷 10g、蝉衣 6g、赤芍 10g、甘草 6g。

四、SAPHO 综合征（滑膜炎 - 痤疮 - 脓疱病 - 骨肥厚 - 骨髓炎综合征）

本病由 Chamot 在 1987 年发现，临床表现为滑膜炎、痤疮、脓疱病、骨肥厚和骨髓炎，反复间断发作，不易痊愈。发病率 1：10 000。

（一）临床表现

90% 患者有骨关节炎，常累及多个骨关节，但无致残报告，多见于脊柱和骶髂关节，可见外周 - 前胸壁骨炎、胸锁关节骨肥厚。

55% 患者合并皮肤损害，与骨关节病可同时或后于骨关节病发生。多表现为掌跖脓疱病、暴发性或聚合性痤疮、化脓性汗腺炎、脓疱型痤疮、Sweet 病、脓疱型银屑病、角层下脓疱病。

其他尚可合并无菌性脑膜炎、胸腔积液。

（二）病因和发病机制

低毒性微生物（如痤疮杆菌）感染，诱发体液免疫和细胞前炎症反应；遗传易感性。

（三）诊断标准

（1）有骨关节病的重症痤疮。

（2）有骨关节病的掌跖脓疱病。

（3）伴或不伴皮肤病的骨肥厚。

（4）慢性复发性多病灶性骨髓炎。

排除标准，包括：①化脓性骨髓炎；②感染性胸壁关节炎；③感染性掌跖脓疱病；④掌跖皮肤角化病；⑤弥漫性特发性骨肥厚病；⑥维 A 酸治疗相关的骨关节病。

满足一项，并满足排除标准，诊断成立。

（五）西医治疗

1. 一线

（1）非甾体类抗炎药，镇痛药。

（2）抗生素对部分病例有效。

2. 二线

（1）糖皮质激素。

（2）柳氮磺胺吡啶 1.5 ~ 2g/d。

（3）甲氨蝶呤 2.5mg，每 12 小时一次，共三次，每周重复一次。或 10 ~ 20mg 静脉点滴，每周一次。

（4）维 A 酸 10mg，1 日 3 次。

（5）来氟米特 10 ~ 30mg/d。

（6）秋水仙碱 0.5mg，1 日 3 次。

（7）环孢素 A 3 ~ 5mg/（kg·d）。

（8）手术。

治疗新进展：①二磷酸盐类钙代谢调节剂。②氨羟二磷酸二钠 30 ~ 90mg 冲击。③唑来膦酸 4mg。④英夫利昔单抗 5mg/kg，第 0、2、6、14 周给药一次，静脉注射，共 4 次。⑤依那西普 25mg，皮下注射，2 次/周。

（王　雪）

参考文献

［1］高东明，张莉. 皮肤、感觉器官与神经系统. 北京：科学出版社，2016.

［2］魏保生，刘颖主编. 皮肤瘙痒. 北京：中国医药科技出版社，2016.

［3］肖激文. 实用护理药物学. 第 2 版. 北京：人民军医出版社，2007.

［4］王丽昆. 2013—2014 年唐山地区致病皮肤真菌流行病学分析. 中国皮肤性病学杂志，2016，30（4）：400 - 402.

［5］常建民. 色素减退性皮肤病. 北京：人民军医出版社，2014.

第十七章　黏膜病

第一节　复发性口腔溃疡

复发性口腔溃疡，是颊、颚、唇、舌黏膜反复发生溃疡，可单发或多发。是一种顽固的复发性疾病。中医称"口疳"或"口疮"。

一、西医治疗

1. 一线

（1）补充多种维生素和矿物质。

（2）局部外用和局部注射糖皮质激素。

（3）内服四环素或多西环素。

（4）抗生素溶液漱口。

（5）硫糖铝 1g，1 日 3 次。

2. 二线

（1）糖皮质激素，泼尼松 40mg/d，5 日后 20mg，隔日一次。

（2）秋水仙碱 0.5mg，1 日 3 次。

（3）沙利度胺 100～200mg/d。

3. 三线

（1）氨苯砜 50mg，1 日 3 次。

（2）己酮可可碱 0.4g，1 日 3 次。

（3）左旋咪唑 50mg，1 日 3 次，3 日，停 7 日，3～6 月。

（4）外用环孢素 A 溶液。

（5）外用干扰素 α_2。

（6）色甘酸钠 20mg，1 日 3 次。

（7）硫唑嘌呤 50mg，1 日 2 次。

（8）外用 5－氨基水杨酸。

（9）外用双氯芬酸。

（10）外用三氯生。

（11）青霉素 G 口含。

（12）异维 A 10～30mg/d。

（13）免疫核糖核酸 3mg，每周一次，肌内注射。

（14）依那西普 25mg，皮下注射，每周两次。

（15）阿达木抗体 40mg 皮下注射，每周或两周 1 次，首次或首两次 80mg。

（16）液氮冷冻。

二、中医治疗

（一）病因病机

（1）心脾积热，上攻于口，灼伤黏膜，溃烂成疮。

（2）身体素虚，脾胃虚弱，肾阴不足，虚火上炎，蒸灼于口，致生口疮。

（二）辨证施治

1. 脾胃伏火

证属：脾胃伏火，心火上炎，灼伤黏膜。

主证：口腔大小不等溃疡，基底有黄色脓苔，边缘平坦，周有红晕，面红口热，口渴口臭，唇干、口干、大便干，小便黄，舌质红、苔黄腻、脉弦滑。多发于青年。

治则：清热、泻火、凉血、通便。

常用药：生石膏、知母、黄连、黄芩、栀子、丹皮、生地、赤芍、大黄、牛膝。

方例：玉女煎加减。

麦冬6g、生地15g、生石膏30g、知母10g、牛膝10g、尾连10g、黄芩10g。

方解：玉麦冬、知母——养阴降火。

尾连、黄芩、生石膏——清热泻心火。

生地、牛膝——凉血清热、滋肾水引火归元。

其他：

（1）泻黄散：栀子3g、生石膏15g、甘草10g、藿香10g（后下）、防风10g。

方解：栀子——清心肺三焦之火，使从小便溲出。

石膏——泻胃热。

甘草——泻火调胃。

藿香——理气调胃。

防风——升阳、发脾中伏火。

（2）凉膈散：

大黄、芒硝、甘草、黄芩、薄荷、连翘、竹叶。

方解：大黄、芒硝——荡涤中焦实热、配甘草使不致峻泻。

黄芩、薄荷、连翘——清散上焦实热。

竹叶——清热引药上行。

外用药：白清胃散、锡类散、溃疡散（青黛+冰片适量）。

2. 肺胃热盛

证属：肺胃热盛，心火上炎，灼伤黏膜。

主证：口腔内有较多溃疡，溃疡性质同脾胃伏火型。反复发作，发作时伴有咽痛、鼻堵、发热、口热口臭、便干尿黄。舌红、苔黄腻、脉弦或弦数。

治则：清热解毒。

常用药：金银花、连翘、蒲公英、地丁、野菊花、生石膏、黄芩、竹叶、生地、赤芍、丹皮、紫草、车前子、木通、茯苓、元参、麦冬、石斛、桔梗、牛蒡子、大黄。

方例：化斑解毒汤（《医宗金鉴》）、银翘散加减。

银翘散：薄荷10g（后下）、牛蒡子6g、豆豉6g、生甘草10g、连翘10g、金银花10g、桔梗10g、竹叶10g、荆芥10g、芦根10g。

化斑解毒汤：元参15g、知母6g、生石膏15g、黄连6g、连翘10g、生地12g、凌霄花10g、生甘草6g。

外用药：冰硼散、锡类散、溃疡散。

3. 脾胃虚弱

证属：脾胃虚弱、虚火上炎、蒸灼于口。

主证：口腔溃疡，形状不规则，大小不等，数较少，溃疡边缘水肿，周围红晕不明显，发展慢，但愈合也差。伴面黄纳差、口淡乏味，胃脘胀满、头晕乏力，便秘，有时便溏。舌胖、苔白腻、脉细缓。

治则：益气健脾、和胃清热。

常用药：黄芪、党参、白术、山药、茯苓、薏苡仁、炙甘草、陈皮、木香、黄精、石斛、黄芩、知母。

方例：香砂参苓术草汤加减。

木香、砂仁、陈皮、半夏、党参、茯苓、白术、炙甘草加黄芩、知母。

其他：

（1）补中益气汤：

黄芪、党参、白术、炙甘草、陈皮、当归、柴胡、升麻。

（2）参苓白术散：

人参、白术、茯苓、炙甘草，可酌加陈皮、山药、莲子肉、桔梗等。

4. 阴虚火旺

证属：肾阴不足，虚火上炎，灼伤黏膜。

主证：口腔溃疡，数不多，中央凹陷，基底灰黄色，渗出物不多，边线稍隆起，境界清楚，周围有红晕，伴口燥咽干、唇红、颧红、头晕、耳鸣、失眠、多梦、心悸健忘、腰酸痛、手足心热。舌淡或红，舌尖红，苔薄黄、脉沉细弦或细数。

治则：滋阴清热。

常用药：二地、枸杞子、麦冬、石斛、旱莲草、金银花、黄芩、黄柏、知母、栀子、生地、丹皮、元参、紫草、菊花、白芍、生龙牡、决明子。

方例：杞菊地黄汤。

枸杞子10g、菊花10g、熟地25g、山萸肉12g、山药12g、丹皮6g、茯苓10g、泽泻10g。

加减：

（1）阴虚肝旺：加清肝平肝药，大青叶、黄芩、栀子、生龙牡、决明子、菊花。

（2）伴大便干燥、口臭：加黄连、知母、大黄。

（3）失眠、多梦、健忘：当归、白芍、熟地、麦冬、丹参、茯神、远志、柏子仁。

（4）伴气虚：黄芪、党参、白术、五味子。

其他：养阴清肺汤：

麦冬10g、生地15g、元参10g、生甘草6g、贝母10g、白芍10g、薄荷10g（后下）、丹皮 10g。

外用药：养阴生肌散。

复发性阿弗他口炎，中医治疗有较好效果。

（许　芸）

第二节　女阴溃疡

本病多发生于青年妇女之阴部。尤其以小阴唇内侧为多。临床上分为坏疽型及单纯型两种。前者常有高热及其他不适，后者全身症状不显，局部常感疼痛。可伴有下肢结节及阿弗他口炎，溃疡分泌物中可能查到肥大杆菌。现代一些医生对此病是否为一独立疾病怀疑，考虑可能为白塞病或复发性疱疹。

一、西医治疗

1. 局部

（1）1：10 000 高锰酸钾溶液清洗。或 0.1% 依沙吖啶溶液清洗。

（2）外用 2% 莫匹罗星软膏。

2. 内用

（1）泼尼松 30~40mg/d。

（2）大量维生素 B、C。

（3）抗生素如罗红霉素、阿奇霉素、氧氟沙星、青霉素等。

有人认为本病大多为严重的外阴单纯疱疹或白塞病，故需加以鉴别，酌情处理。

二、中医治疗

中医称为"阴蚀"。

（一）病因病机

（1）脾失健运，蕴湿化热，湿热下注。

（2）肝郁气滞，郁久化火。

（二）辨证施治

1. 坏疽型

证属：蕴湿化热，湿毒下注。

主证：发病急，伴高热，溃疡数目少而深，愈后留有萎缩性瘢痕。

治则：清热解毒、祛湿。

方例：阴蚀第一煎剂。

白藓皮 15g、金银花 15g、连翘 12g、胆草 6g、栀子 6g、丹皮 6g、白芍 6g、山药 10g、生薏苡仁 10g、生黄柏 10g、滑石 15g、生甘草 6g。

2. 单纯型

证属：肝郁气滞、郁久化火。

主证：发病较缓，溃疡数目较多，溃疡较浅，易复发，全身症状轻。

治则：舒肝解郁，健脾除湿。

方例：阴蚀第二煎剂。

柴胡 3g、郁金 6g、当归 10g、白芍 12g、生芪 10g、黄柏 6g、山药 10g、薏苡仁 10g、连翘 10g、白藓皮 15g、泽泻 6g、甘草 6g。

外治：外用紫草油、溃疡散。

（许　芸）

第三节　龟头炎

本病系因各种原因而致龟头和包皮的炎症，包括包皮龟头炎、糜烂性龟头包皮炎、坏疽性龟头炎、浆细胞性龟头炎、干燥性闭塞性龟头炎。

一、西医治疗

1. 一线

（1）注意卫生。

（2）明确病原菌是念珠菌、衣原体、支原体、滴虫还是淋球菌，并进行针对性治疗。

（3）润滑剂。

（4）外用他克莫司软膏、吡美莫司乳膏。

（5）外用低效糖皮质激素。

（6）念珠菌性龟头炎：伊曲康唑或氟康唑内服，外用抗真菌药，同时治疗性伴侣。

2. 二线

（1）外用高效糖皮质激素。

（2）外用中效糖皮质激素加抗菌素。

（3）局部注射糖皮质激素。

3. 三线

（1）切除过长包皮。

（2）CO_2 激光。

（3）Er：YAG 激光。

（4）铜蒸汽激光。

（5）长期系统使用抗生素如青霉素、红霉素。

二、中医治疗

中医称"袖口疳"。

（一）病因病机

肝胆湿热，兼感病邪。

（二）辨证施治

1. 湿热下注

主证：龟头包皮肿胀、红肿、发热，心烦口渴，舌红苔腻，脉弦。

治则：清热解毒，祛湿。

方例：龙胆泻肝汤加减

龙胆草 10g、黄柏 10g、黄芩 10g、栀子 10g、柴胡 10g、郁金 10g、当归 10g、苦参 10g、白鲜皮 10g、茵陈 30g、茯苓 10g、泽泻 10g、车前子 10g。

2. 湿热蕴毒，气血瘀滞

主证：龟头肿烂，脓臭，舌红苔黄，脉弦数。

治则：清热利湿，活血凉血。

方例：黄连解毒汤加八正散加减。

黄连 6g、黄芩 10g、黄柏 10g、栀子 10g、地丁 30g、当归 10g、丹皮 10g、篇蓄 10g、瞿麦 10g、滑石 10g、生薏苡仁 30g、马齿苋 30g。

3. 肝肾阴虚

主证：病久，色暗红或干燥萎缩，或溃疡久不愈合，舌红少苔，脉弦数。

治则：滋阴补肾、清热解毒。

方例：知柏地黄丸加减。

山萸肉 10g、山药 10g、熟地 10g、丹皮 10g、茯苓 10g、知母 10g、黄柏 10g、地丁 30g、金银花 30g、半枝莲 10g。如仅干枯萎缩：左归饮或右归饮加减（据证）。

（许　芸）

第四节　接触性唇炎

一、概述

接触性唇炎（contact cheilitis）由接触变应原或毒性物质引起，故又称变应性或毒物性口角炎。如某些唇膏、油膏、香脂等化妆品，以及可能引起重度或Ⅳ型变态反应的某些食物药品等。患者常有过敏体质。

二、临床表现

（1）接触变应原或毒物后急性发作。

（2）口角局部充血、水肿、糜烂，渗出液增多，皲裂，疼痛剧烈。除口角炎外，可伴有唇红部水肿，口腔黏膜糜烂等其他黏膜过敏反应症状。

（3）病情严重者，尚可有皮疹、荨麻疹等皮肤表现，以及流涕、喷嚏、哮喘、呼吸困难、恶心、呕吐、腹痛、腹泻等全身症状。

三、诊断要点

（1）发病迅速，水肿、渗出，疼痛明显。

（2）仔细追溯病史，有可疑化妆品接触史或食物、药物内服史。既往有过敏史有助于确诊。

（3）血常规可见有白细胞数增高和嗜酸性粒细胞增高。

四、治疗方案及原则

（1）去除过敏原，停止服用可疑药物。

（2）全身反应明显者可给予 H_1 受体阻断药，例如氯苯那敏（氯苯那敏）、特非那定（得敏力）、阿司咪唑（息斯敏）、氯雷他定（克敏能）等。

（3）中草药芦根、生地、浮萍、防风、竹叶等煎汤代茶，有助于消除过敏体征。

（4）渗出减少后，可用肤轻松软膏或地塞米松软膏等含有糖皮质激素的药膏局部涂抹。

（许　芸）

第五节　光线性唇炎

一、概述

光线性唇炎（actinic cheilitis）又名夏季唇炎（summer cheilitis）、日光唇炎，是因日光照射后引起唇黏膜过敏的急性或慢性炎症性皮肤病。本病与日光照射有密切关系，症状轻重与日光照射时间长短成正比，多见于内服或外用含有光感性物质再经日光照射致敏而发病。有的可于血中、尿中或粪中查出卟啉类物质。本病也有家族性发生病例。

二、临床表现

根据临床表现，分为两型。

（一）急性光线性唇炎（acute actinic cheilitis）

（1）此型较少见，发作前有强烈日光照射史，呈急性经过，下唇为主。

（2）临床表现为唇部急性肿胀、充血，继而糜烂，表面覆盖以黄棕色血痂，痂下有分泌物聚集。继发感染后有脓性分泌物，并形成浅表溃疡。

（3）轻者仅于进食或说话时有不适感，重者灼热和刺痛，妨碍进食和说话。一般全身症状较轻，反复不愈的急性患者可过渡成慢性光线性唇炎。

（二）慢性光线性唇炎（chronic actinic cheilitis）

（1）又称 Ayres 型，系不知不觉发病，或由急性患者过渡而成。一般无全身症状。

（2）早期以脱屑为主，厚薄不等，鳞屑易撕去，不留溃疡面，也无分泌物。鳞屑脱落后不久又形成新的鳞屑，如此迁延日久，致使唇部组织增厚、变硬，失去正常弹性，口唇表面出现皱褶和皲裂。自觉口唇干燥、发紧。

（3）长期不愈的患者，下唇黏膜失去正常红色，呈半透明象牙色，表面有光泽。进一步发展时表面粗糙，角化过度，并出现数处大小不等、形态不一的浸润性乳白色斑块，组织学上若表皮细胞有异形性改变，应考虑为光线性白斑病，或光线性唇炎的白斑病型，最终可发展成疣状结节。部分黏膜白斑病可进一步发展成鳞状上皮细胞癌。

三、诊断要点

1. 发病特点　多在暴晒后发病。有明显的季节因素，春末起病，夏天加重，秋天减轻或消退。

2. 典型损害　损害发生于唇部，尤其容易发生于下唇部。表现为肿胀、糜烂、结痂或干燥、脱屑、皲裂等湿疹性改变及浸润性乳白色斑块。

3. 组织病理　表皮变化不一，常表现为角化过度、颗粒层变薄、棘层肥厚，表皮突延长。真皮乳头血管扩张，真皮带状炎症细胞浸润。白斑期除上述病变外，可见细胞异形和假性上皮瘤样增生。

四、鉴别诊断

需与唇部慢性盘状红斑狼疮、扁平苔藓等鉴别。

(1) 慢性盘状红斑狼疮为局限性病变，境界清楚，边缘浸润，中央萎缩有鳞屑附着，毛细血管扩张。皮疹除见于唇部外，鼻背、颊部、耳郭也常见到典型皮疹而可以区别。

(2) 扁平苔藓以颊黏膜为主，为多角形扁平丘疹，可相互融合成斑块。

五、治疗方案及原则

(1) 避免日光照射。

(2) 局部应用奎宁软膏或皮质类固醇软膏或霜剂。

(3) 内服氯喹、复合维生素 B、对氨苯甲酸片 (PABA) 或静脉注射硫代硫酸钠等。

(4) 肥厚性病变伴有白斑病改变者可考虑手术切除或冷冻治疗。

(许　芸)

第六节　剥脱性唇炎

一、概述

剥脱性唇炎 (exfoliative cheilitis) 指一种原因不明的口唇慢性脱屑性炎症。本病与慢性光线性唇炎和慢性接触性唇炎有时难以区别，有人认为是同一疾病。目前倾向于将光线性唇炎看成独立疾病，而将原因不明、不能进行分类的慢性脱屑为主的唇炎列入剥脱性唇炎。

二、临床表现

(1) 多见于女孩和青年妇女。

(2) 皮疹常常开始于下唇的中部，而后逐渐扩展到整个下唇或上、下唇，有时结痂、裂口、干燥和疼痛，反复脱屑，黏膜浸润肥厚。多数局部有刺感或烧灼感。

(3) 经过缓慢，病情持续数月到数年不等。

(4) 有的患者有咬唇或用舌舔唇等不良习惯。不少患者有异位性体质。可能伴有情绪方面的变化。

三、诊断要点

(1) 多见于青年女性。

(2) 常先累及下唇中部，严重时扩展至整个下唇和上唇，反复脱屑，黏膜浸润肥厚。

自觉疼痛，灼热。

(3) 慢性过程。

(4) 可有舐唇习惯。

(5) 斑贴试验阴性。

四、鉴别诊断

本病需与接触性唇炎、光线性唇炎、腺性唇炎等区别。

(1) 接触性唇炎有明确接触史，症状轻重与接触物的性质、浓度和频率有关，斑贴试验一般阳性。

(2) 光线性唇炎与日光有直接关系，以下唇为主，夏季和户外工作者多见。腺性唇炎可看到肥大的腺体和扩张的腺管开口部，有时可摸到囊肿形成的结节，病理上黏液腺增生肥大，导管扩张，伴炎症性改变。

(3) 慢性剥脱性唇炎有时伴有念珠菌感染，少数患者可伴有上皮瘤样增生。此外还应和盘状红斑狼疮、扁平苔藓等病鉴别。

五、治疗方案及原则

(1) 外用皮质类固醇软膏。

(2) 伴有上皮瘤样增生者可考虑外科手术、激光或冷冻治疗，浅层 X 线有时可试用。

（许　芸）

第七节　口角唇炎

一、概述

口角唇炎（angular cheilitis）是口角部位的皮肤及邻近黏膜的急性或慢性炎症性皮肤病。可由机械刺激、营养缺乏及感染等因素所致。

二、临床表现

(1) 口角部位起红斑、水肿、渗液和结痂。通常对称分布，少数为单侧性，张口时裂痛。慢性期该处皮肤粗糙、浸润、皲裂、脱屑，可见从口角向外向下的辐射状皱纹。

(2) 营养缺乏引起者常伴有光面舌，脂溢性皮炎或异位性皮炎引起者除口角唇炎外，具有相应疾病的其他表现。有假牙者皮损处及假牙下常有念珠菌感染。

三、诊断要点

(1) 口角部位的红斑、水肿、渗液和结痂。慢性期皮肤粗糙、皲裂、脱屑。

(2) 张口时裂痛。

四、鉴别诊断

1. 维生素 B_2 缺乏症　由于维生素 B_2 缺乏导致口角炎、舌炎、阴囊炎、面部皮肤干燥综合征。口角有乳白色糜烂面，常伴针头大小脓疱及结痂。

2. 单纯疱疹　发生于皮肤、黏膜交界处的密集成群的针帽头大至绿豆大小水疱，疱破糜烂面易干燥结痂，易反复发作。

五、治疗方案及原则

（1）应先去掉引起刺激的不利因素和不良习惯。

（2）多补充维生素 B_2、铁剂及高蛋白饮食，加强身体锻炼。

（3）治疗可口服抗念珠菌类药，或抗生素，配合外用咪康唑软膏或抗生素软膏治疗。

（许　芸）

参考文献

［1］张建中. 皮肤性病学. 北京：人民卫生出版社，2015.

［2］刘爱民. 皮肤病中医诊疗思路与病例分析. 北京：人民卫生出版社，2016.

［3］魏保生，刘颖主编. 皮肤瘙痒. 北京：中国医药科技出版社，2016.

［4］王丽昆. 红皮病型银屑病患者止凝血功能改变的观察. 山东医药，2010，50（28）：85 - 87.

［5］孙小强，毕廷民，刘阳. 窄谱中波紫外线照射对银屑病患者止凝血功能的影响. 临床皮肤科杂志，2010，10：628 - 629.

［6］安国芝. 皮肤病诊疗与自我康复. 北京：化学工业出版社，2015.

第十八章　结缔组织病

第一节　红斑狼疮

红斑狼疮是一种慢性病情反复发作的自身免疫性疾病。病因及发病机制尚不十分清楚，发病多与遗传、病毒感染、药物、物理因素、免疫异常、雌激素等有关，系在遗传基础上受环境因素影响诱发的自身免疫性疾病。本病为一病谱性疾病，盘状红斑狼疮和系统性红斑狼疮为病谱的两个端型，中间有亚急性皮肤型红斑狼疮、深在性狼疮等多个类型。

一、诊断要点

（一）盘状红斑狼疮（DLE）

1. **好发年龄**　多见于 20 ~ 40 岁的中青年女性，男女比例约为 1：2，且男性发病年龄较女性稍大。

2. **好发部位**　皮损好发于两颧部、鼻背、口唇、前额、头皮、耳郭、手背、胸前等处，偶可发生于四肢、躯干、掌跖皮肤和口腔黏膜。

3. **典型损害**

（1）皮肤损害：为持久性境界清楚的盘状红斑，边缘微隆起，中央轻微凹陷，伴毛细血管扩张，表面覆黏着性鳞屑，去除鳞屑后可见角质栓和扩大的毛孔，发生日久的损害可见萎缩性瘢痕、浸润肥厚性斑块和色素减退，少数患者指尖、耳郭、足跟可出现冻疮样损害，偶可播散至四肢和躯干。皮损多对称性分布，两颧和鼻梁处损害连接呈蝶形，具有特征性。

少数皮损可发生钙质沉着、基底细胞癌、鳞状细胞癌、角化棘皮瘤等，1% ~ 5% 患者可发展成系统性红斑狼疮。

（2）黏膜损害：口腔黏膜损害呈淡红色斑，边缘发红，表面浸渍发白，可糜烂或形成浅溃疡，最后出现萎缩。唇部尤其是下唇出现暗红色斑，表面覆灰白色鳞屑或黏着性痂，轻微挛缩，唇纹可消失。

（3）头发改变：头皮损害可引起头发局限性永久性脱落。

（4）指（趾）甲改变：一般无明显改变，少数可有甲变色、甲板轻微增厚、甲表面脱屑、甲床角化过度等，可呈红 - 绿色甲板伴纵向条纹和甲碎裂。有时一个或数个指（趾）甲萎缩。

4. **自觉症状**　多无自觉症状，少数可有轻微瘙痒和皮肤紧缩感，日晒后症状加重。偶有低热、关节痛等全身症状。

5. **病程**　病情进展缓慢，病程可持续数年至数十年。

6. **实验室检查**　约35%患者血清抗核抗体阳性，少数 7 球蛋白增高、类风湿因子阳性、血沉增快和白细胞总数轻微降低。

皮损处活检组织病理示：表皮角化过度，角栓形成，基底细胞液化变性；真皮灶性淋巴细胞浸润。90%患者狼疮带试验阳性。

（二）亚急性皮肤型红斑狼疮（SCLE）

1. 好发年龄　患者多见于中青年女性，也可见于老年人。

2. 好发部位　皮损主要发生于面、颈、肩和躯干部，少数可发生于前臂和手背。偶可累及口腔黏膜，腰以下部位很少受累。

3. 典型损害

（1）皮肤损害：损害以丘疹鳞屑型和环状红斑型为主。

丘疹鳞屑型皮损初为红色丘疹，逐渐向周围扩展形成浅表暗红色斑块，表面覆少量灰白色鳞屑，似银屑病或糠疹样，消退后可留有色素沉着。

环状红斑型皮损初为水肿性淡红色至暗红色斑疹及丘疹，边缘不断向外扩展，而中央逐渐消退，形成境界清楚、大小不等的环状或多环状损害，边缘隆起且覆少量鳞屑，中央消退后留有毛细血管扩张及色素沉着，周围可见少数水疱和结痂。

两型皮损数量均较多且表浅，散在或有融合倾向，无毛囊角栓和萎缩。

（2）黏膜损害：口腔黏膜损害呈淡红色斑，表面浸渍发白，可糜烂或形成浅表性溃疡。

（3）系统损害：可伴有关节炎、雷诺征、浆膜炎、骨骼肌及中枢神经系统受累，但症状轻微。约65%丘疹鳞屑型患者可发生狼疮性肾炎，而环状红斑型患者极少有肾脏受累，且损害轻微。

（4）头发改变：一般无头发脱落。

（5）指（趾）甲改变：伴有雷诺现象者的甲皱襞可轻微萎缩，甲板可凹凸不平。

4. 自觉症状　皮损轻微瘙痒，部分患者可有低热、关节酸痛、肌痛、乏力等全身症状。

5. 病程　病情进展缓慢，日晒后加重，皮损可持续数月。

6. 实验室检查　约60%患者血清抗核抗体阳性，60%~70%抗Ro抗体和约40%抗La抗体阳性，部分患者狼疮细胞阳性和IgG、γ球蛋白及免疫复合物增高，血沉可增快，白细胞和血小板数量减少。

皮损处活检组织病理表现与盘状红斑狼疮相同，狼疮带试验阳性。

（三）深在性红斑狼疮（LEP）

1. 好发年龄　患者多为中青年女性，也可见于老年人。多数患者伴有盘状红斑狼疮，也见于2%~5%的系统性红斑狼疮患者。

2. 好发部位　好发于面颊部，也可见于臀部、上臂、股部和胸部，损害单侧或双侧分布。不累及内脏器官及黏膜。

3. 典型损害　为深在质韧如橡皮样硬的结节和斑块，直径1~3厘米或更大，触诊与周围组织界限较清楚。表面皮肤正常或呈淡红色，身体其他部位可有盘状红斑狼疮皮损。

4. 自觉症状　患处常有不同程度疼痛，合并盘状或系统性红斑狼疮者可有相应局部和全身症状。

5. 病程　损害可自行消退，但多倾向于持久存在。

6. 实验室检查　约30%患者血清抗核抗体阳性，部分患者抗dsDNA、抗ssDNA、抗SSA、抗SSB抗体阳性。

深在性结节或斑块活检组织病理示：真皮深部和脂肪层为淋巴细胞性脂膜炎；免疫显微镜下可见线状基底膜带；直接免疫荧光可见真皮小血管及深部血管有免疫复合物沉积。

（四）系统性红斑狼疮（SLE）

1. 好发年龄　患者多为中青年女性，也可见于儿童。多数患者伴有盘状红斑狼疮或由2%~5%的盘状红斑狼疮发展而来。

2. 好发部位　皮损好发于面、颈、胸前、双手背、前臂外侧、耳郭等暴露部位，少数泛发。多数患者伴有内脏器官、头发、黏膜及指（趾）甲损害。

3. 典型损害

（1）皮肤损害：见于80%~90%患者。面部特征性蝶形水肿性红斑，颜色鲜红或紫红，境界清楚，表面光滑或覆少量灰白色黏着性鳞屑，偶有渗出和水疱，消退后留褐色斑。指（趾）及甲皱襞水肿性暗红色斑、多形红斑样或冻疮样损害，可见短线状毛细血管扩张，指（趾）末端可见少数紫红色斑点、瘀点、紫斑、溃疡、坏死及点状萎缩等。

身体其他部位可有红色丘疹、斑丘疹、疱疹、多形红斑、皮下结节、网状青斑、毛细血管扩张等多形性损害。多数患者具有光敏性，日光照射后症状加重或皮疹数量增多、面积扩大。

（2）黏膜损害：约25%患者有口腔、口唇、鼻、眼及外阴黏膜受累。损害为点片状红斑和瘀斑，可糜烂或形成浅表性溃疡，表面浸渍发白，边缘绕有轻度浸润性红晕。唇部常有水肿、痂皮和皲裂，外阴损害可继发感染出现脓性分泌物。

（3）头发损害：多数患者的头发稀疏、易断、干燥、无光泽、长短不一，约50%患者在疾病进展期有局限性或弥漫性脱发，以前额及头顶处最为明显，但多数可恢复。

（4）甲损害：可有甲板变色、脱屑、轻微增厚、纵嵴，部分甲半月处变薄或分层。

（5）肾损害：约80%患者有肾脏受累，主要表现为肾炎或肾病综合征，后期可发生肾功能衰竭，出现尿毒症。

（6）其他脏器损害：约30%患者有其他脏器损害，如关节炎、肌炎、心肌炎、心包炎、冠状动脉炎、肝肿大、脾肿大、肠系膜血管炎、肠穿孔、贫血、急性肺炎、间质性肺炎、胸膜炎、癫痫、卒中、眼底出血、雷诺现象、浅表淋巴结肿大，以及情绪波动、性格改变等。

4. 自觉症状　皮损可有轻微瘙痒和灼热感，日晒后加重；伴有深在性狼疮者，患处可有疼痛。常有不规则发热、寒战、乏力、倦怠、纳差、体重下降、关节痛、肌痛、头痛等全身症状。内脏器官受累者可出现相应症状。

5. 病程　皮损加重与缓解相互交替，部分可自行消退。内脏可为慢性进行性损伤，病程可达数年甚至数十年。

6. 实验室检查　患者血清90%~95%抗核抗体、60%~70%抗dsDNA抗体、35%~40%抗Sm抗体、20%~25%抗nRNP抗体、60%以上抗Ro抗体阳性。其他可有全血细胞减少、血沉增快、RPR阳性、γ球蛋白明显增高、白蛋白减少、血清IgG和IgM升高、总补体降低、类风湿因子阳性等。

约92%皮损处狼疮带试验阳性，玫瑰花形成率及淋巴细胞转化率均降低。伴有内脏受累者可出现相应阳性检测指标。

二、治疗

1. 一般治疗　避免日光照射，外出时着长袖、撑遮阳伞或戴长沿帽，暴露部位皮肤涂搽指数较高的防晒霜，脱离寒冷潮湿环境。加强营养，多食用高蛋白、高维生素、高能量饮食，忌食灰菜、小白菜、油菜、芥菜、莴苣、无花果等具有光感作用的蔬菜。禁用肼苯哒嗪、利舍平、青霉素、灰黄霉素、苯妥英钠、异烟肼、氯丙嗪、磺胺类、保太松、对氨基水杨酸、避孕药和疫苗等可能引起 LE 的药物。

注意休息，避免劳累，急性期伴有全身症状者应卧床休息，加强皮肤和黏膜护理，伴有肾或其他脏器损伤的孕妇，应及早终止妊娠。减轻心理压力，消除思想顾虑，积极配合治疗，树立与疾病长期斗争的信心。

2. 全身治疗

（1）盘状红斑狼疮

1）抗疟药：常选用氯喹 250～500mg/d、羟氯喹 400mg/d 或氯酚喹林 0.4～0.6g/d，分次口服，症状缓解后逐渐减量，用最小有效量维持治疗，疗程不小于 6 个月，并定期进行眼底检查。

2）糖皮质激素：单纯抗疟药和外用药治疗无效者，可系统应用小剂量糖皮质激素，常选用醋酸泼尼松 5～20mg/d，分次或 1 次口服。

3）免疫抑制剂：一般治疗无效或顽固性手足损害，可选用硫唑嘌呤 2～3mg/（kg·d）、环磷酰胺 100～200mg/d 或甲氨蝶呤 7.5～15mg/周，分次或 1 次口服。亦可选用雷公藤 6～9 片/d、雷公藤总苷 30～60mg/d 或雷公藤糖浆 30～45ml/d（每日总用量相当于雷公藤生药 20～40g）；昆明山海棠与雷公藤作用相似，常用量为 1.5～2.5g/d，分次口服。

4）沙利度胺：初始用量为 50～400mg/d，分次口服，症状控制后减至 25～50mg/d，维持治疗 3～5 个月。该药对多数患者有效，但停药可复发。

5）抗麻风药：该类药物对大疱性盘状红斑狼疮疗效较好，可选用氨苯砜或氯法齐明 100mg/d，分次口服，症状控制后减量维持治疗一段时间。应注意氯法齐明有使衣服和皮肤染色的副作用。

6）维 A 酸类：可选用阿维 A 酸或阿维 A 酯 0.5～1mg/（kg·d），分次或 1 次口服。常与抗疟药联用治疗有慢性肥厚性皮损的红斑狼疮。

7）β-胡萝卜素：对头皮损害及脱发疗效较好，常用量为 150mg/d，分次口服。

8）其他：如维生素 E、维生素 C、金制剂、达那唑、铋剂、氯苯吩嗪、泛酸钙、复合维生素 B 等，可酌情选用。

（2）亚急性皮肤型及深在性红斑狼疮

1）糖皮质激素：病情进展期可系统应用小剂量糖皮质激素，常选用醋酸泼尼松 20～40mg/d，分次口服，一般每周减量 1 次，每次减量 10mg，直至停用。病情严重者可行糖皮质激素冲击治疗，常选用甲泼尼松龙 1g/d，缓慢静脉滴注，每日 1 次，连用 3 天后改为醋酸泼尼松 30～45mg/d 口服，并逐渐减量至停用。

2）非甾体类抗炎剂：用于关节痛及伴有全身症状者，常选用阿司匹林 0.9～1.8g/d、吲哚美辛 75～150mg/d 或布洛芬 1.2～1.8g/d，分次口服。

3）人免疫球蛋白：用于病情严重或其他药物疗效不佳者，常用量为 0.2～0.4g/（kg·d），连用 3~5 天，部分患者可收到较好疗效。

4）其他：如抗疟药、抗麻风药、维 A 酸类、沙利度胺等，用法用量同盘状红斑狼疮。维生素 E、维生素 C、烟酸、泛酸钙、维生素 B$_{12}$ 等可作为辅助治疗药物。

（3）系统性红斑狼疮

1）非甾体类抗炎药：伴有关节痛及轻症患者，可给予阿司匹林 2~3g/d、吲哚美辛 75~150mg/d 或布洛芬 1.2~1.8g/d，分次口服。

2）糖皮质激素：为治疗系统性红斑狼疮的首选药物，用法、用量依病情而定，但早期、足量、规律、逐渐减量是其原则。轻症者可给予醋酸泼尼松 20~40mg/d，分次口服；病情较重者可给予醋酸泼尼松 60~80mg/d，分次口服，症状缓解后逐渐减量并用最小有效量维持治疗。

重症者可给予氢化可的松 5~10mg/（kg·d）、地塞米松 15~30mg/d 或甲泼尼龙 40~120mg/d，加入到 5%~10% 葡萄糖溶液 2 000~4 000ml 中，静脉滴注，尽可能维持 24 小时。病情稳定和缓解后逐渐减量，每次减量以当时用量的 10%~20% 为宜，最后用醋酸泼尼松 0.5~1mg/（kg·d）口服维持治疗；病情有恶化倾向者，应用甲泼尼松龙 0.5~1g/d 或地塞米松 100~200mg/d，加入 5%~10% 葡萄糖溶液 250~500ml 中，30~60 分钟静脉注入，连用 3 天，以后改为醋酸泼尼松 0.5~1mg/（kg·d）口服，病情稳定或缓解后逐渐减至最小量维持治疗。

糖皮质激素初始用量若足够，则发热、关节痛及中毒症状等在 1~2 天内消退，一般情况好转，若第 3 天症状无好转，则应将剂量增加当时用药量的 25%~50%，多数 2~3 周病情能够最大程度得到控制，然后逐渐减少用药量，并用最小量维持治疗。用药过程中可给予雷尼替丁或氢氧化铝预防应激性溃疡、地西泮用于糖皮质激素引起的精神症状、抗生素预防继发感染等。

3）免疫抑制剂：与糖皮质激素联用可提高疗效、减少糖皮质激素用量，改善肾脏、中枢神经、心肺的损伤。常选用硫唑嘌呤 1~3mg/（kg·d）、环磷酰胺 100~200mg/d、甲氨蝶呤 7.5~15mg/周、苯丁酸氮芥 0.1~0.2mg/（kg·d）、吗替麦考酚酯 1.5~2g/d、环孢素 3~5mg/（kg·d）、他克莫司 0.15~0.3mg/（kg·d）或雷公藤总苷 1~1.5mg/（kg·d）等，分次服用。病情最大程度得以控制后，一般先减糖皮质激素用量，后减免疫抑制剂，疗程视病情而定。该类药物中以硫唑嘌呤和环磷酰胺的疗效较为确切。

4）人免疫球蛋白：用于病情严重、身体极度虚弱或合并全身感染者，一般用量为 0.2~0.4g/（kg·d），连用 3~5 天。

5）免疫调节剂：可选用胸腺肽 10~20mg（肌注，2~3 次/周）、转移因子 2~4ml（肌注，每周 1 次）、异丙肌苷 3g/d 分次口服，或左旋咪唑 100~150mg/d（每 2 周连服 3 天，停药 11 天）。其他如多抗甲素、薄芝片和薄芝注射液等也可选用。

6）抗疟药：常选用氯喹 0.25~0.5g/d、羟氯喹 400mg/d 或氯酚喹林 0.4~0.6g/d，分次口服，症状缓解后可逐渐减量，用最小有效量维持治疗，疗程不小于 6 个月。用药过程中应定期进行眼底检查。

7）其他：如异维 A 酸 0.5~1mg/（kg·d）能促进皮损消退和口腔溃疡愈合；盐酸酚苄明 10~20mg/d 用于雷诺综合征者；有精神症状者可给予地西泮；伴有荨麻疹样损害者可给予氨苯砜 100mg/d；贫血者给予铁剂；秋水仙碱用于狼疮性血管炎患者。维生素 E、维生素 C、烟酸、泛酸钙、维生素 B$_{12}$ 等可作为辅助治疗药物。

3. 血浆置换及透析疗法　血浆置换是用正常人血浆或血浆代制品、白蛋白、人免疫球蛋白等，置换患者血浆，每日或隔日置换 1 次，每次置换血浆 2 ~ 3 升，可置换 5 ~ 10 次，用于狼疮性肾炎伴循环免疫复合物及自身抗体滴度明显升高者。透析疗法适用于肾衰患者。

4. 局部治疗　各型皮损均可选用 0.025% 醋酸氟氢可的松软膏、0.0125% ~ 0.05% 氟轻缩松霜或软膏、0.025% 醋酸氟轻松乳膏或软膏、0.1% 哈西奈德乳膏或软膏、0.05% 卤米松霜或 0.05% 丙酸氯倍他索软膏等强效糖皮质激素封包，每日 2 次。肢端血管炎样损害可涂搽肝素钠软膏或喜疗妥软膏，每日 3 次。

5. 封闭疗法　深在性结节和顽固难退的皮损，可选用醋酸泼尼松龙混悬液 25mg/ml、甲泼尼龙醋酸酯混悬液 20mg/ml、复方倍他米松混悬液 7mg/ml 或曲安奈德混悬液 40mg/ml，加 1% 普鲁卡因或利多卡因溶液 2 ~ 5ml 混匀，根据皮损面积和结节大小，每个损害内注射 1 ~ 2ml，每周或每月 1 次。

皮损内注射 α - 干扰素也有较好疗效。鞘内注射甲氨蝶呤和糖皮质激素适用于狼疮脑病。

6. 物理疗法　局限性顽固难退的皮损可激光或液氮冷冻治疗；毛细血管扩张可进行脉冲激光或氩激光治疗；胸水或腹水可进行音频电疗。

7. 外科疗法　终末期狼疮肾炎可进行肾移植；局限性皮损在应用其他方法治疗无效时，可手术切除后植皮；狼疮性秃发可进行毛发再植。

8. 造血干细胞移植　适用于免疫抑制剂及糖皮质激素疗效不佳，但重要脏器功能仍处于代偿期的患者。目前国内多采用自体外周血干细胞移植。

9. 免疫吸附　即用葡聚糖硫酸酯纤维素柱去除致病性抗体。该方法可使约 60% 的患者狼疮活动指数明显降低，且可减少糖皮质激素用量。

10. 新型生物制剂　可选用抗 CD40L 单克隆抗体、细胞毒性 T 淋巴细胞相关抗原 4 - 免疫球蛋白融合蛋白（CTLA - 41g）、B7 - 1、B7 - 2 单克隆抗体，以及治疗性 Th 细胞表位疫苗、重组 DNAase 等。

11. 基因治疗　该疗法可能是纠正自身免疫性疾病患者免疫紊乱最为有效的方法之一，但目前仍处于探寻阶段。

12. 中医治疗　患处可涂搽黄连膏、清凉膏、生肌玉红膏、黄柏膏等，每日 2 次；糜烂或溃疡处可扑撒五倍子散（五倍子 5g，白矾、枯矾各 0.5g，共研细末而成），每日 3 次。

（许　芸）

第二节　皮肌炎

皮肌炎是一种以横纹肌和皮肤非化脓性炎症为主要临床表现、可累及多系统的自身免疫性疾病。病因尚未完全清楚，目前多认为与感染、自身免疫、遗传和恶性肿瘤等有关。

一、诊断要点

1. 好发年龄　成人和儿童均可发病，其中成人患者大于 40 岁者约半数合并恶性肿瘤。

2. 好发部位　皮损多见于面部、胸前和四肢关节伸侧面。全身骨骼肌均可受累，但多见于四肢近心端和躯干部。

3. 典型损害 皮肤和肌肉症状出现前可有上呼吸道感染症状，如发热、咽痛、困乏疲倦、纳差、低热、腹痛等前驱症状，持续时间长短不一，少数开始即表现为皮肤和肌肉症状。

（1）皮肤损害：眶周及眼睑对称性淡紫红色水肿性斑，肘膝、指背及内踝处紫红色鳞屑性或无鳞屑的斑点或斑片即 Gottron 征，以及指关节伸侧面对称性紫红色扁平丘疹即 Gottron 丘疹等，较具特征性。其他损害主要有双手掌侧缘及掌面皮肤角化、裂纹及脱屑；颞部、额前、耳郭、颈部、上胸 V 字区等曝光部位紫红色斑片及毛细血管扩张；四肢、躯干少数境界不清的暗红色斑片，常伴有萎缩、毛细血管扩张、色素加深或减退，以后皮损可发生硬化；甲皱襞弥漫性红斑、毛细血管扩张，间有萎缩、瘢痕、瘀点、色素沉着及色素减退，有时可见短而直的扩张血管等。

此外，病程中可出现一过性红斑、多形红斑、风团、晒伤、甲小皮角化、坏死性血管炎、慢性溃疡等，部分患者可有多汗、脱发、皮肤多毛及雷诺现象，20% ~60% 青少年患者可发生皮肤、关节周围及肌肉钙质沉着。

（2）肌肉损害：四肢近心端及躯干部肌群，尤其是肩胛带肌、四肢近端三角肌、股四头肌、颈肌及咽部肌群等最易受累，表现为肢体运动障碍、活动受限，严重者行走、上楼、下蹲、抬头、翻身困难。咽肌和食管肌肉受累可出现吞咽困难，膈肌和呼吸肌受累可出现呼吸困难，颈肌受累抬头困难，眼肌受累可出现复视等。

晚期可使受累肌肉萎缩变性、纤维化，甚至钙质沉着而硬化，可致关节挛缩、畸形，丧失运动功能。

（3）皮肤肌肉外损害：可发生关节炎、肌腱瘢痕、关节挛缩、心包炎、弥漫性间质肺纤维化、心律不齐、心脏扩大、消化道功能紊乱、肝脾肿大、贫血、发热、淋巴结肿大等，儿童可发生肠坏死、肠穿孔等。

15% ~54% 成人患者伴有内脏恶性肿瘤，国内资料以鼻咽癌最为多见，其次为肺癌、乳腺癌和胃癌。

（4）无肌病性皮肌炎：患者具有典型皮肌炎的皮肤损害，但无肌肉病变，如缺乏近心端肌无力表现、血清肌酶正常等，一般在皮损出现 2 年或更长时间不出现肌肉损害，则称之为无肌病性皮肌炎，但患者仍有患恶性肿瘤的高伴发率。

4. 自觉症状 皮肤损害可有轻微瘙痒，部分患者有光敏现象。骨骼肌受累出现肌无力及肌痛症状，平滑肌和心肌受累出现相应症状。病程中可有不规则发热、乏力、疲倦、关节痛、消瘦等。

5. 病程 一般皮肤损害进展缓慢，肌肉损害常呈进行性发展趋势，有效治疗后多数患者预后良好，心肌受累及伴发恶性肿瘤者预后较差。

6. 实验室检查 病情进展期患者白细胞增高、血沉增快、CRP 可阳性，血浆肌酸可增高，50% ~60% 患者血清抗核抗体阳性。血清肌酸激酶（CK）、醛缩酶（ALD）、天门冬氨基转氨酶（AST）、丙氨基转氨酶（ALT）及乳酸脱氢酶（LDH）升高，其中 CK、ALD 特异性较高。抗 Jo－1 抗体为多发性肌炎的特异性抗体，阳性率 25% ~45%，但皮肌炎阳性率小于 15%。肌电图检测为肌源性损伤。

肌肉活检组织病理示：肌纤维变性及再生，肌纤维横纹消失，伴单核细胞浸润。

二、治疗

1. 一般治疗　急性期患者应卧床休息，给予高蛋白、高维生素饮食，伴有钙质沉着者应给予低钙饮食。吞咽困难者给予易消化的流食，体质特别虚弱者可静脉补充营养。重症患者应加强护理，保持呼吸道通畅，避免外伤和呛咳。恢复期患者可逐步进行适量活动和体能训练，防止肌肉萎缩和肌腱挛缩。

妊娠可加重病情，还可引起早产和死胎，故患者在病情活动期应采取避孕措施。成人患者应定期全面体检，以便早期发现肿瘤。

2. 全身治疗

（1）糖皮质激素：为治疗本病的首选药物，原则为早期、足量、规律和逐渐减量维持，因地塞米松、曲安西龙及曲安奈德可导致类固醇性肌病和易使肌肉萎缩，故不宜选用。常选用醋酸泼尼松 1～2mg/（kg·d）或甲泼尼龙 0.8～1.6mg/（kg·d），最高初始用量常不超过醋酸泼尼龙 100mg/d，一般足量糖皮质激素应用 2～4 周，若症状缓解、肌力恢复、血清肌酶下降，以后每 2 周可减少 10%～15% 糖皮质激素用量，若在减量过程中出现病情反复，则需增加当时糖皮质激素用量的 50%，直至逐渐减至最小有效量维持治疗。

若治疗初始已应用足量糖皮质激素，但肌肉症状无缓解反而加重，需考虑肌炎病情发展亦或糖皮质激素诱发肌炎加重的可能。若减少糖皮质激素用量后肌肉症状得以缓解，则为糖皮质激素诱发肌炎加重，需减量或停用；若减少糖皮质激素用量后病情仍进行性加重，则应加大糖皮质激素用量，或用甲泼尼松龙 0.5～1g/d 冲击治疗，连续 3 天，然后改为醋酸泼尼松 30～45mg/d 口服。

（2）免疫抑制剂：适用于大剂量糖皮质激素治疗效果不显著或出现糖皮质激素明显不良反应者，可联用或单独应用免疫抑制剂，常选用硫唑嘌呤 2～3mg/（kg·d）、甲氨蝶呤 7.5～15mg/d、环磷酰胺 100～200mg/d、环孢素 7.5～10mg/（kg·d）或雷公藤总苷 1～1.5mg/（kg·d）等，分次服用。

硫唑嘌呤对硬化性皮肌炎及伴有功能性残疾者效果较好；环孢素可明显减轻肌溶解和改善轻瘫症状。

甲氨蝶呤对皮肌炎和多发性肌炎均有较好的疗效，长期应用可致肝纤维化、肝硬化和坏死性过敏性肺炎，但应与多发性肌病所致的肝、肺损害相鉴别。

（3）人免疫球蛋白：大剂量静脉滴注入免疫球蛋白 0.2～0.4g/（kg·d），连用 3～5 天，可明显改善重症患者的病情，尤其对身体虚弱者效果显著。

（4）抗生素：抗链"O"阳性者可进行咽拭子培养和药敏试验，并选用敏感抗生素，如头孢唑林钠 1～4g/d、头孢拉定 1～2g/d、头孢曲松 1～2g/d、红霉素 2～4g/d 或阿奇霉素 500mg/d 等，口服、肌注或静注。

（5）抗钙化剂：可选用丙磺舒 1～2g/d、依地酸钠 1～2g/d、秋水仙碱 1～9mg/d、氢氧化铝 2～3g/d、华法令 1mg/d、阿仑膦酸钠 10mg/d 或盐酸地尔硫 2～8mg/（kg·d）等，分次口服。

（6）蛋白同化剂：可选用苯丙酸诺龙或丙酸睾酮 25～50mg/次肌注，每周 2 次，或司坦唑醇 2～4mg/d 口服，可促进蛋白合成，减少蛋白分解和尿肌酸排泄，有利肌力恢复。

（7）血浆置换：适用于有脏器损伤或大剂量糖皮质激素疗效不显著的重症患者，一般每日或隔日进行血浆置换 1 次，每次置换血浆 2～3 升，可置换 5～10 次。

（8）其他：如阿司匹林、吲哚美辛、雷尼替丁、多潘立酮、氯喹、羟氯喹、硝苯地平、双嘧达莫、维生素 E、薄芝液、能量合剂等，可作为对症和辅助治疗药物。

3. 局部治疗　光感性患者暴露部位可涂搽防晒霜或润滑剂。顽固难退性皮损，可涂搽 0.1% 他克莫司软膏，每日 2 次。肢端血管炎性损害可涂搽肝素钠软膏或喜疗妥软膏，每日 3 次。

4. 中医治疗　发病初期，可选用透骨草 30g、桂枝 25g、红花 10g，加水适量，水煎熏洗患处，每日 1 次，每次 15～20 分钟。

（许　芸）

第三节　无肌病性皮肌炎

一、概述

无肌病性皮肌炎（amyopathic dermatomyositis，AMD）是一种特殊类型的皮肌炎。临床上常具有皮肌炎典型的皮肤损害，但持续 24 个月以上无肌痛、肌无力等肌肉受累的症状。

二、临床表现

（1）水肿性紫红斑：上眼睑最多见，对称性分布。在颈、肩、上胸、前臂、上臂部有皮肤异色症样改变，可以表现为毛细血管扩张、色素沉着或是色素减退。

（2）Gottron 征：在指关节、指掌关节背面，肘、膝关节伸侧出现对称性分布的紫红色丘疹，称为 Gottron 丘疹，这些丘疹处出现毛细血管扩张，潮红和鳞屑等的现象称为 Gottron 征。

（3）甲皱襞处有毛细血管扩张。

（4）光敏感：曝光部位出现皮肤红斑。常见于面部、胸部 V 字区或圆领衫的圆领外皮肤，可出现境界清楚的萎缩性皮炎、红斑、毛细血管扩张、雪茄烟纸样皱缩表现，为光敏所致。

（5）临床无肌炎表现，无肌无力和肌痛。

（6）肌酶谱、肌电图、肌肉活检、肌炎特异性抗体检查均正常。

三、诊断要点

（1）6 个月以上的典型皮肤损害：①上下眼睑及周围对称性分布水肿性紫红色斑。②Gottron 丘疹和 Gottron 征。③甲皱襞有潮红和毛细血管扩张。④曝光部位出现境界清楚的水肿性红斑，最典型表现为胸部 V 字区或圆领衫的圆领外皮肤的萎缩性红斑、毛细血管扩张、雪茄烟纸样皱缩，此为光敏所致。

（2）皮肤损害出现后 24 个月，肩、髋近端骨骼肌无炎症症状，如肌无力、肌肉疼痛等。

（3）在皮肤损害出现后 24 个月内实验室肌酶检查无异常，特别是肌酸激酶（CK）和醛缩酶（ALD）。

（4）皮肤活检符合 DM 组织病理学改变。

（5）除外别的皮肤病，最初 6 个月内经过系统免疫抑制剂治疗连续 2 个月以上者以及使用了能导致皮肌炎样皮肤损害的药物，如羟基脲、他汀类降脂药者。

四、鉴别诊断

1. 系统性红斑狼疮 系统性红斑狼疮多为蝶形红斑，往往有口腔溃疡、关节疼痛等症状，自身抗体谱及病例组织活检可以排除。

2. 日光性皮炎 日光性皮炎和皮肌炎均可与日光照射有关，但是日光性皮炎发生于日光照射后，不再照射 2 周左右可恢复，但是无肌病性皮肌炎不会消失。

3. 脂溢性皮炎 脂溢性皮炎主要为油腻性或糠状鳞屑、红斑、丘疹，无萎缩，好发于皮脂溢出部位，往往有瘙痒，抑制皮脂分泌治疗有效。

五、治疗方案及原则

1. 皮质类固醇 为治疗本病的首选药物，治疗应早期、足量，减量要稳妥。以泼尼松为例，急性期剂量 1 ~ 1.5mg/（kg·d），待病情稳定后逐渐减量。若能配合能量合剂治疗则效果更好。

2. 免疫抑制剂 对激素不敏感者可配合免疫抑制剂治疗。如甲氨蝶呤（MTX），每周口服 1 次，每次 20 ~ 30mg；或每周静脉滴注 1 ~ 2 次，每次 10 ~ 25mg。环磷酰胺及中药雷公藤也有一定疗效。

3. 抗疟药（羟氯喹） 对光敏感者可以加用抗疟药。

4. 维生素 E 口服 50mg，一日 3 次。

另外，该病属于副肿瘤性结缔组织病，所以要定期随访，最少 24 个月，做全面体检和实验室、影像学检查，及早发现体内是否伴发恶性肿瘤，如果查出体内有恶性肿瘤，应考虑手术切除或做相应处理，如果演变成 DM，则要按 DM 治疗。

（许　芸）

第四节　硬皮病

硬皮病是一种以皮肤纤维化、硬化并可伴内脏器官受累为特征的结缔组织病。发病与遗传、感染、免疫功能异常、血管病变及胶原合成异常等有关。

一、诊断要点

1. 好发年龄 任何年龄均可发病，儿童和青年人较为多见，女性患者显著多于男性，男女之比为 1 : 3 ~ 1 : 8。

2. 好发部位 皮损可局限于身体某一部位或泛发周身，可有内脏多器官受累。

3. 典型损害

（1）局限性硬皮病：皮损初为点滴状、线状或片状淡红色或紫红色斑点和斑块，境界清楚，略隆起于皮面，初始数量较少，以后可逐渐增多，甚或泛发周身。皮损缓慢向周围扩展并逐渐变硬，颜色蜡黄或乳白，弹性和韧性降低，不易抓捏和褶皱，表面光滑无皮纹、干燥无汗、毳毛脱落，发生较久的皮损硬度减轻、变薄萎缩，甚至凹陷，并出现色素沉着或减退。

病情活动期硬斑四周绕有淡紫红色晕，病情稳定或好转后紫红色晕明显变淡或消失。线状损害常单侧分布，皮下组织及肌肉亦可变硬，发生于面部者可呈。"刀砍样"瘢痕，发生于关节部位可影响肢体活动，发生于头皮者可引起永久性脱发。

（2）系统性硬皮病：临床根据病情轻重分为肢端硬化病、弥漫性系统性硬皮病和CREST 综合征三种。①系统性硬皮病病情进展快，皮损遍布全身，内脏受累程度较重。②肢端硬化病病情进展缓慢，皮损多局限于四肢和面部，肢端动脉痉挛现象较明显，内脏受累程度较轻。③CREST 综合征为手指及关节周围软组织的钙盐沉积、雷诺现象、食道蠕动障碍、指端硬化和毛细血管扩张，其他内脏器官较少受累。约 70% 患者均以雷诺现象为首发症状，尤其是肢端硬皮病，可同时或 1～2 年后出现皮肤损害。

皮肤损害一般均经过水肿期、硬化期和萎缩期。①水肿期皮损为苍白或淡黄色非凹陷性水肿斑，表面紧张光亮，皮纹消失，与皮下组织紧密相连，较难抓捏，皮温降低。②硬化期皮损变硬，表面有蜡样光泽，可有色素沉着或减退，手指变细变硬呈腊肠样，活动受限，面部皮肤硬化呈假面具样，缺乏表情，表现为鼻背如嵴、鼻尖如喙、鼻翼萎缩、鼻孔狭窄、口唇变薄收缩、张口困难、唇周放射状沟纹等，舌系带挛缩变短，眼睑挛缩外翻，胸部皮肤受累引起的皮肤紧缩可影响呼吸。③萎缩期硬化的皮肤逐渐变软变薄，甚至累及皮下组织和肌肉，有时可见皮肤紧贴于骨面，表面可见扩张的毛细血管，常伴有色素沉着斑和色素减退斑。皮损处毛发和排汗减少，可出现顽固难愈的溃疡。

此外，骨、关节和肌肉受累可出现关节炎、肌无力、肌萎缩；消化道受累可引起吞咽困难、消化不良；心脏受累可出现心律不齐、心力衰竭；肺脏受累可引起肺纤维化、肺动脉高压、肺功能不全；肾脏受累可引起硬化性肾小球肾炎、高血压、肾功能不全，少数可出现内分泌功能紊乱、外周神经病变等。

4. 自觉症状 皮损无自觉症状，可有不同程度的瘙痒、皮肤紧缩感和知觉减退，伴有雷诺征者遇冷后可有刺痛和胀痛感。系统性硬皮病患者发病初期可有发热、乏力、关节痛、肌痛、雷诺现象等。内脏损害依受累器官和受损程度的不同而出现相应症状。

5. 病程 皮损多呈慢性经过，内脏损害常呈慢性进行性加重趋势。

6. 实验室检查 系统性硬皮病患者血沉增快、γ 球蛋白增高、免疫球蛋白升高，90% 以上患者抗核抗体阳性，约 40% 抗 – Scl – 70 抗体阳性，60%～80% 抗着丝抗体阳性。内脏受累可出现相应损害器官异常的检测指标。

硬化处皮肤活检组织病理示：表皮萎缩，早期真皮胶原纤维肿胀，胶原束间及血管周围有以淋巴细胞为主的炎症细胞浸润；中期血管及胶原纤维周围酸性黏多糖增加；晚期胶原纤维增多且致密，血管减少，管壁增厚，皮肤附属器萎缩。内脏损害主要为间质及血管壁的胶原增生和硬化。

二、治疗

1. 一般治疗 早期明确诊断和分型，全面体检，监测内脏是否受累及损伤程度。避免诱发和加重病情的可能因素，祛除感染病灶，注意保暖，防止外伤。系统性硬皮病患者应加强营养，适当进行体育锻炼，防止肌肉萎缩和关节强直。减轻心理压力，消除思想顾虑，避免精神紧张，保持良好稳定的情绪，树立长期与疾病做斗争的信心。

2. 全身治疗

（1）局限性硬皮病

1）维生素类：常给予维生素 E 300mg/d，分次口服。

2）维 A 酸类：可选用维胺酯 75～150mg/d 或阿维 A 酸 20～40mg/d，分次口服，症状缓解后逐渐减量维持。

3）骨化三醇：具有抗炎和缓解胶原纤维硬化的作用，常用量为 0.25～0.5μg/d，分 2 次口服，总疗程约 6 个月。治疗期间限制钙的摄入，并监测血和尿钙、肌酸、肌酐、尿素、磷酸盐等。

4）糖皮质激素：一般用于皮损发生早期，常选用醋酸泼尼松 20～30mg/d，分次口服。

5）苯海索：作用机制不详，可能与该药抑制乙酰胆碱的兴奋性有关。一般初始用量为 1～2mg/d，逐渐递增至 6～8mg/d，分次口服。糖尿病患者禁用。

6）其他：如青霉素、灰黄霉素、苯妥英钠、积雪苷等可酌情选用。

（2）系统性硬皮病

1）血管活性药物：可选用司坦唑醇 2～4mg/d、卡托普利 25～150mg/d、尿激酶 1 万～2 万 U/d、蝮蛇抗栓酶 0.01U～0.02U/（kg·d）、肼屈嗪 0.75mg/（kg·d）、维生素 E 0.8～1.2g/d、哌唑嗪 1.5～3mg/d、利舍平 0.1～0.25mg/d、地巴唑 30mg/d、硝苯地平 0.1～0.2mg/（kg·d）、妥拉唑林 75mg/d、己酮可可碱 0.6～1.2g/d，或低分子右旋糖酐－40 溶液 500ml 加丹参注射液 16～20ml 等，静脉滴注或分次口服。

应用治疗量依前列醇 2～10ng/kg·min 或前列地尔 0.05～0.1μg/kg·min 大静脉持续滴注，适用于晚期系统性硬皮病患者。

2）抗纤维化药：如青霉胺 300mg/d 递增至 1g/d、秋水仙碱 0.5mg/d 递增至 1.5～2mg/d（每周服药 6 天）、异维 A 酸 0.5mg/（kg·d）、阿维 A 酯 75mg/d、阿司匹林 600mg/d、积雪苷 60～120mg/d 等，静脉滴注或分次口服。

3）糖皮质激素：适用于病情活动期患者，若病情明显活动给予醋酸泼尼松 40～60mg/d、活动较明显给予 15～30mg/d，分次或 1 次口服，病情停止活动后逐渐减量至停药。

4）免疫抑制剂：常选用硫唑嘌呤 2～3mg/（kg·d）、环磷酰胺 100～200mg/d、甲氨蝶呤 15～25mg/周、苯丁酸氮芥 0.1～0.2mg/（kg·d）或环孢素 3～5mg/（kg·d），分次口服。

5）非甾体抗炎药：用于有明显关节疼痛者，常选用吲哚美辛 50～75mg/d、布洛芬 0.6～1.2g/d 或萘普生 500～750mg/d，分次口服。

6）人重组松弛素：可使硬化皮损得以改善，以缓解肢体运动障碍，常用量为 25μg/（kg·d），皮下注射。

7）沙利度胺：可改善皮肤纤维化，减轻胃液反流，促进肢端溃疡愈合，常用量为 100～200mg/d，分次口服。

8）抗感染治疗：用于莱姆抗体阳性者，可选用青霉素 G 120 万～240 万 U/d、红霉素 2～4g/d（儿童 30～50mg/（kg·d））或米诺环素 100～200mg/d 等，分次肌注或口服。

9）其他：如奥美拉唑 20～60mg/d 抑制胃液反流、盐酸酚苄明 10～20mg/d 缓解周围血管痉挛、卡托普利 25～100mg/d 或马来酸依那普利 2.5～5mg/d 改善肾性高血压、静脉注射人免疫球蛋白0.2~0.4g/（kg·d）改善皮肤纤维化、血浆置换可去除血浆抗体和免疫复合物、自体肝细胞移植可重建免疫系统，以及复方丹参注射液、当归注射液、薄芝注射液、雷公藤苷、昆明山海棠和贞芪扶正胶囊等，均可酌情选用。

3. 局部治疗　局限性皮损可涂搽或封包0.025%醋酸氟氢可的松软膏、0.012 5%~0.05%氟轻缩松霜或软膏、0.025%醋酸氟轻松乳膏或软膏、0.1%哈西奈德乳膏或软膏、0.05%卤米松软膏或0.05%丙酸氯倍他索软膏，每日1或2次。亦可外用右旋糖酐软膏、1.2%烟酸苄酯霜、1%~2%硝酸甘油软膏、2%二硝基氯苯软膏、0.005%卡泊三醇软膏、肝素钠软膏或喜疗妥软膏等，每日2次。

4. 封闭治疗　局限性硬化皮损内，注射醋酸泼尼松龙混悬液25mg/ml、甲泼尼龙醋酸酯混悬液20mg/ml、复方倍他米松混悬液7mg/ml或曲安奈德混悬液40mg/ml，与1%普鲁卡因或利多卡因溶液2~5ml的混合液2~5ml，每周或每月1次，可改善皮肤硬化程度。

5. 物理治疗　可试用浓缩的丹参液电离子局部透入、碘离子透入、同位素磷-32或锶-90贴敷，以及氦-氖激光照射、音频电疗、蜡疗、按摩等，均有一定疗效。UVAl（340~400nm）或PUVA对弥漫性硬皮病有一定疗效。

6. 中医治疗　皮损泛发者，可选用伸筋草、透骨草各30g，艾叶15g，乳香、没药各6g，水煎温洗周身，每日1次。此外，川楝子60g、花椒30g，用食盐炒后布包，热敷患处，或将虎骨酒、红灵酒等加热后按摩患处，均有一定疗效。

（王　雪）

第五节　干燥综合征

干燥综合征是一种外分泌腺高度淋巴细胞浸润性的自身免疫性疾病。发病可能与遗传、病毒感染、免疫异常等有关，或是在免疫功能先天性缺陷的遗传基础上发生慢性病毒感染所致。分为原发性和继发性两种，后者常伴有系统性红斑狼疮、类风湿性关节炎、多发性肌炎、结节性多动脉炎、高球蛋白性紫癜等结缔组织疾病。

一、临床表现

1. 好发年龄　多见于中年人，女性患者占90%以上。

2. 好发部位　原发性干燥综合征主要累及唾液腺和泪腺，继发性干燥综合征除累及唾液腺和泪腺外，常伴发其他结缔组织疾病。

3. 典型损害

（1）眼部损害：泪腺分泌减少形成干燥性角膜结合膜炎，可见丝状和云雾状乳白色状物，泪腺导管开口处萎缩或凹陷，挤压导管无泪液流出。

（2）口腔损害：唾液分泌减少或缺乏形成口干燥症，口腔黏膜干燥皱缩，舌乳头萎缩，舌面光滑发红，可见裂隙和浅溃疡，常伴有唇炎、口角炎。易生龋齿，牙齿逐渐变黑并呈小片状脱落，剩下的残根称为"猖獗龋"，为口干燥症的特征之一。单侧或双侧腮腺或颌下腺可反复发红、肿胀，挤压腮腺导管口无分泌液流出。

（3）皮肤黏膜损害：汗液分泌减少，皮肤干燥脱屑，可出现水肿性红斑、结节性红斑、紫癜样皮疹和毛细血管扩张等损害。毛发干燥稀少，脆性增强易脱落。阴道干燥发红，分泌物减少，黏膜轻微萎缩，易继发感染。

（4）其他损害：肾小管受累可引起远端肾小管酸中毒症状，如口渴、多饮、多尿、发作性软瘫等，儿童患者较成人多见，且可为首发症状；呼吸道腺体受累，出现鼻和咽部干燥、鼻衄、声嘶，亦可引起支气管炎、间质性肺炎等；消化道腺体受累，引起食管干燥，出现吞咽困难，胃酸分泌减少；肝脾受累可出现肝脾肿大和肝功能异常等。

4. 自觉症状　眼睛干涩、畏光、视物不清、易疲劳，常有灼热、沙砾和异物感。口干渴、咀嚼困难，自觉疼痛和味觉减退。约70%患者伴有关节痛，部分可有肌肉疼痛，少数患者可有不同程度的外阴及肛周瘙痒。

5. 病程　本征起病隐袭，病情进展缓慢，无自愈倾向，病程较长。

6. 实验室检查　部分患者可有贫血、白细胞减少、嗜酸性粒细胞增多、血沉增快、γ球蛋白升高、类风湿因子和Coomb试验阳性；血清抗Ro/SSA抗体、抗La/SSB抗体阳性，约13%患者抗dsDNA抗体阳性，少数患者可出现抗唾液腺抗体、抗甲状腺抗体和抗胃壁抗体。Schirmer试验（泪流量测定）阳性。

唾液腺及下唇黏膜活检组织病理示：腺体内和周围组织大量淋巴细胞增生浸润。

二、治疗

1. 一般治疗　避免室内空气干燥，尽量保持一定的湿度，外出时可戴墨镜和口罩，随身携带人工泪液和口腔喷雾剂。注意口腔卫生，避免食用过热、过凉或刺激性较强的食品，禁止吸烟。防止上呼吸道感染，积极治疗合并的其他疾病，避免应用抑制泪液和唾液腺分泌的抗抑郁药、利尿剂、抗高血压药、抗组胺药、阿托品等。

2. 全身治疗

（1）糖皮质激素：小剂量糖皮质激素可减轻症状，一般给予醋酸泼尼松30mg/d，分次口服，症状缓解后逐渐减量维持，约4个月停药，改用非甾体类抗炎剂，如布洛芬1.2～1.8g/d、吲哚美辛50～100mg/d或阿司匹林0.6～1.2g/d，分次或1次口服。合并有肺纤维化或周围神经病变者，糖皮质激素用量可增大至醋酸泼尼松60～90mg/d。

（2）羟氯喹：具有调节免疫功能和抗炎的作用，可缓解关节症状。常用量为400～600mg/d，分次口服，症状控制后逐渐减量至200～400mg/d维持一段时间。

（3）M$_3$受体激动剂：可提高唾液分泌量，缓解眼干、口干症状。常选用毛果芸香碱15～20mg/d或环戊硫铜15～50mg/d，分次口服。

（4）环磷酰胺：该药具有免疫抑制作用，可减轻腺体的淋巴细胞浸润，改善外分泌腺功能，增加泪腺和唾液腺的分泌。常用量为环磷酰胺100～200mg/d，分次口服，症状缓解后逐渐减量。

（5）溴己新（必嗽平）：可刺激胃黏膜反射性使呼吸道腺体分泌增加，改善呼吸道黏膜干燥症状。常用量为24～48mg/d，分次口服。

（6）免疫调节剂：可作为辅助治疗药物，常选用转移因子2～4ml/周（皮下注射）、左旋咪唑150mg/d（每2周连服3天）、胸腺肽10～20mg（2～3次/周，肌注）等。

（7）其他：如青霉胺1g/d、西维美林90mg/d、伊那西普50mg/周、英利昔单抗3～5mg/（kg·d）、干扰素-α450IU（分次口服或黏膜给药）、雷公藤糖浆30～45ml/d、雷公藤总苷1～1.5mg/（kg·d）、昆明山海棠1.5～2.5g/d、丹参酮1～2g/d等可酌情试用。

3. 局部治疗

（1）眼睛干燥：可选用人工泪液（0.5%羟甲基纤维素溶液）与黏液溶解剂（5%～10%乙酰半胱氨酸溶液）混合液或硫酸软骨素溶液滴眼，每日数次。角膜溃疡可外用5%硼酸软膏或0.5%金霉素眼膏。亦可选用环孢素滴眼液。

（2）口腔干燥：可经常用柠檬酸溶液或柠檬汁含漱和涂搽甘油，饭前口腔黏膜涂搽2%羟甲基纤维素溶液，外涂0.05%卤米松霜或软膏、0.05%丙酸氯倍他索软膏、0.05%丁酸氯倍他松软膏、0.1%地塞米松霜等糖皮质激素制剂可有一定的疗效。鼻腔干燥可涂搽生理盐水，尽量避免应用易引起类脂性肺炎的油性润滑剂。

（3）阴道干燥：可选用润滑剂、达克宁栓、0.5%～1%羟甲基纤维素溶液等。

（4）皮肤干燥：一般不做处理，干燥较明显者可外涂皮肤保湿剂、润肤剂或10%～20%尿素霜。

4. 其他治疗 角膜溃疡可进行角膜修补术；严重泪腺分泌不足者可电凝封闭泪点和鼻泪管；合并较大唾液腺结石者可手术切除。

5. 中医治疗 可选用玄参20g，白花蛇舌草、谷精草、金银花各15g，石斛10g，放入容器中加水煮沸后，以蒸气熏蒸双眼及口腔，每次15～30分钟，每日3～5次，连续2个月。

（王　雪）

第六节　白塞病

白塞病是一种以眼、口、外生殖器、皮肤和关节损害并可累及多脏器的慢性疾病。发病可能与遗传、感染、自身免疫、环境、微量元素失衡等多因素有关，机制尚不十分清楚。

一、诊断要点

1. 好发年龄 多见于20～40岁青壮年人，10岁以下、50岁以上发病者少见。

2. 好发部位 病变主要发生于眼、口、外生殖器、皮肤和关节，但多系统、多器官均可受累。

3. 典型损害

（1）口腔损害：常为首发症状，损害为口腔内单发或多发大小不等的溃疡，直径2～10毫米，圆形、椭圆形或不规则形，中央多呈淡黄红色，周围绕有鲜红色晕环，可自行愈合，多不形成瘢痕。溃疡常反复发作，一年至少复发3次。

（2）外生殖器损害：一般发生在口腔损害之后，少数亦可为首发症状，发生率约75%。损害初为红色斑疹和/或丘疹，1～2天形成脓疱，破溃后形成大小不等、深浅不一的多形性溃疡。

男性外生殖器溃疡发生率较低，症状也较轻，主要发生于龟头、阴囊、阴茎，亦可发生于尿道。女性患者绝大多数发生外生殖器溃疡，且出现时间较早，症状也较明显，主要发生于大小阴唇，也可发生于阴道和子宫颈。两性患者的溃疡均可发生于会阴、肛门和直肠。溃疡可自行愈合，愈后常留有瘢痕，可反复发作，但复发率常低于口腔溃疡。

（3）眼部损害：发生率50%～85%，常晚于口腔和外生殖器损害，多发生于起病1～

• 419 •

5 年后，男性较女性更易发生，且症状也较严重。损害包括结合膜炎、角膜炎、虹膜睫状体炎、前房积脓、脉络膜炎、视网膜血管炎、视神经病变及玻璃体混浊或出血等，大多累及双眼，仅少数单侧发病。

病变常自眼球前段逐渐向眼球后段发展，且眼球后段受累者约 40% 可发展为青光眼、白内障，甚至失明。

（4）皮肤损害：发生率 56%～97%，较常见损害为结节性红斑、毛囊炎、痤疮样疹，也可发生蜂窝织炎、坏疽性脓皮病样皮损、Sweet 综合征样损害、多形红斑、丘疹坏死性结核样疹等。约 62.6% 患者针刺反应阳性（皮内针刺或注射生理盐水，48 小时针眼处出现毛囊炎样小红点或脓疱）。

（5）关节损害：发生率 38%～64%，主要表现为非侵袭性、不对称性、游走性关节炎，多见于四肢大关节，尤其是膝关节，红肿少见，常反复发作，一般不引起功能障碍和畸形。

（6）其他损害：可发生动静脉血管炎，除发生于小血管外，亦可累及大血管，以静脉受累多见，可发生深或浅静脉血栓，但罕见肺栓塞，偶可发生主动脉炎或周围动脉瘤、动脉血栓。

此外，消化道受累可发生溃疡、穿孔和出血；中枢神经系统受累可发生脑炎症状群、脑干症状群、脑膜－脊髓炎症状群、颅内高压症状群及器质性精神病症状群等；心脏受累可发生心包炎、心肌炎、心律失常等；肺部受累可发生间质性肺炎、胸膜炎等；肾脏受累可继发淀粉样变、新月体性肾小球肾炎等。偶可合并附睾炎、肌炎、胰腺炎、胆囊炎等。

4. 自觉症状　溃疡性损害常有不同程度疼痛，尤以外生殖溃疡为著。关节损害表现为游走性关节痛，伴明显晨僵。其他器官受累可出现相应症状。

5. 病程　溃疡一般 1～3 周自行愈合，但常反复发作，可迁延数年甚至十数年。

6. 实验室检查　多数患者急性发病期血沉增快，C－反应蛋白升高。部分患者可检测到抗人口腔黏膜抗体，约 40% 患者抗 PPD 抗体增高。针刺反应阳性。

活检组织病理基本改变为血管炎，皮肤黏膜的早期损害表现为真皮或皮下组织小血管内皮细胞肿胀，微小血栓形成，类似白细胞破碎性血管炎，晚期多为淋巴细胞血管炎。初期棘层及基底层淋巴细胞和浆细胞浸润，随后液化变性和表皮坏死。皮肤血管可见 IgM 和 C3 沉积，可见坏死性血管炎样改变。

二、治疗

1. 一般治疗　发病后症状严重者应卧床休息，增加营养，多进食高蛋白及高维生素饮食。加强皮肤黏膜护理，避免外伤，注意口腔卫生，避免辛辣刺激性和过凉、过热食物。外生殖器和肛周损害应尽量保持干燥，避免汗液浸渍和分泌物刺激，大便后应用消毒液或清水清洗，防止继发感染。锻炼身体，增强体质，去除慢性感染灶，预防上呼吸道感染。

2. 全身治疗

（1）糖皮质激素：用于较为严重的急性期患者，常选用醋酸泼尼松 30～60mg/d，分次口服，症状控制后逐渐减量。溃疡特别严重或合并有神经和眼睛严重损害者，可考虑甲泼尼松龙 0.5～1g/d 或地塞米松 100～200mg/d 冲击治疗，静脉滴注，连用 3 天后改用醋酸泼尼松 30～45mg/d 口服，并逐渐减量至停药。

（2）非甾体类抗炎药：常选用肠溶阿司匹林 0.3g/d、双嘧达莫 50 ~ 75mg/d、吲哚美辛 50 ~ 75mg/d、萘普生 0.4 ~ 0.8g/d 或布洛芬 1.2 ~ 1.8g/d，分次口服。对皮肤、眼睛、关节、外生殖器及神经损害均有一定疗效。

（3）免疫抑制剂：常用于有重要脏器受损者，可选用苯丁酸氮芥 3 ~ 6mg/d、环孢素 5 ~ 10mg/（kg·d）、环磷酰胺 100 ~ 200mg/d 或硫唑嘌呤 1 ~ 3mg/（kg·d），分次口服。此外，秋水仙碱 1 ~ 1.2mg/d 或雷公藤总苷 1mg/（kg·d），对皮肤、黏膜、关节病变有较好疗效。

（4）抗生素：可选用苄星青霉素 120 万 U/次，每 2 周肌注 1 次，同时联用秋水仙碱 1 ~ 1.2mg/d，对皮肤、黏膜及关节损害疗效较好；米诺环素 100 ~ 200mg/d，分次或 1 次口服，对外生殖器损害有一定疗效。

（5）其他：如沙利度胺起始剂量 400mg/d 对口腔及外生殖器损害疗效较好；氨苯砜 100 ~ 200mg/d 对皮肤及黏膜损害有效；柳氮磺胺吡啶 1.5 ~ 3g/d 对无视网膜受累的眼色素膜炎有效；大剂量维生素 E、维生素 C 及多种维生素 B 可作为辅助用药。复方丹参注射液、氯喹、人免疫球蛋白、右旋糖酐 -40、链激酶、司坦唑醇等亦可酌情选用。

3. 局部治疗 口腔溃疡可用 2% ~ 4% 碳酸氢钠溶液、复方氯己定溶液或多贝尔液含漱，疼痛明显者进食前用 0.5% 利多卡因溶液含漱，亦可外涂金霉素甘油、3% 苯唑卡因硼酸甘油溶液、林可霉素利多卡因凝胶、1% 达克罗宁溶液和糖皮质激素软膏或贴膜剂。

外生殖器溃疡可用 1：5 000 高锰酸钾溶液、0.05% 黄连素溶液、0.5% 聚维酮碘溶液、0.1% 依沙吖啶溶液或 0.02% 呋喃西林溶液冲洗后，外涂贝复剂喷雾剂、2% 莫匹罗星软膏、1% 利福平软膏、0.5% ~ 1% 新霉素软膏、1% 诺氟沙星软膏或 0.2% 盐酸环丙沙星软膏，每日 3 ~ 5 次。

急性眼色素膜炎可用散瞳剂点眼。肢端血管炎性损害可涂搽肝素钠软膏或喜疗妥软膏，每日 3 次。

4. 封闭治疗 球结膜下及关节腔内注射地塞米松 5mg，可有效缓解炎症。

5. 中医治疗 口腔溃疡可吹扑西瓜霜、锡类散或珠黄散；眼痛或羞明，选用黄菊花、薄荷、青茶适量水煎外敷或冲洗；外阴溃疡可选用苦参汤或蛇床子汤外洗，然后扑撒黄连粉或铁箍粉；溃疡久不愈合，可用珍珠软膏（珍珠粉 0.3 ~ 0.6g 混于凡士林 10g 中）外敷，每日数次。

（张 洁）

第七节 混合性结缔组织病

一、概述

混合性结缔组织病（mixed connectivetissue disease，MCTD）是 Sharp 于 1972 年首先报道的一种新的结缔组织病。在临床上兼有 SLE、DM 或 PM、系统性硬皮病及类风湿关节炎临床表现，但又不能独立诊断为其中任何一种疾病。免疫学方面以抗 RNP 抗体强阳性为特征。患者对糖皮质激素反应良好。

二、临床特点

（1）常有雷诺现象。

（2）手指皮肤肿胀、硬化呈腊肠样。手指变尖、变细，手部呈弥漫性浮肿。

（3）可有面部红斑和浮肿，指关节背面可有萎缩性红斑及丘疹。

（4）肌力减退，四肢近心端肌肉压痛。

（5）关节炎及关节痛。

（6）半数患者食管蠕动降低。

（7）肺纤维化或间质性肺炎，肺弥散等功能下降。

（8）可有浆膜炎、三叉神经痛、淋巴结肿大、肝大或伴轻度损害等。

（9）实验室检查可有贫血、白细胞和（或）血小板减少，丙种球蛋白升高，血沉增速，CIC 增高等，肌浆酶可升高。

（10）ANA 阳性，呈斑点型；抗 RNP 抗体强阳性。

三、诊断和鉴别诊断

目前国际上尚无统一的诊断标准。Sharp 在 1986 年提出的诊断标准具有较高的特异性；标准如下：

（1）肌炎（严重）。

（2）肺部损害：①肺一氧化碳弥散功能＜预计值的 70%；②肺动脉高压；③肺活检示血管增殖性损害。

（3）雷诺现象或食管蠕动功能异常。

（4）手肿胀或手指硬化。

（5）抗 ENA 抗体滴度＞1∶10 000，且抗 U1 - RNP 抗体阳性，抗 Sm 抗体阴性。

符合上述 4 项以上指标，并除外抗 Sm 抗体阳性者可以确诊。

本病需与 SLE、DM、系统性硬皮病及类风湿关节炎相鉴别。

四、治疗

小剂量糖皮质激素（15～30mg）对发热、皮疹、贫血、白细胞减少、关节炎、浆膜炎等有效。雷诺现象可用硝苯地平等钙通道阻断剂治疗。重症肌炎和肾损害者需加大糖皮质激素用量，前者可加用 MTX，后者可加用 CTX 治疗。雷公藤制剂对发热、皮疹、关节炎、肌炎等症状有效，但未生育者慎用。关于本病的预后，最初认为良好，但近年认为，其预后类似 SLE，但较系统性硬皮病为好。

（张　洁）

第八节　嗜酸性筋膜炎

一、概述

嗜酸性筋膜炎（eosinophilic fasciitis）是一种累及皮肤深筋膜而发生弥漫性肿胀、硬化为特征的皮肤疾患。临床上以四肢肿胀为主要临床表现，以深筋膜胶原纤维弥漫性增厚、均质化，血管周围淋巴细胞、嗜酸性粒细胞浸润为主要病理变化的疾病。有人认为是一种特殊类型的硬皮病，称为"硬化性筋膜炎"。

二、临床表现

（1）多见于男性，以中老年发病为主。

（2）起病前常有劳累、外伤、受寒或上呼吸道感染等诱因，发病较突然，可有发热、乏力等全身症状。

（3）皮肤表现：初起四肢皮肤出现肿胀、绷紧，然后皮肤逐渐变硬，表面凹凸不平，久之呈橘皮样，边界不清，有时可见沿浅静脉方向分布的条索状凹陷。躯干亦可有类似损害。受损处皮肤可呈正常肤色或有不同程度的色素沉着。

（4）其他表现：部分患者关节或肌肉酸痛明显，还可出现关节挛缩和功能障碍。内脏损害也可发生。

三、诊断要点

（1）发病前常有劳累、外伤、受寒或上呼吸道感染等诱发因素。

（2）起病突然，四肢或躯干的皮肤、浅筋膜、肌肉和关节出现上述损害特征。

（3）实验室检查常提示血嗜酸性粒细胞明显升高。

（4）组织病理学检查示筋膜胶原纤维增生、变厚、硬化，血管周围有淋巴细胞、浆细胞、组织细胞和嗜酸性粒细胞等炎症细胞浸润，表皮和真皮无明显改变。

（5）直接免疫荧光检查可见筋膜和肌间隔中有 IgG、C3 沉积。

四、鉴别诊断

1. 皮肌炎　典型皮损为 Heliotrpe 征（双上眼睑水肿性紫红色斑），Gottron 征，及甲周红斑等；肌肉症状明显，受累肌肉以肩胛肌、骨盆肌、四肢近端肌肉累及，血清中肌酶升高，肌电图显示为肌源性损害，组织病理可见横纹肌炎症性病变。

2. 硬肿病　多在感染或发热性疾病后发生，自颈部开始发病，可侵及面、躯干及臀部；表现为皮肤深层及肌肉呈实质性木质样硬肿。病程有自限性，常在 1~2 年内消退。

五、治疗方案及原则

1. 一般治疗　避免劳累、外伤、受寒和上感等诱发加重因素，注意休息，加强营养。

2. 糖皮质激素　剂量视病情而定，通常连用 1~3 个月。糖皮质激素对早期病例疗效较好。

3. 可用秋水仙碱或青霉胺等

4. 血管扩张剂　可用丹参注射剂加入低分子右旋糖酐中静脉滴注，川芎嗪口服或静脉滴注。其他改善循环的药物也可应用。

5. H_2 受体拮抗剂　西咪替丁或雷尼替丁，对本病有效。

6. 对症治疗　口服阿司匹林、吲哚美辛等非甾体类抗炎药，有镇痛作用。

7. 其他治疗　大剂量维生素 E、氯喹或羟氯喹口服。

（张　洁）

第九节　嗜酸性粒细胞增多综合征

一、概述

嗜酸性粒细胞增多综合征是以外周血及骨髓中嗜酸性粒细胞持续增多、组织中嗜酸性粒细胞浸润为特征的一类疾病。病因未明，其发病机制与变态反应有关。

二、临床表现

1. 病史　中年男性多见，有皮疹者占27%～53%，病程慢性。
2. 皮肤损害　可表现为风团、血管性水肿、红斑、丘疹及结节等皮损。常伴有瘙痒。
3. 全身症状　可有发热、疲倦、乏力、水肿、肌肉疼痛、关节肿痛。累及内脏器官时，可有心悸、呼吸困难、哮喘、腹痛、腹泻、肝脾肿大及淋巴结肿大。

三、诊断要点

（1）慢性病程。
（2）皮肤表现为以风团为主的多种形态的损害。
（3）外周血嗜酸性粒细胞增高，直接计数超过 1.5×10^9/L 超过6个月，骨髓象嗜酸性粒细胞增多，血清 IgE 升高。
（4）皮肤组织病理：显示真皮血管周围嗜酸性粒细胞和单核细胞浸润。

四、鉴别诊断

1. 过敏性皮肤病　如荨麻疹、湿疹及痒疹等也可有外周血嗜酸性粒细胞升高，但不如嗜酸性粒细胞增多综合征增高的幅度大，持续时间长。全身症状不明显，皮肤组织病理可鉴别。
2. 寄生虫病　外周血嗜酸性粒细胞升高，但不如本病升高幅度大，不出现皮疹，持续时间长。

五、治疗方案及原则

（1）一般治疗：根据皮损特点和内脏器官受累情况选择治疗方案。
（2）糖皮质激素和免疫抑制剂可见效或暂时有效。
（3）雷公藤多甙 20mg，每日3次；或火把花根片口服。
（4）色甘酸钠 200mg，每日4次。

（张　洁）

第十节　重叠综合征

一、概述

重叠综合征（overlap syndrome）为具有两种或两种以上结缔组织病的特征，并且均能满足其诊断标准的一组特殊的结缔组织病。临床上有红斑狼疮重叠类风湿性关节炎、皮肌炎重叠红斑狼疮、皮肌炎重叠硬皮病等。

二、临床表现

（1）同一患者有某几种结缔组织病的临床表现，如同时存在系统性红斑狼疮和皮肌炎，或系统性红斑狼疮和硬皮病，或红斑狼疮重叠类风湿性关节炎，或皮肌炎重叠类风湿性关节炎，皮肌炎重叠硬皮病等。

（2）通常重叠综合征的临床表现较重，比单一的某种结缔组织病重，预后差。

三、诊断要点

（1）同一病例满足两个以上结缔组织病的诊断标准即可诊断重叠综合征。

（2）实验室检查：有多种自身抗体存在。包括血清抗核抗体、抗 μ_1RNP 抗体，抗 Sm 抗体。同时可能有免疫球蛋白升高和补体 C3 降低，血沉增高等变化。

四、鉴别诊断

（1）混合结缔组织病：具有两种或两种以上的结缔组织病的特征，但尚不足以诊断某一其他结缔组织病，血清中抗核糖核蛋白（RNP）抗体阳性，对糖皮质激素治疗有良效。

（2）重叠综合征尚需与单一的系统性红斑狼疮、皮肌炎、硬皮病及嗜酸性筋膜炎等结缔组织病鉴别。

五、治疗方案及原则

根据重叠病种类型决定治疗方案。

1. 糖皮质激素　具体用法视病情而定，对轻症患者可用非甾体类抗炎药，包括吲哚美辛、阿司匹林、沙利度胺等，也可应用中、小剂量糖皮质激素。若主要脏器受累可用大剂量糖皮质激素，症状控制后可减至维持量。

2. 免疫抑制剂　可与糖皮质激素联合应用。常用免疫抑制剂包括环磷酰胺、硫唑嘌呤、环孢素等。注意使用免疫抑制剂时应密切监测造血系统功能、肝肾功能和防治并发感染及胃肠道不良反应等。

3. 中医中药　中医辨证治疗及适当应用具有滋阴补肾、健脾益胃、活血化瘀等功效的中药成药，有助于稳定病情、提高疗效。

（张　洁）

第十一节　无肌病性皮肌炎

一、概述

无肌病性皮肌炎（amyopathic dermatomyositis，AMD）是一种特殊类型的皮肌炎。临床上常具有皮肌炎典型的皮肤损害，但持续 24 个月以上无肌痛、肌无力等肌肉受累的症状。

二、临床表现

1. 水肿性紫红斑　上眼睑最多见，对称性分布。在颈、肩、上胸、前臂、上臂部有皮肤异色症样改变，可以表现为毛细血管扩张、色素沉着或是色素减退。

2. Gottron 征　在指关节、指掌关节背面，肘、膝关节伸侧出现对称性分布的紫红色丘疹，称为 Cottron 丘疹，这些丘疹处出现毛细血管扩张，潮红和鳞屑等的现象称为 Gottron 征。

3. 甲皱襞处有毛细血管扩张

4. 光敏感　曝光部位出现皮肤红斑。常见于面部、胸部 V 字区或圆领衫的圆领外皮肤，可出现境界清楚的萎缩性皮炎、红斑、毛细血管扩张、雪茄烟纸样皱缩表现，为光敏所致。

5. 临床症状　无肌炎表现，无肌无力和肌痛。

6. 检查　肌酶谱、肌电图、肌肉活检、肌炎特异性抗体检查均正常。

三、诊断要点

（1）6 个月以上的典型皮肤损害：①上下眼睑及周围对称性分布水肿性紫红色斑。②Gottron丘疹和 Gottron 征。③甲皱襞有潮红和毛细血管扩张。④曝光部位出现境界清楚的水肿性红斑，最典型表现为胸部 V 字区或圆领衫的圆领外皮肤的萎缩性红斑、毛细血管扩张、雪茄烟纸样皱缩，此为光敏所致。

（2）皮肤损害出现后 24 个月，肩、髋近端骨骼肌无炎症症状，如肌无力、肌肉疼痛等。

（3）在皮肤损害出现后 24 个月内实验室肌酶检查无异常，特别是肌酸激酶（CK）和醛缩酶（ALD）。

（4）皮肤活检符合 DM 组织病理学改变。

（5）除外别的皮肤病，最初 6 个月内经过系统免疫抑制剂治疗连续 2 个月以上者以及使用了能导致皮肌炎样皮肤损害的药物，如羟基脲、他汀类降脂药者。

四、鉴别诊断

1. 系统性红斑狼疮　系统性红斑狼疮多为蝶形红斑，往往有口腔溃疡、关节疼痛等症状，自身抗体谱及病例组织活检可以排除。

2. 日光性皮炎　日光性皮炎和皮肌炎均可与日光照射有关，但是日光性皮炎发生于日光照射后，不再照射 2 周左右可恢复，但是无肌病性皮肌炎不会消失。

3. 脂溢性皮炎　脂溢性皮炎主要为油腻性或糠状鳞屑、红斑、丘疹，无萎缩，好发于皮脂溢出部位，往往有瘙痒，抑制皮脂分泌治疗有效。

五、治疗方案及原则

1. 皮质类固醇　为治疗本病的首选药物，治疗应早期、足量，减量要稳妥。以泼尼松为例，急性期剂量 1~1.5mg/（kg·d），待病情稳定后逐渐减量。若能配合能量合剂治疗则效果更好。

2. 免疫抑制剂　对激素不敏感者可配合免疫抑制剂治疗。如甲氨蝶呤（MTX），每周口服 1 次，每次 20~30mg；或每周静脉滴注 1~2 次，每次 10~25mg。环磷酰胺及中药雷公藤也有一定疗效。

3. 抗疟药（羟氯喹） 对光敏感者可以加用抗疟药。

4. 维生素 E 口服 50mg，一日 3 次。

另外，该病属于副肿瘤性结缔组织病，所以要定期随访，最少 24 个月，做全面体检和实验室、影像学检查，及早发现体内是否伴发恶性肿瘤，如果查出体内有恶性肿瘤，应考虑手术切除或做相应处理，如果演变成 DM，则要按 DM 治疗。

（张 洁）

参考文献

[1] 王丽昆．孙小强．活血化瘀法治疗老年带状疱疹后遗神经痛的临床研究．辽宁中医杂志，2016，43（2）：301-303.

[2] 姚战非，张雪梅，乌云．雷帕霉素靶蛋白抑制剂对人黑素瘤细胞耐药性的影响．临床皮肤科杂志，2014，43（3）：136-139.

[3] 姚战非．洁悠神用于婴儿湿疹治疗的临床观察中国社区医师：医学专业，2011，13：114-114.

[4] 肖激文．实用护理药物学．第 2 版．北京：人民军医出版社，2007.

[5] 李小寒，尚少梅．基础护理学．第 5 版．北京：人民卫生出版社，2014.

[6] 岳海龙，王丽昆，毕廷民．神经阻滞与窄谱中波紫外线治疗带状疱疹神经痛的疗效观察．中国实用神经疾病杂志，2014，17（22）.

[7] 杨洁，毕廷民，王丽昆．唐山市老年皮肤瘙痒症影响因素分析．中国煤炭工业医学杂志，2014（09）.

[8] 许芸，李科，李慎秋．面部坏疽性脓皮病 1 例．临床皮肤科杂志．2005，34（10）：681-681.

第十九章　性传播疾病

第一节　梅毒

梅毒（syphilis）是一种由梅毒螺旋体（Treponema pallidum）引起的慢性、全身性的性传播疾病，主要传播途径是性接触，也可通过胎盘、血液及其他非性接触途径传播。该病临床经过缓慢，几乎可侵犯全身各个系统，在临床表现方面，可以多年无症状而呈潜伏状态，也可以产生多种多样的症状与体征，易与其他疾病混淆。

通常根据传染途径分为后天获得性梅毒和先天梅毒（胎传梅毒）；根据病程的长短分为早期梅毒和晚期梅毒，早期梅毒病程在2年以内，晚期梅毒病程长于2年。其中早期获得性梅毒又分为一期梅毒、二期梅毒及早期潜伏梅毒；晚期获得性梅毒包括三期梅毒及晚期潜伏梅毒。

一、一期梅毒

1. 临床表现

（1）硬下疳（hard chancre）：潜伏期一般为2~4周。多为单发，也可多发；直径为1~2cm，为圆形或椭圆形潜在性溃疡，界限清楚，边缘略隆起，创面清洁；触诊基底坚实、浸润明显，呈软骨样的硬度；无明显疼痛或触痛。多见于外生殖器部位。

（2）腹股沟或患部近卫淋巴结肿大：可为单侧或双侧，不痛，相互孤立而不粘连，质硬，不化脓破溃，其皮肤表面无红、肿、热。

（3）一般无全身症状。

（4）自然病程3~6周，愈后不留瘢痕或留有浅表瘢痕。

2. 诊断要点

（1）流行病学史：有多个性伴，不安全性行为，或性伴感染史。

（2）临床表现：符合一期梅毒（primary syphilis）的临床表现。

（3）实验室检查

1）暗视野显微镜检查：皮肤黏膜损害或淋巴结穿刺液可查见梅毒螺旋体。

2）非梅毒螺旋体抗原血清学试验（USR或RPR）：阳性。如感染不足2~3周，该试验可为阴性，应于感染4周后复查。硬下疳出现后6~8周，全部患者血清学反应呈阳性。

3）梅毒螺旋体抗原血清学试验（rPPA、TPHA或FrA－ABS）阳性，少数可阴性。

3. 诊断分类

（1）疑似病例：根据临床表现和非梅毒螺旋体抗原血清学试验阳性，可有或无流行病学史。

（2）确诊病例：应同时符合疑似病例的要求和暗视野显微镜检查阳性、梅毒螺旋体抗原血清学试验阳性中的任一项。

4. 鉴别诊断

（1）硬下疳：需与软下疳、生殖器疱疹、性病性淋巴肉芽肿、糜烂性龟头炎、白塞氏（Behcet）综合征、固定型药疹、皮肤结核等发生在外阴部的红斑、糜烂和溃疡鉴别。梅毒螺旋体血清学试验可明确诊断。

（2）梅毒性腹股沟淋巴结肿大：需与软下疳、性病性淋巴肉芽肿引起的腹股沟淋巴结肿大鉴别。梅毒螺旋体血清学试验可明确诊断。

二、二期梅毒

1. 临床表现

（1）二期梅毒（secondary syphilis）患者可有一期梅毒史，病程在2年以内。

（2）早期有低热、头痛、流泪；咽喉疼痛及肌肉骨关节痛等症状。

（3）皮损呈多形性，包括斑疹、斑丘疹、丘疹、鳞屑性皮损、毛囊炎及脓疱疹等，常泛发。掌跖部易见暗红斑及脱屑性斑丘疹。外阴及肛周皮损多为丘疹及疣状斑片。皮损一般无自觉症状，可有瘙痒。口腔可发生黏膜斑。可发生虫蚀样脱发。二期复发梅毒皮损数目较少，皮损形态各异，常呈环状或弓形或弧形。

（4）偶见骨膜炎、关节炎、眼部损害及神经系统受累。

（5）自然病程2~6周，约25%患者会反复发作，成为二期复发梅毒。

2. 诊断要点

（1）流行病学史：常有硬下疳史，多性伴、不安全性行为史或性伴感染史，或有输血史。

（2）临床表现：符合二期梅毒的临床表现。

（3）实验室检查

1）暗视野显微镜检查：二期皮损尤其扁平湿疣及黏膜斑，易查见梅毒螺旋体。

2）非梅毒螺旋体抗原血清学试验：阳性。

3）梅毒螺旋体抗原血清学试验：阳性。

3. 诊断分类

（1）疑似病例：根据临床表现和非梅毒螺旋体抗原血清学试验阳性，可有或无流行学史。

（2）确诊病例：应同时符合疑似病例的要求和暗视野显微镜检查阳性、梅毒螺旋体抗原血清学试验阳性中的任一项。

4. 鉴别诊断　二期梅毒皮损形态多样，需与多种皮肤病相鉴别，一般皮损暗视野显微镜检查梅毒螺旋体或梅毒血清学检查可明确诊断。

（1）梅毒性斑疹：需与玫瑰糠疹、银屑病、扁平苔藓、手足癣、白癜风、花斑癣、药疹、多形红斑、远心性环状红斑等鉴别。

（2）梅毒性丘疹和扁平湿疣：需与银屑病、体癣、扁平苔藓、毛发红糠疹、尖锐湿疣等鉴别。

（3）梅毒性脓疱疹：需与各种脓疱病、脓疱疮、臁疮、雅司等鉴别。

（4）黏膜梅毒疹：需与传染性单核细胞增多症、地图舌、鹅口疮、扁平苔藓、麻疹、化脓性扁桃体炎等鉴别。

(5) 梅毒性脱发：需与斑秃鉴别。

三、三期梅毒

1. 临床表现

(1) 三期梅毒（tertiary syphilis）：患者可有一期或二期梅毒史，病程 2 年以上。

(2) 常有皮肤黏膜、骨关节、内脏、心血管系统或神经系统受累的症状。

(3) 晚期良性梅毒表现

1）皮肤树胶样肿（gumma）：好发于下肢、面部、臀部、头部及掌跖部，表现为暗红色或古铜色结节或斑块，可发生溃疡，中心破溃后有生橡胶样分泌物流出，愈后中心色素减退，周围色素沉着。

2）黏膜树胶样肿：好发于腭部、咽喉部、舌部及鼻中隔，硬腭及鼻中隔损害容易发生穿孔。

3）结节性梅毒疹：好发于四肢伸侧及大关节附近，对称分布，表现为皮下结节，不发生破溃。

4）骨梅毒：好发于长骨，尤其是胫腓骨；表现为骨膜炎、骨炎及骨髓炎。

5）眼梅毒：好发于角膜，表现为角膜炎，引起角膜混浊或角膜穿孔，严重时导致失明。

(4) 内脏梅毒：受累脏器包括肝、食管、胃、喉、眼、睾丸及造血系统，临床上较少见。

(5) 心血管梅毒：包括单纯性主动脉炎、主动脉瓣关闭不全、冠状动脉狭窄及主动脉瘤等。

(6) 神经梅毒：包括无症状神经梅毒、梅毒性脑膜炎、脑血管梅毒、麻痹性痴呆及脊髓痨等。

2. 诊断要点

(1) 流行病学史：有早期梅毒的病史、有多性伴、不安全性行为史或性伴感染史。

(2) 临床表现：符合三期梅毒的临床表现。

(3) 实验室检查

1）梅毒血清学检查：非梅毒螺旋体抗原血清学试验（USR 或 RPR）阳性；梅毒螺旋体抗原血清学试验（TPPA、TPHA 或 FTA－ABS）阳性。

2）脑脊液检查：白细胞计数$\geq 10 \times 10^6/L$，蛋白量$>500mg/L$，且无其他引起这些异常的原因；荧光梅毒螺旋体抗体吸收试验（FTA－ABS）及性病研究实验室玻片试验（VDRL）阳性。

3）组织病理：有三期梅毒的组织病理改变。

3. 诊断分类

(1) 疑似病例：根据临床表现和非梅毒螺旋体抗原血清学试验阳性，可有或无流行病学史。

(2) 确诊病例：应同时符合疑似病例的要求和暗视野显微镜检查阳性、梅毒螺旋体抗原血清学试验阳性中的任一项。

4. 鉴别诊断

（1）结节性梅毒疹：需与寻常狼疮、结节病、瘤型麻风等鉴别。

（2）树胶肿：需与寻常狼疮、瘤型麻风、硬红斑、结节性红斑、小腿溃疡、脂膜炎、癌肿等鉴别。

（3）神经梅毒：梅毒性脑膜炎需与结核性脑膜炎、隐球菌性脑膜炎、钩端螺旋体病引起的脑膜炎等相鉴别。脑膜血管梅毒需与各种原因引起的脑卒中鉴别。麻痹性痴呆需与脑肿瘤、动脉硬化、阿尔茨海默病（老年性痴呆）、慢性酒精中毒和癫痫发作等鉴别。脊髓痨需与埃迪（Adie）综合征、糖尿病性假脊髓痨等鉴别。

（4）心血管梅毒：梅毒性主动脉瘤需与主动脉硬化症鉴别。梅毒性冠状动脉病需与冠状动脉粥样硬化鉴别。梅毒性主动脉瓣闭锁不全需与感染性心内膜炎、先天性瓣膜畸形等引起的主动脉瓣闭锁不全鉴别。

四、后天获得性潜伏梅毒

1. 临床表现

（1）早期隐性梅毒（early latent syphilis）：病程在 2 年内，根据下列标准来判断：①在过去 2 年内，有明确的非梅毒螺旋体抗原试验由阴转阳，或其滴度较原先升高达 4 倍或更高。②在过去 2 年内，有符合一期或二期梅毒的临床表现。

（2）晚期隐性梅毒（late latent syphilis）：病程在 2 年以上。无法判断病程者亦视为晚期隐性梅毒。

（3）无论早期或晚期隐性梅毒，均无梅毒的临床表现。

2. 诊断要点

（1）流行病学史：有多性伴、不安全性行为史或性伴感染史，或有输血史。

（2）临床表现：无梅毒的临床症状和体征。

（3）实验室检查

1）梅毒血清学检查：非梅毒螺旋体抗原血清学试验（USR 或 RPR）阳性；梅毒螺旋体抗原血清学试验（TPPA、TPHA 或 FTA－ABS）阳性。

2）脑脊液检查无异常。

3. 诊断分类

（1）疑似病例：根据临床表现和非梅毒螺旋体抗原血清学试验阳性，可有或无流行病学史。

（2）确诊病例：应同时符合疑似病例的要求和暗视野显微镜检查阳性、梅毒螺旋体抗原血清学试验阳性中的任一项。

五、先天梅毒

1. 临床表现

（1）早期先天梅毒（early congenital syphilis）：一般在 2 岁以内发病，类似于获得性二期梅毒，发育不良，皮损常为红斑、丘疹、扁平湿疣、水疱及大疱；梅毒性鼻炎及喉炎；骨髓炎、骨软骨炎及骨膜炎；可有全身淋巴结肿大、肝脾肿大、贫血等。

（2）晚期先天梅毒（late congenital syphilis）：一般在 2 岁以后发病，类似于获得性三期梅毒。出现炎症性损害（间质性角膜炎、神经性耳聋、鼻或腭树胶肿、克勒顿关节、胫骨骨膜炎等）或标记性损害（前额圆凸、马鞍鼻、佩刀胫、胸锁关节骨质肥厚、赫秦生齿、腔口周围皮肤放射状皲裂等）。

（3）隐性先天梅毒：即先天梅毒未经治疗，无临床症状，梅毒血清学试验阳性，脑脊液检查正常，年龄小于 2 岁者为早期隐性先天梅毒，大于 2 岁者为晚期隐性先天梅毒。

2. 诊断要点

（1）流行病学史：生母为梅毒患者。

（2）临床表现：符合先天梅毒的临床表现。

（3）实验室检查

1）暗视野显微镜检查：在早期先天梅毒儿的皮肤黏膜损害或胎盘中可查到梅毒螺旋体。

2）非梅毒螺旋体抗原血清学试验：阳性。其抗体滴度高于母亲 4 倍或以上有确诊意义。

3）梅毒螺旋体抗原血清学试验：阳性。其 IgM 抗体检测阳性有确诊意义。血清 19s – IgM – FrA – ABS 试验阳性。

3. 诊断分类

（1）疑似病例：根据临床表现和非梅毒螺旋体抗原血清学试验阳性，可有或无流行病学史。

（2）确诊病例：应同时符合疑似病例的要求和暗视野显微镜检查阳性、梅毒螺旋体抗原血清学试验阳性中的任一项。

六、梅毒的治疗、随访与特殊情况处理

1. 治疗原则

（1）及早发现，及时治疗：早期梅毒经充分足量治疗，90% 以上的早期患者可以达到根治的目的，而且越早治疗效果越好。

（2）剂量足够，疗程规则：不规则治疗可增加复发机会及促使晚期损害提前发生。

（3）治疗后要经过足够时间的追踪观察。

（4）对所有性伴应同时进行检查和治疗，以免交叉感染。

2. 治疗方案

（1）早期梅毒（包括一期、二期及病期在 2 年以内的潜伏梅毒）：

推荐方案

普鲁卡因青霉素 G 每天 80 万 U，肌内注射，连续 15 天；或苄星青霉素 240 万 U，分为两侧臀部肌内注射，每周 1 次，共 2 次。

替代方案

头孢曲松为 250~500mg，每日 1 次，肌内注射，连续 10 天。

对青霉素过敏者用以下药物：

多西环素 100mg，每日 2 次，连服 15 天；或米诺环素 100mg，每日 2 次，连服 15 天；或盐酸四环素 500mg，每日 4 次，连服 15 天（肝、肾功能不全者禁用）；或红霉素 500mg，每日 4 次，连服 15 天。

（2）晚期梅毒（三期皮肤、黏膜、骨骼梅毒，晚期潜伏梅毒或不能确定病期的潜伏梅毒）及二期复发梅毒：

推荐方案

普鲁卡因青霉素 G 每天 80 万 U，肌内注射，连续 20 天为一疗程，也可考虑给第二疗程，疗程间停药 2 周；或苄星青霉素 240 万 U，分为两侧臀部肌内注射，每周 1 次，共 3 次。

对青霉素过敏者用以下药物：

多西环素 100mg，每日 2 次，连服 30 天；或米诺环素 100mg，每日 2 次，连服 30 天；或盐酸四环素 500mg，每日 4 次，连服 30 天（肝、肾功能不全者禁用）；或红霉素 500mg，每日 4 次，连服 30 天。

（3）心血管梅毒：

推荐方案

如有心力衰竭，首先治疗心力衰竭，待心功能可代偿时，可注射青霉素，但从小剂量开始以避免发生吉海反应，造成病情加剧或死亡。水剂青霉素 G，第 1 天 10 万 U，1 次肌内注射；第 2 天 10 万 U，日 2 次肌内注射；第 3 天 20 万 U，日 2 次肌内注射；自第 4 天起按下列方案治疗：普鲁卡因青霉素 G 每天 80 万 U，肌内注射，连续 15 天为一疗程，总剂量 1 200 万 U，共 2 个疗程（或更多），疗程间停药 2 周。不用苄星青霉素。

对青霉素过敏者用以下药物：

多西环素 100mg，每日 2 次，连服 30 天；或米诺环素 100mg，每日 2 次，连服 30 天；或盐酸四环素 500mg，每日 4 次，连服 30 天（肝、肾功能不全者禁用）；或红霉素 500mg，每日 4 次，连服 30 天。

（4）神经梅毒：

推荐方案

水剂青霉素 G，1 800 万 ~2 400 万 U 静脉滴注（300 万 ~400 万 U，每 4 小时 1 次），连续 10 ~14 天。继以苄星青霉素 G，每周 240 万 U，肌内注射，共 3 次；或普鲁卡因青霉素 G 每天 240 万 U，1 次肌内注射，同时口服丙磺舒，每次 0.5g，每日 4 次，共 10 ~14 天。必要时，继以苄星青霉素 G，每周 240 万 U，肌内注射，共 3 次。替代方案头孢曲松，每日 2g，肌内注射或静脉注射，连续 10 ~14 天。

对青霉素过敏者用以下药物：

多西环素 100mg，每日 2 次，连服 30 天；或米诺环素 100mg，每日 2 次，连服 30 天；或盐酸四环素 500mg，每日 4 次，连服 30 天（肝、肾功能不全者禁用）；或红霉素 500mg，每日 4 次，连服 30 天。

（5）早期先天梅毒（2 岁以内）：

推荐方案

脑脊液异常者水剂青霉素 G，10 万 ~15 万 U/（kg·d），出生后 7 天以内的新生儿，以每次 5 万 U/kg，静脉注射每 12 小时 1 次；出生 7 天以后的婴儿每 8 小时 1 次，直至总疗程 10 ~14 天；或普鲁卡因青霉素 G，5 万 U/（kg·d），肌内注射，每日 1 次，疗程 10 ~14 天。

脑脊液正常者：

苄星青霉素 G，5 万 U/kg，1 次注射（分两侧臀肌）。如无条件检查脑脊液，可按脑脊液异常者治疗。

（6）晚期先天梅毒（2岁以上）：

推荐方案

普鲁卡因青霉素 G，5 万 U/（kg·d），肌内注射，连续 10 天为一疗程（对较大儿童的青霉素用量，不应超过成人同期患者的治疗量）。

替代方案

对青霉素过敏者，可用红霉素治疗，7.5 ~ 12.5mg/（kg·d），分 4 次口服，连服 30 天。8 岁以下的儿童禁用四环素。

3. 随访　梅毒经足量规则治疗后，应定期随访观察，包括全身体检和复查非梅毒螺旋体抗原血清学试验滴度，以了解是否治愈或复发。

（1）早期梅毒

1）随访时间：随访 2 ~ 3 年，第 1 次治疗后隔 3 个月复查，以后每 3 个月复查一次，1 年后每半年复查一次。

2）复发：如非梅毒螺旋体抗原血清学试验由阴性转为阳性或滴度升高 4 倍以上，属血清复发；或有临床症状复发，均应加倍量复治（治疗 2 个疗程，疗程间隔 2 周），还要考虑是否需要作腰椎穿刺进行脑脊液检查，以观察中枢神经系统有无梅毒感染。通常一期梅毒在 1 年内，二期梅毒在 2 年内，血清可阴转。

3）血清固定现象：少数患者在正规抗梅治疗后，非梅毒螺旋体抗体滴度下降至一定程度（一般≤1：8）即不再下降，而长期维持在低滴度（甚至终生）。其原因可能为：抗梅毒药物剂量不足或治疗不规则，或使用非青霉素药物治疗；梅毒的病程长，开始治疗的时间晚；有过复发或再感染，体内仍有潜在的病灶；发生隐性神经梅毒；或合并 HIV 感染。对于血清固定者，如因药物剂量不足或治疗不规则者应该补治一个疗程；进行全面体检，包括神经系统和脑脊液检查，以早期发现无症状神经梅毒、心血管梅毒。必要时做 HIV 检测。严格定期复查，包括全身体检及血清随访。如滴度有上升趋势，应予复治。

（2）晚期梅毒：需随访 3 年，第 1 年每 3 个月一次，以后每半年一次。对血清固定者，如临床上无复发表现，并除外神经、心血管及其他内脏梅毒，可不必再治疗，但要定期复查血清滴度，随访 3 年以上判断是否终止观察。

（3）心血管梅毒及神经梅毒：需随访 3 年以上，除定期作血清学检查外，还应由专科医师终生随访，根据临床症状进行相应处理。神经梅毒治疗后 3 个月做第一次检查，包括脑脊液检查，以后每 6 个月一次，直到脑脊液正常。此后每年复查一次，至少 3 年。无症状性神经梅毒、梅毒性单纯性主动脉炎可完全治愈；但梅毒主动脉瓣闭锁不全、冠状动脉口狭窄、梅毒性主动脉瘤及有症状的神经梅毒等，虽经充分治疗，其症状和体征也难以完全改善。

4. 判愈　梅毒的判愈标准分为临床治愈和血清治愈。

（1）临床治愈

1）判断标准：一期梅毒（硬下疳）、二期梅毒及三期梅毒（包括皮肤、黏膜、骨骼、眼、鼻等）损害愈合消退，症状消失。

2）以下情况不影响临床判断：①继发或遗留功能障碍（视力减退等）。②遗留瘢痕或组织缺损（鞍鼻、牙齿发育不良等）。③梅毒损害愈合或消退，梅毒血清学反应仍阳性。

（2）血清治愈：抗梅毒治疗后 2 年以内梅毒血清反应（非梅毒螺旋体抗原试验）由阳性转变为阴性，脑脊液检查阴性。

5. 性伴的处理 梅毒患者的所有性伴都应通知，进行相应的检查和治疗。

（1）通知检查：对于一期梅毒患者，应该通知其近 3 个月内的性伴；二期梅毒，通知其近 6 个月的性伴；早期潜伏梅毒，通知其近 1 年的性伴；晚期潜伏梅毒，通知其配偶或过去数年的所有性伴；先天梅毒，对其生母及生母的性伴进行检查。

（2）治疗：如果性伴的梅毒血清学检查阳性，应该立即开始驱梅治疗。如果为阴性，推荐在 6 周后和 3 个月后再次复查。如果不能保证其后的随访检查，建议进行预防性驱梅治疗。同样，如果性伴无法立即做血清学检查，也应进行预防性驱梅治疗。早期梅毒的传染性强，因此，在 3 个月之内有过性接触者，无论血清学检查结果如何，都应考虑进行预防性驱梅治疗。

6. 特殊情况的处理

（1）妊娠期梅毒

1）治疗：在妊娠早期，治疗是为了使胎儿不受感染；在妊娠晚期，治疗是为了使受感染的胎儿在分娩前治愈，同时也治疗孕妇。对分娩过早期先天梅毒儿的母亲，虽无临床症状，血清反应也阴性，仍需进行适当的治疗。治疗原则与非妊娠患者相同，但禁用四环素、多西环素及米诺环素。

推荐方案

普鲁卡因青霉素 G 每天 80 万 U，肌内注射，连续 15 天或苄星青霉素 240 万 U，分为两侧臀部肌内注射，每周 1 次，共 3 次。

替代方案

对青霉素过敏者，用红霉素治疗（禁用四环素）。服法及剂量与非妊娠患者相同，但其所生婴儿应该用青霉素再治疗，因红霉素不能通过胎盘；或头孢曲松钠 250～500mg，肌内注射，每天 1 次，连用 10 天。

上述方案在妊娠最初 3 个月内，应用一疗程；妊娠末 3 个月应用～疗程。治疗后每月做一次定量 USR 或 RPR 试验，观察有无复发及再感染。

青霉素过敏用上述方法治疗者，在停止哺乳后，要用多西环素复治。早期梅毒治疗后分娩前应每月检查 1 次梅毒血清反应，如 3 个月内血清反应滴度未下降 2 个稀释度，或上升 2 个稀释度，应予复治。分娩后按一般梅毒病例进行随访。

2）对于梅毒孕妇所生婴儿的随访：①经过充分治疗的梅毒孕妇所生婴儿婴儿出生时，如血清反应阳性，应每月复查一次；8 个月时，如呈阴性，且无先天梅毒的临床表现，可停止观察。婴儿出生时，如血清反应阴性，应于出生后 1 个月、2 个月、3 个月及 6 个月复查，至 6 个月时仍为阴性，且无先天梅毒的临床表现，可排除梅毒感染。在随访期间出现滴度逐渐上升，或出现先天梅毒的临床表现，应立即予以治疗。②未经充分治疗或未用青霉素治疗的梅毒孕妇所生婴儿，或无条件对婴儿进行随访者，可对婴儿进行预防性梅毒治疗，对孕妇进行补充治疗。

（2）合并 HIV 感染的处理

1）艾滋病与 HIV 感染使梅毒病程发生改变：表现为病程进展快，可出现不典型的皮肤损害，眼部病损的发生率增加，早期神经梅毒发生率增加。

2）梅毒血清反应试验结果发生异常变化：①在 HIV 感染的早期，由于激活多克隆 B 细胞使其反应性增强，抗体滴度增高，甚至出现假阳性反应。②在 HIV 感染的晚期，由于机体免疫力已明显降低，梅毒患者的梅毒血清反应可呈阴性，即假阴性。③同时感染 HIV 的患者梅毒血清反应试验（RPR，VDRL 等非梅毒螺旋体抗原血清试验）的滴度下降速度比较慢，在治疗后 6 个月内滴度不能下降≥4 倍（2 个稀释度）或阴转。

（3）处理原则

1）所有 HIV 感染者应作梅毒血清学筛查；所有梅毒患者应作 HIV 抗体筛查。

2）常规的梅毒血清学检查不能确定诊断时，可做活检，进行免疫荧光染色或银染色，找梅毒螺旋体。

3）所有梅毒患者，凡有感染 HIV 危险者，应考虑做腰椎穿刺以排除神经梅毒。

4）对一期、二期及潜伏梅毒推荐用治疗神经梅毒的方案进行治疗。

5）对患者进行密切监测及定期随访。

（乌云塔娜）

第二节　艾滋病

一、概述

艾滋病，医学全名为"获得性免疫缺陷综合征"（acquired immune deficiency syndrome，AIDS），是人体感染了人类免疫缺陷病毒（HIV），又称艾滋病病毒所导致的传染病。艾滋病主要通过血液、不洁性行为、吸毒和母婴遗传四种途径传播。国际医学界至今尚无防治艾滋病的特效药物和方法。

二、临床表现

（1）潜伏期一般 2 ~ 15 年，平均 8 ~ 10 年。

（2）HIV 感染临床分类很多，1986 年美国 CDC 建议的分类如下：

Ⅰ组：急性 HIV 感染期，临床表现类似一过性传染性单核细胞增多症，血清 HIV 抗体阳性。

Ⅱ组：无症状 HIV 感染期，无临床症状，血清 HIV 抗体阳性。

Ⅲ组：有持续性全身淋巴结肿大，非腹股沟部位，数目在 3 个以上，直径 >1cm，持续 3 个月而原因不明者。

Ⅳ组：有其他的临床症状，又分五个亚型：

A 亚型：有非特异性的全身症状，如持续 1 个月以上的发热、腹泻、体重减轻 10% 以上而找不出其他原因者。

B 亚型：表现为神经系统症状，如痴呆、脊髓病、末梢神经病而找不到原因者。

C 亚型：由于 HIV 感染后引起细胞免疫功能缺陷，导致二重感染。又分为两类：

C_1：导致卡氏肺囊虫性肺炎、慢性隐孢子虫病、弓形虫病、类圆线虫病、念珠菌病、隐球菌病、组织胞浆菌病、鸟型结核分枝杆菌感染、巨细胞病毒感染、慢性播散性疱疹病毒感染、进行性多灶性白质脑炎等。

C_2：导致其他感染如口腔毛状黏膜白斑病、带状疱疹、复发性沙门氏菌血症、奴卡菌症、结核及口腔念珠菌病等。

D 亚型：继发肿瘤，如 Kaposi 肉瘤、非霍奇金淋巴瘤及脑的原发性淋巴瘤等。

E 亚型：其他并发症如慢性淋巴性间质性肺炎。

（3）皮肤表现

1）非特异性皮肤表现：如脂溢性皮炎、瘙痒性丘疹性皮损、皮肤干燥等，皮损常见于面、上肢及躯干部。

2）感染性皮肤病：①病毒感染性皮肤病。如单纯疱疹、生殖器疱疹、传染性软疣、毛状黏膜白斑、带状疱疹等。水痘带状疱疹病毒感染，常累及多个皮区，皮损广泛，皮疹除水疱、大疱外，还可见血疱。②细菌感染性皮肤病。如脓疱疮、丹毒等，皮损一般较重。③真菌感染性皮肤病。HIV 感染者常见的浅部真菌感染如体股癣、手足癣、花斑癣，皮损广泛而不典型。白念珠菌感染多发生于口咽部，称为鹅口疮，是免疫缺陷最早出现的一种表现。新型隐球菌感染多数发生在中枢神经系统，皮损有带脐窝状丘疹、结节和紫色斑块，可与传染性软疣及卡波西肉瘤相似。

3）肿瘤：①卡波西肉瘤。开始为粉红色斑疹，以后颜色变暗，形成淡紫色或棕色的斑疹或斑块，最后为出血性皮损和结节。②其他恶性肿瘤。淋巴瘤、鳞状细胞癌、基底细胞癌、恶性黑素瘤、肛门生殖器肿瘤等。

（4）系统损害

1）神经系统：20% ～ 40% 的 AIDS 患者有周围神经炎。此外还可见隐球菌性脑膜炎、脑弓形虫病、B 细胞淋巴瘤、亚急性脑炎等。

2）肺：85% 的 AIDS 患者有卡氏肺囊虫肺炎。此外，还可见巨细胞病毒性肺炎、结核病、肺部卡波西肉瘤。

3）消化系统：口腔、肛周及食管念珠菌病；胃肠道感染，恶心、厌食、呕吐、中上腹痛、腹泻、吸收不良、体重减轻等；胆道系统病变。

三、传染途径

1. 性传播　通过性行为传播是艾滋病病毒的主要传染途径。

2. 血液传播　通过静脉注射毒品的人共用未经过消毒的注射器，输用未经艾滋病病毒抗体检查的供血者的血或血液制品。

3. 母婴传播　已受艾滋病病毒感染的孕妇可通过胎盘，或分娩时通过产道，也可通过哺乳，将病毒传染给婴儿。

4. 其他途径　器官移植、人工授精以及与艾滋病患者接触的职业人员（如医务人员、警察、理发师、监狱看守、殡葬人员）皮肤有破损时，接触被艾滋病病毒污染的物品，则可能被感染。尽管艾滋病患者的唾液中含有艾滋病病毒，但至今未发现通过唾液或共用口杯而发生艾滋病传播的病例。因此，接吻可能不是艾滋病的传播途径。1988 年 7 月《美国医学协会杂志》刊登了有关艾滋病传播途径的报道，该报道指出，目前没有任何迹象表明艾滋病病毒是通过唾液、泪液、尿液、餐具、偶然的接触或昆虫传播的，说明艾滋病病毒不会通过日常生活接触而传染。

四、诊断要点

1. 急性 HIV 感染

（1）接触史：①同性恋或异性恋有多个性伴史，或配偶、性伴抗 HIV 抗体阳性。②静脉吸毒史。③输入过未经抗 HIV 抗体检测的血制品。④使用过受 HIV 污染的血液制品。⑤与 AIDS 患者有密切接触史。⑥有过梅毒、淋病、非淋菌性尿道炎等性病史。⑦出国有非婚性接触史，或可能的医源性感染史。⑧HIV 抗体阳性孕妇所生的子女。

（2）临床表现：①有发热、乏力、肌痛、关节痛、咽痛、腹泻、全身不适等似流感样症状。②可有散在性皮疹，主要表现为躯干部位的斑丘疹、玫瑰疹或荨麻疹。③少数出现头痛、脑膜脑炎、周围神经炎或急性多发性神经炎。④颈、腋、枕部有肿大淋巴结，类似传染性单核细胞增多症。⑤肝脾肿大。

（3）实验室检查：①周围血白细胞总数及淋巴细胞总数起病后下降，以后淋巴细胞总数上升可见异形淋巴细胞。②CD4/CD8 比值大于 1。③抗 HIV 抗体由阴性转阳性者，一般经 2~3 个月才转阳，最长可达 6 个月。在感染窗口期抗体阴性。④少数患者初期血清 P24 抗原阳性。

2. 无症状 HIV 感染诊断标准

（1）接触史同急性 HIV 感染。

（2）临床表现常无任何症状及体征，部分感染者可出现持续性的全身淋巴结肿大。此期为艾滋病潜伏期，一般 2~15 年，平均 8~10 年，但亦可短至数月，长至 20 年。

（3）实验室检查：①抗 HIV 抗体阳性，经确诊试验证实者。②CD4 淋巴细胞总数正常，CD4/CD8 大于 1。③血清 P24 抗原阴性。

3. AIDS 诊断标准

（1）接触史同急性 HIV 感染。

（2）临床表现：①原因不明的免疫功能低下。②持续不规则低热 1 个月以上。③持续原因不明的全身淋巴结肿大（淋巴结直径大于 1cm）④慢性腹泻多于 4~5 次/日，3 个月内体重下降大于 10% 以上。⑤合并有口腔念珠菌感染、卡氏肺囊虫肺炎、巨细胞病毒（CMV）感染、疱疹病毒感染、弓形虫病、隐球菌脑膜炎，进展迅速的活动性肺结核、皮肤黏膜的卡波西（kaposi）肉瘤、淋巴瘤等。⑥青年患者出现痴呆症。

（3）实验室检查：①抗 HIV 抗体阳性，经确诊试验证实者。②P24 抗原阳性（有条件单位可查）。③CD4 淋巴细胞总数小于 $200/mm^3$ 或 $200~500/mm^3$。④CD4/CD8 小于 1。⑤周围血 WBC、Hb 下降。⑥β_2 微球蛋白水平增高。⑦可找到上述各种合并感染的病原体依据或肿瘤的病理依据。

五、治疗方案及原则

由于目前对病毒感染性疾病没有特效的治疗药物，所以对 AIDS 也没有有效的治疗办法。加之 HIV 病毒核酸与宿主染色体 DNA 整合，利用宿主细胞进行复制，给药物治疗带来了困难。HIV 感染的早期治疗十分重要。通过治疗可减缓免疫功能的衰退。HIV 感染者患结核、细菌性肺炎和卡氏肺囊虫肺炎的危险性增加，进行早期预防十分重要。

1. 营养支持

2. 免疫调节剂治疗

（1）白细胞介素 2（IL-2）：提高机体对 HIV 感染细胞的 MHC 限制的细胞毒性作用，亦提高非 MHC 限制的自然杀伤细胞（NK）及淋巴因子激活的杀伤细胞（LAK）的活性。

（2）粒细胞集落刺激因子（G-CSF）及粒细胞-巨噬细胞集落刺激因子（GM-CSF）：增加循环中性粒细胞，提高机体的抗感染能力。

（3）灵杆菌素：激活下丘脑-垂体-肾上腺皮质系统，调整机体内部环境与功能，增强机体对外界环境变化的适应能力，刺激机体产生抗体，使白细胞总数增加，巨噬功能加强，激活机虫防御系统抗御病原微生物及病毒的侵袭。

（4）干扰素（IFN）：α-干扰素（IFN-α），对部分患者可略提高 CD4$^+$T 细胞，40% Kaposi 肉瘤患者有瘤体消退；β-干扰素（IFN-β），静脉给药效果与 IFN-α 类似，但皮下注射抗 Kaposi 肉瘤作用较弱；γ-干扰素（IFN-γ）提高单核细胞-吞噬细胞活性，抗弓形虫等条件性致病菌感染可能有一定效果。

3. 抗病毒制剂

（1）抑制 HIV 与宿主细胞结合及穿入的药物：可溶性 rsCD4 能与 HIV 结合，占据 CD4 结合部位，使 HIVgp120 不能与 CD4T 淋巴细胞上的 CD4 结合，不能穿入感染 CD4T 淋巴细胞。剂量：rsCD4 临床试验 30mg/d，肌内注射或静脉注射，连续 28 天。

（2）抑制 HIV 逆转录酶（RT）的药物通过抑制逆转录酶，阻断 HIV 复制。效果较好的药物有：齐多夫定（叠氮胸苷）、双脱氧胞苷等。

4. 机会性感染的防治

（1）弓形虫病：联用乙胺嘧啶和磺胺嘧啶治疗。

（2）隐球菌性脑膜炎：给予两性霉素 B 或氟康唑治疗。

（3）巨细胞病毒性肺炎或视网膜炎：更昔洛韦或膦甲酸治疗。

（4）卡氏肺囊虫肺炎：复方磺胺甲基异恶唑或喷他脒治疗。

（5）口腔和食管念珠菌感染：可局部使用制霉菌素，严重者系统使用氟康唑。

5. 并发恶性肿瘤的治疗

（1）卡波西肉瘤：可用长春新碱或博来霉素，也可放疗，手术效果不佳。

（2）淋巴瘤：可选用环磷酰胺、长春新碱、丙卡巴肼、泼尼松等治疗。

（乌云塔娜）

第三节　淋病

一、概述

淋病（gonorrhea）是一种由奈瑟淋球菌（Neisseria gonorrheae）引起的泌尿生殖系统的化脓性炎症，主要通过性接触传播，也可通过非性接触传播。临床上，男性淋病主要表现为尿道炎，不及时治疗可引起附睾炎、尿道球腺炎、包皮腺炎及前列腺炎等。女性淋病以宫颈炎最为常见，但多数患者无自觉症状，若上行感染可引起盆腔炎，严重者会导致不孕症。未经治疗的孕妇，产道分娩时可引起新生儿淋菌性眼炎，少数患者出现血行播散引起播散性淋病及淋菌性败血症。

二、临床表现

1. 男性无合并症淋病　潜伏期 2~10 天，常为 3~5 天。患者出现淋菌性尿道炎（gono-coccal urethritis），表现为尿痛，尿急，或尿道灼热、不适感，有尿道分泌物，开始为黏液性，以后出现脓性或脓血性分泌物。出现包皮龟头炎者，龟头表面和包皮红肿，有渗出物，局部破溃。可并发包皮嵌顿。严重者腹股沟淋巴结红肿疼痛。少数可发生尿道瘘管，瘘管外开口处有脓性分泌物流出。少数患者可出现后尿道炎，尿频明显，会阴部轻度坠胀，夜间常有痛性阴茎勃起。部分患者症状可不典型，仅有少量稀薄的脓性分泌物。有明显症状和体征的患者，即使未经治疗，一般在 10~14 天后逐渐减轻，1 个月后症状基本消失，感染可继续向后尿道或上生殖道扩散，甚至发生合并症。

2. 女性无合并症淋病　常因病情隐匿而难以确定潜伏期。

（1）宫颈炎：白带增多、呈脓性，宫颈充血、红肿，宫颈口有黏液脓性分泌物，可有外阴刺痒和烧灼感。

（2）尿道炎、尿道旁腺炎：尿频、尿急，排尿时有烧灼感。尿道口充血，有触痛及少量脓性分泌物。挤压尿道旁腺时尿道口有脓性分泌物渗出。

（3）前庭大腺炎：多为单侧，大阴唇部位红、肿、热、痛，严重时形成脓肿，局部剧痛，有全身症状和发热等。

（4）肛周炎：肛周红、肿、瘙痒，表面有脓性渗出物，局部可破溃。

3. 儿童淋病

（1）男性儿童多发生前尿道炎和包皮龟头炎，龟头疼痛，包皮红肿，龟头和尿道口潮红，尿道脓性分泌物。

（2）幼女表现为外阴阴道炎，阴道脓性分泌物较多，外阴红肿，可有尿频、尿急、尿痛和排尿困难。

4. 男性淋病合并症

（1）附睾炎：常为单侧，伴发热，患侧阴囊肿大，表面潮红，疼痛明显，触痛剧烈，同侧腹股沟和下腹部有反射性抽痛。

（2）精囊炎：急性期可伴发热，有尿频、尿急、尿痛、终末尿浑浊带血，亦可有血精，有时可有下腹痛。慢性时自觉症状不明显。

（3）前列腺炎：会阴部不适、坠胀感、放射性疼痛等。

（4）系带旁腺（Tyson 腺）或尿道旁腺炎和脓肿：少见（<1%），系带的一侧或两侧疼痛性肿胀，脓液通过腺管排出。

（5）尿道球腺（Cowper 腺）炎和脓肿：少见，会阴部跳痛、排便痛、急性尿潴留，直肠指检扪及有触痛的肿块。

（6）尿道周围蜂窝织炎和脓肿：罕见，脓肿侧疼痛、肿胀，破裂产生瘘管。可扪及有触痛的波动性肿块。常见于舟状窝和球部。

（7）尿道狭窄：少见，因尿道周围蜂窝织炎、脓肿或瘘管形成而致尿道狭窄。出现尿路梗塞（排尿无力、困难、淋漓不尽）和尿频、尿潴留等。

5. 女性淋病合并症　多为淋菌性宫颈炎未及时治疗，淋球菌上行感染而致，表现为淋菌性盆腔炎，包括子宫内膜炎、输卵管炎、输卵管卵巢脓肿、盆腔腹膜炎、盆腔脓肿等。其表现为：月经后发作，突发高热，体温常高于 38℃，伴有寒战、头痛、食欲缺乏、恶心、呕吐等；脓性白带增多；双下腹痛，以一侧为重，咳嗽或打喷嚏时疼痛加剧；可有腹膜刺激症状，肠鸣音减弱，双侧附件增厚、压痛；双合诊检查可在附件处或子宫后凹陷扪及肿物，有波动感，欠活动。

6. 其他部位淋病

（1）淋菌性眼炎：常为急性化脓性结膜炎，于感染后 2～21 天出现症状。新生儿淋菌性眼炎多为双侧感染，成人多为单侧。表现为眼睑红肿，眼结膜充血水肿，有较多脓性分泌物；巩膜充血，呈片状充血性红斑；角膜浑浊，呈雾状，严重时发生溃疡，引起穿孔。

（2）淋菌性直肠炎：主要见于肛交者，女性可由阴道分泌物污染引起。表现肛门瘙痒、疼痛和直肠充盈坠胀感。肛门有黏液性或脓性分泌物。重者有里急后重感。检查可见直肠黏膜充血、水肿、糜烂。

（3）淋菌性咽炎：见于口－生殖器接触者，通常无明显症状，有症状者大多数只有轻度咽炎，表现咽干、咽痛和咽部不适。咽部可见潮红充血，咽后壁可有黏液样或脓性分泌物。

7. 播散性淋球菌感染（disseminated gonococcal infection，DGI）

（1）全身不适、食欲缺乏、高热、寒战等。

（2）淋菌性关节炎：开始时以指、趾等小关节红肿为著，其后局限于膝、肘、腕、踝、肩等大关节，关节外周肿胀，关节腔内积液，活动受限。

（3）淋菌性败血症：病情重，可发生淋菌性心内膜炎、心包炎、脑膜炎、肺炎、肝炎等。

三、诊断要点

1. 流行病学史　有多性伴，不安全性行为，或性伴感染史。有与淋病患者密切接触史，儿童可有受性虐待史，新生儿的母亲有淋病史。

2. 临床表现　符合淋病的临床症状和体征。

3. 实验室检查

（1）分泌物涂片：能检出多形核白细胞内革兰阴性双球菌，适用于男性急性尿道感染病例的诊断，不推荐用于口咽、直肠部位感染和女性淋菌性宫颈炎的诊断。

（2）淋球菌培养：为淋病的确诊试验，适用于男、女性及各种临床标本的淋球菌检查。

（3）核酸检测：聚合酶链反应（PCR）法等检测淋球菌核酸阳性。核酸检测应在通过相关机构认定的实验室开展。

四、诊断分类

1. 疑似病例　符合男性或女性临床表现，有或无流行病学史。

2. 确诊病例　同时符合疑似病例的要求和涂片检查阳性（只限于男性急性尿道炎患者）或淋球菌培养阳性或核酸检测阳性。

五、鉴别诊断

1. 男性淋菌性尿道炎　需与生殖道沙眼衣原体感染和其他原因引起的尿道炎鉴别。

2. 女性淋菌性宫颈炎　应与生殖道沙眼衣原体感染、念珠菌性阴道炎、滴虫性阴道炎及细菌性阴道炎等鉴别。

3. 淋菌性前列腺炎、精囊炎、附睾炎　需与急、慢性细菌性前列腺炎、精囊炎、附睾炎及由沙眼衣原体引起的前列腺炎、精囊炎、附睾炎鉴别。淋菌性附睾炎还要与睾丸癌、附睾结核等鉴别。

4. 淋菌性盆腔炎　需与急性阑尾炎、子宫内膜异位症、异位妊娠、卵巢囊肿蒂扭转或破溃等鉴别。

5. 淋菌性眼炎　需与细菌性眼结膜炎、沙眼衣原体性眼结膜炎鉴别。

6. 淋菌性直肠炎　需与细菌性痢疾、阿米巴痢疾、直肠息肉等鉴别。

7. 淋菌性咽炎　需与慢性咽炎、扁桃体炎、梅毒性咽黏膜斑鉴别。

8. 淋菌性关节炎　需与急性细菌性关节炎、急性风湿性关节炎、类风湿性关节炎、性病性反应性关节炎鉴别。

9. 淋菌性败血症　需与各种菌血症、脑膜炎球菌引起的脑膜炎、乙型脑炎、急性心肌炎、急性肝炎等鉴别。

六、治疗方案及原则

1. 治疗原则

（1）遵循及时、足量、规则用药的原则。

（2）根据病情采用相应的治疗方案。

（3）注意多种病原体尤其是沙眼衣原体感染。

（4）性伴如有感染应同时接受治疗。

（5）定期复查随访。

2. 治疗方案

（1）淋菌性尿道炎、宫颈炎、直肠炎：

推荐方案

头孢曲松 250mg，肌内注射，单次给药；或大观霉素 2g（宫颈炎 4g），肌内注射，单次给药；或头孢噻肟 1g，肌内注射，单次给药。

如果衣原体感染不能排除，应同时用抗沙眼衣原体感染药物。

替代方案

头孢克肟 400mg，口服，单次给药；或其他第三代头孢菌素类，如已证明其疗效较好，亦可选作替代药物。

如果衣原体感染不能排除，加上抗沙眼衣原体感染药物。

由于耐药性较为普遍，青霉素类、四环素类和氟喹诺酮类药物目前已不作为治疗淋病的推荐药物。

（2）儿童淋病应禁用喹诺酮类药物，年龄小于 8 岁者禁用四环素类药物，体重大于 45kg 按成人方案治疗，体重小于 45kg 儿童按以下方案治疗：

推荐方案

头孢曲松 125mg，肌内注射，单次给药；或大观霉素 40mg/kg，肌内注射，单次给药。

如果衣原体感染不能排除，同时用抗沙眼衣原体感染药物。

（3）淋菌性前列腺炎、精囊炎、附睾炎：

推荐方案

头孢曲松 250mg，肌内注射，每天 1 次，共 10 天；或大观霉素 2g，肌内注射，每天 1 次，共 10 天；或头孢噻肟 1g，肌内注射，每天 1 次，共 10 天。

如果衣原体感染不能排除，同时用抗沙眼衣原体感染药物。

替代方案

头孢克肟 400mg，口服，每天 1 次，共 10 天。

如果衣原体感染不能排除，同时用抗沙眼衣原体感染药物。

（4）淋菌性盆腔炎门诊治疗参照上述治疗方案，任选一种药物，均需加甲硝唑 400mg，口服，每天 2 次，共 14 天。住院治疗方案如下：

住院治疗推荐方案 A：

头孢替坦 2g，静脉注射，每 12 小时 1 次；或头孢西丁 2g，静脉注射，每 6 小时 1 次，加多西环素 100mg，静脉注射或口服，每 12 小时 1 次。如果患者能够耐受，多西环素应尽可能口服。在患者情况允许的条件下，头孢替坦或头孢西丁的治疗不应短于 1 周。对治疗 72 小时内临床症状改善者，在治疗 1 周时酌情考虑停止肠道外治疗，并继之以口服多西环素治疗 100mg，每日 2 次，加甲硝唑 500mg，口服，每日 2 次，总疗程 14 天。

住院治疗推荐方案 B：

克林霉素 900mg，静脉注射，每 8 小时 1 次，加庆大霉素负荷量（2mg/kg），静脉注射或肌内注射，随后给予维持量（1.5mg/kg），每 8 小时 1 次。也可每日 1 次给药。

患者临床症状改善后 24 小时可停止肠道外治疗，继以口服治疗，即多西环素 100mg，口服，每日 2 次；或克林霉素 450mg，口服，每日 4 次，连续 14 天为一疗程。

多西环素静脉给药疼痛明显，与口服途径相比没有任何优越性。孕期或哺乳期妇女禁用四环素、多西环素。妊娠头 3 个月内应避免使用甲硝唑。

（5）淋菌性眼炎：

推荐方案

新生儿：头孢曲松 25mg～50mg/kg（总量不超过 125mg），静脉注射或肌内注射，每天 1 次，连续 7 天。或大观霉素 40mg/kg，肌内注射，每天 1 次，连续 7 天。成人：头孢曲松 1g，肌内注射，每天 1 次，连续 7 天；或大观霉素 2g，肌内注射，每天 1 次，连续 7 天。

同时应用生理盐水冲洗眼部，每小时 1 次。新生儿的母亲如患有淋病，应同时治疗。新生儿如合并衣原体感染，应予抗沙眼衣原体药物治疗。

（6）淋菌性咽炎：

推荐方案

头孢曲松 250mg，肌内注射，单次给药；或头孢噻肟 1g，肌内注射，单次给药。

如果衣原体感染不能排除，同时加用抗沙眼衣原体感染药物。

大观霉素对淋菌性咽炎的疗效差，因此不推荐使用。

（7）新生儿播散性淋病及淋球菌性头皮脓肿：

推荐方案

头孢曲松 25～50mg/（kg·d），静脉注射或肌内注射，每天 1 次，共 7 天，如有脑膜炎疗程为 14 天；或头孢噻肟 25mg/kg，静脉注射或肌内注射，每天 1 次，共 7 天，如有脑膜炎疗程为 14 天。

（8）儿童淋菌性菌血症或关节炎：

推荐方案

体重小于 45kg 儿童：头孢曲松 50mg/kg（最大剂量 1g），肌内注射或静脉注射，每天 1 次，共 7 天；或大观霉素 40mg/kg，肌内注射，每天 1 次，共 7 天。体重大于 45kg 儿童：头孢曲松 50mg/kg，肌内注射或静脉注射，每天 1 次，共 7 天；或大观霉素 2g，肌内注射，每天 2 次，共 7 天。

（9）成人播散性淋病：推荐住院治疗。需检查有无心内膜炎或脑膜炎。如果衣原体感染不能排除，应加上抗沙眼衣原体感染药物。

推荐方案

头孢曲松 1g，肌内注射或静脉注射，每天 1 次，10 天以上。

替代方案

大观霉素 2g，肌内注射，每天 2 次，10 天以上；或头孢噻肟 1g，静脉注射，每天 3 次，共 10 天以上。

淋菌性关节炎者，除髋关节外，不宜施行开放性引流，但可以反复抽吸，禁止关节腔内注射抗生素。淋菌性脑膜炎上述治疗的疗程约 2 周，心内膜炎疗程需 4 周以上。

七、随访

（1）无合并症淋病患者经推荐方案规则治疗后，一般不需复诊做判愈试验。

（2）治疗后症状持续者应进行淋球菌培养，如分离到淋球菌，应做药物敏感性试验，以选择有效药物治疗。

（3）经推荐方案治疗后再发病者，通常是由再感染引起，提示要加强对患者的教育和性伴的诊治。

（4）持续性尿道炎、宫颈炎或直肠炎也可由沙眼衣原体及其他微生物引起，应进行针对性检查，以做出判断，并加以治疗。

（5）部分淋菌性尿道炎经规则治疗后，仍有尿道不适者，查不到淋球菌和其他微生物，可能是尿道感染受损后未完全修复之故。

（6）淋菌性眼炎患儿应住院治疗，并检查有无播散性感染。

（7）淋菌性附睾炎经治疗后，若 3 天内症状无明显改善，则应重新评价诊断与治疗。按推荐方案治疗后，若睾丸肿胀与触痛仍持续，则应作全面检查，以排除其他疾病。

（8）盆腔炎门诊患者应在开始治疗 72 小时内进行随访（有发热症状患者在 24 小时内随访），若病情没有改善则入院治疗。患者应在 3 日内出现明显的临床好转（退热、腹部压痛减轻、子宫、附件和宫颈举痛减轻）。3 日内无好转的患者需入院治疗。

（9）淋菌性脑膜炎、心内膜炎如出现合并症，应请有关专家会诊。

八、性伴的处理

（1）成年淋病患者就诊时，应要求其性伴检查和治疗。

（2）在症状发作期间或确诊前 60 天内与患者有过性接触的所有性伴，都应做淋球菌和沙眼衣原体感染的检查和治疗。

（3）如果患者最近一次性接触是在症状发作前或诊断前 60 天之前，则其最近一个性伴应予治疗。

（4）应教育患者在治疗未完成前，或本人和性伴还有症状时避免性交。

（5）感染淋球菌新生儿的母亲及其性伴应根据有关要求作出诊断，并按成人淋病治疗的推荐方案治疗。

（6）淋菌性盆腔炎患者出现症状前 60 天内与其有性接触的男性伴应进行检查和治疗，即便其男性伴没有任何症状，亦应如此处理。

九、特殊情况的处理

1. 过敏和不能耐受

（1）对头孢菌素过敏或对喹诺酮类药物不能耐受者，应予大观霉素治疗，必要时，可选择其他类药物治疗。

（2）若为淋菌性咽炎，且对头孢菌素过敏或对喹诺酮类药物不能耐受，一般不用大观霉素治疗，应选择其他类且疗效较好的药物治疗。

2. 孕妇的处理　孕妇禁用喹诺酮类和四环素类药物。对推断或确诊有沙眼衣原体感染的孕妇，推荐用红霉素或阿莫西林治疗。

推荐方案

头孢曲松 250mg，肌内注射，单次给药；或大观霉素 4g，肌内注射，单次给药。

如果衣原体感染不能排除，同时用抗沙眼衣原体感染药物。

3. 男性同性性行为者的处理

（1）男性同性恋者感染淋球菌，常发生淋菌性直肠炎，其治疗无特殊要求。

（2）由于男性同性接触者具有感染 HIV、其他病毒性和细菌性传播疾病的高度危险，因此医生应做好预防咨询，以减少其感染 HIV 和其他性传播疾病的危险性。

（3）应建议男性同性接触者至少每年做一次全面的性传播疾病检测。

4. 合并 HIV 感染的处理

（1）同时感染淋球菌和 HIV 者的治疗与 HIV 阴性者相同。

（2）淋菌性盆腔炎、附睾炎同时感染 HIV 者，如其免疫功能已受抑，治疗时应注意其可能合并念珠菌及其他病原体感染，并予针对性治疗。

（张　丽）

第四节　生殖道沙眼衣原体感染

一、概述

生殖道沙眼衣原体感染（chlamydia trachomatis genital tract infection）是常见的性病。沙眼衣原体（chlamydia trachomatis，CT）引起的疾病范围广泛，可累及眼、生殖道和其他脏器，除主要通过性传播外，也可导致母婴传播。该病治疗不及时，可引起严重的并发症。

二、临床表现

1. 男性感染

（1）尿道炎：潜伏期 1~3 周。出现尿道黏液性或黏液脓性分泌物，并有尿痛、尿道不适、尿道内瘙痒等症状。

（2）附睾炎：如未治疗或治疗不当，少数患者可进一步引起附睾炎。表现为附睾部位疼痛，触诊附睾肿大，有触痛。炎症明显时，阴囊表面的皮肤充血、水肿。

（3）关节炎（Reiter 综合征）：为少见的合并症。常在尿道炎出现 1~4 周后发生。表现为下肢大关节及骶关节等的非对称性关节炎。Reiter 综合征则指除上述病变外，还有眼（结膜炎、葡萄膜炎）、皮肤（掌跖角皮症）、黏膜（龟头炎、上腭、舌及口腔黏膜溃疡）等损害。

2. 女性感染

（1）宫颈炎：可有阴道分泌物异常，非月经期或性交后出血。体检可发现宫颈接触性出血（脆性增加）、宫颈管黏液脓性分泌物、宫颈红肿、充血。拭子试验阳性（将白色拭子插入宫颈管，取出后肉眼观察拭子变为黄绿色）。

（2）尿道炎：出现排尿困难、尿频、尿急。可同时合并宫颈炎。

（3）盆腔炎：如未治疗或治疗不当，部分患者可上行感染而发生盆腔炎。表现为下腹痛，性交痛，阴道异常出血，阴道分泌物异常等。体检可发现下腹部压痛、宫颈举痛及发热等。病程经过通常为慢性迁延性。远期后果包括输卵管性不孕、异位妊娠和慢性盆腔痛。

3. 男女性感染

（1）直肠炎：男性多见于同性性行为者。轻者无症状，重者有直肠疼痛、便血、腹泻及黏液性分泌物。

（2）眼结膜炎：出现眼睑肿胀，睑结膜充血及滤泡，可有黏液脓性分泌物。

（3）无症状感染：男性尿道、女性宫颈沙眼衣原体感染多数为无症状感染。

4. 婴儿及儿童感染

（1）新生儿结膜炎：由患病的孕妇传染所致。出生后 5~2 天发生。表现为轻重不等的化脓性结膜炎，出现黏液性至脓性分泌物，眼睑水肿，睑结膜弥漫性红肿，球结膜炎症性乳头状增生，日久可致瘢痕、微血管翳等。

（2）新生儿肺炎：常在 3~16 周龄发生。表现为间隔时间短、断续性咳嗽，常不发热。伴有鼻塞、流涕、呼吸急促，可闻及湿啰音。

三、诊断要点

1. 流行病学史 有多性伴，不安全性行为，或性伴感染史。新生儿感染者其母亲有沙眼衣原体感染史。

2. 临床表现 符合生殖道沙眼衣原体感染的临床症状和体征。

3. 实验室检查

（1）晨尿沉淀高倍镜下每个视野多形核白细胞 15 个及以上。

（2）男性尿道分泌物涂片油镜下平均每视野见到 5 个及以上多形核白细胞，女性宫颈黏液脓性分泌物涂片油镜下平均每视野见到 10 个以上多形核白细胞有诊断意义。

（3）培养法：沙眼衣原体细胞培养阳性。

（4）抗原检测：酶联免疫吸附试验、直接免疫荧光法或免疫扩散试验检测沙眼衣原体抗原阳性。

（5）抗体检测：血清抗体水平升高（＞1∶64），见于沙眼衣原体性附睾炎、输卵管炎；新生儿衣原体肺炎中沙眼衣原体 IgM 抗体滴度升高。

（6）核酸检测：聚合酶链反应法等检测沙眼衣原体核酸阳性。核酸检测应在通过相关机构认定的实验室开展。

四、诊断分类

1. 确诊病例　同时符合临床表现和实验室检查中任一项者，有或无流行病学史。
2. 无症状感染　符合实验室检查中任一项，且无症状者。

五、鉴别诊断

1. 沙眼衣原体性尿道炎　需与淋球菌、其他病原体引起的尿道炎等鉴别。
2. 沙眼衣原体性附睾炎　需与淋球菌、大肠埃希菌、铜绿假单胞菌等引起的附睾炎、睾丸扭转等鉴别。
3. 沙眼衣原体性直肠炎　需与淋球菌、肠道细菌（志贺菌、沙门菌等）、原虫（蓝氏贾第虫、溶组织阿米巴、隐孢子虫）、病毒（巨细胞病毒、腺病毒）等引起的直肠炎鉴别。
4. 沙眼衣原体宫颈炎　需与淋球菌性宫颈炎鉴别。
5. 新生儿沙眼衣原体性结膜炎　需与淋球菌、大肠埃希菌、金黄色葡萄球菌、化脓性链球菌引起的结膜炎鉴别。
6. 新生儿沙眼衣原体性肺炎　需与病毒（呼吸道合胞病毒、巨细胞病毒、腺病毒和流感病毒）、细菌（链球菌、金黄色葡萄球菌、大肠杆菌、流感杆菌、肺炎球菌）等引起的肺炎鉴别。

六、治疗方案及原则

沙眼衣原体感染的治疗目的是防止产生合并症，阻断进一步传播，缓解症状。由于沙眼衣原体具有独特的生物学性质，要求抗生素具有较好的细胞穿透性，所用的抗生素疗程应延长或使用半衰期长的抗生素。

1. 治疗原则
（1）早期诊断，早期治疗。
（2）及时、足量、规则用药。
（3）根据不同的病情采用相应的治疗方案。
（4）性伴如有感染应同时接受治疗。
（5）治疗后进行随访。

2. 治疗方案
（1）成人沙眼衣原体感染
推荐方案：阿奇霉素 1g，单剂口服；或多西环素 100mg，每日 2 次，共 7d。
替代方案：米诺环素 100mg，每日 2 次，共 10d；或红霉素 500mg，每日 4 次，共 7d；

或四环素 500mg，每日 4 次，共 2~3 周；或罗红霉素 150mg，每日 2 次，共 10d；或克拉霉素 500mg，每日 2 次，共 10d；或氧氟沙星 300mg，每日 2 次，共 7d；或左氧氟沙星 500mg，每日 1 次，共 7d；或司帕沙星 200mg，每日 1 次，共 10d。

（2）新生儿沙眼衣原体眼炎和肺炎

推荐方案：红霉素干糖浆，50mg/（kg·d），分 4 次口服，共 14d。如有效，再延长 1~2 周。

（3）儿童衣原体感染

推荐方案：体重 <45kg 者，红霉素或红霉素干糖浆 50mg/（kg·d），分 4 次口服，共 14d。

8 岁儿童或体重≥45kg 者同成人的阿奇霉素治疗方案。

红霉素治疗婴儿或儿童的沙眼衣原体感染的疗效约 80%，可能需要第 2 个疗程。

（张　丽）

参考文献

［1］姚战非. 派特灵与干扰素联合应用治疗尖锐湿疣 45 例临床观察. 中国社区医师：医学专业，2010，7：5 - 6.

［2］姚战非. 洁悠神用于婴儿湿疹治疗的临床观察中国社区医师：医学专业，2011，13：114 - 114.

［3］姚战非，于洋. 洁悠神治疗儿童脓疱疮 36 例临床观察. 内蒙古民族大学学报：自然科学版，2011，26（2）：224 - 225.

［4］姚战非. 雷帕霉素对自发性系统性红斑狼疮小鼠外周血调节性 T 细胞叉头框家族转录因子 P3 表达量的影响. 临床皮肤科杂志，2016，45（3）：188 - 190.

［5］赵辨. 中国临床皮肤病学. 南京：江苏科学技术出版社，2010.

［6］王光超. 皮肤病及性病. 北京：科学技术出版社，2015.

第二十章　皮肤病的护理

第一节　药疹患者的护理

一、荨麻疹及血管性水肿

(一) 概述

荨麻疹 (urticaria) 临床极常见,是由于皮肤、黏膜小血管扩张及渗透性增加而出现的一种局限性水肿性反应。约有 15% ~25% 的人一生中至少患过一次荨麻疹及血管性水肿。其中 40% 的人单患荨麻疹,10% 的人单患血管性水肿,50% 的人有荨麻疹和血管性水肿的合并表现。根据病程持续时间,荨麻疹分为急性 (6 周内皮损消退) 和慢性 (皮损持续 6 周以上) 两类。

血管性水肿 (angioedema) 又名血管神经性水肿或巨大性荨麻疹。主要系因真皮深部和皮下组织小血管受累,组胺等介质导致血管扩张、渗透性增高,渗出液自血管进入疏松组织形成局限性水肿。

荨麻疹和血管性水肿属于由 IgE 介导的即发型 (Ⅰ型) 变态反应。服用青霉素和相关的抗生素所导致的机体出现过敏反应,是引起荨麻疹和血管性水肿的最常见原因。50% 慢性荨麻疹患者在 1 年后症状消失,20% 病程 >20 年;50% ~75% 的荨麻疹伴血管性水肿患者 5 年内仍有活动性病变,20% 病程 >20 年。因血管性水肿死亡的患者中,约 1/3 是由喉头水肿所致。

(二)、护理评估

1. 健康史　药物、食物过敏史是引起荨麻疹和血管性水肿的常见原因。家族史对荨麻疹无临床诊断意义。20% 左右的患者既往有荨麻疹病史。

2. 临床表现　荨麻疹和血管性水肿在临床上的表现有许多不同点,具体比较见下表 (表 20 – 1)。

表 20 –1　两种药疹的临床表现比较

	荨麻疹	血管性水肿
发病时间	任何年龄均可发病。以傍晚发作者较多	通常在夜间发病,醒后发现
发疹部位	风团常为突然出现,可发生在任何体表部位	为急性局限性水肿,多见于皮下组织疏松处,如眼睑、口唇、包皮、头皮、耳郭、口腔黏膜、舌、喉等部位

	荨麻疹	血管性水肿
皮疹特点	数毫米至数厘米大小，圆形或卵圆形，红色或白色，可向周围扩展成环形、弓形或融合成不规则的斑块。一般 12~24 小时内消退，不形成鳞屑或色素沉着	水肿处皮肤紧张发亮，边界不清，呈淡红色或较苍白，质地柔软，为不可凹陷性水肿。肿胀约 2~3 天后消退，且不留痕迹
伴随症状	皮损常有瘙痒。黏膜受累时刻出现鼻炎、呼吸窘迫、腹痛和声嘶，后者是一种因喉头水肿所导致的严重的呼吸困难	患者感轻微瘙痒和疼痛。胃肠道和呼吸道病变可引起呼吸困难、声嘶、吞咽困难、腹痛、腹泻、呕吐等

3. 辅助检查

（1）组织病理：真皮水肿，皮肤毛细血管及小血管扩张充血，淋巴管扩张，血管周围轻度炎症细胞浸润。水肿在真皮上部最明显，不仅表现在胶原束间，甚至在胶原纤维间也可见水肿而使纤维分离。胶原纤维染色变淡，胶原束间隙增宽。

（2）皮肤专科检查：皮损分布的部位评估；皮损的面积评估；皮损的外观形态评估；皮损发生的时间及周期评估等。

（3）实验室检查：白细胞增高、血沉增快、抗核抗体和血清补体阳性等。

（4）其他：光、运动、热水浴试验，直接皮肤划痕试验和皮内试验，斑贴试验等。

4. 心理社会因素　由于疾病的突发、病情的反复常使患者感到紧张、焦虑、恐惧、抑郁、无助、濒死、绝望等不良情绪反应。

（三）护理问题

1. 潜在并发症　喉头水肿，因荨麻疹、血管性水肿侵犯呼吸道黏膜所致。

2. 瘙痒　因荨麻疹、血管性水肿导致的皮肤风团所致。

3. 睡眠形态紊乱　因荨麻疹、血管性水肿夜间突发风团，局部皮肤瘙痒所致。

4. 焦虑　因荨麻疹、血管性水肿的突发、反复，担心疾病治疗的预后所致。

5. 知识缺乏　因缺乏荨麻疹、血管性水肿的相关疾病知识所致。

（四）护理目标

（1）患者住院期间未发生喉头水肿。

（2）患者住院期间主诉瘙痒感减轻。

（3）患者住院期间夜间睡眠时间延长，睡眠质量好，醒后精神好，无疲乏感。

（4）患者三天内心态平稳，焦虑感消除。

（5）患者两天内能说出此病治疗的注意事项，并能主动与医护人员合作。

（五）护理措施

1. 一般护理　包括瘙痒、病情观察、饮食及皮损护理等几方面。

（1）瘙痒：为本病的主要症状。减轻瘙痒的措施有：通过看电视、聊天、看书、看报、讲趣闻等分散注意力；避免用肥皂、热水洗澡，忌用手搔抓及摩擦；避免穿着粗、硬、厚及化纤衣裤；避免烈日曝晒；保持室内适宜的温度、湿度，保持空气清新；加强宣教，嘱患者切勿将表皮抓破，强调保持局部皮肤完整、清洁、干燥的重要性。

（2）在治疗期间，患者病情会有多次反复，因此，临床护士严密观察病情变化十分重要；皮疹的发生、腹部疼痛和腹泻等主诉，都提示病情的反复；随时和定时询问患者了解患者呼吸情况：如果主诉咽部有异物感，提示患者有轻微的喉头水肿；如出现严重的憋气、呼吸困难等症状，则提示患者发生了喉头水肿的危急状况。

（3）腹型荨麻疹患者：应指导患者避免食用粗糙、带壳及硬的食物，以免加重腹痛及引起上消化道出血。

（4）遵医嘱红斑瘙痒处予炉甘石洗剂外用，并指导患者涂抹外用药的正确方法。

2. 心理护理　研究发现，心理压抑、精神紧张可致瘙痒复发或加重。人具有生物性和社会性，是心理和生理的统一体，心理与生理是相互依存、相互影响的，护士不能只看病，不看人；只护身，不护心；应以心理学理论作指导，多与患者沟通、交谈，改变患者不正确的认知、不良的心理状态，调整患者情绪，调动主观能动性，树立战胜疾病的信心，以良好的心理接受治疗及护理。

3. 治疗配合

（1）当患者发生喉头水肿的紧急状况时，护士应立即给予吸氧、建立静脉通路，准备气管切开包或气管插管等抢救物品和抢救药品，积极配合医生进行急救。

（2）腹型荨麻疹患者应记录出入量，避免发生水、电解质失衡。

4. 用药护理

（1）注意观察抗组胺药物的疗效及副作用，加强药物宣教，保证患者服药后的安全，阻止服药的患者驾车、开动转动的机器。

（2）使用钙剂治疗时，以防外漏引起组织坏死，注意观察输液管是否有回血以及输液是否通畅等。发现外漏必须及时与医生取得联系，尽快处理。

（3）治疗过程中使用大剂量糖皮质激素输注治疗时，滴速不宜过快，否则易引起心慌、头昏等症状，加强巡视，严密观察，及时发现病情变化。同时倾听不适主诉，注意观察是否发生药物副作用，如高血糖、高血压、低血钾、消化道出血、低钙、精神异常等。

5. 健康教育　在治疗过程中，必须认真做好健康教育工作。

（1）嘱患者忌食辛辣、烟酒等刺激性食物，如辣椒、葱、姜、蒜及鱼、虾、蟹、海鲜等。不可暴饮暴食，要多吃清淡而富有营养的易消化食物，多食蔬菜水果。

（2）保持良好的心情，生活起居有规律，保持大便通畅。

（3）勿用热水及肥皂水烫洗皮肤。修剪指甲，避免搔抓，内衣宜选宽松柔软棉质品，勿穿化纤紧身内衣，以免刺激皮肤，加重瘙痒。

（4）尽可能地找出发病诱因并去除之，如禁用或禁食某些对机体过敏的药物或食物，避免接触致敏物品。

（5）遵医嘱正确用药，如发现皮疹加重，及时就医。

二、重症多形红斑型药疹

（一）概述

重症多形红斑型药疹又称为 Stevens - Johnson 综合征，是由 Stevens - Johnson 于 1922 年最先报道，它是多形红斑中最严重的一型。重症多形红斑型药疹的发病率为每年（1.2 ~ 6.0）/100 万，多数的病例是由于服用致敏药物所引起的抗原，抗体变态反应。主要的预防措施是避免再次接触致敏药物。Stevens - Johnson 综合征的病程为 3 ~ 6 周，死亡率平均为 5% ~ 15%，伴发的败血症、消化道出血、脑水肿和肝肾损害可导致患者死亡。黏膜损害消退后常遗留瘢痕。眼损害最为严重，据报道可高达 91%，常出现角膜炎、虹膜粘连、倒睫、视力下降甚至失明等。

重症多形红斑型药疹主要的致病因素为药物，明显有关的药物有以下三类。

（二）护理评估

1. 健康史　多数重症多形红斑型药疹的患者均有明确的药物过敏史，既往史和家族史对疾病诊断无临床意义。

2. 临床表现　起病急骤，有明显的全身中毒症状，如高热、寒战、头痛、乏力、腹泻等。皮损为水肿性鲜红、暗红或紫红色斑，斑上迅速发生水疱或大疱、血性疱及瘀斑。皮疹扩展快，数日内即可泛发至全身。皮疹数目不多，但黏膜损害广泛且严重，唇、颊、舌黏膜红肿，出现水疱、糜烂、出血或形成浅溃疡。

3. 辅助检查

（1）组织病理：表皮细胞内和细胞间水肿，重时可形成表皮内疱，伴基底细胞液化。表皮内可见坏死的角质形成细胞是本病的特征。严重时表皮大片坏死，真皮乳头水肿，甚至形成表皮下疱，真皮浅层血管扩张充血，血管周围有淋巴细胞和组织细胞浸润，有时可见红细胞外渗。

（2）皮肤专科检查：皮损分布的部位评估；皮损的面积评估；皮损的外观形态评估等。

（3）实验室检查：血白细胞计数增高，血沉加快，抗"O"值增高，C 反应蛋白阳性，低蛋白血症，水、电解质紊乱，贫血。如有肾脏损害，可有蛋白尿、血尿、尿素氮增高。

4. 心理社会因素　由于疾病的突发、病情进展的迅速与严重性，患者常产生焦虑、恐惧、抑郁、情绪不稳定、悲观、绝望、厌世、轻生、孤独感、对生活失去信心等不良情绪反应。

（三）护理问题

1. 疼痛　因重症多形红斑型药疹导致局部皮肤、黏膜破溃、糜烂所致。

2. 体温过高　因重症多形红斑型药疹导致体温调节功能受损所致。

3. 有感染的危险　因重症多形红斑型药疹导致局部皮肤、黏膜破溃、糜烂；治疗过程中需要大剂量应用糖皮质激素药物所致。

4. 皮肤完整性受损　因重症多形红斑型药疹导致局部皮肤、黏膜破溃、糜烂所致。

5. 营养失调：低于机体需要　因重症多形红斑型药疹导致口腔黏膜破溃、进食减少所致。

6. 焦虑　因重症多形红斑型药疹病情的突发、病情的不断加重、担心疾病治疗效果及预后情况所致。

7. 自我形象紊乱　因重症多形红斑型药疹导致局部皮肤水肿性红斑、黏膜充血、破溃、糜烂所致。

8. 知识缺乏　因缺乏重症多形红斑型药疹的相关疾病知识所致。

（四）护理目标

（1）患者疼痛剧烈时可于 2 小时以内缓解；患者住院期间主诉疼痛缓解。

（2）患者发热时体温可于 4 小时内降至正常范围。

（3）患者住院期间无感染的发生，表现为体温、血象正常，局部皮损清洁干燥。

（4）患者住院期间破溃皮损结痂。

（5）患者 1 日内可正确复述出 5 种以上高蛋白食品；1 个月内患者白蛋白指标达到正常。

（6）患者 3 日内心态平稳，焦虑感消除。

（7）患者 3 日内能说出本病的基本知识、治疗方法，能正确认识所患疾病，情绪稳定。

（8）患者 3 日内能说出此病治疗的注意事项，并能主动与医护人员合作。

（五）护理措施

1. 一般护理　包括饮食、高热、黏膜皮损、预防感染、疼痛护理等几方面。

（1）鼓励患者多饮水，以帮助机体尽快排出致敏药物。由于疾病的消耗，使患者丢失大量的体液和蛋白质，故应鼓励患者进食高热量、高蛋白、高维生素、多汁易消化的食物。口腔有糜烂、溃疡造成进食困难时，可遵医嘱首先经静脉给予胃肠外营养，而后再逐渐进食流食或半流食，并可适当加入治疗性膳食。

（2）高热期间密切观察体温变化，避免使用药物降温，以冰袋物理降温为宜。同时观察、记录降温效果。发热出汗较多时，应及时擦干汗液，更换衣被，防止受凉。

（3）Stevens - Johnson 综合征黏膜损害广泛而严重，针对不同部位的黏膜，采取不同护理措施。

（4）保持皮肤黏膜的完整，保持全身干燥，水疱予无菌注射器抽吸。皮肤红斑、瘙痒可对症外涂炉甘石洗剂或艾洛松软膏，每日 2 次。

（5）将患者置于单人病房实行保护性隔离，严格限制探视人数。保持病房内环境的安静，避免零散操作及外界干扰。医护人员进入病室前须戴帽子、口罩，接触患者前要洗手或戴手套。换药时严格注意无菌操作，必要时穿隔离衣，以避免感染等并发症的发生。病房保持空气流通。保持病室内地板的清洁干燥及床单位、物品的整洁，每日协助患者将病室环境加以整理后，并用 0.5％ 的含氯消毒剂擦拭消毒 1 ~ 2 次。保持患者床单、被罩、枕套、毛巾垫等的清洁、无污，每日更换 1 ~ 2 次。

（6）治疗性操作过程中针对患者的抵触情绪，护士不可急躁、埋怨患者，应多使用鼓励性语言，以分散患者注意力，并注意动作轻柔，避免粗暴动作造成患者的疼痛。

2. 心理护理

（1）使用倾听技巧，了解患者心理变化。针对患者心理状态、情绪不同，因人而异采取疏泄、劝导、解释、安慰、暗示等手段，有的放矢地进行护理教育及个人心理护理指导。针对患者不同心理进行不同的教育与指导，特别是对于文化素质水平低的患者反复多次进行，使他们对教育内容能够理解、遵守、接受。

（2）患者卧床期间可收听音乐、广播等，也可让家属为其读报，既可增加感官刺激，又可增加患者与家属沟通和交流的机会。

（3）Stevens - Johnson 综合征发病急、起病重，且病情进展迅速，常使患者身心承受着巨大压力，护士应多与患者沟通，多关心患者、鼓励患者，耐心细致地解答患者的疑问。护士通过语言、表情、态度、行为等多方面影响患者的感受和情绪，使之感到温暖，从而减少顾虑，增强战胜疾病的信心，积极配合治疗。

3. 治疗配合 严密观察病情变化，及时反馈信息给医生，随时调整治疗方案。

4. 用药护理

（1）早期足量的糖皮质激素冲击治疗是降低病死率的关键。应用糖皮质激素治疗早期，应密切观察皮疹控制情况，以指导激素的用量。在药物减量过程中，也应注意皮疹有无复发或反跳，及时准确为医生提供患者的病情变化，使其合理地调整治疗方案。由于激素用量大，时间相对较长，应警惕发生各种不良反应，如高血压、高血糖、低血钾、低钙、继发感染、精神异常、消化道出血等。故应注意体重及水、电解质的变化，定期查血生化、便常规及潜血、分泌物培养。

（2）静脉输注入丙种球蛋白（IVIG）：主要用于自身免疫性疾病。IVIG 含有高浓度各种特异性抗体，能在短时间内使血中抗体水平迅速提高。通过抗体的中和、补体结合及调理作用达到抗感染、增加机体免疫力的作用。近年来研究表明，Stevens – Johnson 综合征在接受大剂量糖皮质激素治疗过程中，为降低副作用的发生，缩短治疗时间，常联合应用 IVIG 治疗。IVIG 使用的注意事项：4℃冰箱保存，输液前须提前置于常温下复温；输液前后均需要使用生理盐水冲管；输液过程中控制输液滴速在 60 滴/分以下，严密观察患者的反应，注意有无输液反应、过敏反应的发生。

5. 健康教育

（1）按时门诊复查，如有病情变化，随时就诊。

（2）保持心情舒畅，避免情绪刺激。

（3）注意饮食调护，宜进清淡、易消化、富含营养及维生素的食物，忌肥甘厚味、辛辣腥发之物。

（4）保持全身皮肤清洁，宜用温水洗澡，勤换内衣、内裤。

（5）牢记过敏原，避免再次使用致敏药物。

三、中毒性大疱表皮松解型药疹

（一）概述

中毒性表皮坏死松解症（toxic epidermal necrolysis，TEN）这一病名是由 Lyell 于 1956 年提出，是重症药疹中最重的一型。70%～90% 的病例，是由于服用致敏药物所引起的。发病机制为药物代谢异常和免疫异常。组织病理提示全层表皮大片坏死、表皮下大疱，真皮浅层水肿，血管周围少量淋巴细胞、组织细胞及嗜酸细胞浸润。TEN 以往曾分四型，即金黄色葡萄球菌型、药物型、特发型及其他型。后来，将金黄色葡萄球菌型分出，成为一独立疾病。TEN 的发病率约为每年（1～1.3）/100 万。研究发现，在 HLA – B12 患者、老年人中发病率明显为高，骨髓移植、系统性红斑狼疮、AIDS 患者为发生 TEN 的高危人群。

（二）护理评估

1. 健康史 约有 80% 的 TEN 患者有明确的药物过敏史，既往史和家族史对疾病诊断无临床意义。

2. 临床表现

（1）询问患者的病史及致敏药物：TEN 发病急骤，开始常为非特异性症状，如发热、咽痛、眼烧灼不适感 1～3 天后开始出现皮肤黏膜损害。70%～90% 的病例均服用过药物。

有报道认为至少有 100 种不同的药物引起过 TEN，常见的药物有：磺胺类抗生素、芳香类抗惊厥药、非甾体抗炎药、别嘌醇等。近年来临床报道由卡马西平引起的 TEN 呈上升趋势。

（2）评估患者红斑、水疱、糜烂、表皮松解的程度和面积：在面部、躯干上部对称出现皮疹，伴有疼痛或烧灼感。最常见的初发皮损为单个边界不清的红色斑疹，中央为黑色的紫癜或不典型的靶型损害，逐渐出现于下颏、胸部、背部。皮损常在 3~4 天，有时甚至在几小时内广泛发展，偶尔皮损发展持续一周。红斑色泽在 24 小时内变为暗紫色或青铜色，随后出现大小不等的水疱，尼氏征阳性。表皮似腐肉样，轻微摩擦即引起大片剥离。在受压部位，如肩背部、臀部或创伤部位表皮全层剥脱，露出暗红色、湿润的真皮。在其他部位，坏死的表皮保留于真皮上而呈现皱缩的外观。目前认为广泛暗紫色皮损及表皮剥脱的面积 >30% 即为 TEN。

（3）评估患者黏膜破溃的部位及程度：85%~95% 的患者都有黏膜损害，1/3 的患者在皮损出现前 1~3 天就发现黏膜损害。表现为眼、口腔、外生殖器的广泛性的疼痛性糜烂，引起唇结痂、流涎、进食减少、畏光、排尿痛。在急性期，常出现眼充血、疼痛明显、眼睑粘连，分离眼睑引起睫毛及眼睑上皮脱落，角膜炎和角膜糜烂不常见。

（4）评估患者的体温变化：部分患者即使在无二重感染的情况下，也会出现高热、寒战。体温的突然下降常预示着严重的脓毒血症和感染性休克。

（5）评估患者全身中毒的表现：胃肠道广泛性黏膜糜烂，并发吞咽困难、出血、食管狭窄。50% 的患者血清转氨酶升高。呼吸道受累很常见，可观察到气管和支气管糜烂，早期胸片可见亚临床性肺间质水肿，30% 的病例发展为严重肺水肿、成人呼吸窘迫综合征。肾损害，表现为肾小球肾炎、肾衰竭。90% 的患者淋巴细胞减少，30% 的患者中性粒细胞减少。严重的全身感染，皮损处可分离出金黄色葡萄球菌、铜绿假单胞菌等。能量消耗及液体的丢失增加，当受累体表面积 ≥50% 时，能量消耗达到基础代谢的 2 倍，每日从皮肤丢失的液体总量平均为 3~4L。

3. 辅助检查评估

（1）实验室检查：白细胞总数增高，白细胞总数减少者往往预后较差。嗜酸粒细胞计数降低，并可出现蛋白尿、肝转氨酶增高等。

（2）组织病理：类似于重症多形红斑的表皮型，即广泛性角朊细胞坏死，与真皮分离，而真皮乳头的水肿和炎性浸润少见。随着病情进展，坏死向整个表皮层扩展。汗腺腺管上皮很快受累而毛囊则很少受累。

（3）皮肤专科检查评估：水疱分布的部位及尼氏征评估；表皮松解的面积评估；黏膜破溃的部位及程度评估。

4. 心理社会因素 由于 TEN 初期病情严重，卧床时间较长，使患者缺少与外界沟通交流的机会，欠缺感官刺激。疾病的突发导致全身皮肤、黏膜受累，常使患者感到恐惧和焦虑。另一方面患者又常常对药物治疗非常恐慌，害怕应用药物后再次引起过敏反应，同时对护理操作造成的躯体不适感有抵触、消极情绪，对疾病预后有担忧。

（三）护理问题

1. 高热 因 TEN 导致体温调节功能受损所致。

2. 有感染的危险 因全身大面积表皮剥脱、渗液，大量应用糖皮质激素治疗所致。

3. 皮肤完整性受损 因 TEN 造成全身皮肤红斑、水疱、破溃、糜烂、表皮剥脱所致。

4. 疼痛 因 TEN 造成全身大面积表皮松解、剥脱、黏膜破溃所致。

5. 部分生活自理能力缺陷 因 TEN 造成全身大面积表皮松解、剥脱，局部散在水疱，多处黏膜受累所致。

6. 营养失调：低于机体需要 因全身大面积表皮剥脱，黏膜破溃、渗出，使体液丢失明显，造成蛋白质、水、电解质的大量流失所致。

7. 焦虑、恐惧 因 TEN 发病急、起病重、病情进展迅速，使患者心理承受巨大压力，担心疾病的预后和转归情况所致。

8. 自我形象紊乱 因 TEN 造成全身大面积表皮松解、剥脱、黏膜破溃、渗出所致。

（四）护理目标

（1）患者发热时体温可于 4 小时内降至正常范围。

（2）患者住院期间局部皮肤无感染，表现为体温、血象正常，局部皮损干燥结痂。

（3）患者出院前破溃皮肤和黏膜表面干燥愈合、无渗出，无新发水疱。

（4）患者住院期间主诉皮损疼痛减轻或消失；疼痛发作时可于 2 小时以内缓解。

（5）患者住院期间日常需要可以得到及时满足。

（6）患者住院期间能经口进软食，出入量基本保持平衡，白蛋白指标回升至正常范围。

（7）患者 2 日内心态平稳，焦虑感减轻或消除，积极主动配合治疗。

（8）患者 3 日内能说出本病的基本知识、治疗方法，能正确认识所患疾病，情绪稳定。

（五）护理措施

1. 一般护理

（1）给予患者特级护理，放置监护室或单独房间；加强巡视，严密观察患者病情及生命体征的变化，做好护理记录；每日严格记录 24 小时出入量，观察出入量平衡情况；满足基本生活需要。

（2）保持病室内地板的清洁干燥及床单位、物品的整洁；保持病房内环境的安静，避免外界干扰。

（3）病房保持空气流通，每日通风换气 2~3 次，每次 30 分钟。并注意患者保暖，防止受凉。

（4）病房保持阳光充足，室温维持在 25~28℃ 之间，换药时的室温则要达到 30℃ 左右。湿度要低于一般室温条件下的 10%~20%。

2. 皮损护理

（1）表皮剥脱、糜烂、水疱的护理

1）初期糜烂渗出处予烤灯持续照射、清洁换药，局部使用 0.9% 生理盐水 100ml 加入庆大霉素 16 万 U 局部清创，每日 2 次，清创后糜烂面用溃疡油或消炎药膏外涂。愈后的结痂皮损可用新霉素软膏外涂，以软化痂皮，促进其自然脱落，切不可强行撕脱，以免造成破溃、出血。

2）大水疱使用无菌注射器抽吸，并注意保持疱壁的完整。

3）静脉穿刺时应尽量避开水疱、破溃处皮损。使用止血带、袖带测量血压、胶布固定针头时，须在皮肤上垫一块无菌纱布，不可直接接触破溃皮肤。

4）将患者所穿衣物全部脱去，日间鼓励患者多站立，以充分暴露皮损，夜间取卧位时注意每 2 ~ 3 小时变换一次体位，并使用支被架托起被罩，勿将被罩直接盖于患者身上，以免加重游离的表皮剥脱。在覆盖支被架的同时保留一个通风口便于烤灯照射。

（2）黏膜护理

1）双眼红肿、糜烂予 0.9% 生理盐水冲洗，每日 2 ~ 3 次，并根据实际情况使用泰利必妥、百力特、托百士、自家血清眼药水滴眼，每日 2 ~ 8 次。并注意观察双眼结膜红肿、充血有无好转，双眼有无粘连、感染等并发症的发生。

2）鼻腔破溃、粘连予复薄油滴鼻剂滴鼻，每日 4 次。

3）口腔糜烂、破溃时禁止刷牙，指导患者饭前、饭后及睡前正确使用漱口液漱口。根据患者口腔糜烂的具体情况选用复方硼砂溶液、5% 碳酸氢钠、盐水 + 制霉菌素液或盐水 + 地塞米松 + 庆大霉素液等含漱，每日 4 次以上。口唇处糜烂、渗液使用 3% 硼酸或氯霉素眼药水 1 支 + 地塞米松片 1.5mg 局部冷湿敷，每日 1 ~ 2 次，每次 30 分钟左右，并遵医嘱正确涂抹外用药膏。

4）外阴、肛周破溃、糜烂创面予暴露疗法，渗液处予烤灯照射。局部使用生理盐水 100ml 加庆大霉素 16 万 U 局部清洁换药后，外涂莫匹罗星或红霉素等消炎药膏，每日 2 次。男性患者注意包皮内等皱褶部位的隐藏污垢，阴茎及阴囊糜烂皮损分别以溃疡油纱外敷，避免组织粘连加重糜烂。

（3）预防感染

1）将患者置于单人病房实行保护性隔离。病室空气用紫外线消毒每日一次，每次半小时。床旁、桌及地板等病室物品每日用洗消净擦拭消毒 1 ~ 2 次，患者所用的床单、被罩、枕套、毛巾垫等应每日更换 1 ~ 2 次。

2）严格限制探视人员，进入病室前须戴帽子、口罩，接触患者前要洗手或戴手套。换药时严格注意无菌操作，必要时穿隔离衣。操作前做好计划，集中进行，避免反复进出病室增加感染机会。血压计、听诊器、体温计等护理用具单独使用，定期消毒。

3）密切监测患者体温以及血象的变化，体温升高时，应给予冰袋物理降温，禁用药物降温，以免因误用致敏药物后导致机体再次出现过敏反应。

（4）疼痛护理

1）清创换药时使用棉球轻柔擦拭皮损，应动作缓慢、力度适宜，换药过程中注意与患者沟通，以分散其注意力，并多使用鼓励性语言。若仍主诉疼痛，可遵医嘱加入 2% 普鲁卡因进行局部换药。

2）对于口腔疼痛，嘱患者在进餐前后正确使用漱口液含漱。早期口腔糜烂较严重时，可使用吸管进流食，待糜烂好转后逐步改为半流食、软食。为减轻进食造成的疼痛，嘱患者应注意进食食物的温度和大小，避免食物过冷、过热、过硬、过大等。

3）TEN 所致的疼痛应慎用止痛剂，以免因再次误用致敏药物加重病情。

3. 营养支持　患者因全身大面积表皮剥脱，局部伴渗液和水疱，口腔黏膜糜烂破溃，进食受限，导致体内丢失大量的蛋白质、电解质等物质，故应鼓励患者进食高蛋白、高热量、高维生素、易消化的食物。但因其口腔内有多处糜烂，进食感疼痛，患者常抵触进食，应向其讲解进食对疾病恢复的重要性，告之患者可少量多餐，由流食逐渐过渡到半流食、软食，并在每餐中适量加入蛋白粉、安素粉等，一方面可以补充所需营养，另一方面也可以调节食物的口味，刺激患者的食欲。每日严格记录出入量，保证出入平衡。遵医嘱定期抽血复查白蛋白及电解质。

4. 用药护理

（1）治疗 TEN 最常选用糖皮质激素、免疫球蛋白联合应用。联合直用的效果优于既往单独使用糖皮质激素，一方面可以提高疗效，缩短病程，另一方面可减少糖皮质激素单独使用的剂量和时间，大大降低药物副作用的发生率。

（2）用药前向患者做好药物相关知识的宣教，详细介绍药物的作用和副作用，消除患者的顾虑和担忧。

（3）用药后的注意事项

1）糖皮质激素：①长期大量应用糖皮质激素会使骨质疏松，所以用药同时须补充钙剂，并注意防止外伤造成骨折。②因为激素可使钠潴留、钾排泄过多，因此服用激素的患者要注意补钾，并经常定期抽血检查 K^+、Na^+ 等电解质。定期检查患者有无水肿，饮食上要限制钠盐的摄入。如有水肿发生应记录出入量。③长期大量应用激素时可发生类固醇性糖尿病，出现血糖升高、尿糖阳性，应经常监测血糖水平。血糖过高可控制饮食，并给予胰岛素治疗。④激素可使蛋白分解，给予患者高蛋白饮食，并限制脂肪的摄入，防止脂肪在体内储存过多。⑤服用激素可使胃酸增多，容易产生消化道溃疡，服药同时可服用保护胃黏膜的碱性药物，并经常注意患者的大便颜色，定期检查大便潜血。⑥经常检查患者皮肤情况，如有无伤口愈合迟缓、紫癜、毛细血管扩张、激素性痤疮、多毛症等。⑦注意口腔及外阴护理，防止白色念珠菌感染。⑧每周测量体重一次，定期监测血压、眼压，注意是否有升高情况。⑨注意患者神经精神症状，如有无癫痫、焦虑、抑郁、失眠、欣快、性格改变等，一般停药症状即可消失，也可给予适当药物对症处理。⑩在糖皮质激素治疗过程中，不可突然停药或减量太快，避免发生激素撤退综合征。

2）免疫球蛋白：①4℃冰箱保存，输液前须提前置于常温下复温。②输液前后均需要使用生理盐水冲管。③输液过程中严密观察患者的反应，注意有无输液反应、过敏反应的发生。④控制输液滴速在 60 滴/分以下。

5. 心理护理　TEN 发病急、起病重，且病情进展迅速，常使患者身心承受着巨大压力，因此心理支持必不可少。护士应多与患者沟通，多关心患者、安慰患者，耐心细致地解答患者的疑问。并使用倾听技巧，了解患者心理变化。在治疗性操作过程中，针对患者的抵触情绪，护士不可急躁、埋怨患者，应多使用鼓励性语言，以分散患者注意力，并注意动作轻柔，避免粗暴动作造成患者的疼痛等不适。向患者介绍 TEN 的相关知识以及以往治愈的病例，逐渐消除负性情绪，帮助患者树立战胜疾病的勇气和信心。

6. 健康教育

（1）出院后严格遵照医嘱用药，不得随意增减药物。了解常用口服药的副作用，如发现发热，新发皮损，眼、口、外阴黏膜疼痛或破溃等应及时复诊。

（2）告知患者及其家属应牢记药物过敏史，终身避免再次接触。

（3）加强身体锻炼，进行适当的体育锻炼，增强机体抵抗力。

（六）最新进展及护理科研

国外有文献报道使用环孢素静脉滴注和粒细胞集落刺激因子（G－CSF）皮下注射成功治疗一例因服用卡马西平所致的 TEN，此病例皮损达体表面积的 80%，在治疗后 48 小时皮损即有明显改善，最终患者痊愈。

另有文献报道使用血浆置换法成功治疗 7 例 TEN，方法是去除患者的血浆 2.5L，继而补充新鲜的冷冻血浆和4%的白蛋白，隔日一次，可进行 1～4 次。7 例患者均在第 1 次血浆置换后，病情开始显著好转，最终痊愈。

在为皮肤大面积糜烂的患者清创的过程中，笔者发现每日把患者昨天的溃疡油纱清洁掉时，患者十分痛苦，创面出血多，不利于上皮组织生长。于是学者逐渐采用新的换药方法，即敷贴溃疡油纱的创面如果没有分泌物时可不用揭掉，直接在纱布表面清洁后再敷贴一层溃疡油纱，如果有分泌物则一定要清洁掉纱布。通过改变换药方法，患者减轻了痛苦，创面愈合加快，护理工作量减少，一举多得。

（周海燕）

第二节 银屑病患者的护理

一、寻常型银屑病

（一）概述

寻常型银屑病（psoriasis vulgaris）是最常见的临床类型，大多急性起病：典型的临床特征是白色鳞屑、发亮薄膜和点状出血。在疾病发展过程中，皮损形态可表现为点滴状、钱币状、地图状、环状、带状、蛎壳状、疣状、脂溢性皮炎样、扁平苔藓样、慢性肥厚性等。组织病理提示表皮明显不规则增厚，角化不全，海绵状微脓肿（Munro 微脓肿），真皮层毛细血管襻扩张、扭曲和上部 T 细胞浸润。

（二）护理评估

1. 健康史　研究证明银屑病存在遗传易感性，国外文献报道有家族史者约占总发病率的1/3，国内报道为20%左右。单亲或双亲患病使子女的发病率上升分别为8%、41%，单卵双生和异卵双生子的银屑病一致率分别为65%和30%。部分患者有银屑病既往史。过敏史对疾病诊断无临床意义。

2. 临床表现　由于皮肤损害的部位不同，其临床表现各有特点（表20-2）。

表20-2　寻常型银屑病的临床表现

皮损部位	主要临床表现
头皮银屑病	出现融合成片甚至满布头皮、边界清楚的鳞屑性红斑，皮损处毛发由于厚积的鳞屑紧缩而成束状，犹如毛笔，但毛发正常，无折断及脱落
颜面银屑病	多在急性进行期出现，呈点滴状或指甲大小浸润性红色丘疹或红斑，鳞屑较薄，或无鳞屑。皮损散在分布，或呈脂溢性皮炎样
皱褶部银屑病	少数患者可发生于腋窝、乳房下、腹股沟、会阴部。皮损呈界限明显的炎性红斑，无鳞屑，多呈湿疹样变化
掌跖银屑病	一般少见。皮损为境界明显的角化斑块，中央较厚，边缘较薄，斑上可有点状白色鳞屑或点状凹陷
黏膜银屑病	约有10%的患者出现黏膜受累。常发生在龟头和包皮内侧

· 459 ·

皮损部位	主要临床表现
指（趾）甲银屑病	甲病变的发生率为 10%～50%，发病无性别差异，40 岁以上发病率比 20 岁以下的患者高 2 倍，有报道证实发现指甲、趾甲的受累分别为 50%、35%。甲病变的常见表现按降序依次为甲凹陷点、甲变色、甲床肥厚、甲剥离、裂片型出血等
毛囊性银屑病	临床上罕见。成人型见于妇女，皮损对称分布于两股部；儿童型见于非进行期银屑病患儿，皮损为非对称性斑块，好发于躯干及腋部

3. 辅助检查

（1）组织病理：表皮明显增厚伴角化不全，角质层内或下见 Munro 小脓肿，颗粒层变薄或消失，乳头部毛细血管扩张扭曲，管壁增厚，真皮上部血管周围炎症细胞浸润，乳头部水肿并向上延长。

（2）皮肤专科检查：皮损分布的部位评估；皮损的面积评估；皮损的外观形态评估等。

4. 心理社会因素　本病发病率较高，病因不明，病程长，且不能根治，易于复发，尤以侵犯青壮年为多，故疾病对患者的生活、工作、社交等方面造成巨大影响，患者常出现焦虑、恐惧、厌世、悲观、失望、自卑、愤怒等负性情绪。

（三）护理问题

1. 瘙痒　因寻常型银屑病导致皮肤出现鳞屑性红斑所致。

2. 睡眠形态紊乱　因寻常型银屑病导致局部皮损瘙痒所致。

3. 营养失调：低于机体需要　因寻常型银屑病导致皮肤大量脱屑、蛋白质丢失所致。

4. 自我形象紊乱　因寻常型银屑病导致指甲变形、局部皮肤出现鳞屑性红斑所致。

5. 焦虑　因寻常型银屑病不断复发、不能根治、担心疾病预后情况所致。

6. 知识缺乏　因缺乏寻常型银屑病的相关疾病知识所致。

（四）护理目标

（1）患者住院期间主诉瘙痒感减轻。

（2）患者住院期间夜间睡眠时间延长，睡眠质量好，醒后精神好，无疲乏感。

（3）患者 1 日内可正确复述出 5 种以上高蛋白食品；1 个月内患者白蛋白指标达到正常。

（4）患者 3 日内能说出本病的基本知识、治疗方法，能正确认识所患疾病，情绪稳定。

（5）患者 3 日内心态平稳，焦虑感消除。

（6）患者 2 日内能说出此病治疗的注意事项，并能主动与医护人员合作。

（五）护理措施

1. 一般护理　包括饮食、环境、皮损、瘙痒的护理几方面。

（1）鼓励患者进食高蛋白、高热量、高维生素、低脂肪饮食，如肉、蛋、豆制品及新鲜蔬菜等。忌食海鲜、辛辣刺激性食物，禁饮酒。

（2）床铺保持平整、清洁卫生，及时清扫皮屑，保持室内空气新鲜流通，定期消毒。

（3）对于头部皮损较重的患者应将头发剃掉，以便药物治疗。除急性进行期外，保持皮肤清洁，可使用碱性弱的肥皂洗澡，以减少对皮肤的刺激。急性期避免日光中紫外线的照射，减少户外活动的时间，阳光强烈时外出应打伞。

（4）告知患者应修剪指甲，尽量避免搔抓皮肤，如瘙痒剧烈，可用指腹轻轻按压皮肤，以免抓破皮肤而引起继发感染。避免机械性摩擦，选择棉织衣服、被褥，不宜选用人造纤维、皮毛等，衣服宜宽松。

2. 心理护理　良好的心理、稳定的情绪是治疗疾病的根本，所以心理护理尤为重要。

（1）根据患者的心理特点，做好针对性护理。向患者耐心解释发病的原因及不良的心态对疾病的影响。帮助其安心治疗，树立战胜疾病的信心。对痛苦忧郁者多予劝导安慰；对疑虑不安者认真解答疑问；对悲观自弃者多予鼓励；对反复发病者应协助查找病因并尽力去除各种诱因。

（2）建立良好的护患关系，用与知心朋友谈话般的语言对患者进行交流，针对患者不同心理进行不同的教育与指导，特别是对于文化素质水平低的患者反复多次进行，使他们对教育内容能够理解、遵守、接受。

（3）规劝家属要理解、同情、关心患者，避免在患者面前讲到刺激性的语言，增加患者家属对医务人员的信任度，积极配合医护人员，减轻患者思想压力和思想包袱。

3. 治疗配合

（1）药浴：是皮肤科常用的辅助治疗方法。

1）注意事项：水温控制在 36～38℃，治疗时间为 15～20 分钟；女性经期、体弱及有严重心血管疾患患者，不宜药浴；药浴过程中多巡视、观察患者，发现不良反应立即停止治疗；严格消毒浴盆，防止交叉感染，或者使用一次性药浴袋套在浴缸内面进行泡浴也可。

2）介绍两种常用的药浴

a. 淀粉浴：将 500g 左右淀粉直接加入浴水中，搅匀即可。具有镇静、止痒的作用。

b. 高锰酸钾浴：将 3g 左右高锰酸钾溶于水中即可。具有杀菌、除臭等作用。

c. 光疗：临床上多用中波（UVB）或长波（UVA）紫外线进行局部皮肤照射，作为辅助治疗银屑病的常用物理疗法之一。注意事项：全身照射时应注意保护眼睛和阴囊，可予佩戴防光眼镜、阴囊部位遮挡等方法予以保护；治疗当日避免日晒，以免出现严重的红斑和水疱；口服光敏剂的患者注意胃肠道反应。

4. 用药护理

（1）寻常型银屑病患者使用外用药前，最好用 40℃ 左右温水洗澡（洗澡时尽量少用肥皂并避免用力擦洗鳞屑）后搽药，以达到除去皮损处沉积的药膏和鳞屑，软化皮损，利于药物吸收的作用。

（2）外用药物的选用，应从低浓度向高浓度逐渐过渡。急性期禁用刺激性强的外用药物，如必要在用药前应小片皮肤试用，确认无刺激症状后方可使用。

（3）向患者讲解正确搽药的方法及注意事项，并予以示范。

5. 健康教育　由于银屑病为慢性易复发的疾病，皮疹稍好转后不能掉以轻心。因此恢复期健康指导是银屑病护理的一项重要内容。

（1）指导患者规律生活，保持乐观情绪。

（2）合理饮食，戒（限）烟酒，近年来国内外均有报道烟酒对银屑病的危害，以抽烟为甚，故须向患者进行解释，务必做到戒烟酒。

（3）注意个人卫生，保持皮肤清洁。

（4）进行护理方法指导，正确使用内服、外用药，强调遵医嘱用药的重要性，坚持长期服药，定期门诊随访。

（5）避免各种诱发因素，如精神紧张，酗酒，食鱼虾类、羊肉等食物以及外伤等。

6. 护理科研 银屑病是常见的皮肤病，但给患者带来的痛苦是其他人体会不到的，患者常出现焦虑、恐惧、厌世、悲观、失望、自卑、愤怒等负性情绪，严重影响了其生活工作。因此，皮肤科最大量的护理科研工作集中在银屑病患者的生活质量调查、健康宣教需求的方面，期望能给予他们最大的帮助。

二、关节病型银屑病

（一）概述

关节病型银屑病（psoriasis arthropathica）又名银屑病性关节炎（psoriasis arthritis）。银屑病在关节炎患者中较为常见，比正常人多 2～3 倍。关节炎在银屑病患者中的发生率约为 6.8%，大大超过了非银屑患者群中关节炎的发病率。据国外文献报道，关节病型银屑病的发病率约占银屑病患者的 1%。关节病型银屑病除有银屑病损害外，患者还发生类风湿关节炎症状，其关节症状往往与皮肤症状同时加重或减轻。多数病例常继发于银屑病之后或多次反复发病后，症状恶化而发生关节改变。病程多为慢性，且往往经年累月而不易治愈。

（二）护理评估

1. 健康史 本病有家族发病史，并有遗传倾向。国内文献报道有家族史者约 10%～23.8%，国外文献报道有家族史者约 10%～80%。一般认为约为 30%。部分患者有银屑病既往史。过敏史对疾病诊断无临床意义。

2. 临床表现 关节病型银屑病的皮肤损害见寻常型银屑病，周围性关节炎症状可发生于大小关节，亦可见于脊柱，但以手、腕及足等小关节多见，尤以指（趾）关节，特别是指（趾）末端关节受累更为普遍。受累关节可红肿、疼痛，重者大关节积液，附近皮肤红肿，关节活动受限，长久之后，关节强直、肌肉萎缩。发热等全身症状较少见。

3. 辅助检查

（1）组织病理：大体同寻常型银屑病，同时伴有类风湿性关节炎的病理特征。

（2）皮肤专科检查：皮损分布的部位评估；皮损的面积评估；皮损的外观形态评估等。

（3）X 线检查：为非对称性关节病变。受累关节边缘有轻度肥大性改变，无普遍脱钙。骨破坏位于一个或数个远侧指关节，表现为指（趾）间关节侵蚀、关节间隙变窄、关节内及关节周围积液。近侧指关节受累很少或无改变。部分病例 X 线检查受累关节可有类风湿性关节炎的表现。

（4）实验室检查：非特异性贫血，血沉加快，血清类风湿因子及抗核抗体一般为阴性，尿酸无明显增加。近半数患者 HLA－B27 阳性。

4. 心理社会因素 患者因为疾病的迁延不愈，病情反复、加重，容易产生恐惧、焦虑、抑郁、易激惹、悲观、绝望、厌世、轻生、孤独感、对生活失去信心、自卑等不良情绪反应。

（三）护理问题

1. 瘙痒 因关节型银屑病导致局部皮肤出现鳞屑性红斑所致。

2. 疼痛　因关节型银屑病病变侵犯局部关节，导致关节疼痛所致。

3. 睡眠形态紊乱　因关节型银屑病导致局部关节疼痛、皮肤瘙痒所致。

4.（部分）生活自理能力缺陷　因关节型银屑病导致关节疼痛、关节活动受限所致。

5. 营养失调：低于机体需要　因关节型银屑病导致皮肤大量脱屑，蛋白质丢失所致。

6. 自我形象紊乱　因关节型银屑病导致局部关节、指甲变形，皮肤大面积红斑、脱屑所致。

7. 焦虑　因关节型银屑病的不断复发、加重，对于疾病治疗的未知、不确定性所致。

8. 知识缺乏　因缺乏关节型银屑病的相关疾病知识所致。

（四）护理目标

（1）患者住院期间主诉瘙痒感减轻。

（2）患者疼痛剧烈时可于2小时以内缓解；住院期间患者主诉疼痛感减轻。

（3）患者住院期间夜间睡眠时间延长，睡眠质量好，醒后精神好，无疲乏感。

（4）患者日常需要可以得到满足；1个月内患者可自行完成日常活动。

（5）患者1日内可正确复述出5种以上高蛋白食品；1个月内患者白蛋白指标达到正常。

（6）患者3日内能说出本病的基本知识、治疗方法，能正确认识所患疾病，情绪稳定。

（7）患者3日内心态平稳，焦虑消除。

（8）患者2日内能说出此病治疗的注意事项，并能主动与医护人员合作。

（五）护理措施

1. 一般护理　包括饮食、关节、瘙痒、基础及生活护理等几方面。

（1）鼓励患者进食高蛋白、高维生素、易消化、营养丰富的食物和新鲜蔬菜、水果；少吃辛辣刺激性的食物，戒烟戒酒，以免加重病情。

（2）保持关节的功能位，根据患者的病情指导患者进行循序渐进的活动，避免发生关节强直。

（3）向患者解释切勿搔抓皮肤以防继发感染。瘙痒明显时，可局部涂抹止痒药膏或用双手轻轻按压皮肤，以减轻症状。

（4）认真做好基础护理，每日扫床时将大量脱落鳞屑彻底清理干净，以保持床铺平整、清洁、干燥。

（5）患者卧床期间加强巡视，满足患者的生活需要，做好生活护理。协助患者完成简单的日常活动，如帮助患者把常用物品（便器、水杯、手纸等）、呼叫器放于伸手可及的位置，方便患者使用。

2. 心理护理　患者入院后应向患者及家属耐心解释精神心理因素与疾病的关系，把不良心理对疾病造成的影响及通过心理护理治疗成功的病例介绍给患者，增强患者对于疾病治疗的信心。给予患者精心周到的照顾，满足其心理需要，在语言、行动上不要歧视患者，引导患者吐露心理问题，从而有计划地开展心理护理，使患者以乐观、积极的心境接受治疗。

3. 治疗配合　严密观察病情变化和用药后患者反应，及时反馈信息给医生，调整治疗方案。

4. 用药护理

（1）免疫抑制剂（如甲氨蝶呤等）可引起口腔及胃肠道黏膜损害，骨髓抑制，肝、肾功能损害。用药过程中应遵医嘱定期检查血、尿常规及肝、肾功能。并鼓励患者多饮水，以减少肾毒性，加速药物排泄。输液过程中加强巡视，防止药液外渗。

（2）激素疗效迅速而可靠，应严格掌握用药指征并注意逐渐减量，不可突然停药，以免引起反跳现象。用药过程中观察其副作用，如消化道出血、高血压、高血糖、骨质疏松、低血钾、精神异常等，发现异常后及时通知医生，协助医生给予正确的处理。

5. 健康教育

（1）保持室内空气新鲜，每日按时通风。

（2）锻炼身体，加强体质，增强机体免疫力。

（3）注意个人卫生，勤洗澡，修剪指甲。

（4）避免各种诱发因素，如精神紧张，酗酒，食鱼虾类、羊肉等食物以及外伤等。

（5）避免盲目用药而加重病情，遵医嘱坚持长期、规律、合理用药，定期复查。

（周海燕）

第三节 湿疹与接触性皮炎患者的护理

一、概述

湿疹是临床常见病，其发病原因很复杂，常是多方面的。按皮损表现分为急性湿疹、亚急性湿疹和慢性湿疹三种。

接触性皮炎因多次反复接触刺激性物质导致皮肤黏膜出现红斑、丘疹、水疱等炎症性反应，在临床上与湿疹十分相似。其病因是引起湿疹的外在因素，其临床表现与急性湿疹的临床表现相同，不做赘述。

二、护理评估

（一）健康史

1. 湿疹患者的健康史评估　由于湿疹的病因复杂，因此评估患者健康史时也相对复杂些。

（1）患者的年龄、过敏史、本疾病病程长短。

（2）相关因素：是否有药物、食物、物理化学刺激、微生物及寄生虫接触史，是否有其他内脏疾病等。

（3）饮食习惯：是否有偏食，是否经常吃海鲜、辛辣等食物、是否经常大量饮用咖啡、酒、浓茶等。

（4）神经精神因素：由于工作紧张、精神压力大或过度疲劳也可导致湿疹的发作。

2. 接触性皮炎患者的健康史评估

（二）临床表现

虽然湿疹患者的临床表现复杂，但其护理评估主要是：

1. 皮疹评估程度

（1）确定皮疹的位置及分布情况：四肢或躯干、暴露或遮盖部位、广泛性或局限性、对称性或单侧性、分隔性或融合性。

（2）评估皮疹是否为原发皮疹或继发皮疹。

（3）皮疹是否有感染：①局部感染：如局部皮肤红肿热痛、渗液、有脓性分泌物等。②全身感染：体温过高、白细胞升高。

（4）评估皮疹是否疼痛及疼痛部位、性质、程度、发作时间、持续时间等因素：疼痛是在手、手指、足趾、足跟及关节等处，产生皲裂而致皮损部位有疼痛感。活动时加剧。

（5）皮疹是否有水肿、渗出：评估渗出的部位、量、性质；评估水肿的原因、部位、程度、性质。水肿渗出的症状是急性期较严重的表现，一般发生在四肢，因搔抓使其加重，是一种炎症反应，渗出液为组织液，严重时影响活动。

2. 评估情况　瘙痒的时间、程度、特点瘙痒症状时刻伴随患者，在夜间尤其明显，一般很难入睡，即使已经入睡也会因瘙痒而醒，不断搔抓，直至出血，严重影响睡眠。

（三）辅助检查

1. 组织病理　湿疹与接触性皮炎的病理表现相同：表皮显示细胞间及细胞内水肿，乃至海绵形成，棘层内及角层下水疱，疱内含少数淋巴细胞、中性粒细胞及崩解的表皮细胞。

2. 皮肤专科检查　皮损分布的部位评估；皮损的面积评估；皮损的外观形态评估；皮损发生的时间及周期评估等。

3. 实验室检查　白细胞增高、嗜酸粒细胞增高等。

（四）心理社会因素

1. 湿疹患者　由于瘙痒严重，导致心情烦躁，影响正常的生活、工作、学习，反而加剧了病情，形成恶性循环，使病情迁延不愈，尤其是病程在一年以上、泛发全身的患者，焦虑很严重。由于疾病久治不愈，大多患者失去信心，抱着试试看的态度来住院，因此依从性差，不能很好地遵从医嘱。

2. 接触性皮炎的患者　此类患者起病急，损害严重，因此主要表现为恐惧，但治疗积极，顺应性好。同时也存在一定的知识缺乏。

三、护理问题

根据其临床表现，湿疹患者主要存在的护理问题有：

1. 舒适的改变　剧烈瘙痒，因本病引起。

2. 潜在的并发症　感染，因剧烈搔抓引起。

3. 睡眠形态紊乱　因剧烈瘙痒引起。

4. 恐惧、焦虑　由于疾病的反复和急性期病情的严重导致患者产生不良情绪。

四、护理目标

（1）患者1周后不再有剧烈瘙痒的主诉或主诉瘙痒明显减轻。

（2）患者在住院期间没有继发感染，并不再有新的破损出现。

（3）患者1周后能在夜间持续睡眠5～6小时左右。

（4）患者1周后心态平和，乐于接受治疗。

（5）患者3天后能叙述本病的病因。

五、护理措施

1. 皮肤护理　保持皮肤不受损伤和感染是护理成败的关键。严格按医嘱用药，详细交代防护措施，避免各种外界刺激，如抓、烫、肥皂擦洗等，以减少创伤、出血。保持床单干燥、柔软、平整、无皱褶，随时清除床上的皮痂、皮屑和药痂，以保持床单的干净，减少刺激；换药时，尽量避免使用胶布，以免加重或引起新的皮损，嘱患者穿宽松棉质衣服，经常更换，防止皮肤感染。为患者作冷湿敷治疗时注意保暖。口唇干裂时予以液状石蜡油或红霉素软膏，眼睑周围如有分泌物或药痂，可用盐水棉签轻轻擦洗。保护局部避免搔抓，不用碱性强的肥皂及热水烫洗，保持局部清洁，以免感染。内衣裤、鞋袜应宽大、透气、清洁、柔软，不用毛、丝、人造纤维等物品。

根据皮损不同形态给予不同外用药物治疗，详见表20 - 3。

表20 - 3　皮肤损害与相应剂型的选择

疾病分期	皮疹特点	剂型
急性	红斑、丘疹、丘疱无糜烂、渗出	粉剂、振荡剂、溶液湿敷
	水疱、糜烂、渗出	溶液湿敷、油剂
亚急性	有少许渗出	糊膏、油剂
	无渗出	霜剂、软膏
慢性	泛发慢性皮损	霜剂、软膏、醑剂
	局限性肥厚皮损	硬膏、软膏、乳剂
	单纯瘙痒而无原发皮损	醑剂、振荡剂、霜剂

2. 减轻瘙痒的护理

(1) 保持适宜温度和湿度的环境：室温维持在20℃左右、湿度保持在40%以上是人体感觉最舒适的环境。夏季开空调的时间不宜过长。

(2) 洗澡不宜过勤，尤其是北方城市；洗浴后一定要涂抹护肤乳液或护肤油。

(3) 局部瘙痒剧烈、皮肤温度高，可使用冷湿敷（冰袋或冰块）。这不仅能降低局部皮肤温度，还可起到镇静的功效。转移患者的注意力，如提供有兴趣的书报，听音乐或看电视，或者与亲友聊天等。如患者感觉瘙痒难忍，可用手掌按压、拍打或按摩，代替抓痒。夜间瘙痒感觉更甚于白天，服药时间应选在睡觉前1小时；睡前不要看刺激情绪的电视、书籍等。

(4) 避免接触易致敏的物质。在为患者输液时，要用脱敏胶布。

(5) 保持良好的情绪，突然的情绪变化可使瘙痒加重。

3. 饮食的护理　足量的营养和合适的热量在疾病转归过程中至关重要。给予患者以高热量、高蛋白、高维生素、易消化饮食，促进机体代偿功能，促进患者康复，避免腥、辣、酒、鱼、虾等易过敏与刺激性食物。

4. 心理护理

(1) 湿疹患者因病程长、反复发作，故心理负担重，对治疗缺乏信心，且剧烈的瘙痒使患者心情烦躁、坐立不安，故应关心体贴患者，同情患者的痛苦，耐心讲解湿疹发病的有关因素，介绍治疗成功病例，以解除患者的顾虑，增强信心，以良好稳定的心理状态接受治疗。

（2）接触性皮炎患者的恐惧心理主要是因起病急、病情严重导致的，因此要安抚患者，增强治病的信心，进行疾病知识的宣教，在病情得到控制后，患者的心情很快就能平和起来。

5. 治疗配合

（1）用药治疗：遵医嘱给予含薄荷的溶液或油膏涂抹患处。在为患者用药时，注意观察局部皮肤变化，倾听患者主诉。遵医嘱服用抗组胺、类固醇药物，并观察用药后的反应。如无作用或作用不明显，则应通知医生及时调整药物；如副作用过大，则应立即停药或换药或调整药物剂量。

（2）浸浴疗法：遵医嘱给予治疗性的浸浴疗法，如淀粉浴、油浴。在为患者准备洗浴溶液时要调节室温、水温，避免患者感冒或烫伤，同时严密观察患者有无不适反应。如果患者血压高于160/100mmHg，进食后半小时内或空腹时，不能进行浸浴疗法。注意观察浸浴疗法的止痒效果。

6. 用药护理

（1）局部使用类固醇药膏时，只要涂抹薄薄一层即可，用量太多会引起皮肤变薄、表皮血管扩张及皮肤出现皱褶等副作用。

（2）面部、外生殖器或皮肤皱褶处的皮疹只能用低效类固醇药膏，而强效类固醇药膏禁用此处。

（3）长期口服类固醇易感染的患者应注意观察，如发现情况及时上报医生。

（4）长期口服类固醇不可突然停药，要严格遵医嘱用药。

7. 健康教育

（1）住院期间：患者住院期间主要的健康教育是疾病知识的宣教和各种药物的使用指导，还要戒烟戒酒，饮食注意避免海鲜和辛辣刺激的食物。

（2）出院指导：除了继续戒烟戒酒外，生活要规律，不要熬夜，不要太劳累，注意锻炼身体，养成良好的生活习惯。饮食清淡，营养均衡，不喝浓茶、不大量饮咖啡。继续用药，逐渐减药，并注意皮损的变化，如果病情反复，要及时就医。平时注意保养皮肤，洗澡不要太勤，洗澡后也应涂润肤油，使皮肤处于良好状态以抵御疾病的侵袭。保持良好心态。

（周海燕）

第四节　红斑狼疮患者的护理

一、概述

红斑狼疮（lupus erythematosus，LE）按疾病特点分为盘状红斑狼疮、亚急性皮肤型红斑狼疮、系统性红斑狼疮3型。

（一）盘状红斑狼疮

盘状红斑狼疮（discoid lupus erythematosus，DLE）是慢性皮肤型红斑狼疮的主要类型，由多因素相互作用而致病。本型在日照强烈的夏季多发，中年人多见，皮损好发于面、耳及手背等暴露皮肤和下唇部黏膜，可泛发，一般无全身症状，少数有低热、乏力及关节酸痛。按受累范围分为局限型和播散型两种。

（二）亚急性皮肤型红斑狼疮

亚急性皮肤型红斑狼疮（subacute cuataneous lupus erythematosus，SCLE）是一组以丘疹、鳞屑、环状红斑为皮损特征的红斑狼疮。本型多见于中青年女性，低热、乏力及关节酸痛等全身症状呈轻度或中度，光敏感较常见，一般不侵犯肾和中枢神经系统。

（三）系统性红斑狼疮

系统性红斑狼疮（systemic lupus erythematosus，SLE）是一种累及全身多个系统的自体免疫性疾病，主要侵犯血管、皮肤、浆膜、肾及其他脏器，血清出现自身抗体，有明显的免疫紊乱，是红斑狼疮中最严重的一型。本病在我国的发病率约为70/10万，以年轻女性多见，其中育龄妇女占患者总数的90%~5%，发病高峰在15~40岁，男女比为1:7~1:10。本病病因不明，可能由遗传、雌激素、感染、日光、某些食物（如苜蓿等）和药物（如氯丙嗪、异烟肼等）等内外因素相互作用，引起机体免疫调节功能紊乱。

二、护理评估

（一）健康史

（1）询问患者既往家族史、感染史、用药史等。
（2）了解患者的饮食习惯、生活是否规律及内分泌情况。

（二）临床表现

1. 盘状红斑狼疮 ①评估皮肤损害的特点：皮肤损害以丘疹初发，逐渐扩展为浸润性红斑，表面覆有鳞屑，慢性皮损中央萎缩形成瘢痕，伴毛细血管扩张、色素沉着或减退；黏膜损害表现为糜烂或浅表性溃疡，周围有紫色红晕。②评估全身症状：一般无全身症状，少数有低热、乏力及关节酸痛。

2. 亚急性皮肤型红斑狼疮 ①评估皮肤损害的特点：皮肤损害表现为2型，均以丘疹初发，可逐渐扩大形成斑块，外覆少许鳞屑，类似于银屑病，称为丘疹鳞屑型；亦可水肿扩大呈环状、多环状或不规则红斑，表面平滑或外覆少许鳞屑，称为环状红斑型。②评估全身症状：低热、乏力及关节酸痛等全身症状呈轻度或中度，光敏感较常见，一般不侵犯肾和中枢神经系统。

3. 系统性红斑狼疮 ①评估皮肤损害的特点：皮肤损害呈明显的光敏性，常表现为对称性的面部蝶形红斑、盘状浸润性红斑、手足部紫癜、甲周红斑及血管损害等，也可见到光敏性皮炎、多形红斑、结节性红斑、荨麻疹性血管炎、毛细血管扩张和脱发等，黏膜损害为口腔溃疡。②评估全身症状：全身症状较明显，有发热、乏力、关节肿胀和疼痛、肌痛、食欲减退和体重下降等，可累及多个系统，主要侵犯血管、皮肤、浆膜、肾及其他脏器，并有相应的症状表现。

（三）辅助检查

1. 实验室检查 ①评估患者血细胞计数：如白细胞、血小板甚至是全血细胞减少；②评估生化指标和免疫指标：如血沉增快、丙球蛋白升高、血清补体含量降低、RF阳性，患者血清中是否可查到多种自身抗体如ANA、dsANA、Sm、RNP、Ro、La等。

2. 评估组织病理检查 包括皮肤活检、狼疮带试验、肾穿刺活检等有特异性改变。盘状红斑狼疮示角化过度、毛囊角栓、表皮萎缩，基底细胞液化变性，真皮血管及附属器周围淋巴细胞成块状浸润。真皮浅层水肿，血管扩张，少量红细胞外溢。

3. 评估免疫病理检查　皮损处直接免疫荧光检查示表皮真皮交界处可能有 IgG、IgM、补体 C3 沉积。

（四）心理社会因素

患者局部皮肤损害及全身多系统的损害影响患者的生活质量，使患者产生恐惧、焦虑、悲观等不良心理，长期生病、治病，影响患者的工作和经济收入，患者可进而产生敏感、多疑、易激惹等心理，均不利于患者的治疗与康复。

三、护理问题

1. 皮肤完整性受损　疾病导致皮肤损害、水肿所致。
2. 活动无耐力　多系统受损害表现相应症状所致。
3. 体液过多　心源性、肾源性水肿所致。
4. 有感染的危险　使用激素、免疫抑制剂的副反应，患病后机体抵抗力降低所致。
5. 知识缺乏　患者缺乏红斑狼疮的相关知识来源所致。

四、护理目标

（1）患者皮肤损害愈合，水肿时皮肤无破损，并保持完整。
（2）患者可自诉活动无耐力的原因，可根据自身情况合理安排适当的活动。
（3）患者病情得到控制，心、肾未受到严重损害，出入量保持平衡，无心源性呼吸困难发生。
（4）患者体温波动在正常范围内，血常规中白细胞等计数正常，无感染征象。

五、护理措施

（一）一般护理

（1）根据患者病情，给予相应级别护理。使用激素及免疫抑制剂期间，患者应安排单间，限制探视及陪住人员，并限制患者间的相互接触，以避免交叉感染。急性期患者应卧床休息，不宜过多活动；慢性期要注意劳逸结合。
（2）病室每日定时通风，紫外线消毒空气，保持安静、温湿度适宜。墙面、地面及用物等均应使用消毒剂擦拭，床单位及被服保持整洁，用物专人专用。医护人员勤洗手，严格无菌操作规程。
（3）每日定时监测患者生命体征。遵医嘱定时监测血常规，肝、肾功能等，以了解药物作用及副作用情况。
（4）评估患者饮食、睡眠及二便的情况。指导患者选择营养丰富、清淡易消化的高蛋白、高维生素饮食，心脏、肾功能不良者应限盐；水肿患者适当限水；尿毒症患者限蛋白的摄入。吞咽困难者可鼻饲饮食。此外应多吃水果蔬菜，戒烟戒酒，避免摄入辛辣刺激食物和浓茶、咖啡等饮料，足量饮水，保持二便通畅，并保证良好的睡眠环境、条件和充足的睡眠时间。

（二）心理护理

评估患者心理状况，倾听患者主诉，了解患者的经济状况，针对具体心理问题给予指导。对待患者态度和蔼，并告知患者红斑狼疮的相关知识，树立信心，以利于患者的治疗配合。动员家庭、单位等社会支持系统给予患者支持。

（三）皮肤护理

（1）首先要告知患者避免皮肤刺激如日晒、冷热刺激等。指导患者避免在日光强烈时外出，外出时应穿长衣长裤或打伞，戴遮阳镜、遮阳帽等，避免将皮肤直接暴露于日光下，可外用保护剂、遮光剂，以免加重皮损；注意保暖。

（2）要注意皮肤清洁，温水洗浴，选择偏酸性或中性的浴液或皂类，避免使用化妆品。

（3）局部皮损者可外用糖皮质激素如0.1%糠酸莫美松霜、1%丁酸氢化可的松霜等，严重者可行封包法。皮损广泛者可口服羟氯喹或糖皮质激素。口腔溃疡者应行口腔护理。

（四）预防感染和出血

定时测量患者的生命体征，遵医嘱检查血常规；注意观察并告知患者出血征象，注意观察皮肤、黏膜、二便情况。避免挖鼻、抓挠皮肤等不良行为。

（五）用药护理

1. 非甾体抗炎药　阿司匹林、吲哚美辛、布洛芬等，适用于发热、关节肌肉疼痛者。副作用有胃肠道反应，肾功能不良者慎用。

2. 抗疟药　羟氯喹，对于控制皮疹、光敏感及关节症状有一定效果，为盘状红斑狼疮的主要用药。副作用主要为视网膜退行性变，故用药期间须检查眼底。

3. 肾上腺皮质激素　泼尼松，适于急性暴发性狼疮，脏器受累、贫血、紫癜等，为系统性红斑狼疮的主要用药，长期大剂量使用时可引起感染、高血压、心律失常、高血糖、药物性肌炎等。

4. 免疫抑制剂　环磷酰胺、硫唑嘌呤，适于重型及易复发而不能使用激素者，副作用有胃肠道反应、骨髓抑制、肾功能损害等。

5. 中药　雷公藤对狼疮肾炎有一定疗效。

（周海燕）

第五节　带状疱疹患者的护理

一、概述

带状疱疹（herpes zoster）是由水痘-带状疱疹病毒引起的，以红斑上出现成群的丘疹、水疱，伴明显神经痛为特征的皮肤病。祖国医学称为"缠腰火丹"、"串腰龙"，俗称"蜘蛛疮"。该病毒具有亲神经性，初次感染后，可发生水痘；或长期潜伏于脊髓神经后根神经节内，在免疫功能减退时发病，损害常沿一侧周围神经分布呈带状排列，多见于肋间神经或三叉神经第一分支区，可发生于头面部、躯干、四肢及内脏。患病后可获得对该病毒的终身免疫，偶有复发。本病多发于春秋季节，成人多见，男性略多于女性，病程约2～4周。按皮损特征分为不全性/顿挫性、大疱性、出血性、坏疽性和泛发性带状疱疹5型，其中有坏死溃疡者可留下瘢痕。

二、护理评估

（一）健康史

询问患者既往是否发生过水痘，是否存在机体免疫力降低的情况如某些感染（如结核、艾滋病等）、恶性肿瘤、系统性疾病（如糖尿病、红斑狼疮等）、使用某些药物（如砷剂、免疫抑制剂等）、放射治疗、外伤、过度劳累、月经期等，以明确诱因。

（二）临床表现

1. 了解患者的前驱症状　疱疹出现前局部皮肤有无神经痛和皮肤感觉过敏等，有无全身症状如发热、全身不适感、食欲降低、睡眠障碍等。

2. 了解皮损的具体情况　出现红斑、丘疹、水疱的时间、形态、分型、部位、大小，疱液的性质（澄清/血疱/脓疱），是否有干涸、结痂、融合、溃疡及坏死等；皮损之间的皮肤是否正常，脱痂后皮肤有无红斑或色素沉着；神经痛是否明显，与疱疹出现的时间关系；局部有无淋巴结肿大。

3. 询问患者的继发症状　神经痛可引起食欲降低、睡眠障碍等；中枢神经系统受侵犯可致病毒性脑炎，而出现头痛、呕吐、惊厥、运动感觉障碍甚至出现精神症状，重者可致死亡；三叉神经眼支受侵可致病毒性角膜炎，疼痛剧烈，重者可发生全眼球炎导致失明；面、听神经受侵时出现耳、乳突部疼痛，外耳道及鼓膜可见疱疹，可出现味觉障碍、泪腺和唾液腺分泌减少甚至面瘫；内耳功能障碍时出现听觉障碍、眩晕、恶心、呕吐、眼球震颤等；膝状神经节受累影响面神经的运动及感觉纤维，可引起面瘫、耳痛及外耳道疱疹三联症，称为 Ramsey–Hunt 综合征。当脊髓前角运动神经元受累时，相应皮肤区域可出现麻痹或肌无力，以眼、面部麻痹多见，可持续数周至数月，大部分可恢复。当脊髓后根神经元受侵犯，进而交感、副交感神经的内脏神经纤维受侵犯后，可出现胃肠道和泌尿道的刺激症状，胸、腹膜受侵犯后可出现胸、腹腔积液。

（三）辅助检查

1. 评估实验室检查　白细胞计数略升高，分类中淋巴细胞、单核细胞增多。荧光抗体染色法可示细胞内水痘–带状疱疹病毒抗原，电镜下可见水痘–带状疱疹病毒颗粒。

2. 评估组织病理检查　表皮网状变形，呈多房性水疱，疱内有纤维蛋白、炎性细胞和气球样变性细胞，变性细胞为圆形肿胀的表皮细胞，胞质嗜酸性，核内早期可见嗜碱性包涵体，后期呈嗜酸性；真皮乳头水肿，内有炎性细胞浸润；重者可有血管炎改变。

3. 评估 X 线检查　胸段带状疱疹者可能发现结核等肺部病变。

4. 评估脑脊液检查　耳部受累伴有脑膜刺激症状者，脑脊液可有蛋白质、白细胞计数升高。

（四）心理社会因素

其一，治疗初期带状疱疹可有进展趋势，患者对医护人员及治疗效果易产生怀疑；其二，持续的剧烈的神经痛易使患者产生焦虑、烦躁甚至抵触情绪；其三，抗病毒药物治疗有损害肾脏功能的副作用，会使患者犹豫不决，对治疗不配合。

三、护理问题

1. 疼痛　病毒侵犯神经所致。
2. 皮肤完整性受损　带状疱疹皮肤受侵犯，疱皮破损所致。
3. 焦虑　患者缺乏疾病治疗的知识、信心及神经痛所致。
4. 体温过高　疱皮破损进而局部感染所致。
5. 潜在并发症　感染，皮肤完整性受损所致。
6. 潜在并发症　肾功能不全，抗病毒药物副作用所致。

四、护理目标

（1）患者自觉疼痛减轻，舒适度增加，饮食及睡眠不受影响。
（2）疱疹痊愈，皮肤完好，视力、听力不受影响。
（3）患者信任医护人员，树立治病信心，能说出带状疱疹的相关知识并配合治疗。
（4）患者体温波动在正常范围内，血常规白细胞计数在正常范围内。
（5）患者能说出皮肤感染的有害因素及预防方法。
（6）患者能说出抗病毒药物的不良反应及注意事项。

五、护理措施

（一）一般护理

（1）根据患者病情，给予相应级别护理。带状疱疹可接触传染，故患者应安排单间，限制探视及陪住人员，并限制患者间的相互接触，以避免交叉感染。

（2）病室每日定时通风，紫外线消毒空气，保持安静、温湿度适宜。墙面、地面及用物等均应使用消毒剂擦拭，床单位及被服保持整洁，用物专人专用。医护人员勤洗手，严格无菌操作规程。

（3）每日定时监测患者生命体征。遵医嘱定时监测血常规、肝肾功等，以了解药物作用及副作用情况。

（4）评估患者饮食、睡眠及二便的情况。指导患者选择营养丰富、清淡易消化饮食、多吃水果蔬菜，戒烟戒酒，避免摄入辛辣刺激食物和浓茶、咖啡等饮料，足量饮水，保持二便通畅，并保证良好的睡眠环境、条件和充足的睡眠时间。

（5）积极配合医生治疗患者现存的导致免疫功能减退的疾病。

（二）心理护理

（1）观察患者言行，倾听患者主诉，评估患者心理，与患者共同有针对性地提出、分析并解决问题。

（2）告知患者带状疱疹的相关知识，包括病因、治疗方案、药物副作用及注意事项、皮肤感染的有害因素及预防方法等，使患者信任医护人员、树立信心、配合治疗。

（3）了解患者既往的生活习惯，合理安排锻炼及社交活动，营造良好的环境气氛，与患者共同寻求放松及增加舒适度的方法。

（三）疼痛护理

（1）保持环境整洁、安静。

（2）医护人员应与患者充分沟通，评估疼痛的原因、性质和程度等，操作时应轻柔、迅速，夜间操作应尽量集中。

（3）了解患者既往疼痛的处理办法及效果。指导患者应用物理方法分散注意力、减轻疼痛、促进睡眠，如有节律地呼吸或者按摩局部皮肤，有目的性地想象或者回忆过去的愉快经历，鼓励患者进行文娱活动，如看书报、听收音机或音乐等，并坚持适量的活动锻炼，但要避免选择进食后半小时内和睡前的时间。

（4）遵医嘱物理治疗如局部冰敷、氦氖激光或紫外线照射及频谱电疗等，均有一定的消炎、止痛效果。

（5）必要时遵医嘱予患者镇静、止痛药，镇静药宜睡前服，可促进睡眠。止痛常用的口服药有消炎镇痛药如布洛芬、双氯芬酸，非阿片类中枢性镇痛药如奇曼丁等，外用药如利多卡因软膏等。辅助营养神经用药有维生素 B_1、维生素 B_{12}。对于后遗神经痛者，首先应在早期采用积极、有效的抗病毒治疗来预防其发生；若已发生且影响睡眠，则可遵医嘱加用神经阻断剂，如口服三环类抗抑郁药阿米替林、多塞平等。

（6）可行针刺疗法止痛。

（四）皮肤护理

（1）用无菌生理盐水清创，2 次/日。

（2）外用收敛剂如炉甘石洗剂，2 次/日，以减轻急性期的局部肿胀。如局部肿胀明显并伴渗出，用 3% 硼酸液湿敷。

（3）疱皮破损后，应在清创后局部暴露，并可遵医嘱行氦氖激光照射等，促其干燥结痂，夜间用无菌纱布覆盖。

（4）外用抗病毒药如阿昔洛韦或喷昔洛韦软膏、3% 酞丁胺喷剂等，如有脓疱，表示局部已感染，应严格无菌操作，选择疱皮最薄处，用无菌针头轻轻挑破，抽去脓液，严重者可行脓液培养及药物敏感试验，遵医嘱外用抗生素软膏如 0.5% 新霉素软膏、达维邦或莫匹罗星软膏等。

（5）指导患者保持全身皮肤清洁，勤洗头、洗澡、修剪指甲。选择纯棉的贴身衣服，保护皮肤，避免抓挠、挤压和冷热刺激等。

（五）眼部护理

（1）观察眼部情况，如视力有无改变、角膜和结膜有无充血等。

（2）用无菌生理盐水冲洗双眼，2 次/日，如有分泌物，用一次性消毒棉签拭去。

（3）遵医嘱定时滴用抗病毒眼药如阿昔洛韦滴眼液。

（4）重者用无菌纱布覆盖患眼，避免强光刺激。

（5）避免用手揉眼及不洁物接触双眼。

（六）发热的护理

（1）每日监测患者生命体征，体温升高者，给予物理降温，并监测降温效果。

（2）物理降温无效者，遵医嘱应用药物，观察用药反应。

（3）告知患者足量饮水，保持出入量平衡。

（4）保持床单位及被服的整洁干燥，如被汗湿，应及时更换，并注意保暖。

（5）保持患者口腔、皮肤清洁，必要时给予口腔护理，并避免口唇干燥。

（6）必要时遵医嘱给予静脉营养支持。

六、用药指导

1. 抗病毒药

（1）阿昔洛韦：具有较强的抗病毒作用，抑制病毒 DNA 合成。早期应用可减少新损害的形成，减轻疼痛，阻止病毒的播散，减少内脏并发症。用法：口服 200mg，5 次/日，用 7日。静脉输液 5mg/kg，3 次/日，用 5~10 日。

（2）阿糖腺苷：能干扰疱疹病毒 DNA 早期合成。早期应用可减轻急性痛和后遗神经痛，加速痊愈。用法：静脉输液 15mg/kg，1 次/日，用 10 日。

（3）IFN-α：主要作用于细胞受体，使其产生抗病毒蛋白，以阻断细胞内病毒的复制。早期应用可作为高危患者活动性感染的辅助治疗。用法：肌内注射 $3 \times 10^6 \sim 5 \times 10^6 U/d$，疗程酌情而定。

2. 免疫抑制剂 有人认为肌内注射麻疹减活疫苗有效，其他如胎盘素、丙种球蛋白肌内注射及转移因子皮下注射等都可提高细胞免疫功能。

3. 激素 合理、早期应用皮质激素可抑制炎症过程，减少后遗神经痛的发病率。但有可能使疾病播散。因此免疫反应差、年老体弱者不能应用。对于出血型、坏疽型等带状疱疹患者，应及早用药，尽可能在起病 7 日内应用。用法：口服泼尼松 40~60mg，用 10 日。

4. 中药 热盛者清火利湿，用龙胆泻肝汤加减；湿盛者健脾除湿，用除湿胃苓汤加减；若皮疹消退后局部疼痛不止者，则宜疏肝理气，活血止痛，以柴胡疏肝饮或金铃子散（金铃子、延胡索）加减。还可用验方大青叶或板蓝根 15g，煎水代茶。并可用板蓝根注射液2ml 肌内注射 1~2 次/日，10 次为一疗程。高热者，尤以三叉神经受累有角膜溃疡者，可用羚羊角粉 0.1~0.5g 冲服。

七、最新进展

对于治疗带状疱疹，目前国内外倾向于止痛、抗病毒及三环抗抑郁药早期联合应用，使用糖皮质激素及抗抑郁药时，应明确其适应证和禁忌证，并严密监测其副作用，外用利多卡因时要注意全身吸收的情况，故临床使用时应谨慎处理。近年来，有报道使用组胺 H_2 受体拮抗剂如西咪替丁有效，而使用带状疱疹免疫球蛋白因疗效佳而开始应用于临床。

（周海燕）

第六节 丹毒患者的护理

一、概述

丹毒（erysipelas）是由 B 型溶血性链球菌感染引起的皮肤及皮下组织内淋巴管及其周围软组织的急性炎症。皮损好发于小腿、足背及面部，为鲜红色水肿性红斑、皮疹，伴烧灼感、疼痛，压痛明显，可有淋巴结肿大，重者可出现水疱。该病通过皮肤或黏膜的细微损伤或不易发现的小伤口侵入，下肢丹毒多由足癣、趾甲真菌病、下肢皮肤破溃、静脉炎等引起，反复发作可引起慢性淋巴水肿、发生于小腿称象皮腿；面部丹毒常由口、鼻、咽部炎症、挖鼻、耳等引起；婴儿丹毒常见于腹部，常因脐部感染引起；瘙痒性皮肤病、虫咬、接种、放射线损伤、皮肤皲裂或轻微摩擦、抓挠、外伤等可诱发，有时可通过接触污染的敷料、器械用具感染，机体抵抗力降低如糖尿病、慢性肾炎、营养不良、低丙球蛋白血症可促发。本病四季均可发生，春秋为多，潜伏期为 2～5 天，多呈急性经过，皮损及全身症状多在 4～5 天达到高峰，重者或治疗不及时者可伴发蜂窝织炎甚至肾炎、败血症等，预后危重。按皮损表现可分为水疱性、脓疱性、坏疽性及游走性丹毒 4 型（表 20－4）。

表 20－4 丹毒、接触性皮炎、蜂窝织炎鉴别要点

丹毒	接触性皮炎	蜂窝织炎
·感染史	·有外界刺激物接触史	·边界不清的弥散性浸润性潮红
·无瘙痒	·瘙痒	·浸润深，化脓现象明显
·皮损边界清楚，稍隆起，为水肿性片状红疹	·无疼痛、压痛及全身症状	·显著的凹陷性水肿
·皮肤黏膜可有破溃，可出现全身症状		·不破溃

二、护理评估

（一）健康史

（1）了解患者既往有无挖鼻、掏耳、抓挠皮肤等不良行为。

（2）有无某些部位的外伤及感染如口、鼻、咽、耳、脐部、下肢及足部等；有无瘙痒性皮肤病、虫咬、接种、放射线损伤、皮肤皲裂等；有无外界刺激物或污染物的接触史。

（3）有无机体抵抗力降低的相关诱因如糖尿病、结核、慢性肾炎、营养不良、血液病等。

（二）临床表现

1. 询问患者前驱症状 有无畏寒、发热、头痛、恶心和全身不适等，局部有无烧灼感、疼痛和淋巴结肿大。

2. 询问皮损的具体情况 了解皮疹、红斑出现的时间、进展、颜色、形态、分型和部位；如有水疱，疱液的性质（水疱/血疱/脓疱），是否已形成坏疽，有无全身感染；局部皮损温度、有无隆起、蔓延情况，皮损消退后边缘是否隆起，有无脱屑、色素沉着等。

3. 询问患者的继发情况 如有坏疽，是否有全身感染；是否反复发作，出现慢性淋巴水肿，小腿丹毒是否形成象皮腿。

（三）辅助检查

1. 评估实验室检查 血常规中白细胞计数升高，中性粒细胞计数升高。可有血沉增快，抗链球菌溶血素增高，尿常规偶见蛋白尿及管型尿。

2. 评估组织病理检查 典型病理变化是真皮高度水肿，血管及淋巴管扩张，真皮内有以中性粒细胞为主的小灶性炎性细胞浸润，多围绕在血管和淋巴管周围，偶可累及皮下脂肪组织；中小动脉内皮细胞肿胀，管腔内可见纤维蛋白栓塞；复发性丹毒患者的真皮和皮下组织内淋巴管管壁增厚，管腔部分或完全闭塞，结缔组织增生。

（四）心理社会因素

首先，很多患者缺乏该疾病的相关知识，由于本病起病急，可呈游走性，且可反复发作，患者往往担心预后；其次，部分患者出现的面部红斑及眼睑肿胀、睁眼及视物困难可影响患者的形象及生活；最后，可能出现的寒战、高热及全身症状易使患者产生恐惧、焦虑、悲观等情绪，从而不利于患者的治疗配合。

三、护理问题

1. 疼痛　局部炎症所致。
2. 皮肤完整性受损　皮肤出现红斑、皮疹、水疱、血疱，疱皮破裂及脱屑所致。
3. 焦虑　患者缺乏治疗疾病知识、信心、局部疼痛所致。
4. 体温过高　局部感染及炎症所致。
5. （部分）生活自理能力缺陷　面部丹毒所致视物困难、治疗要求患肢制动所致。

四、护理目标

（1）患者自觉疼痛减轻，舒适度增加，饮食及睡眠不受影响。
（2）患者炎症消退，皮损痊愈。
（3）患者能说出丹毒的相关知识，树立信心，配合治疗。
（4）患者体温波动在正常范围内，血常规中白细胞计数正常、无败血症等全身严重感染出现。
（5）患者生活需要及时得到满足。

五、护理措施

（一）一般护理

（1）根据患者病情，给予相应级别护理。患者应安排单间，限制探视及陪住人员，并限制患者间的相互接触，以避免交叉感染。

（2）病室每日定时通风，紫外线消毒空气，保持安静、温湿度适宜。墙面、地面及用物等均应使用消毒剂擦拭，床单位及被服保持整洁，用物专人专用。医护人员勤洗手，正确处理器械和辅料等，严格无菌操作规程。

（3）监测感染征象，每日定时监测患者生命体征，遵医嘱定时查血常规。

（4）评估患者饮食、睡眠及二便的情况。指导患者选择营养丰富、清淡易消化的高热量饮食为主，包括糖类、优质蛋白、各种维生素等，多饮水，避免食用海鲜、辛辣刺激食物，戒烟戒酒，补充维生素A，足量饮水，保持二便通畅，并保证良好的睡眠环境、条件和充足的睡眠时间。

（5）积极配合医生检查和治疗全身疾病如糖尿病、结核、慢性肾炎、营养不良、血液病等。

（二）心理护理

（1）观察患者言行，倾听患者主诉，评估患者心理，与患者共同有针对性地提出、分析并解决问题。呼叫器置患者手边，多巡视，满足患者生活需要。

（2）告知患者丹毒的相关知识，包括病因、治疗方案、皮肤感染的有害因素及预防方法等，使患者信任医护人员、树立治病信心、配合治疗。

（3）了解患者既往的生活习惯，合理安排锻炼及社交活动，营造良好的环境气氛，与患者共同寻求放松及增加舒适度的方法。

（三）皮肤护理

（1）急性期应卧床休息，小腿丹毒应充分暴露、抬高、制动，并避免碰撞、接触热源等。缓解期可酌情活动。

（2）每日检查患者皮损情况，保持皮肤、黏膜的完整性及清洁，用无菌生理盐水清洁皮损，2次/日。局部肿胀、疼痛者，可用50%硫酸镁液或呋喃西林液湿敷，或冰袋冷敷；也可行紫外线照射；有水疱形成时，应切开引流，并遵医嘱外用抗生素软膏如0.5%新霉素软膏、达维邦或莫匹罗星软膏等。

（3）指导患者保持全身皮肤清洁，勤洗头、洗澡、修剪指甲，并避免挖鼻、耳、抓挠皮肤等不良行为，尤其是糖尿病患者，应每日检查双足，避免足部外伤、烫伤及冻伤等。

（4）保护皮肤黏膜，防止损伤；保持口腔清洁，避免呼吸道感染；积极治疗鼻炎、足癣等局部病灶。

（四）用药护理

（1）遵医嘱用药，不能擅自增、减、改、停药。

（2）全身治疗首选青霉素，使用前首先要详细询问患者过敏史，再做青霉素皮试，有过敏史者及皮试阳性者禁用；其次须备好抢救设备、用物及药品。用法：青霉素液须现用现配，要注意药物间的配伍禁忌及增强抗凝药药效的作用。肌内注射80万U/次，2~4次/日；静脉输液400万~1 000万U/d，分次给予，用1~2周，使用期间须密切注意用药反应，大剂量青霉素治疗者要注意神经症状、出血、溶血、水及电解质平衡紊乱、酸碱平衡紊乱及肝肾功能等。

（3）复发性丹毒应以间歇小剂量抗生素长时间维持，或口服红霉素1g/d，每月服5天。注意观察不良反应，过敏者可改用红霉素或磺胺类药物，因该药有肝肾损害，应定期遵医嘱抽血查肝肾功能。

（4）中药：以清热、凉血、泻火、解毒为治则，一般可用小檗碱解毒汤加减。头面部者宜用普济消毒饮加减，下肢丹毒者用五神汤或萆薢渗湿汤加减。若出现高热、神昏、谵妄、邪毒内攻妄症，可用犀角地黄汤（现用水牛角代犀角）合黄连解毒汤加减。

六、最新进展

目前，在治疗丹毒方面，去氧氢化可的松作为抗生素的辅助治疗用药、卵泡细胞集落刺激因子作为三线治疗药，其效果已有双盲试验的验证；也有个案报道局部高压氧治疗有效；也有文献报道可每周肌内注射盘尼西林来预防丹毒。

（陈　薇）

第七节　过敏性紫癜患者的护理

一、概述

过敏性紫癜（anaphylactoid purpura）又名 Henoch – Schonlein 紫癜，是侵犯皮肤或其他

器官的毛细血管及细小动脉的一种过敏性血管炎，多见于儿童和青少年，春秋季节发病相对较多。以血小板不减少性紫癜、伴腹痛及关节症状为特点。本病病因不明，多数患者起病前有上呼吸道感染、咽痛与全身不适等症状，可能与病毒、细菌（溶血性链球菌）感染，服用药物、特殊食物，虫咬或其他变应原有关，物理因素如寒冷也可引起。发病机制与变应性皮肤血管炎类似，可能是Ⅲ型变态反应，是由于免疫复合物的沉积或 IgE 中介损伤血管。有报告本病患者血清中 IgA 升高，免疫荧光检查在受累或未受累的皮肤活检标本中，可见 IgA 沉积，在肾脏受累的患者中可见 IgG 免疫复合物的增加。病程约 4~6 周，常复发，总病程可为数月至 1~2 年。按临床表现可分为单纯型、关节型、腹型、肾型、混合型紫癜五种。

（一）过敏性紫癜的诊断标准

1. 根据临床表现并结合实验室检查　有前驱症状、突出皮面性紫癜、腹痛、关节或肾累及；血小板计数、血小板功能和凝血时间正常。

2. 组织病理　真皮浅层毛细血管和细小血管出现白细胞碎裂血管炎变化。

3. 直接免疫荧光　血管壁 IgA、补体 C3 或纤维素沉积。

（二）鉴别诊断

除外其他具有弥散分布的类似紫癜的疾病（表 20 - 5）。

表 20 - 5　过敏性紫癜的鉴别诊断

鉴别诊断	血小板减少性紫癜	变应性皮肤血管炎
临床表现	紫癜皮损为大片皮下瘀斑，血小板计数明显减少	同时存在风团、紫癜、水疱与血疱、结节、坏死、溃疡是其特征

二、护理评估

（一）健康史

评估患者发病年龄；既往药物、特殊食物服用史，或手术、外伤、感染史，尤其是上呼吸道感染；活动休息情况如有无过度劳累；了解患者居住环境，有无寒冷刺激等，以便了解病因。

（二）临床表现

过敏性紫癜患者以皮肤及黏膜出现紫癜开始，伴发热、头痛、不适感及食欲不振，并根据腹型、关节型、肾型紫癜三型分别以相应部位症状为主要表现。

1. 询问并观察患者皮损出现的时间、部位、形态、伴发症状及进展情况等　一般患者最早的皮肤表现为小而分散的瘀点或荨麻疹样皮疹，呈出血性，一般皮疹在 5~7 日内颜色可变淡，逐渐消退，也可反复发作，多见于下肢和足踝部的伸侧及臀部，对称。紫癜可融合成大片瘀斑，也可发生水疱或溃疡。3 岁以下患儿常有头皮、手足及眶周组织水肿。

2. 询问并检查患者有无胃肠道症状　除皮肤损害以外，腹型紫癜患者同时出现程度不等的腹痛、腹泻、呕吐、出血或肠套叠，甚至肠穿孔，因此可有便血等消化道出血症状。严重腹痛者可能被误诊为急腹症。

3. 询问并检查患者有无肾损害　约有 50% 患者发生肾损害。除皮肤损害以外，肾型紫癜患者可出现血尿、蛋白尿或管型尿，个别病情严重者可发展为肾衰竭。

4. 询问并检查患者关节情况　除皮肤损害以外，关节型紫癜患者的关节痛较常见，开始为弥散性手臂及小腿疼痛，多数关节可被侵犯，肘、膝、踝关节常见，表现为关节周围肿胀，少数有关节积液。这种关节炎可在几周内不留变形而消退。部分患者同时伴有发热、头痛等症状。

（三）辅助检查

1. 实验室检查　血小板及凝血因子正常，毛细血管脆性试验阳性，血沉快，轻度白细胞增高，尿常规常有红细胞、蛋白及管型。

2. 组织病理检查　根据取材时间及病损的严重程度不同，其病理变化各异。典型变化是真皮毛细血管及小血管内皮细胞肿胀、闭塞。管壁有纤维蛋白渗出、变性及坏死。血管壁及血管周围有中性粒细胞浸润和核碎裂，有少数嗜酸粒细胞及单核细胞浸润，有数量不等的红细胞外渗。

Soler 等 1976 年报告在坏死性血管炎浸润中，可有两种细胞类型：

（1）血清低补体性血管炎：静脉周围浸润细胞为中性粒细胞，并有纤维蛋白样渗出和核碎裂。

（2）正常补体性血管炎：除中性粒细胞浸润和纤维蛋白沉着外，在静脉周围有淋巴细胞浸润。两者比较，低补体性血管炎核碎裂显著，沉积的纤维蛋白呈编织状外观，血管基膜增厚和表皮水肿也更显著。

电镜检查发现侵犯的血管为毛细血管后静脉，特别侵犯 $8 \sim 30 \mu m$ 大小血管。早期的变化有内皮细胞肿胀，细胞间无裂隙。开始时中性粒细胞在血管的间质内，严重患者可见血小板聚集于管腔内并在内皮细胞间穿过。

（四）心理－社会因素

由于病情易反复、病程长，以全身性瘀点、瘀斑为表现，还可累及胃肠道、关节、肾脏等，以及治疗期间长期大量应用糖皮质激素，可能出现的药物副作用，易使患者对疾病及治疗产生焦虑不安、紧张、悲观、失望等心理。

三、护理问题

1. 皮肤完整性受损　疾病致皮肤出现瘀点、瘀斑，甚至出现水肿、水疱及溃疡。
2. 焦虑　疾病反复发作、病程长，全身受累所致。
3. 潜在的胃肠道出血　腹型紫癜患者疾病引起的腹部不适、呕吐、消化道受累所致。
4. 潜在的营养缺乏　腹型紫癜患者疾病引起的腹部不适、呕吐、腹泻以及部分饮食限制所致。
5. 疼痛　关节型紫癜患者疾病引起的关节痛、腹型紫癜患者疾病引起的腹痛所致。
6. （部分）生活自理能力缺陷　关节型紫癜患者疾病引起的关节痛，导致活动受限所致。
7. 知识缺乏　患者缺乏用药相关知识的资料来源所致。

四、护理目标

（1）患者病情得到控制，无更严重的皮肤损害出现，无继发感染出现，体温正常，血白细胞计数在正常范围内。

（2）患者治疗期间舒适度增加，焦虑减轻，可树立信心，配合治疗。

（3）患者胃肠道不适症状减轻，无消化道出血出现或出血后得到及时处理，无更严重的并发症出现。

（4）患者治疗期间饮食安排合理，未出现营养不良。

（5）患者疼痛时得到及时处理与控制，疼痛减轻，不影响患者的生活自理能力。

（6）患者能准确说出所用药物的作用、用法及副作用，能遵医嘱准确用药，无药物副作用出现或副作用出现后能及时得到处理。

五、护理措施

（一）一般护理

（1）根据患者病情，给予相应级别护理。使用激素及免疫抑制剂期间，患者应安排单间，限制探视及陪住人员，并限制患者间的相互接触，以避免交叉感染。关节疼痛或活动时疼痛加重者应卧床休息，等疼痛缓解后再酌情安排活动；腹痛、消化道出血、肾脏受累且病情严重者须绝对卧床休息，以免加重病情。

（2）病室每日定时通风，紫外线消毒空气，保持安静、温湿度适宜。墙面、地面及用物等均应使用消毒剂擦拭，床单位及被服保持整洁，用物专人专用。应告知患者不要使用空气清新剂、灭蚊剂等；清洁工在进行清洁工作时应湿扫湿擦，避免扬尘；探视者严禁带鲜花、宠物、毛制品进入病室。医护人员勤洗手，严格无菌操作规程，在给关节疼痛患者实施治疗和护理操作时动作应轻柔。

（3）每日定时测量生命体征。患儿及病情危重者应严密观察病情变化。

（4）评估患者饮食、睡眠及二便的情况。指导患者选择营养丰富、清淡易消化的饮食，也可进食维生素丰富的水果、蔬菜等。消化道出血患者应暂禁食，以免加重出血，病情好转后可由流食、半流食逐渐过渡到普食；合并肠炎患者因肠黏膜水肿、充血，应选择无渣或少渣软食；此外，患者应暂禁食动物蛋白如牛奶、鸡蛋、鱼虾等，避免接触生、冷、辛辣及刺激物如烟、酒、浓茶、咖啡、葱、姜、蒜、胡椒等，以免加重过敏反应。

患者应足量饮水，保持出入量平衡、二便通畅，并保证良好的睡眠环境、条件和充足的睡眠时间。

（5）患者应注意保暖、预防上呼吸道感染、保持心情愉快、避免过度劳累等。

（二）心理护理

评估患者心理状况，倾听患者主诉，了解患者的经济状况，针对具体心理问题给予指导。帮助家庭、单位等社会支持系统给予患者支持，态度和蔼，并告知患者过敏性紫癜的相关知识，从而消除患者焦虑、紧张、悲观、失望等不良心理，使其树立信心、保持乐观、积极配合治疗。

（三）皮肤护理

（1）过敏性紫癜患者的皮肤在不良刺激，皮肤出现瘀点、瘀斑，进而水肿甚至破溃，还可合并感染，因此皮肤护理是预防感染的关键。

首先要告知患者避免皮肤刺激如冷、热、外伤、抓挠等；勤剪指甲，注意皮肤清洁，温水洗浴，选择偏酸性或中性的浴液或皂类，避免使用化妆品；如皮肤损害呈开放性，应及时采取预防感染的措施。

其次患者的贴身衣物宜选择柔软、透气良好的棉织品，并经常换洗。被服要保持清洁干燥及平整，绝对卧床患者应协助其定时翻身，避免皮肤受压形成压疮。

（2）观察患者皮肤瘀点或瘀斑的大小、性状、分布及消退情况。皮肤紫癜可外用炉甘石洗剂，以减轻皮肤的急性炎症。

（3）应注意患者口腔卫生，口腔黏膜出血时，应在三餐后及睡前用漱口液漱口，或行口腔护理，防止感染。

（四）消化道护理

（1）观察患者消化道症状，尤其是腹型紫癜患者应注意腹痛的部位、性质、程度，有无腹泻、呕吐，如有分泌物及粪便，观察次数、量、颜色、气味，必要时遵医嘱留样或抽血，并及时送检，监测是否有消化道出血。

（2）必要时患者须行胃镜检查，以明确胃部出血情况，应为患者做好检查前后的详细说明。

（3）消化道出血的护理：①安慰患者，协助其卧床，略抬高床头，嘱其头侧一边，保持镇静，并立即告知医生。②选择粗大血管建立静脉通路、配血，并根据生命体征适当调节补液速度，如心率、血压平稳，可适当减慢滴速。补液过程注意"先晶体后胶体，先盐后糖"的顺序。③严密观察生命体征，观察患者意识，嘱其禁食禁水，有条件者，给予床旁心电、血氧、血压监测，注意24小时出入量，认真进行护理记录，并遵医嘱查血常规、肝全、肾全、粪便常规及潜血，观察患者肠鸣音变化。④备好抢救设备、物品、药物等，及时清理患者的呕吐物和黑粪，以减少不良刺激。初步估计出血量：出血约20ml时，粪潜血试验可阳性；出血达50~70ml时，可表现为黑粪；出血约1 000ml时，粪可为鲜红色，潜血可持续1周阳性，黑粪可持续1~3日。但要注意明确消化道出血、鼻出血、咯血、药物致黑粪的区别。⑤遵医嘱及时准确地使用止血药及抢救药，必要时输全血。⑥如需做内镜止血、放置三腔两囊管或手术治疗，应做好相应的准备。⑦注意保暖，加盖棉被。⑧呼吸困难者，遵医嘱给予低流量吸氧，一般管道氧1~3L/min为宜，注意湿化氧气。⑨出血活动期应禁食禁水。出血停止后3~4日后，可先进食冷流食，进食后未再出血，可逐步过渡到半流食、软食、普食；嘱患者忌饱餐、热饮、坚硬、刺激食物。⑩做好护理记录，密切监护患者，以免延误病情。

（4）遵医嘱及时准确地对症用药。

（五）肾脏损害护理

1. 监测血压　观察患者24小时出入量，并观察尿液的量、性状等，必要时遵医嘱留样或抽血，并及时送检，以了解患者肾脏情况。

2. 遵医嘱　必要时改低盐饮食，并及时准确地对症用药。

3. 经皮肾脏穿刺活检术的护理　必要时配合医生行肾脏活检术以明确肾脏病变类型。

（1）术前准备

1）向患者说明肾穿刺的必要性、安全性，向患者讲解手术的简要过程。

2）教会患者屏气及卧床排尿，以利于患者配合。

3）术前 1 日嘱患者洗澡，尤其应清洁后背肾区皮肤，如患者不方便，应协助患者清洁。

（2）术后护理

1）患者须俯卧位 6 小时，穿刺部位上方压沙袋 6 小时，如无肉眼血尿、持续性腰痛、腹痛、脐周痛，6 小时后可除去沙袋，患者改平卧至 24 小时。

2）监测患者生命体征。术后每半小时应测量一次血压，至 4 小时，若血压波动大或血压降低，应及时告知医生，给予对症处理，注意有无脉搏细数、大汗等出血性休克的表现。

3）术后嘱患者多饮水，保证尿量，防止出血所致尿路梗阻，同时留取尿标本送检。

4）注意观察体温及穿刺部位伤口敷料情况，是否清洁干燥，有无渗血、渗液等。

5）常巡视患者，做好生活护理，满足患者的基本生活需要，将患者常用物品及呼叫器置于患者手边，患者呼叫，应及时给予答复。

6）注意耐心倾听患者的主诉，告知患者有少许腰部不适属于正常情况，如出现剧烈腰痛，应及时告知医生。

7）术后 24 小时如无明显腰痛即可下床活动。

（六）疼痛护理

（1）评估患者疼痛的部位、特点、程度、频率、持续时间、并发症状及既往减轻疼痛所采取的措施。

（2）减少增加疼痛的不良因素，例如与患者交流，倾听其主诉，减轻患者的焦虑；控制环境如噪声、温度和光线等。

（3）协助患者采取舒适体位，教会患者放松技巧以减轻疼痛，如参加娱乐活动、看报、听音乐、联想愉快经历等。

（4）必要时遵医嘱及时准确地对症用药。

（七）用药护理

（1）首先应去除病因，停用可疑药物。

（2）对单纯型紫癜者仅用抗组胺药如去氯羟嗪；保护血管药物如芦丁、维生素 C、卡巴克洛等，皮疹显著可静脉给钙剂。

（3）肾上腺皮质激素用于症状较重患者，可缓解急性期症状，但对自然病程可能不发生影响。用法：泼尼松 30～40mg/d，口服，或氢化可的松 200mg/d，静脉滴注，适用于不能口服或消化道出血者，以后根据病情逐步减量。糖皮质激素可抑制发热及关节炎，但不能阻止肾脏受侵犯，长期大剂量使用时可引起感染、高血压、心律失常、高血糖、药物性肌炎等。应告知患者不要随意改、减、停药，应谨遵医嘱用药，以免延误治疗。

1）激素的作用与副作用：①促进蛋白的代谢，抑制蛋白合成，加速蛋白分解，造成负氮平衡。②动员脂肪沉积，使血清胆固醇磷脂和脂酸增加，脂肪沉积于面、颈、腰及腹部，出现向心性肥胖。③影响糖的代谢，促进糖原异生，使肝糖原增加，抑制组织利用胰岛素，葡萄糖减少，血糖升高。同时抑制肾小管重吸收糖，而出现尿糖，引起糖尿病。④可抑制腺垂体生长激素及促进甲状腺的分泌，抑制垂体中叶黑素细胞刺激素的分泌，对抗神经垂体加压素，促进肾小管对水的重吸收，并抑制醛固酮分泌，而影响钠的排泄而发生水肿。

2）激素使用的注意事项：①因激素可致骨质疏松，所以在服用激素的同时可以补充钙剂，并注意勿使患者骨折。②因激素可使钠潴留、钾排泄过多，所以在服用激素的同时须补钾，经常检查患者有无水肿，饮食上要限制钠盐。③激素可使蛋白分解，一方面定期注射苯丙酸诺龙帮助蛋白合成，但要限制脂肪，防止脂肪在体内储存过多。④服用激素可使胃酸增加，容易产生消化道溃疡，服药同时应加服保护胃黏膜的碱性药物，经常注意患者的大便情况，如有异常，应及时留样送检。⑤经常检查患者皮肤有无紫癜，注意患者神经精神症状。⑥遵医嘱定期抽血查血电解质、血常规、尿常规，注意出凝血时间。⑦每周测体重一次，经常查血压。⑧水肿患者记录 24 小时出入量。⑨预防并发症如继发感染等，长期服用激素的患者注意给抗生素。⑩注意口腔护理、会阴护理，防止白色念珠菌感染。

（4）病情严重者可加免疫抑制剂如环磷酰胺等。用法：环磷酰胺 200mg，每周 2~3 次，静脉滴注，总量 4g 以后或症状缓解后改口服维持，只适用于多次复发并有肾累及者。副作用有胃肠道反应、骨髓抑制、肾功损害等。必要时可与糖皮质激素合用。

（5）消化道出血者，可口服云南白药胶囊，2 粒，3 次／日；或 1g 酚磺乙胺加入 5% 葡萄糖氯化钠溶液，静脉滴注；同时加用抗组胺药如西咪替丁、雷尼替丁等。关节痛可用非甾固醇类抗炎药。

（6）中药：雷公藤对本病有一定疗效。中医认为过敏性紫癜属于"发斑"范畴，多有风毒侵入肌肤或温热邪毒侵入脉络及血溢于脉外，发为紫癜。在治疗上提倡"早期清热解毒，凉血祛风；中期戒毒化瘀，凉血止血；后期养阴活血，滋肾清利"三步，并倡导活血化瘀、脱敏调免的治疗原则。常用药如复方丹参、川芎嗪注射液、口服加味犀角地黄汤（现用水牛角代犀角）等。

六、最新研究及护理科研

现代医学使用激素类、免疫抑制剂治疗过敏性紫癜，疗效肯定。但缺点也多，如用量大、疗程长、易复发，部分患者甚至有依赖或抗药，给治疗带来很多困难。现在有临床试验证实了病毒感染、免疫功能紊乱与本病的发病密切相关，在治疗上采用中西医结合的方法，运用中药理论，通过大量临床报道的证明，中西医结合治疗能较快缓解症状，缩短病程，改善预后。此外，对过敏性紫癜患者行脱敏治疗也有一定的疗效。

（陈　薇）

第八节　梅毒的护理

一、概述

梅毒（syphilis）是由梅毒螺旋体引起，主要通过性交传染。本病早期主要侵犯皮肤和黏膜，晚期可侵犯许多器官。患梅毒的孕妇可通过胎盘传染给胎儿，导致早产、死产和先天性梅毒儿。病原体为梅毒螺旋体（T. pallidum），由于它无色透明，一般染色不易着色，故又称苍白螺旋体，光学显微镜很难观察到，临床上常用暗视野显微镜进行检查。梅毒螺旋体在适当生活条件下进行分裂生殖，在体外不易生存，干燥、阳光照射、肥皂水和一般消毒剂很容易将其杀死。但在潮湿的环境中，可存活数小时。

二、护理评估

（一）健康史

绝大多数梅毒患者是由性接触而传染。患梅毒的孕妇可通过胎盘而使胎儿传染梅毒。感染一般发生在妊娠4个月以后。输血或经医疗器械也可感染致病。其他方式造成间接传染的几率很小。

（二）临床表现

梅毒可根据传染途径的不同而分为后天（获得）性梅毒与先天（胎传）性梅毒。

1. 后天性梅毒　可分为早期（一期和二期）、晚期（三期）和潜伏梅毒。早期梅毒传染性强，病期在两年内；晚期梅毒病期两年以上；潜伏梅毒为有感染史，梅毒血清反应阳性而无临床表现。

（1）一期梅毒：主要表现为硬下疳。潜伏期一般为2~4周，最常见的发病部位是外生殖器，男性发生于阴茎、冠状沟、龟头、包皮及系带上，女性好发于大小阴唇、阴唇系带、子宫颈上，同性恋男性常见于肛门或直肠等处。也可发生于口唇、乳房、手指等处。硬下疳初为浸润性丘疹，逐渐增大形成硬结。表面破溃形成溃疡，溃疡边缘整齐，周围隆起，溃疡面较清洁，软骨样硬度，无疼痛及压痛，内含大量梅毒螺旋体，传染性很强。硬下疳出现一周后，近位淋巴结呈无痛性、非化脓性肿大，能活动。如不治疗，一般约经3~8周自愈。

（2）二期梅毒：一般发生在感染后9~12周。梅毒螺旋体进入血液循环，形成梅毒螺旋体血症，播散至全身，引起皮肤黏膜损害，形成二期梅毒疹。在皮疹出现之前，常先有发热、全身不适、头痛等前驱症状，而后出现皮肤、黏膜表现，少数患者累及骨骼、神经系统等内脏器官。

1）皮肤黏膜损害：①皮肤损害形态多种多样，其中以斑疹性和丘疹性梅毒疹最常见。有时会出现脓疱性梅毒疹及梅毒性白斑。皮损主观症状轻微。②斑疹性梅毒疹：全身泛发，分布对称。红斑散在不融合，无自觉症状。③丘疹性梅毒疹：典型损害为0.5~1cm半球形浸润丘疹，色深呈紫铜色，境界清楚，对称分布，散在不融合，无症状，皮疹具有多形性，常与玫瑰糠疹、银屑病、扁平苔藓、药疹等其他皮肤病相似。具有特征性的为掌跖处皮疹，表现为浸润明显的红色斑丘疹，其上领圈状脱屑，具有特点。好发于皱褶多汗（如肛门、外阴、腹股沟等）部位的梅毒疹，称扁平湿疣。由于局部的温暖、潮湿和摩擦等刺激，常发生糜烂渗出、疣状增殖。其上分泌物中含大量螺旋体，传染性很强。④脓疱性梅毒疹：较罕见。脓疱疹有脓疱疮样、蛎壳样等多样形态。皮疹常广泛分布全身，颜面特别是前额、甲周、掌跖常被累及。⑤头部虫蚀状脱发。

2）口腔黏膜损害：常与皮损伴发。口腔黏膜部扁平、圆形糜烂面，边缘清楚，表面有湿润灰白色假膜，含大量梅毒螺旋体，传染性极强。好发于舌、咽、扁桃体、牙龈处，亦见于小阴唇、阴道和宫颈部。

3）晚期梅毒：除皮肤黏膜损害外，还常累及心血管、神经和骨骼系统。晚期梅毒的皮肤黏膜损害数目少，分布不对称，破坏性大，常见的有：①结节性梅毒疹，铜红色结节，成群不融合，呈环形、蛇形和星形，破溃后底面凹凸不平，边缘呈堤状，愈后留有羊皮纸样瘢痕。常见于头部、背部及四肢伸侧。②树胶肿，亦称梅毒瘤。出现时间较晚，为皮下结节增大后中心坏死，形成边沿锐利的溃疡，分泌带血性树胶样脓液。常单发，好发于头、面及小腿。

2. 先天性梅毒　无一期梅毒症状，其他同后天性梅毒。早期先天性梅毒年龄小于 2 岁，晚期先天性梅毒年龄大于 2 岁。

（1）早期先天梅毒：多在出生后 3 个月以内出现症状，患儿发育差，营养不良呈小老人。损害好发于口周、臀部、掌跖等处，为深红色浸润性斑块，表面大片脱屑。发生在口周或肛周者，常呈放射状皲裂，愈后留有放射状瘢痕。黏膜损害主要是鼻黏膜肿胀、糜烂，重者发生溃疡或坏死，鼻中隔破坏形成鞍鼻。此外还可侵犯骨骼、内脏等，全身淋巴结肿大。

（2）晚期先天梅毒：多在 2 岁以后发病。除与后天三期梅毒相同外，还有三大特征：①基质性角膜炎，严重影响视力。②神经性耳聋，突然发生听力障碍，甚至耳聋。③楔状齿。

（三）辅助检查

1. 梅毒螺旋体检查　检查皮损处的梅毒螺旋体，尤其是硬下疳、扁平湿疣和黏膜损害。

（1）暗视野检查：对早期诊断具有十分重要的价值，特别是一期梅毒。

方法：在皮损处用玻璃片刮取组织渗出液或淋巴结穿刺液，涂片用暗视野显微镜检查见有活动的梅毒螺旋体即可确诊。

（2）免疫荧光染色：用异硫氰酸荧光素（FITC）标记的抗梅毒螺旋体抗血清，加入待检早期梅毒损害分泌物，在荧光显微镜下观察，可见绿色荧光者为阳性。

2. 梅毒血清试验　一般一期梅毒后期和二期梅毒时呈阳性反应。

（1）非梅毒螺旋体抗原血清试验：以心磷脂作抗原，检查血清中抗心磷脂抗体。临床上常用的有：①性病实验室玻片试验（VDRL）。②不加热血清反应素试验（USR）。③快速血浆反应素试验（RPR）等，均为筛查试验。敏感性高，特异性低，且易发生生物学假阳性。目前一般作为筛选和定量试验，观察疗效、复发及再感染。

（2）梅毒螺旋体抗原血清试验：用活的或死的梅毒螺旋体来检测抗梅毒螺旋体抗体，是特异性梅毒血清学试验，用于确诊。常用的有：①荧光螺旋体抗体吸收试验（FTA - ABS）。②梅毒螺旋体血凝试验（TPHA）。即使患者经过足够治疗，血清反直持续阳性，因此，不能用于观察疗效。

（四）心理社会因素

由于大部分病因为性接触传播，患者常有羞耻、恐惧（对病本身的恐惧；担心性病传染给家人；担心亲属、朋友、同事知道，使自己名声受损，无脸见人）、负罪感、被社会抛弃心理、疑病心理等。

三、护理问题

1. 焦虑　与疾病病程长及社会舆论导致心理负担加重有关。
2. 组织完整性受损　梅毒螺旋体病毒引起皮肤、黏膜破损及组织器官衰竭。
3. 知识缺乏　与梅毒知识缺乏有关。
4. 有感染的危险　梅毒螺旋体感染所致。
5. 营养缺乏　与各种并发症有关。

四、护理目标

（1）患者皮损逐渐愈合。

（2）患者未发生感染。

（3）患者营养均衡。

（4）患者3日内心态平稳，焦虑感消除。

（5）患者3日内了解性病传播的知识和危害。

五、护理措施

（一）一般护理

1. 早期梅毒　传染性极强，应注意隔离治疗，为患者单独安置病房治疗，加强消毒隔离措施；患者的用物单独处理，按传染病消毒方法执行；医护人员加强自我保护，按传染病隔离制度执行，接触患者要穿隔离衣、戴手套、防止刺破皮肤黏膜而感染；对患者的每一项操作严格按照无菌技术进行，避免医源性感染。

2. 晚期梅毒　应嘱患者卧床休息，因部分患者可能会出现发热、疼痛、皮肤和黏膜损害，甚至精神神经症状，加强生活护理和给予对症措施。晚期患者因内脏器官受累出现一系列脏器感染和衰竭症状，进行保护性隔离治疗，加强肠外营养增加机体抵抗力，并加强生活护理。皮肤黏膜有深部溃疡出现的，加强无菌换药。

（二）心理护理

（1）宣传疾病知识，讲解治疗过程和传播途径，能使患者了解疾病知识，正确认识疾病给个人、他人、社会带来的不利影响及危害。

（2）减轻其精神压力，消除心理障碍，让患者有信任感、安全感，持帮助的心态，帮助患者早日走出心理误区，积极配合治疗。

（三）治疗配合

（1）坚持规律治疗，按时随访。

（2）治疗期间避免性生活，注意隔离。污染内裤、浴巾及其他衣物煮沸消毒，分开洗浴用具，禁止与婴幼儿、儿童同床、同浴。

（四）用药护理

（1）严格执行青霉素皮试制度，现用现配，观察药物反应。首次应用青霉素治疗后有的患者出现吉一海反应（Jarisch－Herxheimer），这是由于螺旋体被青霉素杀死时病原体溶解释放出的异性蛋白所致。此反应多在用药后3~12小时出现。表现为流感样症状，如体温上升、头痛、关节痛和全身不适，皮损可暂时加重，骨膜炎疼痛，一般24小时缓解。为减轻吉－海反应，可在治疗前服用小量泼尼松。备好抗过敏药物，这些反应要告知患者让其安心，对发生过敏性休克症状的及时通知医生，做好急救处理。

（2）青霉素静脉输液每日4次，须选择静脉留置套管针，针孔处贴输液膜并写好穿刺时间，至少72小时更换一次，输液时间要14天，应注意合理选择静脉进行穿刺，观察穿刺局部有无红肿渗出、疼痛，及时处理。

（3）肌肉注射苄星青霉素G（长效西林）240万单位，分两侧臀部注射，应选用10ml

注射器配置制药液，药物配好后应立即注射，防止药液凝固。

（五）健康教育

（1）对妊娠妇女严格产前检查，消除先天梅毒儿和减少胎儿死亡率。对患梅毒的妊娠妇女如发生宫缩明显或胎动减少，应嘱孕妇去看产科。

（2）定期门诊复查，梅毒常规治疗后应随访 2～3 年，第一年每 3 个月复查一次，以后每半年复查一次。

（3）宣传教育，严禁卖淫、嫖娼，避免婚外性行为。对其性伴进行检查、诊治，防止性病的再传播与再感染。

（4）严禁使用不洁的血液制品或其他的生物制品，严禁使用已用过的注射器，推广使用一次性物品。献血时严格把关，对献血者严格审核，严格无菌操作，规范献血制度。

（5）严禁吸毒，让患者多阅读吸毒造成社会危害性的材料，加强法制教育，防止犯罪行为发生，避免共用注射器针头。

（陈　薇）

第九节　淋病的护理

一、概述

淋病（gonorrhea）是由淋球菌引起的泌尿生殖系统的化脓性炎症。本病传染性强，是我国目前发病率最高的一种性传播疾病。

病原菌为淋球菌，又称奈瑟淋球菌、淋病双球菌。革兰染色阴性，双肾形。淋球菌适宜在 35～36℃湿润的环境中生长，不耐干热和寒冷，干燥环境 1～2 小时死亡，在脓液中 10～24 小时仍有传染力，离开人体不易生存，一般消毒剂容易将其杀死。

二、护理评估

（一）健康史

主要通过性接触传播；也可经血行播散，造成淋球菌性菌血症，引起其他器官的感染，甚至造成不孕不育；若产妇感染，可在分娩过程中通过产道传染给婴儿。

（二）临床表现

潜伏期一般为 2～10 天，平均 3～5 天。

1. 男性淋病　尿道口瘙痒及灼热感，尿道口发红、水肿、尿道分泌稀薄黏液。1～2 天后出现尿痛、尿急、尿频，尿道分泌黄色黏稠的脓液，早晨时分泌物增多，可粘住尿道口，故称"糊口"现象。少数患者发热、乏力、腹股沟淋巴结肿大。

2. 女性淋病　症状比男性淋病轻或无症状，故较少就医或被漏诊。女性淋病好发部位为子宫颈，其次为尿道、尿道旁腺及前庭大腺。检查见宫颈充血或轻度糜烂、触痛，阴道脓性分泌物增多。女性尿道炎症状较轻，主要表现为尿道口充血、水肿，脓性分泌物较少，容易上行引起膀胱炎。

3. 儿童淋病　以新生儿眼炎和幼女淋菌性外阴阴道炎多见。前者经产道感染，俗称

"脓漏眼"，表现为结膜充血水肿、大量脓性分泌物，如治疗不及时可累及角膜虹膜甚至全眼，最终导致失明。后者多由间接感染，因儿童期阴道上皮较薄、pH 偏碱性，极易被淋菌感染，临床上表现为尿道、外阴及阴道红肿、疼痛，脓性分泌物。

如男性淋菌性尿道炎治疗不彻底，可引起尿道球腺炎、前列腺炎、精索炎、附睾炎、精囊炎、尿道狭窄、输精管梗阻而导致继发不育。女性淋病未及时治疗引起淋病性盆腔炎、输卵管狭窄或闭塞，可引起宫外孕或不孕症。

（三）辅助检查

1. 淋球菌涂片镜检　脓性分泌物涂片，革兰染色，油镜下可见白细胞内或外革兰阴性双球菌。

2. 培养　常用的培养基有改良的 T－M 培养基、巧克力琼脂培养基。根据菌落形态、革兰染色和氧化酶试验进行鉴定。

（四）心理社会因素

由于大部分病因为性接触传播，患者常有羞耻、恐惧、负罪感，被社会抛弃心理，疑病心理等。

三、护理问题

1. 排尿不适　由淋球菌侵犯尿道所致。
2. 焦虑　怕医治不好或传染他人，担心亲属、朋友、同事知道，使自己名声受损。
3. 疼痛　与淋球菌侵犯组织器官导致出现炎症反应有关。
4. 知识缺乏　缺乏淋病感染途径及相关预防措施。
5. 感染　淋球菌经血行播散，造成淋球菌性菌血症，引起其他器官的感染。

四、护理目标

（1）患者脓性分泌物消失。
（2）患者未发生菌血症。
（3）患者营养均衡。
（4）患者 3 日内心态平稳，焦虑感消除。
（5）患者了解性病传播的知识和危害。

五、护理措施

（一）一般护理

（1）急性期污染内裤、湿的毛巾，浴巾分开使用、放置，防止造成眼部感染，如眼结膜炎。

（2）适当休息，避免刺激性食物，如酒、浓茶、咖啡等，鼓励患者多饮水。

（3）做好外阴部位清洁，用 0.1% 苯扎溴铵溶液清洁会阴和尿道口，保持外阴部位干燥。

（4）分娩后对新生儿立即用 1% 硝酸银液滴眼。

（5）淋球菌易随血行播散，注意防止并发症。

（二）心理护理

（1）宣教淋病的知识，讲解治疗过程和传播途径，能使患者了解疾病知识，正确认识疾病给个人、他人、社会带来的不利影响及危害。

（2）对有尿道疼痛及精神症状的患者耐心讲解病情，加强心理护理，使其精神放松、压力减轻、心理负担减轻、恐惧感消除，增加对疾病的耐受力。

（三）治疗配合

（1）规范彻底治疗。

（2）治疗期间避免性行为，注意隔离。污染内裤、浴巾及其他衣物煮沸消毒，分开洗浴用具，禁止与婴幼儿、儿童同床、同浴。

（四）用药护理

（1）注意头孢类药物不良反应如皮疹及其他过敏反应、腹泻和其他胃肠紊乱等。

（2）使用外洗药物时不要过度用力。

（五）健康宣教

（1）加强防治的宣传教育工作，采用多种形式，宣传淋病的危害性，重点是性病的防治知识。

（2）劝说性伴或配偶同时接受检查治疗。鼓励使用避孕套，降低淋球菌感染发病率。

（3）注意个人卫生，与家人隔离，污染衣物分开放置，用具分开放置使用，都要进行消毒处理。

（4）淋球菌传染性极强，治疗不彻底易转为慢性，给治疗工作带来难度，为患者带来生理和心理上的痛苦。

（陈　薇）

第十节　非淋菌性尿道炎的护理

一、概述

非淋菌性尿道炎（non－gonococal urethritis，NGU）指经性接触传染的由淋菌以外的其他病原体所引起的尿道炎。本病的大多数病原体是沙眼衣原体，还有支原体、阴道毛滴虫、白色念珠菌和单纯疱疹病毒等。

主要和淋病鉴别。淋病性尿道炎潜伏期短，尿道炎症状重，尿道分泌多而呈脓性，分泌物涂片或培养可查见淋球菌。

二、护理评估

（一）健康史

部分患者有不洁性接触史10～20天，尿道炎症状及尿道内有稀薄分泌物。

（二）临床表现

潜伏期10～20天，起病较缓，病程较长。

1. 男性非淋菌性尿道炎　表现为轻重不一的尿道炎症状，尿道口轻度红肿，常于晨起见尿道口较稀薄的黏液分泌物。

2. 女性非淋菌性泌尿生殖道炎　临床症状不明显。阴道白带多，阴道及外阴瘙痒，宫颈水肿、糜烂。

若处理不当，男性继发急性附睾炎、慢性前列腺炎及尿道狭窄。女性继发前庭大腺炎、阴道炎、输卵管炎及盆腔炎、子宫内膜炎、输卵管炎，甚至不孕。

（三）辅助检查

1. 分泌物涂片镜检　男性尿道分泌物涂片革兰染色检查可见多形核白细胞，在油镜（1 000倍）下平均每视野≥5个为阳性。女性宫颈分泌物，油镜下平均每视野多形核白细胞>10个有诊断意义。

2. 尿液检查　取晨起首次尿或排尿间隔3~4小时的尿液（前段尿15ml）沉渣平均每高倍视野≥15个多形核白细胞，有诊断意义。

（四）心理社会因素

由于大部分有不洁性行为且病程长，患者常有恐惧、负罪感，被社会抛弃心理，疑病心理等。

三、护理问题

1. 排尿不适　由病原体侵犯尿道所致。
2. 知识缺乏　缺乏传播途径及相关预防措施的知识。
3. 焦虑　病程长，影响生活质量。

四、护理目标

（1）患者排尿不适消失。
（2）患者3日内心态平稳，焦虑感消除。
（3）患者了解性病传播的知识和危害。

五、护理措施

（一）一般护理

（1）注意隔离，停止性行为，污染衣物及用具注意消毒。
（2）适当休息，避免刺激性食物，如酒、浓茶、咖啡等，鼓励患者多饮水。
（3）做好外阴清洁，用0.1%苯扎溴铵溶液清洁会阴和尿道口。
（4）分娩后对新生儿立即用1%硝酸银液滴眼。

（二）心理护理

（1）宣教疾病的知识，讲解治疗过程和传播途径。正确认识不洁性行为给个人、他人、社会带来的不利影响及危害。
（2）精神放松，减轻心理负担，消除恐惧心理。

（三）治疗配合

治疗期间避免性行为，注意隔离。污染内裤、浴巾及其他衣物煮沸消毒，分开洗浴用具，禁止与婴幼儿、儿童同床、同浴。

（四）用药护理

（1）进食可影响阿奇霉素的吸收，故须在饭前 1 小时或饭后 2 小时口服。

（2）治疗期间，若患者出现腹泻症状，应考虑假膜性肠炎发生。如果诊断确立，应采取相应治疗措施，包括维持水、电解质平衡，补充蛋白质等。

（五）健康宣教

（1）宣传不健康行为对社会的危害和影响。

（2）劝说性伴同时接受检查治疗。鼓励使用避孕套，降低淋球菌感染发病率。

（3）注意个人卫生，用具分开使用，衣物单独消毒处置。

（陈　薇）

第十一节　尖锐湿疣的护理

一、概述

尖锐湿疣（condyloma acuminatum，CA）又称生殖器疣或性病疣，是由人类乳头瘤病毒（'human papilloma virrds，HPV）感染引起的增生疾病。主要通过性接触传染，也可通过公共浴室、浴盆、毛巾、内裤等其他途径传染。尖锐湿疣主要和 HPV6、HPV11、HPV16、HPV18、HPV31、HPV33 型等有关。病毒在潮湿的环境中易生存繁殖，好发于男女生殖器、肛门等处，易复发。与生殖器、肛门部位的鳞状细胞癌相关。

二、护理评估

（一）健康史

通过接触公共浴室的浴盆、毛巾、内裤等不良卫生习惯，或有不洁性行为史，阴肛部位疣状丘疹或疣状增生物。

（二）临床表现

潜伏期 1~8 个月，平均 3 个月。尖锐湿疣好发于男性的冠状沟、龟头、包皮、包皮系带、尿道口；女性的大小阴唇、阴蒂、子宫颈、阴道及肛周。同性恋患者可见于肛门及直肠。损害初发时为红色柔软的丘疹，帽针头至绿豆大小，逐渐变大变多，相互融合，呈乳头状、鸡冠状或菜花状。患者多数无自觉症状，少数感觉局部瘙痒。阴道、子宫颈尖锐湿疣可出现阴道白带增多。

（三）辅助检查

1. 组织病理检查　表皮呈乳头瘤样增生，颗粒层和棘层上部细胞有明显空泡形成。

2. 醋酸白试验　用 3%~5% 的醋酸液局部外涂或湿敷 3~5 分钟后，可见 HPV 区域发白，即所谓的"醋白现象"。醋白试验对早期辨认尖锐湿疣是一个简单易行的检查方法。

3. PCR　检测 HPV。

（四）心理社会因素

由于大部分有不洁性行为且外阴皮疹，病程长易复发，患者常有焦虑、恐惧、负罪感、被社会抛弃心理等。

三、护理问题

1. 局部不适　与疣状物侵犯皮肤黏膜有关。
2. 有感染的危险　局部处理后，皮肤破损、溃烂引起。
3. 焦虑　本病易复发并有传染性有关。
4. 知识缺乏　缺乏尖锐湿疣感染途径及预防措施有关。

四、护理目标

（1）阴肛部位疣状丘疹或疣状增生物消失。
（2）未发生继发感染。
（3）未传染他人。
（4）患者3日内心态平稳，焦虑感消除。
（5）患者了解尖锐湿疣感染途径及预防措施。

五、护理措施

（一）一般护理

（1）观察疣体形状、大小及气味变化，嘱其适当休息，少活动，减少局部摩擦，防止出血和感染。

（2）由于反复感染或对于巨大损害有发生恶变的可能，女性患者应进行妇科宫颈涂片检查，男性患者应进行尿道口、肛周检查，一经发现及早治疗。

（3）熟悉各种治疗方法，备齐用物，配合医生进行换药，做好消毒隔离、器具污物处理工作。

（4）注意液氮冷冻、外用药使用后的局部皮损变化，及时观察治疗效果。损害多者可分次进行。

（5）提高机体抵抗力，增加营养，注意休息，缓解压力。

（6）宣传本病知识，讲解好发部位的皮损如何保护，减少摩擦产生的红肿、破溃。

（二）心理护理

疾病易反复，须耐心讲解疾病发生、发展及治疗过程，减轻患者心理压力，解除思想包袱，缓解焦虑情绪。

（三）治疗配合

（1）避免搔抓皮疹。

（2）治疗期间避免性行为，注意隔离。污染内裤、浴巾及其他衣物煮沸消毒，分开洗浴用具，禁止与婴幼儿、儿童同床、同浴。

（四）用药护理

（1）外用0.5%鬼臼毒素酊时应将药液涂于疣体上，药品有局部刺激作用，注意保护周围正常组织。

（2）注意观察干扰素的副作用，最常见的是发热及流感样综合征，患者体重减轻、脱发、情绪激动，骨髓抑制致血细胞、血小板减少，轻度贫血，偶可发生神经系统损伤，影响内分泌系统功能，亦有产生干扰素抗体者。

六、健康教育

（1）定期随访，做好药物使用的院外指导，完全治愈前避免性生活。

（2）提倡使用避孕套，避免婚外性行为，洁身自爱。

（3）一旦复发及时治疗，性伴或配偶应同时去医院检查。治疗期间避免性生活。

（4）患者内裤、浴巾等应单独使用和消毒处理。

（陈　薇）

第十二节　生殖器疱疹的护理

一、概述

生殖器疱疹（genital herpes）是由单纯疱疹病毒（herpes simplix virus，HSV）Ⅱ型感染所致的生殖器皮肤黏膜的传染病。

二、护理评估

（一）健康史

主要通过性接触而传染。外阴生殖器部位，局限的红斑，表面簇集水疱、糜烂或表浅溃疡；局部有烧灼感；同一部位，反复发作。

（二）临床表现

皮损好发于男性包皮、龟头、冠状沟、尿道和阴茎，女性的阴唇、阴蒂、肛周和阴道，潜伏期平均6天，局部先有烧灼感，继之出现红斑，表面簇集水疱，疱破后形成糜烂或浅溃疡。腹股沟淋巴结肿大。一般数日至2~3周结痂自愈，但病毒可长期潜伏在神经节中，在疲劳、月经来潮、精神紧张、气候变化等情况下，往往在原处复发。

（三）辅助检查

单纯疱疹病毒抗体IGM血清学检查。

（四）心理－社会因素

由于疾病反复发作，患者常有烦躁、焦虑、恐惧、被社会抛弃心理等。

三、护理问题

1. 疼痛　与病毒侵犯皮肤黏膜有关。

2. 有感染的危险　局部处理后，皮肤破损、溃烂引起。

3. 焦虑　本病易复发并有传染性有关。

4. 知识缺乏　缺乏生殖器疱疹传染途径及预防措施有关。

四、护理目标

(1) 疼痛 3 日内减轻。

(2) 未发生继发感染。

(3) 未传染他人。

(4) 患者 3 日内心态平稳，焦虑感消除。

(5) 患者了解生殖器疱疹传染途径及预防措施。

五、护理措施

(一) 一般护理

(1) 宣传疾病知识，使其了解病情，在疱疹活动期避免性生活，直到治疗彻底，痂皮全部脱落。选择阿昔洛韦等对疱疹敏感、副作用少而轻和安全有效药物积极治疗，减轻症状，缩短病程，

(2) 隔离治疗，注意发病部位的局部清洁，免疫功能低下或有免疫缺陷患者，局部皮损重，病程长，应积极治疗局部感染，分泌物及用物加强消毒处理，保持清洁干燥，对反复感染者加强局部用物无菌处理，防止继发感染。

(3) 配合医生进行局部换药工作，妊娠期间易复发，应进行妇科方面的检查，防止对胎儿造成影响。

(4) 熟悉各种治疗方法，备齐用物配合医生进行换药，做好消毒隔离、器具污物处理工作。

(5) 注意休息，避免劳累、精神紧张，增加营养，提高机体免疫力。

(二) 心理护理

因生殖器疱疹易复发、有疼痛，女性复发少但症状重，患者容易出现焦虑、烦躁。须加强心理护理，减轻其精神和心理压力，缓解生理痛苦。

(三) 治疗配合

(1) 及早进行科学、规范、彻底治疗。

(2) 治疗期间避免性行为，注意隔离。污染内裤、浴巾及其他衣物煮沸消毒，分开洗浴用具，禁止与婴幼儿、儿童同床、同浴。

(四) 用药护理

(1) 外用药物前使用清水清洗局部，保持局部清洁。

(2) 一旦疱疹症状与体征出现，应尽早给药。

(3) 给药期间应给予患者充足的水，防止本品在肾小管内沉淀。

(4) 生殖器复发性疱疹感染以间歇短程疗法给药有效。口服剂量与疗程不应超过推荐标准。生殖器复发性疱疹的长程疗法也不应超过 6 个月。

六、健康教育

(1) 避免不洁性行为，患病期间避免性生活。

(2) 发现不适感应及时就医，性伴应到医院检查，做到早发现、早诊断、早治疗。

（3）加强宣传非婚性生活、多性伴或不安全性接触是传播此病的主要途径，自觉抵制或纠正这类不良行为，提倡使用避孕套。

（4）围生期保健工作中一旦发现孕妇患病，及时治疗。若在妊娠后期出现疱疹病毒感染，宣传做剖宫产，以免胎儿感染。

（5）易感人群保护性免疫力的方法是使用疫苗。

（6）由于生殖器疱疹患者大多易患子宫颈癌，因此患者至少应一年检查一次，以便早期发现。

（陈　薇）

第十三节　艾滋病的护理

艾滋病全称为获得性免疫缺陷综合征（acquired immuno deficiency syndrome，AIDS），由人类免疫缺陷病毒（HIV）引起。传染源为艾滋病患者及人类免疫缺陷病毒携带者，可通过性接触、血液（输血或共用针头、注射器、医疗器械）、母婴传播及被感染者的器官或精液等污染的物品传播。潜伏期一般 2～15 年。临床以淋巴结肿大、厌食、慢性腹泻、体重减轻、发热、乏力等全身症状起病，逐渐发展为各种机会性感染、激发肿瘤等而死亡。

一、一般护理

（1）同"性传播疾病的一般护理"。

（2）避免接触带状疱疹、结核、水痘等疾病的患者，根据免疫缺陷的程度实施保护性隔离。

（3）加强职业防护，医护人员应增强自我防护意识，严格遵守操作规程，防止医源性感染，当皮肤有损伤时，不得参与侵入性操作，防止针头刺破皮肤。

二、专科护理

（一）皮肤护理

（1）清洁卫生：保持皮肤清洁、完整，避免外伤及抓挠皮肤，衣物应选择宽松、纯棉材质，避免摩擦刺激。

（2）可能出现的伴随症状：随着 HIV 感染的进展和免疫缺陷的发生，可出现多种皮肤、黏膜症状和体征，如继发疱疹病毒感染、传染性软疣、梅毒、尖锐湿疣、鹅口疮、口腔念珠菌感染等。

（3）口腔溃疡者：每餐后遵医嘱用过氧化氢溶液或清热解毒的中药液进行漱口。

（4）腹泻者：保护肛门周围皮肤，可适当涂抹润滑药膏如硅油，以防皮肤皲裂。

（5）长期卧床者：协助其每 2 小时翻身 1 次，预防压疮发生。

（二）病情观察及护理

（1）观察皮肤黏膜情况，有无新生皮疹，口腔、肛周、生殖器是否有疱疹及溃疡的发生，有无并发二重感染，是否有疣及肿瘤的生成。

（2）观察全身情况，有无发热、全身不适、淋巴结肿大、体重减轻；盗汗、厌食、肌肉酸痛、关节痛症状。高热者按高热护理，遵医嘱使用退热药，并做好记录。

（3）观察有无神经系统症状，有无头痛、癫痫、定向力障碍、痴呆等，有无脑膜炎症状，应加强看护，避免外伤。

（4）观察有无胃肠道症状，如恶心、呕吐、腹泻等，频繁恶心、呕吐者，暂禁食，根据病情逐渐给予水和少量流质，勤漱口，遵医嘱在饭前 30 分钟使用止吐药，静脉补液以保持水电解质和酸碱平衡。腹泻者遵医嘱应用止泻药。

（5）观察呼吸的频率、节律及深度，有无咳嗽、咳痰、呼吸困难、发绀甚至呼吸衰竭等肺部感染的发生。合并卡氏肺囊虫型肺炎、巨细胞病毒性肺炎者，应观察患者皮肤色泽，定时监测呼吸，抬高床头或取坐位，使横膈下降，有利呼吸，减少耗氧量，同时氧气吸入，必要时气管插管或气管切开。

（6）观察有无并发深部真菌感染。

（7）观察有无血小板减少性紫癜，密切观察血小板数值和全血细胞数。避免长时间行走、外伤，避免食用坚硬、带壳食物；应卧床休息，必要时绝对卧床；使用软毛牙刷，进食软质食物。

（8）观察营养状况，有无消耗综合征状况，应加强营养，减少活动，必要时静脉注入营养素。

（三）用药护理

本病目前无特效药，基本倾向联合用药，常用药副作用如下，应注意观察。

1. 蛋白酶抑制剂　如沙奎那韦、英地那韦、瑞托那韦，主要副作用为脂肪的重新分布、代谢异常、肝毒性、血糖升高。

2. 核苷类反转录酶抑制剂　如齐多夫定、去羟肌苷、扎西他滨，服用此类药可引起骨髓抑制，导致贫血，应定期检查血常规。肝肾功能障碍及维生素 B_{12} 缺乏患者慎用。

3. 非核苷类反转录酶抑制剂　如奈韦拉定、台拉维定等，最常见的不良反应为恶心、疲劳、发热、头痛、腹泻、腹痛、肌痛，应提前告知患者。

三、健康教育

（1）注意饮食卫生，不吃霉变腐烂食物，不生食海鲜及未煮熟的鸡蛋、肉类等。

（2）加强营养，饮食以高蛋白、高热量食物为主，遵循多样、少量、均衡的饮食原则。

（3）注意紫外线防护，避免强烈日晒，外出时应佩戴遮阳镜、遮阳伞、遮阳帽，防止皮肤受伤。

（4）不共用牙刷、剃须刀等可被血液污染的物品，污染的物品要妥善消毒处理。

（5）对无症状的病毒携带者，嘱其每 3 ~ 6 个月做 1 次临床及免疫学检查。出现症状，随时就诊，及早治疗。

（6）配偶双方都已感染上 HIV 病毒，潜伏期应减少性生活，使用避孕套，防止抵抗力下降。发病期，可适当房事，次数要少，动作应轻。

（7）无论配偶双方或一方感染上 HIV，必须采取避孕措施，以避孕套最好，不要采取放置宫内环及服药的方法。一旦受孕，应及早行人工流产术。

（8）产后禁止母乳喂养。

（9）保持良好的心态，HIV 抗体阳性患者，应以对他人、对社会负责的态度，遵守预防艾滋病的有关规定，不要献血、献精子或捐器官，切不可与他人共用注射器。

（10）应告知性伴侣进行 HIV 抗体检测，积极采取适当的预防措施，避免有体液接触的性行为。

（周海燕）

第十四节　皮肌炎的护理

皮肌炎（dermatom yositis）是以红斑、水肿为皮损特点，伴有肌无力和肌肉炎症、变性的疾病，主要累及皮肤和血管，伴有关节、心肌等多器官损害，各年龄组均可发生。

一、一般护理

（1）病室空气新鲜，按时通风，每日空气消毒 1~2 次，墙面、地面及用物等均应每日用含氯消毒液擦拭 1 次，床单位及被服保持整洁。

（2）急性期应卧床休息，肌肉肿胀、疼痛明显时，应绝对卧床，缓解期可酌情安排活动。

（3）为患者提供良好的睡眠环境，保证休息，有助于疾病恢复。

（4）长期大量应用糖皮质激素药物或免疫抑制剂的患者应预防感染，避免和患有带状疱疹及其他具有传染性疾病的患者共住一室，限制探视，实施保护性隔离。

（5）饮食应清淡、易消化、低盐饮食，应注意补充含钾、含钙的食物及水果，如橘子汁、香蕉、蘑菇、牛奶、鸡蛋、瘦肉等，进食速度宜慢，避免呛咳或误咽造成吸入性肺炎。进食困难、吞咽困难者可鼻饲饮食。忌食辛辣腥发刺激性食物，戒烟、戒酒。

（6）评估患者肌力（肌力分 6 级：0 级肌肉无任何收缩即完全瘫痪；1 级肌肉可轻微收缩，但不能产生动作即不能活动关节；2 级肌肉收缩可引起关节活动，但不能抵抗地心引力，即不能抬起；3 级肢体能抵抗重力离开床面，但不能抵抗阻力；4 级肢体能做抗阻力动作，但未达到正常；5 级正常肌力）；评估自理能力。协助患者定时翻身，防止压疮发生，实施保护性安全措施，防止意外发生。长期卧床患者应加强生活护理，满足患者的生活需要，将日常用品（水杯、呼叫铃等）置于床旁，以便患者取用。卧床期间，指导患者床上排便，保持二便通畅。

（7）监测生命体征，密切观察病情，有无疼痛、呼吸困难、心率和节律异常，及时对症处理。遵医嘱定期复查血常规、肝肾功等实验室检查，掌握患者用药期间有无器官损害。

二、专科护理

（一）皮损护理

（1）进行肌内注射或静脉注射时，应避开皮疹部位。

（2）避免用力拉扯患者，以免加重肌肉损伤。

（3）皮疹的护理：急性期皮损表现为红肿、水疱时外用炉甘石洗剂；有渗出时，用 3% 硼酸溶液冷湿敷，并注意保暖，避免受凉。皮损处遵医嘱外用遮光剂、润肤剂、他克莫司等，皮疹部位勿用手抓挠，保持皮肤完整，预防感染。

（4）避免皮肤刺激：如日晒、冷热刺激等。

· 497 ·

（5）保持皮肤清洁：温水洗浴，选择偏酸性或中性的浴液或皂类，避免使用化妆品。

（二）用药护理

（1）临床治疗用药首选糖皮质激素，一般开始即给大剂量、长疗程持续给药，应注意观察不良反应的发生。

（2）应用环磷酰胺、甲氨蝶呤等免疫抑制剂，应注意观察不良反应的发生。

（三）密切观察病情变化

（1）注意观察皮肤表现：双上睑水肿型紫红斑片的肿胀程度，是否累及面颊和头皮；是否出现 Gottron 征（手指关节、手掌关节伸侧扁平、紫红色丘疹，多对称分布，表面附着糠状鳞屑）；皮肤异色症（皮损红斑上出现色素沉着、点状色素脱失、角化、萎缩、毛细血管扩张等）。

（2）注意观察肌炎的表现及肌力的变化：主要累及横纹肌及平滑肌，表现为受累肌群无力、疼痛和压痛，举手、抬头、上楼、下蹲、吞咽困难及声音嘶哑，同时观察有无新发皮疹，有无雷诺现象。

（3）注意观察生命体征：观察呼吸的频率、节律，注意有无肺弥漫性间质纤维化、呼吸肌无力、呼吸困难等情况，注意脉率、心率及体温的变化，有无心律不齐、心包炎甚至心衰等表现。

（4）观察有无胸膜炎、腹腔浆膜炎、腹水、肝脾淋巴结肿大，注意尿液的量及性状，有无肾脏损害。

（5）观察有无伴发内脏恶性肿瘤等情况。

（四）特殊部位的护理

（1）皮疹累及到上肢三角肌、下肢股四头肌，每日局部按摩，以促进局部血液循环，增加局部营养，防止肌肉挛缩，指导患者适当被动运动和主动运动，搀扶患者下楼，避免患者下蹲、握举重物，以防发生意外。

（2）皮疹累及颈肌、咽喉肌，每日做抬头锻炼，进食时需取坐位或半卧位，防止食物呛入气道。如出现吞咽困难给予半流食、流食，重者给予鼻饲。

（3）皮疹累及呼吸肌和心肌，每日做呼吸功能训练，密切监测生命体征，重症者应协助翻身、扣背，以防坠积性肺炎发生。避免劳累和剧烈运动，如出现呼吸困难、心悸、心律不齐、心力衰竭等严重表现应立即通知医生并给予相应处理。

（五）心理护理

了解患者的心理状况，倾听患者主诉，针对具体心理问题给予疏导，帮助家庭、单位等社会支持系统给予患者支持，护士应态度和蔼，耐心、细致地向患者讲解疾病知识，介绍成功案例，树立患者信心，有利于患者的治疗。口咽部肌肉受累、言语不能者，应采用非语言交流。

三、健康教育

（1）本病治疗时间长，患者出院后，为确保治疗的连续性，需继续服药，向患者详细介绍药物的用法、用量及注意事项，嘱患者严格遵医嘱用药，不可擅自减量或停药，以免复发。

（2）遵医嘱按时复诊，不得拖延，告知患者出院后如有发热、骨痛、胸闷、憋气、心慌等症状，应随时复诊。

（3）日常生活有规律，保持情绪稳定。适当活动锻炼，防止摔伤。

（4）注意保暖，防止着凉。不宜到人群密集的场所，防止流感等传染病。

（5）注意防晒，外出时应穿浅色衣服、打遮阳伞或戴宽檐儿帽子、戴手套、遮阳镜等，避免阳光对皮肤直接照射，必要时涂擦遮光剂，不用化妆品、染发剂等。

（周海燕）

第十五节　硬皮病的护理

硬皮病（scleroderma）是以局限性或弥漫性皮肤及内脏器官结缔组织的纤维化或硬化，最后发生萎缩为特点的疾病，分为局限性硬皮病和系统性硬皮病。两类硬皮病均以女性发病率较高，男女患病比为1∶3。

一、一般护理

（1）病室空气清新，定时通风，每日空气消毒1~2次，墙面、地面及用物等每日用含氯消毒液擦拭1次，床单位及被服保持整洁。

（2）调节饮食，改善营养状况，给予清淡、易消化、高蛋白、高热量、高维生素、低盐饮食，少量多餐。忌酒、辛辣刺激性食物、坚果类食物；吞咽困难严重者，给予鼻饲流质饮食和静脉营养，以保证机体必需的营养素。

（3）评估患者的自理能力，加强生活护理，应协助患者穿衣、梳头，送饭、送药、送水，对已有关节僵硬者予按摩、热浴或辅以物理治疗增加组织的软化；疾病累及食管的患者，休息时适当抬高头部。

（4）熟练掌握静脉穿刺操作技术，合理保护好静脉。

（5）密切监测生命体征，观察病情变化，特别是呼吸的频率、节律、深浅度，因肺部受累是导致死亡的首要原因，呼吸异常时应做好气管切开的准备。

二、专科护理

（一）皮损护理

（1）进行肌肉或静脉注射时避开皮疹部位。如皮疹广泛，穿刺前先热敷或按摩穿刺部位，进针角度要准确，尽量做到一次成功；静脉输液或采血化验时，要有计划性、集中性，减少静脉穿刺的次数以合理保护静脉。

（2）对硬化部位皮肤和皮肤干燥瘙痒的患者，使用保湿剂和止痒剂，软化皮肤，促进局部血液循环。

（3）保护皮肤的完整性。如有感染及时治疗，皮肤溃疡者需局部清创，油纱覆盖，使用抗菌药物，促进创面愈合。

（二）关节的护理

加强肢体、关节功能锻炼。鼓励患者积极进行功能锻炼，如屈伸肘、双臂、膝及抬腿等活动，以促进肌肉、关节血液循环，防止肌肉、骨骼的废用性萎缩。若病情允许，应经常下地行走、做保健操、打太极拳。急性期应注意卧床休息，可适当在床上做四肢伸展活动。缓解期增加关节活动范围，加强关节活动度，若无法充分运动时，可给予辅助运动和被动运动，以疼痛为限。运动方法有手指的抓、捏，各个关节的内伸、外展及旋转。功能锻炼的强度应循序渐进，注意安全。

（三）用药护理

（1）糖皮质激素：治疗本病需外用或口服糖皮质激素，注意严格遵医嘱用药并观察药物的不良反应。

（2）抗纤维化药：如青霉胺、秋水仙碱，主要不良反应有恶心、厌食、呕吐、发热、腹痛、腹泻等，此外青霉胺可使白细胞、血小板减少，出现蛋白尿、血尿等不良反应，秋水仙碱可致周围神经炎、女性停经、男性精子减少等。

（3）血管痉挛的药物：钙通道阻滞剂，如硝苯地平，用药后可出现头痛、面部潮红、血压下降、心悸及肝功受损等；α受体阻滞剂如妥拉唑林，常见不良反应为潮红、寒冷感、心动过速、恶心、上腹部疼痛及直立性低血压等，胃、十二指肠溃疡、冠状动脉病患者忌用。血管扩张剂，如前列腺素 E_1，不良反应可有头痛、食欲减退、恶心、腹泻、低血压、心动过速、睾丸痛、睾丸肿胀、尿频、尿急、排尿困难、室上性早搏、眩晕等，减慢滴注速度，反应可减轻。

（4）血管活性药：如丹参、右旋糖酐，主要作用是扩张血管、降低血黏度、改善微循环。

（5）血管收缩药物：避免使用此类药物，如肾上腺素等。

（四）密切观察病情变化

（1）局限性硬皮病：注意观察斑块状皮损的颜色，是否出现典型表现：淡红或紫红色水肿性斑块，椭圆或不规则形，钱币大小或更大。皮损扩大后中央出现凹陷呈象牙色或黄白色，皮损周围绕以淡红或淡紫色晕，手触似皮革，长久的皮损表面光滑干燥、无汗、毳毛消失，病程数年后停止扩展，硬度减轻，局部萎缩变薄，留有色素加深和减退。线状硬皮病累及皮下组织、肌肉、筋膜，可与下方组织粘连致肢体挛缩、骨发育障碍，皮损累及关节可致运动受限，发生面额中央可形成刀砍状硬皮病，累及头皮可致脱发。

（2）系统性硬皮病：应注意前驱症状，如雷诺现象，不规则发热、关节痛、食欲下降、体重减轻等。皮肤损害是本病的标志性损害，双手和面部最先累及，后渐累及前臂、躯干、颈，呈对称性，皮损依次经历肿胀期、硬化期、萎缩期，早期皮肤肿胀、有紧绷感，皮肤硬化后皮肤表面光滑，坚实发紧，不容易捏起。典型面部损害为"假面具脸"（面部弥漫性色素沉着、缺乏表情、皱纹减少、鹰钩鼻、唇变薄、张口伸舌受限），双手硬化手指半曲呈爪状。指端及指关节伸侧皮肤可发生坏死和溃疡，皮肤出汗减少、皮脂缺乏、钙沉着、色素沉着、色素减退等。

（3）观察干燥综合征的表现：即口腔和喉干燥、唾液腺功能减退、眼干涩、瞬目频繁、无泪等。

（4）注意观察胸部皮肤受累：出现铠甲样，可影响呼吸运动，呼吸的频率、节律、深浅度，有无间断性咳嗽等肺部受累的表现，可并发气胸、肺炎、肺动脉高压等。

（5）观察心脏受累的表现：如心包炎、心律失常、心电图改变、心功能不全，观察心率、心律变化，有无心悸、气短等。

（6）观察有无胃肠道受累表现：胃肠道硬化致张力缺乏、运动障碍引起食道性吞咽困难，反流性食管炎，食欲不振、恶心、腹胀、腹泻、大便失禁等消化系统功能减退的情况。

（7）观察血压情况与尿的颜色、性状、量：如迅速出现恶性高血压和进行性肾功能不全并有高肾素血症和微血管病性溶血，提示发生肾危象综合征。

（8）其他症状：系统性硬皮病可有缺铁性贫血、血沉加快、类风湿因子改变、γ球蛋白升高、自身抗体阳性，注意监测血液生化指标。

（五）特殊部位护理

（1）注意手部保暖，外出应戴手套，每日进行手部松拳、握拳锻炼，给予局部按摩，洗手时应使用温水，避免拿刀、剪或锐利的器具，以免刺伤皮肤。手指溃疡时应清创，外用抗生素和血管扩张剂软膏，促进愈合，伴疼痛的钙化结节可外科手术切除。

（2）食管受累时，进食取坐位或半卧位，防止食物呛入气道，出现吞咽困难给予半流食、流食，重者给予鼻饲。

（3）口腔受累时，牙刷应选用软毛，刷牙时动作应轻柔，黏膜硬化、萎缩严重者应避免刷牙，每日用生理盐水棉球擦拭口腔，饮食应给予软烂易消化的食物，避免进食坚硬不宜咀嚼的食物。

（4）胃肠道受累者应避免进食生、冷、硬的食物，保持大便通畅，避免排便时用力过度。

（5）肺部受累时，每日进行呼吸功能锻炼，呼吸困难者，取半卧位，发绀者给予吸氧。

（6）骨、关节和肌肉病变时，晨起时应先在床上进行关节主动活动，局部按摩，必要时可予热敷（水温不可过高，以免烫伤皮肤），待关节僵硬症状减轻后再起床活动，以免发生意外。

（7）心脏、肾脏病变时，注意休息，禁止吸烟，防止寒冷刺激。

（8）对长期卧床患者应定时翻身，防止发生压疮和坠积性肺炎。

（9）出现干燥综合征，要保持室内足够的湿度，口腔和喉干燥时，饮食不宜过干，应选择含水分较多的食物，必要时可给予雾化吸入。眼部干燥、无泪，应注意保护眼部黏膜，滴入眼药水、人工泪液，必要时夜间给予眼药膏涂擦，防止角膜受损。

（六）心理护理

本病治疗过程长，显效慢，患者易产生焦虑及悲观情绪，特别是容颜发生巨大变化，强烈的自卑感极大地影响日常生活和生存质量。针对不同患者，加强心理疏导，帮助患者正确认识疾病，树立战胜疾病的信心，掌握自我护理，提高自身应激能力和免疫力，保持健康乐观的情绪。

三、健康教育

（1）告知患者不宜到人群密集的场所，防流感等传染病。

（2）注意保暖，穿纯棉衣裤，戒烟，忌酒，合理膳食。

（3）皮肤干燥瘙痒的患者，洗浴后用滋养皮肤、温和的保湿剂止痒。

（4）加强肢体、关节功能锻炼，防止肌肉、骨骼的废用性萎缩。协助并指导患者进行适当的肢体活动，如屈伸肘，活动双臂、膝及抬腿等运动，以促进肌肉关节血液循环。

（5）皮肤硬化、关节强直不能行动者，协助其被动活动，动作轻柔，切勿过度用力引起损伤。

（6）锻炼应循序渐进，注意安全，避免过度疲劳，切忌剧烈运动。

（7）本病治疗时间长，患者出院后，为确保治疗的连续性，需继续服药，向患者详细介绍药物的用法、用量及注意事项，嘱患者严格遵医嘱用药，不可擅自减量或停药，以免复发。遵医嘱按时复诊。

（8）避免过度紧张和精神刺激，注意休息，避免劳累。

（周海燕）

第十六节　药物封包法

（一）目的

促进药物吸收、保护、滋润、消炎、软化痂皮，治疗皮肤病。

（二）适应证

1. 慢性肥厚性皮肤病　神经性皮炎、慢性湿疹、扁平苔藓、斑块型银屑病、皮肤淀粉样变等。

2. 角化增生性皮肤病　掌跖角化症、鸡眼、皲裂等。

3. 疣状增生性皮肤病　结节性痒疹、寻常疣等。

（三）禁忌证

（1）急性皮炎，水疱、浸渍、渗出、糜烂性损害。

（2）皮肤破损、感染处。

（3）对封包物品及封包药物过敏者。

（4）面部、皮肤黏膜及皱褶部位，如腋下、会阴部、腘窝等。

（四）操作前准备

1. 评估患者并解释

（1）患者的病情、自理能力、药物过敏史、心理状态、合作程度。

（2）封包部位的皮肤情况。

（3）向患者及家属解释药物封包法的目的和注意事项。

2. 患者准备　了解药物封包法的目的和注意事项，局部皮肤清洁。

3. 护士准备　衣帽整洁、修剪指甲、洗手、戴口罩。

4. 用物准备　皮肤用药、一次性治疗单、一次性手套2副、保鲜膜（医用绷带或涂膜剂）、胶布、剪刀，需要时备清洁用物。

5. 环境准备　温湿度适宜、关闭门窗，需要时用屏风或围帘遮挡患者。

（五）操作步骤

步骤	要点与说明
1. 核对 携用物至患者床旁，核对患者、医嘱执行单	● 确认患者，双向核对，至少两种方式 ① 住院患者核对姓名、床头卡、腕带 ② 门诊患者核对姓名、性别、年龄
2. 体位 铺一次性治疗单，协助患者取合理体位，暴露封包部位	● 注意保暖 ● 需要时用屏风或围帘遮挡，保护患者隐私
3. 二次核对	
4. 清洁皮肤 戴手套，协助患者用温水清洗皮损处的鳞屑、痂皮等，脱手套	● 痂皮较厚时可用温水浸泡，不可强行撕脱，应用剪刀剪除 ● 自理患者可自行清洁
5. 涂擦、封包 戴手套，取适量药物，用指腹由内向外，以螺旋方式均匀涂擦患处，至药物吸收，将薄膜包裹在皮损处，用胶布固定，记录开始时间	● 包裹松紧度以不影响局部皮肤血液循环为宜 ● 一般 15～20 分钟
6. 封包完毕 撤下薄膜、一次性治疗单，脱手套	● 观察局部皮肤情况
7. 再次核对	
8. 操作后处理 （1）协助患者取舒适体位，整理床单位 （2）清理用物 （3）洗手 （4）记录并签全名	● 严格按消毒隔离原则处理用物 ● 记录时间、药物名称、局部皮肤情况

（六）注意事项

（1）药物封包前，应先清洁皮肤，有条件者宜先药浴，以利于药物吸收。

（2）根据皮损特点、药物性质及病情决定封包时间，一般 15～20 分钟，最长不宜超过 2 小时。大面积药物封包，时间不宜超过 20 分钟。

（3）封包易致敏或刺激性较强的药物时，应先小面积涂擦于前臂、耳后等部位做过敏试验，无不良反应方可使用。刺激性强的药物不宜用于面部、腋下、女性乳房、腘窝、外阴等部位。

（七）健康教育

（1）向患者说明药物的作用、不良反应及注意事项。

（2）药物封包治疗期间，若局部皮肤出现红斑、小水疱、丘疹、奇痒、肿胀等过敏反应，应立即停止封包治疗，并通知医护人员。

（3）告知患者药物封包治疗时，不可自行延长时间，以免发生药物不良反应。

（周海燕）

第十七节　伤口敷料更换法

（一）目的

（1）清除伤口及周围皮肤的异物、细菌或坏死组织，保持引流通畅，防止伤口感染，促进伤口愈合。

（2）定时更换无菌敷料，观察伤口愈合程度，促进患者舒适。

（二）适应证

各种伤口。

（三）禁忌证

无。

（四）操作前准备

1. 评估患者并解释

（1）患者的病情、年龄，伤口的类型、部位、大小、深度、基底情况、渗液情况以及有无感染征象等，营养状况，血液循环状况、凝血功能，胶布过敏史，心理状态及合作程度。

（2）伤口部位的皮肤与引流情况。

（3）向患者及家属解释伤口敷料更换法的目的和注意事项，教会患者放松和配合的方法。

2. 患者准备　了解伤口敷料更换法目的和注意事项，掌握放松和配合的方法。

3. 护士准备　衣帽整洁、修剪指甲、洗手、戴口罩。

4. 用物准备　治疗盘、无菌换药包（内装弯盘2个、镊子2把、剪刀1把或刮匙）、无菌手套1副、无菌生理盐水棉球、0.5%碘伏棉球、3%过氧化氢棉球、无菌纱布数块或无菌敷料（水胶体敷料或水胶体油纱银离子抗菌敷料）、胶布或绷带、一次性治疗单。

5. 环境准备　温湿度适宜、关闭门窗；需要时屏风或围帘遮挡患者。

（五）操作步骤

步骤	要点与说明
1. 核对　携用物至患者床旁，核对患者、床号、姓名、医嘱执行单	• 严格执行查对制度 • 确认患者，双向核对，至少两种方式 ①住院患者核对姓名、床头卡、腕带 ②门诊患者核对姓名、性别、年龄
2. 体位　铺一次性治疗单，协助患者取合理体位，暴露换药部位 3. 二次核对	• 注意保暖 • 需要时用屏风或围帘遮挡，保护患者隐私
4. 揭除敷料　打开无菌换药包，戴手套，松开外固定，用手揭去外层敷料，放入弯盘内，污面向上。用镊子揭除内层敷料，必要时用无菌生理盐水湿润敷料后再揭下	• 不可强行揭除敷料，以免损伤肉芽组织和新生上皮 • 双手持镊，传递敷料时，两把镊子不得碰触或混用。1把镊子夹送无菌敷料，1把镊子清洗伤口

步骤	要点与说明
5. 消毒伤口 （1）清洁伤口：用镊子夹取 0.5% 碘伏棉球由内向外消毒伤口周围皮肤，再取无菌生理盐水棉球清洗伤口 （2）污染伤口：用镊子夹取 0.5% 碘伏棉球由外向内消毒伤口周围皮肤，再取无菌生理盐水棉球清洗伤口；若为感染伤口则消毒伤口后，先用 3% 过氧化氢棉球清洗伤口，再用无菌生理盐水棉球清洗伤口	● 严格遵守无菌操作原则 ● 清洁伤口：自上而下、由内向外 ● 污染伤口：自上而下、由外向内 ● 如患者面色苍白、出冷汗等，应立即停止操作，通知医生
6. 覆盖伤口并固定　用小方纱拭干伤口及周围皮肤 （1）一般伤口，用镊子夹取无菌纱布覆盖，胶布或绷带固定。 （2）渗出较多的伤口可贴水胶体敷料或水胶体油纱银离子抗菌敷料	● 根据伤口情况选用引流物和伤口敷料 ● 包扎应由远端至近端，方向应与伤口肌肉走向垂直，固定松紧度适宜，以不影响局部血液循环为宜 ● 敷料有渗血、渗液、潮湿等，应及时更换 ● 使用水胶体敷料或水胶体油纱银离子抗菌敷料时，根据渗出情况，按时更换
7. 完毕撤下一次性治疗单，脱手套	
8. 再次核对	
9. 操作后处理 （1）协助患者整理衣着 （2）清理用物 （3）洗手 （4）记录并签全名	● 严格按消毒隔离原则处理用物 ● 记录分泌物的性状，伤口的愈合状况，配合换药的程度，换药的时间

（六）注意事项

（1）严格遵守无菌操作原则和消毒隔离制度，用物一人一用一消毒，防止交叉感染。

（2）严格掌握换药顺序：先换清洁伤口，后换污染伤口；先换缝合伤口，后换开放伤口；先换轻伤口，后换重伤口；特殊伤口最后换；感染伤口必须执行床边隔离。

（3）包扎伤口时，要保持良好血液循环，松紧适度，关节固定时注意保持功能位置，包扎肢体时应从身体远端到近端，促进静脉回流。

（七）健康教育

（1）进食高蛋白、高维生素食物，促进伤口愈合。

（2）保持伤口敷料清洁、干燥。

（3）保持伤口敷料妥善固定，如有松脱，及时告知医护人员。

（4）避免伤口受压或牵拉。

（周海燕）

第十八节　疱病清创法

（一）目的

清除大水疱的痂皮、脓液、分泌物等，减轻炎症反应，促进皮损快速愈合。

（二）适应证

大疱性皮肤病、重症多形红斑、重症药疹等引起的水疱、脓疱及疱壁破溃等。

（三）禁忌证

皮下深组织感染者。

（四）操作前准备

1. 评估患者并解释

（1）患者的病情、疼痛的耐受程度、心理状态及合作程度。

（2）清创部位的皮肤情况。

（3）向患者及家属解释疱病清创法的目的和注意事项，教会患者放松和配合的方法。

2. 患者准备　了解疱病清创法的目的和注意事项，掌握放松和配合的方法，局部皮肤清洁。

3. 护士准备　衣帽整洁、修剪指甲、洗手、戴口罩。

4. 用物准备　治疗盘、无菌换药包（内装弯盘2个、镊子2把、剪刀1把）、无菌持物钳、无菌手套1副、0.5%碘伏棉球、无菌生理盐水棉球、3%过氧化氢棉球、无菌纱布数块、胶布、一次性治疗单；需要时备湿敷用物。

5. 环境准备　温湿度适宜、关闭门窗，需要时用屏风或围帘遮挡患者。

（五）操作步骤

步骤	要点与说明
1. 核对　携用物至患者床旁，核对患者、医嘱执行单	●严格执行查对制度 ●确认患者，双向核对，至少两种方式 ①住院患者核对姓名、床头卡、腕带 ②门诊患者核对姓名、性别、年龄
2. 体位　铺一次性治疗单，协助患者取合理体位，暴露皮损部位	●注意暖 ●需要时用屏风或围帘遮挡，保护患者隐私
3. 二次核对	
4. 消毒局部皮肤　打开无菌换药包，用无菌持物钳夹取所需物品于弯盘内，戴手套，置弯盘于患者旁，用0.5%碘伏棉球消毒局部皮肤	●同"换药法"
5. 清创　用镊子夹取3%过氧化氢棉球清除皮损处的脓液、分泌物等，再用无菌生理盐水棉球擦净皮损部位	●如患者出现面色苍白、冷汗等，应立即停止清创，并通知医生 ●不可强行撕脱痂皮，用剪刀剪除痂皮 ●清创顺序：自上而下，由内向外
6. 需要时根据医嘱湿敷药物	●同"湿敷法"
7. 操作完毕　根据病情采用局部暴露、无菌油纱覆盖或外贴磺胺嘧啶银敷料，胶布固定，撤下一次性治疗单，脱手套	●较密集的皮损清创后可覆盖与肢体同形状的油纱衣物，如油纱背心、短裤，外用弹力网眼桶状绷带固定 ●观察局部皮损情况
8. 再次核对	

续　表

步骤	要点与说明
9. 操作后处理 （1）协助患者取舒适体位，整理床单位 （2）清理用物 （3）洗手 （4）记录并签全名	• 严格按消毒隔离屎则处理用物 • 记录时间、药物及局部皮损情况

（六）注意事项

（1）严格执行无菌操作原则和消毒隔离制度，用物一人一用一消毒，防止感染。

（2）清创时，密切观察患者病情变化，若患者不能耐受，可休息片刻，待恢复后再处置。

（3）操作时，动作应轻柔，避免擦破水疱或周围表皮松解的皮肤。

（七）健康教育

（1）向患者说明清创过程中会出现疼痛、出血等现象。

（2）清创后，保持皮损处清洁、干燥，勿抓挠，防止感染。

（2）告知患者新生水疱不可自行处理，尽量保持水疱壁完整，由护理人员处理。

（周海燕）

第十九节　疱液抽取法

（一）目的

清除水疱内的疱液，促进皮损愈合，预防及减轻感染。

（二）适应证

（1）各种皮肤病引起的水疱、脓疱、血疱，疱壁完整无破溃。

（2）冷冻治疗后、冻伤及烫伤后等引起的水疱。

（三）禁忌证

皮下组织严重感染者。

（四）操作前准备

1. 评估患者并解释

（1）患者的病情、疼痛耐受程度、有无酒精过敏史、心理状态及合作程度。

（2）局部皮肤及水疱情况。

（3）向患者及家属解释疱液抽取法的目的及注意事项。

2. 患者准备　了解疱液抽取法的目的及注意事项，局部皮肤清洁。

3. 护士准备　衣帽整洁、修剪指甲、洗手、戴口罩。

4. 用物准备　治疗盘、无菌持物钳、一次性注射针头或注射器、无菌手套1副、无菌换药包（内装弯盘2个、镊子2把、剪刀1把）、无菌棉球、75%酒精棉球（糜烂面用

·507·

0.1%依沙吖啶溶液棉球)、无菌纱布数块、胶布、一次性治疗单；需要时备湿敷用物。

5. 环境准备　温湿度适宜、关闭门窗，需要时用屏风或围帘遮挡患者。

（五）操作步骤

步骤	要点与说明
1. 核对　携用物至患者床旁，核对患者、医嘱执行单	• 严格执行查对制度 • 确认患者，双向核对，至少两种方式 ①住院患者核对姓名、床头卡、腕带 ②门诊患者核对姓名、性别、年龄
2. 体位　铺一次性治疗单，协助患者取合理体位，暴露抽疱部位	• 注意保暖 • 需要时用屏风或围帘遮挡，保护患者隐私
3. 二次核对	
4. 消毒皮肤　戴手套，置弯盘于患者旁，用镊子夹取75%酒精棉球消毒水疱，待干	• 消毒顺序：以水疱为中心，由内向外，环形消毒 • 消毒面积：略大于水疱
5. 抽疱 （1）直径≥1厘米的水疱，用一次性注射针头平行刺破低位疱壁抽吸疱液，用镊子夹无菌棉球，自高位向低位处挤压疱壁，使疱液流尽 （2）直径<1厘米的水疱，用一次性注射针头掀开疱壁，用镊子夹无菌棉球吸尽疱液	• 针刺时，动作轻柔，与平肤平行，不可过深，防止刺伤周围皮肤及皮下组织 • 脓疱或血疱应清除疱壁，防止感染
6. 需要时根据医嘱湿敷药物	• 同"湿敷法"
7. 操作完毕　根据病情采用局部暴露或用无菌纱布覆盖，胶布固定，撤一次性治疗单，脱手套	• 观察皮肤、黏膜及疱液性质
8. 再次核对	
9. 操作后处理 （1）协助患者取舒适体位，整理床单位 （2）清理用物 （3）洗手 （4）记录并签全名	• 严格按消毒隔离原则处理用物 • 记录时间，水疱性质、数量、局部皮损情况

（六）注意事项

（1）严格执行无菌操作原则和消毒隔离原则，用物一人一用一消毒，防止感染。

（2）皮损部位有毛发时，可先浸湿后剪除，再行抽疱。

（3）针刺水疱的创口可适当扩大，挤尽疱液，防止创口太小，疱壁愈合后再次形成水疱。

（4）操作过程中要观察患者一般情况，随时询问患者感受，如有躯体不适等反应，应暂停操作，通知医生。

（5）水疱数量过多、面积较大时，应分批处理，以防患者不耐受。

（七）健康教育

（1）疱液抽取后，皮损处保持清洁、干燥，勿抓挠，不可沾水，防止感染。

（2）向患者说明抽疱过程中会出现疼痛、出血等现象，若疼痛不能耐受及时通知医护人员，可暂停片刻，待恢复后再行操作。

（周海燕）

第二十节　匙刮法

（一）目的

用刮匙刮除皮肤病变组织。

（二）适应证

寻常疣、扁平疣、尖锐湿疣、传染性软疣、脂溢性角化、化脓性肉芽肿及甲下外生性骨疣等皮肤损害。

（三）禁忌证

皮损合并感染。

（四）操作前准备

1. 评估患者并解释

（1）患者的病情、疼痛的耐受程度、心理状态、合作程度。

（2）局部皮肤情况。

（3）向患者及家属解释匙刮法的目的和注意事项，教会患者放松和配合的方法。

2. 患者准备　了解匙刮法的目的和注意事项，掌握放松和配合的方法，局部皮肤清洁。

3. 护士准备　衣帽整洁、修剪指甲、洗手、戴口罩。

4. 用物准备　治疗盘、2%碘酊、无菌棉签、无菌刮匙、无菌纱布、无菌手套1副、无菌持物钳。

5. 环境准备　温湿度适宜、关闭门窗，需要时用屏风或围帘遮挡患者。

（五）操作步骤

步骤	要点与说明
1. 核对　携用物至患者床旁，核对患者、医嘱执行单	● 严格执行查对制度 ● 确认患者，双向核对，至少两种方式 ①住院患者核对姓名、床头卡、腕带 ②门诊患者核对姓名、性别、年龄
2. 体位　协助患者取合理体位，暴露皮损处	● 需要时用屏风或围帘遮挡患者，保护患者隐私
3. 消毒皮肤　用2%碘酊棉签消毒局部皮损	● 计数病损数量
4. 二次核对	
5. 选择刮匙　根据皮损大小选择合适的刮匙	
6. 刮除　戴手套，一手将皮损周围皮肤绷紧，一手以执笔式持无菌刮匙按压皮损一侧边缘，使刮匙与皮肤成75°角，迅速刮去病损	● 刮除时，动作要快、准、稳，用力不宜过猛或过轻，以免刮伤正常皮肤或刮除不净 ● 密切观察患者情况，病损数量较多时，可分次刮除，以免患者对疼痛不耐受

续 表

步骤	要点与说明
7. 止血 用无菌纱布按压至无出血，脱手套	• 避免感染及污染衣物
8. 再次消毒 用2%碘酊棉签再次消毒创面	• 检查病损是否刮净
9. 再次核对	
10. 操作后处理 （1）协助患者整理衣着 （2）清理用物 （3）洗手 （4）记录并签全名	• 严格按消毒隔离原则处理用物 • 记录患者的反应、病损数量及局部皮肤、黏膜等情况

（六）注意事项

（1）严格执行无菌操作原则及消毒隔离制度，用物一人一用一消毒，避免交叉感染。

（2）刮除过程中，密切观察患者情况，若出现冷汗、胸闷不适、对疼痛不能耐受等情况，应暂停操作，通知医生。

（3）小儿或不配合患者，应向家属讲解注意事项及配合点，请家属协助妥善固定患者。

（4）刮除小儿乳头周围皮损时，应注意避开乳头，防止误伤。

（七）健康教育

（1）刮除前，宜先洗澡；若病损有破溃或感染等情况，应先抗炎对症治疗，待炎症消退后方可进行刮除。

（2）刮除后，按压创面至无出血，待创面干涸后，方可穿衣，以免污染衣物；7日内不能洗澡；洗澡时勿用尼龙搓澡巾或毛巾用力擦皮肤，以免自身接种或扩散。

（3）刮除结束后，贴身衣裤、用物要消毒处理，一般可以选择煮沸法；个人用物应与他人分开，以免交叉传染；保持创面清洁、干燥，勿搔抓皮损处。

（周海燕）

第二十一节 斑贴试验法

（一）目的

用斑贴试验法检测致敏物，有助于指导疾病的预防和治疗。临床用于检测Ⅳ型超敏反应的主要方法。

（二）适应证

变态反应性疾病。

（三）禁忌证

（1）不宜在皮病急性发期试验，也不可用高浓度的原发性刺激物试验。

（2）避免在痤疮、疤痕、皮炎、皮肤破损等处贴敷试剂。

（四）操作前准备

1. 评估患者并解释

（1）患者的病情、用药史、过敏史、心理状态、合作程度。

（2）背部或前臂掌侧皮肤情况。

（3）向患者及家属解释斑贴试验法的目的和注意事项。

2. 患者准备　了解斑贴试验法的目的和注意事项，局部皮肤清洁。

3. 护士准备　衣帽整洁、修剪指甲、洗手、戴口罩。

4. 用物准备　无菌生理盐水、无菌棉签、斑试器、斑贴试剂、胶贴；备好抢救用品。

5. 环境准备　温湿度适宜、关闭门窗，需要时用屏风或围帘遮挡患者。

（五）操作步骤

步骤	要点与说明
1. 核对　备齐用物，核对患者、医嘱执行单	● 严格执行查对制度 ● 确认患者，双向核对，至少两种方式 ①住院患者核对姓名、床头卡、腕带 ②门诊患者核对姓名、性别、年龄
2. 体位　协助患者取坐位，暴露背部或前臂掌侧皮肤	● 注意保暖 ● 用屏风或围帘遮挡患者，保护患者隐私
3. 清洁皮肤　用无菌生理盐水棉签清洁背部脊柱两侧的正常皮肤，待干	
4. 二次核对	
5. 贴敷试剂　斑贴试剂置于斑试器上，按自上而下、从左至右的顺序，将斑试器贴于背部或前臂屈侧的健康皮肤，每两个受试点之间距离应大于4厘米，并用手轻轻按压胶贴以排出空气，贴敷紧密，斑试器外周用胶贴固定	● 斑试器粘贴顺序：自上而下，自左向右 ● 必须设阴性对照
6. 再次核对	
7. 操作后处理 （1）协助患者整理衣着 （2）清理用物 （3）洗手 （4）记录并签全名	● 按消毒隔离原则处理用物 ● 记录时间、局部皮肤情况
8. 48小时后结果判定　轻轻取下斑贴器胶贴，等待20分钟判断结果 （1）阴性反应（-）：受试部位无任何反应 （2）阳性反应： ①可疑（+-）：瘙痒或轻度发红 ②弱阳性（+）：单纯红斑、瘙痒 ③中等阳性（++）：水肿性红斑、丘疹 ④强阳性（+++）：红肿显著伴丘疹或水疱	● 用屏风或围帘遮挡患者，保护患者隐私 ● 手不能接触抗原部位 ● 询问患者贴敷期间局部情况 ● 注意区分过敏反应及刺激反应 ● 将判定结果告知患者及家属

步骤	要点与说明
9. 清洁皮肤　用无菌生理盐水棉签清洁局部皮肤及胶贴痕迹	
10. 斑贴试验结束后处理 （1）协助患者整理衣着 （2）清理用物 （3）洗手 （4）记录并签全名	● 按消毒隔离原则处理用物 ● 记录时间、局部皮肤情况、试验结果

（六）注意事项

（1）不宜在皮肤病急性发作期做试验，不可用高浓度的原发性刺激物做试验。

（2）斑贴试验前 7 日及试验期间，不能服用抗组胺药及糖皮质激素类药物。

（3）斑贴试验后，患者局部可出现水疱，如小水疱，不必处理，可自行吸收；如水疱较大，消毒局部皮肤后，用一次性注射器吸出液体，覆盖无菌纱布，2 日内不可沾水。

（4）告知患者或家属斑贴试验结果，并记录在病历上，禁止再次接触阳性结果的致敏物。

（七）健康教育

（1）斑贴试验前，勿服用抗组胺及糖皮质激素类药物。

（2）向患者说明受试期间局部可出现轻度瘙痒或疼痛等现象；正常情况下，48 小时后结果判定，若未达到 48 小时，局部出现剧烈瘙痒、疼痛、风团、水疱、皮疹等，应立即就诊。

（3）如果在试验后 72 小时至 1 周内局部出现红斑、瘙痒等，应及时到医院就诊。阳性反应通常在 1～2 周内消失，少数反应可持续 1 个月，局部遗留短暂的色素沉着。

（4）告知患者试验期间，勿洗澡、剧烈运动，以免斑试器脱落，影响检测结果。

（周海燕）

第二十二节　变应原点刺试验法

（一）目的

用变应原点刺试验法检测致敏物，有助于指导疾病的预防和治疗。

（二）适应证

变态反应性疾病。

（三）禁忌证

（1）有过敏性休克史者严禁做变应原点刺试验。

（2）变态反应性疾病急性期、孕妇、4 周岁以下儿童。

（四）操作前准

1. 评估患者并解释

（1）患者的病情、用药史、过敏史、心理状态、合作程度。

（2）实施点刺部位的皮肤状况。

（3）向患者及家属解释变应原点刺试验法的目的和注意事项。

2. 患者准备　了解变应原点刺试验法的目的和注意事项，局部皮肤清洁。

3. 护士准备　衣帽整洁、修剪指甲、洗手、戴口罩。

4. 用物准备　治疗盘、无菌棉签、无菌生理盐水、变应原点刺液、一次性点刺针数个、记号笔；备好抢救用品及药物。

5. 环境准备　温湿度适宜、关闭门窗，需要时用屏风或围帘遮挡患者。

（五）操作步骤

步骤	要点与说明
1. 核对　备齐用物，核对患者、医嘱执行单	● 严格执行查对制度 ● 确认患者，双向核对，至少两种方式 ①住院患者核对姓名、床头卡、腕带 ②门诊患者核对姓名、性别、年龄
2. 体位　协助患者取坐位，暴露双前臂掌侧皮肤，手臂放松，置于操作台上	
3. 清洁皮肤　用无菌生理盐水棉签清洁点刺部位的皮肤，并做标记线，待干	
4. 二次核对	
5. 点刺　用吸管吸一滴试液，滴在皮肤上的标记线旁边，相邻的标记部位距离约4cm，用点刺针垂直透过变应原液，轻快地刺入表皮，以不出血为宜，然后稍提起针尖，让针尖下的少量液体渗入皮肤	● 随时询问患者感受 ● 20分钟后观察结果，不可擅自离开诊室 ● 不能用手揉擦点刺部位 ● 每次更换一支点刺针
6. 再次核对	
7. 操作后处理 （1）协助患者整理衣物 （2）清理用物 （3）洗手 （4）记录并签全名	● 按消毒隔离原则处理用物 ● 记录点刺时间、患者反应及局部皮肤情况
8. 20分钟后结果判定 （1）阴性反应（-）：点刺部位无任何反应 （2）阳性反应：淡黄色皮丘，其周围有红斑 ①皮肤反应较弱时，标记"+"或"++" ②皮肤反应强度与组胺相似时，标记"+++" ③皮肤反应较强时，标记"++++"	● 与生理盐水阴性对照 ● 与组胺阳性反应对照
9. 清洁皮肤　用无菌生理盐水棉签清洁局部皮肤	
10. 点刺试验结束后处理 （1）协助患者整理衣物 （2）清理用物 （3）洗手 （4）记录并签全名	● 按消毒隔离原则处理用物 ● 记录时间、局部皮肤情况、试验结果

（六）注意事项

（1）严格执行无菌操作原则和消毒隔离原则，用物一人一用一更换，防止交叉感染。

（2）试验前3天停用抗组胺药，前7天停用糖皮质激素药物。

（3）试验过程中，密切观察患者病情变化，20分钟后观察结果，嘱患者勿离开诊室，若发生过敏性休克，应立即采取急救措施。

（4）结果为阴性者，应继续观察3～4天，必要时3～4周后重复试验。

（5）告知患者或家属斑贴试验结果，并记录在病历上，禁止再次接触阳性结果的致敏物。

（七）健康教育

（1）告知患者点刺后20分钟观察结果，不可自行延长检测时间，同时嘱患者勿离开候诊室。

（2）向患者说明局部皮肤可出现轻度瘙痒、刺痛等症状；若有其他不适，如面色苍白、呼吸困难、胸闷等过敏性休克反应，应立即通知医护人员，采取急救措施。

（3）点刺试验当日，局部皮肤保持清洁、干燥，勿沾水，防止感染。

（周海燕）

第二十三节　脱敏注射法

（一）目的

将脱敏液注入皮下，治疗变态反应性疾病。

（二）适应证

变态反应性皮肤病。

（三）禁忌证

（1）重度哮喘、慢性肺气肿、阻塞性肺气肿。

（2）孕妇。

（3）合并严重自身免疫性疾病或恶性肿瘤。

（4）缺乏依从性患者。

（四）操作前准备

1. 评估患者并解释

（1）患者的病情、药物过敏史、变应原检测结果、肢体活动能力、心理状态、合作程度。

（2）注射部位的皮肤及皮下组织情况。

（3）向患者及家属解释脱敏注射法的目的、注意事项、脱敏液的作用。

2. 患者准备　了解脱敏注射法的目的和注意事项，局部皮肤清洁、完整。

3. 护士准备　衣帽整洁、修剪指甲、洗手、戴口罩。

4. 用物准备　治疗盘、无菌棉签、0.5%碘伏、1毫升注射器、脱敏注射卡、脱敏液；备好抢救用品。

5. 环境准备　温湿度适宜，光线充足，关闭门窗，需要时用屏风或围帘遮挡患者，保护隐私。

（五）操作步骤

步骤	要点与说明
1. 核对 备齐用物，核对患者、脱敏注射卡	● 确认患者，双向核对，至少两种方式 ①住院患者核对姓名、床头卡、腕带 ②门诊患者核对姓名、性别、年龄
2. 选择注射部位 常选上臂三角肌下缘，也可选用两侧腹壁、后背、大腿前侧和外侧	● 同"皮下注射法"
3. 体位 协助患者取合理体位，暴露注射部位	● 需要时用屏风或围帘遮挡
4. 二次核对	
5. 常规消毒皮肤 用 0.5% 碘伏棉签消毒皮肤，待干	
6. 遵医嘱抽吸脱敏液	● 确认注射剂量
7. 皮下注射 缓慢推注脱敏液	● 同"皮下注射法" ● 加强与患者的沟通，发现不适及时处理 ● 注射时抽回血，避免脱敏液注入血管引起全身反应
8. 注射完毕 快速拔针，按压至无出血	● 嘱患者留观 20～30 分钟
9. 再次核对	
10. 操作后处理 （1）协助患者整理衣着 （2）清理用物 （3）洗手 （4）记录并签全名	● 严格按消毒隔离原则处理用物 ● 记录注射时间、脱敏液浓度、剂量，患者的反应

（六）注意事项

（1）严格执行无菌操作原则和消毒隔离原则。

（2）抗原应放于阴凉避光处，如有条件应放在冰箱恒温保存（2～8℃），常温可存放 3～4 个月。

（3）脱敏液要现用现配，准确掌握剂量。每次注射前检查抗原有无沉淀、变色、浑浊。

（4）选择注射部位时应当避开炎症、破溃或有肿块的部位。

（5）脱敏注射后，若出现过敏反应或不耐受时，应遵医嘱维持或减少用量，待反应消失后再增加剂量。

（七）健康教育

（1）脱敏注射后局部可能出现瘙痒、红肿等反应，若患者对反应不能耐受，应及时通知医护人员。

（2）患者哮喘发作期，应暂停脱敏注射，待哮喘症状缓解再开始治疗。

（3）每次脱敏注射后，嘱患者留观 20～30 分钟，若患者出现呼吸困难、血压下降、休克等症状，应立即通知医生，采取急救措施。少数患者可出现迟发性过敏反应，应及时到医院就诊。

（周海燕）

第二十四节　阴道冲洗法

（一）目的

清洁阴道；调节阴道内酸碱度；减轻炎症反应；促进局部血液循环；缓解局部充血等作用。

（二）适应证

妇科疾病：如阴道炎、宫颈炎、宫颈糜烂、外阴炎、外阴瘙痒等。

（三）禁忌证

月经期或阴道流血禁用，孕妇和无性生活史的女性禁忌冲洗。

（四）操作前准备

1. 评估患者并解释

（1）患者的病情、心理状态、合作程度。

（2）会阴部位的皮肤状况。

（3）向患者及家属解释阴道冲洗法的目的和注意事项，教会患者放松和配合的方法。

2. 患者准备　了解阴道冲洗法的目的和注意事项，掌握放松和配合的方法；会阴部清洁。

3. 护士准备　衣帽整洁、修剪指甲、洗手、戴口罩。

4. 用物准备　治疗盘、无菌冲洗钳、无菌窥器、冲洗管、无菌生理盐水棉球、无菌手套、遵医嘱准备冲洗液、阴道冲洗机、一次性治疗单。

5. 环境准备　温湿度适宜、关闭门窗，需要时用屏风或围帘遮挡。

（五）操作步骤

步骤	要点与说明
1. 核对　备齐用物，核对患者、医嘱执行单	●确认患者，双向核对，至少两种方式 ①住院患者核对姓名、床头卡、腕带 ②门诊患者核对姓名、性别、年龄
2. 体位　协助患者取截石位，暴露会阴部位，铺一次性治疗单于臀下	●注意保暖 ●用屏风或围帘遮挡，保护患者隐私
3. 调试冲洗机　接通电源，打开开关	●确保仪器功能正常
4. 二次核对	
5. 清洁会阴部　戴手套，用无菌生理盐水棉球清洗会阴部	●自理患者，可自行清洁会阴部
6. 冲洗　用窥器打开阴道，连接冲洗管，一手持冲洗液冲洗，一手用冲洗钳夹取棉球自上而下、由内向外，擦洗阴道壁上的分泌物至清洁为止	●药液温度为37℃ ●观察患者反应及流出液的性状，如患者出现不适，立即停止冲洗，通知医生
7. 操作完毕　协助患者擦干会阴部，撤下一次性治疗单，脱手套	
8. 再次核对	

步骤	要点与说明
9. 操作后处理 （1）协助患者整理衣着 （2）清理用物 （3）洗手 （4）记录并签全名	● 按消毒隔离原则处理用物 ● 记录时间、冲洗液名称、局部情况

（六）注意事项

（1）严格执行无菌操作原则和消毒隔离原则，用物一人一用一消毒，防止交叉感染。

（2）使用无菌冲洗钳夹取棉球擦洗阴道壁时，动作宜轻柔，避免钳端直接接触阴道壁，防止损伤阴道黏膜及宫颈。

（3）根据医嘱正确选择冲洗液，掌握冲洗液的温度。

（七）健康教育

（1）向患者说明冲洗过程中，局部可能出现轻微不适感；若反应严重，可暂停操作，及时通知医护人员。

（2）治疗期间忌房事。

（周海燕）

第二十五节　面部按摩法

（一）目的

增进面部血液循环，促进细胞新陈代谢，增加皮肤弹性，延缓皮肤衰老。

（二）适应证

除禁忌证以外的各类性质的皮肤。

（三）禁忌证

（1）面部外伤，急性炎症，疖肿、破溃、过敏等。

（2）传染性皮肤病。

（3）严重的心、肺功能不全，哮喘病的发作期，精神病患者、生长发育期的儿童。

（四）操作前准备

1. 评估患者并解释

（1）患者的病情、心理状况、合作程度。

（2）面部皮肤情况。

（3）向患者及家属解释面部按摩法的目的和注意事项。

2. 患者准备　了解面部按摩法的目的和注意事项，清洁面部。

3. 护士准备　衣帽整洁、修剪指甲、洗手、戴口罩。

4. 用物准备　洁面膏、一次性治疗单、毛巾、头套、按摩膏（油）。

5. 环境准备 温湿度适宜、光线充足。

（五）操作步骤

步骤	要点与说明
1. 核对　备齐用物，核对患者、医嘱执行单	• 严格执行查对制度 • 确认患者，双向核对，至少两种方式 ①住院患者核对姓名、床头卡、腕带 ②门诊患者核对姓名、性别、年龄
2. 清洁面部　根据皮肤性质，选用洁面膏，用温水清洗面部皮肤，擦干	• 不能自理患者协助其洁面
3. 体位　铺一次性治疗单，协助患者戴头套，取平卧位，将毛巾围于颈下	• 便于按摩
4. 二次核对	
5. 涂擦按摩膏（油）　取适量按摩膏（油），用指腹均匀涂擦于面部	• 五点法：前额、鼻、两颊、下颌
6. 按摩　根据治疗目的选择按摩的穴位和手法，按摩的方向与面部肌肉走向一致 （1）额部按摩：打圈点太阳、额头走"V"字、去除"川"字纹、双指画半圈揉抹、发门拉抹、点弹额头、全掌拉抹前额等手法 （2）眼部按摩：打圈点三穴、打反/小圈、点太阳、交剪手、打圈走"8"字、"鱼尾"纹部拉抹、推按眼球等手法 （3）鼻部按摩：点揉、拉抹鼻两翼、上下拉抹鼻两翼、鼻头打圈等手法 （4）颊部按摩：走三线打小圈、大鱼际揉捏、打圈点弹双颊等手法 （5）口周按摩：二指推拉、点四穴、交替交剪手、点拉、下抹鼻唇沟等手法 （6）下颏按摩：搓下颏、下颏打圈、大鱼际揉捏、四指交替点弹下颏、拉抹下颏手法	• 按摩动作要熟练，按压穴位要准确，变化手法要自然，指尖指腹在皮肤上按、拍、揉、叩击力度要适当，节奏分明 • 按摩过程中，要给予足够的按摩膏（油） • 按摩时间不可过长，以10~15分钟为宜 • 眼周穴位按压力度要小，动作缓慢轻柔
7. 治疗完毕　撤下一次性治疗单	• 观察面部皮肤情况
8. 再次核对	
9. 操作后处理 （1）协助患者整理衣着 （2）清理用物 （3）洗手 （4）记录并签全名	• 按消毒隔离原则处理用物 • 记录时间、面部皮肤情况

（六）注意事项

（1）选择正确的部位进行按摩，以免影响按摩效果。

（2）操作前应修剪指甲、摘掉手部饰物等，以防损伤患者皮肤。

（3）操作时，用力均匀、柔和、连续，禁止暴力。

（4）穴位按摩时要循序渐进，次数由少到多，力度由轻逐渐加重。

（5）按摩总的原则是按摩方向与肌肉走向一致，与皮肤皱纹方向垂直。

（七）健康教育

（1）告知患者按摩前一定要做面部清洁，最好在淋浴或蒸汽热喷后，毛孔张开时进行按摩。

（2）指导患者根据季节和面部皮肤类型，合理选择化妆品。

（3）指导患者日常生活中应减少面部不良表情，如皱眉、挤眼等，可延缓皱纹生长。

（周海燕）

第二十六节　面膜护理

（一）目的

调节皮肤温度，增加角质层含水量，毛孔张开，促进药物充分渗透吸收，治疗皮肤病或保健皮肤、清洁皮肤。

（二）适应证

面部皮肤疾病、保健人群。

（三）禁忌证

严重的心、肺功能不全，哮喘病发作期，精神病患者，婴幼儿及其他无法配合治疗的患者等。

（四）操作前准备

1.评估患者并解释

（1）患者的病情、心理状态、合作程度。

（2）面部皮肤类型及皮肤情况。

（3）向患者及家属解释面膜护理的目的和注意事项。

2.患者准备　了解面膜护理的目的和注意事项，清洁面部。

3.护士准备　衣帽整洁、修剪指甲、洗手、戴口罩。

4.用物准备　治疗盘、无菌镊子、毛刷、治疗碗、按医嘱配制面膜或药物、一次性治疗单、洁面膏、毛巾、头套，必要时备耳套。

5.环境准备　温湿度适宜、光线充足。

（五）操作步骤

步骤	要点与说明
1.核对　备齐用物，核对患者、医嘱执行单	●严格执行查对制度 ●确认患者，双向核对，至少两种方式 ①住院患者核对姓名、床头卡、腕带 ②门诊患者核对姓名、性别、年龄

·519·

步骤	要点与说明
2. 清洁面部 根据皮肤性质，选用洁面膏，清洗面部皮肤，擦干	• 不能自理患者协助其洁面 • 面膜治疗前不可涂擦药物及化妆品 • 皮炎患者应用冷水洁面
3. 体位 协助患者戴头套，取平卧位，将毛巾围于颈下，铺一次性治疗单	• 保持头发、衣领及床单位清洁，可戴耳套
4. 二次核对	
5. 根据皮肤的性质或需要改善的皮肤问题选择相宜的面膜 (1) 粉状面膜：将适量的面膜粉末调和后涂敷于面部，随着水分的蒸发，经过数分钟形成膜状物，让膜状物在面部停留片刻 (2) 石膏面膜：用水调和成糊状，涂敷于面部，逐渐固化成型，时间不超过 20 分钟 (3) 剥离面膜：一般为膏状或透明凝胶状，使用时涂擦在面部，经过 10~20 分钟后形成一层薄膜 (4) 膏状面膜：使用时涂擦在面部一般要比剥离面膜涂厚一些 (5) 成型面膜：取一张面膜贴在面部，使其与面部紧密贴牢，经过 15~20 分钟逐渐被吸收干燥	• 可给表皮补充水分，使皮肤明显舒展，细碎皱纹消失 • 用水调和后凝固很快，上膜时动作应熟练 • 收敛性较强，皮肤有越来越紧绷的感觉
6. 治疗结束 揭除面膜或用清水清洗，撤去一次性治疗单	• 观察皮肤情况
7. 再次核对	
8. 操作后处理 (1) 协助患者整理衣着 (2) 清理用物 (3) 洗手 (4) 记录并签全名	• 按消毒隔离原则处理用物 • 记录时间、面部皮肤情况

（六）注意事项

（1）采用石膏粉倒膜前，应先用棉片或纱布覆盖眼部和口部。

（2）使用粉状或膏状面膜时，不要涂擦靠近眉毛、鼻孔、嘴唇的部位，最好距离眼睛 0.5 厘米。

（七）健康教育

（1）向患者说明涂膜时应闭上双眼，以免面膜进入眼睛。

（2）治疗前患者应彻底清洁面部，面部不应涂擦药膏，以免影响面膜上的药物或营养物质的吸收。

（3）告知患者治疗时间不可随意延长，防止因敷面膜时间过长导致皮肤脱水、发干。

（周海燕）

参考文献

［1］刘爱民．皮肤病中医诊疗思路与病例分析．北京：人民卫生出版社，2016.

［2］陈秋霞，曾夏杏，赖春晓．危重和常见皮肤性病诊疗及护理（病案版）．北京：科学出版社，2016.

［3］孙乐栋，于磊．儿童皮肤病学．辽宁：辽宁科学技术出版社，2016.

［4］沈冬，王煜明．皮肤瘙痒防治百问．北京：金盾出版社，2016.

［5］肖激文．实用护理药物学．第2版．北京：人民军医出版社，2007.

［6］李小寒，尚少梅．基础护理学．第5版．北京：人民卫生出版社，2014.